Malerei des 19. Jahrhunderts

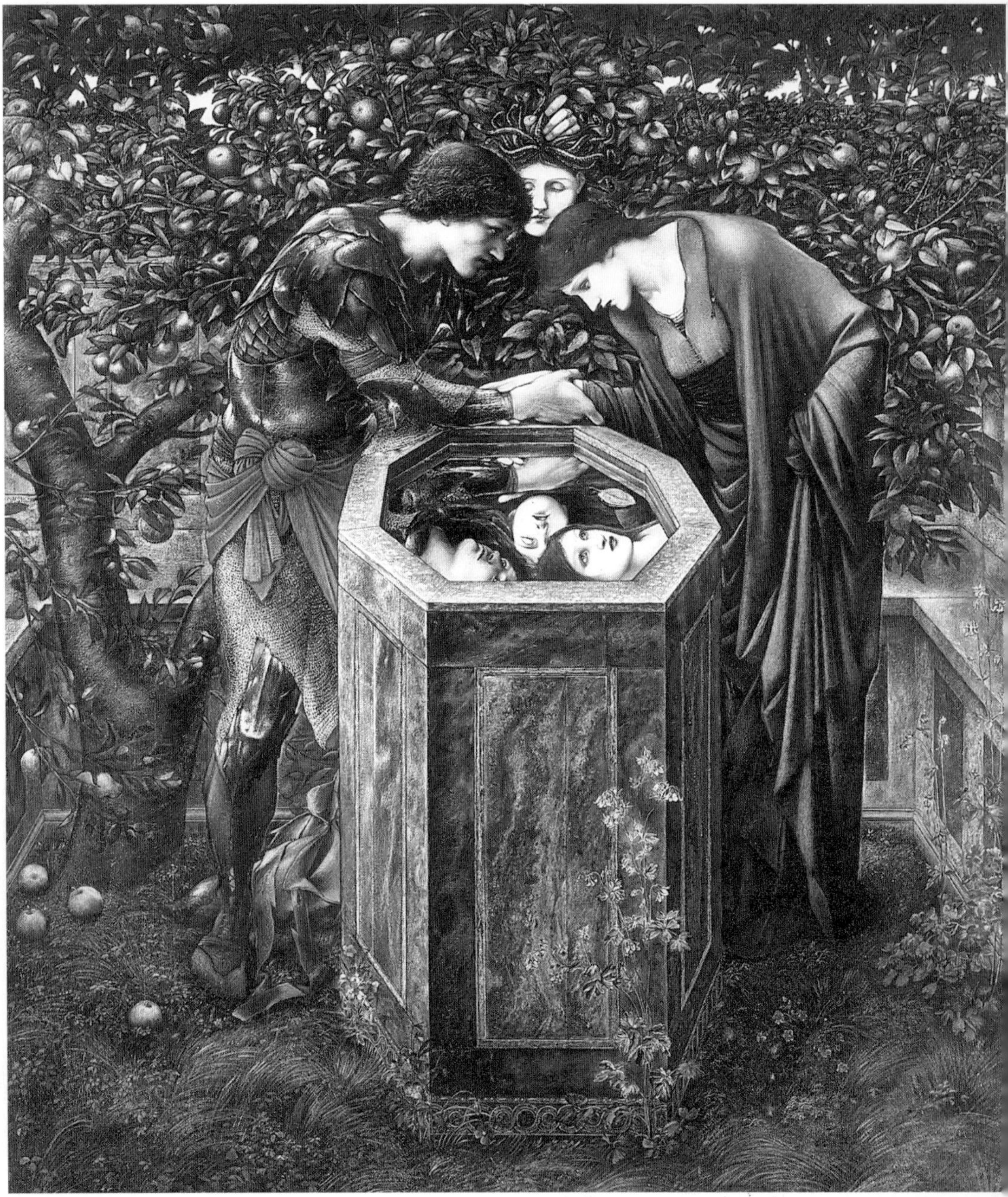

Eberhard Roters

Malerei des 19. Jahrhunderts

Themen und Motive

Band I

DUMONT

Umschlagabbildung: Pierre Auguste Renoir, *Die Mahlzeit der Bootsfahrer* (Detail), 1881. Öl/Lwd., 129,5 × 172,7 cm, Washington, D.C., The Phillips Collection
Frontispiz: Edward Burne-Jones, *Das Schreckenshaupt,* 1887. Öl/Lwd., 155 × 130 cm, Stuttgart, Staatsgalerie
Hintere Umschlagklappe/Autorenfoto: Helmut Zeumer

Die Deutsche Bibliothek - CIP Einheitsaufnahme

Roters, Eberhard:
Malerei des 19. Jahrhunderts : Themen und Motive / Eberhard Roters. - Köln : DuMont
Bd. 1 (1998)
ISBN 3-7701-3078-2

Umschlaggestaltung: Groothuis + Malsy, Bremen
Satz, Druck und buchbinderische Verarbeitung: B.o.s.s Druck und Medien GmbH, Kleve

Printed in Germany ISBN 3-7701-3078-2

Inhalt

Band I

Einleitung
Das unbekannte Jahrhundert . . . 7

I. Kreis, Quadrat und Dreieck
Die Geometrie der Aufklärung
I.1 Freiheit oder Tod . . . 45
I.2 Automatik und Raison . . . 57
I.3 Gravitation und Leere . . . 78
I.4 Labor und Arena. Weltmann, Forscher, Magier – Das Bild des Wissenschaftlers . . . 97
I.5 Der Bürger als Held – Der Held als Opfer . . . 112
I.6 Der Bürger als Kaiser – Das Bildnis Napoleons I. . . . 130

II. Außenlicht – Innenlicht
Tag und Traum
II.1 Ossians Traum . . . 162
II.2 Nacht und Nebel – Der Einschlag des Nordens . . . 184
II.3 Aufruhr der Elemente . . . 224
II.4 Das unendliche Ich oder Die Morgenröte im Aufgang . . . 242
II.5 Der Regenbogen . . . 272

III. Wahrnehmungsveränderungen im Industriezeitalter
III.1 Panorama – Die Erweiterung des Blickwinkels . . . 290
III.2 Das Fenster . . . 312
III.3 Die Lampe . . . 347
III.4 Dampf . . . 389

Fotonachweis . . . 422
Register . . . 424

Band II

IV. Mythos I – Untergänge
IV.1 Weltuntergang . . . 7
IV.2 Schiffbruch . . . 28
IV.3 Heldenlied
Endkampf . . . 54
Ritterteppich . . . 81
Anderswo . . . 98

V. Das irdische Paradies
V.1 Picknick 108
V.2 Die Jagd nach dem Glück – Ein Kapitel Physiognomik 142
V.3 Heruntergekommen 168

VI. Eros und Versagung
VI.1 Die Dame 197
VI.2 Phryne und Olympia 247
VI.3 Nana – Die Waffen der Frau 277
VI.4 Stelldichein 298

VII. Mythos II – Überwelt und Unterwelt
VII.1 Das Leben Jesu 319
VII.2 Geisterbahn 358

Karl Ruhrberg
Fröhliche Wissenschaft – mit Schwermutschatten
Zu Werk und Person von Eberhard Roters 399

Editorische Notiz 403
Fotonachweis 404
Register 406

Einleitung

Das unbekannte Jahrhundert

Die stilgeschichtliche Betrachtungsweise

Die Entwicklung der Malerei im 19. Jahrhundert ist bekannt. Wir kennen ihren stilgeschichtlichen Verlauf. Es gibt nichts mehr daran zu deuteln. Das Panorama steht uns klar und faßlich vor Augen. So scheint es jedenfalls.

Es bietet, in aller unbilligen Kürze skizziert, ungefähr folgende Generalansicht. Seit der zweiten Hälfte des 18. Jahrhunderts bis in die erste Hälfte des 19. Jahrhunderts hinein liefert der Klassizismus den Auftakt. Er gibt der bürgerlichen Kunst, die jene des ›Ancien régime‹ ablöst, die ersten grundlegenden Bewegungsanstöße. Die Franzosen übernehmen erwartungsgemäß mit Jacques-Louis David und Jean Auguste Dominique Ingres trotz mancher bemerkenswerter Leistung der Deutschen – Anton Raphael Mengs' *Der Parnaß,* Johann Heinrich Wilhelm Tischbeins *Goethe in der Campagna* – die Führung. Der wichtige Beitrag der Deutschen spielt sich weniger in der Praxis als in der Theorie ab. Die Namen Lessing, Goethe und Winckelmann stehen dafür. Von vornherein bestätigt sich das Urteil: Die Deutschen haben es eben mehr im Kopf als in den Fingern. Mit dem Beginn der Romantik holen die Deutschen auf der Skala der europäischen Wertmessung auf. Caspar David Friedrich erreicht seinen einsamen Gipfel. Indes erweist sich gerade in seinem Werk der ausgeprägte deutsche Wesenszug der gedankenschweren Handhabung von Form und Motiv. Die Deutschen gehen mit Vorliebe ihrem Hang zur zeichnerischen Umrißführung nach, der auf die Malerei zurückwirkt, wohingegen die Romantik in Frankreich und England mit Delacroix und Turner auf das vorausweist, was die Malerei des 19. Jahrhunderts als ihr eigenstes zustande bringen wird, auf die Revolution der Malerei aus dem Gestus der Peinture, jene Revolution, die unter dem Namen ›Die Moderne‹ in die Geschichte der Gegenwart eingegangen ist. Das selbstgenügsame Biedermeier frißt den Genius der Romantik behaglich auf, verdaut ihn, und aus dermaßen beförderter Verwandlung geht schließlich – in ihrem Behagen wie in ihrem Unbehagen – die Malerei des bürgerlichen Diesseits hervor, der Realismus, der, wiederum ungeachtet einiger beachtlicher Einzelleistungen der deutschen wie auch der englischen und der russischen Kunst – etwa im Werk von Blechen, Menzel, Constable und Repin –, seine Domäne in Frankreich hat. Courbet und Manet befreien das gemalte Bild von der Prädominanz ihrer allegorisch-erzählerischen Inhaltsbedeutung. Die Malerei wird sich selbst zum Motiv. Das ist der erste und entscheidende Schritt auf dem Weg zur Autarkie des Kunstwerks, eine Befreiungstat. Von hier aus bietet sich der stilgeschichtlichen Betrachtungsweise der Schlüssel für die weitere Analyse. Auf Manet folgen die Impressionisten, Monet, Renoir und ihre Generationsgenossen. Unter ihren Pinselstrichen beginnt sich die gesehene Wirklichkeit noch weiter aufzulösen, als es der Realismus oder, um Emile

Zolas Terminus zu gebrauchen, der ›Naturalismus‹ Courbets und Manets vorausgesehen haben. Manets Malerei hat sich ebenso wie die Romane seines Freundes Zola als künstlerischer Positivismus in Entsprechung zum wissenschaftlichen Positivismus der Zeit verstanden. Manets Malerei hat aber den Anstoß zu einer Entwicklung gegeben, die von seinen Schülern und Nachfolgern immer weiter vorangetrieben wird, nämlich die fortschreitende Auflösung der Gegenständlichkeit des Bildmotivs unter der Eigenmacht des Pinselzugs. Der Pinselzug entpuppt sich als das Strukturelement zur Zeichensetzung der Bildautonomie. Im Fortschreiten der Malerei vom frühen zum reifen und späten Impressionismus, zum Neoimpressionismus und zum Pointillismus gerät das Verhältnis des Malerauges zum Bildinhalt immer mehr unter das Diktat eines künstlerischen Empirismus und Empiriokritizismus. Die Gegenständlichkeit zieht sich im Zuge eines rasant gleitenden Prozesses mehr und mehr hinter den Anschein ihres atmosphärischen Aussehens zurück, das konkret faßbare Ding hinter seine Empirie. Licht, Luft, Sonne, Wasser, die in mikroskopisch kleine Tropfen versprühte Brechung der prismatischen Farben in der Luftfeuchtigkeit der von der Sonne durchstrahlten Landschaft: die Impressionisten entfalten in ihren Gemälden den Schleier der Maja, der als ätherischer Anschein vor die Festigkeit der Dinge unserer diesseitigen Umwelt gezogen ist. Von hier aus führt der Weg der Malerei auf der Suche nach der autonomen Bildwirklichkeit – um es kurz zu machen, denn das ist aus jedem Schulunterricht bekannt – über die Väter der Kunst des 20. Jahrhunderts, Cézanne, van Gogh und Gauguin, zum Expressionismus, zum Kubismus, zum Futurismus und schließlich zur absoluten Malerei, zur abstrakten und ungegenständlichen Kunst.

Das ist, auf ihre knappste Form gebracht, die kanonische Stilgeschichte der Moderne, die Beweisführung eines geradlinigen stilistischen Fortschritts, dessen einzelne Etappen sich, beinahe darwinistischer Logik gehorchend, eine aus der anderen entwickeln. Sie würden ziemlich reibungslos und schnittig verlaufen, beulten sich nicht in dieses Inbild eines pflegeleichten Verlaufs von den Flanken her einige die Hauptrichtung irritierende und ihr zuwiderlaufende Seitenstränge ein, die lästigerweise mit zu berücksichtigen sind, denn die offizielle Kunstgeschichtsschreibung kann nicht umhin, ihnen die Ehre zu erweisen. Das sind zum Beispiel die Deutschrömer, jene unterkühlten deutschen Spätromantiker mit klassizistischer Attitüde, und es sind die englischen Präraffaeliten. Sie verfolgen, unbekümmert um die Entwicklung auf dem Kontinent, zwischen Hyperrealismus, Symbolismus, mythologisierender Poetik und reformpädagogischem Ethos einen eigenen Weg, der von der nazarenischen Spätromantik zum Jugendstil über ein halbes Jahrhundert hinweg eine merkwürdig außen herum verlaufende Brücke schlägt. Aber die Briten sind eben ein Inselvolk und folgen ihrem Eigensinn, nicht wahr? Eigentlich sind das nach der ungern eingestandenen Auffassung der offiziellen Stilgeschichte Sonderströmungen, die sich querlegen und sich auf den Durchzug des Hauptstroms retardierend auswirken. (Zugegeben, ich übertreibe ein bißchen, aber mittels drastischer Konturierung ist das Profil eines Problems deutlicher zu markieren.) Unterhalb dessen gibt es dann für die Stilgeschichte des 19. Jahrhunderts noch die Kleinmeister, all die vielen Münchner und Karlsruher Landschaftsmaler oder auch die treuherzigen Historienschilderer, die Burgen, Rathäuser, Technische Hochschulen und Amtsgerichte mit Fresken ausstatten. Für sie ist verständlicherweise in einer stilgeschichtlich zusammenfassenden Generaldarstellung meist kein Platz mehr übrig,[1] und dann gibt es noch die große Menge der Pompiers, der Salonmaler, die in eine seriöse Kunstbetrachtung nicht hineingehören, denn das, was sie geschaffen haben, verläuft unterhalb der Gürtellinie des guten Geschmacks und gehört in die Kategorie Kitsch. Dort, im Keller der Kunstgeschichte, dehnt sich der Hades des Vergessens. Dort gehören sie hinein, all die Coutures, Cormons, Bouguereaus, Detailles, Makarts, Alma-Tademas und so weiter. Böcklin und Feuerbach können glücklich sein, daß sie gerade noch mit einem blauen Auge davongekommen sind.

Der Entwicklungsbegriff der Moderne. Der befreite Pinselstrich und die autonome Bildstruktur. Der historische Angelpunkt: Courbet und Manet

Die auf solche Weise entstandene Gesamtansicht der Malerei des 19. Jahrhunderts, die, von der stilgeschichtlichen Betrachtungsweise angeboten, allgemeine Verbreitung gefunden hat, ist zweifellos nicht grundsätzlich falsch, aber sie liefert ein kanonisiertes Bild, eines, das durch Auswahl und Auslese zustande gekommen ist, mithin ein gereinigtes, das heißt aber nichts anderes, als ein aus der historischen Rückschau gemäß den Perspektiven unserer heutigen ästhetischen Auffassung idealisiertes und kategorisiertes Image. Jenes stilgeschichtlich stringent und überzeugend anmutende Gesamtbild ist zusammengefügt, indem all jene Erscheinungsformen künstlerischer Produktion im 19. Jahrhundert, die es verunklären und ihm zuwiderlaufen, weggelassen, das heißt daraus entfernt worden sind. Es ist ein entstörtes Bild, das Resultat eines kunsthistorischen Faceliftings. Es gibt, gleich dem Schmuckblatt auf dem Deckel einer Truhe, die Schauseite des Jahrhunderts wieder, seine Außenseite, nicht aber seine Innenseite. Die unserer gegenwärtigen Betrachtungsweise eingebürgerte Neigung, die Malerei des 19. Jahrhunderts in ihren Entwicklungszügen rückschauend nach unseren eigenen Bewertungsmaßstäben zu bemessen, beruht auf unserer begründeten Überzeugung, daß die Kunst unseres eigenen Jahrhunderts, einschließlich aller Avantgarden, die sie hervorgebracht hat, auf derjenigen Entwicklung innerhalb der Kunst des 19. Jahrhunderts fuße, die den Durchbruch zur Moderne bewirkt hat. Die Geschichte dieses Durchbruchs ist ein bewegtes Drama voller Mißverständnisse, Widerstände und Feindseligkeiten von seiten des konservativ und konventionell eingestellten Publikums.

Die wichtigen Gemälde, die aus jenem Getümmel schließlich siegreich hervorgegangen sind, können in der Regel eine mit Schlachtenruhm bedeckte Autobiographie vorweisen, die ihrem ästhetischen Kern eine zusätzliche Aura verschafft. Das sind die Gemälde, die uns Heutigen als die herausragenden Exemplare des Durchbruchs gelten. Es sind die Leitbilder der

Moderne. Vom Standpunkt des erreichten Ziels, vom Feldherrnhügel der durchgesetzten Moderne neigen wir deshalb verständlicherweise dazu, im Rückblick nach der geschlagenen Schlacht das gesamte Schlachtfeld manöverkritisch festzulegen, sozusagen ein für allemal. Das ist der Grund für den Ausleseprozeß. Der Entwicklungsbegriff der Moderne ist es, der unsere Sicht bestimmt. Die Frage ist aber zu stellen, nach welcher Eigenschaft sich die Moderne definiere. Was ist das Agens, das sie charakterisiert? Worin zeigt sich die Antriebskraft, die sie bewegt? Was ist der Grundimpuls der Moderne in der Malerei? Er äußert sich, auf den Punkt gebracht, im Streben nach der von inhaltlichen Bedeutungsvorgaben losgelösten Autonomie der Bildwirklichkeit. Das Wort ›Moderne‹ bezeichnet nichts anderes als den Emanzipationsprozeß auf dem Weg zu dieser Autonomie. Das Streben nach Autonomie ist das ontogenetische Gesetz der Moderne. Es ist die für das Kunstverständnis, nach dem wir uns selbst als fortschrittlich verstehen, verpflichtende Urteilsbasis. Das Pochen auf die Autonomie der Bildwirklichkeit gilt uns inzwischen als ästhetisches Obligo nach allen Regeln der Kunst. Deren Geburtsstunde in der Malerei läßt sich natürlich nicht auf das Datum genau festlegen, denn es handelt sich dabei um einen langwierigen Prozeß, und der Umgang mit der autonomen Bildwirklichkeit ist, ob intuitiv oder kalkuliert ausgeübt, ein Wesensbestandteil der Malerei von Anfang an. Darum geht es auch nicht, zu fragen ist vielmehr nach dem In-Erscheinung-Treten ihrer Programmatik.

Einen ungefähren historischen Angelpunkt, an dem sich die Auseinandersetzung um die Bildautonomie an ihrer Quelle beobachten läßt – ohne daß den darin verstrickten Beteiligten damals schon völlig klar gewesen sein dürfte, worum es eigentlich ging –, bieten die großen Pariser Salon-Ausstellungen der 1850er und 1860er Jahre, wobei im Brennpunkt nicht die Bilder stehen, die dort gezeigt wurden, sondern diejenigen, die von den Jurys zurückgewiesen worden sind. Courbet und Manet haben Jahrhundert-Bilder geliefert, Courbet das *Atelier* von 1855, Manet das *Frühstück im Freien* von 1863. Beide Gemälde scheinen in der jeweiligen Verkehrung des Innen-Außen-Verhältnisses der von ihnen geschilderten Bildmotive in einem eigenartigen Wechselgespräch miteinander zu stehen. Courbet hat das gesamte, durch die Gestalten seines weitläufigen Bekanntenkreises repräsentierte bürgerliche Welttheater in den Innenraum seines Ateliers hereingeholt, er hat die Gesellschaft intimisiert. Die Landschaft bleibt draußen; sie erscheint lediglich als bekenntnishafter Reflex in Gestalt des Bildes auf der Staffelei, an dem der Künstler gerade arbeitet, umgeben von all den aus der gesellschaftlichen Umwelt in den Atelierinnenraum zitierten Personen. Manets *Frühstück im Freien* zeigt einen verhältnismäßig intimen Vorgang, der sich üblicherweise in den vier Wänden zu Hause abspielt: das gemeinsame Frühstück, hier ins Freie der Landschaft hinausgesetzt. Beider Genie, das Courbets wie das Manets, wird ihnen durch die zeitgenössische Gesellschaft bestätigt, indem diese ihre Malerei ablehnt, da ihr jegliches Verständnis dafür fehlt. Beiden wird in den kritischen geschichtlichen Augenblicken die Teilnahme am ›Salon‹ verweigert, oder aber die Werke werden von der Kritik in Grund und Boden verrissen. Beide sind Heroen des anfänglichen Verkanntseins, dadurch ausgezeichnet, daß einige wenige Getreue zu ihnen halten, namentlich Emile Zola, der krasse Außenseiter unter den Kunstkritikern. Beide gemeinsam sind Beweger am Angelpunkt der Entwicklung. Courbet, der Ältere, verhält sich zu Manet, dem Jüngeren, etwa so wie der Prophet zum Apostel. Courbet schafft die Basis, auf deren Plafond Manet einige entscheidende Schritte weiter geht. Das aber, was beide mitzuteilen haben, das, was ihre Malerei bewirkt, ist die Emanzipation des Pinselzugs. Die geht zwar nicht erst per Urzeugung aus den Paletten Courbets und Manets hervor, denn sie gibt sich bereits weit früher zu erkennen, in der Delikatesse etwa, mit der Jean-Baptiste Siméon Chardin die Pinselstriche als genußreich vorgetragene Bestandteile seiner Stilleben serviert; da wird das Aussehen einer Zitronenschale nicht etwa um ihrer selbst willen zur Lust, sondern wegen des kühlen Gelbs eines energisch-elastischen Zugs mit dem Pinsel, der die Abdrücke seiner kurzen festen Borsten in der Farbpaste vorweist. Sie gibt sich im offenen Gestus der Malweise von Goya, von Turner, von Delacroix zu erkennen. Doch bleiben diese Künstler allesamt Vorläufer, weil ihnen der Pinselzug bei aller Offenheit noch nicht als Selbstzweck dient – auch wenn das in Turners Gemälden manchmal so aussehen mag –, sondern als Mittel zum Zweck einer temperamentvoll aus den Gefühlsimpulsen ihres Inneren in elementare Bewegung gebrachten malerischen Landschafts-, Szenen- und Personenschilderung. Die Farbe bewegt die Handlung und verleiht ihr Feuer und Emphase. Erst mit Manets Kunst beginnt die Malerei sich ihrer aus der Genese ihrer Strukturalität gewonnenen Autonomie bewußt zu werden. Der Pinselzug erweist sich als der Baustein für die Eigenwirklichkeit des Bildes, einer allein dem Bild zugehörigen Wirklichkeit, die auf sich selbst beruht und in sich selbst ruht. Infolgedessen ändert sich das Verhältnis des Künstlers sowie des von ihm geschaffenen Werks zum Anspruch der Mimesis grundlegend. Indem das Kunstwerk sich seine aus der Eigenwirklichkeit des Pinselzugs gewonnene Autonomie erobert, gibt es zu erkennen, daß es nicht mehr die Dienerin des Bedeutungsinhalts einer – der Umwelt abgeschauten oder in der Phantasie vorgestellten – Außen- oder Innenwelt ist, die es lediglich abbildlich-erzählerisch oder auch allegorisch modifiziert wiederzugeben habe, sondern daß es ein selbständig aus dem Geist in die Welt gesetztes Geschöpf ist, das auf seiner Eigenwirklichkeit bestehen und beharren darf, das daher nicht mehr der Forderung des Motivs unterliegt und das vom Motiv keine Befehle mehr zu empfangen hat. Dem Motiv steht es in seiner Eigenrealität als Partner von gleich zu gleich gegenüber, der sich vom Motiv unabhängig machen und gegebenenfalls ganz darauf verzichten kann. Mit Manet beginnt das Motiv, jedenfalls oberflächlich gesehen, zunehmend an Bedeutung zu verlieren. Es beginnt, dem Aufbau der Malerei aus dem gestischen Bauelement des Pinselzugs gleichgültig zu werden. Endlich dient es ihm nicht mehr als Vorsatz, sondern nur mehr als Vorwand. Nichtsdestotrotz konnte und wollte Manet nicht auf das Motiv verzichten, nichts hätte ihm ferner gelegen. Er wäre gar nicht erst auf so einen Gedanken gekommen. Emile Zola, Manets Freund, Interpret und journalistischer Promoter, nannte dessen Stil, um das Neue daran zu charakterisieren, ›Naturalismus‹. Heute wäre statt dessen von ›Realismus‹ zu sprechen. Ebensowenig wäre die von Zola in seinem gewaltigen Romanzyklus *Les Rougon-Macquart* mit leidenschaftlicher Sprachmacht vorgetragene Gesellschaftsallegorie entgegen seiner eigenen Auffassung aus heutiger Sicht vorbehaltlos als ›naturalistisch‹ einzustufen. Ebensowenig bezieht das Werk Manets seine Wirkung aus der Absicht, die Natur des Menschen in seiner Umwelt so getreu wie möglich wiedergeben zu wollen. Weder war Zola, der sich selbst dafür hielt, noch Manet Naturalist, beide waren vielmehr, dem Zug der Zeit zur Distanzierung vom beobachteten Objekt folgend, Positivisten. Das ist der Grund, warum es Manet nicht mehr darauf ankam, den Motiven seiner Bilder irgendeine übergeordnete Bedeutung zu unterlegen. Das Motiv trägt keine Bedeutung mehr, sondern es ist ein Zustand. Das ist der Unterschied. Darauf läuft es hinaus, und die Zuständlichkeit des Motivs als Subjekt der Malerei, sei es in der Wiedergabe von Dingen oder Menschen, dringt in der psychischen Wirkung Manets auf den Betrachter auch gebührend eindrucksvoll durch. Das ist der Angelpunkt der Moderne, hier wird er greifbar. Von jenem Angelpunkt aus lassen sich die zusammenfassenden Entwicklungsschilderungen der Malerei des 19. Jahrhunderts für gewöhnlich auch leiten und, indem sie der Entwicklung unter dem stilgeschichtlichen Aspekt im Hinblick auf die Entstehung der Moderne folgen, völlig zu Recht. Das Motiv ist der Zustand des Bildes; damit ist ein Grundsatz der Moderne ausgesprochen. Die Bedeutung des Motivs ist unter dessen Verzuständlichung nicht etwa verlorengegangen, sondern sie hat ihren Stellenwert verlagert. Die Verzuständlichung ist gleichbedeutend mit der Vergegenständlichung und Verdinglichung der menschlichen Gestaltauffassung. Sie bestimmt das physiognomische Außenbild, das Antlitz der Entfremdung, der Vereinzelung, des Rückzugs des einzelnen auf sich selbst, der Isolation und Introversion – der Neurose. Die Personendarstellungen in manchen Gemälden Manets, wie *Frühstück im Freien, Der Balkon* oder *An der Bar,* zeigen die Porträtierten, typische Repräsentanten des Großstadtmenschen, in einer Statuarik, die in der bewußt oder unbewußt zur Schau gestellten Pose den Beginn einer inneren Erstarrung, einer Abkapselung des einzelnen, eines Rollback der Gefühle nur wenig verhüllt. Damit ist die zentrale Problematik angeschnitten, die sich auf die Individuen der Großstadtgesellschaft ausgewirkt hat und auf die Kunst unseres Jahrhunderts zurückwirkt, die Problematik der Entfremdung. Sie ist das tragische Thema der Kunst unserer Zeit, es ist die Problematik der Moderne.[2]

Die Innenseite des Jahrhunderts. Die nichtkanonisierten Bilder. Die anfängliche Bilderarmut. Der Präsenzwert des Originals. Die ›Salons‹

Um nicht mißverstanden zu werden: keinesfalls habe ich es darauf abgesehen, die herausragende Qualität Manets anzweifeln oder auch nur relativieren zu wollen. Nichts läge mir ferner. Das Grau Manets weiß ich über alles zu schätzen, und sein Schwarz, die unergründliche Selbstverständlichkeit, mit der er den malerischen Eigenwert der nicht dem Spektrum angehörigen Schattenvaleurs der Stofflichkeit von Straßenanzügen, großen Roben und Boulevardkostümen vergeistigt, indem er sie versinnlicht. In jedem seiner Pinselstriche offenbart sich mehr vom Genius der Kunst als auf jeglicher pathetisch figurenüberfüllten Monumentalleinwand. Das ist außer aller Frage und steht hier deshalb auch gar nicht zur Debatte. Zur Frage steht vielmehr, inwieweit die Malerei des 19. Jahrhunderts *im Ganzen* ein Spiegel der Epoche sei.

Wir haben uns angewöhnt, die Malerei des 19. Jahrhunderts rückblickend nach jenem ästhetischen Code zu beurteilen, der dem Begriff der Moderne innewohnt, einem Code, dessen Schlüsselkriterium eben die Frage nach der Autarkie der Bildwirklichkeit ist. Sie bestimmt den Bewertungskoeffizienten für die Auswahl einer Folge paradigmatischer Kunstwerke, die den Entwicklungsverlauf dem Muster gemäß, das der Code liefert, nachzeichnet. Dadurch wird das Verlaufsbild aus der Sicht im nachhinein, unserem gegenwärtigen Kunstverständnis gehorchend, bestätigt. Die Anschauung, die sie hergibt, ist, wie gesagt, zwar nicht unrichtig, aber einseitig. Das Augenmerk der vorliegenden Betrachtung soll aber nicht nur auf die anerkannte Fassung der Entwicklungstendenz, sondern auch auf den Widerspruch dazu gelenkt werden, nicht allein auf die Paradigmen der kanonischen Auswahl, sondern auch auf die Apokryphen. Drastisch gesagt: nicht nur auf die von den großen ›Salon‹-Ausstellungen refusierten und von dem damaligen Kunstpublikum verachteten Gemälde, sondern auch auf die vom Publikum und von der Kritik damals gefeierten. Die Frage, die somit gestellt wird, richtet sich nicht auf die Außenseite der Kunst des 19. Jahrhunderts, sondern auf deren Innenseite. Denn es geht darum, dahinterzukommen, wie sich die Gesellschaft des 19. Jahrhunderts selbst befunden hat, wie sie sich selbst verstanden hat, welche Probleme, Phantasien, Lüste und Ängste sie bewegten, und auf welche Weise sich jenes Selbstbefinden in der Malerei der Epoche widerspiegelt. Um das herauszufinden, genügt eine Beschäftigung mit den abgesegneten Beispielgemälden nicht, sondern es bedarf einer ausführlichen Auseinandersetzung auch mit den bisher weniger oder gar nicht beachteten Bildzeugnissen.

Es gibt Bilder, die jeder kennt, ohne auf Anhieb sagen zu können, woher. Dazu gehören nicht wenige Gemälde aus der zweiten Hälfte des 18. Jahrhunderts und aus dem gesamten 19. Jahrhundert. Wir finden sie nicht in den zusammenfassenden kunstgeschichtlichen Abhandlungen, sondern sie begegnen uns meist mehr oder weniger zufällig und jedenfalls, ohne daß wir ausdrücklich danach gesucht hätten, in kunstwissenschaftlichen Einzelstudien oder auch unvermutet als Bildbelege in wissenschaftlichen Abhandlungen zur politischen Geschichte, zur Kulturgeschichte, zur Sozialgeschichte oder zur Technik- und Wissenschaftsgeschichte der Zeit, sie begegnen uns als Bildbeigaben in illustrierten Zeitschriften oder auch als Reklamebilder für irgendwelche Produkte sowie als metaphorische Stimmungs- und Motivhinweise auf Schallplatten- und Kassettencovers. Einige jener Gemälde haben inzwischen eine bemerkenswerte Außenseiterkarriere hinter sich. Dazu gehören, als Beispiele beliebig herausgegriffen, Joseph Wright of Derbys *Experiment mit der Luftpumpe,* entstanden um 1786, Johann Heinrich Füßlis *Nachtmahr* von 1781, August Leopold Eggs *Reisegefährtinnen* von 1862, Edward Burne-Jones' *Das Schreckenshaupt* aus seinem Perseuszyklus 1885–1887, William Waterhouse' *Hylas und die Nymphen* von 1896 und Fernand Khnopffs *Die Kunst, die Zärtlichkeit und die Sphinx* von 1896. Die Aufzählung ließe sich seitenweise fortsetzen. Wenn Kunstwerke dazu imstande sind, sich auf Nebenwegen durchzusetzen, muß es etwas damit auf sich haben, denn es wird dadurch bezeugt, daß ihnen eine Kraft innewohnt, den Betrachter zu berühren. Wer die Malerei des 19. Jahrhunderts nach Aschenbrödels Erbsenleseprinzip in zwei Haufen sortieren wollte, auf der einen Seite die Meister der Moderne, auf der anderen die Salonmaler, Pompiers und Kitschiers, der machte es sich entschieden zu einfach. Die aufgezählten Beispiele gehören weder der einen noch der anderen Gruppe an. Sie sind auch nicht, wie möglicherweise gefolgert werden könnte, Mittelmaß, denn jedes für sich ist ein beachtliches Werk, das ein epochales Bewußtseinsproblem evoziert. Sie gehören einem bisher zu wenig ausgeloteten, weiten und differenzierten Feld an, das sich zwischen den beiden Extremen ausdehnt.

Indes ist die grobe Polarisierung – hier Avantgarde, dort Pompiers – nicht völlig aus der Luft gegriffen, es hat schon etwas damit auf sich; die Polarisierung ist selbst ein Ergebnis der Entwicklung. Deshalb sei auf einen weiteren Betrachtungsfehler hingewiesen, der aus der Perspektive des Rückblicks naheliegt. Es darf nicht vergessen werden, daß einem Gemälde im 19. Jahrhundert ein hoher gesellschaftlicher Aufmerksamkeitswert zukam, wie sich das die Angehörigen unseres von visuellen Reizen überfluteten Medienzeitalters kaum noch vorstellen können. Die Bildwelt des 19. Jahrhunderts entwickelte ihre Dichte erst allmählich dank zunehmender industrieller Mechanisierung der Wiedergabeverfahren. Verglichen mit unserer bildübersättigten Gegenwart war das 19. Jahrhundert, wenigstens anfänglich, ausgesprochen bildarm. Ob es unter dieser Armut gelitten hat, ist eine ganz andere Frage. Armut auf dem einen Gebiet kann auch Reichtum auf einem anderen sein. Man kann unter einem Zustand erst dann leiden, wenn man einen anderen vor Augen hat; reichhaltiger muß dabei nicht unbedingt besser sein. Gemälde waren nicht leicht zugänglich. Daher kam ihnen eine ungleich höhere Repräsentanz zu als heute. Die bestimmte ihre Aura und Magie. Mittels Abbildungen war das Aussehen der Kunstwerke nur schwer und umständlich zu vermitteln. Die technischen Reproduktionsmöglichkeiten waren, verglichen mit dem Komfort, der uns heute dafür zur Verfügung steht und der es erlaubt, von der sensuellen Wirkung eines Kunstwerkes inzwischen mehr wiedergeben zu können als der Betrachter sähe, falls er selbst vor dem Original stünde, kärglich und primitiv. Vielfach beschränkte sich die Übermittlung vom Aussehen eines Kunstwerks auf die Beschreibung durch das Wort, das sich in erster Linie auf den anekdotischen Inhalt und seine Auswirkung auf Gemüt und moralische Reflexion einließ. Wir leben demgegenüber heute in einer unerhört gesteigerten Sinneskultur, wenn auch größtenteils aus zweiter Hand. Fast das ganze 19. Jahrhundert hindurch gab es keine wirtschaftlich rentablen Möglichkeiten zur Herstellung photographischer Reproduktionen in großer Auflage, sei es als Illustrationsbeilagen in Zeitschriften, sei es als Einzelblätter. Das hat sich erst zum Ende des Jahrhunderts verändert. Im 18. Jahrhundert und bis in die ersten Jahrzehnte des 19. Jahrhunderts wurde die Kenntnis vom Aussehen der Kunstwerke durch Kupferstiche verbreitet. Die Wiedergabe in der Kupferstichtechnik förderte die Hervorhebung der Figuren im Umriß und unterstützte somit den gedanklich-allegorischen Gehalt der Darstellung. Die Gesamtheit einer Skulptur war damit besser zu erfassen als die eines Gemäldes, weil es bei der Wiedergabe einer Skulptur auf die dynamische Zusammenfassung des Bewegungsverlaufs der plastischen Massen ankommt, gegebenenfalls mittels der Gegenüberstellung verschiedener Körperansichten. Die Kupferstiche wurden, als Einzelblätter oder den Büchern beigebunden, in verhältnismäßig kleinen Auflagen verbreitet. Die Abbildungen waren so gut wie ausschließlich den gebildeten Ständen zugänglich, die sich danach ihr Kunsturteil formten. Es war weitgehend ein Gedankenurteil. Das Kunstwerk in Gestalt seines in Kupfer gestochenen Echos diente als Vehikel zur Anregung der philosophischen Reflexion. Noch Lessing hat seinen berühmten Aufsatz über den Laokoon, da es ihm von den Umständen verwehrt war, das Original selbst vor Augen zu bekommen, aufgrund des Studiums derartiger Kupferstiche verfaßt. Im Laufe des 19. Jahrhunderts setzten sich dann Zug um Zug neue technische Verfahren durch. Die industrielle Revolution auf dem Gebiet des Druckwesens erlaubte es, die Binnenstruktur bei der Wiedergabe von Kunstwerken immer mehr zu verfeinern, die Lithographie und die Xylographie sind die beiden in der zweiten Hälfte des Jahrhunderts wohl am meisten verbreiteten Bildreproduktionsverfahren. Die Wiedergaben erfolgten zwangsläufig in Schwarzweiß oder, in dem Bemühen, dem Ganzen wenigstens einen Anflug farbiger Tiefe zu verleihen, in satten Braun- oder Grüntönen. Gelegentliche Versuche, die Reproduktionen zu kolorieren oder farbig im Druck wiederzugeben, fielen, verglichen mit den heutigen Ansprüchen, kläglich aus.

Die Originale selbst aber entzogen sich in einem Ausmaß, das sich vorzustellen die Phantasie unseres verwöhnten Auges kaum noch ausreicht, der allgemeinen Zugänglichkeit. Stephan Oettermann stellt fest: »Es gab zwar noch kein Massenpublikum, das sich erst mit der Industrialisierung in den entstehenden Ballungszentren bilden sollte, aber es gab im Zuge der Verbürgerlichung das immer dringender werdende und immer breitere Bevölkerungsschichten erfassende Bedürfnis nach optischer Information. Wer wie wir heute von Bildern umstellt ist (Photos, Film, Fernsehen, Plakate, Illustrierte etc.), kann sich nur schwer die Bilderarmut vorstellen, unter der damals die Bildungswilligen gelitten haben müssen. Bilder, selbst die bescheidensten Kupferstiche, waren verhältnismäßig unerschwinglich. Eckermann, der spätere Sekretär Goethes, war 22 Jahre alt, als er während des Feldzuges in Flandern 1814 sein erstes Gemälde sah; Fanny Lewald, die vielgelesene Unterhaltungsschriftstellerin und Vorkämpferin der Frauenemanzipation, war 18 Jahre alt, als sie ihren ersten Kupferstich, und 21, als sie ihre erste Statue zu Gesicht bekam, um nur zwei Beispiele zu nennen. Es gab keine öffentlichen Museen;

zwar hatten Fürsten und auch wohlhabende Bürgerliche zum Teil bedeutende Gemäldesammlungen zusammengetragen, diese Sammlungen aber waren nur Privilegierten, d. h. Leuten von Stand oder solchen, die mit Empfehlungsbriefen versehen waren, zugänglich. Wo solche Sammlungen dem Namen nach auch Bürgerlichen offenstanden, wie etwa im Dresdener Zwinger, war der Eintrittspreis selektierend hoch.«[3]

Um Kunstwerke von legendärem Ruf selbst kennenlernen zu können, waren finanzielle Mittel, Zeitaufwand und nicht zuletzt ein die Reisefreudigkeit unter beschwerlichen Bedingungen motivierender Bildungsenthusiasmus vonnöten. Nicht zu vergessen ist, daß das Reisen im 19. Jahrhundert trotz zunehmender Reisegeschwindigkeit und wachsenden Reisekomforts noch eine ziemlich aufwendige Sache war. Infolge des Wachstums von Geschwindigkeit und Komfort kam es überhaupt erst in Mode. Deshalb ist das Reisen in der Malerei des 19. Jahrhunderts auch ein wichtiges Thema. Die umständlichen Privilegien, die für die Besichtigung der fürstlichen und privaten Sammlungen beschafft werden mußten, kamen erschwerend hinzu. Die Besuche galten als Höhepunkte von Bildungsreisen. Sie waren Ziel der Pilgerschaft. Die Dresdner Gemäldegalerie, die Sammlung der Wettiner, lag für die Reisenden nach Süden am Weg. Der überwältigende Eindruck, den die Begegnung mit den Originalen bewirkte, und der die Kunstpilger nicht selten zu Tränen rührte, geht aus der Reihe begeisterter Berichte hervor, die uns von den berühmten Besuchern der Galerie, von Winckelmann und Goethe über die Humboldts, die Gebrüder Schlegel, Tieck und Wackenroder bis zu E. T. A. Hoffmann, hinterlassen worden sind. Das Instrument zur Verbreitung und Durchsetzung der zeitgenössischen Kunst aber waren die großen Kunstausstellungen in den Hauptstädten, die ›Salons‹. Sie waren auf dem Gebiet der bildenden Kunst das gesellschaftliche Ereignis des Jahres. Mit ihrer Eröffnung begann, meist durch die Anwesenheit des Landesvaters höchstselbst gewürdigt, die Saison. Die ›Salons‹ lieferten den Rahmen für die Bildung der Bewertungskriterien zur Beurteilung des gegenwärtigen Kunstschaffens. Wer auf der Höhe des Zeitgeschmacks sein wollte, mußte den ›Salon‹ gesehen haben. Dazu mußte er aber am Ort wohnen, oder er mußte sich dazu aufschwingen, dorthin zu fahren. Nicht zuletzt das Bedürfnis des im Laufe des 19. Jahrhunderts immer weitere Schichten erfassenden Bildungsbürgertums, leichtere Bedingungen zu finden, um das Kunstgeschehen der Zeit kennenlernen zu können, hat in Verbindung mit der vaterländischen Gesinnung seit den 1830er Jahren die rasch aufeinanderfolgenden Gründungen nationaler und regionaler Kunstvereine gefördert. Auf deutschem Boden kam die föderative Struktur des Kulturgebietes mit seinen zahlreichen Provinzhauptstädten der Vielfalt der Gründungen zugute, wohingegen sich das Ausstellungsgeschehen in anderen europäischen Ländern meist auf die Staatsmetropolen konzentrierte, in Frankreich auf Paris, in Großbritannien auf London und allenfalls noch auf Edinburgh, Aberdeen und Glasgow.

Die Begegnung mit dem gemalten Bild brachte daher im vergangenen Jahrhundert einen ungleich größeren Augengenuß zuwege, als das heute der Fall sein kann. Darauf gründete sich die herausgehobene Stellung der Gemälde. Gewiefte Künstlerfürsten wie Thomas Couture und Hans Makart machten sich die Sehgier des Publikums zunutze, indem sie ihre vielfigurigen Riesenleinwände auf Wanderschaft in die großen Städte schickten. Der Zulauf, den die gemalten Gelage und Triumphzüge fanden, bestätigte den Triumph ihrer Erzeuger. Der eigentliche Triumphator war der Meister, der den Triumphzug imaginiert und theatralisch in Szene gesetzt hatte. So wuchs der Geniekult. Zugleich begründeten die Einbildreisen mit all ihren publizistischen Effekten die Tradition der Ausstellungstournees. Jene Riesenschinken, Exponenten ihrer Gattung im 19. Jahrhundert, besaßen zwei bemerkenswerte Eigenschaften. Sie waren breit, und auf ihnen war viel zu sehen. Es war was los auf den Bildern. Sie nahmen damit die Gradmesser vorweg, durch die eines der klassischen visuellen Medien unserer Tage definiert ist, der Spielfilm. Der einzige Unterschied zum Kino besteht darin, daß sich die dargestellten Figuren nicht von sich aus in der Szene bewegen.

Polarisierung: Malerei und Film. Avantgardekunst und Kinokunst. Das Panorama als Vorläufer des Kinos. Das Bild als Mittel zur Traumbewältigung. Die Traumfabrik

Damit ist auf einen entscheidenden Punkt hingewiesen. Eben jene Gemälde, die heute nicht zur Moderne gerechnet werden, diejenigen, die nicht in erster Linie dem ästhetischen Experiment mit den Formen unserer visuellen Wahrnehmung folgen, die ›konservativen‹ Bilder zeigen die Absicht, eine Geschichte zu erzählen. Sie schildern eine Szene, die die Geschichte pointiert, indem sie den inszenatorisch treffend ausgewählten Augenblick vorführt, der den Betrachter dazu anreizt, das Davor und Danach in seiner eigenen Phantasie weiterzuspinnen. Diese Funktion war damals gefordert. Die Gemälde dienten dem Publikum auf eigene Weise als Projektionsflächen; sie dienten ihm zur seelischen Entspannung. Das Wort ist in all seinem therapeutischen Gewicht ernst zu nehmen. Das heißt nämlich nichts anderes als: sie dienten jedem einzelnen Betrachter als Provokateure seiner Phantasie, sie stifteten ihn dazu an, sich seelisch zu entlasten. Sie erfüllten damit genau diejenige Hilfestellung zur Traumbewältigung, zur Wunsch-, Angst-, Lust- und Sehnsuchtsbewältigung, die heute von den Spielfilmen wahrgenommen wird. Nicht umsonst werden die großen Filmproduktionsstätten Traumfabriken genannt. Das Gesagte trifft übrigens nicht nur auf die aufwendigen Ausstattungsfilme à la Metro-Goldwyn-Mayer und Warner Brothers zu. Man sehe sich daraufhin einmal die Filme von Syberberg bis Wim Wenders an – mit welch intelligenter Behutsamkeit der ästhetischen Intimität die Regisseure der postmodernen cineastischen Avantgarde von den Präraffaeliten abgekupfert haben. Die Malerei des 19. Jahrhunderts hat aus ihrem Bauch Zwillingskinder hervorgebracht, deren sie sich schämt, weil sie die Früchte einer Mesalliance mit der Technik sind, der Photographie und dem Film. Sie hatte das lange Zeit gern geleugnet, weil sie sich von den Fortschritten der Technik in dieser Hinsicht hat verführen und überwältigen lassen, und weil sie insgeheim das Gefühl nicht loswerden konnte, das sei unanständig. Jetzt, wo die beiden Kinder großjährig und selbständig geworden sind, ist das Verhältnis entspannt. Der Photographie und dem Film kann die Verachtung von seiten der Malerei egal sein, und diese hat sie nicht mehr nötig. Zur Zeit der Geburt und der Jugend von Photographie und Film zeigte die Malerei Berührungsängste. Der Umgang mit beiden galt ihr als unseriös. Dabei hat die Malerei ihren beiden Kindern viel zu verdanken. Von Anfang an machte sie sich die neuen und ungewohnten Seheffekte, die das Kamera-Auge mit sich brachte, zunächst diskret, später immer offener zunutze; andererseits betrachtete sie sie als Konkurrenz, was in den folgenden Jahrzehnten zu einem anregenden und fruchtbringenden Wechselspiel zwischen Anziehung und Abstoßung führte.

Mehrere Erfindungen, die, von der Malerei hervorgebracht und in die Welt entlassen, von ihr wegdrängten, griffen ineinander, um für die Zukunft die Technik der neuen Unterhaltungsdisziplinen hervorzubringen, die der Malerei einen spezifischen Teil ihrer Arbeit abgenommen haben. Mit der szenischen Evolution figurenüberfluteter, sorgfältig nach Bühneneffekten arrangierter Sensationsbilder hatten sich die Künstlerfürsten schon halb in das Gewerbe des Schaustellers begeben. Das Format des tragenden Bildgrunds verdient Beachtung; es ist die Breitwand. Sie eroberte seit Anfang des 19. Jahrhunderts das Schaugeschäft mit malerischen Mitteln außerhalb des ›seriösen‹ Kunstmalergewerbes in Gestalt des Panoramas. Louis Jacques Mandé Daguerre, der Maler, unter den Erfindern der Photographie derjenige, der mit sicherem Instinkt als erster ihren geschäftlichen Nutzen begriff und auswertete, bediente sich für die Sensationen des von ihm in Paris betriebenen Panoramas auch als erster der Effekte, die das photographische Verfahren zu bieten hatte.[4] Im übrigen blieb die Kunst der Panoramen, was die bildtechnische Gestaltung anbetrifft, merkwürdig experimentierscheu und verharrte bei der Malerei auf Leinwand, angereichert durch Reliefierungs- und Versatzstück-Effekte, die der Bühnenmalerei und der Theaterkulissenherstellung abgesehen waren. Im Panorama ist das Höhlengleichnis auf den bürgerlichen Punkt gebracht: »Am farbigen Abglanz haben wir das Leben.« Um des Genusses willen, einen Rundblick auf die Außenwelt von einem bestimmten Standpunkt aus zu erleben, muß sich der Betrachter ins Innere der Bildmanege begeben, ebenso, wie es der Zeitgenosse heute tut, wenn er ins Kino geht. Das Panorama *ist* noch nicht das Kino, aber es geht ihm voraus und steuert darauf zu. Es verhält sich zum Kino etwa so wie die Draisine zum Fahrrad. Mehrere Spezifika des Panoramas weisen auf das Kino voraus. Diese sind:

Die Breitwand. Der Rundhorizont der Panorama-Ansicht bietet eine perspektivische Totale. Der materielle Träger des Rundbilds ist die Leinwand. Es ist bemerkenswert, daß sich der Film heute noch des gleichen Bildgrunds bedient. Die Leinwand hat den Vorteil, daß sie auf- und zusammengerollt werden kann. Das erleichtert den Transport.

Die Mobilität. Ebenso wie heute der Spielfilm wurden die Panoramen in eigens dafür konstruierten Gebäuden gezeigt. Der Eigenheit des Mediums gehorchend, waren das meistens Rundbauten. Die Panoramen-Kunst ist also im direkten Wortsinn eine Zirkus-Kunst. Das ist eine der hervorstechenden Eigenschaften, derentwegen sie von der konventionellen Malerei degoutiert wurde. Anfangs wurden feste Bauten errichtet. Der Rundbau erwies sich jedoch alsbald als ein technischer Zweckbau, der so konstruiert war, daß er gleich dem Zirkuszelt rasch und ohne Mühe auf- und wieder abgebaut werden konnte. Das erleichterte die Wanderschaft. So erwies das Panorama seine Eignung für den Wanderzirkus.

Ein Bild für alle. Das Panorama war seiner Veranlagung nach so beschaffen, daß es sich, jedenfalls oberflächlich gesehen, nicht an den einzelnen Betrachter wandte, der im Zwiegespräch mit dem Bild allein bleiben wollte, sondern an viele, die es gleichzeitig genießen konnten. Das Panorama ist ein Bild für die Menge. Darin gibt sich der philosophische Kern der Erfindung zu erkennen. Es ist ein Ereignis für ein Massenpublikum. Daraus, daß viele Zuschauer Eintrittsgeld zahlen, um alle zugleich dasselbe Bild sehen zu können, errechnet sich der wirtschaftliche Nutzen des Panoramas.

Die virtuelle Beweglichkeit. Das Panorama brachte dem Publikum manche neue Anregung der Sehweise, die anfangs dankbar als Sensation aufgegriffen wurde, mit der Zeit aber zu langweilen begann, denn es hatte ein Manko; es bewegte sich nicht. Es verharrte still. Manches wurde versucht, dem abzuhelfen. Der erfinderische Daguerre zog alle Register der Bühnenbeleuchtung von vorn und von hinten, indem er Teile des Panorama-Prospekts transparent machte, um es hell, dunkel, fahl, sogar rotüberhaucht erscheinen zu lassen, um es Morgen, Tag, Abend und Nacht, Frühling, Sommer, Herbst und Winter innerhalb einer halben Stunde werden lassen zu können. Das Experiment, eine Landschaft in der Illusion eines kontinuierlichen Zeitverlaufs am Beschauer vorbeiziehen zu lassen, unternahm zum erstenmal ein Amerikaner. Die Landschaft, die zu durchreisen der Besucher des Panoramas eingeladen wurde, war die des Mississippi.[5] Der lange Leinwandprospekt, auf den die Stromlandschaft in charakteristischer Szenenfolge vom Ursprung bis zur Mündung aufgemalt war, wurde zu diesem Behufe von einer übermannshohen Rolle abgespult, hinter einem großen Fensterausschnitt, der den Ausblick aus dem Salon eines Vergnügungsdampfers vorstellte, langsam am Betrachter vorbeigezogen und hinter der Bühne am anderen Ende auf eine ebensolche Rolle wieder aufgespult. Das ist die Vorläuferin und Urmutter der Filmrolle. Keine der genannten Eigenschaften allein, sondern erst alle zusammen – die Breitwand als Träger des Rundbilds, der gesonderte Rundbau, der die Tourneefähigkeit des Bildes und damit die Wirtschaftlichkeit der Vorführung unterstützt, sowie die virtuelle Beweglichkeit des Bildes, die seine allmähliche Veränderung während eines Zeitablaufs vortäuscht – wiesen das Panorama als Vorläufer und Vorbereiter des Spielfilms aus. Genau aus diesem Grunde bleibt es aber auch eine spezifische Erscheinung des 19. Jahrhunderts. Das einzige Panorama der Epoche, das sich erfolgreich der Photographie bediente, war das 1883 in der Straße Unter den Linden eröffnete Berliner *Kaiserpanorama*. Im strengen Sinn war es kein richtiges Panorama mehr, da es nach den Voyeursprinzipien einer dokumentarischen Peepshow konstruiert war.[6] Das, was dem Panorama als letzte Krönung gefehlt hat, war die Illusion, die durch das in sich bewegte Photo geschaffen wird, und die, nachdem sie dann erfunden war, die perfekte Täuschung des in der Zeit sich bewegenden szenischen Geschehens mit der vollständigen Illusion von der Authentizität des gezeigten Geschehens verbinden konnte. Nachdem der Film aber einmal erfunden war und seinen Siegeszug antrat, ging die Panoramakunst ein. Sie hatte ausgedient, sie wurde nicht mehr gebraucht.

Das wird hier deshalb so ausführlich dargestellt, weil daraus hervorgeht, daß es das Kino ist, das der Malerei einen entscheidenden Teil der Aufgaben, die ihr im 19. Jahrhundert als Kunst zukamen, abgenommen hat, nämlich die Traumfabrikation. Inzwischen hat sich der Spielfilm zu einer eigenen künstlerischen Disziplin von höchstem Rang entwickelt, die in ihrem ausgereiften Zustand – da mag, wer möchte, sagen, was er wolle – die nämliche Funktion erfüllt, die Fabrikation von Träumen für uns alle. Im gleichen Maße, wie sich der Film zu einer Kunst gemausert hat, konnte sich die Malerei von der Traumfabrikation entlasten, die ihr der Film abgenommen hat. Erst indem sie von diesem Ballast befreit war, den sie bis dahin mitgetragen hatte, ergab sich für sie die Chance, sich in erster Linie mit sich selbst und ihren eigenen Mitteln als wahrnehmungspsychologisches, erkenntnistheoretisches und schließlich auch wahrnehmungstranszendierendes Instrument zu befassen, kurz – mit den Strukturen ihrer Eigenwirklichkeit. Erst dadurch öffnete sich ihr der Weg in die Moderne, jener Weg, der heute so gern als allein möglicher und allein richtiger Weg angesehen wird. Jeder Gewinn im Fortschritt einer bestimmten Entwicklungsrichtung auf ihre Vervollkommnung hin ist indes in geistesgesetzlicher Zwangsläufigkeit stets mit einem entsprechenden Verlust verbunden. Die bildende Kunst des 20. Jahrhunderts hat die Autarkie ihres Spielraums, in dem sie ihre Freiheit vermutet, mit einer Einbuße erkauft; sie hat einen großen Teil ihrer Volkstümlichkeit verloren. Auch der autarke Spielraum der Kunst unserer Zeit ist Bewußtseinsinnenraum. Aber das ist ein Kapitel für sich.

Das gesamte 19. Jahrhundert hindurch erscheinen die beiden Grundrichtungen der Malerei, die sich seit Anfang des unseren zunehmend voneinander gesondert haben, noch miteinander vermischt, weil die Sonderung der Medien noch nicht vollzogen ist: die Kinokunst und die Sammler- und Museumskunst, um das nach den jeweiligen hauptsächlichen Zielorten salopp-übertrieben so zu nennen, oder auch die Vulgär-Kunst, deren Absicht es nach wie vor ist, ein großes Publikum zu unterhalten, und die Kunst-Kunst, die sich dezidiert als allein auf sich selbst gegründet begreift und sich um dessentwillen mit einer verhältnismäßigen Minderheit von Kunstverständigen zufriedengibt. Nicht nur erscheinen die beiden Grundrichtungen im 19. Jahrhundert vermischt, sondern untrennbar miteinander amalgamiert und ineinander verwachsen, denn die Polarisierung verläuft selbstverständlich nicht so drastisch, wie das hier zur deutlicheren Profilierung im Ergebnis dargestellt ist. Zwar ließe sich von manchen Gemälden behaupten, aber doch nicht von jedem, es gehöre eindeutig dieser oder jener Kategorie an, denn die Schöpfer der Gemälde konnten selbst noch nicht wissen, worauf die Entwicklung dereinst einmal hinauslaufen würde (wir haben das ja bis heute kaum richtig erfaßt). Jeder Künstler folgte auf seine Weise mehr oder weniger seiner divinatorischen Intuition. Infolgedessen spannt sich zwischen den Extremfeldern ein breiter Bogen individueller Bilderfindungen und deren malerischer Lösung. Gerade der Zug zum Individuellen, der Umstand nämlich, daß aus jener Situation eine Vielfalt unterschiedlichster Bildexemplare hervorgehen konnte, macht die Beschäftigung mit der Malerei des vergangenen Jahrhunderts so reizvoll und spannend. Die enge Vermischung und Amalgamierung der beiden heute vorwiegend getrennt auftretenden Kategorien ist eine Hauptursache dafür, daß die Gesamtansicht der Malerei des 19. Jahrhunderts jene von Werner Hofmann apostrophierten »extrem divergierenden Erscheinungsformen« liefert.[7]

Dieses disparate Bild vermittelt aber einen allerersten Eindruck von der Innenseite. Die Frage stellt sich, wie ihm beikommen? Es geht, wohlgemerkt, nicht darum, eine künstliche Ordnung zu suchen, kein Linnésches Bildersystem, sondern es geht darum, eine Methode zu finden, die Innenseite auszuleuchten, ein Verfahren, dazu geeignet, die Antriebe und Motive offenzulegen, aus denen die Malerei im 19. Jahrhundert in all ihrer Unterschiedlichkeit und Widersprüchlichkeit hervorgegangen ist. Kunstwerke sind Indikatoren der Bewußtseinsgeschichte. Auf Gemälde trifft das möglicherweise deshalb in einem noch stärkeren Maße zu als auf Skulpturen, weil die Gemäldeproduktion der Epoche nicht dermaßen überwiegend der Repräsentanz verpflichtet war, wie das auf die Skulptur zutrifft. Das ist eine Frage des Materials, der Dimension, der Auftragslage und der Kosten. Bildhauer sind noch stärker als Maler auf öffentliche Auftraggeber angewiesen. Maler sind freier in der Handhabung ihrer Motive. Zwar sind sie einerseits auch von ihren Auftraggebern abhängig, die ihnen die Existenz sichern, andererseits haben sie mehr Spielraum, für sich selbst zu arbeiten und ihrer Phantasie freien Lauf zu lassen. Die Malerei einer Epoche schildert eben nicht den Zustand ihrer Umwelt – das anzunehmen wäre grundfalsch, es träfe selbst auf die realistischste Tendenz eines Kunststils nicht zu –, sie charakterisiert vielmehr die besondere Bewußtseinshaltung, die ihr zu eigen ist.[8]

Epochen können unterschiedlich lang sein, auch greifen sie ineinander über. Üblicherweise umfaßt eine Epoche etwa drei Generationen, das ist indes keine feste Regel. Die einer Epoche angehörigen Individuen bilden gemeinsam ihre Gesellschaft. Das ist eine von den Impulsen und Kräften ihrer Zeit bewegte Schicksalsgemeinschaft. Demzufolge ist sie auch eine Bewußtseinsgemeinschaft, die entsprechend ihren Weltvorstellungen, Ängsten und Wünschen die Ereignisse der Epoche veranlaßt. Sie formt die Epoche und gibt ihr ihre typische Gestalt. Sie entwickelt einen eigenen Bewußtseinszusammenhalt, der sich als Ausdruck ihrer zeitgeschichtlichen Zusammengehörigkeit in ausgeprägten Zügen zu erkennen gibt – auch und gerade der Nachwelt. Die physiognomischen Züge des Gesamtausdrucks bestimmen den Epochenstil. In ihm finden wir das Abbild des Bewußtseins der ihn tragenden Gesellschaft. Die bildende Kunst ist zwar nicht das einzige, aber das hauptsächliche Medium, das den Epochenstil visuell konserviert. Die Gemälde sind die Vehikel, die ihn transportieren. Sie sind es, die uns über die besondere Bewußtseinslage der Menschen einer Epoche Auskunft geben. Wenn sie demnach Indikatoren der vielfältigen Antriebe und Motive sind, aus denen das gesellschaftliche Bewußtsein einer Epoche zusammengefügt ist, dann folgt daraus die Frage, auf welche Weise die Hinweise zu entschlüsseln sind, die uns von den Indikatoren geliefert werden.

Zur Methode: Die Wirklichkeit der Bilder. Kunstgeschichte. Traum und bildende Kunst. Träume für alle. Außenweltwirklichkeit und Innenweltwirklichkeit

In seinem 1900 erschienenen Erstlingswerk *Traumdeutung* weist Freud auf strukturelle Ähnlichkeiten zwischen Traum und bildender Kunst hin: »Uns interessieren an dieser Stelle ausschließlich die wesentlichen Traumgedanken. Diese enthüllen sich zumeist im Komplex von Gedanken und Erinnerungen vom allerverwickeltsten Aufbau mit allen Eigenschaften der uns aus dem Wachen bekannten Gedankengänge. Nicht selten sind das Gedankenzüge, die von mehr als einem Zentrum ausgehen, aber der Berührungspunkte nicht entbehren; fast regelmäßig steht neben einem Gedankengang sein kontradiktorisches Widerspiel, durch Kontrastassoziationen mit ihm verbunden.

Die einzelnen Stücke dieses komplizierten Gebildes stehen natürlich in den mannigfachsten logischen Relationen zueinander. Sie bilden Vorder- und Hintergrund, Abschweifungen und Erläuterungen, Bedingungen, Beweisgänge und Einsprüche. Wenn dann die ganze Masse dieser Traumgedanken der Pressung der Traumarbeit unterliegt, wobei die Stücke gedreht, zerbröckelt und zusammengeschoben werden, etwa wie treibendes Eis, so entsteht die Frage, was aus den logischen Banden wird, welche bisher das Gefüge gebildet hatten. Welche Darstellungen erfahren im Traum das ›Wenn, weil, gleichwie, obgleich, entweder-oder‹ und alle anderen Präpositionen, ohne die wir den Satz nicht verstehen können? Man muß darauf antworten, der Traum habe für diese logischen Relationen unter den Traumgedanken keine Mittel der Darstellung zur Verfügung. Zunächst läßt er all diese Präpositionen unberücksichtigt und übernimmt nur den sachlichen Inhalt der Traumgedanken zur Bearbeitung. Der Traumdeutung bliebe es überlassen, den Zusammenhang wieder herzustellen, den die Traumarbeit vernichtet hat. Es muß am psychischen Material liegen, in dem der Traum verarbeitet ist, wenn ihm diese Ausdrucksfähigkeit abgeht. In einer ähnlichen Beschränkung befinden sich ja die darstellenden Künste, Malerei und Plastik im Vergleich zur Poesie, die sich der Rede bedienen kann, und auch hier liegt der Grund des Unvermögens in dem Material, durch dessen Bearbeitung die beiden Künste etwas zum Ausdruck zu bringen streben. Ehe die Malerei zur Kenntnis der für sie gültigen Gesetze des Ausdrucks gekommen war, bemühte sie sich noch, diesen Nachteil auszugleichen. Aus dem Munde der gemalten Personen ließ sie Zettelchen heraushängen, welche als Schrift die Rede brachten, die im Bilde darzustellen der Maler verzweifelte.«[9] Auch so kann man das auffassen. Freud war ein Mann des Wortes. Er war ein literarischer Denker. Deshalb gab er dem Wort gegenüber dem Bild den Vorzug. Anders ausgedrückt, er zog das Wortbild zur Klärung seiner Erkenntnisse dem Sehbild vor. Sein gesamtes analytisches Werk gründet auf dem Verfahren der Umsetzung des Traumbildes, das ein inneres Seherlebnis ist, in Wortbilder, um das Traumbild in seine Bestandteile zerlegen und rationalisieren zu können; daher der Begriff Analyse. Dabei verläßt Freud sich auf die diskursiven Regelfunktionen von Grammatik und Syntax, die dazu da sind, die Logik des Satzverlaufs zu steuern.

Die zitierte Passage definiert die vom Standpunkt der Logik einer diskursiven sprachlichen Ordnung her gesehene Stummheit des für das Auge bestimmten Bildes als ein Handicap gegenüber dem gesprochenen und geschriebenen Wort, als ein ›Unvermögen‹. Das für das Auge geschaffene Bild wird als eine dementsprechend primitive Vorstufe zum Wortbild gewertet, da der gesprochene und geschriebene Wortbildzusammenhang einen höheren Abstraktionsgrad erreiche als der lediglich zum Sehen geschaffene Bildzusammenhang. Dabei wird aber der Vorzug außer acht gelassen, den das für das Auge bestimmte Bild gegenüber dem Wortbild besitzt und der dessen grundsätzliche Andersartigkeit ausmacht. Dieser Vorteil besteht in der Ganzheitlichkeit der Bildwahrnehmung. Unleugbar steht das gemalte Bild konstitutionell dem Traumbild in einer Direktheit nahe, die vom gesprochenen oder geschriebenen Satz nie erreicht werden kann, und zwar deshalb nicht, weil der Satz stets dazu gezwungen ist, das Bildganze auf Kosten der Unmittelbarkeit seiner Wirkung auf den Faden der diskursiven Abwicklung aufzuspulen.

Freud ist auf die Analogie zwischen bildender Kunst und Traum in seinen Schriften mehrfach zurückgekommen.[10] An anderer Stelle bemerkt er: »Die Traumarbeit also (...) setzt das in den Optativ gebrachte Gedankenmaterial einer ganz eigentümlichen Bearbeitung aus. Zunächst macht sie den Schritt vom Optativ zum Präsens, ersetzt das ›O möchte doch‹ – durch ein: ›Es ist.‹ Dies ›Es ist‹ ist zur halluzinatorischen Darstellung bestimmt, was ich als die ›Regression der Traumarbeit‹ bezeichnet habe; der Weg von den Gedanken zu den Wahrnehmungsbildern, oder wenn man mit Bezug auf die noch unbekannte – nicht anatomisch zu verstehende – Topik des seelischen Apparats sprechen will, von der Gegend der Denkbildungen zu der der sinnlichen Wahrnehmungen. Auf diesem Wege, welcher der Entwicklungsrichtung der seelischen Komplikationen entgegengesetzt ist, gewinnen die Traumgedanken Anschaulichkeit; es stellt sich schließlich eine plastische Situation heraus als Kern des manifesten ›Traumbildes‹. Um solche sinnliche Darstellbarkeit zu erreichen, haben die Traumgedanken eingreifende Umgestaltungen ihres Ausdrucks erfahren müssen. Aber während der Rückverwandlung der Gedanken in Sinnesbilder treten noch weitere Veränderungen an ihnen auf, die zum Teil als notwendig begreiflich, zum anderen Teil überraschend sind. Als notwendigen Nebenerfolg der Regression begreift man, daß fast alle Relationen innerhalb der Gedanken, welche dieselben gegliedert haben, für den manifesten Traum verloren gehen. Die Traumarbeit übernimmt nur das Rohmaterial der Vorstellungen zur Darstellung, nicht auch die Denkbeziehungen, die sie gegeneinander einhielten, oder sie wahrt sich wenigstens die

Freiheit, von dieser letzteren abzusehen. Hingegen können wir ein anderes Stück der Traumarbeit nicht von der Regression, der Rückverwandlung in Sinnesbilder ableiten, gerade jenes, welches für die Analogie mit der Witzbildung bedeutsam ist. Das Material der Traumgedanken erfährt während der Traumarbeit eine ganz außerordentliche Zusammendrängung und Verdichtung«.[11] Anstelle des Wortes ›Traum‹ das Wort ›Bild‹ gesetzt, lautete der letzte Satz der zitierten Passage: »Das Material der Bildgedanken erfährt während der Arbeit am Bild eine ganz außerordentliche Zusammendrängung und Verdichtung.« Damit wäre die schöpferische Arbeit des Künstlers bei der Schaffung eines Gemäldes beschrieben.

Freuds Überlegungen enthalten für die bildkritische Analyse, die der Kunsthistoriker vorzunehmen hat, manche wertvolle Anregung. Auch der Kunsthistoriker sieht sich vor die Notwendigkeit gestellt, Bildzusammenhänge zu übertragen. Ebenso wie der Psychoanalytiker ist er darauf angewiesen, die Ganzheit der Bildszene, die sich dem Auge bietet, in ein beschreibendes Nacheinander aufzulösen. Dadurch wird das Bild jedoch, darüber sollte man sich klar sein, zum anatomischen Präparat, denn es wird zugunsten der Zergliederung seines entscheidenden Wirkungsmittels beraubt, seiner lebendigen Präsenz. Die Bestandteile, die Freud in den angegebenen Texten für die Entstehung der Traumbilder aufzählt, geben sich, schlagwortartig zusammengefaßt, als Wesenseigenschaften des künstlerischen Prozesses zu erkennen: Der Weg von den Gedanken zu den Vorstellungen und zu den Wahrnehmungsbildern, von der Gegend der Denkbildungen zur Versinnlichung, eine plastische Situation als Kern, Rückverwandlung der Gedanken in Sinnesbilder, Zusammendrängung, Pressung und *Verdichtung*. Der Künstler folgt bei der Erarbeitung eines Gemäldes selbstverständlich weniger der Logik, denn die ist nicht das Gebiet, auf dem das Bild zu Hause ist, sondern einer anderen, ebenso ernst zu nehmenden Form der Geistestätigkeit, der Intuition. Verdichtung ist das Ergebnis des schöpferischen Prozesses. Je mehr sie gelingt, um so überzeugender tritt das Bild als Kunstwerk vor Augen. Die fundamentale Eigenschaft nun, die der Bildzusammenhang der Wortfolge voraushat, die Quelle, aus der das Bild seine Wirkungsmacht speist, ist seine Totalität. Es gibt sich dem Auge sofort, direkt und ohne zwischengeschaltete Hemmungen restlos als Ganzes preis. Es will gesehen werden, nicht gelesen. Das ist der Unterschied des existentiellen Auftritts. Das Bild fordert seinem Betrachter infolgedessen auch andere Aufmerksamkeitseigenschaften ab als das Wort seinem Leser. Der Betrachter hat das gemalte Bild zuallererst als in sich geschlossene Einheit auf sich wirken zu lassen. Erst aus dem Ganzen gliedern sich allmählich die Einzelheiten heraus. Der Betrachter hat seine geistige Wahrnehmung zu aktivieren, um sich in das Wesen des Bildes als Ganzes kontemplativ versenken zu können. Das gemalte Bild entfaltet auf diese Weise eine mit den Augen wahrnehmbare imaginäre Tiefe, es gewinnt einen imaginären Innenraum. Gegebenenfalls wird auf der Oberfläche der Auseinandersetzung, die sich dem Betrachter allmählich auffaltet und erschließt, auch sein logisches Reflexionsvermögen angesprochen, das ist aber durchaus kein notwendig geforderter Bestandteil des Vorgangs. In jedem Fall werden

Bewußtseinskräfte außerhalb der Logik affiziert, aktiviert und mobilisiert, die Phantasie, das Assoziationsvermögen, das analoge Denken und das Intuitionsvermögen, die gute alte Ahnung, die in der Lage ist, dort Querfeldeinverbindungen herzustellen, wo es sich der Logik von selbst verbietet, ihre Grenzen zu überschreiten. Der Betrachter wird damit angeregt, die vom Bild angebotene Situation sinnend aufzugreifen und in seiner Vorstellung weiterzuspinnen. Das gemalte Bild spricht somit auf dem Weg über die bewußte Wahrnehmung in voller Unmittelbarkeit diejenigen Kräfte an, die dem Blick den Weg in die Bezirke des Unterbewußten (oder wie Freud es nennt, des Vorbewußten) und des Unbewußten freilegen. Der Begriff Tiefe ist im doppelten Sinne zu verstehen, im direkten, der sich auf die Tiefe des Bildhintergrunds bezieht, wie im metaphorischen, der das Bild als Transportmittel ausweist, dazu befähigt, dank der ihm eigenen auslösenden Kraft, dem Blick in die Tiefenbezirke des Bewußtseins auf die Sprünge zu helfen. Wir haben inzwischen zu den Worten und Begriffen, die uns die Psychoanalyse geliefert hat, ein anderes Verhältnis als zur Zeit ihrer Entstehung. Sie sind vielfach in den allgemeinen Sprachgebrauch eingegangen und haben dort einen ausgeweiteten Bedeutungshof gebildet. Wir benutzen sie unbefangen als Floskeln in einem weitergefaßten und vielleicht auch modischeren und trivialeren Sinn, als ihr Urheber das vorgesehen hat. Das halte ich nicht für einen Schaden. Die Erkenntnis des Vorhandenseins unbewußter und vorbewußter Bezirke in unserem Seelenleben ist inzwischen allgemein akzeptiert, und nicht zuletzt hat die bildende Kunst auf ihre Weise dazu beigetragen, jene Bezirke für sich zu erschließen, sie sich nutzbar zu machen und den Blick für die Wahrnehmung der fließenden Konvergenz zwischen den Bewußtseinsbezirken zu schulen. Dazu ist sie deshalb fähig, weil das gemalte Bild in der Totalität des Anspruchs an die Vorstellung des Betrachters das dafür geschaffene Medium ist. Das Bild funktioniert wie eine Drehtür. Es vermittelt zwischen der Außenseite und der Innenseite der Vorstellung, es vermittelt somit zwischen der Außenseite und der Innenseite des Bewußtseins. Die Eignung dazu verdankt das Bild seiner dem Traum verwandten genetischen Struktur. Während der Traum aber ein Phänomen ist, das, außerhalb des Tagesbewußtseins hervorgebracht, im subjektivsten und privatesten Intimbereich des einzelnen zur psychischen Disposition verbleibt, verbinden die von den Künstlern geschaffenen Gemälde Bildvorstellungen und Phantasien, die aus den Tiefen des Unterbewußtseins geholt sind, auf sublime Weise mit der Verarbeitung der Tageseindrücke durch das wache Bewußtsein (von dem behauptet wird, es sei ›kontrolliert‹, was aber durchaus nicht immer zutrifft). Das ist das der bildenden Kunst eigene, besondere Mittel der Verdichtung. Die gemalten Bilder sind Träume für alle.

Selbstverständlich sind sie nicht nur das. Sie sind zwar in ihrer Entstehungsstruktur dem Traum verwandt, sie sind von ähnlicher Abstammung, deshalb üben sie auch auf den dafür empfänglichen Betrachter in zuträglichen Dosen einen leichten hypnotischen Druck aus, der ihm die volle Verbindung seines Bewußtseins mit der Wahrnehmung seiner Umwelt beläßt, der aber nichts anderes ist als die domestizierte und zivilisierte Fassung einer ursprünglichen Magie. Bilder sind darüber hinaus noch mehr und noch anderes. Was aber ist das? Sigmund Freud, der Wortgewaltige, selbst ein Verehrer der klassischen europäischen Kunst, wofür seine berühmten Aufsätze über Leonardo da Vinci und über den *Moses* von Michelangelo zeugen[12], hat sich zur Sinndeutung der bildenden Kunst eher verlegene Stellungnahmen abgerungen. »Die Ersatzbefriedigungen, wie die Kunst sie bietet, sind gegen die Realität Illusionen, darum nicht minder psychisch wirksam dank der Rolle, die die Phantasie in unserem Seelenleben behauptet hat«[13], so meint er. Das ist ein verkapptes Eingeständnis seiner Ratlosigkeit gegenüber der Eigenwirklichkeit der Phantasie. Oder: »Der Genuß der Schönheit liegt nicht klar zutage, ihre kulturelle Notwendigkeit ist nicht einzusehen, und doch könnte man sie in der Kultur nicht vermissen. Die Wissenschaft der Ästhetik untersucht die Bedingungen, unter denen das Schöne empfunden wird; über Natur und Herkunft der Schönheit hat sie keine Auskunft geben können; (...)«[14]

Freuds latenter Kulturpessimismus leitet sich aus seiner positivistischen Grundüberzeugung her. »Aus dieser Welt können wir nicht fallen«, zitiert er Grabbe in einer Reflexion über die Religion, deren Gottesvorstellungen er als Verinnerlichung des frühkindlichen Erlebnisses der Machtlosigkeit gegenüber der Autorität des eigenen Vaters deutet. »Also ein Gefühl der unauflösbaren Verbundenheit, der Zusammengehörigkeit mit dem Ganzen der Außenwelt«.[15] Freuds Gebrauch des Wortes ›Außenwelt‹ ist aufschlußreich. Er verweist darauf, und andere Passagen seines Werks bestätigen das, daß als Realität von ihm allein die Außenweltrealität gebilligt wird. Die Inhalte, die das Bewußtsein aus sich heraussetzt, die es in die Außenwelt hineinproduziert, gelten ihm nicht als eigenständige Realitäten, sondern lediglich als chimärische Reflexe auf die Wirklichkeit der Außenwelt, als Projektionen. Unterliegen die Projektionen der gedanklich geordneten Kontrolle des wachen Tagesbewußtseins, dann zeigt sich die Verarbeitung der Außenwelteindrücke im Spiegel der menschlichen Vernunft; ist das nicht der Fall, dringen sie über den Traum oder auf anderem Wege aus dem Unterbewußtsein nach außen, dann gebärden sie sich entsprechend irrational und chaotisch. Indes ist das Bewußtsein des Menschen der gesamtweltlichen Wirklichkeit zugehörig; es kann nicht lediglich als ein Loch in der Realität behandelt werden, das deren Reflexe in sich aufnimmt und mehr oder weniger wieder zurückspiegelt, selbst aber nichts ist. Die innere Welt des Menschen samt ihren vorbewußten und unbewußten Tiefenzonen reagiert nicht nur auf Realität. Sie ist selbst Realität. Selbstverständlich existiert nichts außerhalb der Wirklichkeit. Der Begriff ›Wirklichkeit‹ schließt eine solche Annahme aus. Indes ist die Wirklichkeit größer als nur die unserer Außenwelt. Es wäre denkbar, die Entstehung der menschlichen Innenwelt entwicklungsgeschichtlich als eine Art Gastrulationsprozeß, als eine Einstülpung von Wirklichkeit aufzufassen. Der Unterschied zwischen der Außenweltwirklichkeit und der Innenweltwirklichkeit ist jedenfalls ein ebenso konstitutives Element des menschlichen Weltbegreifens wie seine Sinneswahrnehmung. Er bestimmt die Koordinaten des Denkens und Vorstellens.

Der Eigengehalt der Wirklichkeit, das Bewußtsein, das dem Menschen innewohnt, erweist sich allein schon im Walten der schöpferischen Kraft, die ihn dazu befähigt hat, die Realität der Außenwelt, ob zum guten oder zum schlechten, bleibe dahingestellt, in einer Weise verändert zu haben, daß sich unsere diesseitige Umwelt infolge der Eingriffe des Menschen von ihrem ursprünglichen Zustand auf eine geradezu unglaubliche Weise unterscheidet, und zwar nicht allein im Zuge der von der menschlichen Tagesvernunft vorgenommenen logischen Manipulationen, sondern gerade auch aufgrund jener aus den Tiefen des Unbewußten und Vorbewußten in die Tat umgesetzten Vorstellungen. Abgesehen von dem unseren, hat kein Jahrhundert vorher mehr zu dieser Veränderung beigesteuert als das 19. Aus dieser einfachen Tatsachenfeststellung geht hervor, wie unsäglich dumm die marxistische These ist, das Sein bestimme das Bewußtsein. Aus der Perspektive der bildenden Kunst gibt es für diesen Vorgang des Eingreifens in die Tageswirklichkeit, aus der Bewußtseinstiefe an der Logik vorbei, keine zutreffendere Bezeichnung als Imagination. Das heißt auf Deutsch Einbildung. Sie ist die Quelle für die Erfindungen des Künstlers. Imago – damit sind wir wieder beim Bild. Wenn von Künstlern geschaffene Bilder unter anderem die Qualität von Träumen für alle erreichen können, dann geht daraus hervor, daß das Traummaterial, das in diesen Bildern strukturell verarbeitet ist, nicht nur als flüchtiges Derivat aus der Psyche des jeweils einzelnen Träumers wirksam ist, das in der privaten Ausschließlichkeit seiner Subjektivität ihn allein beschäftigt, sondern daß dem Gehalt an Traumbildern eine Konsistenz zu eigen ist, die über den einzelnen hinaus ins Kollektive reicht, die einen gemeinschaftlichen Innenraum umfaßt, und die deshalb dazu fähig ist, sich nicht nur dem einzelnen im intimsten Bereich seines Unterbewußten, sondern ganzen Gruppen, Gemeinschaften und Gesellschaften darzustellen und ihnen die Erfahrung eines allgemeinverbindlichen Plans zu vermitteln, eines überindividuellen Bewußtseinsinnenraums, in dem sich die gemeinsamen inneren Erlebnisse abspielen. Solche gemeinschaftlichen Träume, Substrate eines gemeinsamen Erlebnisinnenraumes, sind zum Beispiel die Mythen. Die vom Grund unseres Bewußtseins her waltende und in die Welt sich gestaltende psychisch-geistige Kraft einer Wahrnehmung unserer selbst im Zentrum unserer eigenen Tiefe hieße, das Wort, in seiner weitesten und die Bezirke des Unter-, Vor- und Unbewußten einschließenden Bedeutung, als menschliche Bewußtseinswirklichkeit zu bezeichnen. Die von den Künstlern geschaffenen Bilder fördern derartige Inhalte der aus dem Inneren kommenden Bewußtseinswirklichkeit zutage und binden sie in die Strukturen ihrer Mitteilungsweise mehr oder weniger verschlüsselt, auf verschiedenste Art und in unterschiedlichen Gradabstufungen ein. Die von den Bildern vermittelte Wirklichkeit ist mit der Außenwirklichkeit eine chemische Verbindung eingegangen, die eine eigene Substanz hervorgebracht hat, einen neuen Zustand. Das ist die Wirklichkeit der Bilder. Auf die kommt es hier an. Die Bilder sind in ihrer Eigenwirklichkeit ernst zu nehmen. Die Befragung der Bilder auf ihre Eigenwirklichkeit soll die Methode der vorliegenden Arbeit bestimmen.

Wozu braucht der Mensch überhaupt Bilder? Warum macht er sich Bilder von der Wirklichkeit? Warum schafft er sich eine eigene Wirklichkeit mittels Bildern, die er an die Wand malt oder auf ein viereckiges Stück Holz oder Leinwand, das er dann verehrungsvoll auf einen Altar stellt oder an die Wand hängt? Lebensnotwendig wäre das nicht. Der Mensch könnte auch ohne Bilder leben, die er sich selbst geschaffen hat. Oder nicht? Warum stellt er sich mittels der Bilder eine eigene Wirklichkeit her, eine Ersatzwirklichkeit, eine Spiegelwirklichkeit und eine Gegenwirklichkeit? Warum läßt er sich von den Bildern, von denen er genau weiß, daß sie nichts weiter als mit Hilfe von etwas Stoff und etwas Farbe hervorgebrachte Projektionen sind, dermaßen faszinieren, daß sie gegebenenfalls sein Leben und, unterschwellig oder auch wissentlich, seine Handlungen beeinflussen können? Wenn er das nicht für sein Leben und Überleben braucht, dann braucht er es doch offensichtlich zur Bestätigung und Weiterentwicklung seiner Bewußtseinshaltung, als Paradigma, als Vorbild und mehr. Gemalte Bilder können als Bewußtseinsspiegel für den einzelnen, für eine Gesellschaft, für eine Epoche bezeichnet werden. Dabei ist darauf hinzuweisen, daß gerade die europäische Hochkultur im Unterschied zu anderen Kulturen eine ausgesprochen dynamische und anhaltend virulente Bild-Kultur ist. Sie hat als christliche Kultur das kultische Bild- und Gleichnisverbot schon früh außer Kraft gesetzt, sie hat es unter der neutestamentlichen Berufung darauf, daß Gott in Jesus Christus Fleisch geworden sei, überwunden und daraus ihren Energieschub bezogen. Sie hat daraus die Möglichkeit gewonnen, das Bild zu entheiligen, indem sie seine magische Begrenzung zugunsten der Aufnahme beliebig vieler unterschiedlicher Inhalte aufhob, und sie hat damit zugleich die Mobilisierung des Bildträgers bewirkt. Das transportable Tafelbild auf Holz oder Leinwand ist eine ausgesprochen europäische Erfindung. Für eine weitere Herleitung ist hier nicht der Ort. Indessen wäre es eine Überlegung wert, inwieweit die Disposition der europäischen Kultur zur inneren Unruhe, ihre Aggressivität, die ihr ihre ›Überlegenheit‹ sichert, mit der Emanzipation des Bildes von seinen kultischen Standorten zu tun haben mag, die den Bildträger mobil gemacht und dem Bildinhalt den inneren Raum geschaffen hat, ihn als Bewußtseinsspiegel verhältnismäßig frei verwenden zu können. Ja, es ließe sich nachgerade behaupten, daß die europäische Kultur ohne den ebenso extensiven wie intimen Umgang mit der von ihr hervorgebrachten fluktuierenden Bildwelt nicht zu dem geworden wäre, was sie ist. In der Malerei des 19. Jahrhunderts ist der Emanzipationsprozeß der Bewußtseinsspiegelung im gemalten Bild, so sei es probeweise einmal vorweg gesagt, in eine extrem individualistische Phase eingetreten, die in eine psychologisierende Haltung mündet, in die Phase einer Privatisierung der Selbstreflexion, die in das Vakuum, das infolge des Verlustes des alten Zaubers entstanden ist, neue Verzauberungen eingebracht hat, oder, um es modischer auszudrücken, neue Zwänge und Fixierungen und damit neue Lüste, denn jeder Zwang hat seine eigene Lust zur Gegenspiegelung. Aber darauf wird noch zurückzukommen sein.

Das Sehen ist eine Angelegenheit, über deren Merkwürdigkeit man eigentlich gar nicht genug staunen kann. Das Sehen ist ein Teil unserer Erkenntnisfähigkeit, der von Philosophen aus zwei Gründen meist nicht genügend berücksichtigt wird, erstens weil sie sich davor scheuen, sich mit der Funktionsweise einer Wahrnehmungskraft auseinandersetzen zu müssen, die zugleich mit den rationalen Erkenntnissen auch Gefühle, Emotionen und Affekte vermittelt; das ist nun aber einmal der von der Natur so herausgearbeitete Wirkungszusammenhang, denn der Mensch ist so beschaffen; zweitens sehen die Philosophen für gewöhnlich selbst dann, wenn sie sich mit dem Sehen als Gegenstand befassen, weniger mit dem Auge als mit dem Gehirn. So sind nun ihrerseits die Philosophen beschaffen. Denn das ist das Irritierende daran: das Sehen vermittelt die Erkenntnis – absichtlich bleibe ich bei dem Wort – des Gegenübers in seiner Ganzheit, in der Totale seines Aussehens. Das Sehen vermittelt deshalb einen Zusammenhang ineinandergreifender Unwägbarkeiten, Stimmungen, Schwingungen, Schwebungen, von einer Aufzählung nicht zu erfassende und von einer Beschreibung nicht vorauszusehende und nur unvollkommen wiederzugebende Resultate eines jenseits aller Regeln der Logik waltenden Zusammenhangs. Das Sehen ist Synthese; die geht aller Analyse voraus – und bleibt ihr in ihrem eigenen Bereich letztlich überlegen. Aufgrund einer Beschreibung kann sich ein Mensch für einen anderen Menschen interessieren, er kann für ihn Sympathie oder auch Antipathie gewinnen, er kann sich aber, und sei die Schilderung noch so plastisch und ausführlich, nicht spontan und auf Anhieb unsterblich in ihn verlieben. Das kann er erst, wenn er den anderen sieht, und dann kann er es unter Umständen sofort und auf der Stelle. Die Fähigkeit der Sofortwirkung des Gesehenen besitzt gegebenenfalls auch ein gemaltes Bild als Stellvertretung. »Dies Antlitz ist bezaubernd schön«, singt Tamino in der Zauberflöte. Die Miniatur mit dem Porträt Paminas, die Tamino zugesteckt worden ist, sagt ihm mehr als tausend Worte oder vielmehr, sie sagt ihm nichts, sondern sie zeigt ihm etwas. Das Zeigen ist dem Sagen überlegen. Dem Zeigen ist ein Effekt zu eigen, der von demjenigen, der sich allein auf das Beschreiben verläßt, als Unverschämtheit empfunden werden könnte. Der Effekt des Zeigens ist Preisgabe. Mit der Preisgabe beginnt die Erotik. Das ist ein erkenntnismäßiger Coup de foudre. Die Preisgabe ist darauf angelegt, nicht lediglich zu informieren, sondern zu überwältigen. Warum begnügen sich die Menschen beispielsweise nicht mit der Beschreibung des Straßburger Münsters oder von Notre-Dame in Paris, warum sind so viele Touristen unterwegs, die die Sixtinische Decke im Vatikan oder die Akropolis von Athen sehen wollen und sich nicht mit Photoreproduktionen abfinden? Weil die Erfahrung lehrt, daß das alles Surrogate sind, die die Erkenntnis, die durch das Sehen an Ort und Stelle ausgelöst wird, auch nicht annähernd ersetzen können. Natürlich ist das mit Lust verbunden. Sie gehört dazu, und nur derjenige, der Erkenntnis für eine lustfeindliche Erfordernis hielte, könnte etwas dagegen haben. Die bildende Kunst ist ein Medium, das auf diesen Erkenntniseffekt der Preisgabe infolge der Totalität des Sehens gründet. In diesem Sinne wollen die Bilder als Gegenstände der Erkenntnis ernst genommen werden.

Dem Versuch, der Innenseite des 19. Jahrhunderts mittels der Bilder nahezukommen, soll diese Feststellung als Devise dienen. Sigmund Freud wurde ausgiebig bemüht. Das wird nicht das letzte Mal sein. Er ist nicht zu umgehen, und im Rückblick auf das 19. Jahrhundert steht uns seine Wissenschaftlergestalt gleich einem Hausmeister am Hintereingang im Wege, an dem wir nicht vorbei können, denn Freud ist der Bilanzbuchhalter der psychischen Disposition der bürgerlichen Gesellschaft, die jenes Jahrhundert hervorgebracht und am Ende in das unsere entlassen hat.[16] Die Gesellschaft unseres Jahrhunderts ist davon bis in die Gegenwart von Grund auf durchdrungen und gefärbt. Daß das dem unseren vorangehende Jahrhundert uns heute als ein, von seiner Innenseite her betrachtet, nahezu unbekannter Kontinent erscheint, mag darauf zurückzuführen sein, daß wir bisher zu den Generationen unserer Väter, Großväter und Urgroßväter noch zu wenig Abstand hatten, um eine kaum mehr von uns wahrgenommene und deshalb auch kaum eingestandene Reservatio überwinden zu können, die uns in die Lage gesetzt hätte, das Jahrhundert und seine Erscheinungen aus genügender innerer Distanz beobachten zu können. (Als ich zur Welt kam, war Goethe immerhin noch nicht einmal hundert Jahre tot.)

Die Innenseite des Jahrhunderts. Bürgerliche Psyche und industrielle Revolution. Bewußtseinsschock – Bewußtseinskrise

Die äußere Entwicklung des Jahrhunderts ist, im Unterschied zu der inneren, weitgehend erforscht. Die Geschichts- und Sozialwissenschaften haben uns bei allen gelehrten Streitigkeiten über einzelne Aspekte ein verhältnismäßig übersichtliches Bild gezeichnet. Wenn nun die Malerei der Epoche zur Indikation der Innenseite, zur Aufdeckung der besonderen Bewußtseinswirklichkeit der Gesellschaft, ihrer inneren, zum Teil verborgenen Motive, die das Denken, Empfinden und Handeln beeinflußt haben, herhalten soll, so folgt daraus, daß die zum Zeugnis aufgerufenen Gemälde nicht allein unter ästhetischen Gesichtspunkten, sondern im sozial-, wirtschafts-, industrie- und kulturgeschichtlichen Zusammenhang zu beurteilen sind, in den sie eingebunden und aus dem sie hervorgegangen sind. Denn die Eigenart der mentalen Verhaltensweise der Gesellschaft jener Epoche, die sich von denen der vorausgehenden Jahrhunderte merkwürdig abhebt, der Verhaltensstil, den die Gesellschaft des 19. Jahrhunderts an den Tag gelegt hat, ist nicht zuletzt die Folge der umwälzenden Veränderungen des Zivilisationsniveaus, von denen die Menschen damals in einem ebensowenig voraussehbaren Ausmaß gleicherweise, wie sie es hervorgebracht haben, überwältigt worden sind. Damals begann die europäische Gesellschaft samt ihren Erfindungen und den dadurch verursachten Bedürfnissen und Problemen sich selbst über den Kopf zu wachsen. Das ist die Ursache des tiefgreifenden Bewußtseinsschocks. Er hat das Jahrhundert geprägt. Er markiert das spezifische Verhängnis. Das 19. Jahrhundert ist nicht allein eine Ära der ›industriellen Revolution‹ – das wäre die Außenseite –, sondern es ist in unmittelbarem Rückbezug dazu ein

Jahrhundert revolutionärer Veränderungen der Bewußtseinsinhalte – dies wäre die Innenseite oder, wenn man so will, die Kehrseite. Das 19. Jahrhundert hat sich, wie übrigens über lange Strecken das unsere auch, als eine Epoche des Fortschritts begriffen, des wissenschaftlichen Fortschritts, des industriellen Fortschritts und, daraus abgeleitet, des Fortschritts der Vernunft. Das Wort Fortschritt wurde zur Devise, die, als teleologischer Augenpunkt in der Perspektive einer von der schaffenden Vernunft entgötterten Entwicklung des menschlichen Wesens anstelle der weltanschaulichen Tröstungen früherer Epochen gesetzt, für die Chancen der Verwirklichung eines diesseitigen gesellschaftlichen Paradieses vorgemerkt war, eines Paradieses indes, das vom Anschein des Wissens um die Unweigerlichkeit des Todes, dem jedes einzelne Individuum unterliegt, fest und unübersteiglich ummauert ist. Damit, daß sich die Bewußtseinsinhalte ändern, ist ja noch nicht gesagt, daß sie sich, wie der zeitgenössische Optimismus jeweils zu glauben geneigt ist, grundsätzlich zum Guten, zu einem Wachstum an Vernunft und von da aus in Richtung auf die glanzvolle Erfüllung sozialer Utopien ändern. So wird denn auch die prononciert vorgetragene Fortschrittsglaubensgewißheit vom Schatten einer tiefen Melancholie, die sich hinterrücks über die Grundstimmung der Epoche breitet, seltsam begleitet. Der Bewußtseinsschock, der den inneren Zustand der Gesellschaft im 19. Jahrhundert betroffen hat, der damit verbundene Wandel der Bewußtseinsinhalte, die ›Umwertung der Werte‹, erweist sich in seiner Richtungsambivalenz als das Ergebnis einer epochalen Krise oder sogar Katastrophe. Das kommt auf den Blickwinkel an. Der Begriff Katastrophe ist nicht allein negativ zu werten, denn er bezeichnet einen Umbruch, der eine Veränderung, eine Mutation oder auch eine neue Qualitätsstufe der Entwicklung einleitet. Die negativen Aspekte sind immer die konkaven Reflexe der positiven. Beide verhalten sich zueinander symmetrisch seitenverkehrt. Das ist der Bedingungszusammenhang. Moralische Maximen dafür unbedingt als Beurteilungsmaßstab nehmen zu wollen, wäre kurzsichtig. Historische Ereignisse haben nicht allein eine faktische, sondern auch eine symbolische Dimension; davon lebt die Geschichtswissenschaft, die Mythologie, und davon lebt auch die Kunst.

Die Französische Revolution

Das große Gewitter, von dessen Blitzen die Heraufkunft der bürgerlichen Gesellschaft im Industriezeitalter eingeleuchtet wird, ist die Französische Revolution, ein Ereignis von einer Verlaufsdramatik, die dermaßen von der explosiven Entladung innerer Widersprüche durchzuckt ist, daß die Frage nach der Beurteilung von Gut und Böse nach den Gesichtspunkten eines allgemeinverbindlichen Kodex – der die ›Erklärung der Menschenrechte‹ ja sein wollte – von vornherein dazu verdammt ist, in praxi in sich zusammenzufallen. Das aber war gerade die Absicht der Französischen Revolution, solch einen Katalog absoluter ethischer Wahrheiten gemäß den Regeln der Humanität zu schaffen, und das hat sie ja auch zustande gebracht, allerdings als Ideal unter dem Zwang von Handlungen im einzelnen, die den Sinn jener Forderung nach vollendeter Humanität vollends widerlegen. Es erscheint mir als ein Augenblick von besonderer geschichtlicher Ironie, daß der Comte Antoine Laurent Lavoisier, der Entdecker des chemischen Elements Sauerstoff und seiner Bedeutung für den Vorgang der Verbrennung, mithin auch für die Durchblutung des menschlichen Gehirns, die es denkfähig und somit zum funktionierenden Instrument der menschlichen Vernunft macht, im Jahre 1794 im Namen ebendieser Vernunft von seinen Landsleuten guillotiniert worden ist. Jene absurde Episode in der Geschichte der Vernunft kann als mustergültiges Aperçu an den Anfang der Bewußtseinsgeschichte der europäischen Gesellschaft im 19. Jahrhundert gestellt werden. Sie liefert ihr das Motto.

Napoleon, der Parvenü – Phänotyp des modernen Menschen

Die Katastrophe ist durch das Auftreten einer Anzahl ganz unterschiedlicher Faktoren charakterisiert, die, jeder für sich genommen, nicht miteinander vergleichbar sind, die aber alle in Wechselwirkung zueinander stehen. Am Anfang des Jahrhunderts betritt die Gestalt Napoleons, klein, aber oho, ein Riese, auf seine Essenz kondensiert, die Szene. Dann zischt der Dampf, leuchtet das Licht. Am Ende steckt der Dr. Freud seinen Kopf aus dem Souffleurkasten. Aus der Vielzahl der zusammenwirkenden Faktoren seien nur einige der wichtigsten genannt. Das Auftreten Napoleons: Die Französische Revolution und die deutsche Frühromantik standen miteinander in unterschwelliger, aber spezifischer Korrespondenz. Das, was die Französische Revolution, den Entwicklungsbestrebungen des französischen Volkes folgend, in der politischen Realität durchzusetzen suchte, das versuchte die deutsche Frühromantik, der entwicklungsbedingten Eigenart des deutschen Charakters gemäß, im geistigen Raum: die Mündigsprechung des gesellschaftlichen Individuums zum freien, selbstbestimmten Staatsbürger, der sich seiner Eigenverantwortung in Freiheit bewußt ist. Beides ist mißglückt. Die Zielsetzung der Französischen Revolution desavouierte sich im Verlauf der daraus folgenden Ereignisse selbst, wurde durch Napoleon Bonaparte liquidiert und ad absurdum geführt. Nicht nur infolge jener Entwicklung kippte die deutsche Romantik, ebenso wie die deutsche Aufklärung in einen nach Tinte riechenden bigotten Protestantismus mündete, in einen restaurierten Katholizismus um, und sie half, jenen aus den Freiheitskriegen hervorgegangenen, dann aber rasch stockfleckig und bärbeißig gewordenen Nationalismus hervorzubringen, der sich trotzig abschottete, den Kosmopolitismus der Frühromantik in sein Gegenteil verkehrte und schließlich im Laufe der folgenden Jahrzehnte zum nationalen Pathos der Deutschen geführt hat, von dem das aus der Reichsgründung hervorgegangene Hohenzollernkaisertum getragen wurde.

Die Gestalt Napoleons, die ihren langen Schatten fast über das ganze Jahrhundert geworfen hat, ist in der allgemeinen Erinnerung widersprüchlich geblieben, bewundert und verflucht, ein negativer Heros. Napoleon ist es gewesen, der als erster die Vision eines vereinigten Europa in die Tat umzusetzen versuchte, aber eben als Usurpator; anders wäre das damals wohl auch kaum möglich gewesen, dazu unter französischer Hegemonie. Als Kaiser der Franzosen hatte er von der Nation das Mandat erhalten, die Errungenschaften der Revolution – Freiheit, Gleichheit, Brüderlichkeit – unter der Obhut der Vernunft zu verteidigen und nach außen zu tragen. Das war seine Mission. Von daher bezog er im Einklang mit seinem persönlichen Charisma auch die bedingungslose Verehrung, die ihm die Soldaten seiner Armee entgegenbrachten. Sein Sündenfall war es, daß er es nicht lassen konnte, sich dynastisch mit denjenigen verbinden zu wollen, die es zu besiegen galt und die im Grunde bereits besiegt gewesen wären, mit den Vertretern des Ancien régime. Nicht nur war das Verrat an den Zielen der Revolution, nicht nur war es Mißachtung des Ideals der mündigen Nation; damit vollzog Napoleon einen Schritt, den er nicht mehr nötig gehabt hätte, er stellte sich auf eine Stufe mit den Besiegten, weil er sie noch immer für die gesellschaftlich höhere hielt. Er legte einen grundlegenden Mangel an Souveränität an den Tag, er, der seine Verdienste anerkanntermaßen und allgemein sichtbar aus seinem Auf-sich-selbst-gestellt-Sein gewonnen hatte. Das war der eigentliche Eklat. Napoleon erwies sich damit als der Prototyp des Jahrhunderts, als Parvenü, und zwar als ein Parvenü mit supranationalen Ansprüchen. Hier vermischt sich die Geste mit der Tat zu einem Gemenge von unauflöslicher innerer Divergenz. Infolgedessen hat Napoleons Eingriff in die Geschichte schließlich das Gegenteil von dem erreicht, was anfänglich die Intention war, nämlich eine Verstärkung des nationalen Anspruchsdenkens innerhalb des Europas der Nationalstaaten und somit eine Verschärfung des nationalen Konkurrenzverhaltens, das – nicht nur, aber vor allem in Deutschland – volksmythologisch unterfüttert wurde.

Die Dampfmaschine. Die Dominanz des naturwissenschaftlichen Weltbilds. Fortschritt und Neurose

Die Dampfmaschine: Die Erfindung der im großen Wirkungsbereich funktionstüchtigen Dampfmaschine durch James Watt zur Mitte des 18. Jahrhunderts – die erste direkt wirkende Niederdruckdampfmaschine baute er bereits 1765; Mozart war damals gerade neun Jahre alt und hatte im Jahr zuvor seine erste Symphonie geschrieben – kam Ende des 18. Jahrhunderts in England, Anfang des 19. Jahrhunderts in Deutschland voll zum Tragen. Die Dampfmaschine ist neben dem mechanischen Webstuhl der Auslöser der industriellen Revolution, aber sie ist mehr noch als jener zum Paradigma geworden. Der Begriff der Maschine überhaupt hat sich infolge jener Erfindung in der Auffassung des Menschen gewandelt, er hat neues Aufsehen und damit auch eine neue Symbolik gewonnen. Das ist ein bewußtseinsrevolutionärer Vorgang, dessen tiefgreifende Wirkung gar nicht intensiv genug eingeschätzt werden kann. Die Dampfmaschine zeigte sich als ein neues Ungeheuer, sie hat das Bild der Maschine revolutioniert. Mit ihrem Auftreten beginnt jener psychologische Effekt allmählich wirksam zu werden, der als Maschinenangst bezeichnet werden kann, und der eng zusammenhängt mit den apokalyptischen Vorstellungen der Menschen unserer Tage vom selbsterzeugten Untergang der eigenen Kultur. Infolgedessen erhielt die Maschine in den Alpträumen der Zivilisation schließlich den Rang einer fremdartigen Göttin, die sich dafür, daß sie vom Menschen gezwungen ist, ihm zu dienen, irgendwann einmal fürchterlich rächen wird. Das Bild der Maschine war bis dahin viele Jahrhunderte lang vom Rad bestimmt gewesen. Das Wasserrad, das Mühlrad, das Göpelwerk galten als irdische Inbilder des großen Weltenrades, des Himmelsrades, wie es sich im Kreislauf der Gestirne offenbart. Durch die Dampfmaschine bekamen völlig neue Kräfte Substanz und Gestalt: die Pleuelstange, der Dampf im Kessel und vor allem das für die Kompression des Dampfes notwendige Vakuum, das handgreifliche Nichts. Tatsächlich ist die Dampfmaschine die maschinelle Hauptverursacherin der industriellen Revolution gewesen, da durch ihren Einsatz eine bis dahin unvorstellbare Steigerung der industriellen Produktion sowohl in der Stückzahl des Industrieguts wie auch in der Geschwindigkeit der Herstellung möglich wurde. In der Dampfmaschine ist das Verursachungsprinzip des Industriekapitalismus Gestalt geworden. Durch die Herstellung der Massenware wurde die Qualität des handwerklich gefertigten Gegenstands verdrängt. Die nunmehr maschinell in Bewegung gesetzten ungeheuren Energien wurden zur Förderung des Komforts in der Industriegesellschaft genutzt. Maßgebender und angebeteter Faktor war – und ist – der Begriff der Beschleunigung. Die Grundmerkmale der Vorstellung von gesellschaftlichem und wirtschaftlichem Komfort erlangten rein quantitativen Charakter: weiter, höher, schneller, mehr. (Das Glaubensbekenntnis des Kapitalismus ist – sozusagen als Gebet – in diesen vier Worten zusammengefaßt.) Die Schätzung der Qualität, das bedeutet, die Nuancierung der Unterschiede im sinnlichen und geistigen Begreifen, trat hinter der Bevorzugung der Quantität zurück. So verhielt es sich auch mit der Wissenschaft. Nachdem die romantische Vorstellung von dem, was Wissenschaft sein könnte, eine Neigung zur Weltdeutung gemäß einer Signaturenlehre gezeigt hatte, für den sie den Begriff ›Hieroglyphe‹ als Schlüssel verwendete – das ist ein eminent künstlerischer Ansatz –, setzte sich seit den 1830er Jahren immer mehr eine positivistische Weltsicht der Naturwissenschaft durch, die ihre Methodik ausschließlich auf die Beweisbarkeit des Meßbaren gründete. Die Meßbarkeit als wissenschaftliches, insbesondere naturwissenschaftliches und technisches Kenntnismittel ist natürlich keine Entdeckung des 19. Jahrhunderts. Die Beschäftigung mit dem Meßbaren als Wertmaßstab ist wohl so alt wie die Menschheit. Die Hochschätzung der Meßbarkeit erfuhr einen wesentlichen Schub in der Renaissance. Die vielen damals erschienenen Maschinenbücher legten den Grund für die Technik als Wissenschaft. Die Verdichtung des mechanistischen Weltbilds, die damit einherging, fand sich aber immer noch im Einklang mit einer ganzheitlichen religiösen Vorstellung von Gott, dem Allbeweger, der die große Weltenmaschine entsprechend den Regeln der ›Harmonia mundi‹ in Gang hält. Die Verknüpfung der ›Anweisung der Messungen‹, der Mechanik und Technik mit den Auffassungen des Positivismus, die Entgötterung der in der Mechanik veranlagten Meßprinzipien zugunsten des materialistischen Wertbegriffs der Quantifikation ist eine Entwicklung, die im 18. Jahrhundert begonnen hat und vom Postulat der Priorität des naturwissenschaftlichen Denkens im 19. Jahrhundert weltanschaulich verabsolutiert wurde. Die Meßbarkeit ist bis heute die erkenntniskritische und erkenntnispraktische Grundforderung des naturwissenschaftlichen Weltbildes geblieben. Ihr ist unausgesprochen Alleinvertretungsanspruch zugebilligt worden, und sie hat auf die Geistes-, Kultur- und Sozialwissenschaften übergegriffen. Das bedeutet aber nichts anderes als den Leitsatz, daß der Begriff der Qualität grundsätzlich immer aus dem Begriff der Quantität herzuleiten sei. Von der Ausbildung der natürlichen Sinnlichkeit der menschlichen Wahrnehmung her, für die die Imponderabilien des Gleitenden, Ungefähren, Atmosphärischen, Schwebenden, Verschwebenden und Erahnbaren eine beträchtliche Rolle spielen, ist das selbstverständlich eine tragische Entwicklung, denn damit ist eine schleichende Entsinnlichung, eine Entwöhnung und ein Absterben der feinsten Verästelungen unseres in die Intuition der Ahnung hineinreichenden Wahrnehmungsvermögens verbunden. Es scheint daher kein Wunder, daß die europäische Gesellschaft ab Mitte des Jahrhunderts zunehmend in eine seelische Verklemmung hineingeraten ist, die schließlich zu einer gesamtgesellschaftlichen Neurose geführt hat (wobei man sich darüber streiten kann, ob ›Neurose‹ heute überhaupt noch als rein neuropathologischer Terminus zu verwenden sei, oder ob er inzwischen nicht viel besser, von seiner individuellen Krankheitssymptomatik abgesehen, überhaupt als Kennzeichnung des psychischen Allgemeinbefindens eines – wohin auch immer – fortgeschrittenen gesellschaftlichen Entwicklungszustands gebraucht werden kann. Kulturelle Entwicklung ist immer Abweichung von der vorhergehenden Norm, und unter dieser Voraussicht relativiert sich der Krankheitsbegriff). Die Wahrnehmung von Sinnesqualitäten kann bei allen Bemühungen, die von der Naturwissenschaft in diese Richtung unternommen worden sind, indes ebensowenig quantifiziert werden wie Gefühle, Empfindungen und Gelüste. Der Empfindungszusammenhang verliert unter der Zurückbildung des Wahrnehmens von Sinnesqualitäten seine natürliche Gelassenheit, wobei die Reizüberflutung durch die Medien der Second-hand-Realität kein Gegenargument darstellt, sondern diese Behauptung eher noch unterstützt. Der Empfindungszusammenhang ist inkommensurabel; er entzieht sich der Messung, er wird verdrängt. Damit ist der Zustand bezeichnet, den die Bourgeoisie in der zweiten Hälfte des 19. Jahrhunderts bereits erreicht hatte, mit all ihren die Verdrängung verkleidenden Ersatzriten und Sittenspielen, die heute auf uns so faszinierend exotisch wirken, weil wir unsere eigene Exotik noch nicht reflektieren.

Aber gerade der Verlaß der Technik und der Wissenschaft auf die Meßbarkeit und Quantifizierung hat all die großartigen und zum Teil segensreichen Erfindungen bewirkt, die wir uns aus dem täglichen Leben inzwischen kaum noch wegdenken können. Sie haben dem 19. Jahrhundert das Profil gegeben, wobei nicht zu übersehen ist, daß alle diese Erfindungen so gut wie ausschließlich der Verbesserung des Komforts für den Menschen dienen, der dazu verhilft, in dieser Welt weiterzukommen. Das ist der verdinglichte Fortschritt. Es sind meist Beschleunigungsmaschinen mit dem Ziel: schneller, weiter, heller und mehr. Die hauptsächlichen Erfindungen des 19. Jahrhunderts, die das Lebensgefühl des Menschen grundlegend verändert haben, sind die Eisenbahn, das Dampfschiff, die Schnellpresse, das Gaslicht, das elektrische Licht, überhaupt die elektrische Energie, die Photographie und schließlich der Benzinmotor. Die weltanschauliche Grundlage des wissenschaftlichen Denkens im 19. Jahrhundert, der Positivismus, schlug sich selbstverständlich auf das Denken der Allgemeinheit nieder. Die Bevölkerung zeigte sich, angeregt durch all die technischen Erfindungen, die verändernd in ihre Lebensgewohnheiten eingriffen, mehr und mehr technisch und naturwissenschaftlich interessiert. Infolge der Erfindung der neuen Rotationsdruckmaschinen, der Schnellpressen, die ebenfalls dem Drang zu Produktionsvermehrung und -beschleunigung folgten, war ungleich stärker als früher die Möglichkeit gegeben, die Bevölkerung nicht nur zum Zeitunglesen zu erziehen, sondern populärwissenschaftliche Schriften unter das Volk zu bringen, die, heute nachgelesen, meist in einem immer noch ohne Langeweile lesbaren, erfreulich klaren und sachlichen Stil abgefaßt sind. So erhielt der Laie von der wissenschaftlichen Entwicklung und ihren Hintergründen ein zwar vereinfachtes und leicht faßliches, im ganzen aber zutreffendes Bild. Die populärwissenschaftliche Version des Positivismus, die sich im Denken der Bevölkerung durchsetzte, war der materialistische Monismus, beginnend mit Ludwig Büchners *Kraft und Stoff* (1855) bis hin zu Ernst Haeckels *Die Welträthsel* (1899). Beide Bücher waren Bestseller, die eine enorme Anzahl von Auflagen erreichten. Das hatte auch Folgen für die Form des christlichen Glaubens, denn damit einher ging eine Verwissenschaftlichung des Christentums, die die christliche Heilsbotschaft ihrer transzendenten Dimension beraubte. Anstelle des in Christus verkörperten Heilsprinzips stellte die ›Leben-Jesu-Forschung‹ in den Schriften ihrer Hauptvertreter Ludwig Feuerbach, David Friedrich Strauß und Ernest Renan das diesseitige Leben des historischen Jesus – mithin das faktisch meßbare – in den Blickpunkt der Erörterung. In die vorhandene Strömung schlug Charles Darwins Lehre wie ein Blitz ein. 1871 erschien sein einflußreiches Werk *Die Abstammung des Menschen und die geschlechtliche Zuchtwahl.* Der darwinistische Entwicklungsgedanke konterkarierte das ›hic et nunc‹ der christlichen Heilsbotschaft. Insbesondere die Evolutionstheorie und die Hypothese von der Abstammung des Menschen von affenähnlichen Primaten fand im Populärdarwinismus, verkürzt auf die Vorstellung, der Mensch stamme vom Affen ab, weiteste Verbreitung. Hinzu kam die weltanschauliche Auswirkung von Julius Robert Mayers Gesetz von der Erhaltung der Energie (Wärmeäquivalent) und von Rudolf Clausius' Entropiebegriff, der besagt, daß die Richtung, in der die Energieabgabe verläuft, irreversibel sei, daß dies ein kosmisches Grundgesetz sei, und daß infolgedessen das Weltall mit allem Drum und Dran irgendwann dereinst im Wärmetod enden müsse. Das erschien um so einleuchtender, als sich die Vorstellung, die sich die Zeitgenossen vom Wesen der Sonne machten, dank der Effizienz der eigenen Erfindungen inzwischen per Analogieschluß auf den Wirkungsmechanismus einer gigantischen Glühlampe reduziert hatte.

All das kam zusammen und setzte den tiefgreifenden Kulturschock in Gang, denn alle mit wissenschaftlicher Autorität beweiskräftig zusammengetragenen Erkenntnisse und Hypothesen liefen auf die alleinige Anerkennung der Diesseitigkeit und der Endlichkeit als Konstanten der Realität hinaus. Die Folge war ein Pessimismus, der in den Schriften von Kierkegaard, Schopenhauer und Eduard von Hartmann ein philosophisches Sprachrohr fand, im alltäglichen Leben aber meist unausgesprochen blieb – unausgesprochen deshalb, weil die Menschen sich nicht eingestehen konnten, daß der Versuch, die religiösen Bedürfnisse mit den Erkenntnissen des naturwissenschaftlichen Materialismus in Einklang zu bringen, zwangsläufig mißglücken mußte. Der Pessimismus führte zu einer komfortablen Resignation. Die Menschen machten es sich darin, so gut es ging, behaglich. Sie richteten sich im Abendlicht ihres Weltendlichkeitsbewußtseins ein, zogen sich in ihre mit unpraktischen, polymorphen Möbeln und Gegenständen überfüllten Wohnungen zurück und träumten, gleich während der Reise ihres Weltbewußtseins gestrandeten Seefahrern, in der schattigen Dämmerung ihrer vorsorglich mit schweren Vorhängen abgedunkelten Zimmer vom heißen Licht des schwülstigen Orients und von der idealen Geste der griechischen und römischen Antike. Die von Wandbehängen, Stilmöbeln und Nippes überbordenden Salons repräsentierten die Epidermis ihrer Empfindungen: Labyrinth, Angst vor der Leere; sie fanden sich in sich selbst nicht mehr zurecht. Die Retirade in die überladenen Salons ist nichts weiter als das Gleichnis für den Rückzug ins eigene Innere. Hatte das Vakuum, das negative Kraftzentrum der Dampfmaschine, die korporative Energie der Epoche in Bewegung gesetzt, so zeigte sich gegen Ende des Jahrhunderts der Horror vacui, die Angst vor der Leere, im Bewußtsein des einzelnen. Der Horror vacui wurde regelrecht gepflegt; er wurde stilbildend. Individualisierung – der einzelne entfaltete aus seiner Auf-sich-selbst-Zurückgezogenheit als Gleichnis der Selbstbehauptung die Attitüde der vornehmen Haltung und kehrte sich, um an der Manieriertheit des Ideals nicht zu scheitern, von den Erfordernissen der gegenwärtigen Außenwelt ab und den Bildern der Innenwelt zu. Dieser grandiose Rückzug des bürgerlichen Individuums auf die Projektionsbilder seiner Innenlandschaft kann anhand der Malerei des Jahrhunderts, ungeachtet dessen, ob die einzelnen Beispiele jeweils der ›seriösen‹ oder der ›Salon‹-Kunst zuzurechnen sind, verfolgt werden – von Jacques-Louis Davids *Krönungsbild* von 1805/07 über Hans Makarts *Einzug Kaiser Karls V. in Antwerpen* (1878) bis zu James Ensors *Christi Einzug in Brüssel* (1888), oder von Johann Heinrich Füßlis *Nachtmahr* (1781) über Gustave Moreaus *Salome* (1876) bis zu Edvard Munchs *Karl Johan Straße an einem Frühlingsabend* (1899), oder auch von Jacques-Louis Davids *Madame Récamier* (1800) über Anselm Feuerbachs *Nanna* (1861) und James McNeill Whistlers *Symphony in White* (1862) bis zu Edvard Munchs *Dagny Juel* (1893) – Seelenkino spielen uns diese Bilder allemal vor. Das Stück, das sie aufführen, das Stück, dessen erster Akt durch Napoleons großen

Monolog dramatisch eingeleitet wird, und dessen Epilog der Dr. Sigmund Freud von hinten, über den Kopf des Patienten hinweg, durch den Bart murmelt, das Stück, das seine literarische Ausformung parallel zu den gemalten Bildern in den Erzählungen der großen Romanciers gefunden hat, wo es sich von Balzac über Flaubert und Zola bis zu Tolstoi, Dostojewski, Ibsen und Strindberg gegen Ende hin immer mehr zur diagnostisch kunstvoll inszenierten Vorführung der Beziehungsneurose steigert, dieses Stück zeigt das Psychodrama des Parvenüs. Bezeichnungen sind stets doppelwertig, sie sollten niemals nur im negativen Sinne gebraucht werden, so auch diese nicht. Der Parvenü ist sein eigener Heros, er krönt sich selbst, mit anderen Worten, er ist der moderne Mensch.

Das ist eine vorweggenommene Behauptung, die erst noch bewiesen werden muß. Eines geht aber daraus für die Betrachtungsmethode hervor, nach der sich das Material ordnet. Es kann keine andere als eine motivische sein.

Motivische Ordnung und Elemente der Bildstruktur: Das Licht, die Farbe, die Linie

Doch darf das nicht mißverstanden werden. Das Motiv ist mehr als der Inhalt. Nicht nur das: Das Motiv erweitert den Inhalt um eine zusätzliche Dimension. Die motivische Betrachtung folgt deshalb zwar einer thematischen Ordnung, sie erschöpft sich aber nicht darin, sie reicht darüber hinaus. Es geht also nicht darum, Bildinhalte nachzuerzählen, das wäre albern, sondern darum, die Themen der Bilder als Ausgangspositionen zu nehmen, um zu sehen, wo sie hinführen, was dahinter ist, kurz, um den Bildern auf den Grund zu kommen. Der Preisgabe des Bildes, seiner Totalität, die im Unterschied zur begrifflichen Sukzession der literarischen Vorstellungserfüllung auf der Simultaneität seines Angebots an das Auge beruht – denn zum Voyeur kann auf Anhieb immer nur der Betrachter werden, nie der Leser –, liegen andere Gesetzmäßigkeiten der sinnlich-geistigen Seins- und Sinnerfassung zugrunde, die weit elementarer funktionieren als die Regeln von Syntax und Grammatik. Die grundlegenden Konstituenten der Bildgesetzmäßigkeit sind: Das Licht, die Farbe, die Linie. Bei jeder Bilduntersuchung, gerade auch dann, wenn sie im motivisch geordneten Rahmen geschieht, ist deshalb zu fragen: Was macht das Licht? Was macht die Farbe? Was macht die Linie?

Das Licht ist, der Genesis am nächsten, die grundsätzlich plastizierende Substanz der Erscheinung. Das Licht ist deshalb vom Künstler wie vom Betrachter seit je ganz selbstverständlich als Mittel zur Übersetzung geistiger Vorgänge in sinnliche Wahrnehmung aufgefaßt worden. Es ist das Medium zur Offenbarung des Geistes in der Sinnenwelt. Es ist das ursprüngliche Analogon, das beide Bereiche miteinander verbindet. Mittels des Lichts wird der Geist im Bild wahrnehmbar, mittels des Lichts spiegelt er sich im Sein. Bezogen auf die Kunst des 19. Jahrhunderts, deren Bewußtseinslage durch eine verschärfte Trennung zwischen Außenwelt- und Innenweltwahrnehmung der Menschen in den Industriegesellschaften gekennzeichnet ist, ergeben sich daraus zum Beispiel die Fragen: Wie unterscheidet sich Traumlicht von Außenlicht? Was sind Traumbilder? Was sind Tageslichtbilder? Wo vermischt sich beides miteinander? Die Farbe ist eine Qualität der sinnlichen Wahrnehmung, die sich in ihrer Wirkung nicht messen läßt. Denn in der Form, in der sie meßbar ist, nämlich nach der Wellenlänge als Lichtschwingung, begibt sie sich aller Eigenschaften, die das Wesen ihrer Wirkung ausmachen, sie ist als Farbe nicht mehr faßbar. Die Farbe ist geradezu das Muster eines nicht quantifizierbaren Phänomens. Sie entzieht sich der Analyse. Kein Physiker kann darüber hinaus erklären, wieso das Sehen von Farben Freude hervorrufen kann. Damit widersetzt sie sich den Vermessungsmethoden des Positivismus von Fraunhofer bis Ostwald wenigstens insoweit, als davon die Grunderfahrungen alles Künstlerischen betroffen sind, denn für den künstlerischen Umgang mit Farbe sind die physikalischen Lichtstrukturtheorien völlig irrelevant. Dank der Farbe erfährt die Erscheinungsplastizität des Lichts ihre emotionale Differenzierung. In der Malerei des 19. Jahrhunderts wird die Frage wichtig, inwieweit die Farbe die Dienerin des erzählerischen Bildinhalts bleibt, und inwiefern sie sich davon löst, sich selbständig macht und selbst zum Bildmotiv wird. Daraus ergibt sich ein Kernproblem, an dessen Beantwortung sich schließlich die Richtungen scheiden.

Die Linie ist die am wenigsten elementare aller drei Kategorien. Die Linie umreißt, sie definiert; sie kommt deshalb den gedanklichen Qualitäten der literarischen Figuration am nächsten. Die Linie ist ein präzises Gliederungsmittel, in der Lage, mathematische Regeln zu visualisieren; sie korrespondiert infolgedessen mit den Regeln, die das Wort und den Satz gliedern; sie liefert dem Bild seine optische Syntax, das kompositorische Gerüst.

Zur Entstehung des Textes. Kunstgeschichtliche Situation. Anregungen

Für die ein wenig übertriebene Charakterisierung der eingebürgerten stilgeschichtlichen Darstellungen der Kunst im 19. Jahrhundert muß ich mich abschließend noch einmal beim Leser entschuldigen. In Wahrheit liegt die Angelegenheit differenzierter. Im Herbst 1968 zeigte die Akademie der Künste in Berlin die Ausstellung ›Le Salon imaginaire‹[17], die gemeinsam von Hertha Elisabeth Killy, Peter Hahlbrock und mir zusammengetragen worden war. Damals war es sehr einfach, die Zusagen für die Ausleihe der Werke zu erhalten. Bis auf wenige Ausnahmen befanden sich die Bilder, die wir zeigen wollten, seit Jahrzehnten in den Depots der Museen. Die Kollegen zeigten sich über unser Vorhaben skeptisch-amüsiert und waren gern damit einverstanden, daß wir in den Depots herumstöberten und uns die Prachtstücke, an denen wir Gefallen fanden, herausholten. Inzwischen hat sich das einigermaßen geändert. So leicht wäre eine solche Ausstellung nicht zu wiederholen. Viele Gemälde haben seither, nicht zuletzt dank jenes Anstoßes, das Licht der Museumswelt wiedererblickt und sind in den Schauräumen in ihre ehemaligen Würden eingesetzt. Das zwiespältige Interesse, das die Ausstellung damals auslöste, ist indes geblieben. Immerhin machte mir erst unlängst ein prominenter Kollege in einer öffentlichen Diskussion zum Vorwurf, ›Le Salon imaginaire‹ sei die auslösende Ursache für eine abwegige Entwicklung gewesen, die endlich dazu geführt habe, daß im Musée d'Orsay in Paris seit dessen Eröffnung die Pompiers neben den Klassikern der Moderne präsentiert würden. Jener Einwurf belegt zweierlei: erstens, daß seither Bewegung in die Angelegenheit gekommen ist, zweitens, daß die Bewegung von seiten der nach wie vor ihren Platz behauptenden stilgeschichtlichen Schule der Moderne, die an den einmal getroffenen Rangfestlegungen nicht gerüttelt haben möchte, mit Unbehagen registriert wird. Die deutsche Kunstwissenschaft tut sich mit dem Problem aufgrund ihres eigenen gravitätischen Seriositätsverständnisses besonders schwer. Die Franzosen und die Briten gehen mit der Ambivalenz ihrer Malerei im 19. Jahrhundert weit weniger befangen um. Das betrifft sowohl die Hängung in den Museen als auch die Veröffentlichungen. Vor allem in den letztvergangenen beiden Jahrzehnten ist die Anzahl an Veröffentlichungen über die ›Salon‹-Kunst rapide angewachsen. Die wissenschaftliche Aufarbeitung des lange Zeit unbeachtet gelassenen Problems macht sich in einer Fülle von Monographien, Essays und thematisch einzelne Komplexe zusammenfassenden Publikationen bemerkbar, von denen aber die weitaus meisten Buchveröffentlichungen immer noch im englisch- oder französischsprachigen Gebiet erscheinen. Der Kunsthandel, der die Sammlerinteressen ventiliert, ist dabei, wie unschwer zu bemerken, eine hintergründig treibende Kraft. Wer die sammlerische Provenienz der Gemälde verfolgt, die aus den großen Kunstausstellungen, in erster Linie aus dem Pariser ›Salon‹ und aus den jährlichen Londoner Akademie-Ausstellungen, dem britischen Pendant dazu, erworben worden sind, macht dabei die interessantesten Entdeckungen: zum Beispiel die, daß Gemälde aus dem Pariser ›Salon‹ in beträchtlichem Umfang von potenten amerikanischen Kunstfreunden gekauft wurden, die dadurch ihrem Wohnambiente ein weltmännisch geprägtes, europäisches Air zu geben versuchten, und deren Sammlungen sich entweder heute noch im Besitz ihrer Nachkommen befinden oder, über das ganze Gebiet der Vereinigten Staaten verteilt, in Museen, denen die Sammler die von ihnen zusammengetragenen Schätze gestiftet haben; oder auch die, daß sich viele der für die Londoner Akademie-Ausstellungen der zweiten Jahrhunderthälfte repräsentativen Gemälde heute in Sidney, Canberra, Adelaide und Melbourne befinden, weil seinerzeit die aus dem frischen Selbstbewußtsein einer im Entstehen begriffenen australischen Nation gegründeten Kunstmuseen ihren Nachholbedarf an zeitgenössischer Kunst aus dem Mutterland auszugleichen suchten, indem sie sich aus den großen Londoner Ausstellungen bedienten. Die australischen Sammler und ihre Museumsdirektoren erwarben selbstverständlich das, was sie für das Modernste hielten. Wer beispielsweise das Werk von William Waterhouse heute vollständig im Original kennenlernen wollte, dem bliebe eine Reise nach Australien nicht erspart. So ändern sich die Perspektiven.

Gerade aus diesem Aspekt hat mich das Interesse an der Malerei des 19. Jahrhunderts seit der Ausstellung ›Le Salon imaginaire‹ nicht mehr losgelassen. Deshalb hatte ich mir vorgenommen, mich mit der Materie intensiver zu befassen, sobald ich Zeit und Gelegenheit dazu fände. Zunächst hatte ich daran gedacht, mich auf die Malerei der zweiten Hälfte des Jahrhunderts, auf die Malerei der Gründerzeit, auf die Malerei des Zweiten Kaiserreiches und der Dritten Republik, auf die Malerei der Salons und Akademien zu kaprizieren, fand aber bald heraus, daß das nicht ausreicht, um hinter die Problematik zu kommen. Deshalb bin ich den gesamten Bestand der Malerei des 19. Jahrhunderts, soweit mir im Original oder in Reproduktionen zugänglich, durchgegangen, habe das so gewonnene Material nach Motivgruppen geordnet. Die Fülle erforderte eine exemplarische Reduktion. Die ergab sich im Zuge der motivischen Ordnung von selbst. Natürlich war dabei eine Wertung nötig, anders geht es nicht. Schließlich hatte ich eine Anzahl von Motivgruppen und Motivkomplexen vorliegen, die sich, miteinander korrespondierend, einander durchdringend und teils einander überschneidend, zu einem dichten Beziehungsgeflecht verbinden. Bevor ich mich mit der Motivgruppierung beschäftigte, hatte ich mir ein ungefähres Vorstellungsschema von dem, was ich voraussichtlich zu erwarten hätte, hergestellt. Je mehr die Ergebnisse der Anordnung miteinander zu korrespondieren begannen, um so überraschter war ich über das, was dabei schließlich herauskam, und welche Motive, an die ich vorher gar nicht gedacht hatte, sich neben denen, von denen das von vornherein abzusehen gewesen war, in den Blickpunkt der Betrachtung drängten. Das Ergebnis dieser Arbeit soll im folgenden Text vorgestellt werden. Selbstverständlich bin ich in der Disposition, die ihr zugrunde liegt, nicht unbeeinflußt geblieben. Zahlreiche monographische und motivgeschichtliche, vor allem in den letzten Jahren erschienene Einzelbeiträge zum Thema konnte ich zugrunde legen und bin den Verfassern dafür dankbar. Die Publikationen sind den Anmerkungen am jeweiligen Kapitelende zu entnehmen. Ausdrücklich hervorheben möchte ich aber die wissenschaftlichen Veröffentlichungen dreier Persönlichkeiten, denen ich aufgrund des Umfangs und der Grundsätzlichkeit der von ihnen gesetzten Impulse zu besonderem Dank verpflichtet bin. Es sind dies:

Dolf Sternbergers bereits 1938 erschienenes Buch *Panorama oder Ansichten vom 19. Jahrhundert*[18], in dem die Problematik zum ersten Mal in essayistisch-brillanter Ausführung vorbildlich zusammengefaßt ist, J. A. Schmolls gen. Eisenwerths Veröffentlichungen zum Problem des Stilpluralismus und seine Anregungen zur motivgeschichtlichen Aufarbeitung der Kunst des 19. Jahrhunderts[19] und schließlich Werner Hofmanns grundlegende Arbeiten, sowohl sein bahnbrechendes Buch *Das Irdische Paradies*[20] wie auch die Kataloge seiner Ausstellungen zur ›Kunst um 1800‹, die er in einer gestaffelten Exegese der von ihm gewonnenen Einsichten verwirklicht hat.[21] Alle drei Autoren stimmen darin überein, die bildende Kunst einer Epoche nicht als isolierte Erscheinung zu werten, sondern als Signatur im Erscheinungsbild eines kultur- und geistesgeschichtlichen Entwicklungszusammenhangs, dem ich, um den Betrachtungsaspekt deutlich genug zu akzentuieren, die Bezeichnung zubilligen möchte, die alle damit verbundenen Perspektiven in sich begreift: Bewußtseinsgeschichte.

Anmerkungen

1 Ihrer hat sich, soweit es die Malerei in Deutschland betrifft, Helmut Börsch-Supan in einer bemerkenswert ausführlichen Tour d'horizon angenommen: Helmut Börsch-Supan, Die Deutsche Malerei von Anton Graff bis Hans von Marées 1760–1870, München 1988.

2 Kein Beispiel ist in der Lage, den Problemzusammenhang in seiner Totale wiederzugeben, es liefert immer nur ein pointiertes pars pro toto. Auf einen anderen Ansatz zur Abstraktion aus der klassizistischen Position weist Schmoll gen. Eisenwerth hin: »Zweifellos ist – mit Goethe zu sprechen – ›die Form ein Geheimnis den meisten‹ und ihre Entdeckung in Ästhetik und Kunstwissenschaft fiel mit der ersten ›Entdeckung‹ der Kunst des Hans von Marées zusammen: Konrad Fiedler, Adolf von Hildebrand und Heinrich Wölfflin, in ihren Gedanken mehr oder weniger miteinander verbunden, wirkten mit ihren Worten für das Primat der Form vor Inhalt und ›Motivkunde‹. Damit legten sie auch eine Spur auf dem Weg zur abstrakten, ungegenständlichen Kunst.« J. A. Schmoll gen. Eisenwerth, Hans von Marées. Anmerkungen zu Werk und Wirkung, in: Christian Beutler/Peter-Klaus Schuster/Martin Warnke (Hg.), Kunst um 1800 und die Folgen. Werner Hofmann zu Ehren, München 1988, S. 314.

3 Stephan Oettermann, Das Panorama. Die Geschichte eines Massenmediums, Frankfurt/M. 1980, S. 176f.

4 Vgl. ebenda, S. 60ff.

5 Johannes Banvard, The gigantic, original Moving Panorama of the Mississippi Missouri and Ohio River, »The biggest Picture in the World«, Erstaufführung in Louisville 1841, vgl. dazu: Oettermann (zit. Anm. 3), S. 261ff.

6 Die Besucher saßen nicht innen, sondern außen um das Panoramarund herum; jeder für sich betrachtete durch ein kleines Fenster mit einer eingebauten stereoskopischen Brille Szenenphotos vom Kaisermanöver, von der Wachparade Unter den Linden u. ä., indem die photographierten Stereobilder in regelmäßigen Zeitabständen an seinem Auge vorbeigeführt wurden.

7 Werner Hofmann, Das Irdische Paradies. Motive und Ideen des 19. Jahrhunderts, München 1960, 2. Aufl. München 1974, Vorwort zur Neuausgabe, S. 7.

8 Zwei weit auseinanderliegende Beispiele: Ein Spezifikum der Malerei des frühen Mittelalters ist der Goldgrund. In ihm manifestiert sich eindeutig nicht die Umgebung der Zeitgenossen der gotischen Welt, sondern eine bestimmte Bewußtseinshaltung. Für sie ist der Goldgrund eine hermetische Tür, die ihnen, offen und verschlossen, leuchtend und dunkel zugleich, den Zugang zur geistigen Welt vor Augen hält. Die veristischen Großstadtmaler der zwanziger Jahre unseres Jahrhunderts, Otto Dix, George Grosz, Rudolf Schlichter, Christan Schad etc., scheinen in ihren Arbeiten auf den ersten Blick die gesellschaftliche Außenwelt wiederzugeben. Doch das täuscht. Was die Bilder in erster Linie vermitteln, das ist die traumatisch bedingte Aggressivität, die sich in der Überbetonung der individuellen Verformung der Menschengestalt und der sie umgebenden Dinge zeigt, die großstädtische Umwelt als reales Inferno, als Widerbild der Hölle. Genau das aber ist es, was die Wirkungsdichte der Bilder ausmacht, was uns an ihnen fasziniert, worin sie ihre Magie offenbaren, und was sie uns ohne weiteres Nachdenken als ›typisch zwanziger Jahre‹ einstufen läßt.

9 Sigmund Freud, Die Traumdeutung, Leipzig/Wien 1900, zit. nach Sigmund Freud, Studienausgabe, Bd. II, Frankfurt/M. 1982, S. 310f.

10 Z. B. in den *Vorlesungen zur Einführung in die Psychoanalyse* (Leipzig/Wien 1916) und in den *Vorlesungen zur Einführung in die Psychoanalyse* (Neue Folge, Wien 1933). Beide zusammengefaßt in: Sigmund Freud, Studienausgabe, Bd. I, Frankfurt/M. 1987. Dort heißt es u. a: »Man erlebt vielerlei im Traum und glaubt daran, während man doch nichts erlebt als vielleicht den einen störenden Reiz. Man erlebt es vorwiegend in visuellen Bildern; es können auch Gefühle dabei sein, auch Gedanken mittendurch, es können auch die anderen Sinne etwas erleben, aber vorwiegend sind es doch Bilder. Ein Teil der Schwierigkeiten des Traumerzählens kommt daher, daß wir diese Bilder in Worte zu übersetzen haben. Ich könnte es zeichnen, sagt uns der Träumer oft, aber ich weiß nicht, wie ich es sagen soll. Das ist nun eigentlich keine reduzierte Tätigkeit wie die des Schwachsinnigen im Vergleich zum Genialen; es ist etwas qualitativ anderes, aber schwer zu sagen, worin der Unterschied liegt.« (S. 107).

»Die dritte Leistung der Traumarbeit ist die psychologisch interessanteste. Sie besteht in der Umsetzung von Gedanken in visuelle Bilder. Halten wir fest, daß nicht alles in den Traumgedanken diese Umsetzung erfährt; manches behält seine Form und erscheint auch im manifesten Traum als Gedanke oder als Wissen; auch sind visuelle Bilder nicht die einzige Form, in welche die Gedanken umgesetzt werden. Aber sie sind doch das Wesentliche an der Traumbildung; dieses Stück der Traumarbeit ist das zweitkonstanteste, wie wir schon wissen, und für einzelne Traumelemente haben wir die ›plastische Wortvorstellung‹ bereits kennengelernt ...« (S. 183). »Die latenten Traumgedanken werden also in eine Summe von Sinnesbildern und visuellen Szenen umgesetzt. Auf diesem Wege geschieht das mit ihnen, was uns so neuartig und befremdend erscheint. All diese sprachlichen Mittel, durch welche die feineren Denkrelationen ausgedrückt werden, die Konjunktionen und Präpositionen, die Abänderungen der Deklination und Konjunktion entfallen, weil die Darstellungsmittel für sie fehlen; wie in einer primitiven Sprache ohne Grammatik wird nur das Rohmaterial des Denkens ausgedrückt, Abstraktes auf das ihm zugrundeliegende Konkrete zurückgeführt. (...) Es entspricht sowohl der archaischen Regression im seelischen Apparat wie den Anforderungen der Zensur, wenn die Darstellung von gewissen Objekten und Vorgängen durch Symbole, die dem bewußten Denken fremd geworden sind, in reichem Ausmaß verwendet wird. Aber weit darüber hinaus greifen andere Veränderungen, die mit den Elementen der Traumgedanken vorgenommen werden. Solche von ihnen, die irgendeinen Berührungspunkt auffinden lassen, werden zu neuen Einheiten *verdichtet*. Bei der Umsetzung der Gedanken in Bilder werden diejenigen unzweideutig bevorzugt, die eine derartige Zusammenlegung, Verdichtung gestatten; als ob eine Kraft wirksam wäre, die das Material einer Pressung, Zusammendrängung, aussetzt. Infolge der Verdichtung kann dann ein Element im manifesten Traum zahlreichen Elementen in den latenten Traumgedanken entsprechen; umgekehrt kann aber auch ein Element der Traumgedanken durch mehrere Bilder im Traum vertreten werden.« (S. 463).

11 Sigmund Freud, Der Witz und seine Beziehung zum Unbewußten, Leipzig/Wien 1905, zit. nach Sigmund Freud, Studienausgabe, Bd. IV, Frankfurt/M. 1982, S. 152, 153.

12 Sigmund Freud, Eine Kindheitserinnerung des Leonardo da Vinci, Schriften zur angewandten Seelenkunde, H. 7, Leipzig/Wien 1919; Sigmund Freud, Der Moses von Michelangelo, Image, Bd. 3 (1), 1914, S. 15ff.; abgedruckt in: Sigmund Freud, Studienausgabe, Bd. X, S. 91ff u. S. 197ff.

13 Sigmund Freud, Das Unbehagen an der Kultur, Wien 1930, zit. nach Sigmund Freud, Studienausgabe, Bd. X, S. 207.

14 Ebenda, S. 215.

15 Ebenda, S. 198.

16 In einer seiner späten Schriften (zit. Anm. 13, S. 269ff.) bemerkt Freud: »Wenn die Kulturentwicklung so weitergehende Ähnlichkeit mit der des Einzelnen hat und mit denselben Mitteln arbeitet, soll man nicht zur Diagnose berechtigt sein, daß manche Kulturen – oder Kulturepochen – möglicherweise die ganze Menschheit – unter dem Einfluß der Kulturbestrebungen ›neurotisch‹ geworden sind? An der analytischen Zergliederung dieser Neurosen könnten therapeutische Vorschläge anschließen, die auf großes praktisches Interesse Anspruch hätten.« Genau dies hat Freud für die Gesellschaft geleistet, aus der er hervorgegangen ist. Eben darin besteht seine schöpferische Leistung. Als Arzt, der sich stets als Therapeut verstanden hat, weniger als Kulturkritiker, unterläßt Freud es aber nicht, Vorbehalte gegen die wissenschaftliche Seriosität dieses Schlusses vom Besonderen auf das Allgemeine zu äußern. Die zitierte Passage fährt fort: »Aber man müßte sehr vorsichtig sein, nicht vergessen, daß es sich doch nur um Analogien handelt, und daß es nicht nur bei Menschen, sondern auch bei Begriffen gefährlich ist, sie aus der Sphäre zu reißen, in der sie entstanden sind. Auch stößt die Diagnose der Gemeinschaftsneurosen auf eine besondere Schwierigkeit. Bei der Einzelneurose dient uns als nächster Anhalt der Kontrast, in dem sich der Kranke von seiner als ›normal‹ angenommenen Umgebung abhebt. Ein solcher Hintergrund entfällt bei einer gleichartig affizierten Masse, er müßte anderswo hergeholt werden. Und was die therapeutische Verwendung der Einsicht betrifft, was hülfe die zutreffende Analyse der sozialen Neurose, da niemand Autorität besitzt, der Masse die Therapie aufzudrängen? Trotz aller dieser Erschwerung darf man erwarten, daß jemand eines Tages das Wagnis einer solchen Pathologie der kulturellen Gemeinschaften unternehmen wird.«

17 Le Salon imaginaire. Bilder aus den großen Kunstausstellungen der zweiten Hälfte des XIX. Jahrhunderts, Kat. Ausst. der Deutschen Gesellschaft für Bildende Kunst (Kunstverein Berlin) und der Akademie der Künste, Okt./Nov. 1968.

18 Dolf Sternberger, Panorama oder Ansichten vom 19. Jahrhundert, Hamburg 1938.

19 J. A. Schmoll gen. Eisenwerth, Stilpluralismus statt Einheitszwang – Zur Kritik der Stilepochen-Kunstgeschichte, in: Argo. Festschrift für Kurt Badt zu seinem 80. Geburtstag am 3. März

1970, hrsg. v. M. Gosebruch/L. Dittmann, Köln 1970, S. 75–95; Wiederabdruck in: Beiträge zum Stilpluralismus (J. A. Schmoll gen. Eisenwerth zum 60. Geburtstag gewidmet), hrsg. v. W. Hager/N. Knopp, Studien zur Kunst des 19. Jhdts., Bd. 38, München 1977, S. 9–19, desgl. in: J. A. Schmoll gen. Eisenwerth, Epochengrenzen und Kontinuität – Studien zur Kunstgeschichte, hrsg. v. Winfried Nerdinger/Dietrich Schubert, München 1985, S. 11–30; J. A. Schmoll gen. Eisenwerth, Zur methodischen Abgrenzung der Motivkunde, in: Beiträge zur Motivkunde des 19. Jahrhunderts, Red. Ludwig Grote, Studien zur Kunst des 19. Jahrhunderts, Bd. 6, Forschungsunternehmen der Fritz Thyssen Stiftung, Arbeitskreis Kunstgeschichte, München 1970, S. 9–11; J. A. Schmoll gen. Eisenwerth, Fensterbilder – Motivketten in der europäischen Malerei, ebenda, S. 13–165.

20 Hofmann (zit. Anm. 7).

21 Kataloge der Ausstellungsreihe ›Kunst um 1800‹, Hamburger Kunsthalle: Ossian und die Kunst um 1800, 1974; Caspar David Friedrich, 1972; Johann Heinrich Füssli, 1974; William Blake, 1975; Johann Tobias Sergel, 1975; William Turner und die Landschaft seiner Zeit, 1976; Runge und seine Zeit, 1977; Johann Flaxmann, Mythologie und Industrie, 1979; Goya, Das Zeitalter der Revolutionen, 1980/81; Europa 1789. Aufklärung-Vernunft-Verfall, 1989.

I. Kreis, Quadrat und Dreieck
Die Geometrie der Aufklärung

I.1 Freiheit oder Tod

Mit welchem Bild beginnt das 19. Jahrhundert? Mit Jacques-Louis Davids *Tod des Marat* von 1793? Mit Caspar David Friedrichs *Mönch am Meer* von 1810? Mit Francisco de Goyas *Erschießung der Aufständischen am 3. Mai 1808* von 1814? Noch etwas weiter in das neue Jahrhundert hineingegriffen, mit Théodore Géricaults *Floß der Medusa* von 1818/19, oder, noch mehr ins alte Jahrhundert zurückgehend, mit Johann Heinrich Füßlis *Nachtmahr* von 1781? Die Bilder, die augurengleich die Wende vom 18. zum 19. Jahrhundert begleiten, zeigen der Reihe nach: einen von einer Attentäterin erstochenen Sterbenden, einen Melancholiker am Rande der Welt, eine Massenerschießung, einen Haufen Schiffbrüchiger auf einem Floß, einen Alptraum. Etwas haben diese Bilder miteinander gemein, etwas, das sie von den Zeugnissen vorausgegangener Stilepochen der europäischen Malerei spezifisch unterscheidet – das ist ihr offensichtlicher motivischer Individualismus. Keines von ihnen richtet sich auf den ersten Blick erkennbar nach dem Vorbild klassischer oder klassizistischer Motive. Keines von ihnen verlegt etwa die Schilderung der dargestellten Ereignisse in eine vorgespiegelte griechische oder römische Antike. Jedes schildert ein aktuelles Ereignis, das soeben oder erst kurz zuvor stattgefunden hat, oder eine menschliche Situation, mit deren unmittelbarer Gegenwärtigkeit der Maler das Gemüt des Betrachters gefangennimmt. Die Titel der Gemälde liefern, hintereinander aufgezählt, eine eindrucksvolle Momentaufnahme von der inneren Befindlichkeit der Kunst um 1800. Zweifel, Unsicherheit, Katastrophenstimmung verbinden sich mit verstärkter Selbstreflexion, Ichzugewandtheit und Ichversunkenheit des einzelnen.

Werner Hofmann hat die »Krise um 1800« folgendermaßen umschrieben: »Im 19. Jahrhundert ereignet sich, was immer eintritt, wenn hierarchische Wertgefüge zerfallen: Die Dogmen werden in Frage gestellt, die absoluten Maßstäbe von den relativen verdrängt. Die tragende subsumierende Kraft des Glaubens erlischt, die von ihm gewährleistete Seinsordnung bricht auseinander. Mit ihr geht das stilbildende und stilbewahrende Vermögen verloren. Das Ganze entläßt seine Teile, die nun, des gemeinsamen Nenners entbehrend, Autonomie und gleichen Rang beanspruchen. Nach dem Zusammenbruch der vertikalen Wertachsen bleibt einzig eine horizontale Ebene übrig, auf der die polarisierenden Kräfte ihren Dialog austragen. Das bedeutet, daß das hierarchische Weltbild von einem dialektischen verdrängt wird. (...) Der Künstler spürt, daß sein Tun fragwürdig, das heißt: im wahrsten Sinne des Wortes des Fragens würdig geworden ist. Die Kunst wird sich ihrer selbst bewußt und damit – wie jeder Wertebereich, der Autonomie beansprucht – sich selbst zum Problem.«[1]

Dasjenige von den genannten Gemälden, das der Jahrhundertwende zeitlich am nächsten steht, ist Davids *Tod des Marat* (Ft. 3). Seine Bedeutung als Pförtnerbild am Eingang zum 19. Jahrhundert kommt ihm auch deshalb zu, weil es das Hochaltargemälde der Französischen Revolution ist. Das Jahrhundert begänne demnach mit einem sterbenden Erstochenen in der Badewanne. Doch nicht dieses, sondern ein anderes Gemälde, das der Revolution huldigt, spielt die Vorreiterrolle. Es ist weniger bekannt als Davids *Marat,* es ist einige Monate später fertig geworden, und im Unterschied zu Davids Bild ist es in der Komposition und der Zusammenstellung der Attribute eine Allegorie von schulmäßig klassizistischer Pose: Jean-Baptiste Regnaults Gemälde *La Liberté ou la Mort (Freiheit oder Tod),* 1794 vollendet und 1795 zusammen mit einer beträchtlich größeren Fassung, die als verschollen gilt, im Pariser Salon ausgestellt (Ft. 1). Es gehört heute der Hamburger Kunsthalle.[2]

Die Hauptperson des Gemäldes, die unsere Aufmerksamkeit sogleich in Anspruch nimmt, ist ein geflügelter Genius in Gestalt eines nackten Jünglings, der, aufrecht in der Mittelachse plaziert, aus dem Blau des Himmels auf uns, die Betrachter, zugeflogen kommt, als habe er uns eine wichtige Botschaft zu überbringen, die wir unbedingt empfangen sollen. Die oberen Grate der weißen Schwanenschwingen, die den Jüngling beflügeln, sind mit einem Hauch von Blau-Weiß-Rot, den Farben der Trikolore, getönt. Es ist der Genius Frankreichs, dem wir am Ausgangspunkt des Weges seiner Menschheitsmission begegnen.[3] Über seinem gelockten Haar lodert, in Farbe und Form einer Gasflamme ähnlich, das Feuer der Begeisterung. Die Frontalität der in die Mittelsenkrechte gesetzten Jünglingsgestalt betont entschieden die Bildsymmetrie. Der Körper des Jünglings balanciert sie gleich einer Waage aus. Die zur Seite gebreiteten Arme verkörpern den Waagbalken, der rechte ist ein wenig angehoben, der linke etwas gesenkt. Die dadurch hervorgerufene Schräglage wird durch die Gegenbewegung der Flügel, die den Leib in der Luft halten, ausgeglichen. So entsteht der Eindruck einer aus der Axialsymmetrie herausführenden sachten Pendelbewegung. Sie ist motiviert durch die miteinander korrespondierenden Personifikationen in der rechten und linken Bildhälfte. Links vom Betrachter, zur Rechten des Jünglings, erhebt sich auf schwebendem Gewölk ein oberhalb von zwei kantigen Stufen errichteter Thron. Auf ihm sitzt, antikisch gewandet, mit übereinandergeschlagenen Beinen eine junge Frau. Die Leichtigkeit ihrer Haltung suggeriert körperliche Schwerelosigkeit. Erhobenen Hauptes schaut sie in die Ferne. Auch über ihrem Scheitel leuchtet ein Licht, aber nicht das lodernde einer Flamme, sondern, in siderischer Kälte von fern aus dem Kosmos strahlend, das ewige eines Sterns. In den gen Himmel erhobenen Händen hält die Frauengestalt zwei Gegenstände, die sie demonstrativ vorzeigt: in ihrer rechten eine Jakobinermütze, in der linken, zwischen Daumen und Zeigefinger, ein Winkelmaß, das dem Unkundigen als ein Instrument zur Bestimmung der Weltenharmonie erscheinen mag. Doch handelt es sich um ein Signum der abwägenden Gerechtigkeit, um Richtscheit, Lot und Pendel. Die Göttin ist die Personifikation der Republik. Die strenge Geste des Abwägens mit Lot und Richtscheit birgt

Anonym, *L'Egalité (Die Gleichheit)*, 1793/94. Punktiermanier in Farbe, 17,5 × 11 cm, Hamburger Kunsthalle, Kupferstichkabinett

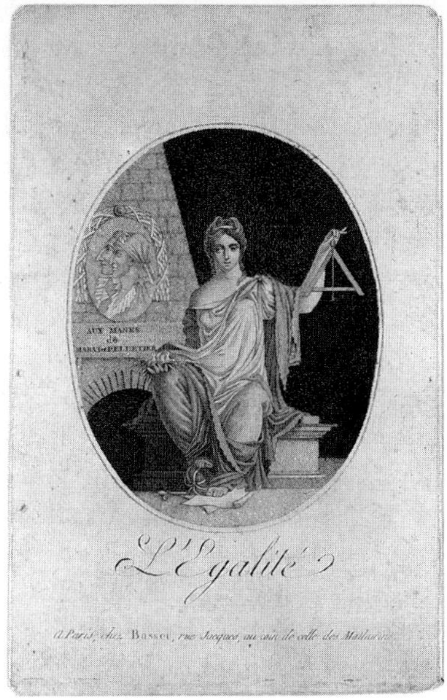

in sich, so luftig leicht und spielerisch sie auch vorgeführt wird, die Stringenz einer nemesishaften Unerbittlichkeit. Zu ihren Füßen liegt ein mit dem Trikolorenband umwickeltes Rutenbündel, Zeichen der republikanischen Staatsgewalt. Linker Hand des Jünglings dringt am rechten Bildrand eine dunkle Wolke in den Bildraum vor, auf der, schwarz eingehüllt, der Tod sitzt. Er erscheint in seiner klassischen Ausprägung als Skelett, die Sense geschultert, fahl aus dem Bild grinsend, die Linke in einer fast kokett anmutenden Gebärde von morbidem Pathos über das Sensenblatt gelegt. In der Rechten hält er einen Kranz von dunklem Eichenlaub. Auch der Tod ist beflügelt. Der blau-weiß-rote Hauch auf den Schwanenflügeln des Genius findet auf den Schwingen des Todes seinen dunklen Widerschein. Die Szene spielt sich in den luftigen Höhen eines kühlen Himmelsraums ab. Weit unten dehnt sich im flachen Kreisrund die Wölbung des Erdenhorizonts. Es weht eine dünne Luft hier oben. Der Genius macht nicht gerade einen glücklichen Eindruck. Sein Gesichtsausdruck wirkt eher zweifelnd als siegesgewiß und ein wenig ängstlich. Der Betrachter bleibt im Ungewissen darüber, wer wem helfen soll, der Genius der Menschheit oder die Menschheit dem Genius? Die aufrecht schwebende Jünglingsgestalt scheint in Gefahr, in jedem Augenblick einzustürzen, ihr Gleichgewicht ist labil. Es erscheint als Determinante zweier Kraftfelder, die es, aufeinander wirkend, im Lot halten, das Kraftfeld der Republik und das des Todes. Das ist die zwingende Alternative, nach deren Gesetz die Konstellation der Darstellung ihre Balance hält. Das Rutenbündel zu Füßen der Göttin der Republik symbolisiert die Fraternité beziehungsweise die gebündelte Kraft der in Brüderlichkeit einigen Staatsbürger. Die hochgehaltene Jakobinermütze ist das Symbol der Liberté, das über das Winkelmaß gefällte Lot ist Symbol der

Egalité, der Gleichheit aller vor dem Gericht. Die Republik tritt also nicht einfach als eine Göttin der Freiheit auf, wie nach dem Titel des Bildes auf Anhieb zu vermuten wäre, sondern vordringlich als Allegorie der Gerechtigkeit, die traditionellen Darstellungen der Justitia modifizierend: ohne Augenbinde, statt des Schwerts die Jakobinermütze in der Hand und statt der Waage einen Gegenstand, der das Prinzip der Waage am entschiedensten vermittelt, das Richtscheit mit Pendel. Über die Freiheit, ist damit bedeutet, wird allein durch die Gerechtigkeit entschieden, und die Gerechtigkeit ist unbestechlich. Das Verhältnis der Deutungsperspektive zwischen Bild und Betrachter ändert sich im Laufe der Geschichte. Uns will es heute so scheinen, als versuche der verzweifelte Genius der Freiheit, der im Bildplan veranlagten Unausweichlichkeit durch die Flucht nach vorn zu entkommen. In der Tat hängt es zuweilen von genau jenem Zeitpunkt ab, wann ein Bild gezeigt wird, um seine öffentliche Wirkung richtig zu bemessen. Regnault kam, als er das Gemälde 1795 im Salon ausstellte, einige Monatezu spät. Das Risiko, daß er deshalb Schwierigkeiten bekommen konnte, lag nahe, denn nach dem Sturz Robespierres kam die Fragwürdigkeit der Deutungsmöglichkeiten zur Sprache.[4]

Der kompositorische Determinismus der Allegorie entspricht den Forderungen einer moralischen Haltung oder, noch drastischer, einer moralischen Obsession. Das Gemälde ist eine Huldigung an den ethischen Rigorismus des Jakobinertums, wie es von Robespierre am bündigsten ausgesprochen und vollstreckt worden ist. In der Überzeugung, über den Anspruch, der durch das ethische Ideal gestellt ist, präzeptorial verfügen zu dürfen, hat das geistige Jakobinertum – unter Berufung auf die Unbestechlichkeit des aus dem ethischen Ideal gefolgerten moralischen Rechts, für die das Richtscheit das Signum ist – den Versuch unternommen, in einem fundamental angelegten Manöver der politischen Realität den ethischen Rigorismus aufzuoktroyieren – ein Staatsstreich. Die Unbedingtheit, mit der darauf gedrungen wurde, die gesellschaftliche Utopie der Humanität in die Praxis hineinzuzwingen, zieht sich wie ein roter Faden durch die Chronologie der Revolutionsereignisse. Das Ergebnis ist bekannt. Der Anspruch hat sich in praxi selbst ad absurdum geführt. Der ethische Rigorismus opferte, ohne in seinem Eifer den Widersinn zu begreifen, die Utopie der Humanitas dem Unbestechlichkeits-Anspruch des Gerichts, das sich die Aufgabe gestellt hatte, über die Durchführung der Humanitas zu wachen. Das Experiment, die Utopie des ethischen Rigorismus in die gesellschaftspolitische Wirklichkeit umzusetzen, erwies sich als irrational, was zur Folge hatte, daß sich die Revolutionäre zur Durchsetzung des Ideals der gesetzlich definierten Menschlichkeit, das den drei Begriffen Freiheit, Gleichheit und Brüderlichkeit die Umfassung liefert, der Mittel bedienten, die dem Ideal diametral entgegenliefen und es zwangsläufig desavouierten. An diesem inneren Widerspruch, einem genetischen Geburtsfehler, ist die Revolution zugrunde gegangen, an ihm ist sie verblutet. Regnaults Gemälde repräsentiert das Pathos dieses Widerspruchs. Das, was an dem Bild als rätselhaft aufgefaßt werden kann, hat darin seine Ursache. Die Komposition ist auf der Trias errichtet. Die Dreiheit wird uns in mehrfacher, abgewandelter Form vor Augen geführt. Offensichtlich greifbar waltet sie in der Konstellation der drei Gestalten, die einander die Waage halten, ja, die im Auspendeln des labilen Gleichgewichts das Prinzip der Waage geradezu als lebendes Bild personifizieren. Jede von ihnen stellt einen bestimmten allegorischen Typus dar. Diese Typen sind hier in einen eigenen Zusammenhang gebracht, der als eine besondere Abwandlung der klassischen Dreierkonstellation Genius – Eros – Thanatos = Genius – Liebe – Tod aufgefaßt werden kann, wobei die Gestalt der Republik eher einer Allegorie der Agape entspricht, der Nächstenliebe und der allgemeinen Menschenliebe im Sinne der Humanitas. Solcher Transformation unterliegend, gewinnt das Dreieck des Richtscheits die Bedeutung eines Kultgegenstands; er nimmt die Stelle ein, die im christlichen Kult dem Kelch mit der Hostie beim Abendmahl zukommt. So, wie die Dreiheit im Blau-Weiß-Rot der Trikolorenbänder um das Rutenbündel als Lokalfarbe faßbar wird, so gibt sie sich im gleichschenkligen Dreieck des Richtscheits als geometrische Figur konkret zu erkennen. Der Sinngehalt der Darstellung erfährt in dem von der Göttin der Republik vorgewiesenen Dreieck seine emblematische Evidenz. Das Gleichgewicht der gesamten Komposition basiert auf der Dreieckform, denn die Jünglingsgestalt formt mit dem entfalteten Flügelpaar und den in die Waagerechte ausgebreiteten Armen ihrerseits ein Dreieck, das zwar nicht linear umrissen ist, seine Abgrenzung aber aus dem inneren Impuls der Bewegung erfährt. Es verhält sich zu der präzisen Lineatur des Richtscheits wie ein in die Atmosphäre der räumlichen Weite hinein sich ausbreitendes Echo, jedoch, in Umkehrung der Proportion, vom Kopf auf den Fuß gestellt, denn der Kathetenwinkel befindet sich nicht zu Häupten des Genius, sondern an seiner Fußspitze oder, genauer gewichtet, in seinem gravitatorischen Fixpunkt, in der Kniescheibe. Unterstützt wird die Konturierung der in den Luftraum hineingeschriebenen Dreieckform durch die Diagonale des vom Tod gehaltenen Sensenschafts, der eine der beiden Katheten ziemlich genau tangiert, und auf der anderen Seite durch die Diagonale des Beins, das die Göttin über das andere geschlagen hat. Dem über das Richtscheit gefällten Lotgewicht am unteren Ende des Fadens entspricht in der Umkehrung der Richtung von unten nach oben die Flamme zu Häupten des Genius. Sie ist somit ein Zeichen für das Aufstreben des Geistes, das der Träge der Schwerkraft entgegenwirkt. Das, was sich hier vollzieht, ist eine Transzendierung des Dreiecks, eine Verwandlung der konkreten geometrischen Figur in eine aus der Dynamik der Mission hervorgehende geistige Figur. Unterstützt wird die Intensität des Vorgangs durch die beiden Lichter, die innerhalb der diffusen Tageshelligkeit, die das Ganze umfängt, als sichtbare Strahlenquellen im Bild erscheinen, das silberhelle, kalte siderische Licht des Sechssterns über dem Scheitel der Göttin und die lebendig lodernde Flamme zu Häupten des Genius, zwei Lichter von polarem Kontrast, wie er stärker wohl kaum zu schildern wäre, das kalte Licht gegenüber dem warmen, das stetige gegenüber dem lohenden, das ewige gegenüber dem sich verzehrenden, das kosmische gegenüber dem individuellen. In ihrer Korrespondenz sind beide Lichter durch eine Diagonale im Bildraum verbunden. Wer die Linie geradewegs verfolgt, wird feststellen, daß sie genau im Faden des Lots das Dreieck des Richtscheits durchquert, als sei dort der Fokus eines prismatischen Brennglases, der eine transmutierende Bündelungskraft besitze, die Stetigkeit des ewigen Lichts so zu lenken, daß sie sich, den Scheitel des Genius treffend, in die zündende Flamme des individuellen Geistesfeuers verwandle. Das ist die Inszenierung eines metaphysikalischen Vorgangs im Bild. Das Richtscheit offenbart sich als Kultgegenstand. Dem Dreieck wird ganz offensichtlich eine der Monstranz analoge Bedeutung zugeschrieben, eine substanzverwandelnde und -veredelnde Energie. Das gefällte Lot entspricht der Hostie. Eine Initiation wird geschildert; eine Transsubstantiation findet statt, eine Umwandlung des Lichts der ewigen Vernunft in das der menschlichen. Das ist die Mystik des Rationalen, die hier zum Vorschein kommt. Diese Auffassung mag so, wie sie hier vorgeführt wird, blasphemisch erscheinen. Dasist sie nicht, denn dazu fehlt ihr die ironische Absicht. Sie ist aus christlicher Sicht ein Sakrileg, sie unterwandert die Symbolik des christlichen Kultes, usurpiert sie und deutet sie für ihre Zwecke um, indes, ohne sie parodieren zu wollen, denn in ihrer Intention liegt es, in vollem Ernst ihre eigene säkulare Weihe und Heiligkeit entfalten zu wollen. Im Licht der Vernunft, dasdie Aufklärung verkündete, hat die Französische Revolution ihren Lauf angetreten.

Das über das Richtscheit gefällte Lot ist ein Emblem der Revolution. Die Mitgliedskarte der ›Section du Temple‹ des Jakobinerclubs zeigt im Längsoval das von der Jakobinermütze bekrönte Liktorenbündel, links davon das Richtscheit, rechts in symmetrischer Entsprechung eine Waage.[5] Die Thesen der ›Erklärung der Menschenrechte‹ sind in verschiedenen Kupferstichfassungen herausgegeben worden. In Jacques Leroys Kupferstich *Droits de l'Homme* von 1793 sind die 35 Artikel in zwei Kolumnen aufgeteilt, deren Felder, nach oben bogenförmig abgerundet, auf Moses' Gesetzestafeln anspielen. Der Text ist von Zierleisten mit symbolischen Darstellungen eingefaßt; das Supraportenfeld über dem Text zeigt zwei weibliche Genien mit Schilden, der linke mit dem Konterfei Robespierres, der rechte mit dem Porträt Jean-Jacques Rousseaus im Schildfeld. Der rechts sitzende Genius hält das Richtscheit genau über der Mittelachse eines großen Herzens, assistiert von einem Putto. Am Firmament schwebt über dem Dreieck des Richtscheits ein weiteres, durch das die irdische Form des Richtscheits ins Weltgültige transzendiert erscheint – ein nach allen Seiten Lichtstrahlen aussendendes Dreieck mit einem Auge im Zentrum. Das ist das Wahrzeichen der allmächtigen göttlichen Vernunft.[6] Lebarbiers Kupferstich *Déclaration des Droits de l'Homme et du Citoyen* von 1789, der den Sitzungssaal des Nationalkonvents in den Tuilerien schmückte,[7] enthält das Richtscheit nicht, sondern zeigt allein das strahlende Dreieck der göttlichen Vernunft in der Sphäre des Firmaments über den Tafeln der Menschenrechte, deren hohe Herkunft versinnbildlichend.[8] Für den transzendentalen Konnex zwischen dem Dreieck des Richtscheits und dem der göttlichen Vernunft gibt es in der Emblematik der Französischen Revolution zahlreiche weitere Belege. Die Inspiration der Unbestechlichkeit menschlicher Urteilskraft durch das Vernunftsprinzip des Weltgeistes

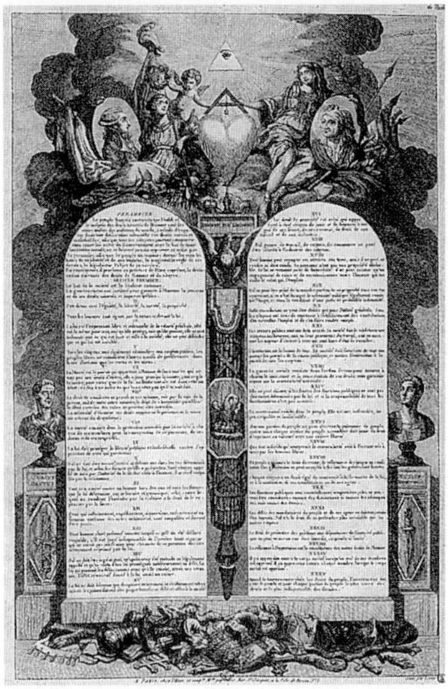

Jacques Leroy, *Droits de l'Homme (Die Menschenrechte),* 1793. Kupferstich

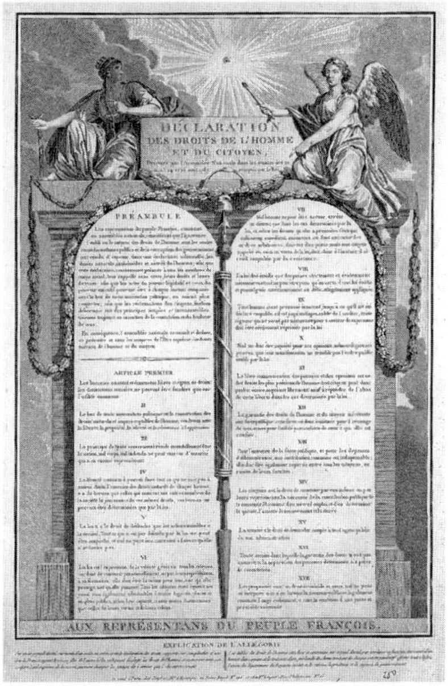

Jean-Jacques-François Lebarbier, *Déclaration des Droits de l'Homme et du Citoyen (Erklärung der Menschen- und Bürgerrechte),* 1789. Kupferstich, Radierung, 38,7 × 25,7 cm, Hamburger Kunsthalle, Kupferstichkabinett

ist damit ideographisch ins Bild gesetzt. Das Licht der Vernunft verkörpert das Licht der Welt. Das sind die Insignien der Aufklärung.[9] In Regnaults Gemälde (Ft. 1) ist auf originelle Weise vergegenständlicht, wie die Flamme der menschlichen Vernunft, dem Pfingstwunder gleich, vom Stern der Weltvernunft durch den Fokus des Dreiecks zur Entzündung gebracht wird. Die Dreieckssymbolik ist von der Französischen Revolution nicht erfunden, sondern adoptiert worden. Das Dreieck, aus dem das Auge der göttlichen Vorsehung strahlt, ist traditionelle Chiffre für die göttliche Dreifaltigkeit, die durch den Pietismus des 18. Jahrhunderts wieder intensiver in Anspruch genommen wurde; in den Kupferstichen, die als Frontispiz die Bibeln des 18. Jahrhunderts schmücken, behauptet es eine zentrale Position. In pietistischer Version schmückt es z. B. die Sockelzone von Caspar David Friedrichs *Tetschener Altar,* dem *Kreuz im Gebirge* (S. 259). Beide Zeichen, das Dreieck der göttlichen Präsenz wie auch das Dreieck des Richtscheits, sind überdies markante Symbole der Freimaurerei. Im Bild einer Freimaurerernennungsurkunde ist ein kindlicher Genius dargestellt, der das Dreieck des Richtscheits mit gefälltem Lot über dem Würfel des Ecksteins errichtet.[10] Obwohl die Logen als Geheimbund von der Revolution weitgehend zerschlagen worden sind, hat die Revolution sowohl das Inventar der ethischen Maximen und Institutionen, u. a. Freiheit, Gleichheit, Brüderlichkeit, Wohltätigkeit, Wohlfahrt, Humanität, Konstitution und Konvent, als auch die Symbolzeichen weitgehend von der Freimaurerei übernommen,[11] denn die Vordenker der Revolution, zum großen Teil selbst Logenbrüder, sind von der freimaurerischen Ethik geprägt. Sie haben daraus ihre Ideologie destilliert. Das Richtscheit gehört wie Hammer, Schurz und Eckstein zu den spezifischen Freimaurersymbolen, mit deren Vorweisung sich die Logen nicht allein auf die Überlieferung der Bauhütten berufen, sondern auch auf das Erbe des Templerordens, dessen Ziel es gewesen ist, den zerstörten Tempel Salomos als geistiges Gefüge wiederzuerrichten, den Tempel der Sophia, der göttlichen Weisheit. Das ist der Sinn der Sache in ihrem Kern. Der Eckstein ist der Grundstein des auf dem alten Fundament zu errichtenden Neubaus.

Es ist erstaunlich, in welchem Ausmaß das Dreieck die Bildwelt des 18. Jahrhunderts, des Jahrhunderts der Aufklärung, durchdringt: im Zirkelschlag des Demiurgen z.B. in William Blakes Blatt *Gott, das Universum schaffend,* um 1779 (S. 89), auch im Zirkelschlag von Blakes *Newton,* 1795 (Ft. 6), oder baukünstlerisch in der beliebten Form der Pyramide; da gibt sich der ägyptische Einschlag zu erkennen. Das Dreieck kann geradezu als Grundfigur der geistigen Konzeption der Aufklärung aufgefaßt werden, als deren Kokarde. Als Söhne des 18. Jahrhunderts huldigten die Freimaurer der Zeichenhaftigkeit des zeremoniellen Rituals. Indes waren sie ein Geheimbund zur Durchsetzung jener freiheitlichen Prinzipien, auf deren Grundlegung im

Johann Ludwig Stahl (nach Br. I. S. Vigitill), Freimaurer-Urkunde, 1785. 32 × 41,5 cm, Kupferstich, München, Staatliche Graphische Sammlung

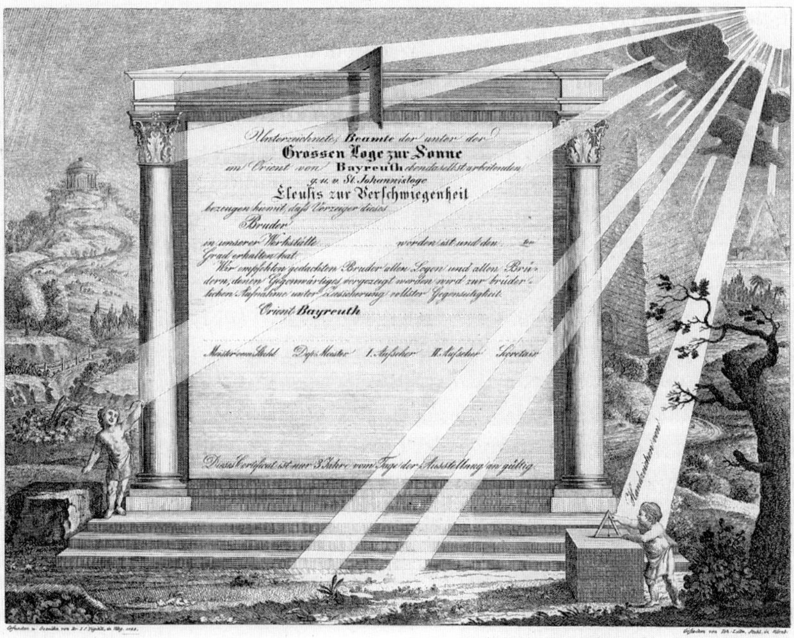

Gesellschaftsvertrag sich der staats- und gesellschaftspolitische Konsens unserer modernen Demokratie gründet, zur Durchsetzung nämlich einer humanitären Ethik und zur Schaffung einer liberalen Gesellschaft im Zeichen der aufgeklärten Toleranz. Daß die Freimaurer dabei in Konflikt mit den traditionellen christlichen Hochkirchen, insbesondere der katholischen, kommen mußten, an deren festgeschriebenen Bindungen sie rüttelten, liegt auf der Hand. Der Freimaurer verpflichtet sich, nach Wahrheit, Menschenliebe, Selbstkritik und Duldsamkeit zu streben. ›Wohltätigkeit im ausgebreitetsten Verstande‹ sei deshalb der Hauptendzweck der Freimaurerei. Kombiniert wurde sie mit ›Religion‹, ›Tugend‹, ›Menschenliebe‹. Dabei gab die ›Tugend‹ den Oberbegriff für »›Wohltätigkeit‹ und ›Menschenliebe‹ ab«.[12] Das ist in sich schon ein geometrisches System des Denkens, eine kleine Sittenmaschinerie, deren Parameter wiederum auf das Trigon gegründet sind. »Was ist Aufklärung?« hatte Immanuel Kant 1784 gefragt und zur Antwort gegeben, sie sei »der Ausgang des Menschen aus seiner selbstverschuldeten Unmündigkeit.«[13] Der Versuch der Aufklärung, ihren Optimismus auf das Vertrauen in die systematische Durchsetzungsfähigkeit der allein auf ihr eigenes Einsehen sich verlassenden menschlichen Vernunft zu bauen, unter Einhaltung der Regeln der sittlichen Logik, die von den Denkern der Aufklärung offengelegt worden waren, unumstößlich, wie sie überzeugt waren, mußte notwendigerweise zu einem Konflikt mit der kodifizierten Überlieferung des Christentums und der christlichen Kirchen von Gott, dem göttlichen Heilsplan und der Gnade Gottes führen. Gott konnte demnach nichts anderes sein als die Abstraktion eines der Welt von ihrem Ursprung an immanenten allgemeinen Vernunftsprinzips, das dem aufgeklärten Menschen zum Paradigma für die Determination der Gesetze seines sittlichen Handelns gereiche. Der Deismus, als Kompromiß auf der Mitte zwischen dem Glauben an Gott und dem Atheismus ausgependelt, war zunächst noch ein Versuch, den Konflikt zu überdecken.

Für Charles de Montesquieu, einen Hauptvertreter des Deismus, galt Gott lediglich als Inkraftsetzer der allgemeinen Vernunft, weshalb er als geschichtliche Ursache nicht existierte. Der Mensch müsse sich selbst leiten. Die Philosophie der Aufklärung ist davon überzeugt, für die Determination des sittlichen Handelns die logischen Funktionen gefunden zu haben – absolut und ein für allemal. Darin erweist sich die Geometrie des Denkens der Aufklärung gemäß einem normativen Regelsystem, das zwar in sich selbst, gleich einer Spieluhr, beweglich ist, das aber seine virtuell unendlich variablen Konstellationen ausschließlich in Befolgung der Regeln verändern kann, ein Apparat zur Hervorbringung zwar unendlich vieler, aber doch immer dem ›sittlichen Gesetz in mir‹ gehorchender Konfigurationen. Etwas Handwerklich-Mechanisches liegt solchem Denken zugrunde, ein Zug zur Feinmechanik, geleitet vom Streben nach äußerster Präzision. Denis Diderots Hauptwerk, die von ihm herausgegebene *Encyclopédie,* an der Montesquieu mitgearbeitet hat, ist der bewundernswerte Versuch, das Regelwerk der Vernunft in allen ihren Hervorbringungen zu thesaurieren. Diderot selbst war Sohn eines Messerschmieds; Jean d'Alembert, einer seiner Hauptmitarbeiter, Sohn eines Artillerieoffiziers, und Jean-Jacques Rousseau, ein weiterer, wenn auch widerborstiger, so doch bedeutender Mitarbeiter, Sohn eines Uhrmachers. In den Berufen der Väter kündigen sich Begabung und Neigung der Söhne zum scharfen Umreißen der Begriffe und Gestalten, zum messerscharfen Definieren der Umrisse und zur Präzision des Gedankenspiels an. Das ist eine Geistigkeit, die ihren Ursprung im Handwerk nicht leugnet. Es ist das zu großer Subtilität verfeinerte Handwerk des Denkens. Das 18. Jahrhundert ist eine Epoche der optischen und mechanischen Präzisionsinstrumente, der Meßgeräte, der Lupen, Schleifsteine und Automaten. Die Philosophie vertraut auf das reibungslose Ineinandergreifen der rationalen Denkfiguren gleich den Funktionsteilen einer mentalen Maschine, die, Axiome, Maximen und Thesen von nachgewiesener Allgemeingültigkeit speichernd, bei Bedienung der richtigen denkerischen Hebel mit absoluter Gewißheit das richtige Resultat sowohl der praktischen Erkenntnis als auch der sittlichen Norm hervorbringen müsse, ein logistisches System der Sitten. Das philosophische Denken läuft demnach, ist es nur präzis genug eingestellt, gleich einem Uhrwerk, nach mathematisch exakt ineinandergefügten Mustern ab. Je trefflicher es funktioniert, desto mehr ähnelt es dem Ideal der göttlichen Vernunft. Die Denkfiguren verhalten sich zu den Dingen der Welt wie deren Projektionen auf eine plane Fläche. Sie sind imstande, die Dinge im Grundriß, Aufriß, Abriß und Umriß von deren Profilen her zu definieren, gleichgültig ob es sich dabei um konkrete oder abstrakte Gegenstände handelt. Die Definition ist der Umriß der Gegenstände. Sie ist die geometrische Projektion ihrer Konturen. Um sie in aller gebührenden Exaktheit nachzeichnen zu können, ist Schärfe vonnöten, die Schärfe des Griffels, die Schärfe der Schreibfeder, die Messerschärfe des Gedankens, die Schärfe des Witzes, die Trennschärfe

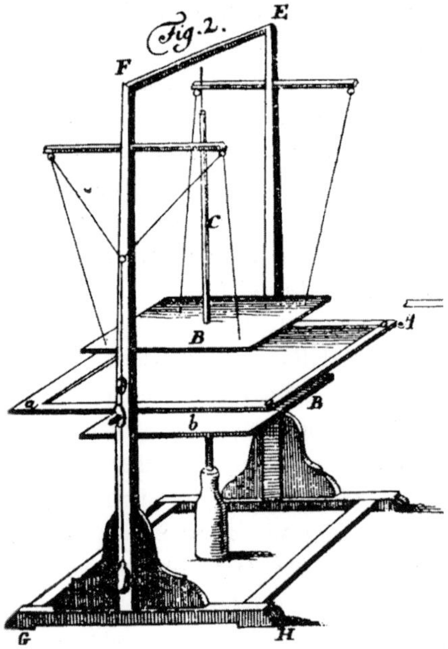

Die Ladungsmaschine von Johann Carl Wilke (1732–1796), aus: Fritz Fraunberger, *Illustrierte Geschichte der Elektrizität*, Köln 1985

Die Guillotine, anonyme französische Radierung

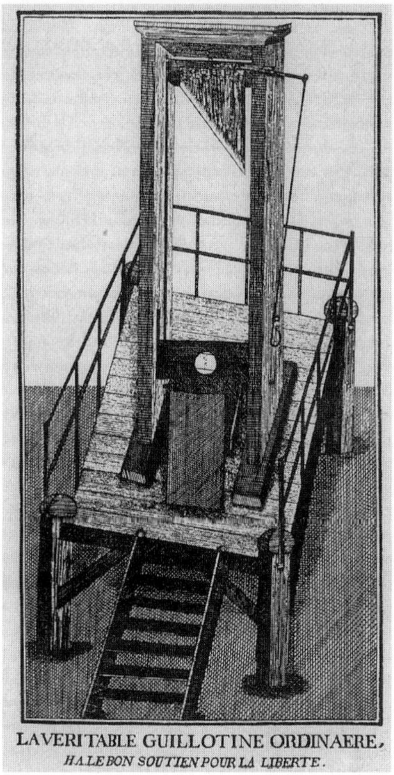
LA VERITABLE GUILLOTINE ORDINAERE,
HA LE BON SOUTIEN POUR LA LIBERTE.

der treffenden Formulierung, die Schärfe kaustischer Trockenheit, die Schärfe der These, die Schärfe der Maxime, die Schärfe des Axioms.

Unter Bezugnahme auf einen Text von Daniel Arasse bemerkt Werner Hofmann: »Ein geistreicher Interpret der Guillotine hat dieser jüngst die Universalität eines Axioms zugesprochen, da sie sich aus den drei Grundformen der Geometrie zusammensetzt, dem Kreis, dem Rechteck und dem Dreieck.«[14] Die Harmonik des rationalen Denkens ist damit auf ihren einfachsten Nenner gebracht, auf ein Zusammenspiel der drei Grundformen, das in seiner schlüssigen Einfachheit durch nichts mehr zu überbieten ist – auf den Schnitt. Denn was ist eine Guillotine anderes als ein Richtscheit? Das Fallbeil ist das Lot, an dessen Richtschnur maßnehmend die Tugend ihr Urteil fällt.

Anmerkungen

1 Werner Hofmann, Das Irdische Paradies, München (2. Aufl.) 1974, S. 254.

2 Der Katalog der von der Hamburger Kunsthalle zum 200. Jahrestag der Französischen Revolution veranstalteten Ausstellung hat das Gemälde zum Titelbild gewählt. Siehe: Werner Hofmann (Hrsg.), Europa 1789: Aufklärung. Verklärung. Verfall, Kat. Hamburger Kunsthalle, Köln 1989, Kat. Nr. 396, S. 299f., mit einem Kommentar v. Johannes Hartau.

3 Hartau (zit. Anm. 2): »Dargestellt ist der Genius Frankreichs. Mit trikolorefarbenen Flügeln schwebt er zwischen den Personifikationen von Republik und Tod über dem Erdball. Er weist auf

beide hin und sieht fragend den Betrachter an. Seine Gestalt in klassischer Form und Nacktheit verweist auf die Renaissance, auf Raffaels Merkur (...).«

4 Hartau (zit. Anm. 2), S. 300: »Dieses Werk, das zusammen mit einer großen (verschollenen) Fassung 1795 im Salon ausgestellt war (und wohl in allen Teilen mit der Skizze identisch war), gibt bis heute Rätsel auf. Wann wurde es begonnen? Und was ist seine Bedeutung? Das große Bild war jedenfalls am 10. Oktober 1794 beendet, zu einer Zeit also, als das Überleben der Republik auf Messers Schneide stand. Mit dem Bild hätte Regnault seinen Rivalen David übertrumpfen können, aber die Ereignisse waren schneller: Was als Inkarnation revolutionärer Gesinnung eine Verewigung durch die Kunst erfahren sollte, war nach dem Sturz Robespierres am 27. Juli 1794 hoffnungslos überholt. Das Bild gehörte der Nation, und bei der Präsentation des Bildes im Konvent am 3. Februar 1795 durch den Abgeordneten und Graphiker A.-F. Sergent kamen einige Schwierigkeiten zur Sprache: Die der Allegorie im allgemeinen, und der Verständlichkeit von dieser im besonderen. Auf der Verbildlichung des Wortes ›oder‹ beruhe ›in der Tat die ganze Moral des Bildes‹ (porte en effet toute la morale du tableau), führte Sergent aus. Bei den Zeitgenossen wurde jedoch Unbehagen laut. Das ›Magasin encyclopédique‹ stieß sich an der Präsentation des Todes; sie erinnere an die Zeit des Terrors, die ›féroce tyrannie‹, welche nur ›Robespierre et ses agens‹ gefallen haben könne. (...) Für den Salonbesucher Henri Meister war das Bild eine ›assemblage extravagant de formes odieuses d'objets, de douleur et d'effroi‹ (überspannte Zusammensetzung von widerlichen Gegenständen, von Leid und Schrecken) (...). In der Tat bleibt die Darstellung von ›La Liberté ou la Mort‹ schwer verständlich. Ein ›Oder‹ läßt sich kaum verbildlichen. In Emblemen wurde es durch ein ›Y‹ dargestellt, oder es wurden zwei Wege gezeigt, um die Entscheidung anzudeuten. Herkules steht zwischen ›Tugend‹ und ›Laster‹. Der ›Tod‹ ist natürlich keine Alternative und doch ist er so dargestellt; die Präsenz des Todes irritiert. Sollte Regnault die nicht wegzudiskutierende Allgegenwart des Todes, seine Relation zur Republik, die nur durch Opfer gefestigt werden kann, gemeint haben? Sozusagen eine Art Waagschale, die die Nation permanent vor die Entscheidung stellt? Der Tod war als Opfer für das Vaterland in ein Heil gewendet. Die Form der Todesdarstellung als Skelett irritiert, denn sie ist selten in der revolutionären Ikonographie.«

5 Kurt Holzapfel (Hrsg.), Die große Französische Revolution 1789–1795. Illustrierte Geschichte, Berlin 1989, Abb. S. 213.

6 Siehe dazu: Europa 1789, Kat. (zit. Anm. 2), Kat. Nr. 372, S. 288.

7 Jörg Traeger, Der Tod des Marat, Revolution des Menschenbildes, München 1986, S. 46ff. (Der Sitzungssaal und seine Ausstattung).

8 Siehe dazu: Europa 1789, Kat. (zit. Anm. 2), Kat. Nr. 359, S. 280.

9 Siehe dazu: Werner Hofmann, Wahnsinn und Vernunft. Über die allgemeine Sonne und das Lampenlicht des Privaten, in: Europa 1789, Kat. (zit. Anm. 2), S. 24ff. (»Fiat lux!«), sowie ebenda, Kat. Nrn. 369, 371, 372, 373, 376, 378.

10 Siehe: Rainer Schoch (Hrsg.), Freiheit, Gleichheit, Brüderlichkeit. 200 Jahre Französische Revolution in Deutschland, Kat. Germanisches Nationalmuseum Nürnberg 1989, Kat. Nr. 48, S. 234.

11 Vgl. Traeger (zit. Anm. 7), S. 100.

12 Traeger (zit. Anm. 7), S. 100.

13 Immanuel Kant, Beantwortung der Frage ›Was ist Aufklärung‹?, in: Berlinische Monatsschrift, Bd. IV, 1784, S. 481–494, Reprint in: Was ist Aufklärung? Beiträge aus den Berlinischen Monatsblättern, hrsg. v. Norbert Hinske, Darmstadt 1973.

14 Hofmann (zit. Anm. 2), S. 20, nach Daniel Arasse, La Guillotine et l'Imaginaire de la Terreur, Paris 1987, S. 73.

I.2 Automatik und Raison

Jacques-Louis David ist der Künstler des Epochenwechsels. Mit seinen Werken endet das alte Jahrhundert, mit ihnen beginnt das neue. Der Übergang der europäischen Gesellschaft vom 18. Jahrhundert in das 19. verläuft in ihrer äußeren wie in ihrer inneren, in ihrer politischen wie in ihrer Bewußtseinsgeschichte durch einen Engpaß. Leben und Werk Davids sind damit merkwürdig verknüpft. Das Schicksal hat dem Künstler die Rolle eines Pförtners zugewiesen, der den Übergang des gesellschaftlichen Bewußtseins durch den Engpaß am Wendepunkt der Epochen begleitet, indem er mit seinen Bildern Wegweiser gesetzt hat. Der Weg durch die Engführung hat drei Stationen: die Spätzeit des Ancien régime, die Revolution, das Zeitalter Napoleons. Allen drei Stadien hat David Leitbilder geliefert. Sein Lebenswerk gliedert sich deshalb, wie selten bei einem anderen Künstler, in drei deutlich voneinander abgehobene Teile. So können jedem der drei Abschnitte Einzelstudien gewidmet werden, die es erlauben, sich auf den jeweils *einen* David so zu konzentrieren, als habe es die beiden anderen nicht gegeben.[1] Nichtsdestoweniger fügt sich das auffällig dreigegliederte Gesamtwerk als biographischer Beleg der Lebensleistung ein und desselben Künstlers zu einem stilistisch unverkennbar in sich geschlossenen Ganzen. Seine Zäsuren sind durch die Epochenbrüche bedingt, deren Zeitgenosse der Künstler gewesen ist.

David war der Staatskünstler par excellence. Er hat drei verschiedenen Staatsformen gedient, einem Königreich, einer revolutionären Republik und einem Kaiserreich. Seine drei epochemachenden Gemälde – epochemachend deshalb, weil sie jeder der drei Epochen ihre Signatur aufgeprägt haben – *Der Schwur der Horatier, Tod des Marat* und *Das Opfer,* das zeigt, wie Napoleon Joséphine zur Kaiserin krönt, sind sämtlich Staatsaufträge. *Der Schwur der Horatier* (Ft. 2) ist im Auftrag von Ludwig XVI. entstanden, der *Tod des Marat* (Ft. 3) im Auftrag des Nationalkonvents, *Das Opfer* (S. 131) im Auftrag des Kaisers Napoleon. Eines haben die drei Gemälde bei aller Unterschiedlichkeit der Themenstellung miteinander gemeinsam: das Grundmotiv. Alle schildern Opfer – das erste ein weit aus der Erinnerung an geschichtliche Vorbilder herangeholtes, das zweite ein aus der Betroffenheit des zeitgenössischen Miterlebens gesehenes, das dritte, das den Hinweis auf das ›Opfer‹ als einziges im Titel trägt, ein ins Symbolische überhöhtes. Damit ist ein Zusammenhang aufgedeckt, der nicht ohne weiteres auf der Hand liegt. Das Opfer ist ein bedeutendes Grundmotiv der Kunst im Aszendenten des 19. Jahrhunderts. Am Anfang ganz direkt als moralische Forderung erhoben, unterliegt es im Lauf der weiteren Entwicklung einer Sublimation. In Davids Gemälden motiviert das Opfer das Ethos des Vortrags. Wie konnte, so wäre zu fragen, dieser Künstler – dazu imstande, eindrücklich und wirkungsvoll die Tugend zu predigen – drei verschiedenen Staatsformen, die in ihren Widersprüchen nacheinander hervorgegangen sind, in herausragender Position als erster Künstler der jeweiligen Regierung dienen? Ist das nicht widersinnig oder gar charakterlos? Die Antwort ist einfach. Die Staatsformen wechselten, die Nation aber, aus der sie hervorgingen, war die gleiche. Es ging nicht in erster Linie um die Staatsform, es ging um die Nation. Die Idee der Nation ist das Bindeglied; ihr hat David seine Bilder geweiht. Sie sind Zeugnisse seines Patriotismus. Daraus folgt auch, welche Tugenden zu preisen waren, diejenigen nämlich, die der Nation dienten. Das ist der Aspekt, dem Davids Gesamtwerk untersteht. David, der Staatskünstler, David, der Patriot, der drei Regierungsformen diente, von denen jede auf der Liquidierung ihrer Vorgängerin gründete, David, der Akademiker, der die Institution der Akademie so sehr haßte, daß er 1794 im Nationalkonvent deren vorübergehende Auflösung durchsetzte, David, ein Exponent seiner Zeit, der mit einer grandiosen Humorlosigkeit ausgerüstet war. Diese Eigenschaft, von der seine anderen Begabungen mitgetragen wurden, war ein Teil seines Genius. Sie stellte einen wesentlichen Antrieb seiner Karriere dar, denn sie war der Humorlosigkeit seiner Epoche kongenial, einer heroischen Humorlosigkeit, notwendig, um den präzeptorialen Anspruch des aus der Aufklärung als reine Lehre destillierten gesellschaftspolitischen Ethos mit überzeugendem Ernst vortragen zu können. Die Humorlosigkeit war das Fundament, von dem das Pathos der Epoche getragen wurde.

Geschichtliche Umbrüche schlagen sich modifiziert in den individuellen Lebensläufen der Zeitgenossen nieder. Irgendeinen Verlust erleidet jeder, der sich freiwillig oder gezwungen in die öffentlichen Belange einmischt, sei es den Kopf, sei es die Habe, sei es die Freiheit, sei es die Heimat – auf Dauer oder nur vorübergehend. Das Leben eines unter wechselnden politischen Verhältnissen arbeitenden Staatsmalers ist nicht ungefährlich. Es hat David, den Maler der Nation, dreimal zu hohen Ehren kommen lassen, aber es hat ihn auch die Folgen kosten lassen. Der Guillotine ist er nur dank des Umstands entgangen, daß er am 9. Thermidor des Jahres II – dem 27. Juli 1794 – bei der Verhaftung Robespierres nicht im Konvent anwesend war, weil er sich krank fühlte, eine Vorsehung? Immerhin bewahrte ihn das nicht davor, für einige Monate eingesperrt zu werden.[2] Ein weiterer entscheidender Teil von Davids Genie ist ein hohes Maß von intuitiver Voraussicht. Seine epochalen Gemälde gründen ihren Ruf nicht zuletzt auf der Tatsache, daß der Künstler es verstanden hat, sie der Öffentlichkeit punktgenau, immer im rechten geschichtlichen Moment, zu präsentieren.

Napoleon ernannte David 1804 zum ›Premier Peintre de l'Empereur‹ und 1814, während der 100-Tage-Herrschaft, zum Hofmaler und zum Komtur der Ehrenlegion. Nachdem mit Ludwig XVIII. die Bourbonen wieder die Regentschaft übernommen hatten, sah sich David gezwungen, ins Exil zu gehen, aber nicht etwa deshalb, weil er als Künstler zu den führenden Propagandisten des Bonapartismus gehört hatte, sondern weil er sich weigerte, dem Votum abzuschwören, das er als Konventsabgeordneter für die Hinrichtung Ludwigs XVI. ausgesprochen hatte. Er ging nach Brüssel. Sein Bild *Tod des Marat,* das Supraportengemälde über der Haustür zum Eingang in das 19. Jahrhundert, nahm er mit. Ludwig XVIII. erwarb zwar die Gemälde *Raub der Sabinerinnen* und *Leonidas an den Thermopylen,* zwei Monumentalwerke, um deren Kauf sich Napoleon nicht mehr gekümmert hatte, der *Marat* indes verblieb im Exil.

Das Werk, mit dem David Furore gemacht hat, ist *Der Schwur der Horatier* (Ft. 2). Es gilt als das Paradestück der klassizistischen Malerei. Der Klassizismus war damit als neuer europäischer Stil inthronisiert. Das Bild wurde dem Künstler im Namen des Königs vom Grafen Charles-Claude d'Angiviller in Auftrag gegeben, der auch das Thema mit ihm abgesprochen hatte. D'Angiviller, ein vielseitig gebildeter Gelehrter, der ganz dem Typus des scharfsinnigen Intellektuellen im 18. Jahrhundert entsprach, hatte als Erzieher im Dienste des Dauphins dessen Kinder, darunter auch den nachmaligen Ludwig XVI., betreut. Seit 1774 war er Direktor der königlichen Bauten. Seinen Einfluß nutzte er erfolgreich dazu, seine kunstreformerischen Auffassungen durchzusetzen. »Die Historienmalerei sollte an der Akademie, die ihrerseits im Dienste der Monarchie stand, mehr denn je Vorrang haben. Die soziale Rolle der Kunst sollte darin bestehen, zu erbauen und die sittliche Erneuerung zu fördern.«[3] Das ist, den Ideen Diderots folgend, in nuce das weltanschauliche Programm des Klassizismus. 1776 faßte d'Angiviller den Plan, einen Zyklus historischer Gemälde in Auftrag zu geben, »um die Tugend und das vaterländische Gefühl neu zu beleben«. Davids *Schwur der Horatier* sollte dazugehören. Der Auftrag war mit dem Künstler erstmals um 1780/81 besprochen worden. Das Bild sollte eine Seitenlänge von etwa zehn Fuß erhalten, das sind ungefähr 3,20 Meter. Als Honorar waren 4000 Pfund vorgesehen. David ist zu dem Sujet möglicherweise durch die Aufführung eines Dramas von Pierre Corneille angeregt worden. 1783 reiste der Dreiunddreißigjährige mit seiner jungen Familie nach Rom, um das Gemälde dort zu schaffen. Es war seine zweite Romreise. Als Stipendiat des Rompreises der französischen Akademie war er 1775 zum ersten Mal in die Ewige Stadt gekommen. Die Ausgrabungen in Pompeji und Herculaneum wie auch die bedeutenden Antikenfunde in Rom und seiner Umgebung hatten seit Mitte des 18. Jahrhunderts, insbesondere unter der Ägide Papst Pius' VI., des Gründers der Vatikanischen Museen, die Begeisterung für die Wiederentdeckung der antiken Welt im Zeugnis der griechischen und römischen Altertümer geweckt. Johann Joachim Winckelmann, dessen Schriften David beeindruckten, hielt sich seit 1755 in Rom auf, anfänglich als Bibliothekar, seit 1763 als Präsident der Altertümer und Scriptor der Vatikanischen Bibliothek. Der Stipendiat David, Schüler von François Boucher, hatte sich erst nach anfänglichem Zögern auf das Studium der Antiken, von denen er allenthalben umgeben war, eingelassen, um sich dann um so nachhaltiger darein zu vertiefen. Die Entdeckung seiner inneren Wahlverwandtschaft zur römischen Antike wurde für seinen weiteren künstlerischen Weg ausschlaggebend. Dort fand er die Vorbilder für die Pathosformeln der heroischen Haltung, Quintessenz von Stil und Motiv seiner Kunst. Davids Klassizismus ist das Ergebnis dieser strikten Konversion, daraus erwuchs ihm auch die vorbildliche Überzeugungskraft seiner Werke. Als er nun zum zweiten Mal nach Rom reiste, um dort ein Bild zu vollenden, von dem er voraussah, daß es ein Hauptwerk werden würde, wußte er, daß dort – und nur dort – der Ort sei, aus dessen vom Geist des klassischen Altertums geschwängerter Atmosphäre er genügend Inspiration empfangen konnte. 1784 war das Werk vollendet. Seine

Ausstellung in Rom wurde zu einem triumphalen Erfolg,[4] der sich im Pariser Salon des darauffolgenden Frühjahrs, wenn auch durch Kritteleien von seiten einiger Kollegen und der Pariser Presse beeinträchtigt, wiederholte und fortpflanzte.

Wer Bilder betrachtet, muß wissen, was darin dargestellt ist. Entgegen einer weitverbreiteten Laienmeinung ist Kunstbetrachtung ohne ein solches zusätzliches Wissen entschieden beeinträchtigt. Der verhohlenen Langeweile auf den Mienen bildungsbeflissener Museumsbesucher ist deren Ratlosigkeit oft anzuspüren. Davids *Schwur der Horatier* setzt Betrachter voraus, die mit dem geschilderten Thema vertraut sind. Wer aber weiß heute noch auf Anhieb, worum es eigentlich in der Geschichte geht? Der durchschnittlich gebildete Museumsbesucher gewiß nicht, wahrscheinlich nicht einmal der überdurchschnittlich gebildete. Was sieht nun ein naiver Betrachter, etwa ein durch den Louvre flanierender Tourist, wenn er vor Davids *Schwur der Horatier* steht und vielleicht noch nicht einmal das Täfelchen mit den Bildangaben gelesen hat? Er sieht eine Szene, die sich, wie an der Rampe einer Bühne, im Vordergrund einer häuslichen Halle abspielt. Zuerst erfaßt der Blick die hochaufgerichtete Gestalt eines trotz seines fortgeschrittenen Alters noch rüstigen Römers, des Hausherrn wohl, der in seiner emporgereckten linken Hand drei metallisch blitzende Schwerter hält. Er hat sie gewissermaßen am ›Schopf‹ gepackt, nicht an den Griffen, sondern unmittelbar unter ihnen an den Klingen, als handelte es sich um ein Bündel Rutenzweige. Die Klingen zeigen mit ihren Spitzen nach unten. Von links treten ihm drei muskulöse junge Männer in kriegerischer Rüstung entgegen. Jeder von ihnen trägt einen aufwendig verzierten Helm. Der vorderste stützt sich mit seinem nach rückwärts gedrehten linken Arm in merkwürdig verkrampft wirkender Handhaltung auf einen Speer. Der mittlere hat seinen Arm um die Taille des vorderen geschlungen, seine Hand erscheint losgelöst und körperlich verselbständigt. Der vordere tritt mit seinem rechten Bein, die beiden dahinter mit ihrem linken fest nach vorn auf. Man meint, das Klappen der Sandalen unisono hören zu können. Die drei Krieger haben jeweils einen Arm, aus der Waagerechten leicht angehoben, nach vorn ausgestreckt – der vordere den rechten, die beiden hinteren ihren linken. Das ist eine merkwürdige Gebärde. Einerseits scheinen die drei Männer vor den Schwertern zurückzuweichen, andererseits sieht es so aus, als suchten sie diese mit geradezu sehnsüchtig bis in die Fingerspitzen gespannt ausgestreckten Händen zu fassen, sie beinahe zu berühren, ohne sie je erreichen zu können; ein magischer Bann. Um was handelt es sich, um eine Metaphysik des Zugreifens? Rechts von dieser nach Leder, Schweiß und Eisen riechenden virilen Szene, in der Zone zum rechten Bildrand hin, hocken, zu einem Häuflein Elend ineinandergeschmolzen, die dazugehörigen Frauen, drei an der Zahl. Die hintere umfängt im Schutz ihrer bergenden Gewänder zwei Kinder. Der geschlechtsspezifische Gegensatz zwischen der Härte der Männerkörper, die, einander wie in der Trance eines rituellen Tanzes zugewandt, alles Interesse an ihrer weiteren Umwelt, so auch an ihren Frauen, verloren haben, und der, als seien sie knochenlos, in sich zusammensinkenden Weichheit der Frauenleiber ist kaum sinnfälliger zu pointieren. Wer nunmehr den Bildtitel liest, erfährt: ein Schwur ist dargestellt, und nun spätestens kommt der Betrachter, will er sich weiter mit dem Bild beschäftigen, nicht umhin, sich zu erkundigen: Was für ein Schwur?

Die Horatier sind Drillingsbrüder aus einem altrömischen Patriziergeschlecht, das gegen Ende des 5. Jahrhunderts ausstarb. Ihre Gegenspieler sind die Curatier, ebenfalls Drillinge. Durch Einheirat sind sie teilweise miteinander verschwägert. Sabina, Schwester des Curatius, ist die Ehefrau des jungen Horatius. Dessen Schwester Camilla ist die Verlobte des Curatius, der zugleich der vertraute Freund ihres Bruders ist. Die beiden Drillingspaare sind dazu bestimmt, einen Stellvertreterkampf gegeneinander auszufechten, so wie er gelegentlich auch unter homerischen Helden ausgetragen wurde. Tullus Hostilius, römischer König, und Cajus Cluilius, das Haupt der Albaner, stehen kurz vor einer Schlacht gegeneinander. Nach einigem Hin und Her über die Frage, wer wem den Krieg erklären dürfe, gehen die beiden Heere einander gegenüber in Stellung. Beide Parteien haben jedoch aus Furcht vor den Etruskern, dem gemeinsamen Feind, Vorbehalte, die Kraft ihrer Armeen zu schwächen. Da macht Metius Suffetius, der kommandierende General Alba Longas, den Vorschlag, die Frage der Vorherrschaft der Städte nicht in der Feldschlacht, sondern im sportlichen Wettkampf auszufechten. Die Horatierdrillinge auf der Seite Roms und die Curatierdrillinge auf der Seite Alba Longas sollen als Sachwalter beider Parteien im Kampf gegeneinander antreten. Der Vorschlag findet Zustimmung. Die Drillingsbrüder sind stolz, sich der ehrenvollen Aufgabe zu stellen. Der tragische Familienkonflikt ist damit vorprogrammiert, denn – ganz gleich, wie der Kampf ausgehen mag – eine der Frauen wenigstens wird ihren Gefährten verlieren. Im Laufe des Kampfes fallen zwei Horatier. Die drei Curatier werden verwundet. Der jüngste Horatier, zu schwach, sich allen drei Gegnern gleichzeitig stellen zu können, bedient sich einer Kriegslist. Zum Schein ergreift er die Flucht. Seine Erwartung, daß ihm die geschwächten Curatier nicht alle drei zugleich folgen können, erfüllt sich; es gelingt ihm, dreimal hintereinander jeden einzelnen in die Falle zu locken, dreimal siegreich zu bleiben und jeden der drei Curatier zu töten. »Der junge Held sieht sich auf dem Gipfel des Ruhms. Seine Schwester jedoch nennt diesen Ruhm ein Verbrechen, sie verflucht seine Tat und überläßt sich dem maßlosen Schmerz über den Verlust des Geliebten. Eine solche Schmähung seines Triumphes, vor aller Augen und inmitten der allgemeinen Freude über den Sieg, ist für Horatius hassenswert und unerträglich; im Jähzorn erschlägt er Camilla: ›Hinweg, entartete Schwester, die du deinen Bruder und dein Vaterland vergißt, geh, dich mit dem zu vereinen, dem allein du verbunden scheinst. Möge so jede Römerin den Tod finden, welche einen Feind Roms beweint!‹ Ist das ein Mord? Die Duumvirn, die der König ernannt hat, sprechen Horatius schuldig, sein Vater appelliert an das Volk, beruft sich auf sein väterliches Recht, den familiären Zwist zu entscheiden, einen vielleicht verbrecherischen Sohn – falls nötig – zu strafen. Zu schön sei aber hier der Sieg gewesen, zu groß der Gewinn für Rom, zu verständlich und zu legitim auch das Bedürfnis des Beleidigten nach Rache, um ihn nun, im Angesicht der Monumente seines Ruhms, dem Beil des Henkers übergeben zu können: ein rhetorisch geschicktes und zugleich demagogisches Plädoyer bewahrt den Sohn vor der Vollstreckung des Urteils.«[5]

Eine blutige Parabel über das Ineinanderverstricktsein von Familien- und Staatsraison ist das. Diese nun hatte sich David gemeinsam mit seinem Gönner d'Angiviller als Motiv für seinen Staatsauftrag ausgewählt. Ursprünglich war der folgende umständliche Bildtitel vorgesehen: *Horatius, der Sieger über die drei Curatier, der wegen der Ermordung seiner Schwester Camilla zum Tode verurteilt ist, wird vom Vater verteidigt, als die Liktoren ihn zur Hinrichtung führen, und vom Volke freigesprochen, das von dem großen Dienst gerührt ist, den er eben dem Vaterland erwiesen hat.* David hat dem bewegten Höhepunkt des Dramas auch eine Skizze gewidmet, die jedoch unvollendet geblieben ist.[6] Dann ist er – wohl in der Einsicht, daß die Bildwiedergabe der vorgesehenen Situation genauso verwickelt herauskommen müsse wie der zunächst vorgesehene Bildtitel – wieder davon abgekommen und hat statt dessen den das Drama vorbereitenden Augenblick gewählt, der zeigt, wie die drei Horatier-Brüder ihrem Vater, der die Schwerter verteilt, den Eid leisten, den Sieg im Kampf über alle Rücksichten zu stellen, auch über die familiären. Siegen oder fallen, das ist die Devise. Die Szene kommt ohne weitläufige Statisterie aus; sie bedarf keiner Massenregie. Sie ist weitaus ruhiger, klarer und leichter überschaubar als der tumultuöse Gipfelpunkt, zu dem sich das Drama schürzt, sie neigt zur Statik. Damit ist bereits ein Charakterzug des Klassizismus benannt. Die grundlegende Eigentümlichkeit der Komposition, auf der ein Haupt-

Jacques-Louis David, *Der alte Horatius verteidigt seinen Sohn,* 1783. Schwarze Kreide und Feder, mit Tusche laviert, 22 × 29 cm, Paris, Musée du Louvre, Cabinet des Dessins

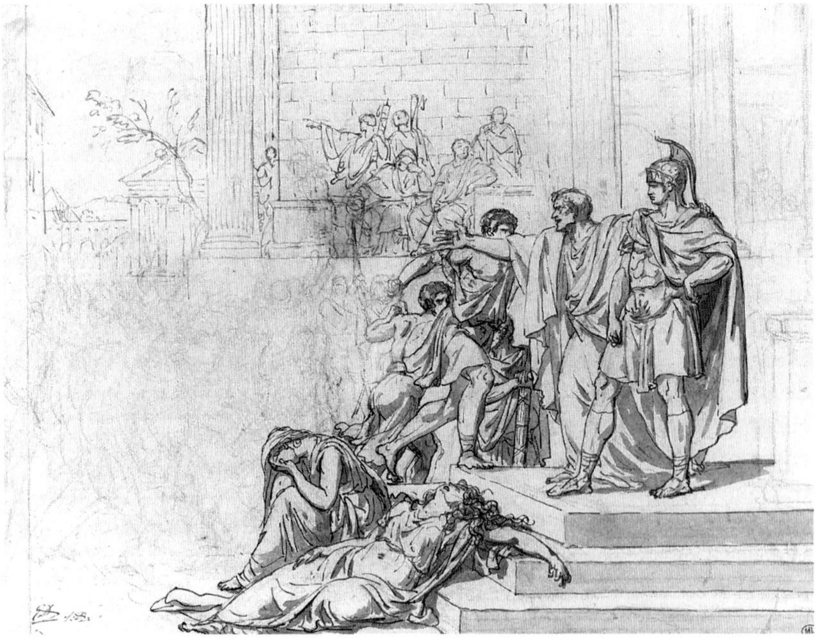

anteil ihrer Wirkung beruht, ist ihre statische Strenge. Sie hebt sich damit betont von der graziös bewegten Rokokomalerei von Davids Lehrer Boucher ab, dessen Einfluß noch in Davids Frühwerk waltet. Anstelle einer wie von einem sacht sich kräuselnden Windhauch getriebenen, kontinuierlichen atmosphärischen Bewegung, die, in die Falten der Stoffe, das Treiben der Wolken und das Rascheln der Blätter geblasen, so fein verteilt verläuft, daß sie sich nirgends recht fassen läßt, ist in Davids Bild eine minuziös festgehaltene Momentaufnahme getreten, von der aus mit Gewißheit auf die unmittelbar vorausgehenden und die sogleich daran anschließenden Phasen geschlossen werden kann. Das Bewegungskontinuum ist gedanklich in seine kleinstmöglichen Abschnitte zerlegt, und einer dieser Abschnitte ist hier dargestellt. Die festgehaltene Phase erscheint bewegungslogisch so in sich selbst gegründet und abgeschlossen, daß man daraus folgern kann, dies gelte auch für die vorausgehenden und die darauffolgenden Momente. Der Eindruck einer ruckartig abgehackten Aufeinanderfolge stellt sich ein. Ebenso wie die Raumkomposition bietet sich auch die Bewegungskomposition als Ergebnis einer Summe von Einzelbewegungen additiv dar. David hat die Stilmittel des Klassizismus hier in jeder Hinsicht aus der drastischen Konfrontation mit dem Rokoko gewonnen. Die Atmosphäre, die den Raum füllt, ist nicht mehr vom feinverstäubten Dunst durchdrungen, sie ist kristallklar und trocken. Dem irrationalen Bildraum des Barock und Rokoko wird der rational gegliederte entgegengesetzt, der sich vom messenden Auge in seiner Proportionalität unschwer erfassen läßt. Die Rationalität ist das Axiom der Malerei Davids. Somit unterwerfen sich seine Gemälde zwei schwesterlich verbundenen Grundsätzen – der Stereometrie und der Stereotypie. Alles läuft auf Eindeutigkeit hinaus. Selbst das im Raum nicht Sichtbare – weil es davor oder dahinter ist, den Raum noch nicht betreten oder ihn schon verlassen hat – kann eindeutig gefolgert werden. Die sichtbaren Erscheinungsformen von Stereometrie und Stereotypie innerhalb des Bildes sind: der abgemessene dreidimensionale Raum und der feste Körper. Davids Vorgehensweise, mittels Umrißbetonung sowie einer mit dem Pinsel fein vertriebenen Lokalfarbigkeit die Körperlichkeit der Gegenstände und Figuren sorgfältig herauszumodellieren, ist kein Realismus, sondern geschult an der Auseinandersetzung mit den Skulpturen der Antike, mit einer bildhauerischen Disziplin also, und neigt zur kubischen Statuarik. Fläche, Körper und Raum, das sind Kategorien der Physik.

Die kubische Qualität des Bildraums im *Schwur der Horatier* ist offensichtlich. Sie ist eine kompositorische Setzung. Die Räumlichkeit des Atriums, in dem die Szene spielt, ist leicht zu rekonstruieren. Die Proportionen sind vorgegeben. Ein Modell des ganzen Hauses könnte danach gebaut werden. Der Fußboden ist mit quadratischen Steinplatten ausgelegt, die von breiten Bändern gerahmt sind, an deren Schnittstellen sich nochmals kleinere Quadrate ergeben. Die Breite der Frontansicht gliedert sich demgemäß in drei quadratisch ausgelegte Fußbodenkompartimente, ebenso viele zeigt auch der in die Tiefe verlaufende Bildraum. Der Grundriß des vom Betrachter einsehbaren Raums ist demnach quadratisch. Zwei Drittel des Quadrats bilden den vorderen Raum, die Bildbühne, auf der die Helden, vom gleichmäßig von oben vorn einfallenden Licht gut ausgeleuchtet, agieren. Das hintere Drittel verdämmert ins Dunkle, vom vorderen Raum durch die Bogenstellung getrennt, die den Innenhof nach hinten begrenzt. Die Schlichtheit und Strenge der mächtigen Säulen, die Einfachheit der Rundbögen, die Kahlheit der Mauern sind steinernes Inbild der rustikal-soldatischen Haltung.[7] Somit ist die gesamte Szene in einen großen kubischen Kasten hineingestellt, einen viereckigen Bühnenkasten, an dessen Rampe sich die Handlung, wie von Schauspielern vorgeführt, vollzieht. Die Baugliederung ist von lakonischer Wucht. Die drei Rundbögen über der Säulenstellung teilen das Bild in drei Zonen. Damit ist ihm eine imaginär triptychale Tendenz eingebaut. Sie bestimmt die Bildregie und vermittelt ein Gefühl der Erhabenheit und Weihe. Die vorgeführte Handlung gewinnt dadurch einen unausgesprochen kultischen Charakter. In der mittleren Bogenzone reckt sich, in dominierender Pose als Herrscher über die Handlung ausgewiesen, die Gestalt des Vaters. Die linke Zone gehört den drei Söhnen, die rechte den Frauen. Der Vater ist der waltende Gott des Bildes. Von ihm gehen die Befehle aus, den Söhnen obliegt der Gehorsam. Die Gestalt des Vaters trennt die Gruppe der Söhne streng von jener der Frauen; den Söhnen wendet er sich zu, von den Frauen wendet er sich ab. Das Bild ist dem Prinzip der Männlichkeit geweiht und dessen gesellschaftlichem Ritus, dem Männerbund. Was heißt das?

Der Gegensatz in der Haltung der Männer- und Frauengruppe ist überscharf akzentuiert. Die Körper der Frauen sind weich und spannungslos, die der Männer hart und voller Spannung. Das Bewegungsspiel der Frauengruppe ist uneinheitlich und summiert sich zu einem wie unordentlich hingeworfenen, in sich zusammensinkenden Haufen. Das Bewegungsspiel der drei Horatier hingegen ist wie nach einem Exerzierreglement abgestimmt; die drei Körper verbinden sich in der präzisen Eingeübtheit der Bewegungen zu einer einzigen Form, zu einem Superkorpus, einer Dreieinheit. Die Gruppe der Frauen vermittelt gleitenden Rhythmus, die der Männer inkorporiert gegliederten Takt, die Gliederung des Taktes erfolgt mittels Zäsuren. Die Zerhacktheit des Bewegungsstakkatos der die Eideszeremonie vorexerzierenden Horatier drängt sich dem Auge auf. Sie präfiguriert die Kinese des Anblicks. Rhythmus ist organisch, Takt anorganisch. Die wellenartig fließende Haltung der Frauengruppe tendiert zur gelösten, die taktmäßige der Männer zur erstarrten Bewegung, zur gepanzerten Form, denn dort, wo die Bewegung erstarrt, bildet sich, wie bei den Kerbtieren, alsbald eine Kruste. Die zur Bewegung gelöste Form ist Gleichnis des Lebens, die zur Form erstarrte Bewegung strebt zum Tod. In der Erstarrung der Bewegung sucht die Gruppe der Männer Vollendung. Vollendung der Form in ihrer Erstarrung bedeutet aber immer Tod. Das ist, wenn man so will, die geheime Botschaft des Bildes. Sie handelt von den Körpern und deren Beherrschung. Die Körper der drei Horatier sind zu einem einzigen verschmolzen. Ihre Individualitäten sind in einem kollektiven Ich des Gehorsams aufgegangen, der sich aus freien Stücken dem väterlichen Willen unterwirft. Damit erst wird dieser Wille zum Befehl. Die Dreiergruppe mit den Schwurhänden, die unter der dirigierenden Handbewegung des Vaters wie an Marionettenfäden nach oben gezogen erscheinen, führt miteinander, dem heroischen Parallelismus der ihnen eingedrillten Körperbewegungen gehorchend, eine martialische Ballettnummer auf.[8] Tatsächlich besteht ja auch zwischen Marionettenspiel, Ballett und Exerzieren ein innerer Zusammenhang. In allen drei Fällen ist das natürliche Spiel der Körperbewegungen zugunsten eines künstlichen, eingeübten aufgegeben. Das künstliche Bewegungsspiel anstelle des natürlichen, das ist das Stereotyp. Die organische Innensteuerung der natürlichen menschlichen Körperbewegung erscheint wie von einem verneinenden Geist, der es liebt, die Menschen zu Automaten zu machen, auseinandergenommen und zu einem anorganisch-künstlichen Bewegungsmodell, das außengesteuert ist, wieder zusammengefügt. Das ist die Entfremdung des menschlichen Körpers von seiner geistigen Natur. Im Falle des Marionettenspiels ist damit aus der Not eine Tugend gemacht; im Falle des Balletts und des militärischen Exerzierens ist es das Symbol eines Ideals. Der Mensch wird umgeformt, er wird dem Regelsystem eines körperlichen Bewegungszwangs systematisch unterworfen, das seinem natürlichen Bewegungsdrang widerspricht. Seine Bewegungen werden mechanisiert, in Phasen unterteilt, es sind keine Verläufe mehr, sondern Abläufe. Daher wirken sie auch so abgehackt; ihre Gebärdensprache wird entpersönlicht, sie wird maschinell transponiert, um dem Kollektivkörper einer übergeordneten Willensmaschine als Funktionsteil eingegliedert zu werden. Diese Maschine ist der Überkörper. Sie ist die Armee, der Staat, die Nation. Die Stereotypisierung der Körperbewegungen ist Ausdruck der Raison. Der einzelne unterwirft sich aus eigener Einsicht der Disziplin der Gesamtmaschine. »Die Effizienz eines mechanisierten Körpers, seine besondere Ökonomie, die Möglichkeit der Einbindung in übergeordnete taktische Einheiten hängen vom kontrollierten Zusammenspiel seiner Teile ab: die Naturgesetze der Bewegung bestimmen die Regeln der Konstruktion eines ›homme machine‹«, stellt Stolpe fest.[9] Damit spielt er auf Julien Offray de La Mettries berühmt-berüchtigten Essay *L'homme machine* an, der 1748 erstmals erschien.[10] Wer die Abhandlung wirklich liest und nicht lediglich den Titel zitiert, wird feststellen, daß La Mettrie von seinen Aufklärer-Kollegen nicht zuletzt deshalb mit Verachtung gestraft wurde, weil er in der Konsequenz seines materialistischen Denkens seiner Zeit ungefähr ein Jahrhundert voraus war. Er vertritt keineswegs, wie der Titel vermuten läßt, einen mechanistischen, sondern einen vitalistischen Materialismus. Indes bleibt ihm nichts anderes übrig, als sich mittels Begriffsbildern verständlich zu machen, die seinen Zeitgenossen geläufig sind. »Ich täusche mich nicht:« schreibt er, »der menschliche Körper ist eine Uhr, aber eine so ungeheuer komplizierte und mit so viel Geschick und Raffinement konstruierte, daß, im Falle, wenn das Sekundenrad stehenbleibt, das Minutenrad weiterhin seine Aufgabe erfüllt. (...)«[11]

In der Uhr bestätigt sich das Bild von der Maschine im 18. Jahrhundert. Die Uhr ist der Inbegriff des Automaten, der wiederum ist das Vorbild der soldatischen Haltung. Der Soldat hat die Befehle, die er erhält, so auszuführen, als sei er von einem Uhrwerk aufgezogen. Dementsprechend ruckhaft sind auch die von ihm eingeübten Bewegungen, er benimmt sich wie ein Androld.[12] Der soldatische Automatenmensch wird als Muster des gehorsamen Helden vorgeführt und somit jedem Staatsbürger zum Vorbild. Auch die Raison ist neben der Ratio eine Spielart der Vernunft, die jemandem beigebracht werden soll, hierin öffnet sich der ganze Spielraum zwischen Erziehung und Zwang. Das soldatische Selbstverständnis der französischen Nation nicht nur im 18. Jahrhundert, dem Automatenzeitalter, in dem es Gestalt gewonnen hat, sondern gerade auch während der Revolution, in der napoleonischen Ära und weit ins 19. Jahrhundert hinein, ist aus diesem Zusammenhang zu verstehen. Stolpe weist nach, daß David seine *Horatier* und seinen *Brutus,* »die alle dem Staat zum Opfer bringen, was ihnen am teuersten ist«, weniger in einer Reaktion auf die gelehrten Dispute der Enzyklopädisten geschaffen hat, sondern als Propagandist für die Pläne der Heeresreform. Denn, so lautet die Argumentation, »David arbeitete im Auftrage des Staates und im Sinne eines reformistischen Programms, das auf die Stabilisierung der Monarchie abzielte (an deren Abschaffung zu diesem Zeitpunkt noch keiner dachte).«[13] Die Reformbestrebungen gingen von den Familien des alten französischen Offiziersadels aus, die damit das Laisser-faire, den Luxus, die Schlamperei und die Sittenlosigkeit, die in die Armee und ihr Offizierskorps Einzug gehalten hatten, bekämpfen wollten. Von daher rührte die Forderung nach der bedingungslosen Subordination.[14] Die Automatisierung des Körpers ist eine Anforderung des Exerzierreglements. Dieses wiederum ist Ausfluß des formenden Willens, dem die Organisation der gesamten Armee unterliegt. Die französischen Militärhandbücher der Zeit, in denen die Schlachtordnungen und ihre Manöver durchgespielt werden, sind auf das zierlichste mit Kupferstichen bestückt, denen die Lust der Stecher und ihrer Auftraggeber an der geometrischen Ordnung anzusehen ist.[15] Sie gleichen nicht von ungefähr den Partituren eines großen Balletts. Die Schlacht gestaltet sich als ein Gruppentanz, der nach festgelegten Regeln zelebriert wird. Das Bedürfnis der Zeit nach dem Vollzug einer eigenmächtigen Ornamentik der Sitten kommt darin zur Geltung. Der Kupferstichtechnik gilt dabei eine besondere Bedeutung: Sie stützt die Schärfe der Umrißzeichnung in der Wiedergabe der Anordnung der Felder, sie definiert die Rationalität des sittlichen Ornaments. Die Kupferstichdiagramme der Heeresordnung folgen dem gleichen Anmutungsschema wie die Kupferstiche mit der Darstellung von Werkzeugen, Maschinenteilen und Präzisionsinstrumenten in den wissenschaftlichen und handwerklichen Gebrauchsanweisungen der Zeit. Das wirkt alles zugleich zierlich graziös, sauber und unwiderlegbar genau. Jede Epoche hat ihre eigene Reproduktionstechnik; in ihr äußert sich der Zeitgeist, durch sie wird er beeinflußt. So ist die Kupferstichtechnik das reale Abbild jener geistigen Eigenschaften, denen die Vordenker der Gesellschaft huldigen: Ratio, Clarté, Raison. Bei Betrachtung der Schlachtordnungspartituren sticht die Gliederung nach rechteckigen und quadratischen Feldeinheiten ins Auge. Jedes dieser Felder symbolisiert eine in Reihen hintereinander angetretene Abteilung Soldaten, jede ist also die Flächenprojektion eines aus Menschenleibern geformten Kubus oder Quaders. Die Tendenz zum Kubi-

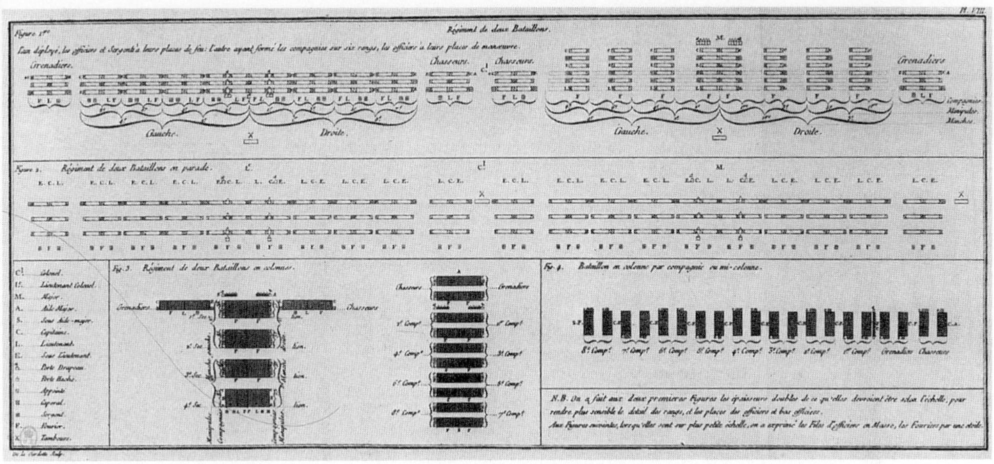

Schlachtenordnung aus: Mesnil-Durand, *Fragments de tactique,* Bd. 2, Paris 1774

schen, die in Davids Gemälde den Bühnenraum charakterisiert, tut sich hier in ihrer Reinform kund. Der Quader und der Kubus sind stereometrische Körper. In der Schlachtordnung realisieren sie eine geistige Form, ein Begriffsmuster, das dem Bedürfnis nach Ratio, Clarté und Raison gehorcht. Jeder Aufmarschblock repräsentiert einen Kollektivkörper, eine aus einer abgemessenen Anzahl in die Form gezwungene Geometrie. Der bestimmende Einfluß der Überkörper, aus denen die Armee gebildet ist, äußert sich schon in den militärischen Fachausdrücken, z. B. Quartier, Escadron, Rayon, Offiziers- und Armeekorps.

Die militärische Gesellschaft ist also, wie Davids Gemälde vor Augen führt, eine ›verschworene‹ Gemeinschaft, deren heldisches Ideal im Männerbund seinen Superkorpus findet, sie ist somit eine Vatergesellschaft. Der Vater ist im engen Familienkreis das Urbild des Führers, der von seinen Söhnen zu erwarten hat, daß sie seiner Forderung nach Raison respektvoll gehorchen. Hier nun schürzt sich der Knoten des Pflichtenkonflikts, denn als Familienoberhaupt ist der Vater zugleich Garant dafür, daß sich notfalls die Familienraison der Staatsraison, anders gesagt, der Raison der Res publica, der öffentlichen Angelegenheiten, zu beugen hat. Das ist die ethische Prioritätensetzung. Gegebenenfalls hat der Vater das Recht und die Pflicht, den ungehorsamen Sohn, der die Raison der Res publica zugunsten der natürlichen Familienliebe oder auch des eigenen Ehrgeizes verletzt hat, im Widerstreit der Gefühle seinen eigenen väterlichen Schmerz hintanstellend, mit dem Tode zu strafen. In der Historienmalerei des Klassizismus wimmelt es nicht nur von sterbenden Helden, die sich dem Vaterland geopfert haben, eindrucksvolles Beispiel dafür ist Davids Gemälde *Andromache beweint den toten Hektor* von 1783, sondern sie ist auch von Vaterfiguren besetzt, vorbildlichen Repräsentanten einer die Annehmlichkeiten des Daseins dem Grundsatz der Raison unterwerfenden spartanischen Lebensauffassung. Dazu gehört ein

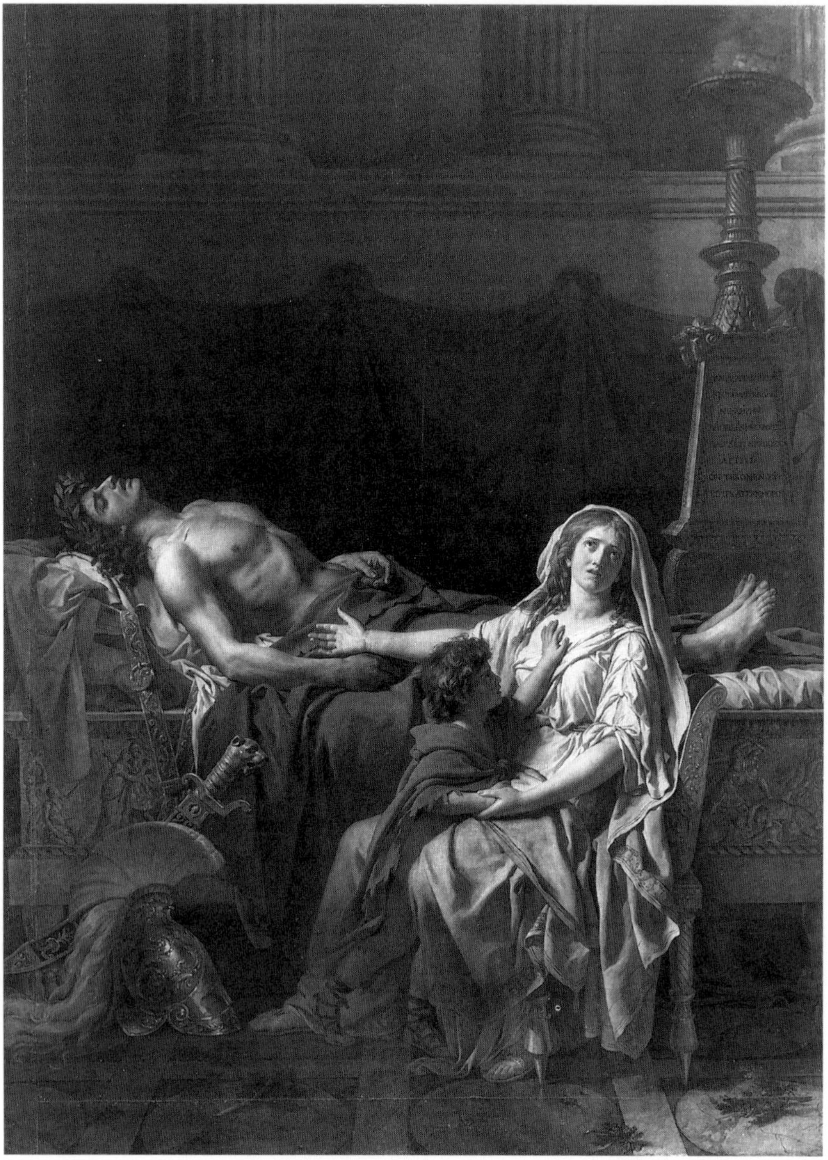

Jacques-Louis David, *Andromache beweint den toten Hektor,* 1783. Öl/Lwd., 275 × 203 cm, Paris, Musée du Louvre

Motiv, mit dem sich David auf seine Historienmalerei eingestimmt hat, sein *Belisar* von 1781, das Bild, mit dem er in die Akademie aufgenommen worden ist.[16] Das Raison-Thema hat auch Davids Zunftgenossen inspiriert. Wichtigstes Beispiel ist Jean-Simon Berthélemys 1785, also ein Jahr nach dem *Schwur der Horatier,* vollendetes Gemälde *Manlius Torquatus verurteilt seinen Sohn zum Tode.*[17] Es ist ein Beispiel für die kompositorisch und stilistisch

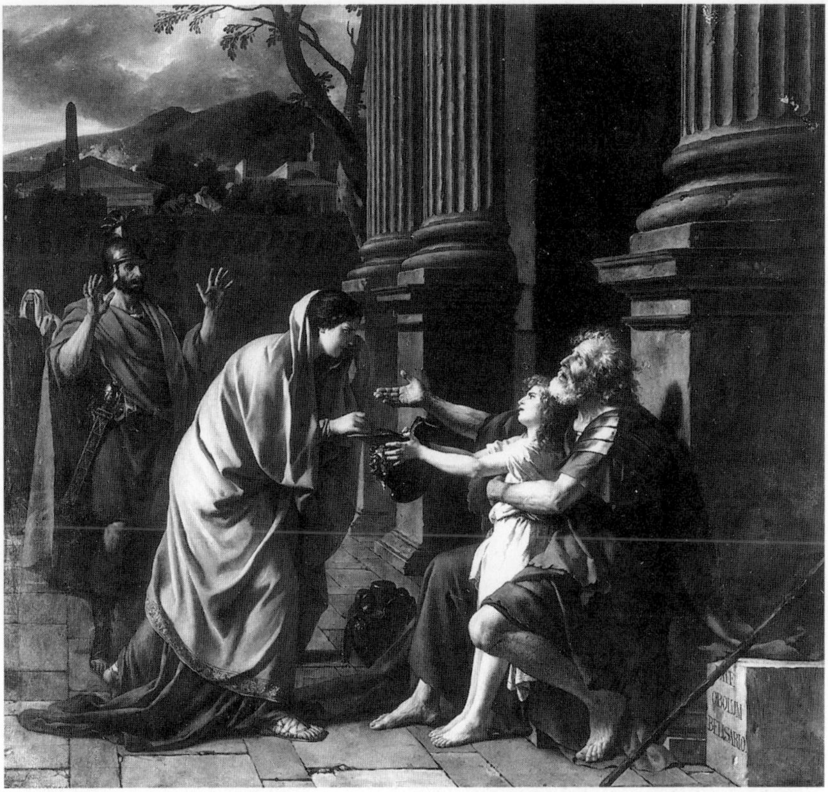

Jacques-Louis David, *Der blinde Belisar um ein Almosen flehend,* 1781. Öl/Lwd., 288 × 312 cm, Lille, Musée des Beaux-Arts

konservative Auffassung des Motivs. Die umwälzende Neuerung der Stilauffassung in Davids *Horatiern* geht aus dem Vergleich der beiden Gemälde hervor. Berthélemys Bild schildert eine von Livius übermittelte Episode. Entgegen der Anordnung seines Vaters, des Konsuls Manlius Torquatus, hatte dessen Sohn im Latinerkrieg die Herausforderung eines der tapfersten latinischen Offiziere angenommen und diesen im Zweikampf besiegt – ein Kleistscher Topos in altrömischer Fassung. »Er (...) kehrt mit der erbeuteten Rüstung seines Gegners ins eigene Lager zurück, begleitet vom Beifall seiner Kameraden. Mit der stolzen Miene des Siegers tritt er vor den Konsul und legt ihm die Beute zu Füßen. Aber er hat zugleich die väterliche Autorität und die eines militärischen Befehlshabers mißachtet: dieser, dem nichts über das Wohl des Vaterlandes und die Aufrechterhaltung der Disziplin geht, zögert nicht, das Todesurteil auszusprechen und seinen Sohn dem Beil des Liktors zu überantworten.«[18]

Stilistisch und kompositorisch ist Berthélemys Gemälde noch ganz der Manier des Ancien régime verpflichtet. Im Unterschied zu Davids *Horatiern* (Ft. 2) zeigt es den Höhepunkt des Dramas in einer vielfigurigen, aufgeregten

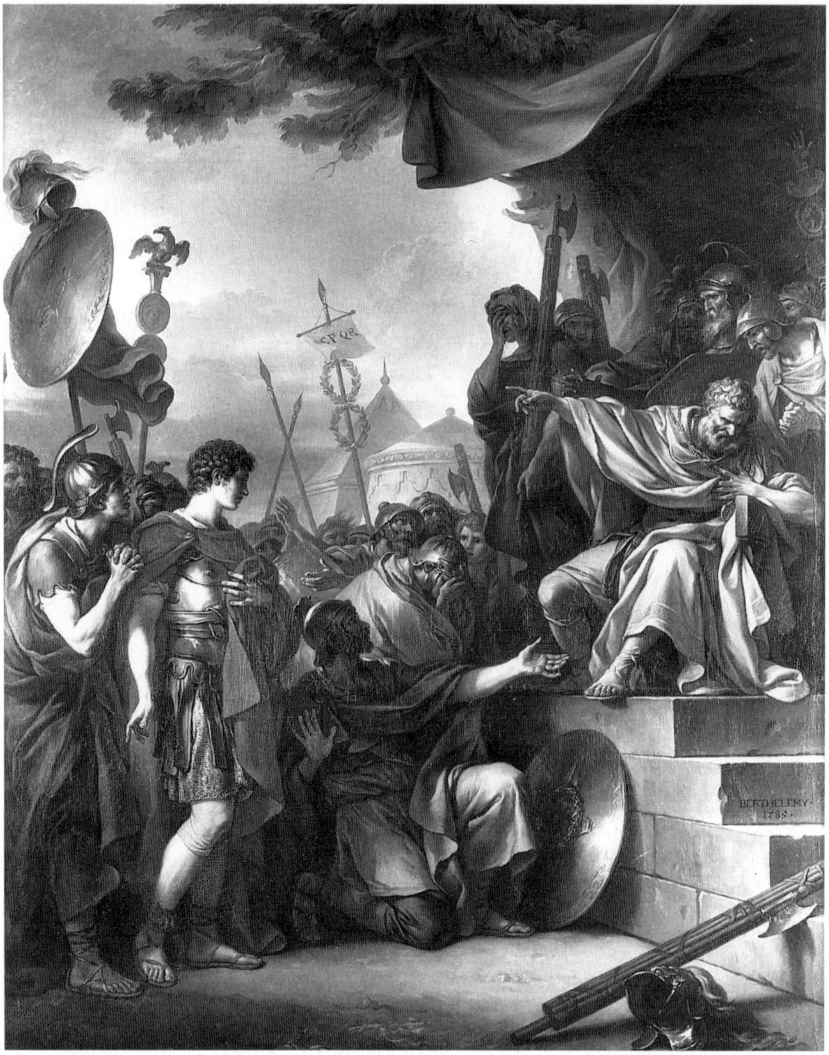

Jean-Simon Berthélemy, *Manlius Torquatus verurteilt seinen Sohn zum Tode,* 1785. Öl/Lwd., 328 × 266 cm, Tours, Musée des Beaux-Arts

Szene. Der Gegensatz der Auffassungen tritt drastisch hervor. Hier die Aufgeregtheit, bei David die formelhafte Bändigung der Emotion, hier die Bewegtheit der Gesten, dort die Starre, hier das quirlige Durcheinander, dort die disziplinierte Ordnung, hier Überfülle, dort Sparsamkeit, hier ein kreisender Wirbel, dort ein kristalliner Kubus. Mit dem *Schwur der Horatier* hat David dem negativen Exempel der väterlichen Raison das positive gegenübergestellt. Der im dreifachen Kampf siegreiche Sohn, der einzig Überlebende der Drillingspaare, wird vom Vater wegen der Tötung Camillas nicht verurteilt, sondern in Schutz genommen. Sie, nicht er, hat mit ihrer leidenschaftlichen Anklage zugunsten der Familie gegen die Staatsraison verstoßen. Den heroischen Moment der väterlichen In-die-Pflicht-Nahme der Söhne ergreift David in der Pointierung des Terminus ante quem. Das ist der Geniestreich des Klassizisten. Damit hat er den kopernikanischen Punkt gefunden, der es ihm gestattet, eine völlig neue Bildordnung zu entwickeln.

Der negativen Version gilt das zweite Gemälde Davids mit einem Motiv aus dem gleichen Problemkreis, der *Brutus.* Die Tragödie spielt am Beginn der Republik Rom und ähnelt der des Manlius Torquatus. Lucius Iunius Brutus, der Sage nach der Befreier Roms von der Herrschaft der Tarquinier, ist der erste römische Konsul. Seine Söhne haben sich mit dem exilierten König gegen die junge Republik verschworen. Daraufhin ordnet der Vater die Hinrichtung an und läßt sie öffentlich vollstrecken. Das Brutus-Motiv ist in jenen Jahrzehnten auch von anderen Künstlern aufgegriffen worden, Vorgängern Davids. Wegen des dramatischen Effekts kaprizierten sie sich auf eine Szene, die der in Davids Bild gezeigten vorausgeht: den Schwur des Brutus. Für die Verschwörung der Söhne erscheint er als eine schicksalhafte Voraussetzung. Der Schwur des Vaters, die Verschwörung der Söhne, die Hinrichtung der Söhne durch den Vater – eine fatale Abhängigkeit.[19] Es wird geschworen, und es wird geköpft. Das ist eine neurotische Disposition, ein zwanghafter Entscheidungszusammenhang, in dessen Zurschaustellung sich die Anlage zum theatralischen Wechselspiel der beiden aufeinander bezogenen Rituale auf der Blutbühne der Revolution bereits ankündigt. David hat

Jacques-Louis David, *Die Liktoren bringen Brutus die Leichen seiner Söhne zurück,* 1789. Öl/Lwd., 323 × 422 cm, Paris, Musée du Louvre

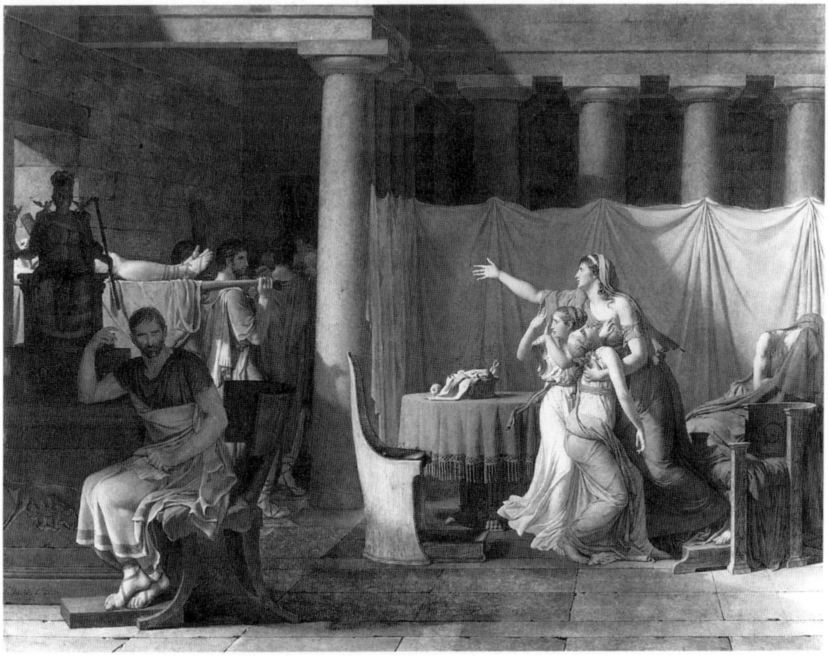

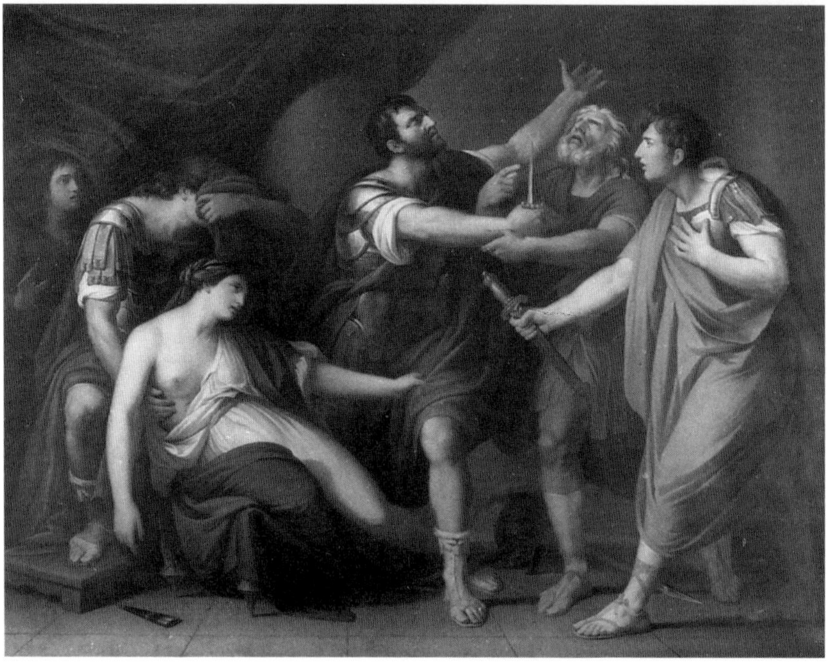

Gavin Hamilton, *Der Schwur des Brutus,* 1763/64. Öl/Lwd., 208 × 271 cm, London, Theatre Royal, Drury Lane

sich vom Motiv des Schwurs in den Gemälden seiner Vorgänger Jacques-Antoine Beaufort und Gavin Hamilton Anregungen für seinen *Schwur der Horatier* geholt. Mit der Darstellung des *Brutus* wählt er wiederum nicht den dramatischen Höhepunkt der Tragödie, auch keinen Augenblick, der, wie der *Schwur der Horatier,* davor spielt, sondern einen, der danach stattfindet.[20] Zum *Schwur der Horatier* bildet das Gemälde ein antiklimaktisches Gegenstück.

Auch im *Brutus* findet man wieder die Halle des Hauses mit den unkannelierten dorischen Säulen, auch hier wieder die Gruppe der trauernden Frauen, ins volle Licht getaucht, nicht im stummen Schmerz diesmal, sondern aufgewühlt, klagend, heftig gestikulierend, im Aneinanderklammern einen mollusken Kollektivkörper bildend. Links vorn im Schatten sitzt Brutus im grimmen Schmerz erstarrt. Hinter seinem Rücken bringt das Gefolge der Liktoren auf geschulterter Trage die Leichen der Söhne herein. Ein Sonnenstrahl beleuchtet hell die nackten Beine eines der beiden Toten. Zwischen dem bewegungslosen Vater und dem schweigenden Zug erhebt sich, alle Starre in ihrer Masse verdichtend, dunkel die thronende Statue der Roma. In der linken Hand das Zepter, in der rechten eine Statuette der Viktoria, verkörpert sie den Grundsatz der unerbittlichen Gerechtigkeit. Hinter ihrem rechten Arm wird ein Liktorenbündel sichtbar. Sie ist eine Ahnfrau der Göttin der Republik, die in Regnaults Gemälde zu sehen ist.[21]

Die Frage liegt nahe, warum David in diesen beiden Staatsbildern Rom gegenüber Griechenland den Vorzug gibt? Zwar hatte sich der Künstler anfangs nicht einseitig für das römische Sujet entschieden, sondern davor und danach auch Werke mit griechischen Motiven geschaffen,[22] jedoch übten die beiden römischen Bilder auf die zeitgenössische französische Gesellschaft deshalb eine so suggestive Wirkung aus, weil sie zur altrömischen Kultur eine genuine Sympathie empfand, weil sie sich dazu hingezogen fühlte. Der Sitz der Académie Royale in Rom gab dieser Affinität gravitätischen Nachdruck. Die Stipendiaten, die für den Aufenthalt in Rom ausgewählt wurden, sollten römisches Bildungsgut in sich aufnehmen, ihr Geist sollte von römischem Geist durchdrungen werden. Der Sitz in Rom besiegelte einen Anspruch des französischen Geistes auf die kulturelle Vormacht innerhalb des römischen Bereiches. Frankreich empfand sich als der legitime Erbe der römischen Antike, das wurde damit demonstriert. Die Franzosen sahen sich als die Römer Europas. Wenn sich ausgerechnet das französische Königreich in der Festlegung seiner Vorbilder nicht auf das römische Kaiserreich, sondern auf die Republik mit ihren Musterbeispielen einer bis zum äußersten rigoristischen Ethik berief, so hängt das einerseits mit den angedeuteten Reformbestrebungen gegen Mitte und Ende der Regierungszeit Ludwigs XVI. zusammen – die ja nicht lediglich auf eine Heeresreform zielten, sondern auf eine kulturelle und sittliche Erneuerung und daher auf den disziplinarisch festgelegten Kodex der altrömischen Tugenden pochten, auf den die Nation wieder eingeschworen werden sollte –, andererseits mit dem durch die geographische Lage des Landes bedingten französischen Zentralismus. Der französische Zentralismus fand sich im altrömischen historisch legendär gespiegelt. Das ist eine Wahlverwandtschaft, aus der vieles über die Zusammenhänge zwischen Ideal und Ideologie, Ethos und Ästhetik in der französischen Mentalität, so auch über ihre Neigung zur Unbedingtheit des Urteils, geschlossen werden kann.

Davids Genie wurzelte, außer in seiner pathetischen Humorlosigkeit, vor allem in seiner divinatorischen Intuition. Sein historisches Geschick beruhte auf der den *Horatiern* wie dem *Brutus* innewohnenden Wirkungsdiaphanie. Sein Glück war es, daß er beide Bilder in doppelter Hinsicht zum genau richtigen Moment fertigstellte. In beiden Gemälden sind zwei Aspekte miteinander zur Deckung gebracht, jener der Republik und jener des disziplinarischen Gehorsams gegenüber der Res publica. Die Res publica, der Staat, war zur Regierungszeit Ludwigs XVI. durch die Herrschaft des Königs und des Adels etikettiert. Ihren Repräsentanten galt Davids *Schwur der Horatier* als vorbildliche Unterstützung ihrer Ideologie der disziplinarischen Reform. Der republikanische Hintergrund stellte sich, gleich einer Folie für die Hohlspiegelung des Zentralismus, als Reflektor der disziplinarischen Forderungen aus genügendem historischen Abstand dar. Mit dem Sturz des Königtums trat, wie durch einen Vexiertrick des Epochenwechsels nach vorn gespielt, sofort der zweite Aspekt in den Vordergrund, der republikanisch-patriotische. So konnten beide Bilder problemlos von der Revolution akzeptiert werden, um so mehr, als ihre Ideologen, die deren Sinnsetzung interpretierten, den ethischen Rigorismus unabgeschwächt übernahmen und seinen Richtungswechsel nur dadurch markierten, daß sie ihm ein anderes Vorzeichen setzten.

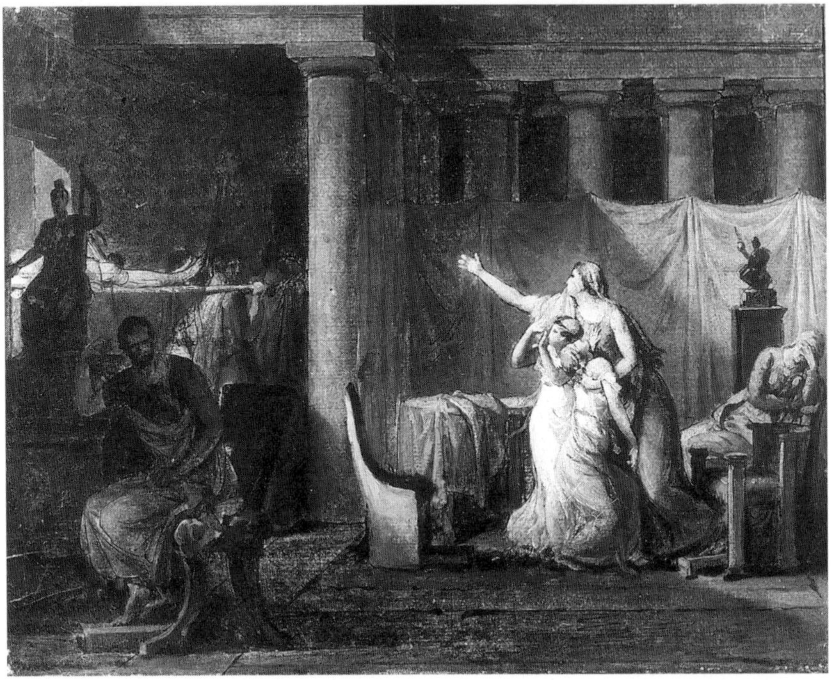

Jacques-Louis David, *Die Liktoren bringen Brutus die Leichen seiner Söhne zurück,* Skizze, Öl/Lwd., 27,5 × 35 cm, Stockholm, Statens Konstmuseer

Es ist der Geist, der sich den Körper zerstückelt. Von dem selbständigen Körperglied der Bruderhand im Rücken des vordersten Horatiers bis zu einem aus Gründen der Sittlichkeit vom Rumpf getrennten Menschenhaupt ist es nur ein Schritt, wenn auch ein konsequenter. Eine Ölskizze zum *Brutus* zeigt, wie die Köpfe der enthaupteten Brutus-Söhne auf Stangen gespießt hoch über den Köpfen des Defilees der Bahre voran ins Haus getragen werden. »Die dem Historienmaler in unruhiger Zeit (dem Sommer 1789) gebotene Dezenz, die allzu offensichtlichen und somit delikaten Analogien zu dem, was sich gerade vor der Haustür abspielte, scheinen Grund gewesen zu sein, auf dieses Motiv zu verzichten.«[23] So wird gesagt. Das wäre ein Akt von bemerkenswerter Diskretion. Die Realität hatte die Bilder eingeholt, die äußere Wirklichkeit die innere.

Anmerkungen

1 Elmar Stolpe, Klassizismus und Krieg. Über den Historienmaler Jacques-Louis David, Frankfurt a. M./New York 1985; Jörg Traeger, Der Tod des Marat, Revolution des Menschenbildes, München 1986; Alvar Gonzales-Palacios, David und die Malerei zur Zeit Napoleons, Herrsching 1988.

2 Siehe dazu: Antoine Schnapper, J.-L. David und seine Zeit, Würzburg 1981, S. 169: »David war nicht an der Sitzung des Nationalkonvents vom 9. Thermidor anwesend, und dieser Umstand

hat ihm wahrscheinlich das Leben gerettet. Der Maler selbst versichert in einer unveröffentlichten Rede, die er als Abgeordneter im Herbst 1794 für seine Kollegen verfaßte: ›Ich war soweit davon entfernt, diese Ereignisse vorauszusehen, daß ich jenen Tag gewählt hatte, um ein Brechmittel zu nehmen.‹ Indessen hatte er am Tage zuvor einen Satz ausgesprochen, der zu einem der Hauptanklagepunkte gegen ihn wurde. Am Ende seiner Rede vor dem Nationalkonvent hatte Robespierre ausgerufen: ›Mir bleibt nur noch, den Schierlingsbecher zu trinken‹, worauf David in einer jener plötzlichen Regungen des Gefühls nach klassischem Muster entgegnete: ›Wenn du den Schierlingsbecher trinkst, werde ich ihn mit dir trinken.‹ Zwischen dem 10. und dem 12. Thermidor wurden Robespierre und über hundert seiner Freunde guillotiniert. David wurde zu seinem Glück erst am 15. Thermidor verhaftet, und die Comités de Sûreté et de Législation (Ausschüsse für allgemeine Sicherheit und Gesetzgebung) hatten über die gegen ihn erhobenen Anklagen zu befinden. Zunächst wurde er im ehemaligen Haus des Finanzpachtamts in der Rue de Grenelle-Saint-Honoré inhaftiert, wo die Bedingungen recht milde waren, durfte er doch Besuch empfangen und sich von seinem Schüler Delafontaine Material zum Malen bringen lassen. Dort soll er Delafontaine zufolge sein zweites Selbstbildnis gemalt haben, das er später seinem Schüler Isabey schenkte, und das sich heute im Louvre befindet. Nach einem Monat wurde er ins Luxembourg verbracht und blieb dort bis zum 28. Dezember gefangen. Aber der Feldzug gegen ihn wurde weitergeführt. Die Sektion des Museums reichte am 3. Mai eine Anklage in 17 Punkten ein, und am 28. Mai 1795 wurde David nach den Aufständen der ›Montagnards‹ vom 1. und 2. Prairial (20.–21. Mai) und der darauffolgenden Reaktion erneut festgenommen und ins Gefängnis Quatre-Nations verbracht. Am 4. August wurde er endgültig auf freien Fuß gesetzt, und die Amnestie vom 26. Oktober 1795, die erlassen wurde, als das Direktorium die Regierung übernahm, enthob ihn der letzten Sorgen.«

3 Schnapper, ebenda, S. 70.

4 Der Maler Germain-Jean Drouais, der 1784 nach Rom ging, schrieb an seine Mutter: »David hat sein Bild seit 14 Tagen fertiggestellt. Es gibt keine Worte, um seine Schönheit zu beschreiben (...). In Rom nehmen alle Leute es warm auf und weisen mit dem Finger darauf hin. Ob Italiener, Engländer, Deutscher, Russe, Schwede, was weiß ich, alle Nationen beneiden Frankreich um das Glück, einen solchen Mann zu besitzen. Sein Bild ist öffentlich ausgestellt, und unablässig strömen Menschen herbei. Tag für Tag werden ihm lateinische, italienische, französische Verse gewidmet.« Zit. nach Schnapper (zit. Anm. 2), S. 74.

5 Stolpe (zit. Anm. 1), S. 57f.

6 Der Zeichnung geht eine weitere von dramatisch bewegter Komposition voraus: *Die Rückkehr des siegreichen Horatius,* 1781, Wien, Albertina.

7 Siehe dazu: Stolpe (zit. Anm. 1), S. 68: »Die dorische Ordnung war – so wollte es die Enzyklopädie – den Häusern der Militärs vorbehalten: ›Am Wohnhaus eines Soldaten sollte ein kriegerischer Charakter vorherrschen, der sich an geradlinigen Elementen, einem ungefähren Gleichgewicht von Fülle und Leere und einer Architektur erkennen läßt, die aus der dorischen Ordnung entwickelt ist.‹«

8 Der eigentümliche Schwurgestus der Horatier, die am starren Arm ausgestreckte Hand, zeigt eine gewisse Ähnlichkeit mit dem späteren Hitlergruß. Wenn in den beiden bisher ausführlich besprochenen Gemälden rituelle Symbole vorkommen, die auf den Faschismus vorausweisen, die Rutenbündel der römischen Liktoren in dem Bild von Regnault, die Vorform des Hitlergrußes in dem von David, so ist das kein Zufall. Von den Faszes haben die Faschisten ihren Namen abgeleitet. Der Hitlergruß ist die Nachahmung einer altrömischen Eidesleistung entsprechend dem Vorbild klassizistischer Phantasie. Selbstverständlich wäre es unsinnig, die Kultur des französischen Klassizismus für das Aufkommen des Faschismus verantwortlich zu machen oder gar als dessen Vorläuferin zu betrachten. Andererseits ist aber die Frage danach geboten, woher der Faschismus die Vorbilder für seine rituellen Formeln und Embleme bezogen hat. Eine eingehende Arbeit über das Verhältnis des Faschismus und des Nationalsozialismus zum Klassizismus, insbesondere zum französischen – nicht allein in der Architektur –, steht meines Wissens noch aus. Die vom Klassizismus entwickelte Bildsymbolik dient dabei der sinnfälligen Transmission der Idealvorstellungen von altrömischer Disziplin. Der Klassizismus hat diese Vorstellungen im historischen Rückgriff zum Leben erweckt und in eine eigene Form gesetzt. Faschismus und Nationalsozialismus haben sich in ihrem Rückbezug auf das Römische des Klassizismus als Reflektor bedient. Beiden gemeinsam ist die Proklamation einer soldatischen Haltung, deren Heldentum sich in der strikten Unterwerfung unter die Befehlsgewalt eines Führers aus freiwilligem Gehorsam manifestiert. Das ist die gemeinsame Wurzel der Ähnlichkeiten und Übereinstimmungen im Heroen – wie im Totenkult. So gesehen sind die drei Horatier Vorbild für den Idealtyp des SS-Manns.

9 Stolpe (zit. Anm. 1), S. 110.

10 Julien Offray de La Mettrie, Der Mensch als Maschine, hrsg., übers. und mit einer Einführung von Bernd A. Laska, Nürnberg (2. Aufl.) 1988.

11 Ebenda, S. 83f.

12 Der Android war das Faszinosum der Epoche. Der von einem verborgenen Mechanismus bewegte, in seinem Äußeren einem Tier oder einem Menschen täuschend ähnliche, kunstreiche Automat übte auf die Menschen eine magische Anziehungskraft aus. Das 18. Jahrhundert war die Ära dieser mechanischen Automaten, so, wie das unsere die Ära des Computers ist. Berühmte Beispiele sind Jacques de Vaucansons künstliche Ente, P. Jaquet-Droz' Schreiber sowie Thomas von Kempelens schachspielender Türke. Das Bedürfnis der Menschen, ihrerseits die subtile Bewegungsautomatik der Androiden nachzuahmen, äußert sich in der spieluhrartig-zeremoniellen Gestik des Figurenornaments in den Gesellschaftstänzen, Menuett, Gavotte, Polonaise etc.

13 Stolpe (zit. Anm. 1), S. 12.

14 Ebenda, S. 27ff.

15 Mesnil-Durand, Fragments de tactique, Bd. 2, Paris 1774; Jacques-Antoine-Hippolyte Guibert, Essai général de tactique, Bd. 2, Paris 1772, zit. nach Stolpe (zit. Anm. 1), S. 233 und Abb. 41–43.

16 Belisar, der ruhmreiche General des oströmischen Kaisers Justinian, den Deutschen geläufig als einer der Helden in Felix Dahns *Ein Kampf um Rom,* Besieger u. a. der Vandalen, Perser und Bulgaren, wird, der Verschwörung beschuldigt, vom Kaiser verstoßen und – nach einer ungesicherten Überlieferung – geblendet und zum Betteln verurteilt. Davids Bild zeigt den blinden Bettler, wie er von einem seiner ehemaligen Soldaten und dessen Familie aufgefunden wird. Schnapper (zit. Anm. 2), S. 60: »Zu Marmontels wie zu Davids Zeiten besaß die Geschichte zudem ein aktuelles Interesse: Lally-Tollendal, der Held von Fontenoy im Jahre 1745, der aber in Indien von den Engländern geschlagen und daraufhin des Verrats beschuldigt wurde, war 1766 nach einem Prozeß, dessen Ungerechtigkeit Voltaire anprangerte, enthauptet worden. Das Rehabilitationsverfahren begann 1778 und wurde 1781 gerade abgeschlossen. Belisars tragisches Geschick, das Bild des Undanks der Großen dieser Welt und der Unbeständigkeit des Glücks, hat unmittelbar vor David mehrere Maler inspiriert: Jollain schon 1767, Durameau 1775 mit einem für den Grafen d'Angiviller bestimmten Bild, Vincent 1776 (Montpellier, Musée Fabre) und schließlich Peyron, der unter den Augen Davids, mit dem zusammen er in Rom weilte, das bereits besprochene Gemälde 1778 vorbereitet und 1779 ausführte.«

17 Der Motivkreis, der mit den Stichworten Staatsraison und Vaterbild umschrieben sei, wird in einer Reihe von Gemälden jenes Zeitraums am Beispiel unterschiedlicher Sujets variiert und modifiziert. Dazu gehören in chronologischer Reihenfolge außer den bereits genannten u. a.: Gavin Hamilton, *Der Schwur des Brutus,* 1763/64, Öl/Lwd., 208 × 271 cm, London, Theatre Royal, Drury Lane; Jacques-Antoine Beaufort, *Schwur des Brutus,* 1771, Öl/Lwd., Nevers, Musée Municipal; Johann Heinrich Tischbein, *Der Tod des Cicero,* 1785, aquarellierte Federzeichnung, 51,5 × 75 cm, Frankfurt/M., Frankfurter Goethe-Museum, Freies Deutsches Hochstift; Philipp Friedrich von Hetsch, *Der Tod des Konsuls Papirius,* 1786, Öl/Lwd., 105 × 162 cm, Nürnberg, Germanisches Nationalmuseum; Jean-François-Pierre Peyron, *Curius weist die Geschenke der Samniten zurück,* 1787, Öl/Lwd., Marseille, Musée des Beaux-Arts; Jean Auguste Dominique Ingres, *Die Botschafter von Agamemnon im Zelt des Achilles,* 1801, Öl/Lwd., Paris, Ecole des Beaux-Arts.

18 Stolpe (zit. Anm. 1), S. 18.

19 Jacques-Antoine Beaufort, *Schwur des Brutus,* 1771, Öl/Lwd., Nevers, Musée Municipal; Gavin Hamilton, *Der Schwur des Brutus,* 1763/64 Öl/Lwd., London, Theatre Royal, Drury Lane. Allein schon der Besitzhinweis gibt zu erkennen, wie eng die Historienmalerei in der Ausnutzung von dramatischen Bühneneffekten mit dem Schauspiel auf dem Theater verbandelt war. Schnapper (zit. Anm. 2), S. 92: »Erinnern wir uns daran, daß gegen Ende des 6. Jahrhunderts v. Chr. der Sohn des Tarquinius Superbus, des letzten Königs von Rom, die züchtige Lukrezia vergewaltigte, die Frau seines Vetters Collatinus. Um den ihr zugefügten Schimpf zu rächen, nahm sie sich in Anwesenheit ihres Vaters und des Lucius Iunius Brutus das Leben; Brutus war der Neffe des Tarquinius (der schon mehrere Angehörige seiner Familie getötet hatte) und lebte an dessen Hof unter dem Schutz eines vorgetäuschten Stumpfsinns. Dieses düstere Familiendrama gewinnt nun seinen politischen Sinn: Brutus reißt den Dolch aus Lukrezias Brust, und an ihrer Leiche schwört er und fordert den Schwur, Rom von den Tarquiniern und der Monarchie zu befreien.«

20 An eine Darstellung des dramatischen Höhepunktes hat David immerhin probehalber gedacht; dies belegt die Studie *Brutus wohnt der Hinrichtung seiner Söhne bei,* Bleistift und Tusche,

laviert, auf Papier 61 × 77,5 cm, New York, Slg. Mr. and Mrs. Eugène V. Thaw. Siehe: Jacques-Louis David 1748–1825, Kat. Musée du Louvre, Paris/Musée national du château, Versailles, Paris 1989, Kat. Nr. 87, S. 202.

21 Die dunkel dräuende Figur der Roma in Davids *Brutus* ist eine antikisierende Fassung der Allegorie der Republik in Gestalt einer Nationalgöttin. 1848 hat der Ingres-Schüler Henri-Joseph-Arman Cambon das Gemälde *Die Republik* geschaffen (Öl/Lwd., 73 × 53 cm, Montauban, Musée Ingres). Die Göttinnen in den Gemälden von Regnault, David und Cambon folgen alle drei dem gleichen allegorischen Muster. Cambons ›Republik‹ sieht so aus, als habe die Göttin aus Regnaults Gemälde, um einige Jahre gealtert, ihre jugendfrische Anmut verloren. Matronenhaft und ein bißchen verfettet, thront sie, die Haare streng gescheitelt, frontal vor uns. An die Stelle des hölzernen Stufengestells in Regnaults Gemälde, dem noch etwas Provisorisches anhaftet, ist eine etablierte Fassung getreten, ein breit lagernder weißer Steinquader. Er lastet auf einem steingrauen Podest, das mit einer Inschrift versehen ist: »XXII XXIII XXIV Fevrier M D CCC XLVIII«, und er gleicht insofern der Roma in Davids Bild, deren Thron sich ebenfalls frontal zum Betrachter über einer Plinthe erhebt. Dort lautet die Inschrift »DEA ROMA«. Anstelle eines Zepters hält Cambons ›Republik‹ in der Linken die Trikolore, anstelle einer Viktoria in der erhobenen Rechten ein seltsam anmutendes Gebilde, die plastische Ausformung zweier die Brüderlichkeit symbolisierender ineinanderverschränkter Hände. Der Helm auf dem Sockel zur linken Seite der Thronenden verbildlicht, im Verein mit der Fahne und dem römischen Schwert, das sie zusammen mit der Fahnenstange umgreift, die Wehrfähigkeit. Der Löwe, auf den die Frauenfigur ihre Füße stützt, ist eine Allegorie der Stärke, der Bienenstock daneben ein Zeichen des Gewerbefleißes. Ein Regenbogen überwölbt das Ganze. Die Dame macht nicht eben einen freundlichen Eindruck, sondern zeigt sich eher in lehrerhaft fordernder Strenge. Bemerkenswert ist, daß auf dem breiten Platz des Thronsitzes rechts neben ihr das geometrische Stereotypen-Set aus dem Emblembaukasten der strikten Observanz fein säuberlich aufgebaut ist – der Eckstein, eine Seite des Würfels vorweisend, schwarz, fast, als käme sie aus einer fremden Welt – der Dimension des Absoluten, Geometrie des kategorischen Imperativs. Darauf ist das Dreieck des Richtscheits errichtet und nun, anstelle des gefällten Lots in der Mittelsenkrechten des Richtscheits, die zum Schwur erhobene Hand. Somit sind alle Zeichen versammelt, die gut und teuer sind. Die abgehackten Hände haben hier in ihrer Stellvertreterfunktion die Oberhand gewonnen, ein Anblick von unfreiwillig makabrer Komik. Die Inschrift des Sockels nennt die Tage der revolutionären Erhebung vom 22. bis 24. Februar 1848. Sie war der Anlaß für die Ausschreibung eines Wettbewerbes der republikanischen Regierung am 18. März, an der sich Cambon beteiligte. Siehe: Bismarck–Preußen–Deutschland–Europa, Kat. Deutsches Historisches Museum Berlin 1990, Kat. Nr. 3a/3, S. 141, 143.

22 *Der Schwur der Horatier* war Davids erstes römisches Sujet. Griechische Sujets, so *Minervas Kampf gegen Mars* (1771), *Der Tod des Seneca, Belisar* (1781) *Hektors Beweinung* (1783) waren vorausgegangen, weitere, *Der Tod des Sokrates* (1787), *Paris und Helena* (1788), folgten.

23 Stolpe (zit. Anm. 1), S. 159f. Am 14. Juli 1789, dem Tag des Sturms auf die Bastille, werden die Köpfe des ermordeten Gouverneurs der Bastille, Marquis de Launay, und des Vorstehers der Stadtverwaltung, Flesselles, auf Piken gesteckt durch die Stadt getragen. David hielt die Köpfe der beiden Enthaupteten in einer Zeichnung fest (Bleistift, Feder in Braun, ca. 17 × 20,2 cm, Paris, Bibliothèque Nationale).

I.3 Gravitation und Leere

In der Ausstellung der ›Society of Artists‹ in London stellte der englische Maler Joseph Wright of Derby 1768 ein Bild vor, das Aufsehen erregte. Sein Titel: *Das Experiment mit einem Vogel in der Luftpumpe* (Ft. 5).[1] Das Gemälde, heute im Besitz der National Gallery, London, schildert eine wissenschaftliche Demonstration im Augenblick äußerster Spannung. Hauptperson ist der Regisseur des Experiments, der Naturgelehrte, dessen hohe, schmale Gestalt, umgeben von einem neunköpfigen Auditorium, alle anderen Anwesenden überragt. Er ist im Bild der Aktive, der Täter. Er ist es, der das Geschehen in der Hand hat und seinen Verlauf steuert. Die anderen sind passiv; sie hören und sehen ihm zu. Eindringlich stößt der hagere, von einer silbergrauen Mähne umwallte Gelehrtenkopf aus dem Bild heraus nach vorn und blickt uns mit auffordernder Miene an, als wolle er auch uns, die Betrachter, von der Bedeutung seiner Vorführung überzeugen. Der rote Mantel, den er trägt, hebt noch den Effekt seiner Dominanz, ein Königs-, ein Zauberermantel – er macht den Gelehrten zum Magier. Die Insistenz seiner Mimik und seines Gebärdenspiels steuert die Dramatik des Geschehens, die offensichtlich gerade jetzt ihren Höhepunkt erreicht hat. Vor ihm auf der spiegelblanken Platte eines runden Tisches erhebt sich der Aufbau einer wissenschaftlichen Apparatur. Es handelt sich um eine Luftpumpe für naturwissenschaftliche Vorführungen, wie sie damals üblich waren. Auf dem hohen Ständer, dessen roter Anstrich mit dem Rot des Gelehrtenmantels korrespondiert, wölbt sich eine große Glasglocke. Sie ist der Behälter, aus dem während der Vorführung die Luft herausgepumpt wird. Das ist die Quintessenz der Demonstration. Ein Vakuum wird geschaffen, ein Nichts in einem von Glas umschlossenen Innenraum. Der Vogel, der am Boden des Glases flattert, schon dem Tode nah, hat die undankbare Aufgabe, den Effekt zu veranschaulichen. Je mehr Luft aus dem Glas entfernt wird, desto mehr gerät er in Atemnot; ist die Luft schließlich ganz entwichen, muß er sterben. Damit wäre der Beweis dafür erbracht, daß das Vakuum den Glasballon restlos ausfüllt, daß dieser demnach eine handliche Portion Nichts enthält. Der Vogel ist dem ›Nichts‹ zum Opfer gebracht. Das ist der Kern des Dramas. Der Vogel ist nicht irgendeiner, kein Spatz und keine Taube. Es ist ein weißer Kakadu.[2] Der Künstler hat ihn wohl als Modell gewählt, um mittels des prachtvollen weißen Gefieders die Wirkung zu steigern. Neben dem Ständer, der den Glasballon hält, steht eine Vakuumpumpe mit vier Kolben aus Messing. Sie ist durch einen Schlauch mit dem Glasgefäß verbunden und wird mittels einer Handkurbel bedient, deren Griff der Gelehrte umfaßt hält, wobei sein ausgestreckter Zeigefinger nach unten weist. Dort steht ein mit einer opaken Flüssigkeit gefüllter Kelch, auf dessen Grund ein an den Rändern angefressener Totenschädel liegt, Symbol der Vanitas. Der Gelehrte hat mit der hocherhobenen Linken den Deckel des Glasballons gefaßt: Wenn er den dort befindlichen Hahn aufdreht, strömt neue Luft ein, und der Vogel ist gerettet, wenn nicht, dann stirbt er. Welchen weiteren Weg die Demonstration nehmen wird, wofür sich der Experimentator entscheiden wird, das bleibt ungewiß. Genau diesen Scheidepunkt hat Wright ins Bild gesetzt. Die Spannung spiegelt sich auf unterschiedliche Weise in den Gesichtern und Gebärden der Anwesenden. Der Gelehrte hat Leben und Tod der Kreatur in der Hand, er entscheidet darüber, was ihm wichtiger erscheint, das vollständig zu Ende geführte naturwissenschaftliche Experiment oder das Erbarmen mit dem Leben. Der Grundkonflikt der modernen Wissenschaft hat damit erstmals in einem Gemälde seine bündige Gestaltung gefunden. Der Wissenschaftler ist im Stande seiner Anmaßung wie seiner Verantwortung Gott gleich; er ist der waltende Gott des Experiments.[3] Der Vortrag findet sichtlich nicht vor einem Kollegium von Fachgelehrten statt, sondern es ist eine populärwissenschaftliche Schaustellung, die ihre unausgesprochene Jahrmarktsattitüde nicht ganz verheimlichen kann. Die Zuschauer repräsentieren die unterschiedlichen Typen und Lebensalter eines Laienpublikums. Das Pärchen links ist in erster Hinsicht mit sich selbst beschäftigt; das Schicksal des Vogels ist ihm – so scheint es – ebenso egal wie die Beweiskraft der Vorführung. Der kleine Junge daneben schaut mit dem sachlichen Interesse des Vertreters einer künftigen Technologengeneration gebannt nach oben. Der Herr im verlorenen Profil links vor ihm ist in seiner gelassen registrierenden Haltung ein bereits erwachsenes Exemplar einer solchen, auf die Lust am Experimentellen gerichteten Haltung. In der Hand hält er eine Uhr, mit der er die Phasen des zeitlichen Ablaufs mißt. Sein Gegenpart rechts ist ein in meditative Betrachtung versunkener älterer Herr. Zur Mitte hin stehen zwei kleine Mädchen, dem gefangenen Vogel seelenverwandt. Das größere verdeckt die Augen mit der Hand, es kann nicht ertragen, weiter zuzusehen; das kleinere schaut mit einem sprechenden Blick voll ängstlicher Besorgnis nach oben. Der Herr dahinter, wohl beider Vater, redet ihnen mit nach oben deutendem Zeigefinger gütlich zu. Erläutert er ihnen die göttliche Vorsehung oder die Unausweichlichkeit der Naturgesetze, versichert er ihnen tröstlich, daß der Vogel gerettet wird? Das bleibt offen. Der Junge am Fenster, der prüfend nach dem Vogel blickt, hält zwei Schnüre, an denen der Vogelbauer aufgehängt ist. Er ist der Gehilfe des Experimentators. Läßt er den Käfig herunter, weil er weiß, daß der Vogel am Leben bleiben wird, oder hievt er ihn hoch, weil er weiß, daß er stirbt?

Wright of Derby war ein Meister der Lichteffekte. Seine Faszination galt der Lichtwirkung des Feuers und dem Gegeneinanderausspielen der Kontraste zwischen warmem und kaltem Licht. Einen großen Teil seines Schaffens hat er diesem elementaren Motiv gewidmet, sei es in den Darstellungen von Vulkanausbrüchen oder sei es in den Nachtstücken mit den Einblicken in Eisenschmieden, die zu den frühen Industriebildern gehören.[4] Das Feuer mit seinen hitzig rot und gelb leuchtenden Tönen ist dabei stets das Lichtelement, das von innen kommt, von unten aus dem Innern der Erde; es ist das Element des Vulcanus, des Gottes des Feuers. Das kühle Licht in seinen weißen, grünen und blauen Tönen hingegen ist nicht lediglich das Licht der Nacht, es ist das des Firmaments, das kosmische Licht, das der erhabenen Natur. Das kühle Licht ist das Licht von außen; es tröstet und dämpft. Das heiße Licht ist das Licht der Erde und des Menschen. Es ist in seiner Bändigung das schaffende Licht, das sich der Mensch industriell zunutze macht. In Wrights *Experiment mit der Luftpumpe* erscheint die Lichtkomposition als konservatives Gestaltungsmittel. Sie läßt sich bis auf Georges de La Tour, Caravaggio und die holländischen Interieurmaler wie Gerrit van Honthorst und Hendrick Terbrugghen zurückführen. ›Candle Light Pictures‹ werden solche Bilder genannt. Indes erweist sich, daß Wright gerade das konventionelle Schema der Lichtverteilung aus einer Quelle im Zentrum des Ereignisses höchst raffiniert dazu einsetzt, der motivischen Sensation des wissenschaftlichen Experimentalstücks eine Gleichniskraft zu verleihen, die weit über das Allegorische hinausreicht, denn die kühne Neuerung der Bilderfindung Wrights beruht auf der Wahl eines Motivs, das so bis dahin von der bildenden Kunst nicht behandelt worden war – die wissenschaftliche Demonstration. Die Lichtquelle, wohl eine Kerzenflamme, ist in Wrights Gemälde nicht direkt zu sehen, sie wird von dem ausladend gewölbten Kelchglas verdeckt, dessen milchig getrübter flüssiger Inhalt für eine Diffusion des Lichts, ähnlich wie bei einer Schusterkugel, sorgt. So entsteht, vom Zentrum her ausstrahlend, eine Art imaginärer Lichtball von geringer Reichweite, der in das rings umgebende Dunkel vordringt und seine Grenze in der Ausleuchtung des um den Tisch versammelten Zuschauerkreises findet, eines Planetensystems von Teilnehmern, von denen die am nächsten stehenden, die beiden Mädchen, durch den grellen Reflex auf ihren Kleidern selbst zur Beleuchtungsdramatik beitragen, wohingegen die beiden außen sitzenden Männer, zwei auch mental gegensätzliche Typen, ein Zuschauer und ein Zuhörer nämlich, von der kleinen Zentralsonne gerade noch jupiter- und saturnmäßig angestrahlt werden. Finsternis umgibt das aufgeregte Ereignis inmitten des Raums gleich einer Schale. Draußen, durch das Fenster sichtbar, erscheint der Vollmond und verbreitet, hinter den Wolken hervorgetreten, seinen weißen, kühlen, sanften Schein, unbeteiligt, jenseits aller menschlichen Dramatik. Das Geschehen um die Luftpumpe wirkt durch diesen Kunstgriff gleich einer Geisterbeschwörung noch stärker in die abgesonderte Finsternis des Innenraums zurückgewiesen. Draußen, hinter den Fensterscheiben, waltet die ausgeschlossene Natur, drinnen, in dem Glasballon, ist die Kreatur eingeschlossen. Das Experiment mit der Luftpumpe ist eine Absonderung der Natur von der Natur. Das wissenschaftliche Experiment bezeugt sich damit als ein Vorgang der Entfremdung. Die um die Luftpumpe versammelte Gesellschaft hat sich von der Außennatur abgekehrt und ihrem gemeinsamen Innenlicht zugewandt. Die Flamme der Kerze – es könnte auch die eines Öllämpchens sein –, die den so zustande gekommenen Mikrokosmos von innen her ausleuchtet, versinnbildlicht das Licht der aus dem Weltzusammenhang gelösten menschlichen Individualität und der notwendigerweise damit aktivierten gestalterischen Kraft des menschlichen Egoismus, die die innere Triebkraft der industriellen Revolution ist; es ist ein Ich-Licht. Die ›faustische‹ Allüre des über das Zentrum hinweg, ins Dunkle hinein auf den Betrachter gerichteten Experimentators verleiht der Szene eine leicht beängstigende Stimmung. Das Kerzenlicht beleuchtet den Dozenten von unten, auch darin erweist sich die Raffinesse in der Wahl der scheinbar so konventionellen Lichtkomposition. Infolge der krassen Licht-Schatten-Kontraste, die den Faltenwurf des roten Mantels vertiefen und die eine Gesichtshälfte des Dozenten stark herausheben, die andere hingegen ins Dunkel setzen, wird der Charakter des Vortragenden physiognomisch modelliert. In seiner Zwiespältigkeit erscheint er gleichwohl als Magier. Der Wissenschaftler als Magier – das ist die Aussage des Bildes.

Der tiefe Eindruck, den die Darstellung eines Vakuums mit Hilfe der Luftpumpe zur Mitte des 18. Jahrhunderts auf die Gemüter machte, ist heute kaum noch nachzuvollziehen. Das war eine jener Demonstrationen, die zur Erschütterung des bis dahin gültigen Weltbilds beitrugen. Ansgar Stöcklein kommentiert: »In der Zeit, in der die Schöpfung aus dem Nichts derart zur technischen Aufgabe erklärt wird, beschäftigen sich viele Überlegungen und Experimente mit dem leeren Raum. Zunächst mußte man das ›Nichts‹ haben, bevor etwas daraus geschaffen werden konnte. Die Herstellung des Vakuums war eine der technischen Voraussetzungen für die Entwicklung der Dampfmaschine und für den technischen Aufschwung, der damit zusammenhängt. (…) Otto von Guericke war kein Einzelgänger; er ist der erfolgreiche Exponent vielseitiger, intensiver und jahrzehntelanger Bemühungen, welche damals die Techniker ebenso wie die gelehrte und gebildete Welt beschäftigten. Die Frage, ob in der Natur ein horror vacui sei, ging nicht nur die Ingenieure an den Wasserbecken an. Die Vakuum-Experimente und das Pumpen waren zur Mode geworden; ›Wie viele sitzen anitzo nicht bey der Luftpumpe und pumpen ohne zu wissen, warum sie pumpen.‹ Aus einer Hamburger Zeitung von 1743 (…).«[5]

Der Schotte James Ferguson, ein Astronom, der in seiner Londoner Werkstatt wissenschaftliche Instrumente herstellte, war einer jener Entertainer, die mit ihrem Programm populärwissenschaftlicher Schaustellungen umherreisten und einen wissenschaftlichen Salonzauberkasten voll handlicher technischer Apparaturen mit sich führten. Das Protokoll der Vorführung, an der Wright teilnahm, ist nicht überliefert, jedoch gibt es eine genaue Beschreibung eines ähnlichen Auftritts von Ferguson in Bath. Falls die reisenden Experimentalgelehrten damals überhaupt lebendige Tiere für die Demonstration mit der Luftpumpe verwendeten, dann allenfalls Spatzen oder Mäuse, die leicht zu fangen waren und nichts kosteten; ein Kakadu wäre viel zu teuer gewesen. Ferguson bediente sich keiner Lebewesen, sondern einer sogenannten Lungenmaschine. Das war ein Modell, mittels dessen das Aufblähen und Zusammenfallen von Lungenflügeln simuliert werden konnte.[6] Wright hat den Vogel um des dramatischen Effekts willen seinem Bild beigesteuert. Damit akzentuiert er den moralischen und religiösen Aspekt seiner Fragestellung.

Die Creatio ex nihilo ist das alleinige Privileg Gottes, ihr ist das Wunder der Schöpfung entsprungen. Der Schöpfung das Nichts zu entreißen, aus dem sie geschaffen wurde, ist ein ähnlich prometheischer Akt wie vor Zeiten die Eroberung des Feuers. Wer der Natur das Nichts abtrotzt, nimmt Gottes Schöpferkraft für sich in Anspruch. Verantwortlichkeit und Anmaßung des Experimentators sind damit gleichermaßen herausgefordert. Das ist der innere Konflikt der modernen Naturerkenntnis und ihrer praktischen Folge, der modernen Naturwissenschaft, der damit in nuce faßbar wird. Im Bild der um die Luftpumpe versammelten Gesellschaft, und besonders herausgehoben in der Gestalt des Experimentators, hat Wright diesen Konflikt auf den Punkt gebracht. Unter den Utensilien auf der Tischplatte befindet sich ein Paar Magdeburger Halbkugeln im Miniaturformat. Die beiden Halbkugeln liegen rechts neben dem zur Hälfte mit einer Flüssigkeit gefüllten Glasgefäß, direkt vor dem in Gedanken versunkenen älteren Zuhörer. Sie veranschaulichen, daß sich der Vortragende in seinen Ausführungen auch auf den Entdecker des Vakuums bezieht, der seine Erkenntnisse bereits 1672 darlegte.[7] Die heftige Erschütterung, die Otto von Guericke bei seiner Begegnung mit dem von ihm herausgeforderten leibhaftigen Nichts empfunden hat, geht aus folgenden Worten hervor: »Es hat also ein jegliches Ding seine Stätte im Nichts, und wenn Gott das Gefüge der Welt, das er schuf, wieder zunichte macht, bliebe an seiner Stelle nichts als das Nichts, das Unerschaffene (wie es vor Anfang der Welt gewesen). Denn Unerschaffenes ist, dessen kein Anfang ward, und Nichts heißt uns, dessen kein Anfang ward. Alles schließt es ein. Es ist köstlicher als Gold, bar jeden Werdens und Vergehens, es ist erquickend wie eine Gnade des Lichtes, edler als der Könige Blut, dem Himmel gleich, höher als alle Sterne, gewaltiger wie des Blitzes Strahl, vollendet und allseitig gesegnet. Das Nichts kennt kein Unglück. An dem Nichts, spricht Hiob, hanget die Erde. Außer der Welt ist nur das Nichts; das Nichts ist allenthalben.«[8]

Dieser Lobgesang auf das Nichts, seine Vergöttlichung – praktizierter Nihilismus, der das Bild von der Schöpfung verändert, indem er dem Plus das Minus hinzufügt – verrät, daß Guericke wußte, welcher Kraftakt ihm da gelungen war. Das Vakuum ist das Nichts in einem Behälter; es ist ein handliches Stück eingefangenes Nichts, das darin eingesperrt wurde. Die Kraft des Nichts besteht nun nicht darin, daß es da wieder heraus will, sondern darin, daß es alles an sich reißen will und nur durch den stabilen Aufbau des Behälters daran gehindert wird: Die Kraft des Nichts ist, wie die Kraft der Finsternis, ein Sog. In dem Glasballon in Wrights Gemälde befindet sich in Wirklichkeit nicht nur *ein* Gefangener, sondern es sind deren zwei: der Vogel und das Nichts. Im Kampf um das Dasein zeigt sich das Nichts dem Leben gegenüber überlegen. Die Form des aggressiven Nichts, aggressiv deshalb, weil sie vom Menschen als Portion abgesondert und eingesperrt worden ist, ist aber aus dem unzerstörbaren Impuls der Negation um so wirksamer. Diese Kraft, die Gegenkraft zu allen anderen Naturkräften, hat sich die Technik zunutze gemacht. Sie ist das Agens, das dem Wirkungsprinzip der Dampfmaschine zugrunde liegt. Die Tatsache, daß die Dampfmaschine ein völlig neuer Maschinentyp ist, der sich von allen vorausgegangenen Maschinen grundsätzlich unterscheidet, beruht darauf, daß sie in der Vakuumkammer das Nichts für sich arbeiten läßt. Sie hat sich damit ein Stück Allmacht erobert. Die aggressive Triebkraft des in der Vakuumkammer eingesperrten Nichts ist der Grundimpuls für die Motorik der industriellen Revolution. Eine Passage aus Erasmus Darwins, Wrights gelehrten Freundes, 1795 erschienenem Lehrgedicht ›The Botanic Garden‹ gleicht einem späten Echo auf von Guerickes

Exaltation: »wie, wenn in ehernen Pumpen die Kolben sich bewegen/das Membranventil oben dem Druck standhält;/Kolbenhub folgt auf Kolbenhub,/der eiskalte Dunst fällt, und neblige Tautropfen beschlagen die Kristallwände/Dünner und dünner breitet sich die leichte Flüssigkeit aus/Und Schweigen wohnt mit Leere darin:/So regiert in der nächtlichen Leere mit grimmiger Freude/Uranfängliches Schweigen mit uralter Nacht.«[9]

Zwei Jahre vor dem *Experiment mit der Luftpumpe,* 1766, hat Wright ein Gemälde verwandten Motivs geschaffen: *Die Vorlesung eines Philosophen über das Planetarium* (Ft. 4).[10] Beide Bilder haben Wrights kunstgeschichtlichen Rang gesichert. Wright, 1739 im mittelenglischen Derby geboren, war ein angesehener Porträtist der gehobenen Schichten. Die neuen Entdeckungen und Entwicklungen der Naturwissenschaft und Technik lieferten damals in den Salons anregenden Gesprächsstoff. Wright selbst gehörte einer bedeutenden Gruppe von Naturwissenschaftlern, -philosophen sowie wissenschaftlich gebildeten Laien an, mit denen die Gesellschaft der englischen Midlands reich gesegnet war. Der Verein nannte sich – nach der Gewohnheit, seine Treffen auf denjenigen Montag eines jeden Monats zu legen, der dem Vollmond am nächsten lag – ›The Lunar Society‹. Die damals neuesten Erkenntnisse auf den Gebieten der Astronomie, Physik, Chemie, Elektrizität, Medizin usw. wurden dort besprochen. Unter den Mitgliedern waren James Watt, dessen Förderer Matthew Boulton, der Porzellanfabrikant Josiah Wedgwood, der Chemiker Joseph Priestley und der vielseitig interessierte Dr. Erasmus Darwin, den Wright mehrfach porträtiert hat.[11] Zu den von Wright Porträtierten gehört auch John Whitehurst[12], ein hochangesehener Konstrukteur wissenschaftlicher Präzisionsinstrumente. Seine geologische Veröffentlichung *Inquiry Into the Original State and Formation of the Earth* (1778) ist ein Zeugnis des hohen Bildungsstandes der wissenschaftlichen Amateure aus jenen Gesellschaftskreisen. Professionelle Wissenschaft und autodidaktisch gebildetes Privatgelehrtentum ergänzten sich. Der behäbig-wißbegierige Forscherdrang der Gelehrten, die sich auf den Landsitzen und in den kleineren und mittleren Städten Mittelenglands zusammenfanden, war von einer etwas anderen Atmosphäre getragen als der spekulative Scharfsinn des französischen Temperaments – nicht so hitzig, eher phlegmatisch, weniger der scharfe Schattenlinien zeichnenden Mittagssonne, sondern, wie schon der Name ›Lunar Society‹ besagt, mehr dem milden Mondlicht zugeneigt, keine geistige Durchdringung wie in der Großstadtgesellschaft, sondern eine aus dem Erlebnis der natürlich gepflegten Landschaft gewachsene Denkweise, aber gerade wegen ihrer Neigung zum Phlegma nicht weniger bohrend und von dem beharrlichen Willen getragen, dem Funktionszusammenhang der Dinge so lange auf den Grund zu gehen, bis man die Ursachen dafür unwiderleglich in der Hand hat. In der Hand, nicht nur im Kopf, denn in all jenen Bestrebungen zeichnet sich der Bezug zur Praxis ab, der Wunsch, sich die Dinge konkret vor Augen zu führen und anfaßbar zu machen. Modelle werden gebaut und so lange korrigiert, bis sie mit der Theorie übereinstimmen (oder sie auch widerlegen und von ihr abweichen) und so vorgeführt werden können, daß sie nicht nur den Gelehrten einleuchten, sondern jedermann mit nur einigem Interesse verständlich sind. Nicht von ungefähr unterscheidet sich der Beitrag des französischen Impulses zur Eröffnung des bürgerlich-kapitalistischen Zeitalters von jenem der Engländer, mit aller Vorsicht behauptet, dadurch, daß die Franzosen die politische Revolution – die tatsächlich eine Revolution war –, die Engländer hingegen die industrielle Revolution, die ausgesprochen evolutionäre Züge in sich schließt, zustande gebracht haben. ›Evolution‹, das Schlagwort des 19. Jahrhunderts, wurde denn auch von einem Engländer in die Debatte geworfen, dem Enkel eben jenes universalistisch gebildeten Landarztes Erasmus Darwin aus Derby. Man muß sich vor Augen halten, daß die bürgerlichen Gelehrten der Midlands, die ihre Forschungen aus Profession gleichwie als Steckenpferd betrieben, als professionelles Hobby, das läßt sich nicht auseinanderhalten, nahe beieinander wohnten. John Whitehurst lebte nur unweit von Wrights Elternhaus. Ein weiterer Freund Wrights aus der ›Lunar Society‹ war Peter Burdett, Entdeckungsreisender, Kartograph, Landschaftskünstler und Radierer. Ihn und seine erste Frau hat Wright 1765 porträtiert.[13] 1766 zog Burdett in nächste Nachbarschaft zu den Wrights. Bis dahin hatte er zeitweilig in Staunton Harold unweit Derby gewohnt, und zwar im Haus von Washington Shirley, dem 5. Earl Ferrers, einem Liebhaber der Astronomie, der sich ein eigenes Planetarium gebaut hatte. Letzterer war auch der Käufer des Planetarium-Gemäldes, und es darf angenommen werden, daß das dargestellte Planetarium dasjenige von Lord Ferrers ist.[14]

Beide Gemälde – das mit dem Planetarium und das mit dem Luftpumpen-Experiment – erscheinen, obwohl ersteres etwas kleiner ist, als Gegenstücke. Bereits ein flüchtiger Blick zeigt die Stimmungsunterschiede. In dem Bild mit der Luftpumpe ist die Stimmung aufgeregt, in dem mit dem Planetarium zeigt sie sich beschaulich, dort ist sie dramatisch, hier kontemplativ, dort wabern die Emotionen, hier waltet Ruhe. Die ›Weltmaschine‹, das Planetarium, ist ein ansehnliches Stück. Wright hat sie in ihren Einzelheiten genauestens studiert. Er zeigt das Planetarium als einen Apparat zur Wiedergabe der Planetenbewegungen auf der Basis von Isaac Newtons Gravitationsgesetzen. Seit Mitte des 18. Jahrhunderts wurden solche Planetarien zunehmend populär. Die Vorführungen waren, ebenso wie das Experiment mit der Luftpumpe, keine streng wissenschaftlichen, sondern dienten der Verbreitung des Wissens und der Unterrichtung der Laien, erfüllten also eine pädagogische Aufgabe, die nämlich, die neueren Erkenntnisse der Wissenschaft unter das Volk zu bringen. Der Spaß, den das mit sich brachte, die spielerische Lust an der Befriedigung der Neugier, dürfen dabei als Faktoren nicht unterschätzt werden. Das Planetarium in Wrights Bild ist auf einem eigens dafür gebauten runden Tisch mit einer blanken Platte errichtet, eine Öllampe in der Mitte stellt die Sonne dar; sie ist die einzige Lichtquelle und erleuchtet, von der Rückenfigur des Knaben im Vordergrund verdeckt – analog zu der Szene im Gemälde mit der Luftpumpe –, den Kreis der Anwesenden von der Mitte her. Die Erde mit dem sie umkreisenden Mond ist unmittelbar links von der Sonnenlampe zu sehen, noch weiter links der Saturn mit seinem Ring und seinen Monden. Die diagonalen Bänder des Planetariums versinnbildlichen die Schiefe der Ekliptik, es scheint, daß der Vortragende deren Regeln soeben erläutert. Die breiten Bänder gleichen darüber hinaus Faßreifen, die eine offene Hohlkugel umspannen. Für den unbefangenen Betrachter verkörpern sie die Grenzen des Firmaments. Auch hier ist wieder eine gemischte Gesellschaft um das Instrument in der Mitte geschart: die Erwachsenen – im Herrn ganz rechts hat Wright möglicherweise Lord Ferrers porträtiert[15], in der Figur des Protokollanten links neben dem Vortragenden erkennt man Peter Burdett –, die jungen Leute, ein Jüngling rechts und ein Mädchen links, die über die Geheimnisse des Weltalls sinnen, und die Kinder. Auch sie werden hier aus der Mitte am hellsten angestrahlt, sie zeigen jedoch keine Angst, wie die beiden Mädchen in dem Gegenstück, sondern scheinen voll kindlicher Neugier, die den Apparat mit seinen Figuren noch als ein lustiges Spielzeug begreift. Auch hier beherrscht der Vortragende, alle anderen Personen überragend, das Auditorium. Auch er trägt einen roten Überwurf, den Purpur, der den Wissenden adelt. Auch er ist der waltende Gott des Bildes. Im Unterschied zu seinem Kollegen, der das Experiment mit der Luftpumpe vorführt, fehlt ihm jedoch der geringste Anflug von Zwiespältigkeit, Zerrissenheit und dämonischem Zweifel.

Ruhig und unbeirrbar, wie das Weltall selbst, erläutert er den Lauf der Gestirne. Es ist vermutet worden, Wright habe in der Gestalt des Vortragenden ein imaginäres Bildnis von Newton geschaffen.[16] Wie dem auch sei – der Gelehrte, der eine Einführung in die Weltgesetze gibt, zeigt sich als eine Persönlichkeit von großer Würde. Hoch über dem Modell des Weltalls thronend, erscheint er als dessen Beherrscher, als sei er fähig, es nach den ihm innewohnenden Gesetzen zu lenken, ein Abbild des Allmächtigen. Der Forscher erweist sich als Stellvertreter Gottvaters im Modellversuch, und der Anhauch des Auftrags gottväterlicher Würde verleiht ihm sein Charisma. Auch in diesem Bild erweist sich das Licht der vom Zentrum ausstrahlenden Flamme als ein Ich-Licht. Sie ist es, die den Bildraum von innen her definiert. Auch hier hat sich eine Gesellschaft eingefunden, die sich, in einem abgedunkelten Zimmer versammelt, von der Außenwelt abgekehrt hat. Abgedunkelte Räume waren wohl eine Voraussetzung für die Laborversuche zur Erforschung der Weltgesetze. Es sei daran erinnert, daß Newton für das Experiment, auf das er seine Theorie der Lichtbrechung gründete, einen abgedunkelten Raum benötigte, um einen durch ein winziges Loch im Fensterladen eindringenden Lichtstrahl zur Darstellung der spektralen Farbabweichung zu gewinnen. Eine Absonderung ist das. Es ist bemerkenswert, daß die abgedunkelten Innenräume von da an sowohl in der Wissenschaft wie auch in der Kunst eine eigene Rolle spielen – man denke z. B. an die Schwarze Kammer zum Nachweis des Planckschen Strahlungsgesetzes. Um eine Absonderung handelt es sich ebenso in Wrights Gemälde, um eine abgesonderte Gesellschaft, die paradoxerweise nach innen gekehrt ist, um die Unermeßlichkeit der Außenwelt wahrnehmen zu können. Der Reflex des Lichts, das die Welt erhellt, wird zum Innenlicht, das Licht der Welt zum Ich-Licht. Das ist eine Umkehr der Richtungen infolge der Individualisierung – die Dimensionen des Weltalls werden nach innen gestülpt. Drastischer als in

Wrights Gemälde kann ein Innenlicht kaum vor Augen geführt werden. Die Anwesenden sind im Kreis um das Planetarium versammelt. Das Weltall ist zum Innenraum geworden, von einer Zentralsonne erleuchtet, deren Schein die ihr zugekehrten Körperfronten gerade noch erfaßt, um sich dann im Dunkel zu verlieren. Der zur Innenwelt konvertierte Kosmos präsentiert sich als Hemisphäre einer imaginären Kugel, die, im Prinzip von unendlicher Ausdehnung, den gesamten Raum durchdringt und ihn von innen her wieder zum imaginären Eigenraum machen würde, zum Abbild des introvertierten Außenraums, wenn ihre Grenze nicht durch die zur Sichtbarmachung der Weltgesetze nötigen Bänder symbolisiert wäre, die in diesem Falle die Welt nicht von innen, sondern von außen zusammenhalten; sie erscheinen als die Verschnürungen des Pakets Weltall, dessen Planetenspiel sich, wie von dem mechanischen Regelsystem eines Uhrwerks gesteuert, innerhalb einer von einer Zentrallampe halbwegs ausgeleuchteten Leere vollzieht. Der Kosmos stellt sich im Bild einer Hohlwelt dar. In der Vorführung der eingefangenen Leere erweisen sich beide Gemälde, das *Experiment mit der Luftpumpe* wie die *Vorlesung über das Planetarium,* wiederum miteinander verwandt, indes werden dadurch zwei einander entgegengesetzte Formen der Leere evident. In der *Vorlesung über das Planetarium* haben wir es nicht mit der konkreten Gewalt des aggressiven Vakuums zu tun, das in den Mutterschoß des Nichts zurückzustreben sucht, sondern mit einer passiv in sich ruhenden Leere, der erhabenen Leere des Weltalls. Ihre Begrenzung nach außen hat deshalb auch nur einen Hilfswert zum Zwecke der Verdeutlichung.

1687, achtzig Jahre bevor Wright sein Gemälde fertigstellte, hat Isaac Newton seine bahnbrechende Schrift *Philosophiae naturalis principia mathematica* über das von ihm entdeckte Gravitationsgesetz veröffentlicht. Die Wirkung war ungeheuer. Im Bewußtsein der Menschen rief sie eine dermaßen tiefgreifende Veränderung der Weltvorstellung hervor, wie man es gar nicht hoch genug bewerten kann. Albert Einsteins Relativitätstheorie modifizierte Newtons Gravitationsgesetz, woran sich ablesen läßt, wie weitreichend dessen Entdeckung war. Newtons Theorie setzte sich im öffentlichen Bewußtsein stetig durch, dies nicht allein in England, sondern in ganz Europa. Den gelehrten Debatten in den gebildeten Kreisen der europäischen Gesellschaft bot sie ein fesselndes Thema. Der Prozeß ihrer Popularisierung ist beispielhaft für die Ausbreitung und Verarbeitung wissenschaftlicher Erkenntnisse und Hypothesen im Volk. Damit diese überhaupt begriffen werden können, bedarf es der Vorstellbarmachung. Abstrakte Zusammenhänge, die unter Umständen jenseits aller Vorstellung liegen, müssen in bildhafte Modelle umgesetzt werden. Wrights Gemälde sind für diesen Prozeß mustergültige Zeugnisse. Newtons Abhandlung war in Latein verfaßt und nur einem engen Kreis von Fachkollegen überhaupt verständlich. Um sie allgemein verbreiten zu können, bedurfte es der Umsetzung durch Vermittler. Einer von ihnen war John Whitehurst, der in seiner erwähnten Abhandlung *Inquiry Into the Original State and Formation of the Earth* nach den Gesetzen fragt, nach denen der Schöpfer die Welt erschaffen hat. Damit ist die Frage nach Gott in Erkenntnis einer veränderten wissenschaftlichen Konstellation gestellt. Eines muß sich der Leser dabei immer wieder vor Augen führen: Durch die neuen naturwissenschaftlichen Entdeckungen, Hypothesen, Theorien und Denkmodelle wurde ja nicht etwa der existierende Grundbestand der Welt selbst verändert, um so mehr aber das Bild der Welt im Bewußtsein der Menschen. Das, was sich verwandelte, war nicht die Welt an sich, sondern das Gemüt der Menschen. Jene Gemütsverwandlung beeinflußte indes das Denken und Handeln, und diese anthropogene Verwandlung wirkte sich wiederum auf die tatsächliche Veränderung der erreichbaren Welt durch die menschlichen Erfindungen aus. Diesen Vorgang nennt man Zivilisation. Er ist der Ausdruck der fortwährenden Mutation der Menschheit, die deshalb stattfinden kann, weil der Mensch nicht wie das Tier ein abgeschlossenes, sondern ein ›offenes‹ Lebewesen ist. Diese Offenheit ist der Grund für seine Eigenverantwortlichkeit. Die englischen Wissenschaftler wurden durch die neuen Erkenntnisse und Hypothesen nicht etwa in ihrer Gottgläubigkeit irre gemacht, sie waren von einer tiefen Weltfrömmigkeit durchdrungen. Ihre Fähigkeit, wissenschaftliche Erkenntnis und religiösen Glauben ohne weiteres miteinander vereinbaren zu können, ist wohl darauf zurückzuführen, daß sie zu den Grundsätzen des Glaubens an die Welt und den Menschen als Geschöpfe Gottes eine durchaus heuristisch-praktische Beziehung hatten.[17]

Auch Isaac Newton war in seinem Glauben an den Weltschöpfer dermaßen gefestigt, daß er in der Entdeckung des Gravitationsgesetzes eine Bestätigung von dessen Allmacht sah. Wie Otto von Guericke, dessen Buch 15 Jahre früher erschienen war, bekam er es, wenn auch auf ganz andere Weise, mit dem unheimlichen Walten des Vakuums, jener Antisubstanz, zu tun, und ebenso wie von Guericke zeigte er sich davon zutiefst erschüttert. Wir haben uns inzwischen an das Vorhandensein des Gravitationsgesetzes gewöhnt, anders gesagt, wir haben uns damit abgefunden. Wir können uns daher kaum noch einen Begriff davon machen, wie sehr Newton die Entdeckung traf, daß den Massen der Körper im Weltraum eine Kraft innewohnt, die imstande ist, zu bewirken, daß sich die Himmelskörper über Entfernungen von Millionen und Milliarden Kilometern gegenseitig anziehen, und zwar ohne Hilfe eines Stoffes, einer Substanz, die Träger der Kraft sein könnte. Daß eine Kraftübertragung durch die Vermittlung des Nichts im leeren Weltraum stattfinden könne, erschien Newton als ein ungeheuerliches Paradox. In seiner Schrift findet sich eine Passage über das Vakuum, die in ihrer Eindringlichkeit der bereits zitierten von Otto von Guericke in nichts nachsteht: »Es ist unvorstellbar, daß unbelebte, grobe Materie ohne Vermittlung von irgend etwas, das nicht materiell ist, auf andere Materie ohne gegenseitigen Kontakt wirke und sie beeinflusse – was sie aber muß, wenn die Gravitation im Sinne Epikurs wesentlich und ihr innewohnend sein soll. Das ist einer der Gründe, aus dem ich wünschte, Ihr würdet mir nicht die natürliche Gravitation zuschreiben. Daß die Gravitation der Materie natürlich, innewohnend und wesentlich sein soll, so daß ein Körper auf einen anderen wirken kann, auf die Entfernung durch ein Vakuum, ohne Vermittlung von sonst irgendwas, von dem und durch das ihre wirkende Kraft und Gewalt von einem zum anderen übertragen wird, ist für mich eine derartige

Ungereimtheit, daß ich glaube, kein Mensch, der in philosophischen Dingen hinlängliche Denkfähigkeit besitzt, könne je auf sie verfallen. Die Gravitation muß durch eine Kraft verursacht werden, die ständig, bestimmten Gesetzen entsprechend, einwirkt; doch ob diese Kraft materiell oder immateriell ist, überlasse ich meinen Lesern, zu überlegen.«[18] Das, was die Passage impliziert, ist das Postulat des leeren Weltraums. Deshalb spekuliert Newton mit der Vorstellung eines interstellaren Äthers, einer Art Nährbrühe der Gravitation. Indes ist das Bild vom leeren Weltraum so eindringlich, daß es sich nachhaltig in den Köpfen festsetzte. Das Planetarium in Wrights Gemälde ist ein Modell davon.[19]

Arthur Koestler weist auf weiteres hin: »Eine andere erschreckende Schwierigkeit dieses Begriffs war, daß ein von der Gravitation erfülltes Universum einstürzen müßte, das heißt, alle Fixsterne würden aufeinander zustürzen und sich in einer letzten kosmischen Superexplosion zusammenfinden. (Anm.: Der Grund, warum das nicht der Fall ist, liegt in den ungeheueren Entfernungen und relativen Geschwindigkeiten der Sterne, Milchstraßen und Nebel, von denen Newton noch nichts wußte.) Diese Schwierigkeit war tatsächlich unüberwindlich, und Newton fand keine andere Lösung, als Gott die Funktion zuzuweisen, der Gravitation entgegenzuwirken und die Sterne an ihren Plätzen zu halten: ›Und obgleich die Materie erst einmal in verschiedene Systeme geteilt und jedes System durch göttliches Walten dem unsrigen ähnlich geformt wurde, würden dennoch die außen liegenden Systeme gegen die der Mitte zunächst liegenden sinken; so daß diese Ordnung der Dinge nicht ständig dauern könnte ohne eine göttliche Kraft, die sie erhält...‹«.[20] Gott, der Architekt des Weltalls, tritt als Ingenieur auf, der den gesamten Kosmos dank seiner Stärke und Kraft zusammenhält. Das Bild eines Ingenieur-Architekten-Gottes, des großen Weltenstatikers, ist dem technischen Selbstverständnis der Forscher adäquat, die sich und ihren Mitmenschen dieses Bild machten. Gott als Beweger der Himmelskörper in einem leeren Weltraum, unter einem von ihm gesetzten Firmament, dem großen Planetarium. Die Leere hatte bereits im 17. Jahrhundert zum Problem zu werden begonnen, und es wäre eine Untersuchung wert, herauszufinden, inwieweit die Malerei und Bildhauerei des Spätbarock und des Rokoko den Versuch enthalten, das sich ankündigende Bewußtsein der Leere zu verarbeiten. Blaise Pascal, der Religionsphilosoph und Naturforscher, der 1647/48 Luftdruckversuche am Puy-de-Dôme, südlich von Clermont-Ferrand, durchführte, »der einzige, der sich in diesem Nichts anzusiedeln wagte«,[21] hat u. a. ein Traktat über den leeren Raum verfaßt: *Traité du vide,* das 1651 entstand. In einer Passage seiner Abhandlung über den Menschen als Maschine kolportiert La Mettrie folgende Anekdote: »In geselliger Runde oder bei Tisch mußte Pascal an seiner linken Seite stets einen Nachbarn oder einige Stühle haben, die verhinderten, daß sich furchtbare Abgründe vor ihm auftaten, in die er, obwohl er ihren wahnhaften Charakter erkannte, manchmal zu stürzen fürchtete. Welch schreckliche Ausgeburten der Imagination bzw. eines abnormen Lappens des Gehirns! Einerseits ein großer Mann, andererseits halb verrückt. Verrücktheit und Einsichtsfähigkeit waren bei ihm scharf getrennt: jede hatte

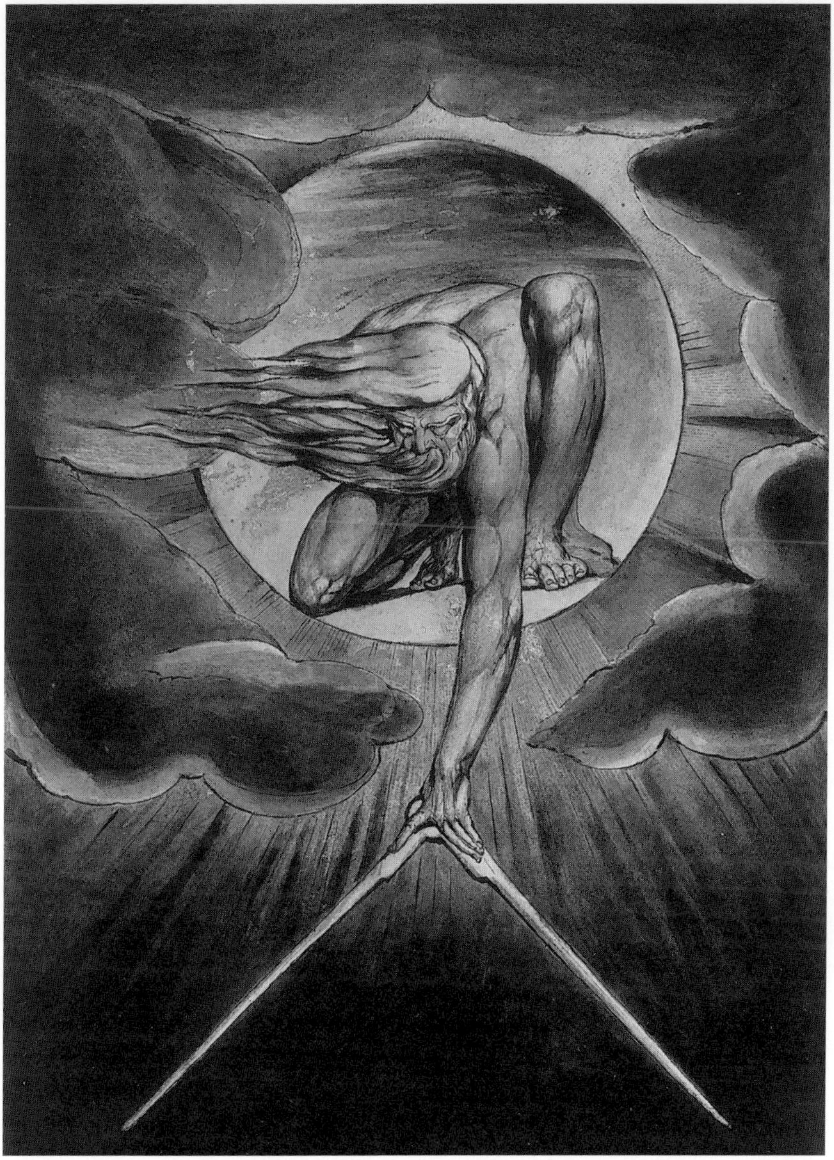

William Blake, *Gott, das Universum schaffend,* Frontispiz zu *Europa, eine Prophezeiung,* um 1779 (Stich), 1821 (kolorierter Abzug). Reliefätzung, Aquarell, 23,6 × 17 cm, Fitzwilliam Museum, University of Cambridge

ihren eigenen Bereich bzw. Lappen.«[22] Das ist ein interessanter pathologischer Befund, nicht nur wegen desjenigen, den es betrifft, sondern auch im Hinblick auf den, der ihn überliefert und aus seiner eigenen weltanschaulichen Obsession die Diagnose stellt, ohne die Zusammenhänge zu durchschauen. In der sensitiven Veranlagung des Philosophen, der ›sich im Nichts anzusiedeln wagte‹, in der Feinfühligkeit seiner Gemütswahrnehmung findet zum ersten

Mal die Empfindung lebhaften Ausdruck, von der die Seele ergriffen wird aufgrund des geistigen Erlebnisses einer unendlichen Leere, deren reale Existenz anhand der negativen Energie des Vakuums nachgewiesen werden kann; es ist die unabweisliche Empfindung einer abgrundtiefen Angst. Die Furcht vor dem Abgrund – dem äußeren des Kosmos wie dem inneren der Seele – ist es, die sich in den Falten des neuen Weltbildes zunächst kaum bemerkt als Konterbande eingenistet hat. Sie ist die Kehrseite dessen, was Jakob Böhme als ›die Tiefe der Welt‹ bezeichnet hat.

William Blakes visionäres Blatt *Gott, das Universum schaffend,* um 1779 entstanden, ist ein Aufstand gegen den Gott Newtons – es ist eine Empörung gegen den Gott des leeren Weltraums, eine Widersetzlichkeit gegen den Gott des Abgrunds, ein Angriff auf den Gott der reinen Vernunft. Blake war dezidierter Irrationalist. Mit ihm kündigt sich die Romantik an. Seine Gottesvorstellung ist gnostisch beeinflußt; sein Gott ist nicht der gütig erhabene Weltenschöpfer, sondern es ist der Demiurg, dem die Schöpfung mißlingt. In dem großangelegten, vielschichtigen Mythos, den Blake in seinem umfangreichen schriftlichen und illustrativen Werk hinterlassen hat, tritt Christus im Verein mit Luzifer als schöpferischer Empörer auf, der den Gott der alten Ordnung stürzen will. Der Name des Demiurgen ist Urizen. »Urizen, ein tyrannischer Gott, der sowohl Charakterzüge Jupiters und Jehovas trägt als auch die Revolutionsangst der britischen Regierung verkörpert, repräsentiert die alte korrupte Ordnung. Im Buch *America,* das vom Ausbruch der amerikanischen Revolution erzählt, greift Orc oder Energy, Personifikation der destruktiven und kreativen Aspekte der Revolution, nach der Herrschaft Urizens. Los, die dritte Hauptfigur, steht für die Imagination des Menschen. Seine Aufgabe, den unstrukturierten Kräften des Universums, wie beispielsweise Urizen und Orc, Form zu verleihen, ist von Anfang an zum Scheitern verurteilt.«[23] Eine abgrundtief pessimistische Weltschau! Der tragische Vatergott in Blakes Bild kauert hoch oben im Rund einer Ursonne und greift mit einem gewaltigen Zirkelschlag in die Tiefe. Die Wolken teilen sich, und ein Sturm weht ihm das wallende Haupt- und Barthaar zur Seite. Eine Träne entquillt seinem rechten Auge. »Das Schwarz des riesigen unerforschten Abgrunds kontrastiert mit den feinen Schenkeln des Zirkels, der die ›Unendlichkeit binden‹ sollte. Die Schöpfung war ein Irrtum, sie teilte das anfänglich ideale Ganze, trennte das Licht von der Dunkelheit, die Frau vom Mann, das Gute vom Bösen, sie führte den Kontrast ein, den Antagonismus, den Kampf.«[24] Ein Kennzeichen für die Entzweiung der Einheit ist das Auseinanderdriften der Zirkelspitzen zur Polarität. Das göttliche Dreieck ist nach unten offen, es hat keine Basis. Die Basis ist der Abgrund. »Und das Licht schien in die Finsternis, und die Finsternis hat's nicht ergriffen.« (Joh. I,5)[25] Kann sie nicht, oder will sie nicht? In enger Verbindung zu Blakes Darstellung des Weltenschöpfers steht das 1795 entstandene Blatt *Newton* (Ft. 6). Eine nackte Jünglingsgestalt, der Genius Newtons, sitzt weit nach vorn gebeugt, so als sei sie in sich zusammengeschoben, unten auf dem steinigen Vorsprung einer Klippe. Vor ihr auf dem Sand ist ein Bogen halb ausgerollt, den der Genius mit dem rechten Fuß und dem rechten Zeigefinger festhält.

Mit dem Zirkel zeichnet er Figuren, ein Dreieck und einen darin eingeschriebenen Kreisbogen. Der Genius Newtons ist blind; in sich versunken sitzt er am Grund des Ozeans.[26] Das, was die beiden Gestalten, den Demiurgen und den Genius Newtons, miteinander verbindet, ist der Zirkelschlag. Es ist der Zirkel der Ratio, der festgefahrenen Vernunft, der Zirkel der Raison, den der Demiurg dem Genius Newtons in die Hand gegeben hat. Der geistigen Verbindung zwischen dem Gott und dem Genius Newtons entspricht die räumliche Energielinie. Es ist eine Senkrechte; das Lot ist über den Zirkel gefällt. Sie verläuft nur in einer Richtung, von oben nach unten, nicht umgekehrt. Der Weltenschöpfer befindet sich am höchsten Ort der Welt, er beugt sich nach unten, den Zirkelschlag entläßt er in die Finsternis des Abgrunds. Der Genius Newtons hockt am tiefsten Ort des Ozeans, dort, wo es nicht mehr weitergeht.

»Der nicht-wissenschaftlichen Welt erschien sie [die Theorie Newtons] vor allem als wissenschaftlicher Beleg eines auf vollständig harmonischen Prinzipien beruhenden Naturbildes, das die Basis für die Vorstellung einer guten, mit den Naturprinzipien in Einklang stehenden Gesellschaftsordnung abgab.«[27] Die Weltprinzipien waren in ihrer Übereinstimmung mit den Moralprinzipien geistig-bürokratisch geregelt. Blakes abgründige Blätter liefern das Gegenbild zu jener Auffassung. Ihre Weihe hingegen fand sie in den Modellen des *Newton-Kenotaphs,* die der französische Architekt Etienne-Louis Boullée um 1794 entwarf. Hatten die Engländer Newtons Lehre im Modell veranschaulicht, so entwarf ihr der Franzose den Tempel. Boullée hat den Entwurf ohne Auftrag geschaffen; er nahm sich die Freiheit der Utopie. Ein Kennzeichen der Revolutionsarchitektur[28], zu deren bedeutendsten Vertre-

Etienne-Louis Boullée, *Newton-Kenotaph, Inneres, Nachteffekt,* 1784. Lavierte Federzeichnung, 39,8 × 64,7 cm, Bibliothèque Nationale, Paris

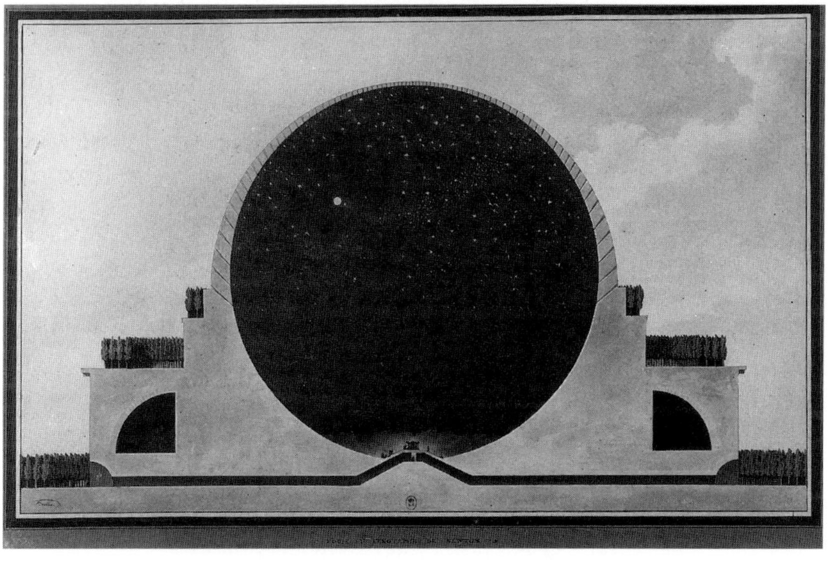

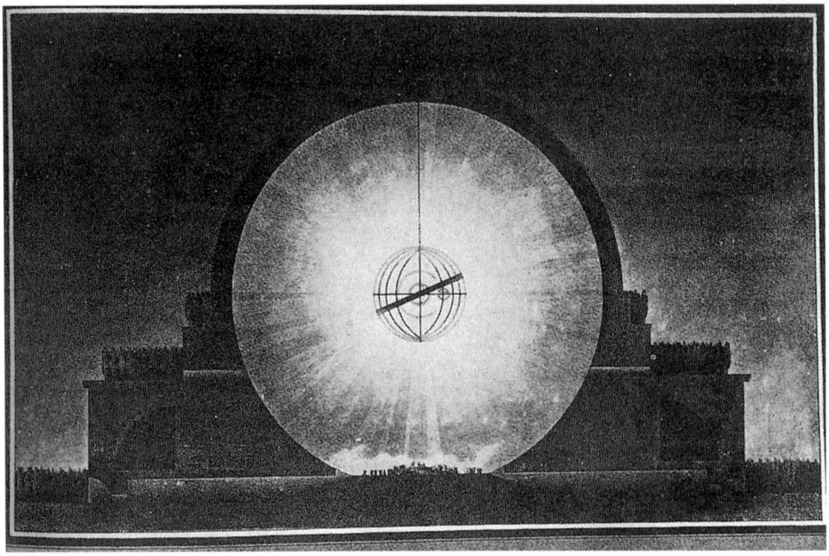

Etienne-Louis Boullée, *Newton-Kenotaph, Inneres, Tageffekt,* lavierte Federzeichnung, 39,8 × 65 cm, Bibliothèque Nationale, Paris

tern Boullée gehört, ist, daß sie von vornherein für das Reißbrett bestimmt ist, Zukunftsentwurf ist, das heißt gedachte Architektur. Ein anderes Kennzeichen ist die Reduktion der Baumassengliederung auf die geometrischen und stereometrischen Grundformen Kreis, Quadrat und Dreieck bzw. Kugel, Würfel, Quader, Pyramide und Zylinder. Boullées Entwurf sieht zum ersten Mal die Kugel als reine architektonische Form vor. Zwar lehnt er sich damit an die römischen Rundgräber an, auch an die Kuppelwölbung des Pantheon ist zu denken, neu ist jedoch der kühne Entschluß zum baulichen Entwurf einer Hohlkugel, deren Inneres sich dem Besucher absolut darbietet und deren sphärische Gestalt auch nach außen hin dem Blick voll erhalten bleibt.

Ein Kenotaph ist ein Scheingrab, eine Gedenkstätte, die so tut, als ob. Derartige Grabmäler, Pyramiden in Landschaftsgärten z. B., waren damals en vogue. Die sterblichen Überreste Newtons sind zwar in Westminster Abbey beigesetzt, nichtsdestoweniger hat Boullée im Mittelpunkt des Eingangsbereiches, am Grunde des Kugelinnern, einen monumentalen Sarkophag vorgesehen. Das leere Grab: Mit der Assoziation, die sich hier anbietet, schleicht sich der Begriff der Leere heimtückisch von unten her durch das Loch ein, das ihm der Architekt geschaffen hat. Das leere Grab, das ist die dunkle Kammer, die der Auferstandene zurückgelassen hat. Die Vergöttlichung Newtons, der der Menschheit die göttlichen Weltgesetze offengelegt hatte, der sie ihr ›gebracht‹ hatte, war länderübergreifend und erreichte ihren Gipfel in Boullées Tempelentwurf. Es ist ein Tempel des Totenkults und zugleich ein Tempel der Leere. Die Verehrung des Höchsten Wesens, des urbewegenden Weltprinzips gemäß dem Vernunftglauben des Deismus, verbot eine anthropomorphe Verbildlichung der göttlichen Vernunftgesetze. Das Höchste Wesen erschien nicht in Person, es blieb ein ›Ding an sich‹. Auch das ist eine Tendenz zur Leere als Medium der unüberbrückbaren Abstände in der Unendlichkeit des Raums. Die Düsternis des nekrophilen Pathos weht den Betrachter der Entwürfe Boullées unwiderstehlich an. Wäre das Gebäude verwirklicht worden, wäre sie überwältigend gewesen. Der einzelne sollte sich angesichts der Unendlichkeit des Raumes seiner unbedeutenden Winzigkeit bewußt werden. Es war eine vorgespiegelte Unendlichkeit. Boullée begründete seinen Entwurf in einer fiktiven Adresse an Newton: »O Newton! Wenn Du durch das Ausmaß Deiner Erkenntnisse und Dein erhabenes Genie die Gestalt der Erde bestimmt hast, so habe ich das Projekt entworfen, Dich mit Deiner Entdeckung zu umhüllen, Dich gewissermaßen mit Dir selbst zu umhüllen.«[29] Er löste die Aufgabe, indem er sich nach dem Modell des Planetariums richtete, durch Involution des Weltraums. Nach außen hin verkörpert sein Kugelbau den Erdball, das Innere ist eine fiktive Unendlichkeit, eine Nach-innen-Spiegelung des Kosmos: Das Abbild der Erde umkleidet das Abbild des Kosmos. Die Erde hat das Weltall vereinnahmt. Das ist eine Umkehrung der Verhältnisse, ein Kunstgriff, dessen Genialität, wie alles Geniale, auf seiner Einfachheit beruht. Das Planetarium, jenes Modell des Weltalls, das, wie in Wrights Gemälde eindrucksvoll dargestellt, in der Kontemplation seiner Betrachter stets nur von außen wahrgenommen werden konnte, wird durch Boullées Entwurf von innen her zugänglich gemacht. Der Besucher kann das Planetarium in seinem Inneren besichtigen; er kann sich als Teil davon empfinden. Was aber geschieht dadurch? Das Weltall, der äußerste Begriff von Außenwelt, der sich nur denken läßt, wird, um es vor Augen zu führen, nach innen geholt. Die unendliche Sphäre der Außenwelt wird an die Innenwände einer monumentalen Hohlkugel projiziert. Das ist ein Akt der Inversion von unübertrefflicher Konsequenz.

Die Vorspiegelung der Außenwelt im kontinuierlichen Rundhorizont der Innenwelt, einschließlich des Zenits im Gipfel der Wölbung, nimmt im Verbund mit jener Konsequenz eine weitere Erfindung vorweg, die des Panoramas. Boullées Hohlkugel ist die erste Vision einer Panorama-Architektur, sie ist ein kosmisches Panorama, das Urpanorama. Von hier aus blieb den künftigen Panoramabauern nichts anderes mehr zu tun, als die Horizonte wieder in eine gemütlichere Nähe zu rücken.

In Boullées Entwürfen des Newton-Kenotaphs werden zwei Grundbefindlichkeiten des Daseins angesprochen: die Finsternis und das Licht, wobei der Eindruck entsteht, daß der Finsternis – aus Gründen der Erhabenheit – ein leichter Vorzug gegeben wird. Die Außen- wie die Innenansichten des Kenotaphs zeigt der Architekt von ihrer Tages- wie von ihrer Nachtseite. Die Zentralsonne des Inneren ist – wie wäre es auch anders möglich? – eine riesige, an einem langen Seil aufgehängte Lampe, die, in Form eines stilisierten Planetariums an das altüberlieferte Muster der Armillarsphäre erinnernd, den Kugelraum exakt von dessen Mitte her erhellt. »Man sieht ein Monument, in dem der Betrachter wie durch einen Zauber in die Lüfte gehoben und auf den Dämpfen der Wolken in die Unendlichkeit des Raums getragen wird«, erläutert Boullée.[30] Die Tagesansicht entsteht durch künstliche Beleuchtung, die Nachtansicht ist eigentlich eine kaschierte Tagesansicht. Die Kalotte der Kugel ist mit kleinen runden Löchern ausgestattet, die das Tageslicht punktuell in das Innere fallen lassen, so daß der Eindruck eines gestirnten Nachthimmels entsteht. Der Besucher sieht sich vom Sternen-Firmament einer klaren Nacht überwölbt. Weiter in den Raum hinein schreiten kann er nicht, das verbietet ihm die aufsteigende Kurve der sphärischen Innenwand. Er ist an den Ort gebannt, an dem er sich befindet. Die Gravitation wird ihm dadurch zum Gleichnis von punktuell erfahrbarer Drastik. »Wohin man auch blickt«, bemerkt Boullée, »immer gewahrt man (wie in der Natur) eine einzige durchlaufende Oberfläche ohne Anfang und Ende, die sich ausdehnt, je länger man sie abschreitet... Der Betrachter kann sich dem, was er ansieht, nicht nähern; hundert stärkere Kräfte halten ihn an dem Platz fest, der ihm zugeteilt ist.«[31]

Damit ist die determinierende Kraft der Gravitation behauptet. ›Der Betrachter kann sich dem, was er ansieht, nicht nähern.‹ Das ist sie, die Leere der Unendlichkeit in ihrer Unüberbrückbarkeit. Der Schwindel des Pascal ist endlich in eine Form gefaßt, in die Hohlform einer von der Endlichkeit umschlossenen Unendlichkeit. Was für eine Predigt wäre dem Innern eines vom Bilde des Schöpfers entblößten Tempels der unendlichen Leere angemessen? 1796 erschien Jean Pauls *Siebenkäs*. Im ›Ersten Blumenstück‹, das auf das achte Kapitel des zweiten Bändchens folgt, hat der Dichter jene erschütternde Vision untergebracht, die den Titel trägt: »Rede des toten Christus vom Weltgebäude herab, dass kein Gott sei.«

Anmerkungen

1 Siehe dazu: Werner Busch, Joseph Wright of Derby. Das Experiment mit der Luftpumpe. Eine Heilige Allianz zwischen Wissenschaft und Religion, Frankfurt/M. 1986; Judy Egerton, Wright of Derby, Kat. Tate Gallery, London 1990, Kat. Nr. 21, S. 58–61. Auf Werke Wrights, die in dem Katalog von Judy Egerton abgebildet sind, wird im folgenden mit der Angabe ›Egerton‹ und der jeweiligen Kat. Nr. verwiesen.

2 1762/63 hatte Wright of Derby das Doppelporträt *Mr. und Mrs. William Chase,* Öl/Lwd., 138,4 × 190,5 cm, Privatbesitz, New York (Egerton 13), geschaffen. Mr. Chase war ein bedeutender Bankier. Auf Mrs. Chases erhobener linker Hand sitzt ein weißer Haubenkakadu, der ihre Finger mit dem Schnabel liebkost. Das exotische Tier, dessen Stattlichkeit den Künstler offensichtlich beeindruckt hat, diente ihm als Modell für den Vogel in dem Glasballon.

3 Busch (zit. Anm. 1) deutet die Komposition als eine versteckte Anspielung auf die Trinität und vermutet in der »Aufhebung der Blasphemie«, in der Kontraposition des kontemplierenden Sitzenden vorn rechts zur Gestalt des Experimentators, eine allegorische Verbildlichung von deistischer Frömmigkeit innerhalb der englischen Gelehrtenkreise im Gefolge der Vernunftreligion John Lockes. Er bezieht sich dabei im besonderen auf die Gedankengänge des Begründers der Assoziationspsychologie, des Arztes und Philosophen David Hartley, wie sie in dessen 1794 erschienener Schrift *Observations of Man* niedergelegt sind. »Damit bietet das Bild, wenn wir recht sehen, folgende Rezeptionsform an: Auf einer ersten Ebene ist es die höchst präzise Wiedergabe eines wissenschaftlichen Experiments. Die dramatische Demonstration des absoluten Höhepunktes des Experimentes fordert bei den Zuschauern die dem jeweiligen Alter entsprechenden Reaktionen heraus. (...) Zugleich aber weist eben diese Bildform, indem sie aufgrund formaler Analogien Assoziationen zu einem ganz anderen Themenbereich weckt, auf eine zweite, zur ersten sich antithetisch verhaltende Leseweise. Wir lesen das Bild nun als blasphemische Infragestellung der göttlichen Schöpferallmacht und der Trinität. Auf der dritten Lesebene erfolgt dann die Synthese. Vom Ende des Bildes her, vom sinnenden Alten, werden wir

aufgefordert, die beiden ersten Sinnebenen in uns aufzuheben. Sosehr der Experimentator, der weltliche Magier uns beeindruckt hat, jetzt sollen wir begreifen, daß der irdischen Machtvollkommenheit eine äußerste Grenze gesetzt ist, die nicht zu überwinden, sondern nur philosophisch zu bedenken und künstlerisch zu veranschaulichen ist.« (ebenda, S. 69f.) Busch gibt seiner Abhandlung den Untertitel: *Eine Heilige Allianz zwischen Wissenschaft und Religion.* So weit möchte ich dem Autor nicht folgen. Seine Interpretation halte ich für überzogen. Busch setzt voraus, daß das Experiment gut ausgehen wird: »Wenn die Luft wieder in den Behälter strömt, wird sich der Vogel wieder regen, und eine erleichterte Bewegung wird durch das Publikum gehen, die Erstarrung wird sich lösen.« (ebenda, S. 18) Das ist aber gar nicht gesagt, denn die Wirkung besteht ja gerade darin, daß das Bild den Ausgang offen läßt. Die offene Ambivalenz, die das Bild bestimmt, wird von der Hauptperson, der Gestalt des ›Magiers‹ in ihrer eigenen Doppeldeutigkeit und Zwiespältigkeit, geleitet. Er hat das Geschehen in der Hand. Er beherrscht die Szene. Die Gestalt des sinnenden Alten erscheint, ins Halbdunkel gesetzt, entschieden zu schwach, um der des Magiers ebenbürtig sein zu können. Von den Mitgliedern des Auditoriums hat der Künstler den beiden kleinen Mädchen z. B. einen weit höheren Aufmerksamkeitsgrad zugebilligt als dem sinnenden Alten. Buschs Hinweis auf die Taube des Heiligen Geistes ist bemerkenswert: »Womit hier, es fällt fast schwer, es auszusprechen, der Heilige Geist ausgepumpt würde. Dies anzunehmen, ist nicht so abwegig, wie es scheint: denn auf welche Weise wird der Vogel durch den Experimentator wiederbelebt? Durch eine winzige Drehung mit den Fingerspitzen. Die Beseelung der toten Materie, aus der Gott Adam geformt hat, erfolgt in der bloß angedeuteten Berührung Adams mit den Fingerspitzen Gottes« (ebenda, S. 46f.). Der Geist, den der ›Magier‹ aber hier in der Flasche eingefangen hat, um ihn, wenn man so will, dem Heiligen Geist auszusetzen, ist aber das genaue Gegenteil, es ist ›der Geist, der stets verneint‹, das Nichts als Bottle-Imp, als Djinn.

4 *Die Hufschmiede,* 1771, Öl/Lwd., 125,7 × 99 cm, Derby Art Gallery (Egerton 48); *Die Eisenschmiede,* 1771, Öl/Lwd., 121,9 × 132,1 cm, Lord Romsey, Broadlands Coll. (Egerton 49); *Die Eisenschmiede,* 1773, Öl/Lwd., 105 × 140 cm, Staatliche Eremitage, St. Petersburg (Egerton 50); *Vesuvausbruch, von Portici aus gesehen,* um 1774/76, Öl/Lwd., 101,6 × 127 cm, Aberystwyth, University College of Wales (Egerton 101); *Vesuvausbruch mit einem Blick über die Inseln in der Bucht von Neapel,* um 1776/80, Öl/Lwd., 122 × 176,4 cm, The Viscount Dunluce (Egerton 102); *Vesuvausbruch,* um 1777/80, Öl/Lwd., 124,4 × 180,3 cm, Privatbesitz (Egerton 103); *Das Jahresfeuerwerk an der Engelsburg, Rom,* ausgestellt 1776, Öl/Lwd., 137,5 × 173 cm, Liverpool, Walker Art Gallery, Trustees of the National Museums and Galleries on Merseyside (Egerton 104); *Vesuvausbruch und Prozession mit der Kopfreliquie des Hl. Januarius,* ausgestellt 1778, Öl/Lwd., 162 × 213,4 cm, Staatliche Eremitage, St. Petersburg (Egerton 105).

5 Ansgar Stöcklein, Leitbilder der Technik. Biblische Tradition und technischer Fortschritt, München 1969, S. 64 und Anm. 102, S. 133.

6 Vgl. David Fraser, Joseph Wright of Derby and the Lunar Society, in: Egerton (zit. Anm. 1), S. 15–23, hier S. 16. Die nachfolgenden Angaben zur Lunar Society beziehen sich auf Frasers Aufsatz.

7 Ottonis de Guericke Experimenta Nova, ut vocantur, Magdeburgica De Vacuo Spatio, 1672; deutsche Übersetzung: Otto von Guerickes Neue (sogenannte) Magdeburger Versuche über den leeren Raum, übers. und hrsg. v. Hans Schimank unter Mitarbeit v. Hans Gossen/Gregor Maurach/Fritz Krafft, Düsseldorf 1968.

8 Ebenda, S. 70.

9 Erasmus Darwin, The Botanic Garden, A Poem in two Parts, Part I, London 1795, zit. nach: Busch (zit. Anm. 1), S. 66. In der umfangreichen, großangelegten dichterischen Allegorie hat Darwin das gelehrte Wissen seiner Zeit zu einer Gesamtschau gefaßt. Wright hat sich durch die Topoi des Gedichts motivisch anregen lassen.

10 Der Originaltitel lautet: *Philosopher giving that Lecture on the Orrery, in which a lamp is put in place of the Sun.* Das erste Planetarium in England entstand im frühen 18. Jahrhundert. Der Patron für seinen englischen Namen ›orrery‹ ist der Earl of Orrery, der die Erfindung gefördert hat.

11 *Porträt Erasmus Darwin,* um 1770, Öl/Lwd., 76 × 63,5 cm, Cambridge Darwin College (Egerton 144); *Porträt Erasmus Darwin,* 1792/93, Öl/Lwd., 76,2 × 63,5 cm, Privatbesitz (Egerton 145).

12 *Porträt John Whitehurst,* um 1782/83, Öl/Lwd., 92,1 × 71,1 cm, Privatbesitz (Egerton 147).

13 *Peter Perez Burdett und seine erste Frau Hannah,* 1765, Öl/Lwd., 145 × 205 cm, Prag, Národní Galerie (Egerton 40).

14 David Fraser nimmt an, das Planetarium in Wrights Gemälde entspreche einem Modell, das der Künstler bei einer Demonstration Fergusons gesehen habe: »It does appear highly likely that Wright had the opportunity to witness personally a lecture on the orrery, like that depicted in his

painting, given in Derby in 1762 by Whitehurst's friend and correspondent the Scottish astronomer James Ferguson (1710–76). (…) The content of Ferguson's Derby lectures is not recorded, but he advertised another course in Bath in 1767 as intended ›To explain the Laws by which the Deity Regulates and Governs all the Motions of the Planets and the Comets by Machinery: To show the Courses of the different Seasons, the Motions and Phases of the Moon (…) and all the Eclipses of the Sun and Moon, by means of an Orrery‹.« Fraser (zit. Anm. 6), S. 16. Judy Egerton hält dem stichhaltig entgegen, daß Ferguson auf seinen Vortragsreisen sicherlich nur ein kleines Reiseplanetarium mit sich führte und daß das auf Wrights Gemälde abgebildete viel zu stattlich sei, um für derartige Reisen geeignet zu sein. Egerton (zit. Anm. 1), S. 54.

15 Vgl. Egerton, ebenda.

16 Egerton glaubt, eine Porträtähnlichkeit des in Wrights Planetarium-Gemälde dargestellten Gelehrten mit Sir Godfrey Knellers Bildnis *Sir Isaac Newton* von 1689 feststellen zu können. Das halte ich für fragwürdig. Knellers Bildnis zeigt einen streng blickenden, hageren Newton, Wrights Gemälde hingegen einen mit gesammeltem Ernst, aber gütig blickenden, eher zur Fülle neigenden Typ. Vgl. Egerton (zit. Anm. 1), S. 55.

17 Zur englischen Frömmigkeit und der Religiosität des Glaubens an die göttliche Weltvernunft siehe: Busch (zit. Anm. 1), S. 50ff.

18 Zit. nach Arthur Koestler, Die Nachtwandler. Die Entstehungsgeschichte unserer Welterkenntnis, Frankfurt/M. 1980, S. 512.

19 Kunstwerke, die Persönlichkeit und Lehre Newtons würdigen, sind im 18. Jahrhundert in bemerkenswerter Zahl entstanden. Doch im Unterschied zu Wrights Gemälde bleiben sie alle einer konventionellen Allegorik verhaftet. Beispiele sind: G. B. Pittoni und D. u. G. Valeriani, *Ein allegorisches Monument für Isaac Newton,* 1727/29, University of Cambridge, Fitzwilliam Museum; Januarius Zick, *Allegorie auf Newtons Verdienste um die Gravitationslehre,* um 1780, Hannover, Niedersächsisches Landesmuseum.

20 Koestler (zit. Anm. 18), S. 513.

21 Richard Alewyn/Karl Sälzle, Das große Welttheater. Die Epoche der höfischen Feste in Dokument und Deutung, Hamburg 1958, S. 13ff., zit. nach Stöcklein (zit. Anm. 5), S. 133, Anm. 100.

22 Alewyn/Sälzle (zit. Anm. 21), S. 58.

23 David Bindmann, William Blake. Dichter, Drucker, Maler, in: Jean Clair/Cathrin Pichler/Wolfgang Pircher, Wunderblock. Eine Geschichte der modernen Seele, Kat. hrsg. v. den Wiener Festwochen, Wien 1989, S. 71.

24 Adam Konopacki, William Blake, Berlin 1986, S. 20.

25 Blake reflektiert in einem Blatt ein altüberliefertes ikonographisches Vorbild. Eine Titelminiatur der Bible moralisé (Cod. Vindob. 2554, Fol. XV, Wien, Nationalbibliothek) zeigt den Weltschöpfer. Er führt mit der einen Hand den Zirkel, in der anderen hält er das Weltenrund. Die Darstellung vereinigt die in der Genesis geschilderte Scheidung von Wasser und Erde sowie die Schaffung der großen und kleinen Himmelslichter; sie bezieht sich damit u. a. auch auf Überlieferungen der jüdischen Alchemie. Die entscheidende Abwandlung des Motivs in Blakes Blatt besteht darin, daß sich Gott nicht in dem durch den Goldgrund vermittelten geistigen Raum außerhalb seiner Schöpfung aufhält, sondern in ihr, und daß der Zirkel eben nicht dazu gebraucht wird, den Weltkreis zu ziehen, der die Schöpfung umschließt, sondern daß er in die Tiefe des Abgrunds gerichtet ist.

26 Konopacki (zit. Anm. 24): »Die Gestalt des Newton knüpfte Blake an die des Abias in den Fresken Michelangelos in der Sixtinischen Decke an, die er nach den Stichen von Giorgio Ghisi kopiert hatte.«

27 Ludwig Seyfarth, Etienne-Louis Boullée, Modell des Newton-Kenotaphs, in: Werner Hofmann (Hrsg.), Europa 1789: Aufklärung. Verklärung. Verfall, Kat. Hamburger Kunsthalle, Köln 1989, Kat. Nr. 40, S. 110.

28 Als ›Revolutionsarchitektur‹ werden die zum größten Teil nicht ausgeführten utopischen Entwürfe der Archiekten Étienne-Louis Boullée, Claude-Nicolas Ledoux und Jean-Jacques Lequeu bezeichnet. Der Begriff kam in den zwanziger Jahren unseres Jahrhunderts auf. Er bezieht sich auf jene baukünstlerische Haltung, die in ihrer visionären Sicht stilistisch mit der Bewußtseinsstimmung der Zeitepoche gegen Ende des 18. Jahrhunderts übereinstimmt. Das heißt nicht, daß die Architekten auch politisch im engeren Sinne Revolutionäre gewesen sind. Siehe dazu: Seyfarth (zit. Anm. 27).

29 Seyfarth (zit. Anm. 27).

30 Zit. nach Revolutionsarchitektur. Boullée Ledoux Lequieu, Kat. Akademie der Künste, Berlin, in Zusammenarbeit mit dem Institute for the Arts, Rice University, Houston 1971, S. 39.

31 Ebenda, S. 36.

I.4 Labor und Arena
Weltmann, Forscher, Magier – Das Bild des Wissenschaftlers

Repräsentative Gemälde mit der Darstellung von Naturwissenschaftlern und Ärzten bei ihrer Tätigkeit sind im 18. und 19. Jahrhundert die Ausnahme. Zwar kommt es den Auftraggebern der Porträts darauf an, ihre Profession mittels eines entsprechenden Attributs auszuweisen, da sie aber Wert darauf legen, die Würde ihrer Persönlichkeit im konventionellen Sinn herausgestellt zu wissen, genügt, wie etwa beim Bildnis eines Fürsten oder Generals der Marschallstab, bei dem eines Wissenschaftlers meist ein Manuskript oder ein Buch.[1]

Ab der zweiten Hälfte des 19. Jahrhunderts haben sich die Gelehrten gegebenenfalls bei der Arbeit photographieren lassen, die Photographie wurde als ein weniger erhabenes Medium als die Malerei bewertet. Robert Koch am Mikroskop, Rudolf Virchow inmitten seiner Assistenten und Skelette in der Charité – von daher ist unsere Ansicht vom Naturwissenschaftler des 19. Jahrhunderts als einem bärtigen Herrn im leicht zerknautschten Bratenrock mit Weste und Uhrkette geprägt. Das Erscheinungsbild des Wissenschaftlers im weißen Berufskittel, das des Chemikers im Labor und des Arztes im Operationssaal, Halbgott in Weiß, das den Standard für unsere gegenwärtige Auffassung vom Aussehen des Naturwissenschaftlers liefert, folgt erst ganz zuletzt. Es lohnt, so überflüssig das im ersten Moment erscheinen mag, sich das Selbstverständliche in Erinnerung zu rufen: daß die Herren – deren erfinderischer Initiative die Entwicklung der neuen naturwissenschaftlichen, technischen, medizinischen und elektrotechnischen Errungenschaften zu verdanken ist – bei ihren Experimenten mit Gaszylindern, Leydener Flaschen, Volta-Säulen usw. im 18. Jahrhundert keine weißen Kittel tragen, sondern, wie es sich für Männer von Stand gehört, mit Knopfrabatten doppelreihig besetzte Stutzfräcke, weiße Hemden mit gekräuselten Jabots, Kniehosen, Seidenstrümpfe, Schnallenschuhe und eine gepuderte Zopffrisur. So herausstaffiert, treten sie zwar bei ihren wissenschaftlichen Experimenten meist nicht in großen Gemälden auf, dafür aber, sozusagen als menschliches Beiwerk, in den ihren Abhandlungen beigegebenen Kupferstichen, die keinem repräsentativen Zweck dienen, sondern allein dem, die Funktionsbeschreibung des Versuchs zu veranschaulichen. Aus heutiger Sicht eignet jenen Illustrationen etwas Preziöses. Gavotte und Elektrizität zeigen sich aufeinander eingestimmt. Es sind sonderbare Sachen, die von den zierlich mit der Radiernadel konturierten Personen mittels der eigens von ihnen konstruierten, nie vorher gesehenen Geräte aus Messing, Kupfer und Holz veranstaltet werden; sonderbar sind sie wegen ihrer Ingeniosität, auch haftet den Vorführungen etwas Spielerisches an; die Lust dazu vermitteln uns noch heute jene Illustrationen, die der Mitwelt vor Augen führen, wie es den Erfindern gelingt, dank ihrer Hilfsmittel Gase aufwallen, Blitze sich entladen und Froschschenkel zucken zu lassen. Die wissenschaftliche Demonstration entbehrt nicht des

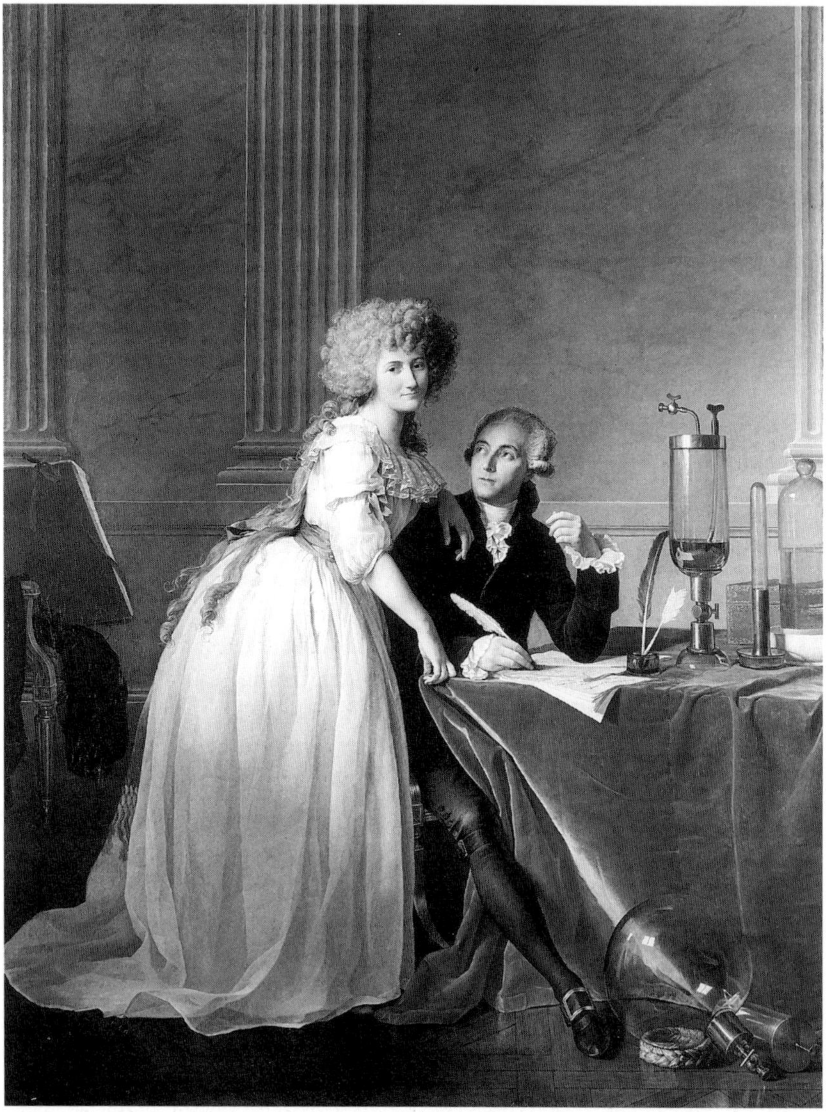

Jacques-Louis David, *Antoine-Laurent de Lavoisier und seine Frau,* 1788. Öl/Lwd., 286 × 224 cm, New York, The Metropolitan Museum of Art, Purchase, Mr. and Mrs. Charles Wrightsman Gift, in honor of Everett Fahy, 1977

Charmes der Salonzaubereffekte. Der Naturwissenschaftler hütet noch nicht seine Laborgeheimnisse, sondern es drängt ihn, sie so rasch als möglich an die Öffentlichkeit zu bringen; er betreibt sein Metier noch als Gesellschaftsspiel und zeigt sich daher auch in seiner Kleidung als jemand, der jederzeit, ohne sich umziehen zu müssen, salonfähig ist.

Der Wissenschaftler ist ein Weltmann. Das Paradebeispiel für diese Auffassung ist Jacques-Louis Davids Doppelporträt *Antoine-Laurent de Lavoisier und seine Frau* von 1788. Daß Bilder ihre Schicksale haben, dafür ist auch dieses Gemälde ein Beleg.

Antoine-Laurent de Lavoisier, der Dargestellte, wurde am 8. Mai des Jahres 1794 guillotiniert. Damals war er 50 Jahre alt. Der Richter begründete das Urteil u. a. damit, daß »die Revolution keine Wissenschaftler« brauche. Am gleichen Tag, an dem der Kopf des weltberühmten Chemikers fiel, hielt Robespierre im Nationalkonvent eine Rede, in der er die Unzulänglichkeit des Kults der Vernunft erläuterte und die Annahme eines Dekrets forderte, dessen erster Artikel lautet: »Das französische Volk anerkennt das Höchste Wesen und die Unsterblichkeit der Seele.« Die Revolution trieb ihrem Paroxysmus entgegen. Täglich wurden allein in Paris 60 bis 70 Menschen hingerichtet. David, der Porträtist Lavoisiers, saß damals als Abgeordneter im Konvent. Zu denen, die für den Tod seines prominenten Modells stimmten, gehörte er nicht; aber etwas dagegen unternehmen konnte er auch nicht. Er mußte sich hüten, etwas von der Existenz seines Gemäldes laut werden zu lassen; es wäre sein eigenes Todesurteil gewesen.[2] Für seinen eigenen Verbleib im Konvent blieben ihm noch genau 80 Tage.

Lavoisier gilt als einer der Begründer der modernen Chemie. In seiner Person wird »die ›kopernikanische Wendung der chemischen Denkweise‹ gefeiert und für die Zeit nach 1774 ›eine wahrhafte Revolution der gesamten chemischen Denkart‹ bemerkt«.[3] In Person und Schicksal Lavoisiers kollidieren demnach zwei Revolutionen miteinander, genauer, zwei verschiedene Zweige ein und derselben Revolution, die beide zur selben Zeit gewachsen sind und aus der gleichen Wurzel der Bewußtseinsdisposition stammen: die politische und die naturwissenschaftliche. Da sich die politischen Revolutionäre in jenen Tagen, dem Zugzwang des über das Richtscheit gefällten Urteils folgend, sukzessive gegenseitig umgebracht haben, fällt die spezielle Qualität dieses einen Urteils nicht sofort ins Auge. Eine Revolution bringt die andere um, die Vernunft opfert der Vernunft. Die Vernunft bringt sich selbst zum Opfer.

Gemeinsam mit Berthollet, Fourcroy und Guyton de Morveau hat Lavoisier eine neue Nomenklatur der Chemie ausgearbeitet und damit die Grundlage für einen Verständigungskanon geschaffen, aufgrund dessen die neue Disziplin überhaupt erst wissenschaftlich effizient werden konnte. Sein besonderes Interesse galt den chemischen Elementen, aus denen unsere Atemluft zusammengesetzt ist, Stickstoff, Wasserstoff und Sauerstoff. Lavoisier widerlegte die damals geltende Phlogistontheorie, die der deutsche Chemiker Georg Ernst Stahl (1660–1734), Leibarzt des preußischen Königs, begründet hatte. Diese Theorie nahm an, daß alle brennbaren Körper, auch die unedlen Metalle, eine Substanz enthalten, die bei der Verbrennung entweicht, das Phlogiston. Lavoisier wies nun, indem er zuerst die unverbrannten Substanzen, dann deren Verbrennungsrückstände wog, nach, daß die Rückstände schwerer waren als die ursprüngliche Materie. Er erkannte die Verbrennung als eine Aufnahme von Sauerstoff (Oxidationstheorie). Damit brach die Phlogistontheorie in sich zusammen. Auf seiner Entdeckung baute Lavoisier seine Theorie der prozessualen Einheitlichkeit von Oxidation, Kalzination und Atmung auf, die er zwischen 1787 und 1788 in zahlreichen Aufsätzen publizierte. 1789 erschien sein *Traité élémentaire de chimie.* 1790 verwaltete er die von der Konstituierenden Versammlung beschlossene Reform der Maße und Gewichte; er war Vorsitzender eines Normenausschusses, dessen Tätigkeit zur Einführung der seither geltenden Raum- und Zeitmaße geführt hat.[4]

Lavoisier war ein Mann des Messens und des Maßes. Sein Erfolg beruhte darauf, daß er sich nicht mehr ausschließlich mit der Beobachtung der Qualität chemischer Substanzverwandlung zufriedengab, sondern abmaß und abwog. Das Messen und Wägen waren Präzisionsarbeiten, die die Quantifikation der Qualitäten ermöglichten. Erst dadurch, daß die normative Kategorie des exakten Maßes eingeführt wurde, konnte die Chemie zur modernen Fachwissenschaft werden. Das ist Lavoisiers Verdienst. Selbstverständlich wurde er nicht deshalb enthauptet, sondern weil er zur besitzenden Klasse gehörte. Ein Mann, der ein derart genuines Verhältnis zum Maß hat, weiß natürlich auch sein Geld zu verwalten. Als Generalpächter der Steuern eines großen Staatsgutes in der Loire-Region war Lavoisier »steinreich (...), um so mehr, als seine Frau, die er 1771 als blutjunges Mädchen geheiratet hatte, ebenfalls die Tochter eines Generalpächters war«.[5]

Lavoisier war Wissenschaftler und Weltmann. Als Wissenschaftler war er Revolutionär, als Weltmann der typische Vertreter des alten Regimes. Seine Doppelrolle ist ihm zum Verhängnis geworden. Nicht über den Wissenschaftler hat der Konvent das Urteil gefällt, sondern über den Weltmann. So unterscheiden sich, aus *einem* geistigen Ursprung, der Ratio, hervorgegangen, die verschiedenen Aspekte der Revolution voneinander. Sie sind sich gegenseitig in die Quere geraten.

Den Wissenschaftler als Weltmann hat David in seinem Porträt meisterlich erfaßt. Lavoisier ist bei der Arbeit dargestellt, nicht bei einer körperlichen, sondern bei der geistigen; er schreibt gerade an einem Manuskript, in dem er die Resultate seiner Forschungen zusammenfaßt. Er sitzt an einem mit einer schweren roten Decke bedeckten Tisch. Sein rechtes Bein hat er am Tischbein vorbei ausgestreckt. Auf dem Tisch sowie auf dem Fußboden stehen und liegen die Instrumente, mit denen der Chemiker seine Untersuchungen durchführte: zu seinen Füßen eine einfache Luftpumpe und, wegen seiner Zerbrechlichkeit auf einem geflochtenen Strohring gelagert, ein Glasballon mit Zuführungshahn – ähnlich dem, der in Wright of Derbys Gemälde gezeigt wird –, auf dem Tisch ein Quecksilbergasometer, bei dem das Quecksilber als Filter dient, um das eingeleitete Gas von Verunreinigungen zu säubern.[6]

Lavoisier hat, im Schreiben innehaltend, den Kopf erhoben. Mit nachdenklich fragendem Blick wendet er sich seiner neben ihm stehenden Ehefrau Marie-Anne Pierette zu. Sie stützt sich mit dem linken Arm auf seine Schulter und beugt sich, ebenfalls nachdenklich blickend, mit intimverhaltener Gebärde leicht nach vorn. Beide sind elegant gekleidet. Marie-Anne Pierette war nicht nur Lavoisiers Ehefrau, sie war auch seine engste Mitarbeiterin. Sie übersetzte für ihren Gatten ins Französische, darunter den

Essay sur la phlogistique, und fertigte die Zeichnungen zu Lavoisiers Abhandlungen an. Sie soll eine begabte Schülerin Davids gewesen sein. Am linken Bildrand ist, auf einem Stuhl abgestellt, eine Mappe zu sehen, die ihre Zeichnungen enthält. Die vollkommene Übereinstimmung der Eheleute in seelischer und geistiger Harmonie, ihre Vertrautheit, ihr Zusammengehörigkeitsgefühl sind vom Künstler im körpersprachlichen Zusammenspiel des einander verbundenen Paares gültig erfaßt. Die Arbeitsgeräte der beiden, die chemischen Apparate und die Zeichenmappe, weisen auf die geistige Kooperation hin, wobei die Ehefrau als inspirierende Muse erscheint. Von ihr ging auch die erste Initiative zu dem Doppelporträt aus. Hassenfratz, ein Assistent Lavoisiers, hatte ursprünglich im Sinne des herkömmlichen allegorischen Denkens als Thema vorgeschlagen: *Der Kampf des Oxygens gegen die Phlogistontheorie; die neue Chemie schlägt die alte Spekulation zu Boden.* Mme. Lavoisier entschied sich für das Doppelporträt.[7] David faßte es als Idealdarstellung der ehelichen Tugend auf. Im gleichen Jahr schuf er im Auftrag des Grafen von Artois, eines Bruders des Königs, ein weiteres Gemälde: *Die Liebe von Paris und Helena,* ein ziemlich manieriert geratenes Stück, für das der Künstler die im Bild wiedergegebenen antikisierenden Möbel eigens anfertigen ließ. Die Darstellung ehelicher Tugend als sittliches Vorbild, die er hier in allegorischer Reinform vorführen konnte, übertrug er, in der Intimität des Zusammengehörigkeitsgestus angemessen gedämpft, auf das Porträt des Ehepaares Lavoisier. Zu erkennen ist die Übernahme beispielsweise an der Übereinstimmung der Haltung des von Paris vorgestreckten rechten Beins mit der Lavoisiers. Es entbehrt nicht der Komik, zu bemerken, daß die Zipfel des roten Schmuckbands, die sich, von Paris' Leier herabfallend, über dessen Gemächt gesenkt haben, in dem Lavoisier-Porträt zu einer veritablen roten Tischdecke ausgewachsen sind.

Das elegant vorgestreckte Bein begegnet uns auf einem anderen Gemälde, dem Bildnis Maximilien de Robespierres, das Louis Léopold Boilly um 1790 malte. Robespierre blickt, stutzerhaft elegant gekleidet – an dieser Übertriebenheit erkennt man den Aufsteiger –, selbstbewußt, wenn auch unbeweibt aus dem Bild. Ein anderes Lebewesen umschmeichelt ihn, ein Wachtelhündchen, das an seiner Seite Männchen macht. Auch er ist mit geistiger Arbeit beschäftigt. Vor ihm auf dem Schreibtisch liegt ein Manuskript. Was es enthält, ist nicht zu sehen; gewiß aber ist es kein Traktat über die natürliche Verbrennung.

Einen ganz anderen Typ von Wissenschaftler zeigt ein Fresko, das der Präraffaelit Ford Madox Brown für das Rathaus von Manchester schuf. Es entstand 1887, ziemlich genau hundert Jahre später als Davids Lavoisier-Porträt. Sein Titel: *Dalton gewinnt Erdgas.* Eine andere Generation von Wissenschaftlern hat sich durchgesetzt. Sie ist ihrem ganzen Wesen nach zutiefst bürgerlicher Herkunft, folgt nicht mehr dem aristokratischen Sittenvorbild, legt auf Eleganz keinen gesteigerten Wert, sondern kleidet sich derb und scheut nicht davor zurück, sich um der Forschung willen dreckig zu machen. Meist von Hause aus unvermögend, kommen ihre Vertreter aus kleinen Verhältnissen und machen sich, von einem erfindungsreichen Forscherdrang

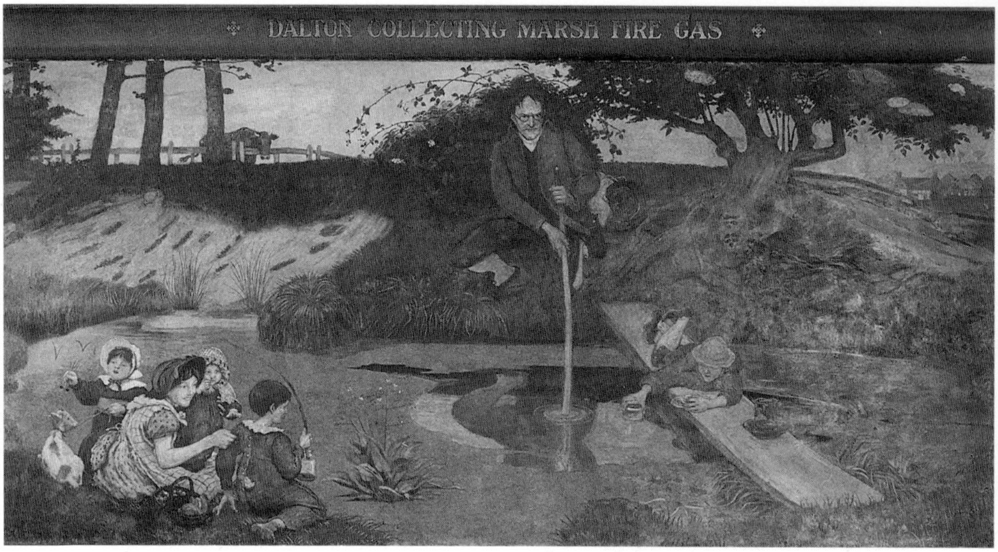

Ford Madox Brown, *Dalton gewinnt Erdgas,* 1887. Fresko, Manchester, Rathaus

geleitet, auf den Weg, der Natur ihre handfesten Geheimnisse zu entreißen. Ferdinand Runge, der Wegbereiter der modernen Teerfarbenchemie, gehört beispielsweise dazu, Sohn eines Pastors aus Billwärder, oder auch Friedrich Wöhler, der Entdecker der Harnstoffsynthese, Sohn eines Stallmeisters in den Diensten des Landgrafen von Hessen.

John Dalton, Chemiker und Physiker, wurde am 5. oder 6. September 1766 in Eaglesfield, Nordengland, geboren. In seiner Atomtheorie hat er die Gesetze der konstanten und multiplen Proportionen formuliert. Seine Beschäftigung mit Gasgemischen führte ihn 1801 zur Entdeckung des nach ihm benannten Daltonschen Gesetzes. 1844 ist er in Manchester gestorben. Ford Madox Browns Gemälde zeigt nicht etwa einen Salon, sondern gibt den Blick auf einen horizontal gelagerten Landschaftsausschnitt frei, es zeigt den Wissenschaftler nicht als Weltmann, sondern als Forscher. Das Versuchsgerät ruht nicht, wie im Gemälde Davids, es ist im Gebrauch; es ist kein kostbares Instrumentarium aus Glas und Kupfer, sondern äußerst primitiv. Am gegenüberliegenden Ufer eines kleinen Weihers erstreckt sich ein kleiner Abhang. Dort kniet Dalton neben einer krumm gewachsenen Weide. Er ist derb und wetterfest gekleidet, seinen Zylinderhut hat er ins Gras gelegt. Mit seinen kurz geschnittenen rötlichen Haaren und seiner Brille sieht Dalton weiß Gott nicht wie ein Dandy aus, sondern eher wie ein Dorfschullehrer. Voll angespannter Aufmerksamkeit stochert er mit einer langen Stange im brackigen Wasser des mit Entengrütze bewachsenen Pfuhls herum. Auf einem quer über den Teich gelegten Brett liegt, auf dem Kopf ein weißes Sonnenhütchen, bäuchlings ein Junge, Daltons ›Assistent‹. Vor ihm auf der Planke steht auf einem irdenen Untersatz ein Wasserglas. Ein weiteres Glas taucht der Junge soeben, seinem Tun ganz hingegeben, vorsichtig in das Wasser, den dazugehörigen Deckel hält er in seiner Linken. Dalton ist dabei, mit der Stange den morastigen Grund des Weihers aufzuwühlen, damit das Erdgas, das sich dort angesammelt hat, zur Oberfläche aufsteigt. Der Junge hat die Aufgabe, die aufstrebenden Bläschen in dem Glas aufzufangen und, wenn es voll ist, den Untersatz über die Öffnung zu klappen, damit das Gas darin bleibt. Dalton hat nicht nur einen Assistenten, sondern auch ein Auditorium – die Dorfkinder vorn links im Bild, die das sonderbare Treiben naivbelustigt verfolgen, und die Kuh, die links hinten stumpfsinnig den Kopf über das Gatter hängen läßt. Es ist immerhin erwähnenswert, daß alle drei Bilder von Wissenschaftlern bei der Arbeit, das *Experiment mit der Luftpumpe,* (Ft. 5), das Doppelbildnis Lavoisier und das Fresko *Dalton gewinnt Erdgas* mit der Erzeugung und Messung von Gasgemischen zu tun haben. Browns Gemälde, das den Gelehrten nicht als Magier, nicht als Weltmann, sondern im direkten Wortsinn als Feldforscher zeigt, der seiner wissenschaftlichen Neugier mit den einfachsten Mitteln nachgeht, entspricht der Haltung des 19. Jahrhunderts, besonders in dessen erster Hälfte, in der die dargestellte Szene spielt. Die Entdeckerlust der jungen Forscher aus dem Kleinbürgertum ist von jungenhafter Unbefangenheit und Offenheit. Oft noch aus der Generation der Romantiker stammend und selbst mit Dichtern und bildenden Künstlern befreundet, sind sie auch in ihrem wissenschaftlichen Streben, bei allem Drang zur Genauigkeit der Erkenntnisse, noch vom Hang zum Romantischen geleitet. Es sind die Urahnen der Zwölfjährigen, die sich auch heute noch an den Wundern eines Chemie-Baukastens ergötzen können. Die Umstände, unter denen die Versuche damals, in den Flegeljahren der experimentellen Chemie und Physik, stattfanden, würden einem heutigen Universitätschemiker wohl die Haare zu Berge stehen lassen.[8] Aber ohne jene Generation lustvoll abenteuernder wissenschaftlicher Romantiker gäbe es die experimentellen naturwissenschaftlichen Fächer heute sicherlich nicht als Hochschuldisziplinen.

Den besprochenen seien zwei Gemälde aus den letzten Jahrzehnten des 19. Jahrhunderts hinzugefügt, beide mit der Darstellung von Ärzten, die im Begriff sind, die wissenschaftlichen Erkenntnisse auf ihrem eigenen Forschungsgebiet zu erläutern. Das eine ist Adalbert F. Seligmanns *Theodor Billroth bei einer Operation im Hörsaal des Wiener Allgemeinen Krankenhauses* aus dem Jahr 1890[9], das andere Pierre-André Brouillets Gemälde *Eine Vorlesung des Professors Charcot an der Salpêtrière* von 1887. Es wird sich erweisen, wie der Kreis sich schließt. Besser noch denn als Demonstration wissenschaftlicher Erkenntnisse ließe sich die Art der Vorführung in beiden Bildern als die der ärztlichen Kunst bezeichnen, denn als Künstler treten beide in die Arena, der Chirurg ebenso wie der Psychiater, der Leibes- ebenso wie der Seelenoperateur.[10]

Seligmanns Gemälde zeigt Theodor Billroth, den berühmten Chirurgen, bei der Vorführung einer Operation im Hörsaal des Wiener Allgemeinen Krankenhauses. Darstellungen von medizinischen Demonstrationen sind seit der Zeit Rembrandts bekannt. In seinem Gemälde *Anatomische Vorlesung des Dr. Nicolaes Tulp*[11] ist der Lehrer gemeinsam mit seiner siebenköpfigen akade-

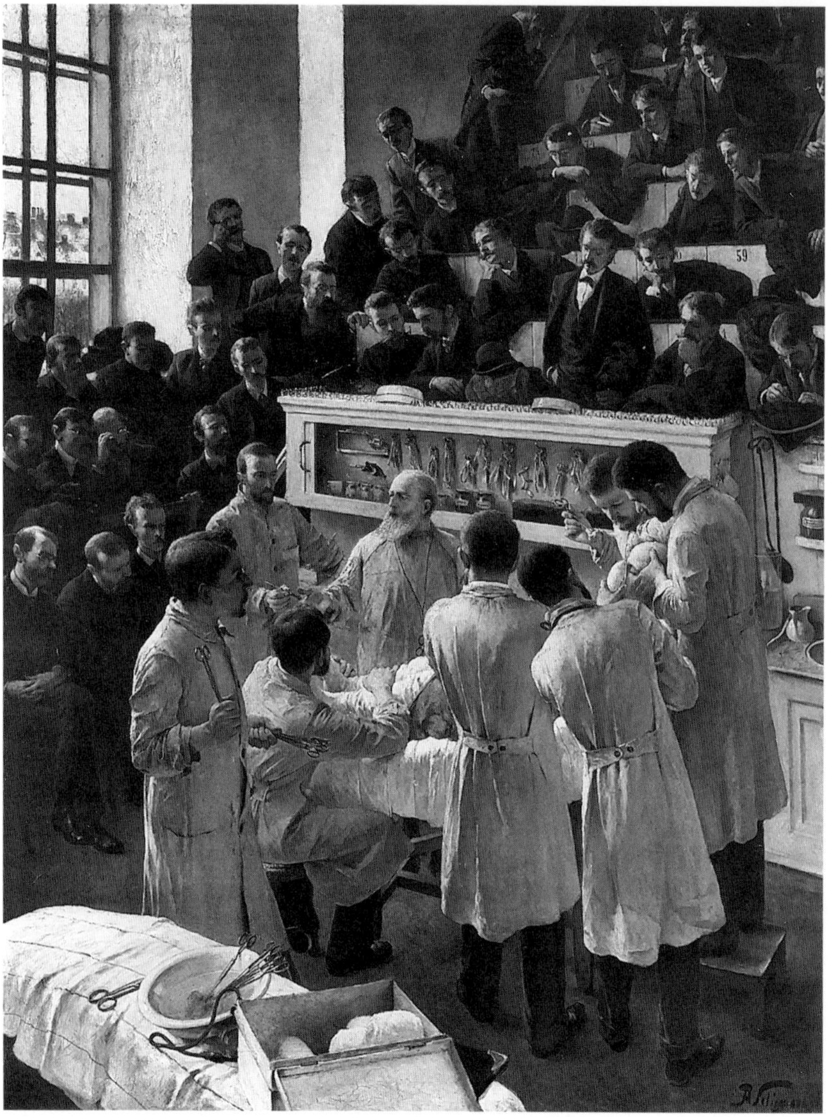

Adalbert F. Seligmann, *Theodor Billroth bei einer Operation im Hörsaal des Wiener Allgemeinen Krankenhauses,* 1890. Öl/Lwd., 114 × 87 cm, Wien, Österreichische Galerie

mischen Hörerschaft zu sehen. Seligmanns Gemälde unterscheidet sich von jenem klassischen Vorbild durch die Theatralik und das gesteigerte Selbstbewußtsein des großen Auftritts. Das ist der Coup de foudre. Der Blick fällt von oben her in die Mitte des Hörsaals, ringsum steigen die Bankreihen wie in einem Amphitheater in steiler Folge an. Von dort aus beobachten die anwesenden Studenten und angehenden Ärzte aufmerksam die Vorgänge auf der Bühne im Zentrum. Dort steht, umringt von dem Gefolge seiner Assistenzärzte, in selbstbewußt aufrechter Haltung, der Professor, der sich von sei-

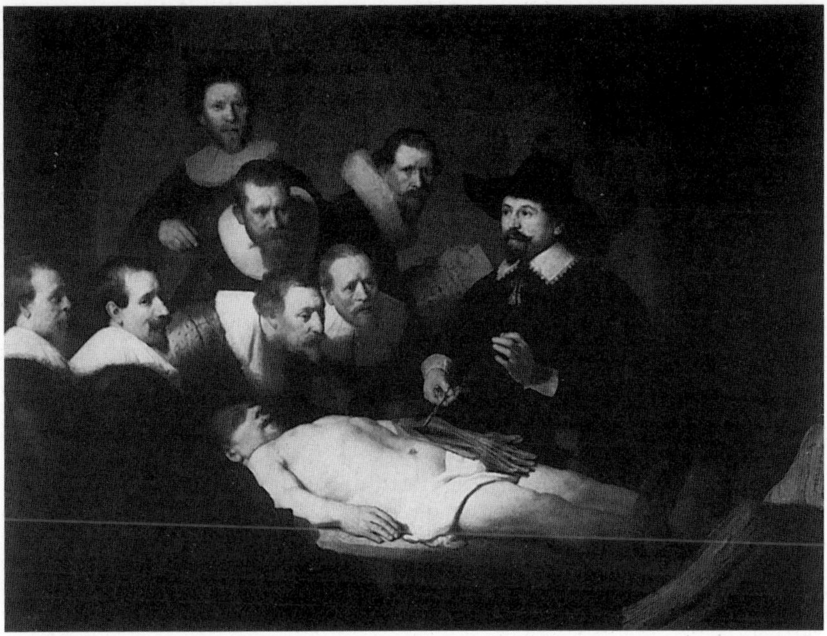

Rembrandt Harmensz. van Rijn, *Anatomische Vorlesung des Dr. Nicolaes Tulp,* 1632. Öl/Lwd., 163 × 217 cm, Den Haag, Mauritshuis

nem ›Jünger‹ einen Tupfer reichen läßt. Die Szene ist im Grunde genommen nicht wesentlich anders als in Wrights Bild mit der Vorführung der Luftpumpe. Der Vortragende ist die Hauptperson; das technische Instrumentarium wird gezeigt, das Auditorium und die Assistenz sind vorhanden; im Prinzip verhält es sich wie in Ford Madox Browns Schilderung von Dalton bei der Erdgasgewinnung. Und dennoch: welch himmelweiter Unterschied! Die Zuschauerschaft hat sich im Vergleich zu den Darstellungen Browns und Wrights beträchtlich vergrößert. Es sind keine Laien, sondern ihrem ganzen Habitus nach wissenschaftlich ausgebildete Fachleute, die sich hier eingefunden haben. Es riecht förmlich nach Karbol. Vom Patienten ist nicht viel zu sehen, nur weißes Tuch. Jetzt erscheint zum ersten Mal der weiße Kittel im Bild. Das Kleidungsstück, dazu da, die Schmutz- und Blutflecken vom Straßenanzug fernzuhalten, wird gleich einer Priesterkleidung, einem Ornat zelebriert. Der Magier mit seinen Adepten, der Priesterkönig mit seinem Gefolge. Die Darstellung, die, auf dem Höhepunkt des wissenschaftlichen Positivismus, vorgibt, eine ärztliche Operation so realistisch wie überhaupt möglich zu schildern, ist nach dem Bedeutungsmuster arrangiert, das bereits Wrights Gemälde zugrunde liegt: Auch hier geht es um Leben und Tod, auch hier liegt es in der Verantwortung des Wissenschaftlers, ob der Gegenstand seiner Bemühungen, der Patient, das Versuchsobjekt, am Leben bleibt oder nicht. Im Unterschied zu der offenen Ambivalenz in Wrights Bild ist aber hier von vornherein auf die Erhaltung des Lebens abgezielt. Der Arzt hat seinen Auftritt als großer Heiler. Dem Künstler ist es gelungen, sämtliche Aspekte, die das Image des Wissenschaftlers ausmachen, im Bild des Operateurs auf einen Nenner zu bringen: den Forscher, den Magier und den Weltmann. Dahin hat sich das Motiv gegen Ende des 19. Jahrhunderts entwickelt. In der Vereinigung der Rollentrias bestätigt sich der Triumph der Wissenschaft.

Brouillets Gemälde *Eine Vorlesung des Professors Charcot an der Salpêtrière* ist, bei aller Unterschiedlichkeit im einzelnen, Seligmanns Gemälde im szenischen Aufbau eng verwandt. Auch hier handelt es sich um eine wissenschaftliche Demonstration; auch hier haben sich die Adepten im Halbkreis um den Meister geschart. Die räumlichen Verhältnisse zwingen jedoch zu größerer Intimität. Die Teilnehmer, wie in den vorhergehenden Fällen Zuschauer und Zuhörer zugleich, befinden sich hier auf der gleichen Ebene wie der Vortragende. In einem spartanisch einfach eingerichteten Vorlesungssaal haben sie sich, die Notizblöcke zum Mitschreiben auf dem Schoß, rings auf Stühlen niedergelassen. Einige sitzen an einem schmalen Tisch, andere haben sich an der hinteren Wand und am Fenster plaziert. Hier geht es nicht in erster Linie um den Körper, sondern um die Seele, nicht um die operative Behandlung des menschlichen Leibes, sondern um die wissenschaftliche Erforschung der Psyche, ihrer Geheimnisse und Störungen. Indes spielt auch dabei der Körper eine Rolle. Er ist das Transportvehikel, das die seelischen Impulse in seiner Motorik sichtbar zum Ausdruck bringt; er ist das Instrument der emotionalen Expression. Das Gemälde ist, soweit ich weiß, noch nie in einer

Eugène Louis Pirodon, *Eine Vorlesung des Professors Charcot an der Salpêtrière,* nach dem 1887 entstandenen Gemälde von Pierre-André Brouillet, Öl/Lwd., 38 × 54 cm, Musée des Hôpitaux de Paris

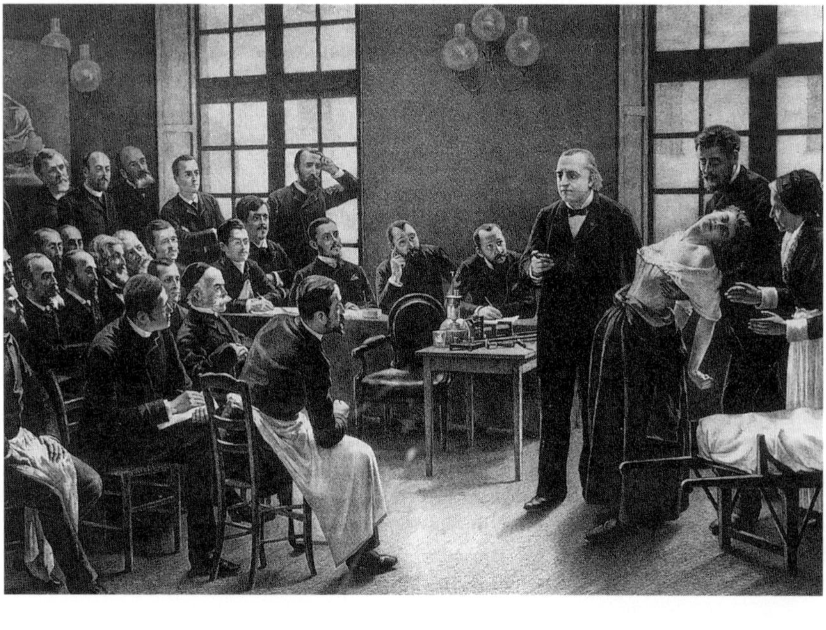

Kunstgeschichte erwähnt worden. Dort gehört es von seiner künstlerischen Qualität her normalerweise auch nicht hin. Um so häufiger wird es aber in anderen kulturgeschichtlichen Zusammenhängen, der Psychiatriegeschichte, der Psychologiegeschichte und darüber hinaus, abgebildet. Es begegnet einem immer wieder. Also muß von ihm eine Wirkung ausgehen, die zu berücksichtigen ist. Sie liegt nicht allein im Dokumentarischen des abgebildeten Ereignisses; die Faszination, die das Bild ausübt, greift tiefer: Jean-Martin Charcot, der große Psychiater und führende Forscher auf dem Gebiet der Hysterie, dem auch der junge Freud bewundernd zu Füßen gesessen hat – Wissenschaftler und ein ebenso begnadeter Schauspieler und Rhetor –, steht, ebenso wie Billroth in Seligmanns Gemälde, inmitten des freien Raums, den seine Zuhörerschaft in respektvollem Abstand um ihn geschaffen hat. Die Linke hat er mit dozierend gekrümmtem Finger angehoben. Rechts vor ihm steht, in Trance außer sich, mit konvulsiv verkrampftem Leib, die ›Königin der Hysteriker‹ Céline M., Charcots Parademodell, an dem er mit Vorliebe seine pathologischen Ausdrucksstudien trieb – als Photograph ebenso wie als Zeichner; psychiatrischer Expressionismus. Gestützt wird sie von Charcots Assistenten, dem hochgewachsenen, bärtigen Joseph Babinski, der voll gepflegten Erbarmens auf die Frau herabschaut. Eine Krankenschwester steht mit ausgestreckten Händen daneben, um notfalls Hilfestellung zu leisten, sobald die Kranke zu stürzen droht. Die wissenschaftlichen Meßgeräte fehlen auch bei dieser Demonstration ebensowenig wie in den Gemälden von Wright, David und Seligmann; sie sind auf einem kleinen Tisch hinten in der Bildmitte ausgebreitet, an dem ein Protokollant sitzt. Charcot trägt keinen weißen Kittel, nur zwei seiner Assistenten links vorn haben sich schürzenartig weiße Tücher vorgebunden. Der Meister ist wie die Schar seiner akademischen Zuhörer, den steifen Hemdkragen hochgestellt, eine Fliege umgebunden, korrekt gekleidet. Die Gesichter aller Teilnehmer zeigen gespannte Aufmerksamkeit, das Auditorium gibt sich höchst diszipliniert. Die einzige Person, die außer sich ist und die ihr Außersichsein dermaßen in den Raum hinein verstrahlt, daß es ihn auratisch erfüllt, ist die Hysterikerin. Sie ist die Hingegebene, den Männern hingegeben, denen sie hier als Schauobjekt seelenärztlicher Forschung ausgeliefert ist, wobei offenbleibt, inwieweit sie das selbst genießt und inwieweit sie darunter leidet. Das ist ein Vorgang außer Kontrolle, der aber vorgeblich unter Kontrolle gebracht werden soll, damit er mittels meßbarer Daten rational erfaßbar werden kann.[12]

Der Wissenschaftler in der Arena – in dieser Attitüde sind die Gelehrtenbilder einander ähnlich. Die Abweichung ergibt sich aus der Unterschiedlichkeit dessen, was die Gelehrten vorführen. Billroth, der Chirurg, stützt sich auf die Erkenntnis des Offensichtlichen. Aus der Veränderung eines erkrankten Körperorgans diagnostiziert er eine durch eine bestimmte Ursache hervorgerufene bestimmte Wirkung, die krankhafte Veränderung eines Organs, die gegenständlich vorgewiesen werden kann. Die chirurgische Kunst erlaubt die Resektion des erkrankten Organs, durch die die Behebung der Störung erwartet werden kann. Charcot hingegen kann sich nicht auf ein solchermaßen greif- und vorzeigbares Ding berufen. Seine Kunst besteht darin, eine

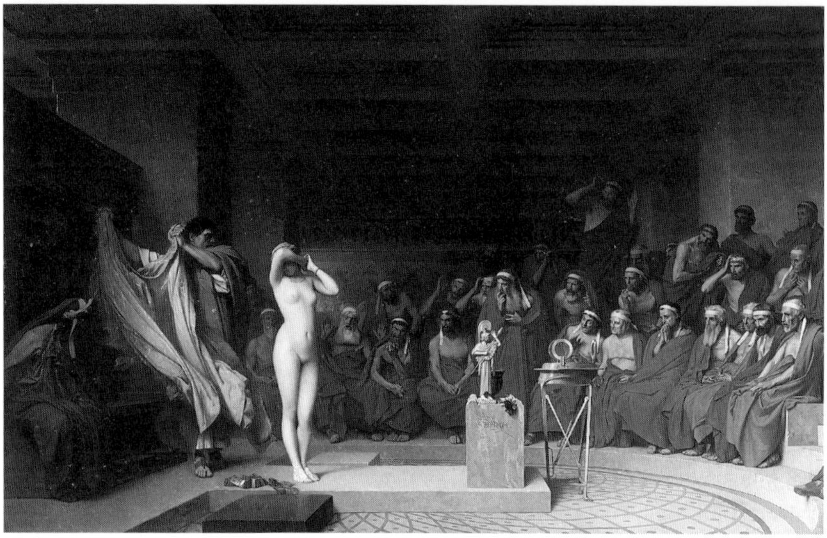

Jean-Léon Gérôme, *Phryne vor den Richtern,* 1861. Öl/Lwd., 80 × 128 cm, Hamburger Kunsthalle

verborgene Ursache zu deuten, die im Soma, der Substanz des menschlichen Leibes, lediglich widerscheint, indem sie den Körper als plastisches Instrument gebraucht, sich nach außen geltend zu machen; das ist ein metaphorisches Problem. In der Tat sind die Psychologie, die Psychiatrie und die Psychoanalyse auf die Deutung von Ausdrucksmetaphern angewiesen. Sie nähern sich damit, überspitzt gesagt, literarischen und bildkünstlerischen Methoden. Freuds Gesamtwerk ist der beste Beleg dafür. Als Wissenschaft von der Deutung des Verborgenen aufgrund der von dort ausgesandten Botschaften bewegt sich die Seelenwissenschaft bereits über den puren Evidenzsicherheits-Positivismus hinaus.

Brouillets Darstellung der Vorlesung Charcots vermittelt die Diskrepanzspannung. Eine Aura liegt über der Szene, die sich widersprüchlich gebärdet; sie vermittelt zugleich den Eindruck prononcierter Wissenschaftlichkeit wie den einer unterschwelligen Erotik. Damit ist die Atmosphäre im Spannungsgefälle zwischen beiden Polen aufgeladen. Woher kommt das?

Unter den ›Arenabildern‹ in der Malerei des 19. Jahrhunderts findet sich eines, das seit seiner Ausstellung im Pariser Salon von 1861 zum Publikumsliebling avancierte – Jean-Léon Gérômes *Phryne vor den Richtern*. Phryne war eine griechische Hetäre aus Thespiae, die der Überlieferung nach dem Praxiteles für die Statue der knidischen Aphrodite Modell gestanden hatte. Ihre Eitelkeit soll sie dazu verführt haben, sich mit der Göttin zu vergleichen. Bei den eleusinischen Festen soll sie vor aller Augen nackt ins Meer gestiegen sein. Darauf wurde sie, der Gotteslästerung angeklagt, vor den Areopag geführt. In der Verhandlung zog ihr der Advokat die Kleider vom Leibe, um zu beweisen, daß die Hetäre den Vergleich mit der Göttin nicht zu scheuen brauchte. So überzeugte er die Richter.[13] Gérômes Bild zeigt den Prozeß auf seinem dramatischen Höhepunkt. Phrynes Anwalt hat ihr soeben mit gewaltigem Schwung das Tuch, in das sie gehüllt war, vom Leibe gerissen; der Gürtel ist zu Boden gesunken, die Hetäre steht nackt in der Arena, im Anblick der richterlichen Gutachter, die, im Halbkreis versammelt, unversehens von Zuhörern zu Zuschauern geworden sind. Das Geheimnis des Bildes offenbart sich in der Augenlust.

Die Übereinstimmung der beiden Szenen ist erstaunlich. Der sexuelle Impetus, der als Anspielung in Brouillets Gemälde die Diskretion wahrt, gibt sich durch den Vergleich mit Gérômes Vorbild offen zu erkennen. Charcot setzt sich in Brouillets Gemälde als Anwalt der Hysterica in Szene, um sie zu entschleiern. Nicht ihren Körper entblößt er damit, sondern ihre Seele; er stellt sie bloß im Spiegel des Körpers. Das ist die Praxis seiner Magie. Der Weltmann läßt dem Magier mit einer höflichen Geste den Vortritt. Die Enthüllung, die der Demonstrator vornimmt, gibt sich unmittelbar vor den Augen aller Versammelten zu erkennen. Der Körper der Frau dient hierbei als metaphorisches Transmissionsmedium der Enthüllung, als Instrument einer sexuellen Veröffentlichung. Auf beide Gemälde, Gérômes *Phryne* und Brouillets *Charcot*, wird später noch zurückzukommen sein.

Anmerkungen

1 Einer solch konventionellen Auffassung folgt z. B. auch Wright of Derby mit denjenigen seiner Wissenschaftlerbildnisse, die in Auftrag gegeben worden sind. In dem Bildnis *Erasmus Darwin* von 1792/93 (abgebildet in: Judy Egerton, Wright of Derby, Kat. Tate Gallery, London 1990, Kat. Nr. 145) hält der Porträtierte lediglich einen Gänsekiel in der Hand. John Whitehurst hat in dem Porträt von 1782/83 (Egerton 147), das ihn vor einem Landschaftsausschnitt mit rauchendem Vesuv zeigt, ein Zeichenbrett auf dem Schoß, auf dem ein großer Papierbogen liegt. Dieser ist mit Linien eines geologischen Querschnitts bedeckt, an dem der Gelehrte soeben mit dem Bleistift arbeitet. Sir Richard Arkwright, der Erfinder der Baumwollspinnmaschine mit automatischer Garnzuführung, hat sich immerhin, breit und selbstbewußt auf einen Stuhl gepflanzt, neben einem handlichen Modell seiner Erfindung darstellen lassen. 1789/90 (Egerton 126).

2 Ursprünglich hatte David vor, sein Gemälde im Salon von 1789 auszustellen, doch die politischen Umstände erlaubten das nicht. So blieb es in Privatbesitz und deshalb fast zwei Jahrhunderte lang der Forschung verborgen. Durch eine Schenkung gelangte es 1977 in das Metropolitan Museum of Art, New York.

3 Wolf Lepenies, Das Ende der Naturgeschichte. Wandel kultureller Selbstverständlichkeiten in den Wissenschaften des 18. und 19. Jahrhunderts, München 1976, S. 97 unter Berufung auf Elisabeth Ströker, Denkwege der Chemie. Elemente ihrer Wissenschaftstheorie, Freiburg/München 1967.

4 Franz M. Feldhaus, Die Technik der Vorzeit, der Geschichtlichen Zeit und der Naturvölker. Ein Lexikon, Reprint, München 1965, S. 694: »Maß, einheitliches: (...) Am 6. Mai 1789 berichtete Bonnai auf Antrag mehrerer französischer Städte über ein einheitliches Maßsystem; am 8. beschloß die konstituierende Versammlung, ein internationales, auf der Länge des Sekundenpendels beruhendes Maß mit England durchzuführen. Um das ganze Maßsystem auf eine natürliche Länge zu gründen, beschloß 1792 eine aus Borda, Lagrange, Monge und Condorcet zusammengesetzte Kommission der Pariser Akademie, den vierzigmillionsten Teil des durch Paris gehenden Erdmeridians als Maßeinheit festzusetzen. Im Anschluß hieran begannen Méchain und Delambre im gleichen Jahr die Gradmessung zwischen Dünkirchen und Barcelona, die später durch eine größere Kommission, an deren Spitze Laplace stand, beendet wurde und 1800 zur definitiven Einführung

des Meters führte (...). Durch Gesetz vom 29. November 1800 wurde in Frankreich als Längennormalmaß unser heutiges Meter eingeführt, dessen Größe nach dem Bericht der Untersuchungskommission von 1792 auf 443,296 Pariser Linien der eisernen Toise von Peru bei 13° R. bestimmt wurde. Das Prototyp der Längeneinheit, ein von Etienne Lenoir aus Platin verfertigter Meterstab (étalon à bouts), sowie das Prototyp der Gewichtseinheit, ein von Fortin gleichfalls aus Platin verfertigtes Kilogramm, waren bereits am 22. Juni 1799 in den Archives de l'état deponiert worden. Die Niederlande nahmen 1816 zuerst das französische Metermaß an. Erst am 29. Juli 1864 wurde in England das Metermaß zugelassen.

5 Antoine Schnapper, J.-L. David und seine Zeit, Würzburg 1981, S. 84.

6 Die auf dem Gemälde gezeigten Gegenstände haben erfreulicherweise die Zeitläufte überstanden. Lavoisiers Witwe heiratete 1805 in zweiter Ehe einen anderen bedeutenden Gelehrten, den britisch-amerikanischen Physiker Sir Benjamin Thompson, Graf von Rumford (1753–1814). Dessen Neffe les Chazelles hat die Geräte aufbewahrt. 1952 wurden sie von der Familie Dupont de Nemours erworben, die sie 1966 dem Conservatoire National des Arts et Metiers geschenkt hat. Siehe dazu: Portrait d'Antoine-Laurent Lavoisier et de sa femme, in: Jacques-Louis David 1748–1825, Kat. Musée du Louvre, Paris/Musée national du château, Versailles, Paris 1989, S. 192–194.

7 Ebenda.

8 Als Beispiel zwei Impressionen aus dem Arbeitsumfeld der beiden vorerwähnten deutschen Chemiker: August Heinrich Hoffmann von Fallersleben, der Dichter, der mit Friedlieb Ferdinand Runge befreundet war, berichtet über seinen Besuch bei Runge in Berlin um 1820: »Zuerst besuchte ich Runge. Er hat mit seinem Landsmann Poggendorff eine Wohnung gemiethet, beide führen eine echte Junggesellenwirthschaft. Die Stube war bei den allerlei chemischen Versuchen fürchterlich zugerichtet: auf dem Fußboden, an den Wänden, an den Fensterscheiben zeigten sich Spuren von allerlei Farben und schmutzigen Überresten (...).« Zit. nach: Günther Harsch/Heinz H. Bussemas, Bilder, die sich selber malen. Der Chemiker Runge und seine ›Musterbilder für Freunde des Schönen‹, Köln 1985, S. 121.

Der Physiker Johann Christian Poggendorff, Runges Wohnungsgenosse, war seit 1824 Herausgeber der berühmten *Annalen für Physik und Chemie (Poggendorffsche Annalen).* Das war ein halbes Jahrhundert lang die wichtigste Fachzeitschrift mit den Nachrichten über die neuesten Erfindungen und Entdeckungen auf dem Gebiet der beiden einander berührenden naturwissenschaftlichen Disziplinen.

Friedrich Wöhler schildert in seinen 1875 erschienenen *Erinnerungen eines Chemikers* ausführlich seinen Aufenthalt von 1823 bei dem schwedischen Chemiker Jöns Jakob von Berzelius, der damals eine Koryphäe in Europa war. Dort beschreibt er Berzelius' Labor: »Neben dem Wohnzimmer gelegen, bestand es aus zwei gewöhnlichen Stuben mit der einfachsten Einrichtung; man sah darin weder Ofen noch Dampfabzüge, weder Wasser- noch Gasleitung. In der einen Stube standen zwei gewöhnliche Arbeitstische von Tannenholz; an dem einen hatte Berzelius seinen Arbeitsplatz, an dem anderen ich den meinigen. An den Wänden waren einige Schränke mit Reagentien aufgestellt, die nicht in allzureicher Auswahl vorhanden waren, denn als ich zu meinen Versuchen Blutlaugensalz bedurfte, mußte ich es mir von Lübeck erst kommen lassen. In der Mitte der Stube standen die Quecksilberkanne und der Glasblasetisch, letzterer unter einem in den Stubenofen-Schornstein mündenden Rauchfang von Wachstaffet. Die Spülanstalt bestand aus einem Wasserbehälter von Steinzeug mit Hahn und einem darunter stehenden Topfe. In dem anderen Zimmer befanden sich die Waagen und andere Instrumente, nebenan noch eine kleine Werkstatt mit Drehbank (...).« Zit. nach A.(ugust) W.(ilhelm) Hofmann, Zur Erinnerung an Friedrich Wöhler, Berlin 1893, S. 13f.

9 Siehe: S. R. Buchberger, Der Billrothsche Hörsaal im Wiener Allgemeinen Krankenhaus, in: Wiener klinische Wochenschrift, 78. Jg., 1966, Nr. 48, S. 853–856. Hieraus stammen folgende Angaben: »Theodor Billroth wurde 1829 in Bergen auf der Insel Rügen als Sohn eines evangelischen Pastors geboren. Nach Absolvierung des Gymnasiums in Greifswald studierte er zuerst daselbst Musik, sattelte aber bald auf die Medizin um. Er studierte in Göttingen und Berlin, wo er 1852 promoviert wurde. Danach arbeitete er kurz beim Ophthalmologen Gräfe und unternahm Reisen nach Wien und Paris. Seit 1853 Assistent Bernhard von Langenbecks, beschäftigte er sich mit Chirurgie und pathologischer Anatomie und Histologie und habilitierte sich 1856 für beide Fächer. 1859 wurde er als Ordinarius für Chirurgie nach Zürich berufen, wo er bis 1867 die chirurgische Klinik leitete und an die großen Probleme der damaligen Zeit herantrat. 1867 folgte er dem Ruf an die II. Chirurgische Universitätsklinik nach Wien als Nachfolger des berühmten Franz Schuh. Hier setzte er die großen Marksteine der Chirurgie, gründete eine berühmte Chirurgen-

schule und nahm am Kulturleben der Stadt teil. Eine Berufung nach Berlin lehnte er ab. In den letzten Jahren kränklich, starb Billroth 1894 in Abbazia.«

Die Namen der Assistenten Billroths auf dem Gemälde konnten identifiziert werden. Es sind von rechts nach links: Josef von Winter, Anton Freiherr von Eisselberg, Leopold Ritter von Dittel jr., Fritz A. Salzer, R. Beck, Joseph Haidenthaler und Victor Böttcher. Der stehende Herr im Auditorium ist Alfons von Rosthorn. Der im Auditorium Sitzende, links hinter dem Assistenten Victor Böttcher, ist Carl Theodor, Herzog von Bayern, der Bruder Elisabeths, der Gattin Kaiser Franz Josephs.

Der Maler des Bildes, Adalbert Franz Seligmann (1852–1945), war der Sohn des Wiener Arztes und Medizinhistorikers Franz Romeo Seligmann (1808–1892). »Schon in früher Jugend gehörte er zum persönlichen Bekanntenkreis Billroths und nahm an manchen Veranstaltungen geselliger oder theatralischer Art im Hause des Chirurgen als Regisseur, Mitspieler und Dekorateur teil. Mit den jüngeren Ärzten der Klinik in Freundschaft verbunden, brachte ihn ein Assistent Billroths auf den Gedanken, den Chirurgen im Kreis seiner Mitarbeiter im Hörsaal zu malen. Zu diesem Zweck machte er 1888 Studien an Ort und Stelle, und Billroth, der als Mittelpunkt besonders sorgfältig ausgearbeitet werden mußte, gewährte ihm mehrere Sitzungen in seiner Ordination.«

10 Die Heilkunde des 19. Jahrhunderts steht als Wissenschaft mit den Naturwissenschaften in unmittelbarer Verbindung. Sie stimmt in der Entwicklung ihrer positivistischen Auffassung mit ihnen überein und bedient sich zu Forschungszwecken der gleichen Mittel, Apparate und Methoden. Die beiden hier ausgewählten Beispiele zeigen den Arzt als wissenschaftlichen Lehrer.

11 Daß sich die Zuhörer um den Demonstrator im Halb- oder Dreiviertelkreis versammeln, um genauer zusehen zu können, liegt auf der Hand. Das Theatrum anatomicum ist damit als Funktionsform vorgegeben. Seine Entwicklung ist so alt wie die neuzeitliche europäische Anatomie. Der Titelholzschnitt einer Ausgabe des Anatomie-Buches, das der Belgier Andreas Vesalius, Ahnherr der wissenschaftlichen Anatomie, veröffentlichte, zeigt das anatomische Theater in seinen noch relativ ›wilden‹ Anfängen. Der Hörsaal der Wiener Universitätsklinik liefert die Funktionsform in perfekter Vollendung. Der grundsätzliche Unterschied zu den früheren Darstellungen besteht aber eben darin, daß in Seligmanns Bild der Vorführende kein Anatom ist, der die Zusammenhänge des Körpers an einer Leiche erklärt, sondern ein Chirurg, der in den lebendigen Körperzusammenhang operativ eingreift.

12 Hysterie (griechisch hystéra = die Gebärmutter) ist der Sammelbegriff für eine Reihe von neurotischen Verhaltensstörungen, deren Ursache in der spezifischen psychosomatischen Konstitution der Frau, oder, um in der Nomenklatur der Epoche zu bleiben, des Weibes, angenommen wurde. Siehe dazu: Jean Bertrand Pontalis, Zwischen Freud und Charcot. Ein Szenenwechsel, in: Jean Clair/Cathrin Pichler/Wolfgang Pircher, Wunderblock. Eine Geschichte der modernen Seele, Kat. hrsg. v. den Wiener Festwochen, Wien 1989, S. 688: »Ziehen wir die berühmte Leçon clinique du docteur Charcot zur Betrachtung heran, die 1887 Pierre-André Brouillet gemalt hat. (...) In der linken oberen Ecke des Bildes ist eine Tafel, die die Phase der ›Contorsionen‹ (hier als Kreisbogen) der großen hysterischen Krise darstellt, den Zeitraum, den die vorgeführte Patientin gerade ›durchlebt‹ oder vorstellt: perfekte Kreisförmigkeit der Szene, in der alle Personen, bis zu den Rampenlichtern hin – das Licht wird durch die hohen Fenster hindurchprojiziert –, an dem gebührenden Ort sind. Wer gestaltet, wer ordnet die Szene an? Der kahlköpfige Meister oder die ›Königin der Hysteriker‹, die, entblößt und dem Zusammenbruch nah, bereit ist, die Szene zu wiederholen, das Bild zu reproduzieren, nur darum, damit (weil) diese Herren im Raum sind? Wenn das Ganze zu weit geht, bleibt immer noch die Möglichkeit der ›Eierstockcompression‹, und danach kann der Professor die Ohnmacht seines Wissens murmelnd zur Kenntnis nehmen: ›Es ist die genitale Ursache‹. Denn der ›Eierstockcompressor‹, dieser anschauliche Apparat der Verdrängung, hat zur Funktion, die ›Ursache‹ wieder an ihren Platz zu weisen, ihr für eine Zeit wenigstens zu verbieten, daß sie herumirrt, ausbricht und ihre Verheerungen anrichtet.«

13 Siehe: Joachim Heusinger von Waldegg, Jean-Léon Gérômes *Phryne vor den Richtern,* in: Jahrbuch der Hamburger Kunstsammlungen, Bd. 17, 1972, S. 122–142.

I.5 Der Bürger als Held – Der Held als Opfer

Zurück zur Revolution. Am 9. Juli 1793 reiste die 25jährige Charlotte Corday mit dem Vorsatz aus Caen ab, den Konventsabgeordneten Jean-Paul Marat zu ermorden. Am 11. Juli traf sie in Paris ein. Am Morgen des 13. Juli kaufte sie in den Arkaden des Palais Royal ein Küchenmesser mit schwarzem Heft und begab sich unverzüglich zu ihrem Ziel. Zuerst erwog sie, das Attentat im Nationalkonvent zu verüben. Nachdem sie aber erfahren hatte, daß der Abgeordnete wegen seiner Krankheit dort schon wochenlang nicht erschienen war, entschloß sie sich kurzerhand, ihn in seiner Wohnung aufzusuchen. Marat wohnte in einem bescheidenen Bürgerhaus, genannt Hôtel de Cahors, in der Rue des Cordeliers Nr. 30, Ecke Rue de Paon. Es existiert nicht mehr; 1876 wurde es abgerissen. Wegen seiner Krankheit, eines juckenden Hautausschlags, verbrachte Marat einen großen Teil seiner Zeit in der Badewanne, die er sich mit Hilfe eines Bretts und eines hohen Holzklotzes mehr schlecht als recht zur provisorischen Schreibgelegenheit eingerichtet hatte. Dort empfing der Herausgeber des ›Ami du peuple‹ auch Besuche. Es ließ sich gar nicht anders machen, denn in Marats Wohnung, in der auch sein Redaktionsbüro nebst Zeitungsauslieferung untergebracht war, herrschte ein ständiges Kommen und Gehen. »Marat bewohnte das dunkelste Stockwerk in diesem dunklen Hause, die erste Etage, die bequemste für einen Zeitungsmann und Volkstribun, dessen Haus gleich der Straße jedem offen steht (...)«[1] Nach vorn zur Straße befanden sich nebeneinander das spartanisch ausgestattete, mit Papierstapeln vollgestopfte Büro und ein kleiner bürgerlicher Salon, dessen Behaglichkeit die fürsorgliche Hand von Marats Lebensgefährtin Simonne Evrard spüren ließ. Dahinter lag, mit Fenster zum Hof, das kleine Zimmer mit der Badewanne.

Charlotte Corday hatte ein an Marat gerichtetes Billet bei sich, in dem sie ihm Informationen über gegenrevolutionäre girondistische Umtriebe in Caen versprach. Die fingierte Denunziation war ein Vorwand, die Aufmerksamkeit des Tribuns zu wecken. Ihr erster, morgendlicher Versuch, zu Marat vorzudringen, mißlang. Deshalb probierte sie es am Abend mit einem weiteren Billet noch einmal. Der zweite Bittbrief, der in den Archives nationales in Paris aufbewahrt wird, trägt den Wortlaut: »Au Citoyen Marat faubourg St. Germain Rue des Cordeliers à Paris. Je vous ai écrit ce matin, avés-vous reçu ma lettre (...), j'espère que vous ne me refuserés pas, voyant combien la chose est intéressante, suffit que je sois bien malheureuse pour avoir droit à votre protection.«[2] Um halb acht Uhr abends fuhr Charlotte Corday mit einem Mietwagen vor dem Haus vor. Sie verlangte, Marat zu sprechen, und verwies auf den Brief, den sie schon am Morgen abgegeben hatte. Nach einigem Hin und Her ließ Marat sie schließlich ins Badezimmer vor. Sein Mitarbeiter, der 29jährige Laurent Bas, war gerade mit dem Falzen der auszuliefernden Nummern des ›Ami du peuple‹ beschäftigt, als nach etwa sieben bis acht Minuten aus dem Badezimmer ein Hilferuf drang. Bas, nicht Augen-, aber Ohrenzeuge der Mordtat, hielt die unmittelbar darauf aus der Türe kommende Charlotte Corday fest, während drei Bürgerinnen, darunter die Pförtnerin und Simonne Evrard, nach der Wache riefen. »Unter den herbeigeeilten Anwohnern war der Zahnarzt Antoine-Clair Michon Lafondée. Er veranlaßte den Transport des Körpers aus der Badewanne auf ein Bett, drückte Kompressen auf die Wunde in Erwartung des Chirurgen Pelletan, der bald darauf erklärte, daß alle Hilfe nutzlos sei. Laut Polizeibericht über die Versiegelung der Wohnung, die in Anwesenheit der Abgeordneten Maure, Chabot, Drouet und Legendre sowie der vom ›Conseil général‹ der Gemeinde Paris benannten Bürger Laudagrin, Bergot und Hébert stattfand, lag der völlig blutüberströmte, auf der rechten Seite der Brust durchbohrte Leichnam Marats auf einem Bett in dem Zimmer zur Rechten des Salons. Der Name Davids taucht nicht auf. Charlotte Corday ließ sich widerstandslos verhaften. Ihr Prozeß fand am 16. Juli vor dem am 10. März 1793 eingerichteten Revolutionstribunal statt. Den Vorsitz führte Jacques-Bernard-Marie Montané. Öffentlicher Ankläger war Antoine-Quentin Fouquier-Tinville. Die Attentäterin bekannte sich uneingeschränkt zu ihrer Tat.«[3] Am 17. Juli bestieg sie lächelnd das Schafott. Am Versuch, noch einige Worte an die Menge zu richten, wurde sie gehindert. »Das Haupt legte sie selber unter das Fallbeil, das langsamer als gewöhnlich fiel. ›Der Henkersknecht zeigte dem Volk das blutige Haupt. In den Zügen des Gesichts sah man noch deutlich die Spuren des Lächelns. Der Elende aber war so gemein, dieses Haupt zu ohrfeigen.‹ So schilderte der Deutsche Klause die Hinrichtung. Man hörte nur wenige Rufe: ›Es lebe die Nation! Es lebe die Republik!‹ Dem Henkersknecht wurde für sein schändliches Verhalten eine öffentliche Maßregelung zuteil.«[4]

Marat war zum Zeitpunkt seiner Ermordung 49 Jahre alt. David hatte ihn am Tage zuvor zum letztenmal lebend gesehen. Marat war es gewesen, auf dessen Vorschlag hin David als Abgeordneter in den Konvent gewählt worden war. David, der Jakobiner und Montagnard, war seinem Protegé freundschaftlich zugetan. Die Radikalität der politischen Auffassung verband sie eng miteinander. Sein Amt als Arrangeur der offiziellen Revolutionsfeste hatte David vor allem auch der Befürwortung von seiten Marats zu verdanken. In jener Eigenschaft hatte er im Auftrag der Jakobiner am Freitag, dem 12. Juli, gemeinsam mit dem Abgeordneten Nicolas Maure Marat aufgesucht, um die Konzeption des für den 10. August geplanten Festes ›Réunion républicaine‹ zu besprechen, das zur Feier der am 23. Juni vom Konvent verabschiedeten Verfassung, der ›Déclaration des droits de l'homme et du citoyen‹, geplant war. Bei dieser Gelegenheit hatte er Marat in der gleichen Position wie bei dem Attentat – schreibend in der Badewanne – erlebt. Mit den vom Künstler unmittelbar nach dem Attentat angestellten Recherchen verschränkt sich sein Erinnerungsbild.

Die Ermordung Marats erregte ungeheures Aufsehen. Nach Michel Lepeletier de Saint-Fargeau[5], dem Konventsabgeordneten, der am 20. Januar 1793 von einem ehemaligen königlichen Leibwächter erstochen worden war, weil er zu denen gehörte, die tags zuvor für die Hinrichtung Ludwigs XVI. gestimmt hatten, erhielt die Revolution nun ihren zweiten Märtyrer. Auf alle aktuellen politischen Vorgänge bezogen, die das Passepartout für den Mord lieferten, sah es so aus, als sei das Attentat auf die Verfassung selbst ausgeübt worden. Diese Einschätzung wurde von den Jakobinern weidlich gefördert; sie machten sie sich propagandistisch zunutze. Marat wurde zum Märtyrer der Verfassung. Das war die stilistisch-motivische Vorgabe von seiten der Politik.

Am 29. März hatte David dem Nationalkonvent, freiwillig und ohne dazu aufgefordert zu sein, das Gemälde mit der aufgebahrten Leiche Lepeletiers überreicht. Nun wurde er vom Konvent ausdrücklich beauftragt, das Gegenstück zu schaffen. Der Auftritt, durch den der Konvent auf seiner Sitzung vom 14. Juli zur Vergabe bewogen wurde, war taktisch gut vorbereitet. Der Abgeordnetensprecher der Sektion von Paris, Jean-Baptiste Guiraud, griff in die Debatte ein und hielt eine flammende Rede, in der er das Bildmotiv schon anklingen ließ: »Die Hand einer Vatermörderin hat uns den unerschrockensten Verteidiger des Volkes geraubt. Er hat sich unablässig für die Freiheit geopfert. Dies war seine Missetat. Unsere Augen suchen ihn noch unter euch. O furchtbarer Anblick, er liegt auf dem Totenbett! Wo bist du, David? Du hast der Nachwelt das Bild des für das Vaterland sterbenden Lepeletier überliefert, nun bleibt dir noch ein Bild zu machen.« David nahm das Stichwort auf und rief: »Und ich werde es machen.« Er brauchte für die Fertigstellung ungeachtet seiner weiteren Verpflichtungen als Abgeordneter und als Zeremonienmeister der Revolution nicht länger als vier Monate. Mitte Oktober 1793 war es vollendet. Am Nachmittag des 16. Oktober wurde es zusammen mit seinem Gegenstück, dem *Lepeletier auf dem Totenbett,* feierlich im Hof des Louvre ausgestellt. Am 24. Brumaire des Jahres II, dem 14. November 1793, wurde es dem Konvent übergeben.

Das *Marat*-Gemälde (Ft. 3) und die Vorgänge um seine Entstehung sind so ausführlich und so oft beschrieben, zuletzt durch die brillante und akribische Hintergrundanalyse von Jörg Traeger, daß ein neuerliches Eingehen darauf eigentlich nur im Rahmen des gegebenen Kontextes gerechtfertigt erscheint. Die Entstehungsumstände sind hier deshalb aufs äußerste zusammengefaßt wiedergegeben, nicht berücksichtigt sind die Totenfeiern – die führenden Köpfe der Revolution, allen voran Robespierre, begriffen sich selbst als politische Künstler und die Revolution als gestaltbares Kunstwerk –, die sich, von der öffentlichen Aufbahrung des Toten in der Kirche der Cordeliers bis zur Überführung der sterblichen Reste Marats ins Pantheon, des Leichnams als eines Corpus caerimonialis bemächtigten und damit, zum Zwecke der Schaustellung einer von Ethos triefenden revolutionären Pietät, erstaunlich rücksichtslos umgingen. Der feierlich-nekrophile Zug einer neuen politischen Bewegung, die der Nachweisbarkeit der körperlichen Existenz ihrer ersten Märtyrer über deren Tod hinaus bedarf, Ursprung allen Leichen- und Reliquienkults, macht sich hier in ihrer säkularisierten Form zu einem Zeitpunkt bemerkbar, wo noch keine neue Hierarchie gebildet ist, an deren Vorbereitung aber schon kräftig gearbeitet wird. Das Lenin-Mausoleum in Moskau ist ein späterer Reflex darauf, den die russische Oktoberrevolution geliefert hat. Der ägyptisierende Grundzug der revolutionären Mentalität, in dem der Hang zur Totalität bereits im Keim vorhanden ist, hat sich bis dahin ausgewirkt; Lenin als Pharao. Genau einen Monat nach Marats Überführung in das Pantheon wurde der Jakobinerklub geschlossen. Am 8. Februar 1795 wurde Marat aus dem Kreis der Unsterblichen wieder hinausgeworfen. Seine sterblichen Überreste wurden in aller Stille auf dem Friedhof von St. Geneviève beigesetzt. Seine konstitutionelle Verewigung hatte nicht lange vorgehalten. Davids Gemälde teilte das posthume Schicksal des Porträtierten. Am 9. Februar wurde es dem Künstler zurückgegeben. Bis dahin hatte es, erstes Altarbild des republikanischen Parlamentarismus, im Konventssaal gehangen. Rechts und links der Rednertribüne, auf der mit grünem Stoff bespannten Wand, gegenüber den Reihen der Abgeordnetensitze, waren die beiden Pendants angebracht, der *Lepeletier* und der *Marat,* gleich Seitenflügeln eines Hochaltars, dessen Mittelstück die Tribüne selbst war.[6] Darüber befanden sich die Tafeln mit den Satzungen der Menschen- und Bürgerrechte. »Sieht man einmal von dem ähnlich gelagerten, aber nicht vollendeten ›Schwur im Ballhaus‹ ab«, bemerkt Traeger dazu, »so suchen Ort und Art der Auftragserteilung in der Kunstgeschichte ihresgleichen.«[7] Dem ist hinzuzufügen: auch die Beschaffenheit des Auftraggebers selbst.

Davids Gemälde, aus direktem Anlaß in Auftrag gegeben und aus persönlicher Betroffenheit in Angriff genommen, ist ein Meisterwerk geworden. Es verewigt den Augenblick.[8] Was ist darauf zu sehen? Die obere Zone, etwas mehr als die Hälfte des gesamten Bildfelds, ist leer. Der Blick fällt auf eine graufleckige Mauerfläche, die, rechts oben verhältnismäßig hell, nach links zu in allmählich immer tiefer werdende Schatten getaucht ist. Die Dinge, die sich zu der Szene fügen, sind alle in der unteren Hälfte des Bildes versammelt. Wir blicken von oben her darauf herab. Von einem Ereignis kann kaum mehr gesprochen werden, eher wohl von einem Kriminalstilleben, denn einschließlich des Leichnams sind auf dem Bild nur Dinge zu sehen. Ein Toter, von dem alle wissen, daß es Jean-Paul Marat ist, sitzt in der Badewanne. Sein nackter Oberkörper ragt über den Wannenrand. Aus der aufrechten Haltung ist er nach rechts hinübergesunken. Der rechte Arm hängt über die Wanne herab; der Unterarm ist leicht angewinkelt. Die Hand berührt den Fußboden. Der Kopf ist nach hinten gekippt, er lehnt gegen eine konsolartige Erhöhung am Kopfende der Wanne und findet dort eine Stütze, die ihn am weiteren Abrutschen hindert. Das waagerecht zur Seite geneigte Haupt bietet seine Gesichtsfläche dem Betrachter. Marat ist noch nicht ganz tot. Die Augen brechen ihm. Wir sehen den Sterbenden im Augenblick seines letzten Seufzers. Die Lippen sind ein wenig geöffnet, sie entlassen den letzten Atemhauch. Der Mund ist zu einem süßlich wirkenden, sanften Lächeln voll verzeihender Güte geöffnet. Auf den Gesichtszügen, vom Künstler verjüngt, zeigt sich der Widerschein beginnender Verklärung. Auf der rechten Seite des Thorax, dicht neben dem Brustbein, wenige Zentimeter unterhalb des Schlüsselbeins, klafft die vom tödlichen Einstich hervorgerufene Wunde. Blut ist aus ihr herausgetreten, das in mehreren Bahnen die Brust herunter und infolge der seitlichen Neigung des Oberkörpers in Richtung Achselhöhle läuft. Blut ist auch auf das Leintuch getropft, das über den Wannenrand hinaus hängt. Blutige Abdrücke finden sich auf dem Billet, das der Sterbende in seiner Linken hält, Blutflecke sind auf den Papieren, die unter dem linken Unterarm hervorragen. Blutrot hat sich das Wasser in der Wanne verfärbt. Die weiteren Gegenstände, die das Bild aufweist, bilden miteinander ein klar und übersichtlich geordnetes Ganzes. Es sind nicht sehr viele, und sie sind gleich den Asservaten einer polizeilichen Tatortaufnahme schnell aufgezählt. Es handelt sich um: – eine Badewanne: sie ist, weil mit Tüchern verhängt, selbst körperlich nicht sichtbar, aber sowohl durch Wissen wie durch Augenschein per Schlußfolgerung zu ermitteln: – ein Brett, das, quer über die Wanne gelegt, dem Schreibenden als Arbeitsunterlage gedient hat; – ein großes grünes Tuch, das als Decke über die Schreibunterlage gebreitet ist; – ein großes Leintuch mit einem sorgsam eingesetzten, rechteckigen weißen Flicken links unten, der von der Sparsamkeit seines Besitzers zeugt; es umhüllt die Badewanne in ihrem vollen Ausmaß; – ein weißes Tuch, vom Opfer turbanartig um den Kopf gebunden; – eine genagelte Holzkiste, die, hochkant gestellt, dem in der Badewanne Arbeitenden als Beistell-Konsole gedient hat; – ein Schriftstück mit gut leserlichem Inhalt, das der Sterbende in der linken Hand hält, das Gesuch Charlotte Cordays; – etwa drei weitere Papierblätter, zwischen dem linken Unterarm Marats und dem Schreibbrett eingeklemmt; – auf der Ablagefläche der Holzkiste: ein bleiernes Tintenfaß, ein weißer Federkiel mit von Tinte schwarzverfärbter Spitze, ein weiteres beschriebenes Blatt Papier, eine Assignate; – ein weißer Federkiel, den der Sterbende noch zwischen den Fingerspitzen der zu Boden gesunkenen Rechten hält; – schließlich auf dem Fußboden das blutbefleckte Messer mit weißem Griff, die Mordwaffe.

Außer David haben sich auch andere Maler mit dem Stoff befaßt. Ihre Erzeugnisse sind zum überwiegenden Teil stümperhaft. Einem, dem zuletzt entstandenen, kann indes seine Professionalität in Technik, Komposition und effektvoller Inszenierung nicht abgesprochen werden. Es ist Paul Baudrys *Charlotte Corday* von 1860. Der Künstler ist damals in der Absicht, einen möglichst authentischen Eindruck zu erzielen, selbst an Ort und Stelle gereist und hat die Räume in dem wenig später abgerissenen Haus in Augenschein genommen. Sein Gemälde ist das Ergebnis einer unauflöslichen Mischung aus eigenen Eindrücken sowie den Einflüssen des Bildes von David. Im Unterschied zu David zeigt Baudry den Raum von einem um 90 Grad gedrehten Standpunkt. Die Wanne mit der Leiche Marats, aus deren Brust das Messer mit dem schwarzen Heft ragt, ist in starker Verkürzung wiedergegeben. Daneben steht die Holzkonsole. Diese Einzelheit hat der Künstler von David übernommen, denn in Wahrheit stand dort statt dessen ein massiver Holzblock. Neben der Wanne liegt außerdem ein hölzerner Küchenstuhl mit rohrgeflochtenem Sitz, die heruntergefallenen Papiere bilden ein unordentliches Gewirr. An der Wand seitlich über der Badewanne ist ein Bücherbord angebracht. An der hinteren Wand, der Wanne gegenüber, hängt – der tatsächlichen Raumausstattung beim Tod Marats entsprechend – eine große Landkarte Frankreichs. Am Fußende der Wanne steht hochaufgerichtet die Gestalt der Attentäterin. Sie ist nach dem Dernier cri der Revolutionsmode mit einem längsgestreiften Taftkleid bekleidet; man meint, den Stoff rascheln

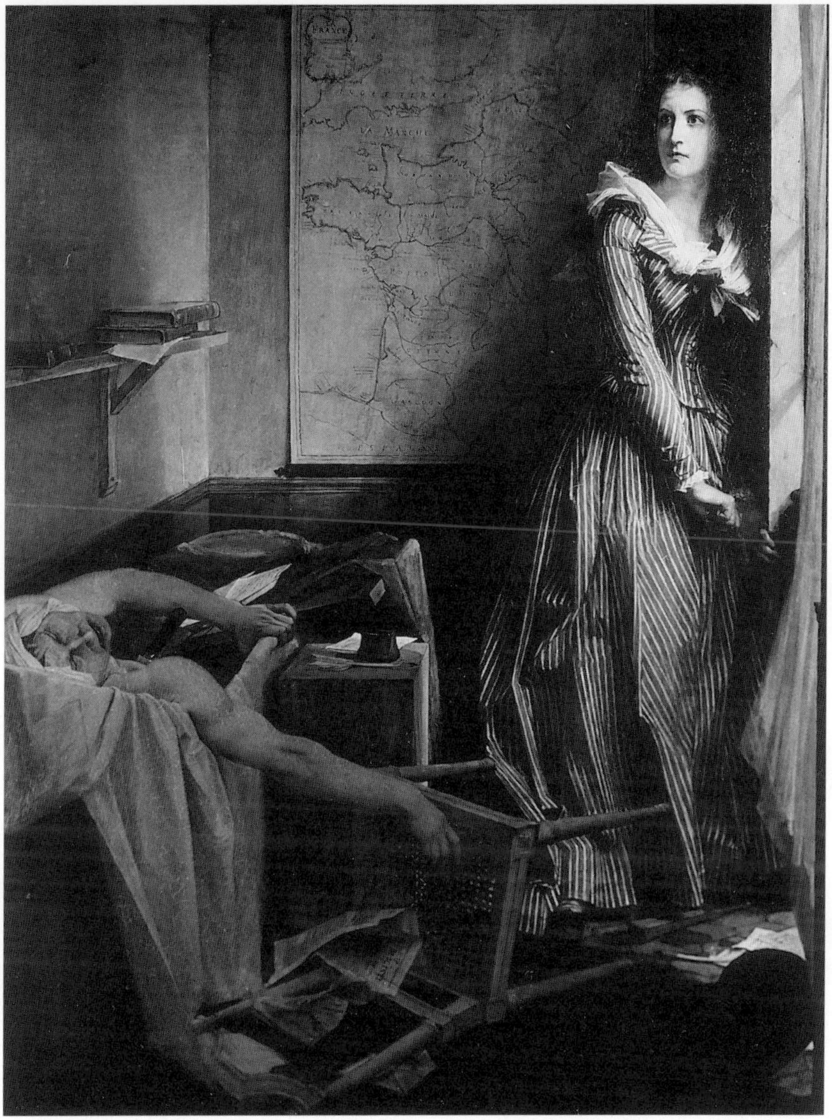

Paul Baudry, *Charlotte Corday,* 1860. Öl/Lwd., 203 × 154 cm, Nantes, Musée des Beaux-Arts

zu hören. Ihr zylinderartiger hoher Hut ist der Corday bei der Tat vom Kopf gefallen, er ist in der rechten vorderen Bildecke zu sehen. Schon halb zum Gehen gewendet, blickt sie, die lang fallenden Locken leicht wirr, erhobenen Hauptes und erhobenen Herzens ein letztes Mal zurück. Das Bild ist eine royalistische Reaktion auf seinen jakobinischen Vorgänger. Allein schon der Titel weist darauf hin, wem es der Künstler gewidmet hat – nicht dem Heros, sondern der Heroine, nicht dem Ermordeten, sondern der Mörderin, nicht dem Opfer, sondern der Täterin. Jedem, der sich mit der Geschichte der Französischen Revolution befaßt, bleibt es überlassen, für sich selbst zu entscheiden, wem er seine Sympathien entgegenbringen möchte, dem skrofulösen Demagogen, dem es nichts ausmachte, um des Prinzips und des eigenen Machtgefühls willen mit einem Federstrich Tausende von Köpfen rollen zu lassen, oder der Attentäterin, deren desperates Vorgehen von wenigstens ebenso edlen Motiven geleitet war wie die Grundabsicht Marats.

Marie-Anne Charlotte de Corday d'Armont, zwar nicht eigentlich eine Schönheit, aber eine wohlgestalte, gutaussehende junge Dame, geradegewachsen und von kühnem Gesichtsschnitt, stammte aus altem Adel. Sie zeigte aber nicht die geringsten royalistischen Neigungen (dennoch nahmen die Royalisten ihre Person später zu Propagandazwecken für sich in Anspruch, wie Baudrys Bild zeigt), sondern sie verachtete Ludwig XVI. Politisch stand sie den Girondisten nahe und baute auf die Wiedereinführung und Reinhaltung der alten römischen Republikanertugenden als Fundament des staatstragenden Ethos der Republik. Damit erwies sie sich von Grund auf gesinnungsverwandt mit David. Beide folgten der gleichen, in den französischen Reformkreisen der zweiten Hälfte des 18. Jahrhunderts gewachsenen Weltanschauung. Im Jakobinertum fand Charlotte Corday jedoch ihre eigene Gesinnung vergröbert, verzerrt, pervertiert und in den Schmutz gezogen. Der Rigorismus der Durchsetzungsmethoden, die massenhaften Menschenopfer um des Ideals der Menschenliebe willen, galten ihr als Verrat an der republikanischen Sache. In Marat erkannte sie *den* Protagonisten jenes Extremismus. Deshalb brachte sie ihn um. Wie immer in solchen Fällen führte der Mord aus politischen Gründen zu anderen Resultaten als vom Attentäter kalkuliert und vorausgesehen.

David spürte die politische Gesinnungsverwandtschaft mit der Corday. Deshalb ist sein *Marat*-Bild auch ohne offensichtliche Häme gegen die Attentäterin, es scheint fast so, als schwänge hintergründig ein leises Verständnis für deren tragische Rolle mit. Indes erscheint sie nicht im Bild. Das ist nicht möglich gewesen, denn dann hätte die Heroine dem Heros ohne Zweifel den Rang streitig gemacht. Hier gab es nur ein Entweder-Oder. Im Gegensatz zu Paul Baudrys theatralisch hochaufgeregter Szene herrscht deshalb in Davids Bild die Ruhe der vollständigen Vergegenständlichung des Ereignisses. David zeigt den Moment nach der Tat. Zwar tut dies auch Baudrys Gemälde, aber in seinem Aktionismus bleibt es unvollendete Vergangenheit. David hingegen zeigt nicht das Imperfekt, sondern das Perfekt. Bei ihm ist das Geschehen zur endlichen Ruhe gekommen, und zwar eben erst. Das Opfer ist allein im Bild. Der Heros hat das Feld für sich. In diesem allerersten Augenblick der vollendeten Ruhe beginnt die Ewigkeit. Daraus bezieht das Bild seine Monumentalität. Das ist eine Erhabenheit der Verdinglichung und, umgekehrt gesprochen, eine Verdinglichung des Erhabenen. Daher die Stillebenhaftigkeit. Requiescat in pace.

Die Darstellung des Moments der Stille nach der Tat ist ein theatralischer Kunstgriff, der von der Historienmalerei des 19. Jahrhunderts aufgegriffen wird; sie bezieht daraus einen ihrer hauptsächlichen Effekte. Doch fällt sie dabei schließlich in den konventionellen Historismus zurück und erfindet als

Vorwand historisch kostümierte Szenen. Eines der berühmtesten Beispiele ist Karl Theodor von Pilotys Riesenleinwand *Seni an der Leiche Wallensteins* von 1855. Die Einmaligkeit von Davids Gemälde besteht darin, daß der Künstler im Unterschied zu all jenen später entstandenen Schilderungen im historischen Gewand eine Berichterstattung über ein aktuelles Ereignis verfertigt hat, das er beinahe selbst miterlebt hätte und das ihn tief erschütterte, eines ›Falls‹, der ganz Paris aufregte. »Ich bin dabeigewesen«, verkündet der Maler, ich bin der Zeuge, nicht allein Augenzeuge, sondern Blutzeuge. Der aufregend neue Schritt in Davids eigener künstlerischer Entwicklung besteht darin, daß das ethische Vorbild hier nicht mehr aus der fernen Parabel in antikischer Verkleidung motiviert wird, wie das noch beim *Schwur der Horatier* und beim *Brutus* der Fall ist. Der Heros tritt weder antik gewandet noch in herrscherlich idealisiertem Ornat auf. Er wird vom Künstler als unmittelbarer Zeitgenosse ausgewiesen. Hier und jetzt ist das Ereignis geschehen, es wird in seiner Authentizität bestätigt. Damit zieht ein Impuls in die Malerei ein, der

Karl Theodor von Piloty, *Seni an der Leiche Wallensteins,* 1855. Öl/Lwd., 312 × 365 cm, München, Bayerische Staatsgemäldesammlungen, Neue Pinakothek

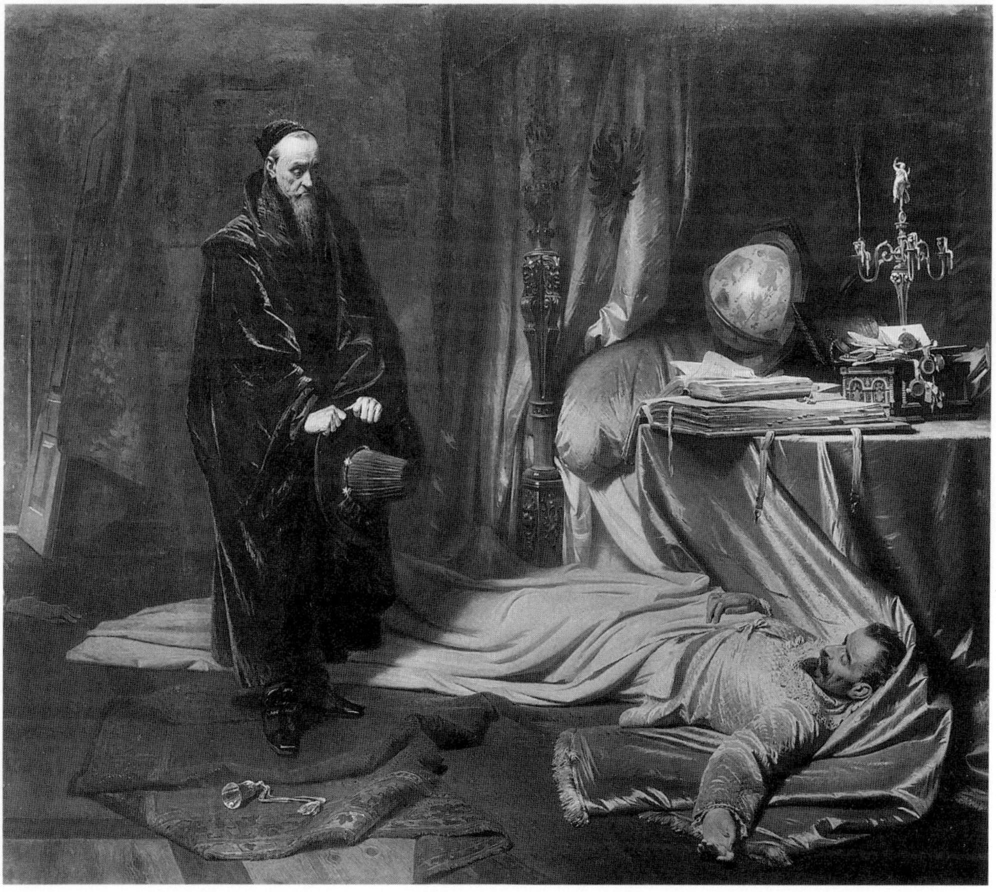

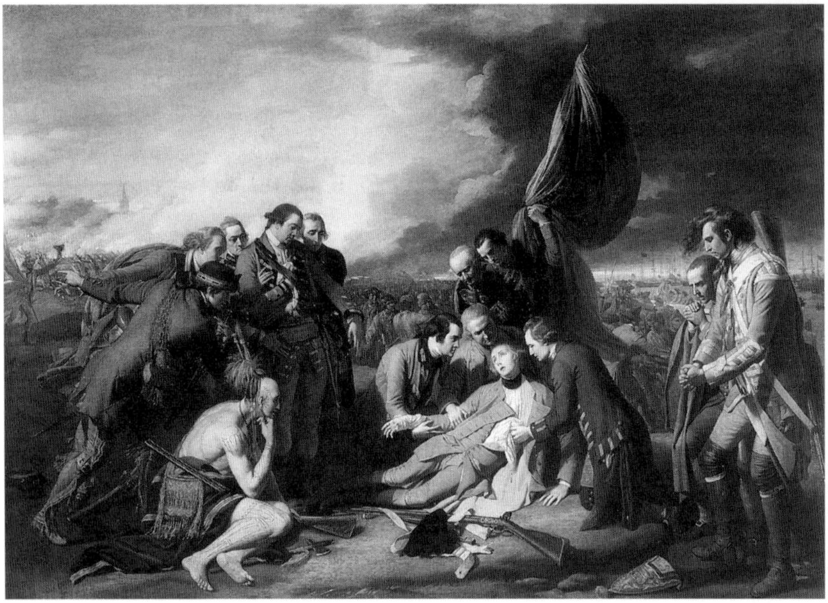

Benjamin West, *Tod des Generals Wolfe bei Quebec,* 1770. Öl/Lwd., 151 × 213 cm, Ottawa, National Gallery of Canada

bis dahin nur in der trivialen Reproduktionsgraphik sein Verbreitungsgebiet hatte: die Tendenz zur Reportage. Ein anderer Auftraggeber als der Konvent hätte das vorher auch gar nicht gestattet. Auch darin offenbart sich die radikal neue Situation. Mit der Aufnahme des Reportage-Elements tut die Malerei ihren ersten Schritt in Richtung des bürgerlich-demokratischen Zeitalters. Die Reportage wird aber durch die Übernahme in die Hochkunst geheiligt und amalgamiert sich mit dem arteigenen Grundzug der Historienmalerei, dem Hang zur Verklärung. David hat es verstanden, an einem Kreuzungspunkt der europäischen Gesellschaftsgeschichte Verklärung und Reportage auf einen Nenner zu bringen. Daß ihm das gelungen ist, sichert dem Bild seine Unnachahmlichkeit und seinen einmaligen Platz in der Kunstgeschichte. Um genau zu sein: Davids *Marat* ist nicht der allererste zeitgenössische Held, aber der erste zivile. Ein vielzitiertes Gemälde geht ihm voraus, Benjamin Wests *Tod des Generals Wolfe bei Quebec.*

Der englisch-amerikanische Künstler, der seit 1763 als Hofmaler in London tätig war, schildert darin ein Ereignis aus dem französisch-englischen Kolonialkrieg in Kanada. Der gefallene General und sein Gefolge sind samt einem ethnographisch penibel wiedergegebenen Indianer authentisch porträtiert. West, ein Klassizist, der sich durch Bildmotive wie *Pylades und Orestes* oder *Kleombrotos wird von Leonidas II. in die Verbannung geschickt*[9] hervorgetan hat, antwortete dem Präsidenten der damals kurz zuvor gegründeten Royal Academy of Arts, Sir Joshua Reynolds, auf dessen Empfehlung, die Szene mit dem Schlachtentod des Generals in antiken Gewändern wiederzugeben: »Das

Ereignis, das ich in meinem Bild festhalten will, fand am 13. September 1759 statt, in einem Teil der Welt, der den Griechen und Römern unbekannt war, und zu einer Zeit, als es weder eine dieser Nationen noch Helden in antiken Gewändern auf Erden gab. (...) Dieselbe Wahrheitsliebe, die die Feder des Historikers führt, muß auch den Pinsel des Malers leiten. (...) Ich wünsche, das Datum, den Platz und die beteiligten Parteien bei diesem Ereignis genau wiederzugeben.«[10] Man sieht, die Kriegsberichterstattung ist der Zivilberichterstattung immer um einen Zug voraus.

Indes ist das Kostüm des toten Marat in Davids Bild nicht zeitgenössisch, sondern zeitlos. Es ist eigentlich gar kein Kostüm, denn das Leintuch, in das der nackte Körper des Leichnams gehüllt ist, ist seit je das textile Zubehör bei der Darstellung des Opfertodes. David hat es meisterlich verstanden, die Reportage mit der Verewigung, die Topoi der sowohl aus der klassischen Antike wie aus der Überlieferung von Christi Leidenstod entnommenen Bildsymbolik mit dem Anschein der Realität des eben erst geschehenen Ereignisses zu durchdringen. Jörg Traeger hat die Diaphanie der Bedeutungsebenen anhand der einzelnen Bildbestandteile eingehend analysiert. Seine Erkenntnisse seien hier kurz zusammengefaßt. Es stellt sich dabei heraus, daß das Realismusproblem der Malerei seit dem 19. Jahrhundert im Fokus dieses Bildes erstmals in seiner ganzen Zwiespältigkeit hervortritt. Das beginnt mit dem Briefbogen, den der sterbende Marat in der Hand hält. Die Knicke im Blatt zeigen an, daß es zweimal quer gefaltet war. Der Text ist deutlich lesbar. Es ist eine gekürzte Fassung des oben im Wortlaut zitierten zweiten Billets von Charlotte Corday. Von der Wahrheitsliebe, die den Pinsel des Malers führen soll, hatte Benjamin West gesprochen. David hat ein entscheidendes Wort in dem Schreiben durch ein anderes ersetzt: »votre protection« durch »votre bienveillance«, ›Eure Gönnerschaft‹ durch ›Euer Wohlwollen‹. Das ist keine periphere Abänderung, sondern eine entschiedene Verstärkung des Ansinnens. Die ›bienveillance‹, das Wohlwollen, die Sorge um die Wohlfahrt, ist das ausgesprochene Anliegen des selbst unbemittelten ›Volksfreundes‹ Marat, der sich aus eigener Erfahrung der leiblichen Armut mit aller Geisteskraft und aller Lebensenergie für die Belange der Volkswohlfahrt einsetzt – die öffentliche Wohlfahrt ist sein dezidiertes Programm. Deshalb ist er der kanonische Apostel des Vierten Standes. Er hat damit sein eigenes Leben der Allgemeinheit hingegeben. Das ist der Sinn der Aussage, die, in dem Wort ›bienveillance‹ offengelegt, durch alle übrigen Bestandteile des Bildes geistert. ›Bienveillance‹ ist das ideologische Schlagwort, auf das die Jakobiner ihre revolutionäre Politik gründen und das ihnen zur Rechtfertigung ihrer Taktik in all ihren Auswüchsen dient. In der Bienveillance des sich für das Gemeinwohl opfernden Volksfreundes Marat erscheint demnach die Politik des Konvents exemplarisch verkörpert. Sein Leib ist die personifizierte Inkarnation des ›Corps législatif‹, des gesetzgebenden Körpers. Marats Ermordung ist deshalb ein Attentat auf die Verfassung selbst. Dem Eindruck der Weihe, den das Bild ausströmt, kann sich keiner entziehen. Die Erinnerung an Jesu Christi Opfertod stellt sich ohne weiteres ein; der im Bad statt am Kreuz Gestorbene erscheint als ›Sohn‹ des in der Verfassung enthaltenen geistigen Grundprinzips. Die Ersetzung des Wortes ›protection‹ durch

›bienveillance‹ ist eine vorsätzliche Fälschung zugunsten der jakobinischen Propaganda. Darin gibt sich die ganze Raffinesse der Perfidie zu erkennen, der man wohl die beste Absicht des Künstlers unterstellen darf.

Die Wirklichkeit wird zugunsten der Wahrheit gefälscht, oder wird die Wahrheit zugunsten der Wirklichkeit gefälscht? Oder wird die Wahrheit zugunsten einer ›höheren‹ Wahrheit gefälscht? Wird etwa die Wahrheit um ihrer selbst willen gefälscht? Dieses ›corriger de la verité‹ ist ein intentioneller Zug allen Realismus, es ist geradezu eine Grundmotivation, ob eingestanden oder nicht. Folglich ist jedes realistische Kunstwerk in seinem Kern, und zeige der sich noch so verhüllt, eine Allegorie.

Konzentrieren wir uns auf weitere Details in Davids Bild: Ein zweiter, kleinerer beschriebener Zettel liegt auf der Holzkiste neben der Badewanne. Er enthält die Bitte einer Kriegerwitwe mit fünf Kindern um eine Unterstützung. Darauf liegt eine Assignate im Wert von 25 sols (den Vorläufern der Sous), eine sehr geringe Summe. Es ist das Geld, das Marat der Witwe zugedacht hat. Seine vorbildlichen republikanischen Tugenden, seine Hilfsbereitschaft trotz eigener Mittellosigkeit wie sein Patriotismus werden durch diese Geste bestätigt. Auch diese Details hat David hinzuerfunden, denn entsprechende Belege wurden weder am Tatort noch in Marats Nachlaß gefunden. Die leere Kiste, die David hochkant neben der Wanne plaziert hat, ist zum einen eine Divination des Sarges wie zugleich eine Art Bundeslade, ein Zeichen sowohl der Bedürftigkeit der Nation wie auch der Bedürfnislosigkeit des Vorkämpfers für ihre Wohlfahrt. Nach Traeger erhält die »funebrale Anspielung in der rohen Holzkiste (…) damit politische Aussagekraft. Als einziges Stück Mobiliar in einer ansonsten völlig kahlen Umgebung ist sie ein Attribut für Marats Mittellosigkeit.«[11] Sie ist damit in ihrer Kargheit zugleich ein Beweis für seine Unbestechlichkeit.

Am Fuße der Kiste hat David in großen Lettern seine Widmung angebracht: »À MARAT, DAVID. L'AN DEUX«. Das ist in aller Kürze sein Nachruf. Die Kiste wird damit zum Epitaph. In ihrer Schlichtheit gewinnt sie die Monumentalität eines Grabsteins. Die Datierung ›im Jahre II‹ spielt in ihrer Apodiktik auf eine Zeitenwende gleich der an, die durch Jesu Christi Kreuzestod ihr Signum erhalten hat.

Das Tuch, das Marat ums Haupt gebunden hat, ist eine Kompresse zur Linderung der Kopfschmerzen. Solche turbanartigen Kopfbedeckungen waren damals in Gelehrtenkreisen Mode. Johann Joachim Winckelmann z. B. ist so porträtiert worden. Marat wird mit dieser Anspielung als Intellektueller ausgewiesen. Die grüne Decke ist gleichfalls eine Erfindung Davids.[12] Zwar hatte Marat ein Brett als Schreibunterlage quer über die Wanne gelegt, eine zusätzliche Decke wäre aber wohl bei einer Schreibtätigkeit in solcher Lage eher hinderlich gewesen. Das Grün wirkt sehr suggestiv. Es ist die Komplementärfarbe zum Rot des Blutes, und es bestimmt den Hauptklang der Farbstimmung. Es widerscheint in den Fleischtönen des Leibes und in den Falten des Leintuches. Vom Hintergrund wird es aufgefangen und echohaft zurückgespielt. Der Widerschein des Grüns verleiht der Atmosphäre, verbunden mit dem von oben einfallenden gefilterten Tageslicht, eine gruftartig durchlichtete

Kühle. Assoziationen an Aufbahrung und Grab werden geweckt. Das Licht kommt von rechts oben, mithin von der für die Ausleuchtung des Bildes richtigen, in Wirklichkeit falschen Seite, denn das Fenster in Marats Badezimmer befand sich rechts von ihm, ein kleines bißchen hinter der Wanne, so daß beim Lesen oder Schreiben das Papier nicht beschattet war. So aber gewinnt das Licht im Bild eine irrationale Diffusion, die imstande ist, das Ereignis bühnenmäßig gut auszuleuchten und zugleich den Eindruck der Verklärung zu verstärken, ein Effekt, der Realität vorspiegelt, indem er sie korrigiert.

Das Leintuch schließlich spielt auf die Grablegung an. Das Bild ist jedoch eine Pietà ohne Muttergottes. Das Erbarmen liegt ganz bei uns; wir sind dazu aufgefordert, uns von ganzem Herzen mit dem Toten und seinen hehren Zielen zu identifizieren. Sein Bild präsentiert das Testament, das von uns aufgegriffen werden soll. Die Vorbilder für den über den Wannenrand herabhängenden muskulösen Arm finden sich sowohl in der Ikonographie der klassischen Antike und deren Rezeption seit der Renaissance wie auch in der christlichen Kunst, in Michelangelos römischer *Pietà*[13] und in Caravaggios *Grablegung Christi* von 1602–04 ebenso wie in einem antiken Fries mit der *Heimtragung des Meleager,* den David in Rom sorgfältig kopiert hat.

Die provokante Verwendung sakraler Symbolik aus den überlieferten Motivkreisen irritiert zunächst, doch ging es David nicht darum, Marat mit dem christlichen Erlöser gleichzusetzen oder ausschließlich mit einem antiken Helden, sondern es »ging demnach um die Aufhebung des antikischen und des christlichen Elements in einer dritten, gemeinsamen Größe. Diese war der ›Bürger‹ bzw. der ›Mensch‹ der republikanischen Verfassung. Die sakrale Weihe läßt sich gerade auch unter staatsrechtlichem Aspekt nicht auf die im Pietàmotiv enthaltene christlich-kirchliche oder auf die antik-soldatische

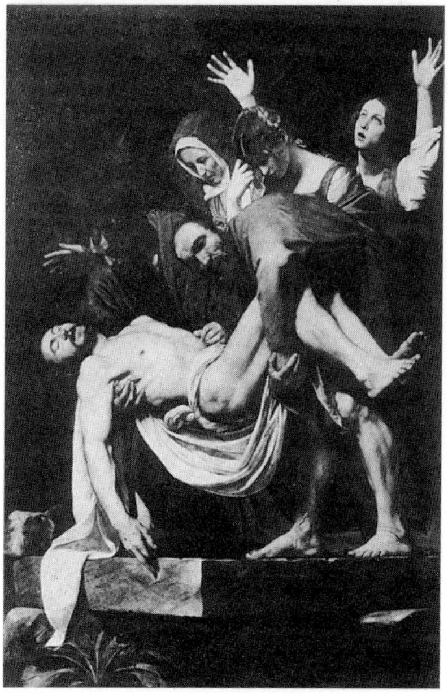

Caravaggio, *Grablegung Christi,* 1602-04. Öl/Lwd., 300 × 203 cm, Rom, Pinacoteca Vaticana

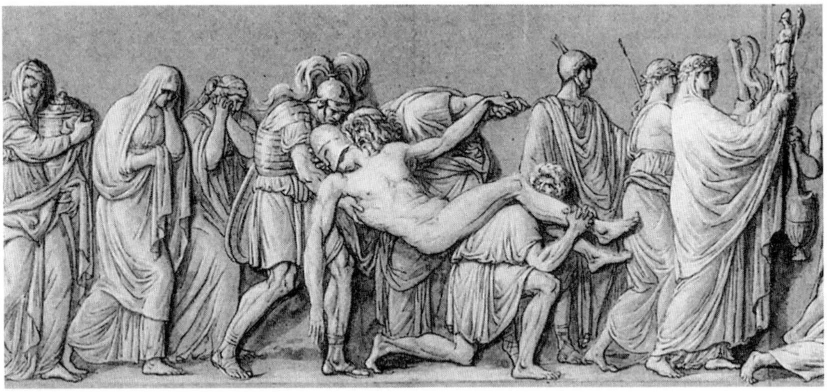

Jacques-Louis David, *Heimtragung des Meleager* (Detail), 1780. Feder und schwarze Kreide, grau laviert mit Weißhöhung, 26 × 153 cm, Sacramento, Crocker Art Museum

Bildtradition reduzieren.«[14] Damit war der Typ eines neuen Helden ins Bild gesetzt, den es vorher so noch nicht gegeben hatte – der bürgerliche Held, der Heros des Parlamentarismus, der von seinen ursprünglichen Entstehungsbedingungen her dazu beschaffen war, dereinst in die Ikonographie des Totalitarismus übernommen zu werden, eine Regimeform, die sich, in welcher Ausführung auch immer, ja stets ausdrücklich auf ihr Mandat durch den ›Volkswillen‹ berufen hat. Ein reichliches Jahrhundert später erscheint er im Floskular des Kommunismus Leninscher Prägung als ›positiver Held‹.

Der leere Raum in der oberen Bildhälfte des *Marat* (Ft. 3) gehört insgeheim dem Schattenwurf der Täterin, der Bürgerin Charlotte Corday. Sie, die einen Augenblick zuvor den Tatort verlassen hat, hat sich unserem Blick entzogen, ist unsichtbar. Die sichtbaren Spuren, die sie hinterlassen hat, sind der Brief mit ihren blutigen Fingerabdrücken, den sie dem sterbenden Marat noch in die Hand gedrückt hat, die Tatwaffe, die mit blutigem Heft und blutiger Klinge am Boden liegt, und der Einstich. Seiner Bestimmung nach ist der Held ein Täter. Durch die Taten, die ihn auszeichnen, wird er erst zum Helden. Das Opfer ist das Risiko der Tat. Zum Opfer wird der Held daher infolge seines Heldentums. Das Opfer ist die Konsequenz der Täterschaft. (Nur ausnahmsweise, wie bei Christus, ist das Opfer die Tat.) Hier sind zwei Tätertypen aneinandergeraten, der Schreibtischtäter und die Terroristin. Beide Täter sind ihren Taten zum Opfer gefallen, der Schreibtischtäter laut offizieller Lesung seinem unermüdlichen intellektuellen Einsatz für das öffentliche Wohl, die Demagogenmörderin – der Demagoge ist die republikanisch-revolutionäre Volksausgabe des Tyrannen – ihrem Einsatz mit Leib und Leben; jeder seinem eigenen Ethos zufolge. Was hier stattgefunden hat, ist ein Duell, ein Zweikampf mit Klingen, wobei es darauf ankommt, daß sich die Klingen nicht nur in der Dimension ihres Vorhandenseins, sondern auch in ihrer Zielrichtung voneinander unterscheiden.

Die Waffe, die der Revolution zum Gleichnis wurde, ist nicht das Gewehr, nicht der Knüppel, nicht der Strick, es wird zwar auch erschlagen, erschossen und gehängt, aber nicht, um zu richten. Das Messer ist die Waffe des Gerichts, die Guillotine das Vorbild, die scharfe Klinge das Faszinosum. Es ist sicherlich kein Zufall, daß auch die beiden Märtyrer des Konvents, Lepeletier und Marat, je einem Messerattentat zum Opfer gefallen sind. Davids altarflügelartig aufeinander bezogene politische Passionsbilder, der aufgebahrte Lepeletier und der nackte Marat in der Badewanne, stellen eine Symmetrie der Messerstiche zur Schau; zeige deine Wunde![15]

Indes besteht zwischen beiden Attentaten ein unausgesprochener Qualitätsunterschied. Ein ehemaliger Büttel des Königs, ein Lakai, wie der Mörder Lepeletiers, was ist das schon? Eine gutaussehende, couragierte und intelligente junge Frau hingegen – das ist etwas ganz anderes. So gewinnt die *Marat*-Szene eben das, was dem *Lepeletier* fehlt: das Fluidum einer unterschwelligen, aber intensiv ausstrahlenden morbiden Erotik. Die Frau hat zugestochen, sie hat sich dabei über den Mann gebeugt, er lag unter ihr. Sie hat sich über ihn erhoben. Ein Rollentausch hat stattgefunden. Die Frau hat sich die Rolle des Mannes angemaßt. Der Mann ist das Opfer einer tödlichen Vergewaltigung. Marat wurde von der Revolution als Vaterfigur geradezu hektisch verehrt. Die Heroine hat sich über den Vater hergemacht; »Vatermörderin« hatte sie der Konventsabgeordnete Jean-Baptiste Guiraud geziehen. Ein mörderischer Inzest. Der Gefühlssturm, den das Bild bei den zeitgenössischen Betrachtern auszulösen beabsichtigte, ist von daher unterfüttert.

Im Unterschied zur Klinge des Gesetzes, dem Fallbeil, das den Kopf vom Leibe trennt, hat die Waffe der Corday spitz zugestochen. Sie zielt nicht auf den Kopf, sondern auf das Herz, nicht auf den Sitz der Vernunft, sondern auf den des Gefühls. Sie tötet nicht vom Verstand, sondern von den Empfindungen her, und, in Richtung auf das Unendliche weitergeführt, nicht aus Philosophie, sondern aus Poesie, zwei diametral einander entgegengesetzte Arten, das Leben auszulöschen. Das ist der Unterschied. Die breite Klinge der Guillotine vertritt das Gesetz, das Messer der Attentäterin die Anarchie. Die Wunde, die in Marats Brust klafft, ist das Stigma der Anarchie, die ins Herz des Gesetzes vorgedrungen ist.

Das am Boden liegende Messer der Corday hat, im Unterschied zur realen Tatwaffe, nicht einen schwarzen, sondern einen weißen Griff. Auch das ist eine Korrektur der Wahrheit, doch hat David der Attentäterin damit eine diskrete Reverenz erwiesen. Das Weiß des Messergriffs korrespondiert mit dem Weiß der Schreibfeder, die der Sterbende noch in der Hand hält.[16] Beide Instrumente sind spitz und länglich, beide sind Pfeile. Auch eine Schreibfeder kann eine tödliche Waffe sein, eine Waffe der geistigen Polemik. Beide Instrumente sind dazu fähig, tödlich zu verletzen, beide sind vergegenständlichte Argumente. Beide sind in einen unerbittlichen Dialog miteinander getreten. Damit schließt sich die messerscharfe Rationalistik der Aufklärung in ihrer tätlichen Fortsetzung im Spannungsbogen jener rigoristischen Axiomatik, deren sich die Revolution bedient, zum Kreis.

Der frottierte Hintergrund, der in der oberen Hälfte des *Marat*-Gemäldes in nuancierten Übergängen von Gelbgrau und Graugrün zu Grünschwarz den Ton der Badezimmerwand angibt, schafft keinen bestimmbaren Bildraum, sondern hebt in seiner Flockigkeit die Eindeutigkeit des Raumgefühls eher auf. Ebensogut könnte er ein schmutzig gewordener Goldgrund sein. Räumliche Neutralität ist hergestellt, vor der sich die Körperlichkeit der vorgezeigten Dinge um so drastischer abhebt. Der Verzicht auf einen innenräumlich definierten Hintergrund ist ein Kunstgriff, den David bei seinen Porträts fast von Anfang an verwendet hat; das Bildnis des Ehepaars Lavoisier ist eine der wenigen Ausnahmen. Die Frottage, deren schwammige Flockigkeit den Umraum so gut wie ganz aufhebt, behauptet dabei ihre Funktion als eine Folie immer mehr, so etwa in Davids Porträts *M. de Joubert, Mme. de Pastoret, Mme. Trudaine*[17] bis hin zu seinem berühmten Porträt *Mme. Récamier.* Jedesmal wird eine Hervorhebung der individuellen Charaktere erzielt, da diese allein auf sich gestellt sind. Infolge dieser Wirkung gewinnt die Körperlichkeit der Gegenstände eine geradezu magische Dichte; sie erscheinen überdeutlich. Wenn von Realismus zu sprechen ist, so ist diese Herausarbeitung der Dinge in der imaginären Anfaßbarkeit ihrer Stofflichkeit, neben dem vorgeblichen Streben nach Wahrheit in der Wiedergabe, das zweite entscheidende Kriterium, das technische. Die Technik zur Verdeutlichung des Körperlich-Dinghaften als Wesenseigenschaft der Gegenstände ist eben der Trick, der wegen seiner fiktiven Materialtreue dazu herhält, dem Betrachter die Authentizität des geschilderten Ereignisses vorzuspiegeln. Das ist gemalter Materialismus. Die Stofflichkeit soll den Eindruck des Wahrhaftigen verbürgen.

Auf den Panoptikumseffekt, der sich dabei gerade im *Marat*-Gemälde herausstellt, ist mehrfach hingewiesen worden.[18] Die ›naturgetreue‹ Leichenhaftigkeit der Wachsfiguren, die auf der Hautähnlichkeit des Materials, auf seinem opaken Oberflächenschimmer beruht, der Widerstreit der Empfindungen zwischen Angezogen- und Abgestoßensein, Lust und Ekel, macht ja gerade ihren Reiz aus. Der Leichen- und Funeralienkult, der mit den Leichnamen prominenter Toter umgeht, als seien sie Dekorationsstücke für riesige öffentliche Tafelaufsätze – ein Spezifikum der Revolutionszeit –, hängt damit zusammen. In der ägyptischen Bauplastik findet er die dafür ebenbürtige Ornamentik. Auch darin bestätigt sich der Zug zur Rigorosität.

Das kompositorische Prinzip, das Davids *Marat*-Gemälde zugrunde liegt, ist die additive Ordnung. In dem Bestreben, die Dinge in ihrer jeweiligen Eigenkörperlichkeit eindeutig voneinander abzuheben, postiert er sie neben-, auf- und übereinander – wie die Bestandteile eines Bausatzes. Die Anordnung ist festgelegt. In der geometrischen Gliederung der Verhältnisse, in dem ihnen immanenten Kubismus, waltet der Proportionsgrundsatz des cartesianischen ›clare et distincte‹. Das ist die Ursache für den asketischen Impuls der kompositorischen Reduktion auf stereometrische Klarheit der Umrißdefinition, wie es David bereits im *Schwur der Horatier* (Ft. 2) vorexerziert hat. Jede Geste, jeder Gegenstand im Bild ist eine geronnene Selbstbehauptung: die Holzkonsole in ihrer Blockhaftigkeit, das Tintenfaß, der Geldschein, die Schreibfeder, jedes Ding ist die Vergegenständlichung eines Axioms.

Die Erinnerung an Davids Gemälde mit dem aufgebahrten Lepeletier ist durch eine vorzügliche Nachzeichnung möglich geblieben, die Anatole Devosge schuf, ein Schüler Davids.[19] Die sonderbare Aufhängung des Mörderdolchs in der Mittelsenkrechte über dem Leib des Aufgebahrten, gleich einem Damoklesschwert, erhält ihren Sinn, wenn man beide Gemälde auch in ihrer Bildsymbolik als Gegenstücke aufeinander bezieht. Der herabhängende Dolch in dem *Lepeletier*-Bild spielt auf das über das Richtscheit gefällte Lot an, die Kiste im *Marat*-Gemälde in ihrer blockartigen Stereometrie auf den Eckstein.[20] Beide Bilder flankierten im Konvent den Vorsitzenden, der in der Mitte auf erhöhtem Sitz, der republikanischen Abwandlung des Throns, dem öffentlichen Richtstuhl, seine Argumente vortrug und die Entscheidungen herbeiführte. Der Konvent, die Versammlung der Volksabgeordneten, war

Anatole Devosge (nach David), *Lepeletier de Saint-Fargeau auf dem Totenbett,* 1793/94. Schwarze Kreide, 38 × 33 cm, Dijon, Musée des Beaux-Arts

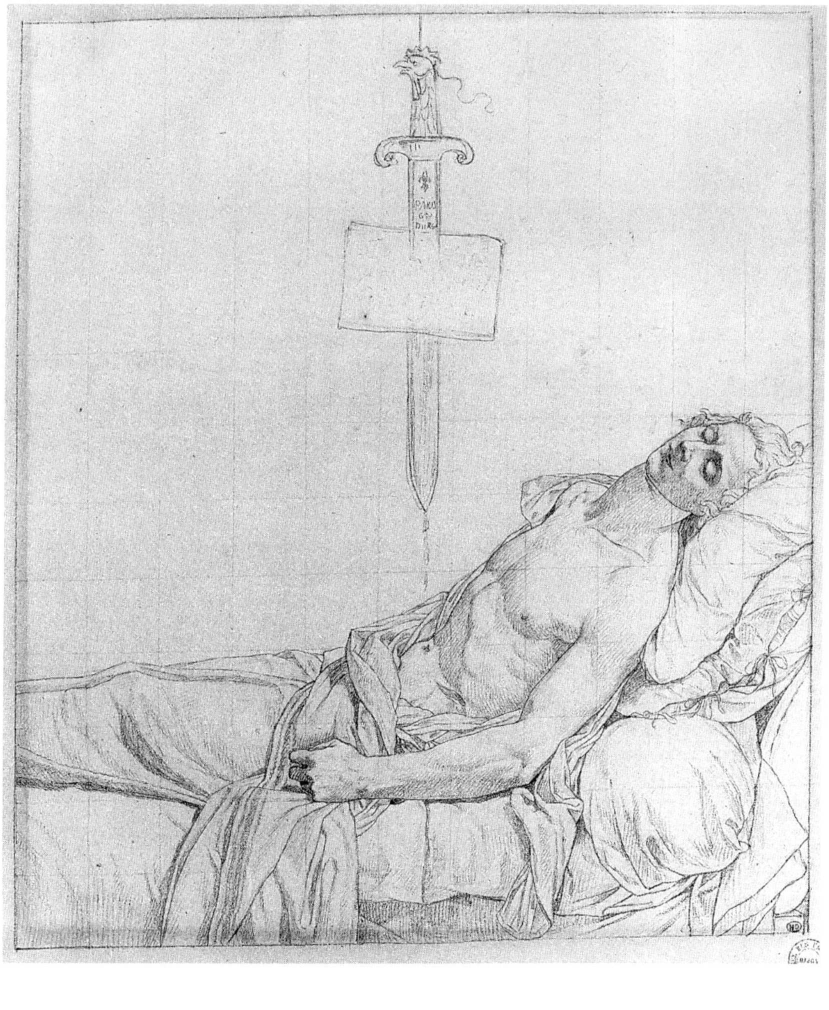

der Richter. Die Stereometrie des Aufbaus in Davids *Marat* verkörpert die höhere Ordnung des Rechts. Sie erweist sich damit, so behauptet das Bild, letztlich der Anarchie der individuellen Tat überlegen, denn sie vertritt das Gesetz der Republik, die Verfassung. Allein im Auftrag der Verfassung ist die Tötung menschlicher Individuen gerechtfertigt.

Wenn in diesem Zusammenhang immer wieder von Körpern und Verkörperungen die Rede ist, so folgt das aus dem Zwang der Sache. Davids Gemälde sind Verkörperungsbilder, sie sind den Körpern gewidmet. So wie im *Schwur der Horatier* das ›Corps militaire‹, der Armeekörper, in menschlicher Gestalt vergegenständlicht erscheint, so im *Marat* das ›Corps legislatif‹, der gesetzgebende Körper. Die Gegenstandwerdung der menschlichen Gestalt, ihre Verdinglichung, an sich ein Widersinn, eine rationalistische Verzauberung nämlich, wird hier zum Vorbild. So gibt Davids Ikone, die an der Schwelle zum 19. Jahrhundert dem Opfertod des ersten bürgerlichen Staatsheiligen huldigt, ein Phänomen zu erkennen, das dem Zug der Zeit gehorcht – die Verdinglichung des menschlichen Geistes im körperlichen Stoff.

Anmerkungen

1 So berichtet Jules Michelet in seiner 1847–1853 erschienenen *Histoire de la Révolution française,* hier zit. nach Jörg Traeger, Der Tod des Marat, Revolution des Menschenbildes, München 1986, S. 21.

2 Zit. nach Traeger (zit. Anm. 1), S. 212.

3 Traeger (zit. Anm. 1), S. 23/24.

4 Ebenda, S. 24/25.

5 Die Schreibweise des Namens erscheint in der Literatur unterschiedlich. Ich richte mich nach derjenigen in der Zeichnung von Anatole Devosge, die nach dem – nicht mehr erhaltenen – Gemälde Davids *Lepeletier auf dem Totenbett* entstand.

6 Traeger (zit. Anm. 1), S. 55, zeigt eine Rekonstruktionsskizze. Danach hing der *Marat* vom Betrachter aus gesehen links, der *Lepeletier* rechts neben der Rednertribüne. Die Köpfe der beiden Dargestellten wiesen also jeweils nach außen.

7 Ebenda, S. 32.

8 Die größten Meisterwerke befinden sich zuweilen dem Kitsch am nächsten, ohne daß dies ihrer herausragenden Bedeutung Abbruch täte. Die Extreme berühren sich an ihren Rückseiten. Qualitätsbestimmung erweist sich damit als eine Determinante der Rezeptionsgeschichte. Darin bestätigt sich die ›Magie‹ eines Kunstwerks. Das Wort ›Magie‹ ist als ein Synonym für ›Qualität‹ ernst zu nehmen. Die Möglichkeiten, Kunst und Kitsch definitorisch eindeutig voneinander zu unterscheiden, sind somit von den Bewertungskriterien her ohnehin grundsätzlich in Frage zu stellen. Davids *Marat*-Bild befindet sich am präzisen Ausgangspunkt der Weggabelung, von dem aus sich im 19. Jahrhundert Kunst-Kunst und Kino-Kunst voneinander trennen. Das *Marat*-Bild ist noch beides in einem.

9 *Pylades und Orestes,* 1766, Öl/Lwd., 100 × 126 cm, London, Tate Gallery; *Kleombrotos wird von Leonidas II. in die Verbannung geschickt,* 1768, Öl/Lwd., 138 × 185 cm, London, Tate Gallery.

10 Zit. nach Johannes Thomas Flexner, Die ersten Künstler in der Neuen Welt, Berlin 1947, S. 47.

11 Traeger (zit. Anm. 1), S. 120.

12 Die Wand im Konventssaal, an der Davids Gemälde hing, war mit grünem Stoff bespannt. Darauf hat David das Grün der Decke angelegt. Es ist, wie jedermann wußte, das Konventsgrün. Siehe dazu: Traeger (zit. Anm. 1), S. 104ff.

13 Michelangelo, *Pietà*, 1498/99, Höhe 1,74 m, Rom, St. Peter.

14 Traeger (zit. Anm. 1), S. 77.

15 Eine Passage aus Hans Beltings Buch: Bild und Kult. Eine Geschichte des Bildes vor dem Zeitalter der Kunst, München 1990, S. 427f., sei ohne weiteren Kommentar hierhergesetzt. Sie bezieht sich auf das Festbild des hl. Franziskus, Pisa, S. Francesco, mit dem die Gestalt dieses Heiligen in der Malerei der christlichen Kirche kultisch inauguriert wurde: »Das Festbild der Franziskaner war die erste Norm eines gemalten Kultbildes, die in Italien entstand und schon bald nach der Heiligsprechung des Franziskus (1228) ihr gültiges Aussehen fand. Im Gegensatz zu Katharina von Alexandrien, der man schon lange auf östlichen Ikonen begegnete, war Franziskus nicht nur Zeitgenosse, sondern auch ein Heiliger neuen Typs, für den die etablierte Heiligenikonographie nicht mehr taugte. Man stand nicht nur vor der Aufgabe, ein passendes Kultbild zu entwerfen, sondern suchte ihn bei dieser Gelegenheit gerade so zu beschreiben, wie ihn der Orden gern sehen wollte. Der Zeitgenosse stellte sich in der Kleidung dar, die auf die Armut des Ordens verwies. Die rauhe Kutte mit dem geknoteten Strick um den Leib bildete einen markanten Gegensatz zum Habit der alten Orden. Als Ordensgründer lieferte der Heilige ein Modell seines Ordens. Er stand folglich nicht nur für sich selbst ein, sondern für den Idealtypus einer kirchlichen Gemeinschaft. Deshalb trägt er auch das Evangelienbuch, für das der Orden das exklusive Verständnis beanspruchte und nach dem er leben wollte: Das umstrittene Recht auf Predigt der Laienmönche war hier ebenso im Spiel wie das ebenfalls umstrittene Leben in evangelischer Armut. Der Beweiswert des pisanischen Bildes richtete sich vordringlich auf die Heiligkeit des Franziskus, die unter einem gewaltigen Legitimationsdruck stand. Der revolutionäre Bettelmönch, der die kirchlichen Institutionen herausforderte, war nur zwei Jahre nach seinem Tode heiliggesprochen worden. Dabei war die ›Neuartigkeit des Wunders‹ (novitatis miraculi) ins Gewicht gefallen, also die Sensation, daß er die Nagelwunden und die Lanzenwunde Christi sichtbar an seinem Körper trug. Natürlich stieß diese Auszeichnung, die noch keinem Heiligen widerfahren war, auf Unglauben, denn sie verwandelte Franziskus in ein lebendes Ebenbild des gekreuzigten Christus, was in den Augen der Gegner auf Blasphemie hinauslief. Es sind nun gerade diese Wundmale (Stigmata), die das Bild propagiert, indem es den Heiligen mit ihnen charakterisiert. Das Bild appellierte also an den Augenschein, auf den sich sonst nur die Augenzeugen aus seinen Lebzeiten beriefen, und forderte Loyalität, ja ein Bekenntnis ein. Deshalb geriet es auch in den Streit der Meinungen und wurde schon bald Eingriffen ausgesetzt, die die Stigmata auslöschten, worauf diese gelegentlich zu bluten anfingen. Der Appellcharakter ergänzt die Funktion des Bildes, ein authentisches Dokument vom Aussehen der Kultperson zu bieten. Jeder Kult schafft Anhänger und gibt ihnen die Möglichkeit, ihre Haltung vor dem Bild zu demonstrieren. Das galt besonders in einer Zeit, als der Orden seine Kirchen vergrößerte und um Anhänger warb. Da er über keine Körperreliquien des Heiligen außerhalb des Grabes in Assisi verfügte, geriet der Archetyp seines ›Porträts‹ unter einen doppelten Druck. Er stellte einen Zeitgenossen dar, den viele noch mit eigenen Augen gesehen hatten, und war außerdem auf das Ideal des ›neuen Menschen‹ verpflichtet, der in ungeahnt konkreter Weise das Ebenbild Christi geworden war.«

16 Vgl. Traeger (zit. Anm. 1), S. 143ff.

17 *Porträt M. de Joubert,* undat. (um 1783–86), Öl/Lwd., 126 × 95 cm, Montpellier, Musée Fabre; *Porträt Mme. de Pastoret,* undat. (um 1791/92), Öl/Lwd., 133 × 100 cm, The Art Institute of Chicago; *Porträt Mme. Trudaine,* undat. (um 1792), Öl/Lwd., 130 × 98 cm, Paris, Musée du Louvre.

18 In der Tat hat Marie Grosholtz, die spätere Mme. Tussaud, gemeinsam mit ihrem Onkel Dr. Johann Curtius auf Veranlassung Davids eine Wachsfigur des Ermordeten unmittelbar nach dessen Tode geschaffen. Sie ist heute im Kabinett der Mme. Tussaud in London zu besichtigen. Siehe: Traeger (zit. Anm. 1), S. 168: »Laut Madame Tussaud ist die Menge ›mit lauten Wehklagen‹ zu der Wachsfigur herbeigeströmt. So zwingend sei die Vision gewesen, daß Robespierre selbst das Volk zum Besuch des ›Cabinet‹ aufgefordert habe, um gemeinsam mit ihm den Verlust eines edlen Freundes und Wohltäters zu betrauern, ›niedergestreckt durch Mörderhand… Weint mit mir über den bitteren Verlust, den wir erlitten haben, und laßt uns unsere Gemüter wappnen mit dem Vorsatz, seinen Tod zu rächen durch Auslöschung seiner Feinde und derjenigen unseres Landes!‹«

19 Das nach dem 9. Thermidor aus dem Nationalkonvent entfernte Gemälde wurde an David zurückgegeben. Nach dem Tod des Künstlers wurde es von der Tochter Lepeletiers, einer glühenden Royalistin, für die hohe Summe von 100 000 Francs erworben und mutmaßlich verbrannt.

20 Siehe: Traeger (zit. Anm. 1), S. 132.

I.6 Der Bürger als Kaiser – Das Bildnis Napoleons I.

Dasjenige Bildnis, das der Persönlichkeit Napoleons I. wie kein anderes zutreffend gerecht wird, existiert lediglich in einem Entwurf, der nicht zur Ausführung gekommen ist. Eine kleine Kreidezeichnung Davids zeigt Napoleon in dem Augenblick, in dem er sich zum Kaiser krönt.[1] Hochaufgerichtet ist er im Profil nach links zu sehen. Er trägt das Krönungsornat. In der Linken hält er das – gleich einem Blitzableiter des Schicksals – senkrecht nach unten weisende Krönungsschwert fest am Griff umklammert, in der hocherhobenen Rechten die Krone, die er, sie sich aufs Haupt zu setzen, ergriffen hat, als sei sie eine Mütze. Den rechten Fuß hat der Triumphator weit nach vorn gesetzt; die Stellung der Füße macht einen ungeschickten Eindruck. Der Oberkörper ist, um die Balance zu halten, zurückgebogen. Hinter Napoleon sitzt Papst Pius VII. Er hat die Hände in den Schoß gelegt. Er hat nichts zu tun; er ist nur Zeuge des Geschehens. Die Aktivität des einen bedingt die Passivität des anderen.

Der Krönungsakt fand am 2. Dezember 1804 in Notre-Dame statt. David erhielt den Auftrag, das Ereignis im Gemälde festzuhalten. 1807 war das Staatsbild, eine Riesenleinwand, vollendet. 1808 wurde es im Salon ausgestellt.[2] Daß der Künstler zunächst daran dachte, den Augenblick der Selbstkrönung Napoleons ins Bild zu setzen, ist einleuchtend, denn er ist der unzweifelhafte Höhepunkt der Zeremonie. David hat das selbst erläutert: »Nachdem der Papst dem Brauch folgend die Insignien des Kaisers gesegnet hat, nimmt Ihre Majestät, die zum Altar hinaufgestiegen ist, die Krone, dann preßt sie mit der Linken das Schwert an ihre Brust. Diese großartige Geste ruft den staunenden Zuschauern jene so allgemein anerkannte Wahrheit ins Gedächtnis: ›Daß jener, der sie zu erringen verstand, sie auch zu verteidigen verstehen wird.‹ Die Haltung, die Gebärde, die Blicke der ergriffenen Menge,

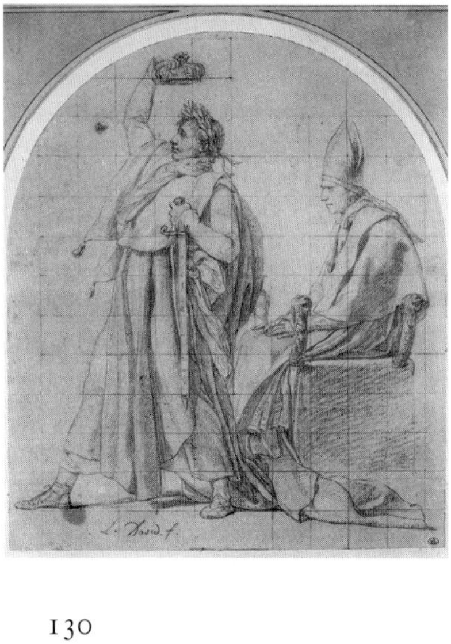

Jacques-Louis David,
Napoleon, sich selbst krönend, Studie zur *Krönung Napoleons I.,* 1805. Schwarze Kreide, 29,3 × 25,3 cm, Paris, Musée du Louvre, Cabinet des Dessins

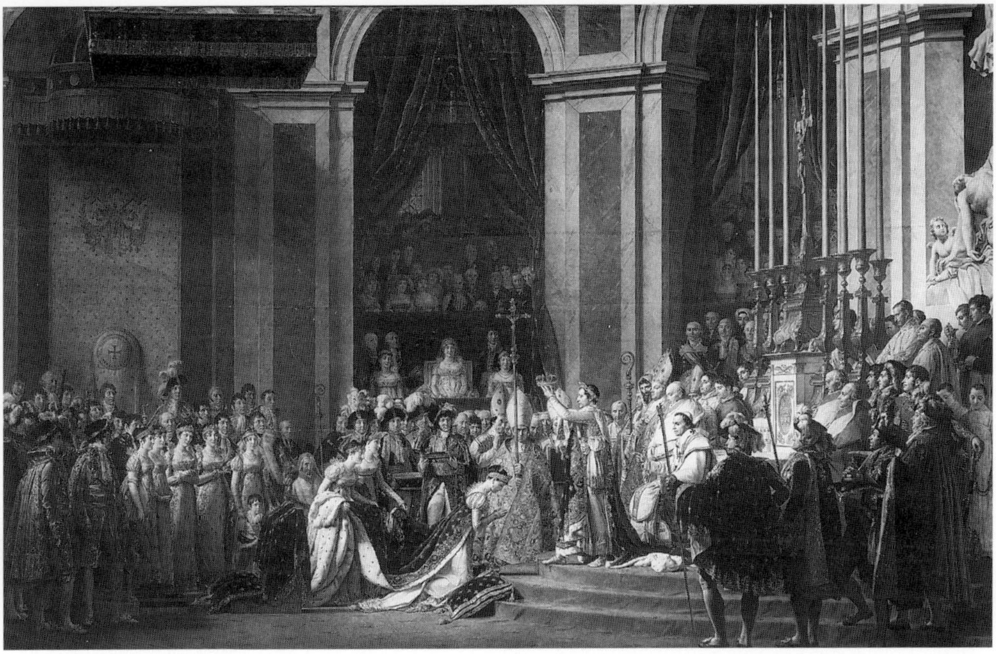

Jacques-Louis David, *Die Krönung Napoleons I. und der Kaiserin Joséphine in der Kathedrale Notre-Dame in Paris am 2. Dezember 1804,* 1805/07. Öl/Lwd., 629 × 979 cm, Paris, Musée du Louvre

alles drückt das Gefühl der Bewunderung aus, von dem alle Anwesenden erfüllt sind. Die zu Füßen des Altars mit gefalteten Händen kniende Kaiserin erwartet die Krone, die ihr erlauchter Gemahl ihr aufs Haupt setzen wird.«[3]

David hat an dem Motiv offensichtlich lange herumgedruckst. Erst als das Bild schon zur Hälfte fertiggestellt war, entschloß er sich, es abzuändern. Der Sinneswandel wurde nach einer Mitteilung von Georges Rouget, Davids Gehilfe, der an dem Bild mitarbeitete, durch einen Einwand des Malers François Gérard, Davids ehemaliger Schüler, ausgelöst: »Ich muß Euch gestehen, daß die Bewegung des Kaisers, der sich selbst krönt und sein Schwert wie eine Art Herausforderung in der linken Hand hält, mir nicht glücklich vorkommt. Es hat etwas Übertriebenes, Dramatisches, das Napoleon, wie ich glaube, nur mittelmäßig gefallen wird. Vielleicht besäße der Kaiser, der die aus den Händen des Papstes empfangene Krone, die er eben von seiner Stirn abgenommen hat, der Kaiserin aufs Haupt setzt, vielleicht, sage ich, besäße er so mehr Ruhe, mehr Anmut, mehr von jener Schicklichkeit, die Ihr liebt.«[4] Damit hatte Gérard den Meister zartfühlend auf das Plebejische der Selbstkrönung aufmerksam gemacht und ihn auf den rechten Schick zurückgebracht, auf das nämlich, was sich gehört. Das ist dem Gemälde zweifellos bekommen. Napoleon steht aufrecht in ruhiger Haltung da. Sein Gesichtsausdruck ist gesammelt. Die Krone hat er in beiden Händen erhoben, um sie seiner Frau aufs Haupt zu setzen, die mit zum Gebet aneinander gelegten

Händen in Demut vor ihm kniet. Auch der Papst ist nicht mehr ganz untätig. Er hat die Hand leicht angehoben, um dem Ganzen in Gottes Namen seinen Segen zu geben. Mit dem Szenenwechsel vom ursprünglich vorgesehenen Augenblick zum unmittelbar darauffolgenden erreicht die Schilderung das rettende Ufer der überlieferten Hoheitsmuster. Der Kaiser hält die Krone wie eine Monstranz bei der Eucharistie in die Höhe. Er vollzieht damit die Einholung der göttlichen Gnade. Kraft dessen erscheint er nun als derjenige, dem es gegeben ist, die Krönung vorzunehmen, indem er die Würde an die ihm nächstverbundene Person, die Kaiserin, weiterreicht. Nun erst tritt er als der von Gott Erwählte vor uns hin. Daraus gewinnt die Handlung die Stimmung erhabener Gelassenheit.

Die Darstellung der Selbstkrönung in der Vorzeichnung hat demgegenüber den Vorzug größerer Wahrheit: Sie offenbart den Widerspruch zur Tradition des Zeremoniells, denn sie führt vor Augen, wie Napoleon die göttliche Gnade des Kaisertums in einem individuellen Kraftakt vom Himmel herunterreißt, ohne den Himmel vorher groß um seine Erlaubnis gefragt zu haben.[5] Eben jetzt ist er noch kein Kaiser, aber in der folgenden Sekunde wird er einer sein, ein Kaiser aus Eigenmächtigkeit, einer, der sich selbst dazu gemacht hat. Der Fußtritt nach vorn, der das Selbstbewußtsein des Kaisers ausdrücken soll, wirkt deshalb ungeschickt, weil er den Stehenden aus dem Gleichgewicht bringt und damit die gegenteilige Stimmung zu der hervorruft, die bei dem Zeremoniell angebracht ist, nämlich heftige Bewegung statt ausgeglichener Ruhe. Das vorgestreckte Bein erinnert an die Beinstellung der drei Horatier. David hat auf diese Weise versucht, die Tugenden der Republik zu zitieren. Doch der gespreizte Schritt wirkt weniger republika-

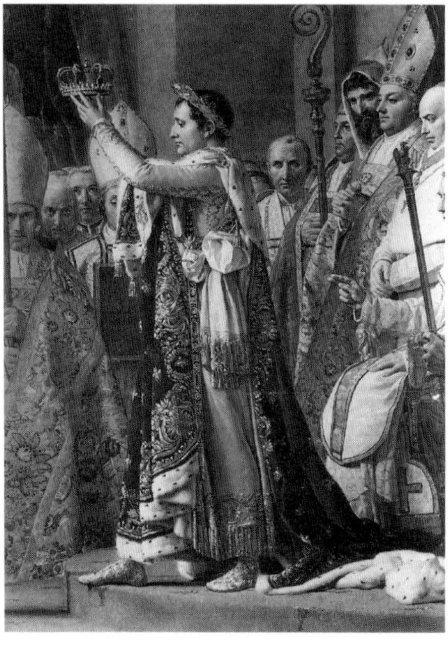

Jacques-Louis David,
Die Krönung Napoleons I. und der Kaiserin Joséphine in der Kathedrale Notre-Dame in Paris am 2. Dezember 1804 (Detail), 1805/07. Öl/Lwd., 629 × 979 cm, Paris, Musée du Louvre

nisch als militärisch, ein im Ansatz zur Pirouette steckengebliebener Exerzierschritt. Napoleon operiert mit zwei Kronen. Die eine will er sich soeben auf das Haupt setzen, die andere bekränzt es bereits. Diejenige, mit der er sich krönt, ist die versuchte Nachbildung der Krone Karls des Großen; diejenige, die er auf dem Kopf trägt, ist ein goldener Lorbeerkranz, der sich nicht ganz zum Ring schließt, sondern vorn über der Stirn offen ist. Sie ahmt den Lorbeer nach, mit dem sich die Kaiser des altrömischen Reiches schmückten. Mit den beiden Kronen suchte Napoleon die Ansprüche auf die römische und die fränkische Kaiserwürde miteinander zu verbinden. Dem goldenen Lorbeer gab er dabei persönlich bei weitem den Vorzug, war er doch das Symbol seines Anspruchs auf kaiserliche Autonomie gegenüber den regierenden Häusern Europas. Die Caesaren waren ebenfalls Kaiser aus eigener Machtvollkommenheit gewesen. Sie waren Gründerkaiser so wie Napoleon.[6] »Napoleon«, schreibt Sigfried Giedion, »repräsentiert den Typ, der im 19. Jahrhundert dominiert und ihm seine Gestalt gegeben hat: den Selfmademan.«[7]

»Wie viele andere schloß auch David sich Bonaparte rasch, begeistert und endgültig an. Wir kennen die Plebiszite mit 99% Ja-Stimmen zu gut, um solchen Ergebnissen eine zu große Bedeutung beizumessen; aber es stimmt, daß Bonaparte auf seinem raschen Weg zur absoluten und erblichen Macht sozusagen keiner Opposition von seiten der Linken begegnete.«[8] Wie war das möglich? Waren das alles Überläufer? Sehnten sie sich alle, mit Ende der Schreckensherrschaft des Terrors müde, nach dem starken Mann, oder erhofften sie sich von der Maßnahmepolitik des Ersten Konsuls die Fortsetzung der Revolution, die Rettung ihrer Inhalte und die Bewahrung ihrer Ziele mit anderen Mitteln? Die Ursachen sind aus dem Gefüge der zeitgeschichtlichen Divergenzen zu erklären, denen die Revolution von Anfang an ausgesetzt war. Dazu gehört die Spannung zwischen Innen- und Außenansicht. Durch den Krieg, den die Revolution gegen die europäische Allianz zu führen gezwungen war, wurde sie von außen gefährdet. Das Innenverhältnis der Revolution, nämlich das zur Nation, sowie ihr Außenverhältnis, nämlich das zu Europa, befanden sich in einem ständig bis zur Zerreißprobe gespannten Konflikt miteinander. Sollte die Revolution nach innen siegreich sein, so mußten die äußeren Feinde besiegt werden. Es ist nicht zu vergessen, daß Bonaparte wegen eines solchen Sieges über den äußeren Feind, den Sieg über die Engländer mit der Beschießung von Toulon am 19. September 1793, von Robespierre höchstpersönlich zum Brigadegeneral ernannt worden war. Napoleon hat seine Karriere als Feldherr der Revolution begonnen. Seine Feldzüge in Ägypten und Italien waren vom Impetus der Revolution getragen. So wurde das von seinen Zeitgenossen empfunden, und gerade die Jakobiner konnten daraus die Hoffnung gewinnen, daß die Revolution dank jener Erfolge im Außenverhältnis über die mit dem Sturz Robespierres am 9. Thermidor jäh zutage getretene innere Krise vielleicht doch noch hinweg gerettet werden könne.

An ihrer inneren Krise ist die Revolution zu Fall gekommen. Der 9. Thermidor ist das Datum ihres Scheiterns, eines zeitlichen Scheiterns zwar, nicht aber eines Scheiterns in der globalen Auswirkung. Das große Verdienst der

Revolution besteht darin, daß sie das geschichtlich überholte Privilegiensystem des Adels und der untereinander verschwägerten regierenden Häuser in den europäischen Staaten wenn auch nicht ganz zu Fall gebracht, so doch in seinen Grundfesten erschüttert hat. Die Revolution hat den Weg zur Durchsetzung der republikanischen und demokratischen Regierungsformen in den europäischen Ländern freigesprengt. Sie hat damit die Voraussetzung für die Bildung und Durchsetzung einer selbstbewußten bürgerlichen Gesellschaft geschaffen. Die französische Nation hat dafür das Blutopfer gebracht. Europa hat ihr dafür dankbar zu sein. Die französische Nation hat daraus zu Recht ihren Stolz gewonnen. Doch ist nicht zu verkennen, daß der tragische Aspekt, der schließlich zum Terrorregime des Konvents führte, in der Entwicklung von Anbeginn veranlagt ist. Er beruht auf der von den Ideologen der Revolution zusehends zum Dogma erhobenen überspitzten Auslegung der Tugendbegriffe und ihrer gnadenlosen Exekution um der Reinheit der Lehre willen. Damit ist im Namen der Menschlichkeit an den einzelnen Bürger ein Anspruch gestellt, der deshalb unmenschlich ist, weil er die moralischen Kräfte der einzelnen, und seien es auch die besten Revolutionäre, schließlich selbst die der eigenen Propagandisten überfordert. Moral läßt sich nicht überfordern, und es ist der aus dem Optimismus der Aufklärung gespeiste Irrtum der Revolution – das ethische Verhalten des Menschen gemäß den Regeln der Vernunft definieren und ein für alle Mal als Mechanismen für die Funktion des Gesellschaftsvertrags festlegen zu können –, der dazu führte, nicht zu erkennen, daß gleichwertige moralische Grundsätze im Konfliktfall einander widersprechen können und daß die Moral deshalb im Unterschied zum Recht – das eben deshalb als Schema der äußeren Konvention ihre Stelle vertritt – nicht in Paragraphen gefaßt werden kann. Moral beruht auf der Feinheit des menschlichen Empfindens, ihre Triebkraft ist die moralische Intuition. Die Französische Revolution ist in ihrem Versuch, die Moral nach allen Regeln der menschlichen Vernunft auszuüben, das epochale Beispiel für die Fallen, die sich die Vernunft im Vertrauen auf ihre Überzeugungskraft selbst immer wieder stellt. Die Gnadenlosigkeit des ethischen Anspruchs ist daher nicht die fundamentale Voraussetzung für die Demokratie, sondern die für den Totalitarismus, der sich, wie wir wissen, durchaus in die Form einer Republik zu kleiden vermag.

Die Tugendbegriffe der Revolution sind, wie erwähnt, aus den Idealen des Freimaurertums hervorgegangen. Deren Zielsetzung, die Weltreligionen miteinander auszusöhnen, ist von den großen Geistern der Epoche lebhaft aufgegriffen worden und hat z. B. in den Werken Lessings, Goethes und Mozarts ihren Niederschlag gefunden. Obwohl die Freimaurerbewegung an der Wiege der Revolution Pate gestanden hatte, wurden Logen von den ideologischen Eiferern im Laufe der revolutionären Eskalation wegen ihrer Herkunft aus den Kreisen der aufgeklärten Aristokratie unterdrückt. Damit ging eine Perversion der Freimaurergrundsätze einher; der Impuls hatte sich gegen sich selbst gerichtet. Die Freimaurerbewegung war ja mit dem erklärten Vorsatz angetreten, den Menschen von den alten Vormundschaften zu befreien und ihn zur geistigen Mündigkeit zu führen. Das wollten die Ideologen der Revolution auch, doch sie wollten es auf heißem Wege. Eines der Ideale des Freimaurertums ist dabei auf der Strecke geblieben, eine Grundforderung der Aufklärung überhaupt – die Toleranz. (Die Dummheit der Gescheiten besteht darin, daß sie sich mit der Dummheit der Dummen nicht abfinden mögen.) Die Ideale der Tugendreinheit und der Toleranz widersprechen einander.

Viele der regierenden Fürsten Europas, die sich der Aufklärung verpflichtet fühlten, waren Logenmitglieder. Sie verabscheuten selbstverständlich jeden Gedanken an einen Umsturz der gesellschaftlichen Verhältnisse und strebten im Sinne der Erhaltung der eigenen landesväterlichen Machtprivilegien eine evolutionäre Entwicklung mittels einer den Prinzipien der Vernunft folgenden Regentschaft an, nicht also Revolution, sondern Reform. Indes gibt sich gerade an diesem Punkt der Widerspruch zu erkennen, der dem Toleranzbegriff innewohnt. Die Tücke der Handhabung erweist sich nicht allein darin, daß der Begriff in praxi unter die Räder der Revolution gerät, sondern sie zeigt ihre Sperrigkeit beispielsweise auch am Scheitern des Reformmodells Kaiser Josephs II. von Österreich, eines Logenbruders und notorisch der Aufklärung verpflichteten Fürsten. Der Grund dafür liegt darin, daß Toleranz als ein Mittel der Aufklärung von oben aufgefaßt wurde. Ihre Ausübung war deshalb nach den von langer Hand anerzogenen fürstlichen Denkgewohnheiten mit den Vorstellungen von Huld, Leutseligkeit und Herablassung verbunden. Die bürgerlichen Intellektuellen hingegen verstanden unter Aufklärung selbstverständlich etwas ganz anderes, und als sie die Toleranz als Erlaubnis auf die Probe stellten, in Ausübung der ihnen zugesagten Mündigkeit wider den Stachel zu löcken, wurde das ›aufgeklärte Mißverständnis‹ erkennbar und die Toleranz vom Fürsten ungnädig ad acta gelegt.

Emanzipierte Toleranz ist gegenseitige Toleranz. Sie ist nur möglich unter Partnern, die einander als ebenbürtig anerkennen. Dazu gehört Kompromißbereitschaft, und das bedeutet für jeden, von der eigenen Position zugunsten eines pragmatischen Konsenses Abstriche machen zu können: Das aber ist das Wesen der Demokratie, auf diesen Grundsatz baut sie zuallererst. Vielleicht liegt es am unterschiedlichen Temperament, daß die modernen Staaten des bürgerlichen Europa die Durchsetzung der Republik vor allem den sanguinischen Franzosen, die Spielregeln der Demokratie hingegen in erster Linie den phlegmatischen Engländern zu verdanken haben. Der revolutionären französischen Republik war der Weg zur Diktatur unterderhand vorgezeichnet, da ihre Protagonisten davon überzeugt waren, die republikanischen Tugenden mit Gewalt nicht allein durchsetzen zu wollen, sondern sogar zu müssen. Walter Markov, ein gescheiter Marxist, zitiert Marats Worte: »Man muß die Freiheit durch Gewalt gründen, und der Augenblick ist gekommen, sofort den Despotismus der Freiheit zu organisieren, um den Despotismus der Könige zu zermalmen.«[9] Das ist deutlich genug. Markov kommentiert das Zitat mit einem Satz von Karl Marx: »Jeder provisorische Staatszustand nach einer Revolution erfordert eine Diktatur, und zwar eine energische Diktatur.«[10] Damit ist nicht etwa der Verlauf von der Revolution zum Legitimismus, sondern der von der Republik zur Diktatur freigegeben, zur Diktatur des Vierten Standes, wie die Montagnards sie sich vorstellten. Das ist von vornherein ein totalitaristischer Ansatz; er enthält in sich den Keim zum totalen Staat. Die Regierungsform des totalen Staats ist die in alle Einzelheiten eingreifende Regelung der gesellschaftlichen Verhältnisse durch Entscheidungen ›von oben‹. Das Entscheidungsgremium, nenne es sich nun Zentralkomitee, Direktorium, Konsulat oder wie auch immer, trägt dabei die Tendenz in sich, die Entscheidungs- und Handlungsvollmacht an den abzutreten, der an seiner Spitze und somit an der Spitze des gesamten Staates steht, an den großen Vorsitzenden, den Diktator. Der Weg Napoleons vom General über die Mitgliedschaft im Direktorium zum Konsul, Ersten Konsul und schließlich zum Kaiser ist demzufolge logisch vorbereitet. Er widerspricht der in der revolutionären Ideologie enthaltenen Richtungsweisung nicht, sondern er führt sie weiter. Daß viele der ehemaligen Jakobiner mit dem Machtantritt Napoleons auf seine Linie einschwenkten und die stufenweise Machtübernahme begleiteten, akklamierten und mitvollzogen, verwundert demnach nicht, entsprach das doch den Grundzügen ihrer eigenen politischen Disposition. Ebenso folgerichtig ist es, daß der Diktator nicht den Titel eines Königs anstrebte – damit wäre er illegitim in die Nachfolge des unter den alten Familien vererbten Regierungsprivilegs ›von Gottes Gnaden‹ eingetreten und hätte sich dem Anspruch unterworfen, den abzuschaffen die Revolution angetreten war. Er konnte sich allein für den Kaisertitel entscheiden; der war ihm von der Nation verliehen worden und würdigte anstatt des Privilegs des Gottesgnadentums das persönliche Verdienst. Die Formel, mit der der Senat am 28. Mai 1804 das Erste Kaiserreich einsetzte, lautet: »Zum Ruhme wie zum Glück der Republik erklärt der Senat in diesem Augenblick Napoleon Bonaparte zum Kaiser der Franzosen.«[11] Dieses Volkskaisertum war eine Neueinsetzung, die in ihrer Absicht der Tradition der regierenden Häuser nicht folgte, sondern der legitimistischen Überlieferung direkt zuwiderlief und sie konterkarierte.[12] Das Kaisertum war als Machtdemonstration des siegreichen Newcomers gegenüber den alteingesessenen Herrschaften ein punktgenau gezielter Affront.[13] Das Vorbild, auf das sich Napoleon berief, war der Begründer des römischen Kaisertums, Augustus, der die Stufen zu seiner Machtvollkommenheit auf ähnliche Weise wie Napoleon erklommen hat. Die Folgerichtigkeit dieses Weges ist unter dem Gesichtspunkt der Fortsetzung der Revolution mittels des Putsches und der Vollendung ihrer Ziele mit anderen Methoden nicht abzustreiten. Aus zeitgenössischer Perspektive jedenfalls konnte das so gesehen werden; Kaiser Napoleon war der höchste Repräsentant der Errungenschaften der französischen Republik. Sein Sündenfall war nicht der Akt der Selbstkrönung am 2. Dezember 1804; sein Sündenfall war die Heirat mit der österreichischen Kaisertochter Marie Louise am 2. April 1810. Das mag zwar auch rein machttaktisch begründbar sein, doch die innere Motivation, aus der sich Napoleons Kaisertum legitimierte, war dadurch zunichte gemacht. Mit seinem Versuch, in die Geschlechterfolge des Erbkaisertums einzuheiraten, hat sich der Kaiser der französischen Nation aus eigenem Verdienst gegenüber den regierenden Häusern ›von Gottes Gnaden‹ lächerlich gemacht, ohne daß er das nötig gehabt hätte. Der Sieger unterwarf sich den Konventionen der Besiegten. Er bestätigte ihnen damit seinen tiefsitzenden Minderwertigkeitskomplex und begab sich seiner inneren Souveränität, auf der die Legitimität seiner Autarkie ja einzig beruhte. Das war der Sündenfall des Parvenüs. Nicht durch die Berufung auf die eigene Leistung wird der Bürger zum Parvenü, sondern dadurch, daß er das Fehlen eines eigenen Stammbaums als Mangel empfindet. Napoleon versuchte sich durch Einheirat in das österreichische Herrscherhaus in eine der prominentesten Ahnengalerien der europäischen Hocharistokratie hineinzumogeln. Ein Parvenü aber hat keine Ahnen.

Napoleon-Porträts gibt es in Hülle und Fülle. Die Darstellung seiner Person durch von ihm beauftragte Künstler hat der Herrscher als eines der wichtigsten Mittel seiner Staatspropaganda genutzt. David und seine Schüler bildeten die Kerntruppe der Staatskünstler.[14] An der chronologisch geordneten Reihe der Porträts ist die Hagiographie einer Karriere wie in einer Bildergeschichte ablesbar, deren aufeinanderfolgende Kapitel lauten: der General, der Konsul, der Kaiser, der Gott. Dasjenige Bildnis, das durch seine menschliche Nähe die meiste Sympathie weckt, ist Antoine-Jean Gros' *Bonaparte auf der Brücke von Arcole* von 1796. Von bescheidenem äußeren Format, ist es das einzige Halbfigurenbild von Napoleon.[15] Der junge Künstler war vor der Revolution, für die er kein Verständnis aufbrachte, nach Italien geflüchtet. David, der um die persönliche Sicherheit seines Schülers bangte, hatte ihm zu einem Paß verholfen. 1794 lernte Gros in Genua Joséphine de Beauharnais kennen. Er begleitete sie nach Mailand und traf dort den General, der sich, drei Jahre älter als der Künstler, seiner annahm und ihm den er-

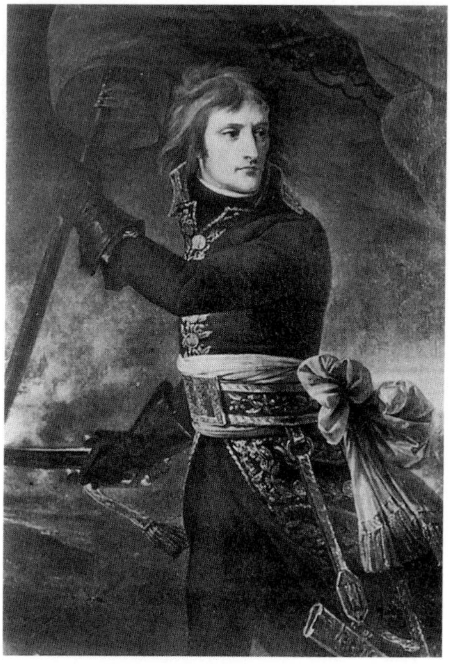

Antoine-Jean Gros, *Bonaparte auf der Brücke von Arcole,* 1796. Öl/Lwd., 129,5 × 94 cm, Versailles, Musée national du château

sten großen Auftrag gab. Im jugendlichen Feuer begegneten sich das Temperament des Künstlers und das des Dargestellten. Das Gemälde ist von einem mitreißenden Schwung. Im offenen Gestus der furiosen Pinselführung ist die Gestalt des Generals temperamentvoll erfaßt. Der Voraneilende wendet sich, das bleiche Antlitz von wirren Haaren wild umflattert, mit aufforderndem Blick zurück, um die hinter ihm Kommenden zu ermutigen, seinem Vorbild zu folgen, ein luziferisch schöner junger Kriegsgott, ein martialischer Apoll. In den goldblitzenden Besätzen auf dem schwarzen Tuch des Waffenrocks bricht sich grüngelblich das Licht, das sich, von ringsum kommend, im Hintergrund zu fahl wabernden Farbschwaden verdichtet. Der schwarzgekleidete Offizier mit dem wächsernen Angesicht schwingt die Fahne. Das Fahnentuch legt sich, als sei es im Begriff, eine Aureole zu formen, hinter seinen Kopf. Die Trikolore ist nicht fertig ausgemalt; Gros hat die graubrauntonige Untermalung belassen. Die Dämonie des feurig-düsteren Eindrucks wird dadurch verstärkt. Daß es aber ein General der französischen Republik ist, der da an uns vorüberstürmt, ist an der blauweißroten Schärpe zu erkennen, die er um die Taille geschlungen hat.

Der Künstler hat es vermieden, daß das Blau mit ins Bild kommt. Gros ist der Romantiker unter den Klassizisten. Seine Sache ist es nicht, die Farbe fein zu vertreiben und innerhalb abgezirkelter Gestaltfelder zu bändigen. Die Farbe geht ihm frei aus der Hand, und ihr Fluß gibt der Malerei ihren Schwung. Gros' Napoleon-Bildnis ist gemalter Sturm und Drang. Die Farbigkeit des Bildes wird vom Schwarz getragen; das ist kein totes Schwarz, sondern ein aus seiner Tiefe hervortreibendes Schwarz, ein feuriges, ein leuchtendes Schwarz. Es ist das Schwarz der Leidenschaft. Betrachtet man die meist großformatigen Militär- und Schlachtenbilder der napoleonischen Epoche, zu deren hervorragenden Malern Gros gehört, und fragt sich, was eigentlich das Besondere ist, das sie von vorhergehenden Werken dieses Genres unterscheidet, so wird man entdecken, daß es – von den theatralisch-wildbewegten Szenen in der Hitze Nordafrikas bis zu den winterlich verschneiten Schlachtfeldern im europäischen Norden – der Zug zur Leidenschaftlichkeit ist.[16] Leidenschaftlichkeit ist das bewegende Agens der Schilderungen, zu deren Kompositionsmitteln es gehört, die Heldengestalten einzeln und in dicht gedrängten Gruppen groß in den Vordergrund, also ganz nahe vor den Betrachter, zu stellen. Vorher war das nicht in dem Maße so. Schlachtengetümmel wurde in antikischem Gewande wiedergegeben, womit sich die Darstellung des Anspruchs auf Aktualität und Authentizität begab. Zeitgenössisches Schlachtentreiben war vorwiegend Gegenstand von Kupferstichen, und nur ausnahmsweise wurde es in Gemälden thematisiert, die sich dann aber um eine kleinfigurig gefaßte, möglichst strategisch richtige Gesamtansicht des Schlachtengeschehens bemühten. Noch Horace Vernets *Bataille de Valmy* von 1826[17], das die Schlacht schildert, bei der die französische Nationalarmee ihren ersten glorreichen Sieg über die Alliierten errang, ist ein kleinfiguriges und verhältnismäßig langweiliges, da leidenschaftsloses Gemälde. Der Eindruck der französischen Uniformen zur Zeit des Ancien régime war in der Hauptsache Blau-Weiß mit einem Goldrand, eine Porzel-

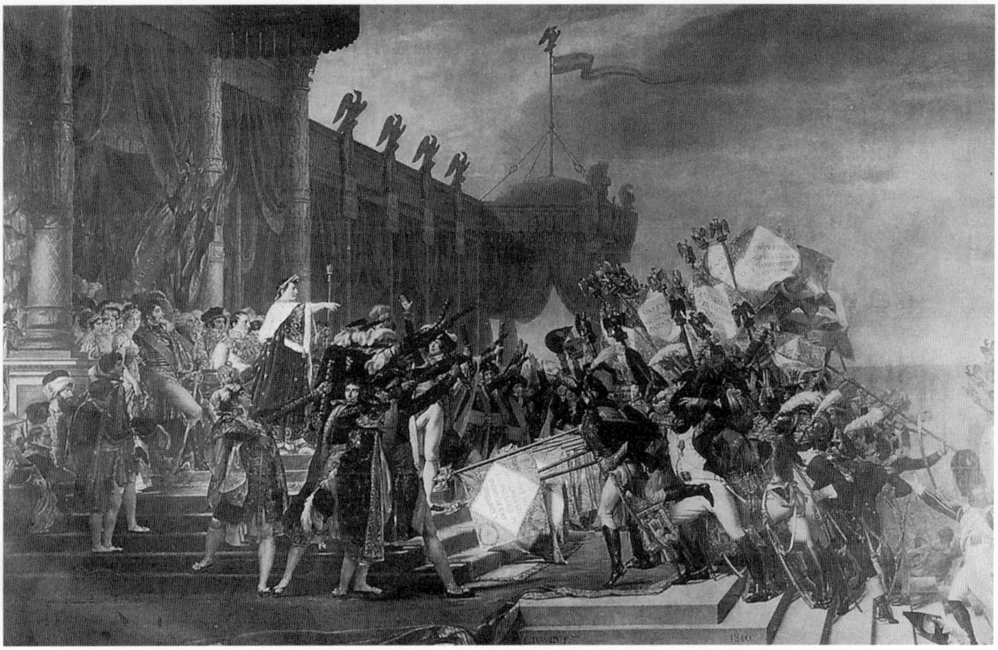

Jacques-Louis David, *Schwur des Heeres auf den Kaiser nach der Verteilung der Adler auf dem Marsfeld in Paris am 5. Dezember 1804*, 1810. Öl/Lwd., 610 × 970 cm, Versailles, Musée national du château

lanskala. Die Schilderung des zeitgenössischen Schlachtengeschehens als heroische Reportage kam in der zweiten Hälfte des 18. Jahrhunderts mit den Engländern und Amerikanern in die Malerei. Das vorwiegende Thema ist der Heldentod des Generals.[18] Erst mit den französischen Schlachtenbildern ziehen die Farben der Leidenschaft in die Bilder ein. Sie werden durch die Uniformen der französischen Armee entscheidend mitbestimmt. Die Farbskala der Leidenschaft ist in der Reihenfolge der Gewichtung: Schwarz, Rot, Weiß, Goldgelb und helles Blau, das ist die Palette der napoleonischen Zeit. Gemeinsam mit der Kollektivgebärde des Stürmens und Drängens beherrscht sie die eigenwillige Pyramidalkomposition von Davids monumentalem Gegenstück zum Krönungsbild, dem *Schwur des Heeres auf den Kaiser nach der Verteilung der Adler auf dem Marsfeld in Paris am 5. Dezember 1804*. Das ist ein Begeisterungsballett, wie es von keiner professionellen Tänzergruppe gekonnter hätte aufgeführt werden können. Napoleon war ein Soldatenkaiser. Die kriegerische Leidenschaftlichkeit bildete den Grundstock der Gefühle, auf die er seine Macht gründen konnte. Die Armee stand zu ihm, auf sie konnte er sich verlassen. Auch die Armee ist aus der Revolution hervorgegangen, sie war die erste schlagkräftige Nationalarmee Europas, deren Offizierskorps sich nicht lediglich aus dem Adel rekrutierte, da sie den Aufstieg bis zu höchsten militärischen Rängen allein aufgrund des Verdienstes zuließ. Den disziplinarischen Kern der Napoleonischen Armee bildeten die alten

Haudegen. Viele der ehemaligen Nationalgardisten hatten in der Armee den Ausweg gesucht, ihre Ideale nicht endgültig beerdigen zu müssen. Der jakobinische Elan war in die Armee geflüchtet und hatte dort Asyl gefunden; das revolutionäre Volksheer wurde von Napoleon zu einer dem Kaiser treu ergebenen Nationalarmee umgeformt.[19]

Das zweite Porträt, das Napoleon als General darstellt, Davids *Bonaparte, den Großen Sankt Bernhard überquerend,* ist zugleich das erste Herrscherbildnis.[20] Im Unterschied zu Gros' kleinformatigem Napoleon-Porträt handelt es sich hier um ein monumentales Hochformat. Es sucht uns den Dargestellten nicht mehr nahezubringen, sondern es fordert schuldigen Respekt, indem es zwischen ihm und uns Distanz setzt. Die Landschaft ist unwirtlich und karg. Über

Jacques-Louis David, *Bonaparte, den Großen Sankt Bernhard überquerend,* 1800. Öl/Lwd., 260 × 221 cm, Malmaison, Musée national

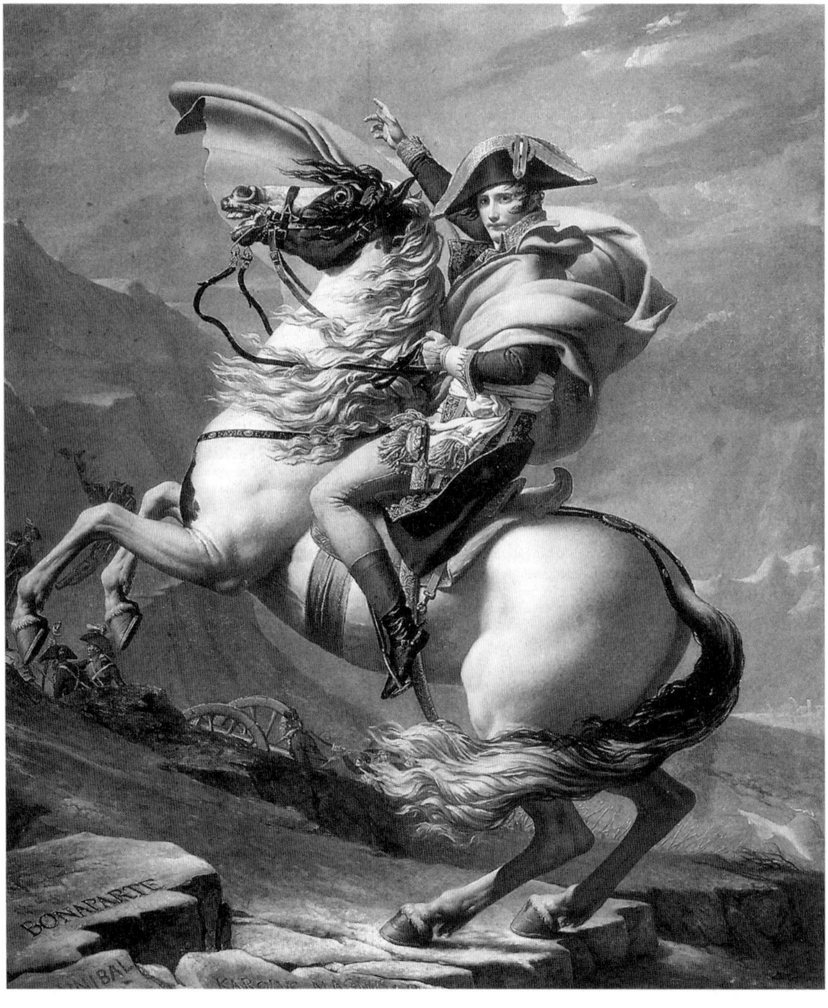

verkarstetem Gestein türmen sich rings die schneebedeckten Gipfel. Groß im Vordergrund reitet der Feldherr, den rechten Arm zum Befehl ausgestreckt, auf einem wiehernd sich bäumenden Roß. Von einem imaginären Sonnenstrahl, der hinter dem Betrachter durch die Wolken bricht, wird die Gruppe von Roß und Reiter scheinwerferhaft weißlich-grell herausprofiliert. Der Heerwurm, den der General anführt, ist nur angedeutet. Von einem Felshang mehr verdeckt als freigelegt, sind einige Artilleristen zu sehen, die ihre Kanonen einen Hohlweg hinaufziehen. Am rechten unteren Bildrand weht eine Trikolore. Auch dieses Bild sucht eine ungestüme Vorwärtsbewegung zu suggerieren. Wolken ziehen am Himmel, ein Sturmwind weht. Die wilde Mähne des Pferdes flattert heftig nach vorn; ebenso bauscht sich der gelbrote Mantel des Reiters, und das nach vorn hochgewehte Manteltuch gibt schwungvoll die Richtung an, in die der Marsch führt. Trotz der heftigen Bewegtheit, die uns vorgespielt wird, wirkt das Bild statisch und vereist. Die Bewegung scheint erstarrt, ein gefrorener Sturm, ein vergletschertes Feuer. Das liegt nicht nur an der überaus sorgfältigen Maltechnik, auf deren Brillanz ein Hauptanteil der Suggestion von Davids Kunst ruht; ihr ist anzusehen, daß David daran gewöhnt war, mit Versatzstücken zu hantieren.[21] Die Ursache für die imaginäre Versteinerung ist der herrscherliche Anspruch, den Napoleon mit diesem Gemälde einführt: Das Bildnis ist ein gemaltes Reiterstandbild, das an die monumentalen Reiterbildnisse des Barock anknüpft. David hatte zunächst vorgeschlagen, Bonaparte mit gezogenem Degen voranstürmend darzustellen, doch Napoleon hatte auf der Wiedergabe hoch zu Roß bestanden. Eine heroische Persönlichkeit präsentiert sich in einer heroischen Umgebung. Die Unwirtlichkeit der Außenlandschaft ist die Folie für die Unwirtlichkeit des inneren Befindens. Die in lateinischen Lettern in das Felsgestein eingemeißelten Namen verweisen auf die Helden, mit denen Napoleon sich vergleicht. Zu Lebzeiten setzt er sich ein Ziel, dessen Erfüllung erst den Toten von der Nachwelt zugesprochen wird – die Verewigung: Hannibal, Karolus Magnus und, deutlich darüber, Bonaparte. Der erste Schritt auf dem Weg zum Denkmal ist die Unnahbarkeit. Frost senkt sich über das Feuer.

Szenenwechsel: der Konsul als Staatsmann; er hat sich die Haare schneiden lassen. Mit seinem Bonaparte-Bildnis von 1804 hat der junge Ingres sein Meisterstück geliefert. Er war damals 24 Jahre alt, sein Modell 30. Einige Monate zuvor war Napoleon zum Konsul auf Lebenszeit ernannt worden. Das Gemälde wurde von der Stadt Lüttich zum Dank dafür in Auftrag gegeben, daß Napoleon dem 1794 durch österreichischen Beschuß zerstörten Lütticher Stadtteil Amercœur eine Subvention in Höhe von 30 000 Francs bewilligt hatte. Ingres hat das Bild in vollendeter Beherrschung der Maltechnik in einem Stil gemalt, der an den frühen flämischen Realismus anknüpft – an das Arnolfini-Hochzeitsbild des Jan van Eyck zum Beispiel ist zu denken. Die sorgfältig herausgearbeitete Stofflichkeit der Dinge ist das eindrucksvolle Charakteristikum. Die Dinge spiegeln das Eigensein ihrer Zuständlichkeit in der ihnen angemessenen Weise wider, der eindringlichen Ruhe ihrer reinen Stofflichkeit. Die Realität des Bildes gewinnt daraus ihre Magie. Sie überträgt sich auf die Person des Dargestellten, der etwas von der stofflichen Dinghaf-

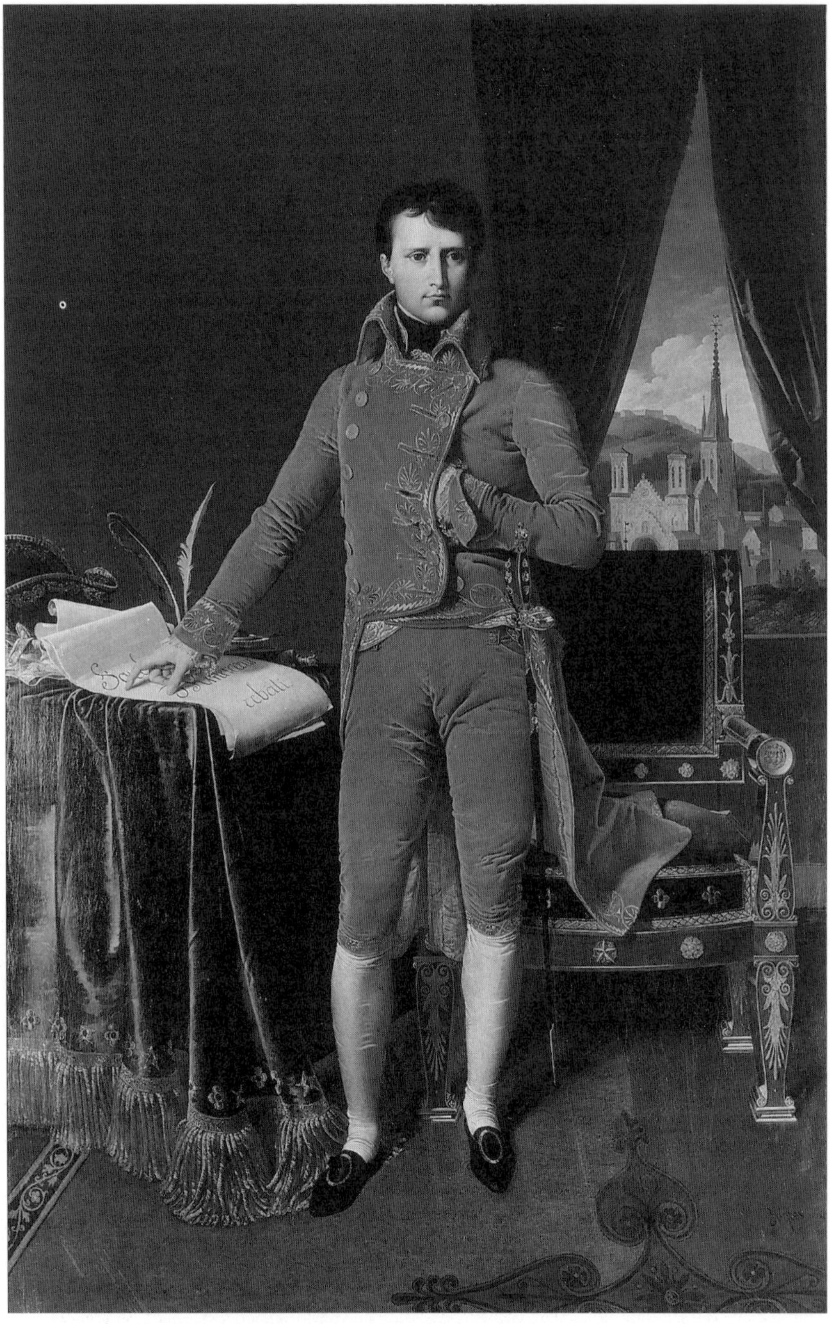

Jean Auguste Dominique Ingres, *Bonaparte als Erster Konsul,* 1804. Öl/Lwd., 227 × 147 cm, Lüttich, Musée des Beaux-Arts

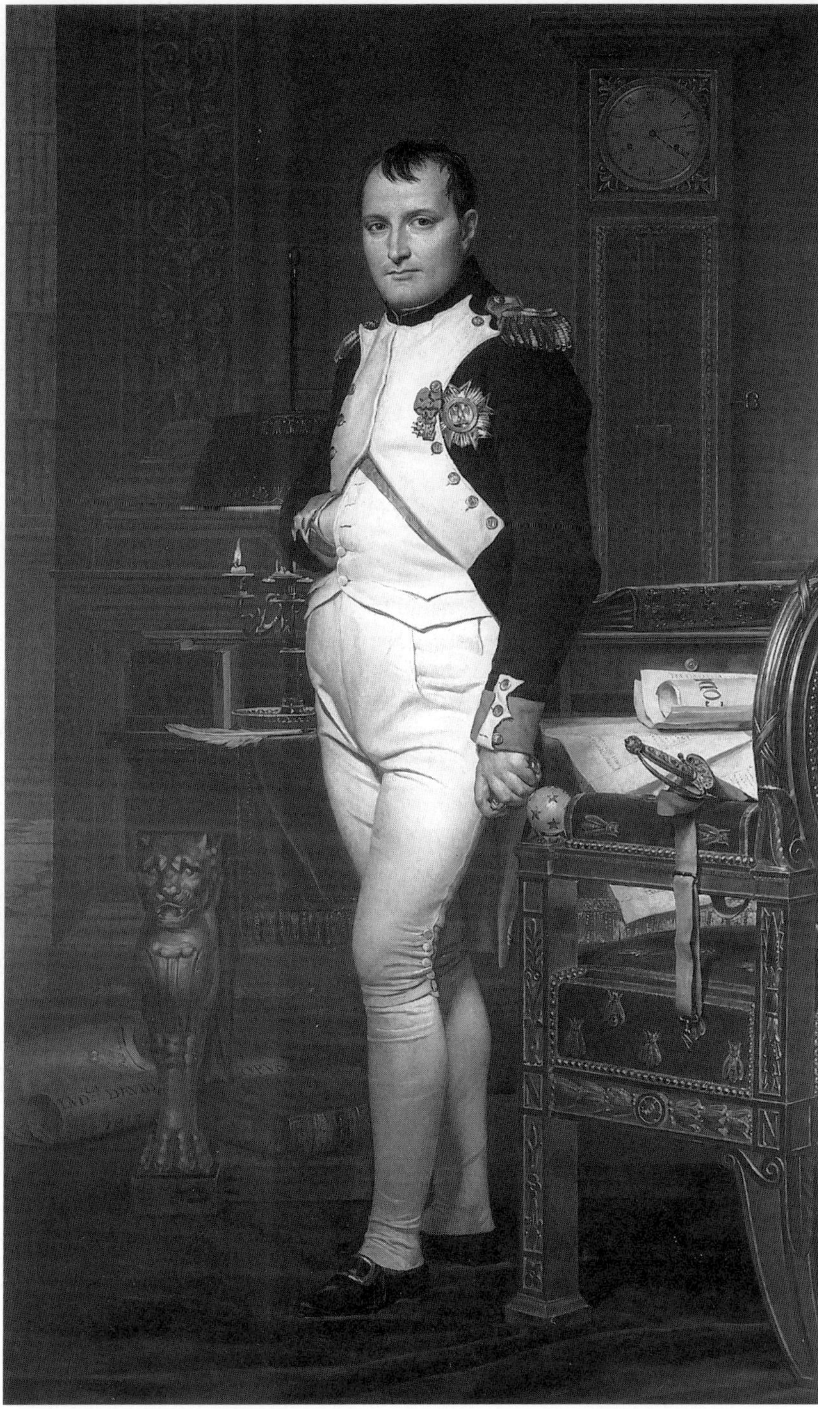

Jacques-Louis David, *Napoleon in seinem Arbeitszimmer,* 1812. Öl/Lwd., 204 × 125 cm, Washington, D.C., National Gallery of Art, Samuel H. Kress Collection

tigkeit angenommen zu haben scheint. Gleich einer lebendigen Puppe steht der Konsul frontal vor uns wie hinter einer gläsernen Wand auf einer Mini-Bühne, von einer leisen Fremdheit umfangen, die zum Betrachter, bei aller vermeintlichen Nähe zu seinem Gegenüber, einen unüberbrückbaren Abstand schafft, den der Unwirklichkeit inmitten der Realität.

Napoleon trägt die Uniform des Konsuls. Seine rechte Hand weist auf das Papier, das die Subventionsverfügung enthält. Hinter ihm steht ein prachtvoll ausstaffierter Sessel, von dem sich der Konsul soeben erhoben hat. Im Fensterausschnitt dahinter ist die Landschaft mit der wiedererrichteten Kathedrale zu sehen. Das Interieur ist in einem warmen, satten Grün gehalten: die Wandtapete, der Teppich, der Vorhang, die schwere Tischdecke, der Sesselbezug, aber auch die Landschaft hinter dem Fenster. Die Gegenstände spielen das Grün einander in vielen Nuancen zu. Infolge des Komplementärkontrasts, der so hergestellt ist, leuchtet das helle, warme Rot des Staatsfracks mit den langen Schößen, den Kniehosen und dem Goldbesatz um so intensiver. Napoleons dunkle Augen blicken nachdenklich, gleichwohl entschieden ein wenig am Betrachter vorbei auf ein unsichtbares Gedankenziel. Sein Gesicht von ephebenhafter Reinheit ist fülliger geworden und erscheint gegenüber den hageren Wangen des jungen Generals von vordem zu einer in sich ausgeglichenen, gelassenen Ruhe gekommen. Von der zwingenden Eindringlichkeit des Blicks hat sich der Künstler gefangennehmen lassen. Der Blick ist es, der das ganze Bild beherrscht, er ist das Willenszentrum des Raumes. Zwei junge Männer der annähernd gleichen Generation haben einander gegenübergestanden; das mag für das Charisma des Bildes eine Rolle gespielt haben.[22] Napoleon zeigt sich hier zum ersten Mal in dem Habitus, der sein Bild in der Nachwelt geprägt hat. Die kurzgeschnittenen Haare sind eine Absage an die Moden sowohl des Ancien régime wie der Revolution. Die Frisur greift auf die Haartrachten der Römer zurück. Das charakteristische Oval des Gesichtsschnitts tritt jetzt offen und beherrschend hervor, die Kopfplastik gewinnt damit eine größere Eindeutigkeit und skulpturale Geschlossenheit. Auch die einprägsame Geste der unter die Knopfreihen der Jacke geschobenen linken Hand tritt hier erstmals ins Bild. Der geistige Eindruck, den das Gemälde vermittelt, ist rationell gegliederte Organisation.

Auf die Pose des Herrschers als sorgender Landesvater greift ein weiteres Bildnis zurück, das im sechsten Jahr von Napoleons Regentschaft als Kaiser entstand: Davids Porträt von 1812, das er nicht im Staatsauftrag, sondern auf Bestellung eines wohlhabenden britischen Bewunderers, Alexander Douglas', gemalt hat. David, der ausgebuffte Routinier der Allégorie réelle, hat es verstanden, die Verklärung der kaiserlichen Person in das Gewand einer – wie es sich für einen englischen Auftraggeber gehört – unprätentiösen Szene zu kleiden. Seinem Mitarbeiter Alexandre Lenoir hat David das Bild erläutert: »Der Kaiser hat die ganze Nacht mit der Abfassung des Code Napoléon verbracht. (...) Er ist so in seine Arbeit vertieft, daß er den Tagesanbruch erst gewahrt, als die Kerzen erlöschen und die Uhr die vierte Stunde schlägt; da erhebt er sich, ohne sich Ruhe zu gönnen, gürtet seinen Degen um und geht hinaus, um seine Truppen zu mustern.«[23] In den Tuilerien brennt noch Licht. Die Kerzen sind bis auf eine heruntergebrannt; die Standuhr zeigt 13 Minuten nach vier Uhr frühmorgens. Der Kaiser trägt die blaue Uniform eines Obersten der Gardegrenadiere zu Fuß. Er zeigt sich in der gleichen Haltung, die unverwechselbar sein Image prägt, wie in dem Gemälde von Ingres, nur ist er innerhalb der zwischen beiden Bildern liegenden Jahre deutlich gealtert und hat ein unübersehbares Embonpoint angesetzt. Was beide Bildnisse miteinander verbindet, ist die Hervorhebung der geistigen Leistung des Staatsorganisators und Gesetzgebers.

Davids Gemälde vermittelt überzeugend, worauf Napoleons Durchsetzungsfähigkeit beruhte. Die Triebfeder seines Genius als Stratege wie als Staatsmann war seine durchdringende Organisationsgabe. Sie bewog ihn dazu, sich bis in die letzten Einzelheiten in die öffentlichen Angelegenheiten einzumischen, um sie gemäß einem rationalen Gesamtkonzept zentralistisch zu ordnen. Seine Anordnungen zur zivilisatorischen Gestaltung des Staates geben davon Zeugnis, der *Code Napoléon* ebenso wie die Heeresreform, die Ordnung des Münzwesens und die Koordinierung der Staatspropaganda. Die methodische Systematik von Napoleons ordnungsgestalterischem Vorgehen baut auf der Errungenschaft der Aufklärung auf, der Rationalität des menschlichen Denkens, doch hat sie eine Metamorphose durchgemacht und zeigt sich in Form und Zielrichtung gewandelt. Galt der Rationalismus der Aufklärung als philosophische Lehre zur Durchsetzung der Vernunft als Handlungsgrundlage für die freie Entscheidung des mündigen Menschen, so dient sie jetzt dem Regenten als Mittel zur vernünftigen Organisation des Staatsgefüges, innerhalb dessen der einzelne Bürger lediglich ein Funktionsteil zum eigenen Nutzen ist, der sich aus dem Nutzen für das Ganze ableitet. Laut Überlieferung soll Napoleon bei seinem Amtsantritt als Konsul geäußert haben: »Den Roman der Revolution haben wir beendet. Man muß ihre Geschichte beginnen und sehen, was es an Machbarem in der Anwendung ihrer Grundsätze gibt.«[24] Die Frage nach der organisatorischen Machbarkeit war gestellt. Das wurde durchaus als Fortsetzung der Revolution mit anderen Mitteln verstanden, und Napoleon konnte sich selbst als Testamentsvollstrecker der Revolution begreifen, der ihr Erbe in die verwaltungspolitische Neuordnung des Staatswesens umzusetzen trachtete. Von daher war auch die Idee von der Ausweitung der Staatsidee über das nationale Territorium hinaus inspiriert: die Übertragung des auf organisatorischer Vernunft gegründeten Modells auf ganz Europa. Eine Vision wetterleuchtete, eine Idee, der Gedanke an eine europäische Union unter französischer Hegemonie, die der Diktatur der staatlichen Vernunft unterworfen war. Der französische Staat, aus dem Willen der Nation hervorgegangen, begriff sich in der Person des von der Nation legitimierten Herrschers als Befreier Europas in Gegenläufigkeit zu dem überholten System der alteingesessenen Herrschaften. Dieser Gedankengang erscheint in Davids Bildnis als Gleichnis in nuce zusammengefaßt.

Rechts steht ein luxuriöser Sessel. Vom Betrachter leicht abgewandt, sozusagen im verlorenen Profil, ist seine linke Seite zu sehen, die Rückenlehne wird vom rechten Bildrand überschnitten. Auf dem Tisch dahinter liegen, teils gerollt, teils in produktiver Unordnung über die Kante hängend, die

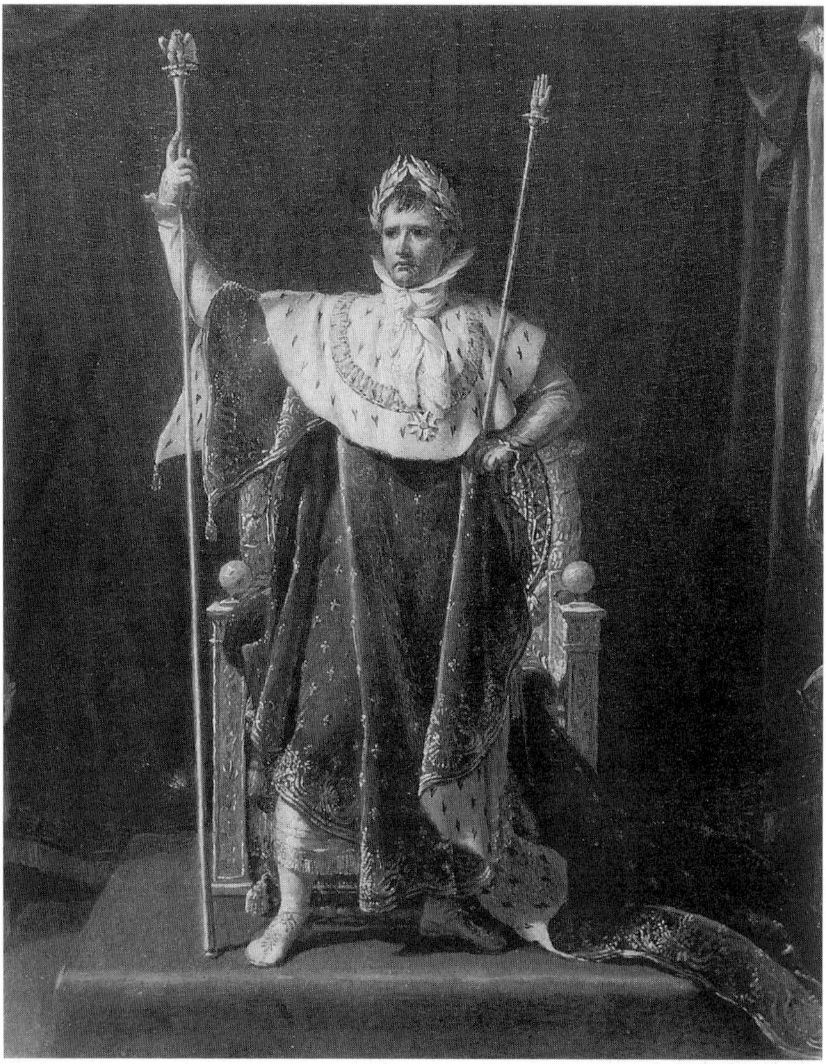

Jacques-Louis David, *Napoleon I. im Krönungsornat* (Detail), 1805. Studie, Öl/Lwd., 57,5 × 49,5 cm, Lille, Musée des Beaux-Arts

soeben geschriebenen Manuskriptseiten des *Code Napoléon*.[25] Quer über dem Sessel liegt der Degen, dessen Gefäß über die Armlehne herausragt. Der Prachtstuhl, von dem der Kaiser sich soeben erhoben hat, gehört eigentlich nicht hierher.[26] Die Bezüge sind aus rotem Samt, die Holzteile vergoldet. An der Sitzfläche und an den Armlehnen ist der rote Bezug mit dem merowingischen Bienenemblem verziert. Die kreisrunde Rückenlehne ist von einem Holzrahmen eingefaßt, dessen opulent profilierte Leiste das Motiv der Liktorenbündel zitiert. Die Rechtecke an der unteren Sesselkante zeigen das napoleonische N.[27]

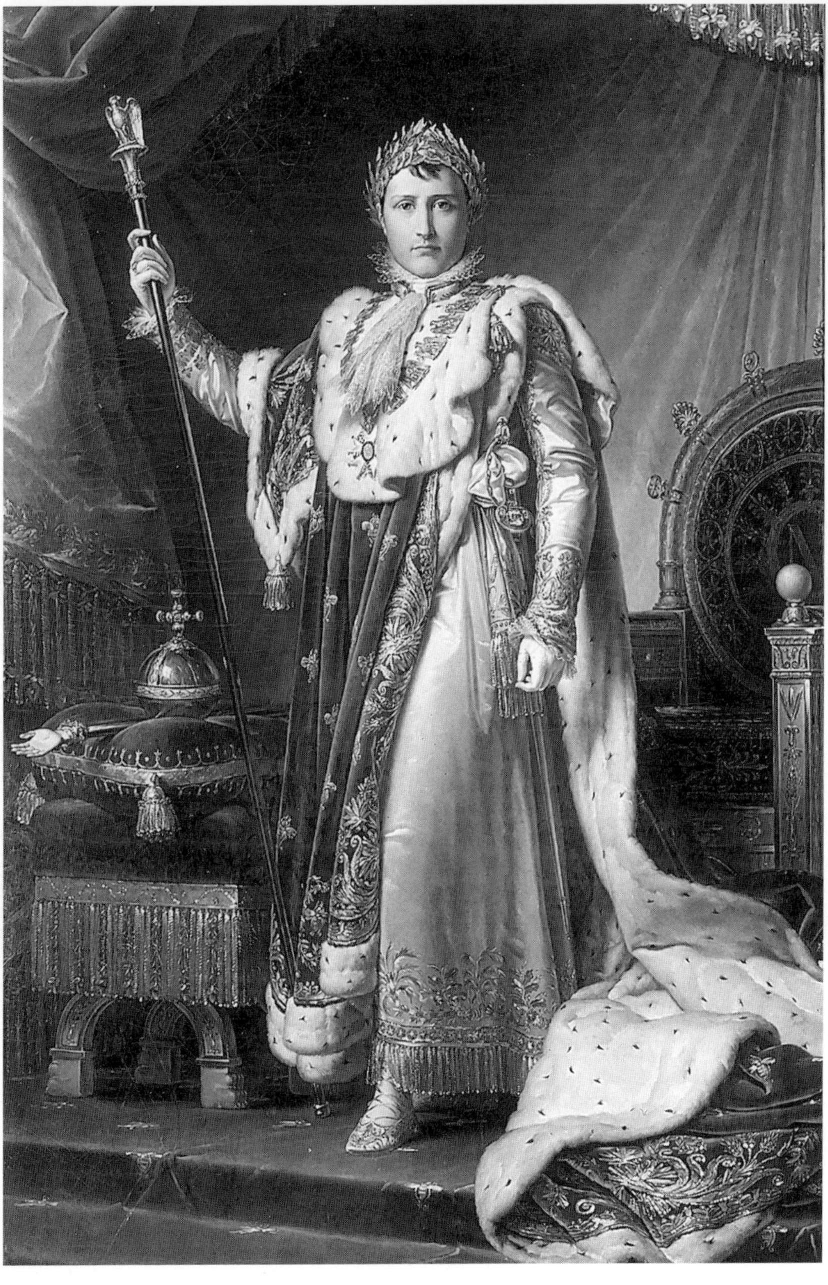

François Gérard, *Napoleon I. im Krönungsornat,* 1806. Öl/Lwd., 223 × 147 cm, Dresden, Staatliche Kunstsammlungen, Gemäldegalerie Neue Meister

In drei Bildnissen des Kaisers im Krönungsornat, Davids Porträt von 1806 und den Krönungsbildern von Gérard und Ingres aus dem gleichen Jahr, ist der Sessel zum Thron avanciert. Die Ornamente weichen zuweilen in Einzelheiten voneinander ab; das ist wohl künstlerische Freiheit.[28] Die Grundform hingegen bleibt stets die gleiche. Jedoch dehnt sich das Format aus. In den Krönungsbildern von David und Gérard wirkt der Sessel, nicht zuletzt dank kompositorischer und perspektivischer Kunstgriffe – etwa indem er auf ein Podest gesetzt ist –, entschieden größer als in der Intimität des Bildnisses von Napoleon in seinem Arbeitszimmer. So hat der Sessel in Ingres' Bildnis des thronenden Kaisers geradezu bombastische Ausmaße angenommen; das Rund der Sessellehne umgreift hier das Haupt des Thronenden gleich einer Aureole; es wächst der Stuhl mit seinen höh'ren Zwecken.

Napoleon konnte Davids Bildnis, das ihn im kaiserlichen Ornat zeigt, nicht ausstehen, nur eine kleine, 1805 datierte Vorstudie ist erhalten geblieben.[29] Dasjenige Gérards fand die Billigung des Herrschers und wurde als offizielle Version abgesegnet. Ingres hat seines ohne Auftrag aus freien Stücken gemalt. Der Kaiser hatte das Handicap, daß er bei der Investitur, den von ihm selbst veranlaßten zeremoniellen Vorschriften zufolge, die Hände nicht frei hatte; in der rechten Hand hielt er das Adlerzepter, in der linken die ›Hand der Gerechtigkeit‹. Davids Gemälde erweckt den Eindruck, als stochere der Kaiser mit den beiden ungefügen Stangen in der Gegend herum, wobei er eine etwas unglückliche Miene zeigt; es leuchtet ein, daß das Bild Napoleon nicht gefallen haben kann. Gérard hat das Problem gelöst, indem er dem Kaiser kurzweg die ›main de justice‹ aus der Hand genommen und nebst dem Reichsapfel auf dem blausamtenen Kissen auf dem Schemel links abgelegt hat. Gérards Bildnis des Kaisers in vollem Ornat zeigt ihn, wie auch die beiden Konkurrenzbilder, mit dem goldenen Lorbeerkranz bekrönt, der das Eirund des Antlitzes festlich überhöht. Mit dieser Krone seiner Wahl bekennt sich Napoleon, Kaiser der Franzosen, zum antiken Rom, jetzt indes nicht mehr, wie es der Geisteshaltung der französischen Aufklärung entsprach, zur römischen Republik und ihren Tugendidealen, sondern zum römischen Kaisertum. Die Wahlverwandtschaft geriert sich nicht republikanisch, sondern augusteisch und flavisch, neronisch und hadrianisch. Sie fördert den Zug zu einer neuen Üppigkeit. Napoleon hat nicht nur einen neuen Adel installiert, sondern auch einen neuen Geschmack, der auf seine persönlichen Repräsentationsbedürfnisse zugeschnitten war, einen Stil, der mit seiner Regierungszeit begann und auch wieder endete – das Empire. Führende Vertreter dieses Stils der Künstlichkeit waren die Architekten und Dekorationskünstler Charles Percier und Pierre François Léonard Fontaine.[30] Der Stil läutete das Ende der intuitiven Geschmackssicherheit der europäischen Gesellschaft ein und lieferte den dekorativen Fond für die ›Krise um 1800‹. Percier und Fontaine sind die Erfinder der Draperie. Sie haben den zur Seite gebundenen Vorhang, der in den Herrscherbildnissen bis dahin Gleichnis für die transitorische Würde königlicher Repräsentanz gewesen ist, seiner Bedeutung enthoben und zum Dekorationselement der Damensalons gemacht. An den Umrißstichen John Flaxmans geschult, jedoch nicht von dessen puritanischer Strenge, überzog Percier alle zur Dekoration stehenden Oberflächen mit einem zierlichen Formgespinst von Arabesken, die, von der Antike ebenso wie von der italienischen Renaissance beeinflußt, in Gestalt von Sphingen, Medusen,

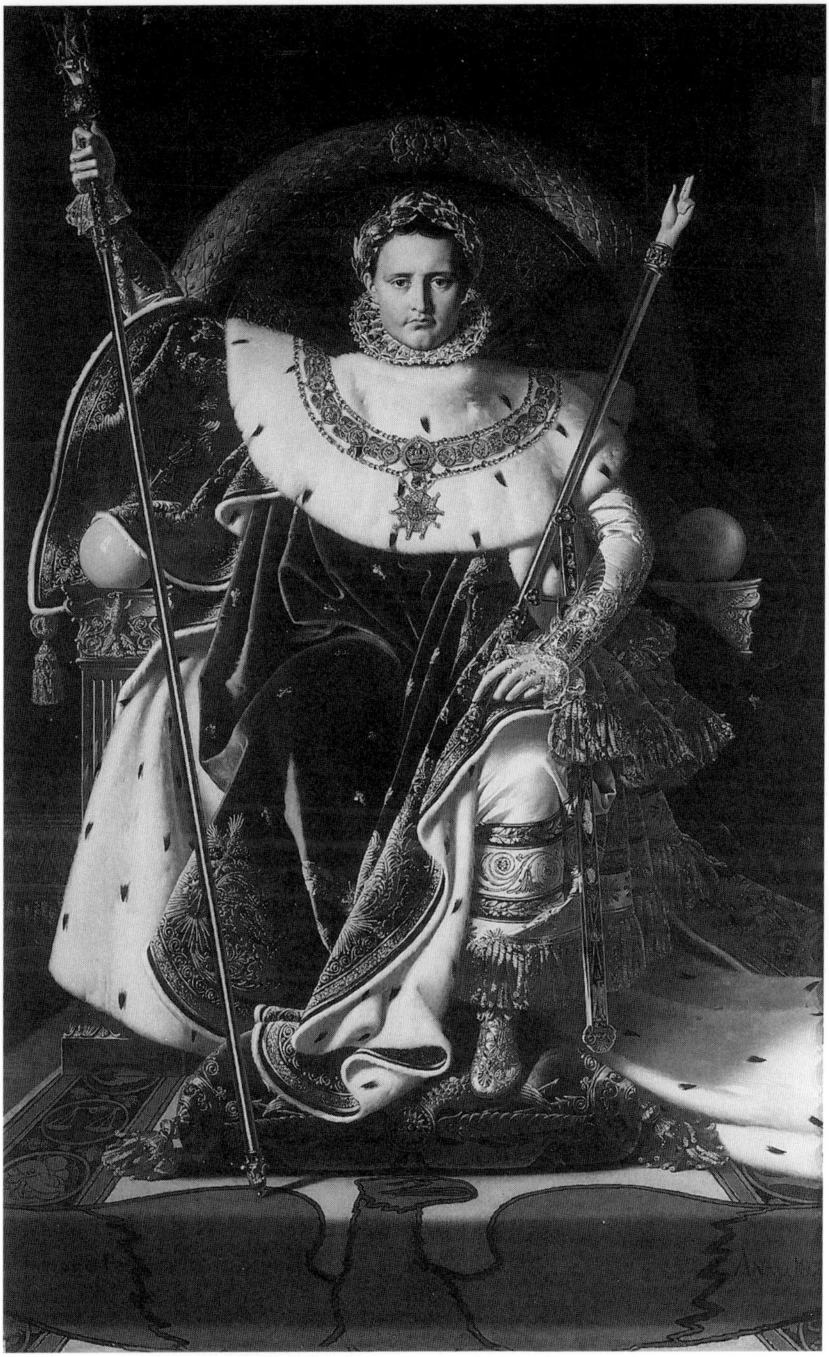

Jean Auguste Dominique Ingres, *Napoleon I. auf dem Thron,* 1806. Öl/Lwd., 260 × 163 cm, Paris, Musée de l'Armée

Löwen, Greifen, Schwänen, Genien, Harfen, Leiern, Urnen, Obelisken, Lorbeerkränzen, Palmetten, Rosetten etc. in den Raum hineinwucherten. Die Verunklärung und Verschleifung des Innenraums, die sich seit der Mitte des 19. Jahrhunderts breitmachte, erhielt damit ihren ersten Auftakt.

Indem sich Napoleon auf die Gleichnissprache der Alten Welt berief, bestätigte er sich selbst sein Anrecht auf die Erneuerung des cäsarischen Anspruchs. Die Fatalität bestand darin, daß sich seine Künstler wahllos aus dem Fundus der alten Symbolzeichen bedienten, waren diese nun ägyptischer, griechischer, römischer oder etruskischer Herkunft, und sie, ohne auf ihren ursprünglichen Sinn Rücksicht zu nehmen, bedenkenlos miteinander vermischten. Die strukturbedingte Stilunsicherheit des Symbolsynkretismus, der schon bei der Zusammenstellung der Krönungsinsignien von heterogener Herkunft gewaltet hatte, wird darin dekorativ unterstützt. Die Zeichen eines festgefügten semantischen Systems, das sich in jahrtausendelanger Überlieferung ausgebildet hatte, wurden auseinandergerissen, durcheinandergewürfelt und ihrer eigentlichen Bedeutung beraubt, um sich ihrer nach Belieben bedienen und frei damit umgehen zu können. Auch das ist ein Schritt in Richtung Autonomie der Kunst. Giedion spricht von einer »Entwertung der Symbole« und konstatiert: »Wie Napoleon den Adel entwertet hat, so hat er auch das Ornament entwertet. Diese Entwertung der Symbole läßt sich leicht an vielen Stellen zeigen. Der Lorbeerkranz, mit dem die Römer seiner Bedeutung wegen sehr sparsam umgingen, wird fast zum Warenzeichen des Empire. Er taucht vereinzelt bereits im Directoire auf, aber nun überwuchert er wie Efeu die Pilaster oder bedeckt schablonenhaft die Wände des Thronsaales, den Percier und Fontaine für Napoleon in den Tuilerien errichteten. Und spricht es nicht für sich selbst, wenn sogar Teekannen von Siegesgenien mit Palmenblättern umrankt werden? Oder daß Thyrsosstäbe, die in der Antike von den Anhängern des Dionysos nur bei besonderen Festen getragen wurden, nun als Vorhangstange dienen? (...) Es entspricht schließlich auch einer Entwertung des Symbols, wenn die Architekten des Empire fast in Zimmermitte auf einem Postament, das bis nahezu zur Decke reicht, eine Göttergestalt thronen lassen, und das Ganze als Schlafzimmerschrank bezeichnen. (...) Der entscheidende Schritt, den das Empire in das 19. Jahrhundert tut, ist die Desintegration des Raumes.«[31] Und schließlich: »Es ist die Tragik Napoleons, daß er nicht fähig war, eine sozial tragfähige Form zu finden, die aus den günstigen Bedingungen, die die Revolution ihm in die Hand gespielt hatte, ein neues Europa entstehen hätte lassen können. (...) Statt eine neue haltbare Form zu schaffen, machte er plötzlich kehrt. Er imitierte die alten Herrscherhäuser Europas, er wollte es ihnen gleichtun und übernahm ihre Regierungsform, ihre Titel und Zeremonien. Er verband sein Blut mit dem ihren, um ihresgleichen zu werden, und verrechnete sich so weit, daß er glaubte, im 19. Jahrhundert eine neue Dynastie gründen zu können. Die zeitgenössischen Monarchen haben ihm gegenüber überhaupt kein Profil: aber sie waren ihm turmhoch überlegen, wenn er daranging, sich wie ihresgleichen zu benehmen. Es ist dasselbe, als wolle ein moderner Maler zugleich Mitglied der französischen Akademie sein. Dies ist der Riß, der durch Napoleons Gestalt geht. Er hat den Sinn des 18. Jahrhunderts für Totalität verloren. Er ist innerlich unsicher. Er muß sich an etwas anlehnen, da er die Probleme, die das Leben selbst aufgeworfen hat, nicht in eine sinnvolle Gestalt bringen kann. Sein ungeheurer Machthunger und sein Eroberungswille um jeden Preis findet kein anderes gesellschaftliches Gefäß, das er fruchtbar füllen könnte. Das Kaisertum, das sich an überholten Formen orientierte und weder feudal noch demokratisch war, war dafür jedenfalls ungeeignet.«[32] Das aber ist die Beschreibung des Parvenüs. Napoleon ist dafür das herausragende Musterbild. Seine Persönlichkeit liefert die Leitfigur für diesen die Gesellschaftsform des 19. Jahrhunderts hauptsächlich mitgestaltenden Typ. Er ist zu Beginn der europäischen Industriegesellschaft deren erster Aufsteiger. Er hat das nur nicht gewußt.

Die Bilder bezeugen das. Ingres' Huldigungsbild ist so faszinierend wie abstoßend. In eine rauschende Wolke aus Weiß, Gold und Rot gehüllt, thront der Kaiser, ein Weltenherrscher, vor uns. Unnahbar, abweisend, vom Betrachter durch den unüberbrückbaren Abstand absoluter Selbstherrlichkeit getrennt, weist er diesen in die Rolle des vor Ehrfurcht zitternden Untertanen. Das Bild will keine Sympathie erwecken, es unternimmt gar nicht erst den Versuch. Es zwingt dem Betrachter den Fußfall auf; das ist reiner, nicht mehr zu überbietender Byzantinismus. Über all dem Prunk und Bombast hängt, wie auf einer Séance herbeizitiert, perfid porträtgetreu, das Angesicht des Kaisers, eine Travestie des Vera Ikon, bleich mit bläulichem Bartschatten, seltsam starr auf einen Spitzenkragen gespießt, als gehöre es gar nicht richtig dazu, wie in das Bildnis hineincollagiert, oder, als habe ein Staatsschauspieler bei seinem großen Auftritt seinen Kopf von hinten durch die Leinwand gesteckt, Jupiter Optimus Maximus, der Kaiser als Staatsgott; die Idolatrie hat ihren höchsten, nicht mehr zu überbietenden Gipfel erklommen.[33] Der Kreis rundet sich. Die Vereisung, die sich in Davids Porträt des Konsuls Bonaparte in Generalsuniform beim Übergang über den Großen St. Bernhard schon ankündigte, ist weit fortgeschritten; sie ist so weit fortgeschritten, daß der kristallisierte Sturmwind endgültig eingefroren ist. Der Hermelin des Kaisers ist ein Gletscher. Der Frost hat alle Bewegung zum Stillstand gebracht. Nichts geht mehr. Entropie. Ewiges Eis.

Die Parvenühaftigkeit erweist sich darin, daß das Bild auftrumpft. Das zeigt sich im Vergleich mit zwei weiteren Herrscherbildnissen, Hyacinthe Rigauds *Ludwig XIV. im Krönungsornat* von 1701 und Friedrich Amerlings *Franz I., Kaiser von Österreich* von 1832. Das erste ist 105 Jahre vor, das zweite 26 Jahre nach Ingres' Gemälde entstanden. Die drei Herrscher füllen ihre Rolle so unterschiedlich aus, daß das Ergebnis im Vergleich ihrer Positionen grotesk wirkt. Eine verquere Spannung der Empfindungen stellt sich ein, die das Gegenteil von dem hervorruft, was jedes einzelne Bild erstrebt – nicht Erhabenheit, sondern Lächerlichkeit.

Rigauds Gemälde ist das klassische Herrscherbild des Absolutismus, das einer Vielzahl späterer Herrscherbildnisse als Vorbild diente. Die Epiphanie, die Heiligung der Erscheinung des Dargestellten zum Zeichen seiner Erhöhung als Träger einer über das lediglich Menschliche eines irdischen

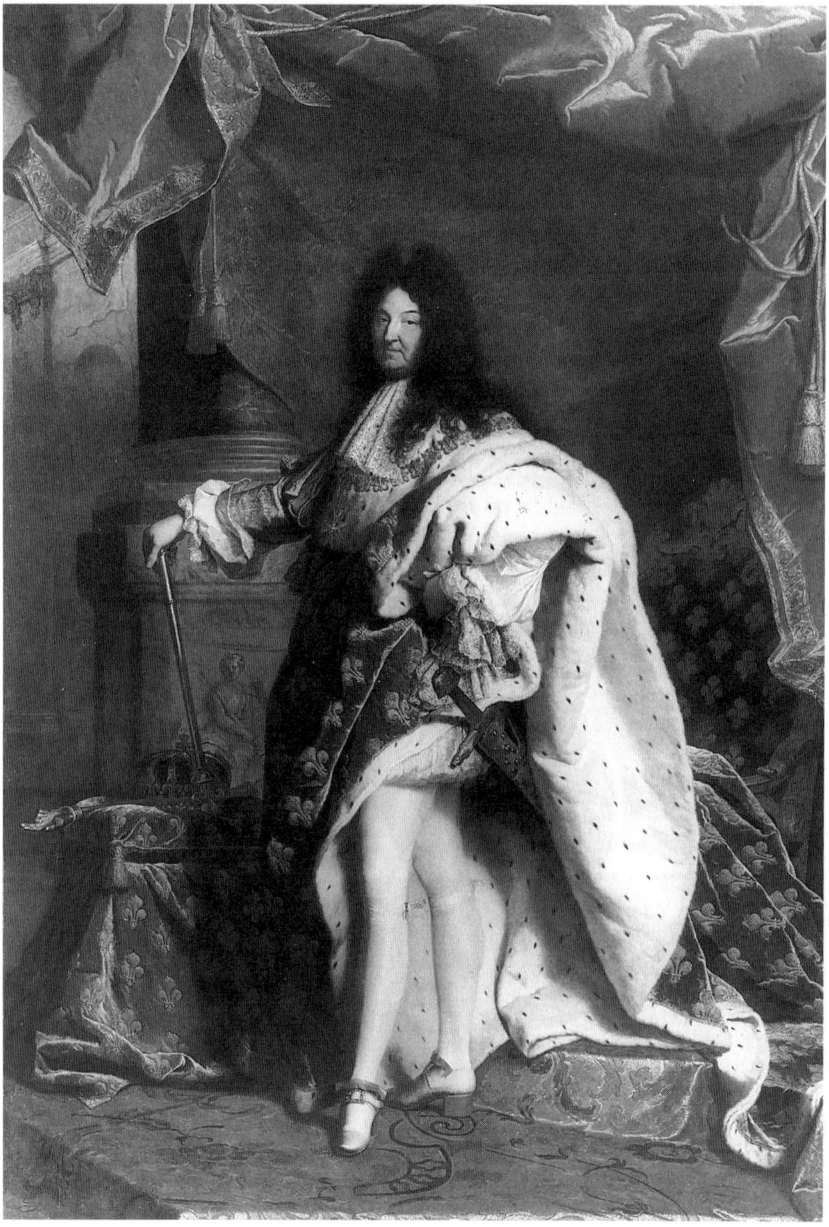

Hyacinthe Rigaud, *Ludwig XIV. im Krönungsornat,* 1701. Öl/Lwd., 277 × 194 cm, Paris, Musée du Louvre

Daseins hinausreichenden herrscherlichen Aufgabe, ist das Wesen der Repräsentanz. Rigaud hat seine Aufgabe mit einer selbstverständlichen Eleganz gelöst, wie sie danach nicht wieder möglich gewesen ist. Das Selbstwertgefühl des absolutistischen Königtums definiert sich aus seinem Rollenwert,

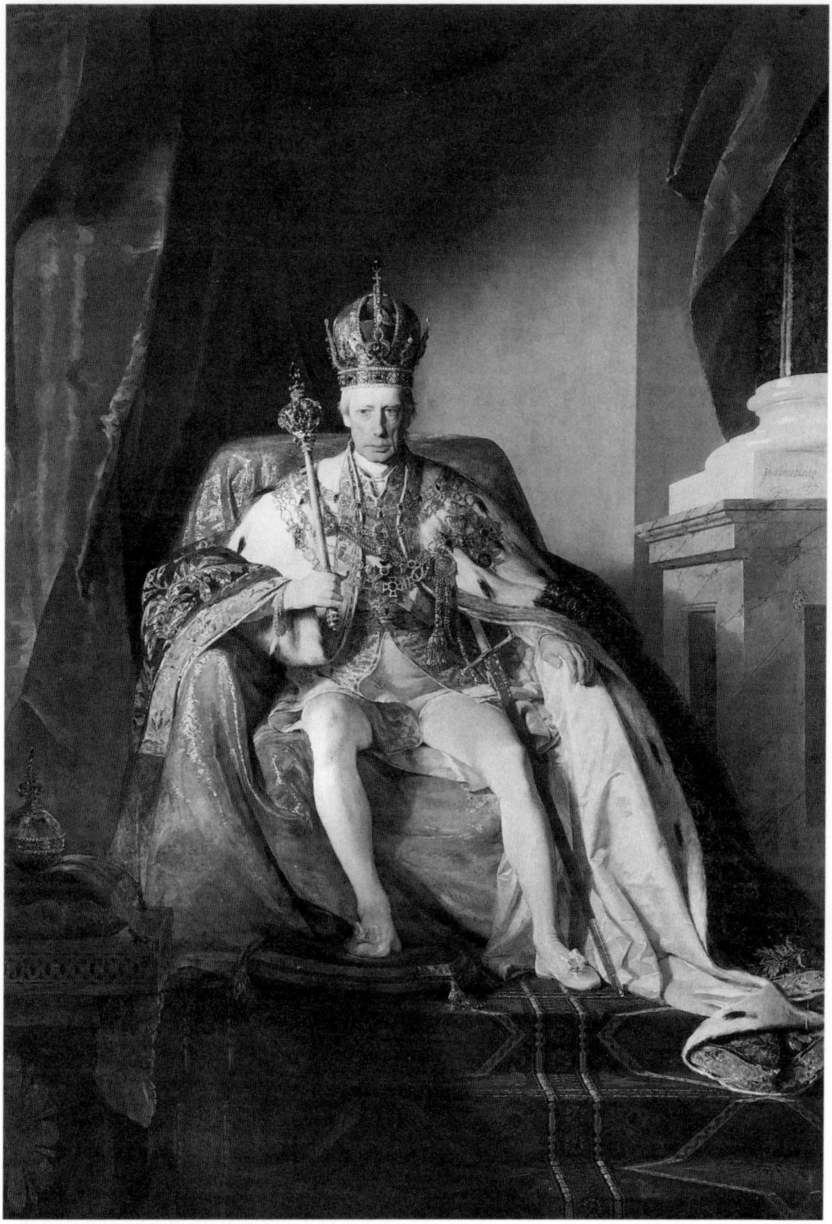

Friedrich von Amerling, *Franz I., Kaiser von Österreich,* 1832. Öl/Lwd., 260 × 164 cm, Wien, Kunsthistorisches Museum

sein Selbstbewußtsein aus seiner Funktion. Dementsprechend wird die Epiphanie körperlich mittels Erweiterung der anwesenden Person veranschaulicht – die Vergrößerung des Hauptes mit Hilfe der Allongeperücke, die Ausstrahlung in den Raum durch den sich bauschenden Krönungsmantel. Die

Individualität gibt sich allein in der Physiognomie zu erkennen, tritt aber im übrigen ganz hinter der Repräsentation zurück. Der Vorhang, nirgendwo festgemacht, ein stoffliches Phänomen ohne Schwerkraft, erfüllt einen transitorischen Zweck; er ist ein Symbol der Verklärung. Vor uns steht nicht der Mensch Ludwig, sondern der Staat in Person.

All die stofflichen Mittel, die der repräsentativen Erweiterung der Erscheinung dienen, bilden miteinander den Apparat. Er ist eine gleichnishafte Veranschaulichung des Staatsapparats. Schoch bemerkt dazu: »Die französische Bezeichnung ›portrait d'apparat‹ leitet sich vom lateinischen ›apparatus‹ her und bezeichnet eine demonstrative, äußere Schaustellung, die keinerlei Spontaneität, Lebendigkeit oder Gemütsbewegung zuläßt. ›apparat‹ bezieht sich nicht auf die Individualität, sondern auf den Rang des Dargestellten, auf den Status, den dieser vor der Öffentlichkeit zu repräsentieren hat.«[34] Ludwigs XIV. Ausspruch ›L'état c'est moi‹ kann insofern auch genau umgekehrt gelesen werden: Ich bin der Apparat, das heißt, ich bin dem Apparat unterworfen, ich bin sein Instrument, der Staat in persona; er handelt durch mich.

Die Sicherheit und absolutistische Gefügtheit jenes apparathaften Aspekts erscheint in Amerlings Bildnis von Kaiser Franz I. in Unordnung geraten. Es ist, als habe der unsichtbare Spielmeister die Fäden locker gelassen, und alles sei ein kleines bißchen in sich zusammengesackt. Franz sitzt wie ein gekrönter Kasper auf seinem Thron, hält das Zepter, als sei es eine Narrenpritsche, läuft Gefahr, vom Sessel herunterzurutschen, und blickt aus seinem langen melancholischen Pferdegesicht unbehaglich in die Gegend, als habe er nur den einen Wunsch, den Bettel hinzuschmeißen; ein unter die Krone geratener Kleinbürger.[35]

In seinem Buch über *Das Herrscherbild im 19. Jahrhundert* führt Rainer Schoch anhand zahlreicher Beispiele aus, daß die Mitglieder der regierenden Häuser im Zuge der Aufklärung seit dem 18. Jahrhundert sowie in der Folge der politischen Ereignisse des 19. Jahrhunderts dazu genötigt gewesen seien, sich den Sitten des selbstbewußter gewordenen Bürgertums zu beugen, der Zuwendung zur selbstgenügsamen familiären Häuslichkeit etwa, weil sie nur ihre Macht bewahren konnten, indem sie mit den neuen Selbstwertvorstellungen des Bürgertums von sich aus unprätentiös zu kommunizieren bereit waren. Das Herrscherbild zeigte nun nicht mehr so oft den Regenten auf dem Thron oder im Krönungsornat, sondern den Landesvater am Schreibtisch, im Kreise seiner Familie oder bei seinen wissenschaftlichen und künstlerischen Hobbies im Privatkabinett, die ihn als einen Mann auswiesen, der aus eigenen geistigen Kräften etwas zum Fortschritt der Wissenschaften und Künste beizutragen hatte.[36] Viele Fürsten scheinen dem Hang zur Verbürgerlichung aus eigenem Antrieb nur allzugern gefolgt zu sein, förderte er doch legere Umgangsformen, die es ihnen gestatteten, den Repräsentationskodex auf liebenswürdige Weise zu lockern. Die hinterhältige Komik von Amerlings Kaiserbild ist unfreiwillig; sie wurde weder vom Künstler noch vom Kaiser und seiner Familie so empfunden.

In seiner Reisebeschreibung *Voyage en Espagne,* erschienen 1843, hat Théophile Gautier angesichts von Goyas großem Bildnis der *Familie Karls IV.* von

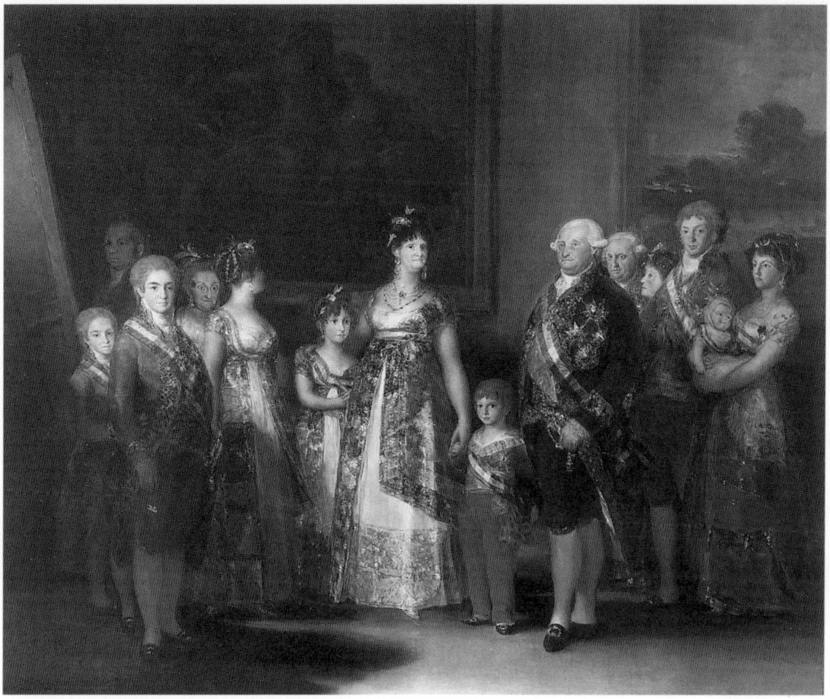

Francisco de Goya, *Die Familie Karls IV.*, 1800. Öl/Lwd., 280 × 336 cm, Madrid, Museo del Prado

einer »Krämerfamilie« gesprochen, »die das große Los« gewonnen habe. Der Kunsthistoriker J. A. Schmoll gen. Eisenwerth hält die Vermutung, Goya habe sich mit dem Bild über die königliche Familie insgeheim lustig gemacht, für ein typisches Mißverständnis aus der mentalen Perspektive der Bourgeoisie seit der Mitte des 19. Jahrhunderts: »Dieses Wort ist seit dem mittleren 19. Jahrhundert durch die gesamte Goya-Literatur weitergereicht worden bis in unsere Tage, ohne je ernsthaft nachgeprüft worden zu sein, so treffend erschien es. Und man fragte sich seitdem immer wieder, wieso die königlichen Auftraggeber ein derart enthüllendes, ja bloßstellendes und demaskierendes Konterfei von sich dulden und akzeptieren konnten – waren sie blind oder dumm oder beides? Man hörte förmlich das Hohngelächter der Nachwelt zu diesem Geniestreich des Hofmalers, der dem Märchen von des Königs neuen Kleidern ein ebenbürtiges mit dem Pinsel hinzugefügt hätte.«[37] Schmoll gen. Eisenwerth vergleicht Goyas Gemälde mit Daniel Chodowieckis Kupferstich *Die Familie Friedrich Wilhelms II. von Preußen* von 1796. Die Gegenüberstellung der beiden im Format so unterschiedlichen, im Sujet jedoch eng verwandten Darstellungen veranschaulicht eindrücklich, daß es die alteingesessenen Herrscherfamilien angesichts der Ungewißheit ihres künftigen dynastischen Schicksals nicht mehr auf die zeremonielle Zurschaustellung ihrer Epiphanie anlegten, sondern auf die Vorführung ihrer schlich-

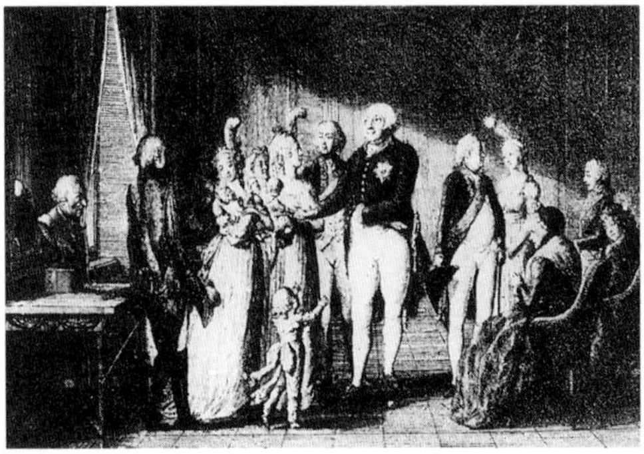

Daniel Chodowiecki,
Die Familie Friedrich Wilhelms II. von Preußen, 1796. Kupferstich, 6,7 × 10 cm, als Titelkupfer des Jahres-Taschenbuchs 1798 bei Vieweg in Berlin veröffentlicht

ten Menschlichkeit. Als biederes Familienoberhaupt hat der Fürst gewiß auch alle Eigenschaften, ein guter Landesvater zu sein. Dazu Schmoll gen. Eisenwerth: »Der bescheidene moralische Anruf Chodowieckis mit seiner großbürgerlich manipulierten Familienidylle am preußischen Hof erscheint gegenüber Goyas abgründigem Blick harmlos. Denn Goyas Optik schließt bereits das Grauen der Totentänze mit ein, denen 1793 in Paris die Auftakte grollend erklangen, als die bourbonische Vetternschaft auf das Schafott geschickt wurde, und die zu den ›Desastres de la Guerra‹ führen sollten. So gesehen, steht die königlich spanische Familie am Rande eines Abgrunds. Goya beschönigt nichts, und er hat es nicht nötig, sie in Chodowieckis Manier wie in einer Puppenstuben-Idylle in elliptischer Form um den Großpapa zu scharen. Wie Schauspieler an einer Bühnenrampe stehen, so entfaltet Goya vor uns abrupt die Kette der Personen. Aus den meisten Gesichtern spricht ein gesammelter Ernst, und es gibt nur hier und da den Anflug eines verhaltenden Lächelns. Ist es der Schluß eines Schauspiels oder der Beginn einer Tragödie – oder nur ein Zwischenakt? Goya entläßt uns mit dieser Frage, die sich letztlich über das Schicksal des Königtums hinaus an jegliche menschliche Existenz in geschichtlich geprägten Formen richtet.«[38]

Erst im Vergleich mit jenen defensiven Auftritten der Regenten aus den alten Herrscherhäusern legt Ingres' Bildnis des thronenden Napoleon die Anmaßung des Machtgepränges bloß. Ein Barbarenfürst fährt auf dem prachtstrotzenden Bock seines Kampfwagens auf uns zu, als sei Alexander der Große aus dem Sirius gefallen. Haben sich die Fürsten einerseits in den unauffälligen Habitus des Bürgers zurückgezogen, so hat sich auf der Gegenseite der Bürger als Kaiser verkleidet. Der Bürger als Kaiser, das ist die Gegensteuerung. Der Bürger spürt die Kraft der historischen Rolle, die ihm zugespielt worden ist und die er sich erobert hat, aber in seiner inneren Unsicherheit gegenüber der Selbstverantwortung, die ihm damit zugewachsen ist, traut er sich nicht, dem Impuls seines gesellschaftlichen Machtantritts eine eigene Form zu schaffen; er füllt vielmehr neuen Wein in die herumliegenden alten Schläuche.

Der Bürger als Held, der Held als Opfer, der Bürger als Kaiser, das ist eine Parabel mit ihrem Brennpunkt um 1800. Mit Davids Bildnis des sterbenden Marat einerseits und der Reihe der Napoleon-Porträts andererseits stehen sich zwei Grundtypen des Bürgers in ihrem exemplarischen Extrem einander gegenüber – der Citoyen und der Bourgeois. Beide suchen danach, den Traum vom irdischen Paradies, von unterschiedlichen Triebfedern geleitet, jeweils anders zu verwirklichen: der Citoyen nach dem Ideal der Gesellschaftsbeglückung, der Bourgeois in eifriger Verfolgung seines Wunsches nach persönlicher Selbständigkeit und Handlungsfreiheit, mit dem Ziel, in diesem Leben, das jeder nur einmal hat, eine Position zu erreichen, die ihm genügend Machtspielraum gewährt; jeder sein eigener Kaiser. (Darin ist das Konkurrenzprinzip als Spielregel enthalten; das ist die Wurzel für unsere Vorstellung von der Freiheit des einzelnen innerhalb der kapitalistischen Gesellschaft). Der Citoyen ist von der Veranlagung her Kollektivist, der Bourgeois Individualist. Beider Idealvorstellungen differieren und stehen miteinander im Konflikt. Die vielfältig verschlungenen Schicksalsfiguren, die aus der Unauflöslichkeit jenes Kraftfelds von Gegensätzen hervorgegangen sind, haben dem 19. Jahrhundert seine spezifische Würze gegeben. Daß der Citoyen und der Bourgeois in Reinform auftreten, ist zwar nicht unbedingt die Ausnahme, aber beide Typen erscheinen im allgemeinen gesellschaftlich vielfach durchmischt, und es wäre deshalb ein Grundfehler der Theorie, Citoyen und Bourgeois in der geschichtlichen Betrachtung säuberlich voneinander trennen zu wollen. Der Großstädter ist oft beides in einem (das ist sein innerer Widerspruch, den er nicht allein leidend, sondern auch genießerisch auszuleben imstande ist. Das ist vermutlich das, was andere Kulturen an der psychologischen Beschaffenheit der Gesellschaft der europäisch-amerikanischen Hochzivilisation nicht begreifen; es ist wohl auch schwierig, sich da hineinzuversetzen.) In einem aber hat sich der Bourgeois dem Citoyen auf lange Sicht als von Grund auf überlegen erwiesen, in der Ausnutzung der gestalterischen Kraft des menschlichen Egoismus. In ihrer Brisanz ist sie die innere Entsprechung zum Wirkungsprinzip der Dampfmaschine. Darauf beruht das Funktionsgeheimnis des kapitalistischen Wirtschaftssystems. Ohne das hätte die gewaltige Energie der industriellen Revolution nicht in Bewegung gesetzt werden können.

Anmerkungen

1 Eine weitere perspektivische Zeichnung für die Weihe und Krönung (34,5 × 48,5 cm, Paris, Louvre, Cabinet des Dessins) zeigt den Akt der Selbstkrönung im weiteren Umfeld des Altarvorbaus. Joséphine kniet vor dem Kaiser, der ihr im nächsten Augenblick die Krone aufs Haupt setzen wird (abgebildet in: Antoine Schnapper, J.-L. David und seine Zeit, Würzburg 1981, S. 220).

2 Auf das vielfigurige und vielschichtige Gemälde wird hier nicht weiter eingegangen. Vgl. dazu: Schnapper (zit. Anm. 1), S. 210–242; Werner Hofmann (Hrsg.), Europa 1789: Aufklärung. Verklärung. Verfall, Kat. Hamburger Kunsthalle, Köln 1989, S. 370–373; Jacques-Louis David, 1748–1825, Kat. Musée du Louvre, Paris/Musée national du château, Versailles, Paris 1989, S. 399–432.

3 Schnapper (zit. Anm. 1), S. 222f.

4 Ebenda, S. 226f.

5 Die Selbstkrönung war an sich nichts Neues. Am 18. Januar 1701 setzte sich Kurfürst Friedrich III. von Brandenburg in Königsberg die Krone auf und nannte sich fortan Friedrich I., nicht ›von‹, sondern ›in Preußen‹. Auf die Legitimation durch das Oberhaupt der römischen Kirche

konnte er verzichten, denn er war Protestant. Bei jener Selbstkrönung handelte es sich um eine Rangerhöhung innerhalb des vorgegebenen dynastischen Rahmens. Das Außergewöhnliche von Napoleons Selbstkrönung besteht darin, daß er sich in das geschlossene dynastische System hineinzukatapultieren sucht, indem er sich unmittelbar auf die Kaiserkrönung Karls des Großen durch Papst Leo III. am 25. Dezember 800 in Rom beruft, wobei er, im Unterschied zu damals, den Papst lediglich als Statisten dienen läßt.

6 Die Kombination zweier Kronen ist ein Indiz der Unsicherheit gegenüber den Insignien einer neu zu schaffenden Inthronisation. Sie kommt in dem Synkretismus der Symbole zum Ausdruck, aus denen sich Napoleon das Inventar seiner Hoheitsmotive zusammengeholt hat. Vgl. Gunnar Gerlach, François Gérard, Napoleon I. im Krönungsornat, in: Hofmann (zit. Anm. 2), S. 368: »Lorbeerkrone und Adlerzepter sind die Insignien des römischen Kaisertums. Die goldenen Bienen auf dem roten Ornat symbolisieren den Bezug der eigenen, nationalen Geschichte zum Merowingerkönig Childerich I., der seit 460 König der salischen Franken war und die römische Restherrschaft in Gallien zerschlug (...). Die Hand der Gerechtigkeit ist das Zeichen der Gerichtshoheit der französischen Könige, in deren Tradition sich Napoleon sehen möchte. Die Summe abendländischer Geschichte zog er für sich schließlich durch die Übernahme des Reichsapfels, eine Anspielung auf Karl den Großen (lat. Carolus Magnus, frz. Charlemagne, 742–814; dessen Krönung zum Kaiser am 25. 12. 800 durch Papst Leo III. in Rom bedeutete die Erneuerung des westlichen Imperiums, in dem sich Germanentum mit christlich-römischer Überlieferung verband). Karls Insignien waren allerdings während der Revolution verschwunden. Nach längerer Suche fand man jedoch sein Zepter mit der Inschrift ›Sanctus Karolus Magnus, Italia, Roma, Germania‹ und eine ›Hand der Gerechtigkeit‹. Der Napoleon-Biograph V. Cronin beschreibt die weiteren Vorgänge wie folgt: ›Zur allgemeinen Verlegenheit tauchten zwei Schwerter auf, und der Besitzer eines jeden schwor, seines sei das Krönungsschwert Karls des Großen. Napoleon wählte dasjenige, das er selbst für das echte hielt. Die Krone war unauffindbar. Er ließ zwei Kronen anfertigen, eine, die der verlorenen ähnelte, und eine zweite, die er tragen wollte. Sie sollten sich von den einen geschlossenen Reif bildenden Kronen unterscheiden, die von den erblichen – und, wie er meinte, degenerierten – Königen Europas getragen wurden, und offen wie ein Lorbeerkranz geformt sein, eine Krone, wie sie das Volk von Rom den Siegern verliehen hatte, nur allerdings aus Gold.‹«

7 Sigfried Giedion, Die Herrschaft der Mechanisierung. Ein Beitrag zur anonymen Geschichte, Frankfurt/M. 1987, S. 366.

8 Schnapper (zit. Anm. 1), S. 203.

9 Walter Markov, Die Napoleon-Zeit. Geschichte und Kultur des Grand Empire, Stuttgart 1985, S. 22.

10 Ebenda.

11 »Napoleon hat nach damaliger Auffassung die Revolution nicht zerstört, sondern ›fixiert‹«. Schnapper (zit. Anm. 1), S. 203.

12 Rainer Schoch, Das Herrscherbild in der Malerei des 19. Jahrhunderts, München 1975, S. 49: »Mehr als je bei einem Monarchen trat bei Napoleon die Frage der Legitimation in den Vordergrund. (...) Der Kaiser bekannte selbst: ›Meine Stellung unterscheidet sich gänzlich von der der alten Souveräne. Sie können in ihren Schlössern ein indolentes Leben führen und sich allen Lastern ohne Scham hingeben. Niemand bestreitet ihre Legitimität (...); niemand klagt sie der Undankbarkeit an, da niemand ihnen auf den Thron geholfen hat. In meinem Fall ist alles ganz anders. Es gibt nicht einen General, der nicht dächte, er habe dasselbe Anrecht auf den Thron wie ich.‹«

13 Die Hinrichtung des jungen Louis de Bourbon, Herzog von Enghien, Sohn des Prinzen Condé, am 20. März 1804 aufgrund des (unbewiesenen) Verdachts, er habe sich an einer royalistischen Verschwörung gegen den Konsul beteiligt, war ein gezielter Affront Napoleons gegen die Bourbonen, der den von der Revolution abgesetzten Anwärtern auf den Thron Frankreichs ein für allemal klarmachen sollte, daß Napoleon nicht die Absicht hatte, sich mit ihnen auf dynastische Geschäfte auf Gegenseitigkeit einzulassen. Vgl. Markov (zit. Anm. 9), S. 46: »Die Hinrichtung Enghiens, eines Bourbonen, wollte indessen verdeutlichen, welches Tischtuch zwischen wem für immer zerschnitten bleiben sollte. Alle ›feinen‹ Leute entsetzten sich über den Stilbruch, wie es sich ziemte, aber sie schluckten die Pille: Königsblut schützt vor Torheit nicht.«

14 Napoleon war ein Meister der Staatspropaganda in eigener Sache. Zu seinem organisatorischen Genie gehörte, daß er sich stets, dem gegebenen Anlaß intuitiv gehorchend, in Szene zu setzen wußte. Er war ein grandioser Poseur. Die Pose ist das Repräsentationsmittel zur Schaustellung der angemaßten Grandeur. Der bildenden Kunst bediente sich Bonaparte instinktsicher als Propaganda-Instrument, wobei er zur Malerei weit sichereren Zugang hatte als zur Skulptur. Hofmann

(zit. Anm. 2), S. 36: »Am 9. November 1799 (...) inszeniert Bonaparte den Staatsstreich, der ihn an die Macht bringt. Der Maler David hat wieder einen Auftraggeber. Auftragskünstler waren es, deren Pariser Ateliers im Spätsommer 1802 von englischen Malern besucht wurden, als der Friede von Amiens endlich wieder Kunstreisen auf dem Kontinent ermöglichte. West, Füssli, Flaxman u.a. nutzten diese Gelegenheit –« Schoch (zit. Anm. 12), S. 60: »Seit 1804 wurden jedes Jahr kaiserliche Porträtaufträge in großer Anzahl vergeben. Allein 1810, dem Jahr der dynastischen Verbindung mit dem Haus Habsburg, wurden dreizehn Staatsporträts bestellt.«

Die wichtigsten Künstler Napoleons sind: Jacques-Louis David, der David-Schüler François-Pascal-Simon Gérard, der David-Schüler Anne-Louis Girodet-Trioson, der von David beeinflußte Guérin-Schüler Théodore Géricault, der David-Schüler Jean Auguste Dominique Ingres sowie der von David geförderte Pierre-Paul Prud'hon, Schüler von François Devosge, Dijon. – Die Napoleon-Bilder sind im übrigen Legion; sie alle zu katalogisieren würde hier zu weit führen. Lit. Schoch (zit. Anm. 12); Alvar Gonzales-Palacios, David und die Malerei zur Zeit Napoleons, Herrsching 1988.

15 Abgesehen von der unvollendeten Bildnis-Studie Davids *Bonaparte als Erster Konsul,* 1797, Öl/Lwd., 84 × 64 cm, Paris, Musée du Louvre.

16 Die bedeutendsten Beispiele sind: Antoine-Jean Gros, *Die Schlacht von Nazareth,* 1801, Öl/Lwd., 135 × 195 cm, Nantes, Musée des Beaux-Arts; Antoine-Jean Gros, *Angriff der Kavallerie unter dem Befehl des Generals Murat in der Schlacht von Abukir in Ägypten,* ausgestellt im Salon von 1806, Öl/Lwd., 578 × 968 cm, Versailles, Musée national du château; Anne-Louis Girodet-Trioson, *Die Revolte in Kairo,* ausgestellt im Salon von 1810, Öl/Lwd., 365 × 500 cm, Versailles, Musée national du château; Charles Meynier, *Napoleons Rückkehr auf die Insel Lobau am 23. Mai 1809,* Öl/Lwd., 473 × 529 cm, ausgestellt im Salon von 1812, Versailles, Musée national du château; Antoine-Jean Gros, *Napoleon auf dem Schlachtfeld von Eylau, 9. Februar 1807,* 1808, Öl/Lwd., 521 × 784 cm, Paris, Musée du Louvre; Antoine-Jean Gros, *Die Kapitulation von Madrid,* ausgestellt im Salon von 1810, Öl/Lwd., 361 × 500 cm, Versailles, Musée national du château. Auf die Schlachtengemälde wird später noch zurückzukommen sein.

17 Horace Vernet, *La Bataille de Valmy 1792,* 1826, Öl/Lwd., 157 × 287 cm, London, National Gallery.

18 Benjamin West, *Der Tod des Generals Wolfe bei Quebec,* 1771, Öl/Lwd., 151 × 213 cm, Ottawa, National Gallery of Canada; John Trumbull, *Tod des Generals Warren in der Schlacht von Bunker's Hill,* 1786, New Haven,Connecticut, Yale University Art Gallery; John Trumbull, *Der Ausfall der englischen Garnison auf Gibraltar,* 1788, Öl/Lwd., 91 × 122 cm, Cincinnati, Ohio, Cincinnati Art Museum.

19 Markov (zit. Anm. 9), S. 250: »Die Umschmelzung des Heeres, in dem die Traditionen der Revolutionskriege noch lebendig waren, in eine auf die Person Bonapartes verpflichtete Institution gab den Streitkräften schrittweise einen neuen Sinn. Ehrensäbel, Ehrenkarabiner und Ehrentitel sollten den individuellen Ehrgeiz der Offiziere, Sergeanten und Soldaten anstacheln. Im Zuge der Reorganisation erhielten die Halbbrigaden ihre alte Bezeichnung Regiment zurück unter Beibehaltung der seit 1796 bestehenden Numerierung, jedoch alsbald unter anderen Fahnen: Das schlichte Tuch mit der Inschrift ›République française‹ ersetzten prachtvoll verzierte Regimentsfahnen, auf denen der Empereur des Français als Verleiher oder Stifter prangte. Er bedachte jedes Regiment überdies nach dem Vorbild der altrömischen Legion mit einem Truppenadler samt Standarte. Die Farben der Trikolore blieben erhalten, nur war die Feldeinteilung eine andere. Golden gestickte Inschriften, Lorbeerzweige und -kränze sowie Borten verblendeten das Ganze. (...) Es wurden neue Uniformen vorgeschrieben, die jenes improvisierte Soldatenkleid ablösen sollten, das nach 1792 von der Norm abweichend im Heer getragen worden war. Diese durch die Not der Umstände zusammengewürfelte Tracht galt als ein Symbol für revolutionäre Einfachheit und republikanische Sitte. Von nun an gab es jedoch neben der jeweils nur für das Regiment verbindlichen Feld- auch wieder eine Paradeuniform (...). Jede Waffe und jede Truppenart besaß eigene Röcke und Hosen mit besonderen Tuchfarben und Zuschnitt, deren Aufschläge, Umschläge, Rabatten, Schulterstücke, Paspeln, Leisten und andere Ziertaten auf das pomphafte Gehabe einer Monarchie abzielten. Der Citoyen im Waffenrock verließ die Schaubühne, an seine Stelle trat des Kaisers Grenadier.«

20 Von dem Gemälde existieren drei weitere Fassungen; das zweite, ebenfalls auf das Jahr 1801 (AN IX) datierte Bild befindet sich – einstiges Beutestück des Marschalls Blücher – in der Sammlung des Schlosses Charlottenburg, Berlin. Das Pferd ist dort kein Schimmel, sondern ein dunkler Brauner, fast ein Rappe, was einen noch düstereren und strengeren Effekt der Unnahbar-

keit ergibt. Die beiden anderen Versionen sind auf das Jahr 1802 (AN X) datiert. Ein Exemplar gehört der Österreichischen Galerie im Belvedere zu Wien, das andere – bis 1980 – der Sammlung des Prinzen Napoleon.

21 Schnapper (zit. Anm. 1), S. 206: »Das Ereignis, in dessen wirklichem Verlauf Bonaparte einen gewöhnlichen Maulesel ritt, wird durch den epischen und allegorischen Hauch des Malers verwandelt, obschon seine Schilderung ganz in der Realität verhaftet bleibt. David hat sich von Constant, dem Kammerdiener des Ersten Konsuls, das Kleid bringen lassen, das dieser bei Marengo trug, sowie den Degen, die Stiefel und den Hut, und hat eine Puppe damit angezogen: Dies alles wie auch das Geschirr des Pferds und die Venen unter dessen Haut hat er auf dem Bild mit unendlicher Sorgfalt wiedergegeben.« Schoch (Anm. 12), S. 55: »Bereits am Vorabend seiner Alpenüberquerung, die er in Wirklichkeit auf einem Maultier in der Nachhut unternahm, hatte sich der Erste Konsul mit Karl dem Großen verglichen. David hatte den Gedanken, Bonaparte in Uniform und Mantel von Marengo, die in seinem Atelier wie Fetische bewundert wurden, darzustellen. So ist im Bild des Alpenübergangs bereits der große Sieg von Marengo vorweggenommen: In der Gewißheit eines neuen Cannae und eines neuen Pavia folgt Bonaparte seinen großen Vorbildern.«

22 Bereits 1798 hatte der betagte Jean-Baptiste Greuze (1725–1805) Napoleon als Ersten Konsul dargestellt (Öl/Lwd., 145 × 112 cm), ein Porträt, das ihm vollkommen mißlang. Das Bild zeigt Napoleon als einen mißmutig-ennuyiert blickenden jungen Mann in schlaffer Haltung, die auf Unreife schließen läßt. Offensichtlich hat der alte Maler den Konsul für einen jungen Schnösel gehalten, und ungewollt ist ihm diese seine heimliche Meinung in das Bild geflossen. Napoleon hatte für Porträtsitzungen nie genug Zeit und damit schon David die Arbeit schwergemacht, der sich dann an seine Puppen hielt. Auch für Ingres hatte Napoleon nur eine einzige Sitzung im Palais von St. Cloud übrig.

23 Schnapper (zit. Anm. 1), S. 265f.

24 Markov (zit. Anm. 9), S. 39.

25 Der *Code Napoléon (Code Civil),* 1800–1801 von einer Kommission vorbereitet und 1803 ausgearbeitet, wurde tatsächlich bereits am 21. März 1804 veröffentlicht. Dieses französische Zivilgesetzbuch war einer der Teilbereiche des Rechts der von Napoleon veranlaßten Gesetzessammlung.

26 Schnapper (zit. Anm. 1), S. 266: »Der schöne ›Repräsentations‹-Sessel befand sich in Wirklichkeit im Großen Kabinett und nicht im Arbeitskabinett der Tuilerien.«

27 In voller Vorderansicht erscheint der Sessel in dem nicht gerade hinreißend gemalten ganzfigurigen Bildnis *Napoleon I. als Oberst der Gardejäger* von Robert Lefèvre (1809, Öl/Lwd., 226 × 157 cm, Paris, Musée Carnavalet). Dort ist das napoleonische N inmitten eines von Flechtwerk gerahmten Strahlenkranzes auf der kreisrunden Sessellehne zu sehen.

28 So sind die weißen Kugelknäufe an den Seitenlehnen in Davids Bildnis mit einem Sternendekor besetzt, in anderen Bildern sind sie schmucklos; in Ingres' Thronbildnis haben sie die Größe stattlicher Bälle erreicht; in Lefèvres Bild (vgl. Anm. 27) fehlen die Kugeln, statt dessen werden die Armstützen von kleinen Sphingen getragen. Das Ornament der Rückenlehne und ihres Rahmens variiert unerheblich. In den Kaiserbildern von David und Gérard ist der Sesselrahmen zusätzlich mit kleinen Palmetten verziert.

29 Schnapper (zit. Anm. 1), S. 242: »Dieses modello diente als Vorbereitung für das Bildnis, das für den Audienzsaal des Appellationsgerichts in Genua bestimmt war. Dieses große, heute verschollene Gemälde, das 1806 vollendet wurde und hauptsächlich von einem Schüler gemalt worden sein soll, wurde von Napoleon kurzerhand abgelehnt.«

30 Charles Percier (1764–1838), Pierre François Léonard Fontaine (1764–1838). Die beiden bedeutenden, von ihnen herausgegebenen Kupferstichwerke mit dekorativen Mustervorlagen sind: *Choix des plus célèbres maisons de plaisance de Rome,* Paris 1809; *Palais, maisons et autres édifices modernes à Rome,* Paris 1830. Dem Ersten Konsul waren die beiden Künstler durch seine Frau Joséphine empfohlen worden.

31 Giedion (zit. Anm. 7), S. 379.

32 Ebenda, S. 369.

33 Auf die Gestalt Gottvaters in Jan und Hubert van Eycks *Genter Altar,* vollendet 1432, als Vorbild für die hieratische Pose des thronenden Napoleon ist verwiesen worden (Robert Rosenblum, Jean-Auguste-Dominique Ingres, London 1967, S. 68.) Außerdem wird in der Literatur wiederholt auf die kompositorische Parallelität der Darstellung des Thronenden als Verkörperung göttlicher oder gottgleicher Allmacht durch den Vergleich von Ingres' Napoleonbildnis und seinem 1811 vollendeten Gemälde *Jupiter und Thetis* (Öl/Lwd., 331 × 257 cm, Aix-en-Provence, Musée

Granet) hingewiesen. Die Gottgleichheit Napoleons, wie sie sich derart in einer imaginären Proskynese darstellt, entspricht auch in diesem Fall klassisch-römischer Auffassung, nämlich der des Caesar Augustus als eines Staatsgottes. – Die zunehmende Idolatrie in der Huldigung des Genius offenbart sich auch in den Apotheosen Napoleons in Wandbildern und Wandbildentwürfen, Beispiele dafür sind: Pierre-Paul Prud'hon, *Der Triumph Bonapartes,* 1800, Studie, Öl/Lwd., Lyon, Musée des Beaux-Arts; Andrea Appiani, *Apotheose Napoleons,* Fresko, Mailand, Pinacoteca di Brera, sowie die *Apotheose Napoleons,* Fresko, Villa Charlotta, Tremezzo (unter den Napoleon-Malern war Appiani sozusagen der italienische Abgeordnete); Antoine-Jean Gros, Entwurf für die Kuppel des Pantheons, um 1811, Öl/Lwd., 73 × 73 cm, Paris, Musée Carnavalet; Jean Auguste Dominique Ingres, *Apotheose Napoleons I.,* Entwurf für ein Wandbild, Öl/Lwd., 49 × 49 cm, Paris, Musée Carnavalet.

34 Schoch (zit. Anm. 12), S. 19.

35 Vgl. ebenda, S. 97–104.

36 Ein schönes Beispiel hierfür ist das Gemälde von Jakob Dorner d. Ä., *Kurfürst Max III. Josef von Bayern an der Drehbank,* 1765, Öl/Holz, 66 × 53,5 cm, München, Schloß Nymphenburg.

37 J. A. Schmoll gen. Eisenwerth, Die Bilder der Königsfamilien von Goya und Chodowiecki. Vergleiche und Vermutungen, in: J. A. Schmoll gen. Eisenwerth, Epochengrenzen und Kontinuität. Studien zur Kunstgeschichte, hrsg. v. Winfried Nerdinger/Dietrich Schubert, München 1985, S. 139–155, hier S. 141. (Erstveröffentlichung in: Amici Amico. Festschrift für Werner Groß, hrsg. v. Kurt Badt/Martin Gosebruch, München 1968, S. 305–324.)

38 Ebenda, S. 152.

II. Außenlicht – Innenlicht
Tag und Traum

II.1 Ossians Traum

Im Jahre 1760 erschien in Edinburgh ein Buch mit dem Titel *Fragments of Ancient Poetry, collected in the Highlands of Scotland and translated from the Galic or Erse Language.* Der Übertragung altschottischer Dichtungen aus dem Gälischen in die englische Sprache war ein Vorwort von Hugh Blair vorangestellt. Das Buch hatte einen solchen Erfolg, daß alsbald eine zweite Auflage notwendig wurde. Es war ein Bestseller, der nach einer Fortsetzung verlangte. Die folgte 1762 mit der Veröffentlichung von *Fingal, an Ancient Epic Poem (...) composed by Ossian, the Son of Fingal.* Im Unterschied zu dem ersten Band ist hier nicht mehr von ›Fragments‹ die Rede, sondern die Gesänge erscheinen als geschlossenes Poem, als Heldenepos. Als Dichter wird Ossian, der Sohn des Fingal, genannt. Auch der Name des Übersetzers wird nicht mehr verschwiegen: James Macpherson. 1763 folgte der dritte Teil der Trias: *Temora, an Ancient Epic Poem (...) composed by Ossian, the Son of Fingal.* 1765 erschien dann die von den Urfassungen etwas abweichende, überarbeitete Gesamtausgabe der *Works of Ossian.*[1]

Der erste Band legte den Grundstein für den erstaunlichen Siegeszug der ossianischen Dichtungen innerhalb des europäischen Geisteslebens von der Mitte des 18. Jahrhunderts bis in die ersten Jahrzehnte des 19. Jahrhunderts. Die Dichtung strebte ihrer inneren Veranlagung nach darauf hin, nicht, wie es noch der Titel des ersten Buches ausgewiesen hatte, ›Fragment‹ zu bleiben, sondern sich selbst und der Leserschaft die Sehnsucht nach Abrundung zu erfüllen. So erstand – noch vor der Wiedererweckung der Artus-Sage und des Nibelungenliedes – vor den Augen der literarischen und künstlerischen Welt Europas das Bild eines schottischen Nationalmythos, eines nordischen Gegenstücks zu Homers Dichtungen der *Ilias* und *Odyssee,* vorgetragen von einem ›nordischen Homer‹, dem blinden Barden Ossian. Für die Authentizität der Dichtung schien die rauhe Schönheit der Eigennamen, der Wortbilder und des Rhythmus zu sprechen. Die ossianischen Dichtungen schlugen ein wie eine Bombe. Europas Norden hatte den Resonanzboden für die Verkündung seines geistigen Selbstverständnisses gefunden. Das Bedürfnis nach der Evokation einer eigenen Empfindungswelt entdeckte im *Ossian* ein Identifikationsbild – ein Image, wie wir heute sagen –, das es ermöglichte, den Stilzwang des Klassizismus aufzubrechen: Die Form wurde ihrer starren Regeln entkleidet. Freiheitsluft wehte. Der Klassizismus folgte dem Ideal einer Antike, die im europäischen Süden wurzelte, in Griechenland und Rom. Die antiklassizistische Strömung bekam nun mit dem *Ossian* ein Ideal zugespielt, das aus dem äußersten Nordwesten Europas stammte – dem windumbrausten, meerumtosten, klippenreichen, unwirtlichen schottischen Hochland. Es war die Epoche des Sturm und Drang.

Ossian, ein schottischer Barde aus dem 3. Jahrhundert, berichtet in seinen Gesängen von den Taten und dem Sterben der Heldinnen und Helden eines uralten schottischen Herrschergeschlechts, dessen letztes Glied er selbst ist und das mit seinem Tod aussterben wird. Am Ufer des Flusses Lora sitzend, begleitet er seine Gesänge auf der Harfe und ruft die Gestalten der Toten zu einer letzten Versammlung vor sein inneres Auge. Ossian ist der Sohn des Fingal, auch Finn genannt, des Herrschers über das schottische Küstenkönigreich Morven (Kaledonien). Fingal ist der Sohn Comhals, Abkömmling des legendären Trenmor. Fingals Eheweib ist Roscrana, die Tochter des greisen Königs von Erin (Ulster), dem der junge Fingal einst im Kampf gegen die Feinde zu Hilfe gekommen war. Die Stammburg des Geschlechts ist Selma. Die Sage erzählt von einem Raubzug der Skandinavier. Swaron, der Sohn Starnos, des tückischen Königs von Lochlin (Skandinavien), ist in Irland eingefallen. Cuthullin, Gebieter über eine der Hebrideninseln, von den Oberhäuptern Erins zum Vormund des irischen Thronfolgers bestimmt, des minderjährigen Prinzen Cormac, ruft Fingal zu Hilfe. Während dieser mit seinen Gefolgsleuten zur Unterstützung Cuthullins nach Erin geeilt ist, fällt der britische Fürst Lathmon in Fingals Reich Morven ein. Daraus entwickelt sich eine figurenreiche, von zahlreichen Episoden umrankte tragische Handlung, mit allen für Heldensagen klassischen Motiven – Liebe, Treue, Eifersucht, Edelmut, Entsagung, Heimtücke, Zwist, Zweikampf, Mord und Tod auf dem Schlachtfeld. Im Zentrum des Geschehens, um das die Gesänge kreisen, steht die Familie Fingals: seine Gattin Roscrana, seine Tochter Bosmina, sein Sohn Fillan, der in der Schlacht tödlich getroffen wird und dessen Leichnam Fingal in der Felskluft Lubar beweint, sowie Ryno, der jüngste Sohn Fingals, der ebenfalls bei den kriegerischen Auseinandersetzungen fällt, von seinem Vater betrauert und von Ullin, dem Barden, besungen.

Der jugendliche Held der Tragödie ist Oscar, der Sohn Ossians und Fingals Enkel. Oscar kommt durch Heimtücke ums Leben. Während eines Gastmahls, auf dem Cormac, der Prinz von Irland, von Cairbar getötet wird, der sich selbst Erins Thron bemächtigen will und in Temora eingedrungen ist, kommt es ebenfalls zu einem Duell zwischen Cairbar und Oscar, bei dem beide sterben. Fingal, mit seinen Kriegern herbeigeeilt, Oscar im Kampf gegen Cairbar beizustehen, trifft vergebens ein: Er findet seinen Enkelsohn bereits sterbend. Oscars Leichnam wird auf Fingals Geheiß von Ullin, dem Barden, nach Morven gebracht, um ihn in der Heimat zu bestatten. Malvina, die junge Witwe Oscars, stimmt neben der Leiche einen Trauergesang an. Der Tod des Gemahls bricht ihr das Herz; bald folgt sie ihm nach. In der ursprünglichen Fassung der *Fragments* heißt Malvinas Klage *The Death of Oscur.*[2] ›Oscur‹, ›oscurro‹, ›obscur‹ – das ist ein Gleichklang, der, ohne daraus weitere Schlüsse zu ziehen, wenigstens angesprochen sei. Oscar, der dunkel Strahlende – das ist der Schwermutslüster, der ein wirksames Stimmungsingredienz des *Ossian* bildet. Oscar, der strahlende Jugendheld, Oscar, der Baldur, Apoll und Siegfried des *Ossian,* ist von tiefen Schatten umdüstert; seine Gestalt erscheint ins Zwielicht der Dämmerung getaucht, wie denn überhaupt der *Ossian* ein Dämmerungsgedicht ist.

In der Verlaufsparabel der Schilderung von Glanz und Untergang eines heldischen Herrschergeschlechts ist der *Ossian* ähnlich angelegt wie andere Heldensagen. Der Unterschied besteht darin, daß der *Ossian* den Handlungsverlauf nicht von Anfang bis Ende erzählt, sondern das Geschehen von seinem Ende her einfängt. Die Klage vom Untergang liefert den Einsatz und läßt die Schilderung vergangener Begebenheiten nicht mehr los, umfängt sie vielmehr wie ein melancholischer Mantel. *Ossian* kennt weder Gott noch Götter, nur Helden, die vergangen sind. Die Ereignisse, die erzählt werden, enden ohne Ausnahme tragisch; das Edle unterliegt immer. Auch die Liebesgeschichten finden nirgendwo eine positive Erfüllung, sondern führen statt dessen in Heldentod, Mord, Selbstmord oder auch in den Tod aufgrund tragischer Mißverständnisse.[3] Der Bardengesang, den Ossian anstimmt, ist ein großes, von Hoffnungslosigkeit und Verzweiflung getragenes Lamento. Die Zukunft ist Ossian, dem letzten Abkömmling seines Geschlechts, endgültig dadurch genommen, daß nicht nur sein Vater und seine Brüder tot sind, sondern auch sein einziger Sohn Oscar den Tod gefunden hat. Deshalb ist er unweigerlich dazu verdammt, nicht mehr nach vorn, sondern nur zurück schauen zu können – Ossian, der blinde Barde, eine in Mondschein gehüllte Nachtgestalt, deren Gesänge von Mondschein durchzogen sind. Der Mond ist die Lichtquelle, die den Innenraum der Dichtung blaß erhellt. Selma, der Montsalwatsch des *Ossian,* ist eine Mondburg, Fingal ein Mondfürst, und die Strahlen, die den jugendlichen Oscar befeuern, sind die des Abendsterns. Das Chimärische bestimmt den Eindruck. Hinzu kommt, daß die *Ossian*-Dichtung zwar nicht durchgöttert, aber durchgeistert ist. Zwischen den Geistern der Lebenden und denen der Toten ist oft kaum zu unterscheiden. Beide Seinsebenen greifen nahtlos ineinander und verschmelzen miteinander zu einer Meta-Realität; so stellt sich von Anfang an in den Bildern, die sich der blinde Sänger vor sein inneres Auge führt, eine gewichtslose Zwischenwirklichkeit ein. Die Geister der Toten kleiden sich, um sich zur Erscheinung zu bringen, in die Elemente der Natur, die Wolken, den Nebel, den Dunst, und erreichen dadurch, vom Mondlicht durchzogen, ein gespenstisches Vorhandensein.

Ossian ist die nach dem Barden, der angeblich der Autor ist, benannte Gesamtbezeichnung der von Macpherson veröffentlichten Gesänge. Das Handlungsgerüst verdient diesen Namen nicht; es ist eher ein lebhaft gemustertes, faltenreiches und aus vielen Erzählsträngen locker zusammengesponnenes Gewebe. Die Handlung liefert das Motiv; das eindringliche Wirkungsmoment des *Ossian* aber ist dessen Stimmungshaftigkeit. Von ihrem dunklen Saft ist die Dichtung durchtränkt; schwarze Galle der Schwermut, sie hat dem Poem seinen Erfolg verschafft. Sie traf den Nerv der Zeit.[4]

Beim Erscheinen der *Fragments of Ancient Poetry* sorgten Macphersons Freunde und Gönner Hugh Blair, John Home und Adam Ferguson für Aufsehen, indem sie eine Anzahl von Exemplaren großzügig an die Presse und an prominente Literaten verschickten. Der Erfolg stellte sich sogleich ein. Bald sprang der Funke auch auf den Kontinent über. Das französische *Journal Etranger* veröffentlichte im September-Heft 1760 zwei von Turgot übersetzte

Fragmente »gälischer Dichtungen«, die im Juni im *London Chronicle* abgedruckt worden waren. Das Dezember-Heft brachte eine von Turgot angeregte Übersetzung *Première Chanson erse: Shilric et Vinvela.* Im Januar-Heft 1761 des *Journal Etranger* wurde der Name »Oscian« (sic!) erstmals in Frankreich erwähnt. Die erste deutsche Nennung erfolgte 1762 mit einer Anzeige des *Fingal* in der *Bibliothek der schönen Wissenschaften.* Das *Bremische Magazin* veröffentlichte die erste deutsche Übersetzung.[5] Ein Italiener, der Abbé Melchior Cesarotti, war es indes, der die Gesamtausgabe zum ersten Mal in eine andere Sprache übertrug. Die 1763 in Padua erschienenen *Poesie di Ossian, Figlio di Fingal* gab der europäischen *Ossian*-Begeisterung den letztlich bewegenden Anstoß. Doch verteilt sich diese positive Aufnahme nicht gleichmäßig über die Länder; sie war von unterschiedlicher Stärke, durch unterschiedliche Motivationen beeinflußt, verlief in unterschiedlicher Geschwindigkeit und in unterschiedliche Richtungen. Nach der Art und Weise, wie der *Ossian* in den verschiedenen Regionen des britischen Königreichs, in Frankreich, Deutschland und Skandinavien aufgenommen und verarbeitet wurde, unterscheiden sich die Einflußbereiche erheblich voneinander, und es ist deshalb nötig, auf diese spezifischen Abweichungen einzugehen.[6] In Deutschland und den nordeuropäischen Ländern war der *Ossian*-Enthusiasmus weitaus am größten.[7] Die junge deutsche Dichtergeneration begrüßte den *Ossian* gleich einem verlorengeglaubten Bruder und drückte ihn an ihr literarisches Herz, sie war zutiefst ergriffen. Woran lag das?

»Star of the falling night! fair is thy light/in the west! thou liftest thy unshorn head/from thy cloud: thy steps are stately on thy/hill. What dost thou behold in the plain?/The stormy winds are laid. The murmur of/the torrent comes from afar. Roaring waves/climb to the distant rock. The flies of evening/are on their feeble wings, and the hum of/their course is on the field. What dost thou/behold, fair light? But thou dost smile and/depart. The waves come with joy around/thee, and bathe thy lovely hair. Farewel,/thou silent beam! – Let the light of Ossian's/soul arise.« So lauten die Eingangsverse in den von Macpherson 1762 veröffentlichten *Songs of Selma.* Das ist zweifellos eine Naturlyrik von hoher Poesie, bei der sich die Schönheit der strömenden Rhythmik vor uns ausbreitet, die der englischen Sprache zu eigen ist. Goethe hat die Verse 1771/74, von Herder angeregt, übersetzt. Seine Übertragung folgt dem Naturempfinden in der für ihn eigentümlichen Gelassenheit.[8] Von größerer deklamatorischer Kraft ist Friedrich Leopold Graf von Stolbergs Übersetzung von 1806: »Stern der sinkenden Nacht,/Schön ist am Abend dein Licht!/Dem Gewölk' enthebst/Du dein ungeschorenes Haupt,/Am Hügel ist stattlich dein Schritt!/Was siehst auf der Ebne du?/Es legten sich ja die stürmenden Winde,/Fernher erschallt/Das Getöse des Stroms./Es klimmen brausende Wogen/Die Klippen des Gestades hinan!/Es schwebet auf schwachen Schwingen/Die Fliege des Abends,/Ihr summender Flug durchschweift das Gefild./Was siehst du, o schönes Licht!/Du lächelst und scheidest!/Es versammeln sich froh/Die Wogen um dich her,/Sie baden dein liebliches Haar!/Gehabe dich wohl, du schweigender Strahl!/Es erhebe sich das Licht/Von Ossian's Geist!«[9]

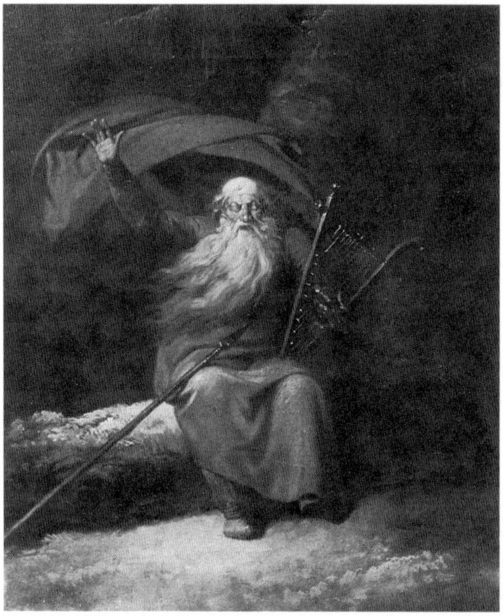

Nicolai Abraham Abildgaard, *Ossian,* 1785/87. Öl/Lwd., 42 × 35,5 cm, Kopenhagen, Statens Museum for Kunst

Das ist doch etwas anderes als die Zwänge der nach Vorschriften gebundenen poetischen Form, das ist durchlüftet! Es weht einen an, die Elemente schwingen mit. Man kann das gegen die Landschaft ansingen, man kann es in die Landschaft hineinsingen, mit dem Wind und gegen das Rauschen der See. Das ist der Gegenwurf zu Corneille und Racine. Geist von Ossians Geist; die Deutschen empfinden in den freien Rhythmen die Sympathie zu dem, was sie selbst suchen, eine neue Kraft des Gefühlsausdrucks, eine neue Emphase, wahlverwandt etwa mit dem ungebundenen Empfindungstemperament in Goethes früher Lyrik, man denke etwa an den Beginn von *Wanderers Sturmlied.* Etwas Aufmüpfiges kommt da zum Vorschein, ein Drang nach Befreiung von den Fesseln der überlieferten Konvention.

Hinzu kam, daß sich die offene poetische Form des *Ossian* in der Kraft, die ihre Anhänger darin wahrzunehmen vermeinten, als Wesensausdruck eines nordischen Ursprungsvolkes ausgab, als Bruchstück eines großen Epos, von dem bis dahin noch nie jemand etwas vernommen hatte, und das, in Teilen erhalten, versprach, ein nordisches Gegenstück zur *Ilias* zu sein. Nun hatte der Norden dem Lateinischen etwas entgegenzusetzen, das Germanische, das, wurzelkräftig vom eigenen Stamme, dem Epos Homers ebenbürtig war. Alles war elementar daran, die Herkunft, die Sprache, die Bilder, die selbst den Elementen entsprungen schienen, dem Wasser, der Luft und dem Feuer. Ossians, des nordischen Barden, Gesänge schienen ein Elementarereignis. Bemerkenswert ist das spezifische Verhältnis zwischen Ursache und Wirkung. *Ossian* war der Auslöser für den Wechsel vom Klassizismus zur Romantik. Der Sturm und Drang indiziert den aufbrausenden Beginn einer chemischen Reaktion.

Nicht die Maler waren es, sondern die Literaten, die sich dem *Ossian*-Stoff zuerst widmeten. Die bildende Kunst zog erst später nach, rettete aber, wie es ihrer medialen Eigenart entspricht, den *Ossian* über die Zeiten, nachdem er von der Literatur schon längst in die Versenkung geschickt worden war. Der erste Maler, der sich mit dem *Ossian*-Thema beschäftigte, war der Däne Nicolai Abraham Abildgaard. Er schildert den blinden Barden als einen urwüchsig-grimmen Greis, knubbelnasig und von knorrig untersetzter Statur, den langen weißen Bart zur Seite wallend, den Überwurf vom Winde hochgebläht, die primitive dreieckige Harfe in der Linken, über den rechten Oberschenkel den Speer gelehnt, den ihm einst sein Vater Fingal als Vermächtnis des fabelhaften Urahnen Trenmor überlassen hatte; die letzte Reliquie aus Selmas Reich.

Die deutsche Malerei griff das Thema verhältnismäßig spät auf. Asmus Jakob Carstens' und Joseph Anton Kochs Beiträge folgen einer treuherzigen Ritterromantik, die sich an altdeutschen Vorbildern orientiert und sich von der üblichen Behandlung des Rittermotivs vor allem dadurch unterscheidet, daß die Szenen meist nicht von der Sonne, sondern vom Mond beschienen werden.[10] Philipp Otto Runges Zeichnungen vermitteln das ossianische Brio, doch hat ihnen Graf Stolberg, für dessen *Ossian*-Übersetzung diese ursprünglich als Illustrationen gedacht waren, zu Recht »Pantheisterei« vorgeworfen.

Skepsis gegenüber der Authentizität der *Ossian*-Dichtungen wurde zuerst in England laut. Dort mehrten sich die Stimmen, die an der Echtheit zweifelten. Das reichte vom Mißtrauen gegenüber der Sorgfältigkeit der Übersetzung bis zu der Behauptung, Macphersons Epos sei allein seine eigene Erfindung, die jeglicher Grundlage entbehre, denn solche altüberlieferten Bardenlieder wie die, auf die er seine angebliche Übersetzung stütze, gebe es nicht. Damit wurde der *Ossian* als Fälschung deklariert, und dieser Ruch hängt ihm bis heute an. Er hat dafür gesorgt, daß die Dichtung aus dem geistigen Verkehr gezogen wurde und daß die europäische Kulturwelt, die den *Ossian* mit Enthusiasmus aufgenommen hatte, die peinliche Angelegenheit aus ihrem Bewußtsein verdrängte. Doch handelte es sich nicht lediglich um

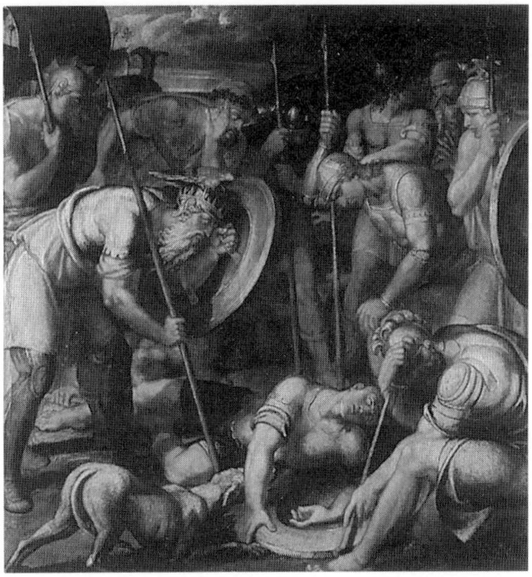

Joseph Anton Koch, *Der Tod Oskars*, 1804. Öl/Lwd., 117 × 112 cm, Staatliche Museen zu Berlin – Preußischer Kulturbesitz, Nationalgalerie

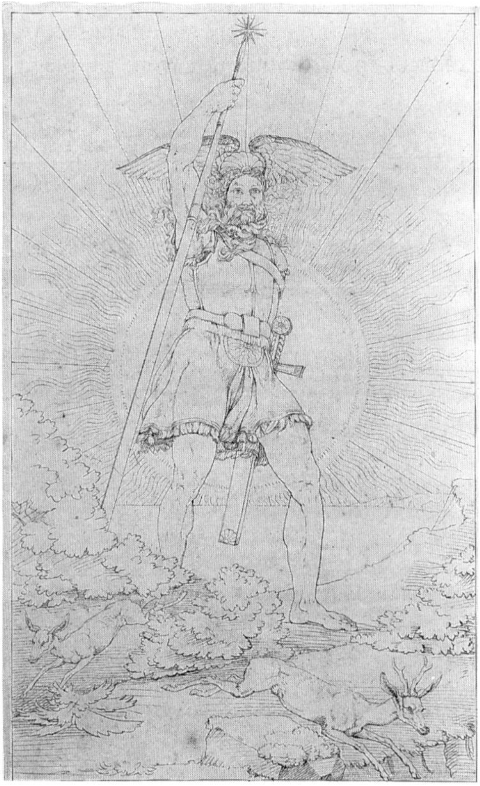

Philipp Otto Runge, *Fingal mit erhobenem Speer,* 1804/05. Federzeichnung, 39,8 × 24,2 cm, Hamburger Kunsthalle

einen komparatistischen Gelehrtenstreit, der die Zweifel in Gang setzte; ausgelöst wurde die Debatte infolge landsmannschaftlicher Konkurrenzen und Eifersüchteleien.

James Macpherson wurde am 27. Oktober 1736 in Badenoch, unweit des Städtchens Ruthven, geboren, in einer unwirtlichen Gegend im schottischen Hochland. Die Highlander, mit den Lowlandern von alters her zerstritten, waren wegen ihres starrsinnigen Nationalstolzes, wie er nur in solch rauhen Gegenden gedeihen kann, berühmt und berüchtigt. Nachdem die Schotten im Kampf gegen Cromwell unterlegen waren, wurde Schottland zwischen 1654 und 1660 mit England vereinigt. Doch hielt eine starke Opposition in den Hochlanden weiterhin zu den Stuarts. Nach der Vertreibung Jakobs II. erhoben sich die Jakobiten mehrfach gegen die englische Regierung, zuletzt 1746. Die aufständische Haltung seines sozialen Umfelds prägte auch die Kindheitseindrücke Macphersons. 1707 war die Union Englands und Schottlands zum Königreich Großbritannien endgültig vollzogen, aber die Widerspenstigkeit der Highlander oben im Norden machte den Engländern weiterhin zu schaffen. Nach der Erhebung von 1715 war eine englische Garnison nach Ruthven, dem Ort, wo James Macpherson zur Schule ging, verlegt worden. Indes entwickelten die Behörden der Krone in der Erkenntnis, daß sie es nicht für ewig bei der Konfrontation belassen konnten, eine hegemoniale Appeasementpolitik, indem sie zahlreiche administrative Angebote und Verlockungen schufen, um die Schotten kulturell zu vereinnahmen. Das hatte auf die Dauer Erfolg. Auch Macpherson profitierte davon; die Regierung offerierte ihm einen Studienplatz an der Universität Aberdeen. Als er 1755 die Universität verließ, war er zum Engländer erzogen. Der Widerspruch, von Geburt Schotte zu sein und Engländer durch höhere Erziehung, machte Macpherson zum Wanderer zwischen zwei Welten. Das versetzte ihn aber in die Lage, zwischen zwei Mentalitäten und zwei Sprachweisen vermitteln zu können. Da er sowohl die englische Hochsprache als auch die gälische Mundart beherrschte, war er für die Übersetzung von Texten aus dem Gälischen ins Englische der ideale Dolmetscher.

Nach beendetem Studium kehrte Macpherson in seine Heimat zurück, wo er als Lehrer an der Schule in Ruthven arbeitete, was ihn jedoch anödete; er gab sich seinen elegischen Stimmungen hin und unterfütterte damit seine literarischen Ambitionen. In den örtlichen Journalen veröffentlichte er in Reim und Versmaß konventionell gehaltene lange Gedichte. Auf Wanderungen über die Dörfer und Gehöfte ließ er sich von den alten Männern die Gesänge in gälischer Mundart vortragen, die aus einer weit zurückliegenden Zeit von Generation zu Generation in mündlicher Überlieferung weitergegeben worden waren. (›Oral History‹ wird dies heute genannt.) Daß es diese Gesänge gab, wußte in den Highlands jedermann.

1759 hielt sich der Stückeschreiber John Home im Badeort Moffat in Dumfredshire auf, wo er Macpherson traf. Homes Interesse für die Folklore des schottischen Hochlands hatte vor allem sein Freund, der Philosoph Adam Ferguson, geweckt, der ihm von der alten Dichtkunst der Highlands vorschwärmte und auch den Kontakt zu Macpherson vermittelte. Home nahm Macphersons Übersetzung des Gesangs über den Tod Oscars (*Temora,* 9. Gesang; Stolberg, Bd. 3, S. 14–17) mit nach Edinburgh und zeigte sie dort Hugh Blair, seines Zeichens Professor für Rhetorik und Schöne Literatur. Home und Blair reichten die Manuskripte herum, und bald wußten auch George Laurie, Alexander Carlyle, Horace Walpole und andere davon. Das sind sozusagen die Ur-Ossianisten. Macpherson war die Angelegenheit, die ihm zunächst nichts als einen Haufen ehrenamtlicher Arbeit eintrug, anfangs gar nicht recht. Widerstrebend ließ er sich auf den Weg schubsen, den das Schicksal ihm vorbehielt. Das erste Ergebnis waren die *Fragments of Ancient Poetry.*

Macpherson war kein Wissenschaftler, sondern ein Dichter. Die akribische Auffassung der Sprachwissenschaft, wie sie sich später an den Universitäten durchgesetzt hat, gab es damals noch nicht, die Linguistik befand sich in ihrem Anfangsstadium. Berücksichtigt man diese Umstände, so hat Macpherson als Übersetzer eine Pionierleistung vollbracht. Er stand vor der Aufgabe, Strophen, die nicht dem klassischen Versmaß, sondern ihrer eigenen archaischen Rhythmik folgen, in verständliches Englisch zu übertragen, und zwar so, daß Sprachklang und Sprachduktus dabei möglichst wenig von ihrer Eigentümlichkeit verloren. Dafür gab es kein Vorbild. Macpherson suchte nach literarischen Hilfsvehikeln und fand sie in der psalmodierenden Vortragsweise des Alten Testaments, die im Englischen noch besser als im Deutschen zur Geltung kommt. Übereinstimmungen zwischen dem Hohenlied und Passagen aus der *Ancient Poetry* sind streckenweise fast wörtlich zu finden, nur daß die Stimmung aus dem Optimistischen ins Pessimistische gekehrt ist. Desgleichen zog er Homers *Ilias* zu Rate. Wer wollte ihm das vorwerfen? Er bewegte sich auf Neuland. Auf diese Weise brachte er aber eine Neuschöpfung zuwege, jene freie rhythmische Prosa, die der Dichtung ihre Durchschlagskraft verlieh. Nach unseren Begriffen ist das wohl eher eine poetische als eine wissenschaftliche Leistung, nichtsdestoweniger beruht sie auf der Grundlage authentisch überlieferter gälischer Urtexte.[11]

Zwischen der Veröffentlichung der *Fragments* und der des *Fingal* fand nun ein wichtiges Ereignis statt. Auf Drängen seiner Freunde, Gönner und Förderer machte sich Macpherson, von ihnen mit genügend Geldmitteln ausgestattet, auf eine Expeditionsreise in die nordwestlichen Distrikte des schottischen Hochlands und auf die vorgelagerten Inseln. Das Finderglück begleitete ihn. Es gelang ihm, sich von den mißtrauischen Highlandern etwas vortragen zu lassen und ihnen sogar alte, in gälischer Sprache verfaßte Schriften abzuluchsen. Dabei kamen ihm mehrere Umstände zugute, nämlich daß er selbst ein Highlander war, daß er Gälisch zu sprechen verstand und daß er dem angesehenen Clan der Macphersons angehörte. Überdies muß der 24jährige mit einer überzeugenden Beredsamkeit begabt gewesen sein. So traf er im Januar 1761 mit einem Pony, das mit Säcken voller Manuskripte bepackt war, wieder in Badenoch ein.[12]

Nun war Macpherson aber, angespornt von seinen Förderern, die darauf hofften, daß aus den Funden das große schottische Nationalepos zutage treten möge, dem Ehrgeiz verfallen, es nicht bei weiteren *Fragments* zu belassen, sondern die einzelnen Gesänge zu einem in sich geschlossenen Ganzen, einer nordischen *Ilias,* abzurunden. Damit übernahm er sich. Was schließlich dabei herauskam, ist weder Fälschung noch authentisch, sondern vielmehr ein Gebräu, halb Urtext, halb Macphersons Schöpfung, teils von gälischem Geist, teils von der schwermütigen Stimmungshaftigkeit der englischen Frühromantik zur Mitte des 18. Jahrhunderts durchzogen – ein Amalgamat, das etwa so zu bewerten ist, als sei die Kunde von *Der Nibelungen Not* allein durch die Textbücher von Richard Wagners Bühnenweihespielen auf uns gekommen.

Die ersten Angriffe auf den *Ossian* kamen aus Wales. Lewis Morris, ein walisischer Schriftgelehrter, der die Selbständigkeit der walisischen Volksdichtung gefährdet sah, erklärte Macphersons *Fragments* für reine Erfindung. Der Ire Ferdinando Warner bezweifelte zwar nicht die Echtheit der Gesänge, behauptete aber, ihr eigentlicher Ursprung sei Irland. Andere irische Autoren mischten sich ein. Der Maler James Barry unternahm es, ausführlich zu beweisen, daß Ossians Harfe aus Irland stamme. Macphersons Freunde zeigten sich irritiert. David Hume, der als positivistischer Philosoph auf die Detailgenauigkeit pochte, wurde zusehends mißtrauisch und wandte sich schließlich von Macpherson ab. Die schärfste Kritik an Macphersons *Ossian*-Übersetzungen kam aus England. In seinem 1775 in London veröffentlichten Buch *A Journey to the Western Islands of Scotland,* das wegen seiner verständnisvollen und ausgewogenen Darstellung von den Schotten mit Wohlwollen aufgenommen wurde, ritt Samuel Johnson eine berühmte Attacke gegen Macpherson, indem er kurzerhand behauptete, daß es für den *Ossian* nie Vorlagen gegeben habe.[13] Obwohl sich Macpherson dagegen wehrte, haftete dem Werk von da an endgültig der Ruch der Fälschung an. Die weiteren Verächtlichmachungen des *Ossian* hatten ihre Ursache in den alten Rivalitäten, die um 1760 wieder einmal einen Krisenpunkt erreicht hatten. Die innenpolitischen Auswirkungen des Siebenjährigen Krieges provozierten ein Gezänk zwischen Schotten und Engländern; beide Parteigänger fühlten sich jeweils in ihrem Nationalstolz verletzt und stichelten aufeinander ein. Der *Ossian* kam den Engländern dabei als willkommenes Objekt des Spottes zupasse.[14]

In der bildenden Kunst Englands hat der *Ossian* keine nennenswerten Spuren hinterlassen.[15] Um so erstaunlicher erscheint es, daß diejenigen beiden Werke der bildenden Kunst, die in ihrer Einfühlsamkeit der ossianischen Stimmungslage so nahe kommen, wie das sonst nur noch auf die Dichtung der deutschen Sturm-und-Drang-Bewegung zutrifft, Gemälde von der Hand zweier Koryphäen des französischen Klassizismus und der napoleonischen Romantik sind, deren gesamtes Werk im übrigen eine Ausprägung romanischer Geisteshaltung ist: Es handelt sich um François Gérards *Ossian am Ufer des Lora beschwört die Geister beim Klang der Harfe* (Ft. 8) sowie Jean Auguste Dominique Ingres' *Ossians Traum* (Ft. 7), beide von repräsentativem Format.[16] Der *Ossian,* das Musterstück einer antiromanischen Haltung, wurde vom Romanismus befruchtet. Miteinander zeugten sie einen Bastard, eine klassizistische Romantik; daraus gewinnen die erwähnten Bilder ihr einzigartiges Flair. Man sieht ihnen heute noch an, daß sie Kinder der Liebe sind. Schuld daran ist der Erste Konsul.

Die Franzosen hatten sich Macphersons gälischen Gesängen gegenüber anfangs sehr reserviert gezeigt. Die Ausdrucksweise widersprach wohl grundlegend ihrem eigenen Form- und Sprachgefühl. Nach der Veröffentlichung des *Fingal, an Ancient Epic Poem…* im Jahre 1762 kommentierte das französische *Journal Encyclopédique,* das Verdienst der *Fingal*-Dichtung bestehe allein in ihrem Alter; eine französische Übersetzung sei unerträglich. Voltaire kritisierte und persiflierte 1770 den ossianischen Stil.

Der Einfluß Napoleons führte jedoch zu einer Änderung der Sichtweise. Bonaparte wurde zum Initiator des *Ossian*-Kults in Frankreich. Der erste überlieferte Hinweis ist die Erinnerung Mme. de Castenays an ein Gespräch mit dem 25jährigen: »Er sagte mir, daß ihn die Gesänge Ossians mit Begeisterung erfüllten.« Als dem General auf der Überfahrt nach Ägypten 1798 aus der *Odyssee* vorgelesen wurde, mokierte er sich: »Und das nennt ihr erhaben, ihr Dichter? Was für ein Unterschied zwischen Homer und meinem Ossian! Lesen wir ein wenig Ossian!« Darauf begann er sein Lieblingsgedicht *Temora* zu deklamieren.[17] Die erste vollständige Übersetzung ins Französische war bereits 1776/77 erschienen.[18] 1801 übertrug Baour-Lormian den *Ossian* für den Ersten Konsul noch einmal.[19] Am 10. Juli 1803 wurde in Paris die fünfaktige Oper *Ossian ou Les Bardes* von Jean-François Le Sueur uraufgeführt.

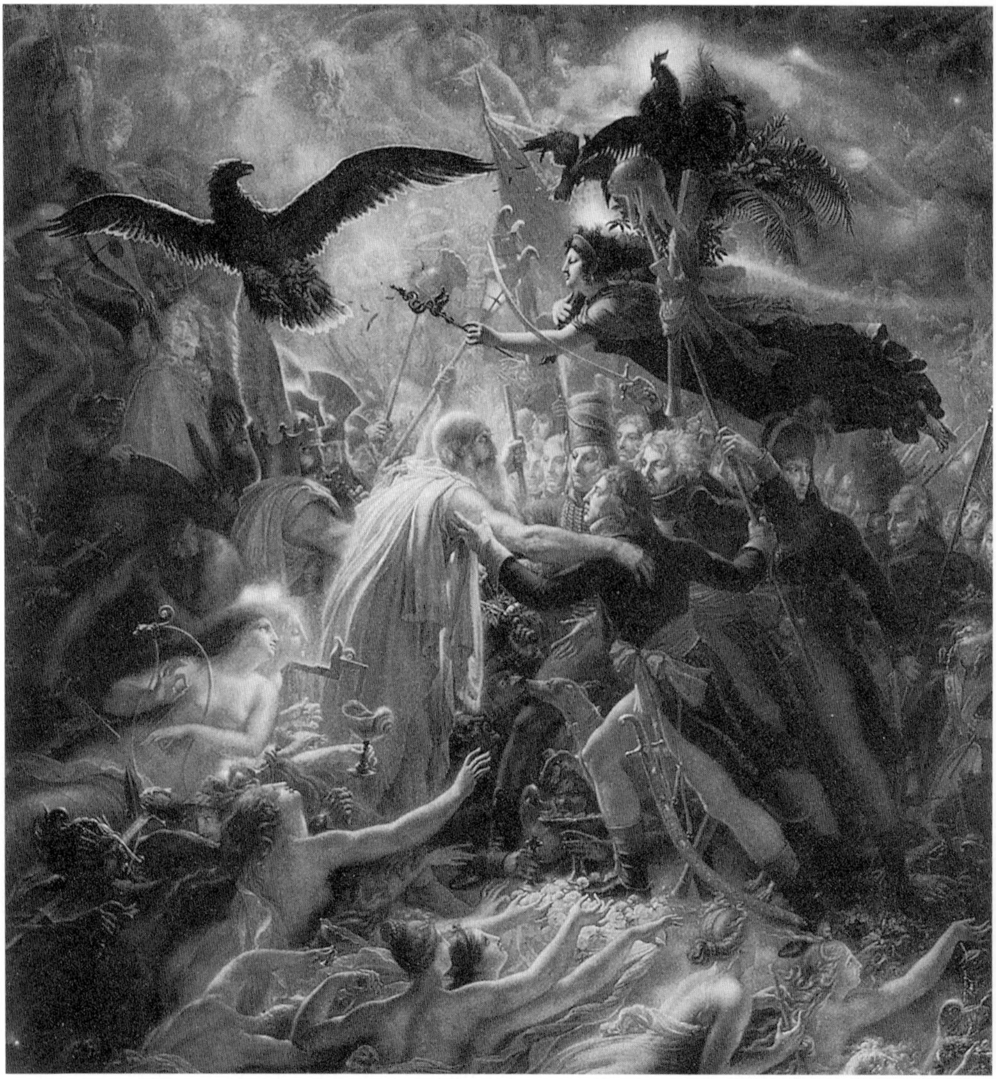

Anne-Louis Girodet-Trioson, *Huldigung an Napoleon Bonaparte (Ossian begrüßt die französischen Helden, die im Freiheitskampf fielen, im Elysium)*, 1801/02. Öl/Lwd., 192,5 × 184 cm, Malmaison, Musée national

Napoleon war begeistert. Das sind einige Schlaglichter. Auch die beiden Gemälde von Gérard und Ingres waren Staatsaufträge im Namen Napoleons, und es stellt sich die Frage, warum ausgerechnet er eine derartige Affinität zu Fingals Geschlecht an den Tag gelegt hat. Lag es vielleicht darin begründet, daß er Korse war, also aus einem der nationalen Randgebiete stammte? Bei dem Versuch einer Antwort sei mir gestattet, das Unterbewußte der historischen Situation zu bemühen. Dafür ist ein Blick zurück nach Schottland hilfreich.

1758, also einige Zeit bevor der *Ossian*-Rummel begann, hatte Macpherson bereits unter dem Einfluß seiner Beschäftigung mit der gälischen Poesie das Gedicht *The Highlander* in Edinburgh veröffentlicht, das seinerseits auf die kürzere Fassung *The Hunter* zurückgeht. Die Ballade huldigt dem sagenhaften Heroentum der Schotten. Sie erzählt von dem jungen Jäger Duffus aus dem Hochland, der Schottland durch seine Heldentaten in der Schlacht vor dem Eindringen der Feinde rettet, wobei sich wunderbarerweise herausstellt, daß er in Wahrheit ein Königssohn ist. Der Thron, der ihm zusteht, ist jedoch seit Jahren von einem Eroberer besetzt. König Indulphus, der Usurpator, erweist sich aber als ein gütiger Herrscher. Das Problem löst sich, da Duffus des Königs Tochter Culena ehelicht. Damit ist auf Umwegen die Erbfolge wieder in ihr rechtes Bett geleitet. Stafford äußert die interessante Vermutung, daß die Parabel vom rechtmäßigen Vater und dem König, der statt dessen das Reich verwaltet, das eigentlich dem in einfachen Verhältnissen unerkannt aufgewachsenen Sohn gebührt, eine Projektion sei, in der sich Macphersons eigene innere Zerrissenheit spiegele.[20] Der zum Engländer gewordene Schotte, der Translator, der die verlorene Welt seiner Kindheit mittels seines Ausdrucksvermögens in die gegenwärtige transferiert, der Übersetzer im direkten Wortsinn, gleich einem Fährmann vom jenseitigen zum diesseitigen Ufer, glaubt sich in der verlorenen Nation ursprünglich beheimatet. Dort liegen seine Wurzeln, dort waltet sein wirklicher Vater, dem er aus den Augen geraten ist. Er selbst ist der verlorene Königssohn. Das Gedicht ist die metaphorische Übertragung jener Empfindungen, die auf direktem Wege unausgesprochen bleiben müßten.

Das Motiv des verlorenen Vaters, das ist eine Projektion der Phantasie aus dem Unterbewußten, eine Einbildung, in der sich die Sehnsucht des Bürgers nach Höherem zu erkennen gibt, genauer gesagt, sein heimlicher Wunsch nach höherer Abkunft. Die Vorstellung, von einem höherstehenden Vater abzustammen als dem, der einen aufgezogen hat – die vorgefundene Realität wird damit zum Ambiente stiefkindlichen Gefangenseins herabgewürdigt –, die diskrete Hoffnung mithin, ein unerkanntes Königskind zu sein, nistet im Wunschdenken des Bürgertums und findet ihren Niederschlag in der Literatur und Kunst des 19. Jahrhunderts – von Wagners *Siegfried* bis hin zu Rainer Maria Rilkes *Weise von Liebe und Tod des Cornets Christoph Rilke* (1906) und seinen *Aufzeichnungen des Malte Laurids Brigge* (1910). Auch das ist ein Vaterkomplex, die Fixierung auf die Einbildung eines ›höheren‹ Vaters, der Ansatz zu einer Identitätsneurose des bürgerlichen Individuums. Napoleon ist der Prototyp. Bonaparte, der ›unerkannte Königssohn‹, der sich dazu legitimiert fühlt, sich die Herrschaft zu erobern, hat sich den *Fingal*-Mythos instinktsicher angeeignet. Die Burg seiner imaginären Väter heißt Selma. Der *Ossian* ist so betrachtet ein Adoptivmythos.

Daß diese Hypothese nicht an den Haaren herbeigezogen ist, dafür liefert ein weiteres französisches Gemälde, das neben den Arbeiten von Gérard und Ingres in Napoleons Auftrag zum *Ossian*-Thema geschaffen wurde, den Beleg. Sein Schöpfer ist das Enfant terrible unter den Napoleoniden der französischen Malerei: Anne-Louis Girodet-Trioson. Er gab seinem Bild den umständlichen Titel *Huldigung an Napoleon Bonaparte Dargebracht von A.-L. Girodet durch ein Bild, auf welchem er die Apotheose französischer Helden dargestellt hat, die während des Freiheitskampfes für das Vaterland starben.*[21] Das hochpathetische Gemälde, auf dem zu sehen ist, wie die Kriegshelden Napoleons in ihren goldbetreßten Paradeuniformen in den irreal durchlichteten Gefilden eines wolkenquellenden Elysiums – in ähnlich stürmisch-drängender Emphase wie die Offiziere in Jacques-Louis Davids Gemälde *Schwur des Heeres auf den Kaiser* – auf den greisen Ossian zustürzen, der sie weißbärtig und weißgewandet an der Spitze der legendären gälischen Heroen mit ausgebreiteten Armen in den höheren Sphären eines heidnischen Jenseits empfängt, ist ein unvergleichlicher Einzelfall in der Malerei. Es ist ein ›verrücktes‹ Bild, dessen Suggestivkraft sich der Betrachter nicht entziehen kann. Es heißt, der Künstler habe das Bild beim Schein zahlloser Kerzen gemalt, um jene geisterhaft-begeistert flackernde Scheinlebigkeit zu erzielen, die der wogenden Szene ihre Atmosphäre verleiht.[22] Girodet hat seinem Bild eine ausführliche ›Erklärung des Themas‹ beigegeben, von der zumindest der Anfang zitiert sei, weil daraus hervorgeht, wie sonderbar hier zwei höchst unterschiedliche Realitätsebenen, nämlich Mythos und aktuelles Zeitgeschehen, im Sinne der politischen Hagiographie ineinander verschränkt sind: »(...) Von der Siegesgöttin geführt, ziehen die Geister der französischen Helden, die für das Vaterland starben, in das luftige Elysium ein, wo die Geister Ossians und seiner tapferen Krieger herbeieilen, um ihnen an diesem Ort der Unsterblichkeit und des Ruhms das Fest des Friedens und der Freundschaft zu bereiten. Beschreibung: Ossian, der blinde alte Barde aus Morven, schreitet an der Spitze seiner Krieger, seine treuen Hunde begleiten ihn; er stützt sich auf seine umgekehrte Lanze und beugt sich vor, um Desaix zu umarmen. Kléber streckt Fingal eine Hand als Zeichen des Bundes entgegen, während er mit der anderen gemeinsam mit Desaix als Trophäe eine Waffe trägt, die man den Mamelucken abgenommen hat.« Reunion der gälischen mit den gallischen Kriegern. »Hinter ihnen kommt Caffarelli-Dufalga mit einer zerbrochenen Fahne, die von den Türken erobert wurde, und deutet den französischen Soldaten ein Wunder, das sich vor seinen erstaunten Augen vollzieht: der Adler überläßt das Reich der Lüfte dem Hahn, ein sicheres Vorzeichen für einen baldigen und ruhmreichen Frieden. Marceau blickt Ossian mit Bewunderung und Ehrfurcht an. Die Generale Dampierre, Dugommier, Hoche, Championnet und Joubert zeigen die gleichen Gefühle. Dicht bei diesen Kriegern flattert eine zerrissene Fahne, die von den Kaiserlichen erobert wurde. An der Spitze der französischen Bataillone schwebt die ungeflügelte Siegesgöttin zwischen ihren Trophäen; mit einer Hand hält sie ein Bündel aus Palmwedeln, Lorbeer und Ölzweigen, den Emblemen für glanzvolle und vorteilhafte Eroberungen, mit der anderen reicht sie lächelnd den Geistern der caledonischen Helden den Caduceus als Symbol des Friedens. Über ihrem Haupt funkelt ein Stern, dessen langer Strahl seinen leuchtenden und schnellen Aufstieg anzeigt.«[23] Der Stern, dessen ›langer Strahl‹ seinen leuchtenden und schnellen Aufstieg bedeutet – wen könnte er anderes bezeichnen als Bonaparte? Napoleon, ein wiedergeborener Oscar.

Girodets Gemälde war als Gegenstück zu Gérards Bild geplant. Joséphine Bonaparte hatte das von ihr erworbene Schloß Malmaison von Charles Percier und Pierre François Léonard Fontaine ausstatten lassen. Da der ›Salon d'or‹ nach ihrem Geschmack jedoch zu nüchtern ausgefallen war, »wurden im Jahre 1800 sechs Gemälde bestellt, die diese Strenge mildern sollten (Lescure 1867). Zuerst wurden bei vier verschiedenen Künstlern vier Landschaften mit kriegerischen Heldentaten Bonapartes in Auftrag gegeben. Als sie im Mai 1801 geliefert wurden, zog man sie sofort zurück, da sie keine Gnade vor den Augen des Generals fanden. Sie sollten zwei größere Kompositionen ergänzen, mit denen Gérard und Girodet betraut waren. Im Hinblick auf die Vorliebe des Ersten Konsuls für die Gesänge des ›Ossian‹ wählte man dafür ein Thema, das Ossian verherrlichte.«[24] So wird also auch der *Ossian* vom Empire-Stil vereinnahmt. Zwei Edelphänomene zweifelhafter Herkunft ziehen einander an.

Gérards Gemälde (Ft. 8) war 1801 vollendet. Da aber Girodet mit der Fertigstellung seiner Arbeit nicht nachkam, konnte es noch nicht angebracht werden. So wurde Gérards Bild in der kurzen Spanne des Friedens mit England nach dem Vertrag von Amiens zunächst einmal als Geste des guten Willens zur Ausstellung nach London geschickt. Sein weiteres Schicksal verliert sich im Ungewissen.[25]

Ingres' Bild *Ossians Traum* wurde elf Jahre später, 1812, in Auftrag gegeben, und zwar als Schmuck für eine Decke im Palazzo del Monte Cavallo auf dem Quirinal in Rom. Die dort für Napoleon vorgesehenen Gemächer wurden von diesem jedoch nie bezogen. Nachdem Papst Pius VII. wieder in den Palazzo zurückgekehrt war, wußte er mit dem Gemälde begreiflicherweise nichts anzufangen, und Ingres, 1835 als Direktor der französischen Akademie nach Rom zurückgekehrt, nahm es wieder an sich. Mit dem *Ossian*-Thema hatte sich Ingres bereits in einer 1809 geschaffenen Zeichnung beschäftigt, die die Komposition des Gemäldes im wesentlichen schon enthält.[26] Das Gemälde, das in Ingres' Gesamtwerk eine Sonderstellung innehat, ließ den Maler nicht mehr los. Als es ihm vom Schicksal wieder in die Hände gespielt wurde, war es beschädigt. Mit Hilfe seines Schülers Raymond Balze hat Ingres erneut daran gearbeitet, ob zu seinem Besten, bleibt zweifelhaft.

Gérards Bild ist die romantische, Ingres' Bild die klassizistische Fassung eines Motivs aus den *Gesängen von Selma,* wobei auch Ingres' Werk einen für den Maler außergewöhnlichen romantischen Einschlag zeigt. Gérards Darstellung ist bewegt, vom Wehen und Fließen der luftigen und wäßrigen Elemente durchzogen, Ingres' Arbeit dagegen ruhig, atmosphärisch erstarrt. Während wir bei Gérard einen Ossian sehen, der die Geister der Verstorbenen mit dem Klang seines Harfenspiels beschwört, ist Ingres' Ossian passiv; in tiefer Resignation über seiner Harfe zusammengesunken, erblickt er die Geister der Toten im Traum. In Gérards Bild ist der Äther von Windesrauschen, Wasserplätschern und den zitternden Harfenklängen durchdrungen; der einzige Laut, den Ingres' Arbeit vermittelt, ist das langgezogene, klagende Jaulen der beiden Doggen an Ossians Seite. »Und es erhebt sich in seiner Macht!/Ich seh die abgeschiedenen Freunde!/Sie versammeln sich auf Lora,/Wie einst in den Tagen/Vergangner Jahre./Da schreitet Fingal einher/Der triefenden Säule des Nebels gleich,/Von seinen Helden ist er umringt!/Siehe den Barden des Gesangs!/Ullin mit greisendem Haar,/Den herrlichen Ryno,/Die melodische Stimme von Alpin,/Die sanfte Klage Minona's!/Wie seyd ihr so verändert, meine Freunde,/Seit der Zeit von der Feier in Selma?«[27] Auf diese Verse, die Fortsetzung der oben zitierten Passage aus den *Gesängen von Selma,* bezieht sich die in beiden Gemälden geschilderte Szene.[28]

Gérards Bild ist in geisterhaft kühles Licht getaucht. Die dunkle Burgruine von Selma dämmert als Silhouette mit geborstenem Turm hinten über dem Horizont. Über ihr scheint aus den ziehenden Wolken das weiße Mondlicht, das fahl die Landschaft beleuchtet, eine karge, steinige Gegend. Im Vordergrund sitzt auf einem Stein am Ufer des über Felsschwellen zu Tal schäumenden Flusses Lora der alte Ossian mit struppig wehender weißer Haarmähne und greift mit beiden Händen wild in die Saiten. Neben ihm auf dem Boden liegt Trenmors Speer. Durch den Gesang und die Musik angelockt, tauchen die Geister der Ahnen auf und nehmen, aus Mondlicht, Luft und wäßrigem Wolkendunst gewoben, Gestalt an. Mattschimmerndes Blaugrau und opalisierend helles Grün steigern sich zu matt leuchtendem Gelb. Majestätisch erscheint König Fingal dem Sänger – weißgolden gewandet auf hohem Wolkenthron blickt er nachdenklich auf Ossian herab. Das gekrönte Haupt hat er in die Rechte gestützt. Über den steilen Vogelschwingen des Helms glänzt der Abendstern. Neben ihm sitzt, von seinem linken Arm, mit dem er den Speer hält, umfaßt, mit gelöstem Blondhaar Roscrana, seine erste Frau, Ossians Mutter. Von der anderen Seite her naht der bärtige Barde Ullin. Weitere Schemen folgen, und die gesamte Gruppe erweist sich als eine augenblickliche Verdichtung aus dem Ungefähr eines wolkig-wabernden Gewoges, das sich wohl im nächstfolgenden Moment wieder verändern und auflösen wird. Hinten über Ossians Haupt zeigt sich engumschlungen ein junges Paar – Oscar und Malvina. Rosa durchhaucht verbreiten die nach Erfüllung sich sehnenden Leiber der beiden Liebenden das intensivste Eigenlicht im Bilde. Über ihnen kommt eine Schar von Genien mit Blumenkörben und Saiteninstrumenten schwebend aus dem Dunkel der Nacht. Das ist ein Ätherbild. All die luftigen Gestalten, die sich eingefunden haben, aus den Elementen der Nacht geschaffen, verschweben ineinander zu einem in sich bewegten feinstofflichen Elementarkörper.

Die Stimmung in Ingres' Gemälde (Ft. 7) ist dagegen von weit größerem Fatalismus getragen. Die einzige farbintensive Gestalt im Bild ist Ossian selbst. Das leuchtende Rot seines Umhangs und das kräftige Grün seines Ärmels zeugen von seiner irdischen Existenz. Auf einem Felsen hoch über dem Meer stützt er sich selbstversunken auf seine zum Schweigen gekommene Harfe. Das Geschehen, das vor sein inneres Auge tritt, entfaltet sich im Rücken des Träumers. Die Szenerie wirkt gegenüber dem offenen Bewegungsfluß in Gérards Gemälde hermetisch. Auf einem Wolkenplateau haben sich die Geister der Töchter und Söhne Morvens wie auf einer Bühne zu einem fast geschlossenen, nur nach vorn zum Betrachter eine Lücke lassenden Kreis gruppiert. Die Bewegung der heranziehenden Geisterscharen ist im Vordergrund zum Stillstand gekommen. Die Farben schimmern nicht wie in Gérards Bild in opaken Nuancen von Blau, Gelb, Grün und zartem Pfirsichblüt – Ingres' Welt der Abgeschiedenen ist unfarbig. Aus einer der Grisaille verwandten Farbgebung zwischen Fahlgelb und Umbrabraun sind die Körperumrisse der Herbeigerufenen reliefartig herausmodelliert. Derart sind sie als Chimären ausgewiesen.

»Ich dacht' an Everallin. Auf einmal kam sie in vollem Licht der Schöne, den blauen Augen entrollten Tränen; sie stand auf Gewölk vor mir und sprach mit flüsterndem Laut: ›Erhebe dich, auf o Ossian, auf! Und rette mir meinen Sohn, das Haupt der Männer! Er kämpft bei der roten Eich' an Lubars Strom mit den Söhnen von Lochlin.‹«[29] Everallin, Ossians verlorenes Weib, ist in Ingres' Bild die sanfte junge Frau, die, den Bogen in der Hand, an der Seite des Sängers sitzt und ihm, halb tröstend, halb fordernd, die Hand aus dem Geisterreich entgegenstreckt. Im Mittelgrund des Bildes hockt, den Körper vom Bart und dem wallenden Haupthaar wie von Schnee bedeckt, ein uralter Barde. In dem Paar, das, die Körper aneinandergelehnt, links hinter ihm steht, er ein Krieger in Rüstung, sie nackt, begegnen uns die Liebesleute Oscar und Malvina, ein in den Hades der ewigen Nichtwiederkehr verbanntes Widerbild zu Perseus und Andromeda oder Ruggiero und Angelica. Die übrigen Personen sind nicht eindeutig zu benennen. Die martialische Figur des Kriegers vorn rechts mit Rundschild, Speer und bombastischem Flügelhelm wirkt, vor der aus der Mitte des Bildes strahlenden Helligkeit wie ein dräuender Schattenriß ins Bild gestellt, wie eine Schildwache, die Außenstehende daran zu hindern hat, unbefugt die Schwelle zum Innern zu übertreten. Das Streiflicht, das den Geharnischten trifft, unterstützt den Eindruck der drohenden Haltung. Nicht zu vergessen ist, daß das Gemälde als Deckenbild konzipiert ist. Von unten her gesehen, verstärkt sich der Eindruck der räumlichen Tiefe.

Die Besonderheit beider Gemälde liegt darin, daß sie Traumbilder sind; sie haben einen Traum zum Inhalt. Die Bedeutung ihrer Position als Schlüsselbilder für die Entwicklung der Malerei im 19. Jahrhundert ist weit höher einzuschätzen, als das bisher im allgemeinen geschehen ist. Sie enthalten ein Bündel von Motiven, von denen jedes einzelne in der Folgezeit eine eigene hervorragende Rolle spielen wird. Diese sind: die Nacht – der Traum – das Wasser – die Harfe – die Geister – die Heldendämmerung. Jedem dieser Motive wird wegen seines Eigengewichts zu gegebener Zeit ein eigenes Kapitel zu widmen sein. Deshalb seien sie hier vorerst nur kurz thematisiert.

Die Nacht: Die bisher betrachteten Gemälde waren Tageslichtbilder. Sie zeichnen sich dadurch aus, daß das Licht zur möglichst vollständigen Ausleuchtung der geschilderten Szene so gleichmäßig wie erforderlich verteilt ist; abweichende Effekte dienen allenfalls zur Dramatisierung des Vorgeführten. Ausnahmen bilden die beiden Demonstrationsbilder naturwissenschaftlicher Experimente von Joseph Wright of Derby (Ft. 4 und 5); eines ist jedenfalls ein Innenraumbild mit einer künstlichen Lichtquelle von der Mitte her, das andere, wie durch den Mondschein vorm Fenster ausgewiesen, nicht nur ein Innenraumbild, sondern ersichtlich auch ein Nachtbild. In den besprochenen *Ossian*-Gemälden von Gérard und Ingres ist die Nacht über die Landschaft gezogen. Die Handlung spielt im Freien. Die Nacht als natürliches Elementarereignis kommt dabei in Gérards Gemälde offener und bewegter zur Geltung als in Ingres' Bild. Das fahle, kalte, silbrige Licht des Mondes hebt die Dinge diffus und unbestimmt aus der sie umgebenden Finsternis und nimmt ihnen ihre Eigenfarbigkeit. Die magische Wirkung des Mondes, seine somnambul machende Suggestivität läßt die Geister aus den Schatten der nächtlichen Landschaft hervortreten. Die Nacht ist ein Stimmungsträger. 1742–45 sind Edward Youngs *Nachtgedanken* erschienen, die lyrisch-epigrammatischen Vorreiter der literarischen Romantik, nicht nur in England. Die Stimmung der Nacht ist aus Sehnsucht und Schwermut zusammengefügt, ihr Medium ist das Unbestimmte. Die Nachtgedanken und die Nachtgestalten tauchen als diffuse Erinnerungen aus den Schatten in den Falten der Natur auf und sinken wieder dahin zurück. Die Nacht ist in Ingres' Gemälde schwerer als bei Gérard; sie bewegt sich nicht, sie lastet.

Der Traum: Die Nachtlandschaft, die in den *Ossian*-Bildern als Außenlandschaft in freier Natur vor Augen geführt wird, ist in Wahrheit nichts anderes als eine Innenlandschaft, die als Außenlandschaft präsentiert wird, denn sie ist die Projektion eines Traumgeschehens in das Gegenbild einer Außenlandschaft, eine psychische Widerspiegelung aus den Tiefen des Unterbewußten. Traumlicht ist etwas anderes als Tageslicht. Tageslicht ist Außenlicht, Traumlicht ist Innenlicht. Am Licht wird erkennbar, ob eine Außenlandschaft oder eine Traumlandschaft vor unseren Augen steht. Das Traumbewußtsein ist viel stärker mit dem Elementargeschehen verbunden als das nach außen gekehrte, sich seiner selbst gewisse Tagbewußtsein. In Gérards Gemälde kommt das bewegende Walten der Elementarkräfte weit deutlicher zur Geltung als bei Ingres. Die Lichtführung ist zwar durch den diffusen Schein des hinter den Wolken gehenden Mondes motiviert, doch vermittelt allein schon die Bewegung der ziehenden Wolken den Eindruck, daß das Licht fortwährend wechselt und dabei immer wieder andere Schattenfiguren – Trug oder Wirklichkeit? – hervorzaubert. Das milchige Licht irritiert, es läßt sich vom Auge nicht recht auf einen Punkt bringen; es entgleitet ihm immer wieder. Es foppt die Aufmerksamkeit und verleitet zum Schweifen. Das Mondlicht, das von ihm beglänzte Wasser, die ziehenden Wolken, der aufsteigende Dunst und das dunkle Gestein der Felsklippe bilden miteinander einen geheimnisvoll lichtaderdurchzogenen ätherischen Organismus. Das ist die Folie der ossianischen Stimmung, der Außenraum des Innenraums, Traumlandschaft und Elementarereignis in einem.

In Ingres' Gemälde entströmt das Licht weder dem Mond noch sonst einem Gestirn; es hat überhaupt keine rational deutbare Quelle. Es ist pures Traumlicht. Es entspringt, ohne daß ein konkreter Beleuchtungskörper vorhanden wäre, eigenkräftig der Mitte der Traumszene, deren wie um ein nicht wärmendes Feuer aufgebautes Figurenensemble es von innen her ausleuchtet. Der Traum leuchtet aus sich selbst, sein Licht ist kalt. Die Gestalt Ossians, des Träumers, wird von diesem sich selbst zeugenden jungfräulichen Zentrallicht ohne Quelle von hinten beschienen. Das ist ein Licht, wie es nur im Traum vorkommen kann: Es ist reines Ich-Licht, eine Emanation des Bewußtseins aus den nachtdunklen Gründen des Ego. Diesem Licht eignet die Fähigkeit, die Dinge, die jenseits der sinnlich sichtbaren Wirklichkeit liegen, zur Erscheinung bringen zu können. An das Ich-Licht in Wrights *Experiment mit der Luftpumpe* und der *Vorlesung eines Philosophen über das Planetarium* sei erinnert. Hier, in Ingres' Bild, steht die genaue Traum-Entsprechung aus den Quellgebieten des Unbewußten vor uns.

Das Wasser: In Gérards Gemälde erscheint die Atmosphäre ganz und gar vom Element des Wassers durchfeuchtet. Das Wasser, das im Bett des Flusses Lora vom Mond beschienen grünlich schimmernd zu Tal rauscht, akzentuiert in seiner Bewegtheit die Dynamik des Bildinnern. Eine Ziehbewegung durchläuft die Szene. Dieses Ziehen, das sich der Körperempfindung des Betrachters mitteilt, ist das dem Gefühlshaushalt des Bildes eigene Charakteristikum. Im Fluß hat das Wasser seinen dichtesten Aggregatzustand erreicht. Darüber hinaus durchdringt es, sei es zu Wolken geballt, sei es sprühend verteilt, den gesamten Bildraum. Ein feiner Dunst liegt über allem. Seine Feuchtigkeit ist der Stoff, in dem sich die herbeigerufenen Geister materialisieren. Die Szene erscheint wie hinter einem leichten Gaze-Schleier, der kaum wahrnehmbar ist, in eine andere Sphäre entrückt, sichtbar nahe und zugleich in ungreiflicher Fremde; das ist einmal Thule, das Faszinationsbild vom nebelumbrauten rauhen Norden, wo die Stürme tosen und der kalte Nordozean gegen die Klippen brandet; das ist andererseits auch die Sphäre des Unterbewußten, denn das Wasser ist ein Traumelement. Gérard hat es verstanden, das Wasser in seinen verschiedenen Dichtigkeitsgraden als Medium der Entrückung zu veranschaulichen. Das Wasser, das die Atemluft durchdringt und doch von der Luft so verschieden ist, ist das Gleichnis für die Substanz, in die das Reich des Unbewußten eingetaucht ist.

Ingres' Gemälde zeigt Ossian auf den Klippen hoch über dem Meeresspiegel am Rande des Ozeans. Die Gestalten seines Traumbildes scheinen wie auch bei Gérard auf Wolken aus der Feuchtigkeit des Wassers emporgestiegen, doch erwecken sie den Eindruck, als seien sie gerade in dem Moment, wo sie zur Erscheinung gefunden haben, gleichsam im ersten Versuch einer Bewegung, zu Standbildern erstarrt, deren Schicksal nicht Lösung noch Erlösung verheißt. Im Moment des Sichtbarwerdens offenbart sich sogleich auch die Hoffnungslosigkeit. Die tragische Komponente gibt sich hier weitaus deutlicher als in Gérards Gemälde zu erkennen.

Die Harfe: Hugh Blair, Macphersons gelehrter Freund und Verfasser des Vorwortes der *Fragments,* war es, der Ossian als erster mit Homer verglichen hat.[30] Viele, darunter auch Herder, folgten ihm darin. Tatsächlich hatte Macpherson in seinem Bestreben, den gesammelten gälischen Heldenliedern das große schottische Nationalepos abzuzwingen, die Gestalt des Ossian als nordischen Gegenpart des Homer aufgebaut. Die beiden blinden Sänger, Homer, der Gestalter des griechischen Menschen- und Götterbildes, mit den durch die in Kopien erhaltenen Porträtbüsten bekannten Gesichtszügen, und

Ossian, der Barde mit der weißen Mähne, weisen aber in ihrem Erscheinungsbild, so wie es unserer Vorstellung vermittelt ist, eigentümliche Unterschiede auf. Homer ist ein Epiker, sein Begleitinstrument ist die Leier. Ossian dagegen bedient sich der Harfe: Sie ist kein episches, sondern ein rhapsodisches Musikinstrument.

In Gérards Gemälde streckt Ossian die Harfe in die Landschaft hinein, hält sie dem Wind entgegen. Er singt und spielt in den Wind hinein, die Klänge der auf der Harfe angerissenen Saiten verstärken das Rauschen des Windes; sie unterstützen es, steigern es und sublimieren die Elementarmusik zur Urmelodie. »Das Paar Ossian und Malvina läßt an Homer und seinen Begleiter denken, aber auch an Belisar und den Knaben (Themen, die den klassizistischen Malern wichtig waren) oder auch an Ödipus und Antigone«, meint Daniel Ternois.[31] Eine etwas disparate Gesellschaft, doch ist zu bemerken, daß die musikalische Begleitung Ossians weiblich (oder geschlechtsneutral) ist. In beiden Gemälden unterstützt eine Schar von Genien die geisterhaft rauschenden Klänge aus Ossians Harfe mit Konsonanzen aus den von ihnen mitgeführten Saiteninstrumenten. Ein Paar aus der Literatur, an das zu erinnern wäre, sind Mignon und der alte Harfner in Goethes Roman *Wilhelm Meisters Lehrjahre:* Die weibliche Imago versinnbildlicht die Elementarität der Anima.

Die Geister: Sowohl Ingres' als auch Gérards Gemälde zeigt das Traumbild einer Geisterbeschwörung. Um die Geister sichtbar werden zu lassen, bedarf es eines feinstofflichen Inkarnationsmaterials; das ist der Stoff, aus dem die Träume sind. Die Geister manifestieren sich in beiden Bildern, wie es den Beschreibungen Macphersons entspricht, als ätherische Emanationen der Elemente, als Dunstfiguren – in Gérards Bild wie aus vom Mondlicht durchhauchter, farbig irisierender Gaze gewoben, in Ingres' Gemälde wie aus einer gestockten Schaummasse herausprofiliert, profan gesagt, wie aus Eischnee geformt. Damit kommt zum ersten Mal eine sonderbare Materie ins Spiel, ein Stoff, der in der weiteren Entwicklung der Malerei eine merkwürdige und bisher viel zu wenig beachtete Rolle spielt: Ektoplasma.

Die Heldendämmerung: In Richard Wagners *Götterdämmerung* legt Wodan, indem er den Menschen seiner eigenen Entscheidungsfreiheit aussetzt, seine Herrschaft nieder, und die Götter ziehen sich über eine Regenbogenbrücke in die Abgeschiedenheit zurück. Der *Ossian* kann den Regenbogen entbehren, denn er kennt keine Götter. Die Geister der abgeschiedenen Helden sind in einem Zwischenreich angesiedelt, sie bleiben unerlöst. Im 19. Jahrhundert werden zwei Heldensagen wieder ans Licht geholt und von den Engländern und den Deutschen als Nationalepen in Anspruch genommen, die Artus-Sage und das Nibelungenlied. Beide enden im Untergang. Es bleibt zu bemerken, daß Macphersons *Ossian,* dieses – halb Trugbild, halb Überlieferung – als vorgebliches Nationalepos in der Morgendämmerung des 19. Jahrhunderts an das Firmament des europäischen Epochenbewußtseins gezauberte Panorama, eine Imagination ist, die den Untergang der Heldengeschlechter nicht an das Ende der Erzählung gesetzt hat, sondern, indem sie dramaturgisch darauf aufbaut, an den Anfang.

Anmerkungen

1 Fragments of Ancient Poetry, collected in the Highlands of Scotland and translated from the Galic or Erse Language, Edinburgh 1760; Fingal, an Ancient Epic Poem in Six Books: together with Several Other Poems composed by Ossian, the Son of Fingal. Translated from the Galic Language by James Macpherson, London 1762; Temora, an Ancient Epic Poem in Eight Books: together with Several Other Poems composed by Ossian, the Son of Fingal. Translated from the Galic Language by James Macpherson, London 1763; The Works of Ossian, the Son of Fingal, in Two Volumes. Translated from the Galic Language by James Macpherson, London 1765 (2. Aufl. 1772, 3. Aufl. 1773). 1805 erscheint die kritische Ausgabe: The Poems of Ossian, containing the Poetical Works of James Macpherson, Esq. in prose and rhyme: with notes and illustrations by Malcolm Laing, 2 Bde., Edinburgh 1805; Reprint 1971: The Poems of Ossian (Facsimile of Laing's edn.), with an introduction by John MacQueen, 2 Bde., Edinburgh 1971. – Zur Biographie von Macpherson und zur Entstehungsgeschichte des *Ossian* siehe Fiona J. Stafford, The Sublime Savage. A study of James Macpherson and The Poems of Ossian, Edinburgh 1988.

2 Stafford (zit. Anm. 1), S. 77ff. »The Death of Oscur«.

3 Ebenda, S. 105: »Love seems unable to flourish in Macpherson's Caledonia. Instead of normal sexual activity, the lovers are united only in violent death, sleeping together not in bed, but in the grave«.

4 1974 fand im Grand Palais, Paris, eine *Ossian*-Ausstellung statt, die von der Hamburger Kunsthalle übernommen und ergänzt wurde (9. 5.–23. 6. 1974). Ausstellung und Katalog, Ossian und die Kunst um 1800, München 1974, stellten erstmals umfassendes Material zum Werk und zur Wirkungsgeschichte vor (der Katalog wird im folgenden als »Kat. Hamburg« zitiert).

5 Die anerkannte deutsche Übersetzung, aus der heute noch zitiert wird, ist: Die Gedichte von Ossian, dem Sohne Fingals, nach dem Englischen des Herrn Macpherson ins Deutsche übersetzt von Friedrich Leopold Grafen zu Stollberg [Stolberg], 3 Bde., Hamburg 1806. Eine weitere deutsche Ausgabe ist seither nicht erschienen.

6 Siehe dazu die Angaben in der tabellarischen Chronologie in: Kat. Hamburg (zit. Anm. 4), S. 11ff.

7 1764 waren die ersten gesammelten deutschen Übersetzungen in Hamburg erschienen, *Fragmente der alten Hochschottländischen Dichtkunst (...) aus dem Englischen übersetzt* (von Johann Andreas Engelbrecht); *Fingal, ein Heldengedicht in sechs Büchern (...)* (übersetzt von Albrecht Wittenberg, Hamburg/Leipzig 1764). 1767 begann Friedrich Gottlieb Klopstock, vom Ton der ossianischen Oden hingerissen, einen Briefwechsel mit Macpherson, mit dem *Ossian*-Übersetzer Denis, dem Anakreontiker Johann Wilhelm Ludwig Gleim und anderen Ossianisten. Er hoffte, daß man in deutschen Klöstern noch Manuskripte alter Bardengesänge finden konnte. 1768 bereitete Klopstock, unterstützt vom Grafen Bernstorff, eine Mission des dänischen Dichters Ewald nach Schottland vor, damit dieser dort die Melodien der ossianischen Gesänge sammeln konnte. 1768/69 erschien die erste deutsche Gesamtausgabe, übersetzt von dem Wiener Jesuiten Denis, einem gebürtigen Bayern, der sich selbst Barde Sined nannte. Johann Gottfried Herder hatte schon beim Erscheinen des ersten Bandes moniert, durch Denis' Übersetzung in das klassische Versmaß des Hexameters verliere die Dichtung den Bardenton ihres Gesanges, der in der ›rauhen Kürze‹ und ›starken Erhabenheit‹ liege. 1771 übersetzte Goethe die *Gesänge von Selma*. Der 1772 gegründete ›Göttinger Hainbund‹ trieb den Bardenkult, von *Ossian* und der *Edda* inspiriert, auf die Spitze. 1773 veröffentlichte Herder in der Sammlung *Von deutscher Art und Kunst* den *Auszug aus einem Briefwechsel über Ossian und die Lieder alter Völker*. Für ihn sind die *Ossian*-Dichtungen Urpoesie – Lieder eines ungebildeten Volkes, das noch keinen Kulturzwang kennt, weder Schrift noch Buch, dafür die sinnfälligeren natürlichen Kunstformen Tanz, Melodie, Reim und Sinnlichkeit der Bilder um so ausgeprägter. Aus ihnen spricht der Geist der Natur. Im Jahre 1771 waren die englischen Naturforscher Banks, Permant und Troil als erste in die Basaltgrotte im Südwesten der Hebrideninsel Staffa eingedrungen, die der Sage nach als Palast des Fingal gilt und deshalb ›Fingalshöhle‹ genannt wird. 1780 beschrieb C. C. L. Hirschfeld in seiner *Theorie der Gartenkunst* die Höhle als »vermuthlich die prächtigste, die je von einem Reisenden beschrieben ward (...)« 1806 erschien schließlich des Grafen Stolberg kongeniale Übersetzung. Zur Chronologie siehe Kat. Hamburg (zit. Anm. 4), S. 11ff.

8 Stern der dämmernden Nacht,/schön funkelst du im Westen/hebst dein strahlend Haupt aus deiner Wolke,/wandelst stattlich deinen/Hügel hin./Wornach [sic!] blickst du auf die Heide?/Die stürmenden Winde haben sich gelegt;/von ferne kommt des Gießbachs Murmeln;/rauschende Wellen spielen am Felsen ferne;/das Gesumme der Abendfliegen/schwärmt über's Feld./Wornach siehst

du, schönes Licht?/Aber du lächelst und gehst;/freudig umgeben dich die Wellen,/und baden dein liebliches Haar./Lebe wohl, ruhiger Strahl!/Erscheine, du herrliches Licht/von Ossian's Seele!

9 James Macpherson, Die Gesänge von Selma, Übersetzung von Friedrich Leopold Graf zu Stolberg 1806, zit. nach Kat. Hamburg (zit. Anm. 4), S. 6.

10 Asmus Jakob Carstens, *Ossian und Alpin,* 1788, schwarze Kreide und Bleistift auf braungrauem Papier, 39,7 × 30,7 cm, Weimar, Nationale Forschungs- und Gedenkstätten; Kat. Hamburg (zit. Anm. 4), Kat. Nr. 15; ders., *Fingals Kampf mit dem Geist von Loda,* 1796, Öl/Lwd., 78,5 × 100,5 cm, Kopenhagen, Statens Museum for Kunst; Kat. Hamburg (zit. Anm. 4), Kat. Nr. 16. So ein veritables Gemälde ist selten in Carstens' Œeuvre, das vorwiegend aus Zeichnungen besteht. Das Bild zeigt Fingal im Kampf mit dem Geist von Loda, einem riesenhaften Elementargeist, der sich im Lauf des Kampfes auflöst und schreiend mit dem Wind in die Luft fährt. Joseph Anton Koch, Zeichnungen zu Ossian, um 1800–03, Federzeichnungen über Blei, jeweils ca. 24 × 19 cm, Kopenhagen, Thorvaldsens Museum; Kat. Hamburg (zit. Anm. 4), Kat. Nrn. 20–47.

11 Vgl. Stafford (zit. Anm. 1), S. 77ff.: »The Death of Oscur«.

12 Vgl. ebenda, S. 113ff.: »The Highland Tours«. Gelegentlich ist behauptet worden, Macpherson habe sich unrechtmäßig bereichert, indem er die ausgeliehenen Manuskripte nicht den Eigentümern zurückgab. Vermutlich hat er sie dadurch gerettet, denn die alten Schotten, denen er sie abgenommen hatte, gehörten zumeist der letzten Generation an, die Gälisch soweit beherrschte, daß sie ein Empfinden für den Wert der alten Bücher besaß. Macpherson hat die von ihm verwahrten Manuskripte testamentarisch der Universität Edinburgh vermacht. Sie befinden sich heute v. a. in der National Library of Scotland, Edinburgh, und in der Royal Irish Academy, Dublin. Ein ausführliches Verzeichnis der Standorte findet sich bei Stafford (zit. Anm. 1), S. 184.

13 Siehe dazu: Samuel Johnson, A Journey to the Western Islands of Scotland, London 1775; Neuaufl. Oxford 1985, S. 98.

14 Vgl. Stafford (zit. Anm. 1), S. 163ff.: »The Response to *Ossian*«. Macpherson war übrigens kein ›armer Shatterton‹. Die Angriffe auf den *Ossian* haben ihm auf Dauer kaum geschadet. Er tat taktisch das beste, was er tun konnte, indem er sie weitgehend ignorierte. Der Erfolg des *Ossian* hatte ihn zum wohlhabenden Mann gemacht. Er zog nach London, hatte einen Sitz im Unterhaus, besaß u. a. ein Stadthaus in Westminster, hatte viele Freunde, eine Reihe von Geliebten und vier uneheliche Kinder. Von Sir Joshua Reynolds ließ er sich porträtieren. Den Sommer verbrachte er regelmäßig in Belleville, einem eleganten georgianischen Landsitz im schottischen Hochland, wo er 1796 starb.

15 John Sell Cotman schuf 1803 das eindrucksvolle Aquarell einer ossianischen Landschaft in Grisailletönen: *Thema aus Ossian,* 21,2 × 31,4 cm, London, British Museum; Kat. Hamburg (zit. Anm. 4), Kat. Nr. 1. Den einzigen schottischen Beitrag liefern die Zeichnungen und Radierungen von Alexander Runciman aus den 1770er Jahren, Edinburgh, National Gallery of Scotland; Kat. Hamburg (zit. Anm. 4), Kat. Nrn. 3–6. Zum britischen Beitrag zählt der Hamburger Katalog außerdem Angelica Kauffmanns *Trenmor und Inibaca,* 1772, Öl/Lwd., 128 × 103,5 cm, Coldstream, Sir Alec Douglas-Home; Kat. Hamburg (zit. Anm. 4), Kat. Nr. 2.

16 Von Gérards Gemälde gab es vier Fassungen, von denen zwei verschollen sind. Siehe dazu: Kat. Hamburg (zit. Anm. 4), S. 103. Neben dem erwähnten ist von Gérard erhalten: *Ossian am Ufer des Lora* ..., Öl/Lwd., 180 × 198 cm, Malmaison, Musée national; Kat. Hamburg (zit. Anm. 4), Kat. Nr. 84.

17 Vgl. Anm. 6, bes. S. 22/23.

18 Ossian, fils de Fingal, barde du troisième Siècle. Poésies galliques traduites sur l'anglais de M. Macpherson par M. Le Tourneur, 2 Bde., Paris 1776/77.

19 Ossian, Barde du Troisième Siècle, Poésies Galliques En Vers Français, Paris 1801 (weitere Auflagen 1804, 1818 und 1827).

20 Vgl. Stafford (zit. Anm. 1), S. 61ff.: »The Highlander«.

21 Als das Gemälde 1802 im Salon ausgestellt wurde, fand es nicht den vom Künstler erhofften Erfolg. Auch Bonaparte begegnete ihm (möglicherweise von der unterschwelligen Aussage peinlich berührt) nicht mit dem Überschwang, den Girodet in sein Bild investiert hatte, es wurde sogar vor Schluß der Ausstellung zurückgezogen. Siehe dazu: Kat. Hamburg (zit. Anm. 4), S. 111. Girodet empfand die Behandlung seines Gemäldes als eine solche Kränkung, daß er – vom glühenden Napoleonverehrer zum ebenso glühenden Napoleonhasser konvertiert – eine Persiflage auf sein eigenes Bild schuf: *Die Schatten französischer Helden* ..., Öl/Holz, 34 × 29 cm, Paris, Musée du Louvre; Kat. Hamburg (zit. Anm. 4), Kat. Nr. 89.

22 Vgl. Kat. Hamburg (zit. Anm. 4), S. 111.

23 Ebenda, S. 110.

24 Vgl. ebenda, S. 103.

25 Ebenda, S. 103: »Keine Quelle gibt uns Aufschluß darüber, zu welchem Zeitpunkt das Bild in Malmaison angebracht wurde. Es wird weder im Inventar der Sammlung von Joséphine aus dem Jahre 1811 angeführt (Lescure 1867) noch in ihrem Nachlaßinventar (Grandjean 1964). Jedenfalls ist es verschwunden.«

26 Siehe ebenda, Nr. 111.

27 Vgl. Anm. 9.

28 Zit. nach Kat. Hamburg (zit. Anm. 4), S. 127. Der Hamburger *Ossian*-Katalog zitiert zu dem Ingres-Bild außerdem eine Passage aus dem Gesang *Der Krieg von Inisthona* (Stolberg, Bd. 1, S. 217–218): »Und es soll euch Ruhm auch werden einst, des gewässerten Morvens Söhne! Mein Geist wird oft von Gesang erleuchtet, ich bin wohl eingedenk der Freund' und der Jugend Zeit! Schon senkt sich herab der Schlaf in der Harfe Ton, schon steigen hold die Träume mir auf! Der Barde der Vorzeit hält Gespräch mit seinen Vätern, Gespräch mit der Vorzeit Häuptern. Entfernt euch, Söhne der Jagd, o entfernt euch weit von mir, verscheucht den Traum von Ossian nicht.«

29 Zit. nach Kat. Hamburg (zit. Anm. 4), S. 127 (*Fingal,* 4. Gesang, Stolberg, Bd. 2, S. 83).

30 Hugh Blair, A Critical Dissertation on the Poems of Ossian, the Son of Fingal, London 1763; vgl. dazu auch: Daniel Ternois, Zur Wirkung der Gedichte Ossians, in: Kat. Hamburg (zit. Anm. 4), S. 37–41, bes. S. 38.

31 Ternois, zit. nach Kat. Hamburg (zit. Anm. 4), S. 38.

II.2 Nacht und Nebel – Der Einschlag des Nordens

Caspar David Friedrichs Gemälde *Der Mönch am Meer* (Ft. 9) ist, wenn auch auf ganz andere Weise, ebenso ein Jahrhundertbild wie Davids *Tod des Marat* (Ft. 3). Stärker noch als letzteres wirkt es über das eigene Jahrhundert, an dessen Beginn es geschaffen wurde, hinaus und auf das unsere ein. Seit der Wiederentdeckung Friedrichs auf der von der Berliner Nationalgalerie unter der Leitung Hugo von Tschudis veranstalteten ›Jahrhundertausstellung‹ 1906 hat es die Gemüter der Menschen unseres Jahrhunderts noch eindringlicher ergriffen als die des vorigen, und die Faszination, die von dem Bild ausgeht, nimmt nicht etwa ab, sondern ist eher noch im Wachsen begriffen.[1] Das Gemälde ist das Altarbild des modernen Menschen. Warum, das wird noch zu erörtern sein.

Auf der Berliner Akademie-Ausstellung des Jahres 1810 wurde das Bild erstmals der Öffentlichkeit vorgestellt. Seither ist seine Betrachtung eng mit der Rezension verknüpft, die ihm Heinrich von Kleist mit auf den Weg gegeben hat. Kleists in den *Berliner Abendblättern* veröffentlichte Bildbetrachtung, *Empfindungen vor Friedrichs Seelandschaft,* die zur Ausstellung erschien, ist ein unübertroffenes Meisterwerk aus der Frühzeit der deutschen Kunstkritik. Sie ist zum Patenbrief des Bildes geworden, und wegen ihrer großen Bedeutung soll sie an dieser Stelle zitiert werden: »Herrlich ist es, in einer unendlichen Einsamkeit am Meeresufer, unter trübem Himmel, auf eine unbegränzte [sic!] Wasserwüste, hinauszuschauen. Dazu gehört gleichwohl, daß man dahin gegangen sei, daß man zurück muß, daß man hinüber mögte, daß man es nicht kann, daß man Alles zum Leben vermißt, und die Stimme des Lebens dennoch im Rauschen der Fluth, im Wehen der Luft, im Ziehen der Wolken, dem einsamen Geschrei der Vögel, vernimmt. Dazu gehört ein Anspruch, den das Herz macht, und ein Abbruch, um mich so auszudrücken, den Einem die Natur thut. Dies aber ist vor dem Bilde unmöglich, und das, was ich in dem Bilde selbst finden sollte, fand ich erst zwischen mir unddem Bilde, nehmlich [sic!] einen Anspruch, den mein Herz an das Bild machte, und einen Abbruch, den mir das Bild that; und so ward ich selbst der Kapuziner, das Bild ward die Düne, das aber, wo hinaus ich mit Sehnsucht blicken sollte, die See, fehlte ganz. Nichts kann trauriger und unbehaglicher sein, als diese Stellung in der Welt: der einzige Lebensfunke im weiten Reiche des Todes, der einsame Mittelpunct im einsamen Kreis. Das Bild liegt, mit seinen zwei oder drei geheimnißvollen Gegenständen, wie die Apokalypse da, als ob es Youngs *Nachtgedanken* hätte, und da es, in seiner Einförmigkeit und Uferlosigkeit, nichts, als den Rahm [sic!], zum Vordergrund hat, so ist es, wenn man es betrachtet, als ob einem die Augenlieder [sic!] weggeschnitten wären.«[2]

Kleists Gedankengang vor dem Gemälde enthält eine scheinbare Diskrepanz. »Herrlich ist es«, so beginnt er, »in einer unendlichen Einsamkeit am Meeresufer, unter trübem Himmel, auf eine unbegränzte Wasserwüste, hinauszuschauen«, um dem weiter unten entgegenzuhalten: »Nichts kann trauriger und unbehaglicher sein, als diese Stellung in der Welt (...)«. »Herrlich ist es« und »Nichts kann trauriger sein« – das Selbstgefühl der melancholischen Inversion; zwischen beiden Polen spannt sich der Horizont der Empfindungen, die das Bild in uns zum Anklingen bringt. Denn »das, was ich in dem Bilde selbst finden sollte, fand ich erst zwischen mir und dem Bilde (...)«. Die Wirkungskraft des Gemäldes beruht eben darauf, daß der Künstler ohne alle Umschweife und so unvermittelt, wie das bis dahin nie der Fall gewesen war, unseren Empfindungshaushalt in seinen stillen Tiefen aufwühlt.

Das Gemälde wird uns noch beschäftigen. Vorläufig sei des weiteren hervorgehoben, daß der Rezensent dem Bild unterstellt, es liege da, »als ob es Youngs *Nachtgedanken* hätte«. Da ist er wieder, der Engländer mit seinen *Nachtgedanken*. Die Nacht wird dem Bild damit von der Seelenlage her unterschoben – eine Nachtstimmung am Tage. Die abgewandte Seite des Tages nahm die Gemüter der Zeitgenossen zusehends gefangen. 1808, zwei Jahre vor der Ausstellung von Friedrichs *Mönch am Meer*, hatte Gotthilf Heinrich von Schubert seine *Ansichten von der Nachtseite der Naturwissenschaft* veröffentlicht.[3] Das Buch erregte sofort großes Aufsehen; so gehörte es etwa zur Lieblingslektüre E. T. A. Hoffmanns, der 1817 eine seiner Erzählsammlungen unter dem Titel *Nachtstücke* herausgab. Schubert hat Friedrichs Malerei in seinem Buch ein ausführliches Kapitel gewidmet.

Auch mit dem *Ossian*-Stoff wurde Caspar David Friedrich in Verbindung gebracht. Obwohl er in seinen Landschaften niemals, auch nicht andeutungsweise, auf die Sagengestalten des gälischen Barden Bezug genommen hat, galt er als einer der führenden Ossianisten in der Malerei, und zwar allein wegen des Stimmungsgehalts seiner Bilder.[4] Was ist das aber, die ossianische Stimmung? Ist es das, was bei Abzug der Heldenensembles an Gemütsklima, sozusagen als Nettogehalt der Bildwirkung, übrigbleibt?

August Wilhelm von Schlegel hat dazu in einem Schreiben, das er 1805 aus Rom an Goethe sandte, sehr schön Auskunft gegeben: »Ein verwandtes Streben zeigte sich in den Arbeiten eines Engländers, Wallis, des einzigen in Rom lebenden Künstlers von dieser Nation, da die politischen Verhältnisse für sie, als Fremde, den Aufenthalt dort bedenklich machen; Wallis aber hat sich ganz in Rom niedergelassen. Besonders haben mir einige Ossianische Landschaften von ihm in der Sammlung Mylord Bristol's gefallen: der nordische Nebelhimmel und ein wildes Jägerland schien mir darin treffend für den Dichter bezeichnet. Vielleicht sollte man nach dem Ossian garnicht anders malen als so, denn zu eigentlichen historischen Gemälden haben seine Darstellungen nicht Haltung genug. Auch wiegt ja dieser Dichter die, welche ihn lieben, in eine schwebende Träumerei, etwa wie eine Mondschein-Landschaft.«[5] Das ist die lupenreine Definition einer ossianischen Stimmung: Der ›nordische Nebelhimmel‹, das wilde ›Jägerland‹ und der Mondschein sind ihre Ingredienzen. Sie liefern der Landschaft die Grundausstattung ihrer romantischen Stimmung, denn nichts anderes ist der Effekt einer ›schwebenden Träumerei‹. Der Begriff des Ossianischen ist deshalb dem des Romantischen synonym. Er ist eine vorweggenommene Umschreibung des Stilbegriffs Romantik, bevor dieser selbst sich im Sprachgebrauch durchgesetzt hatte.

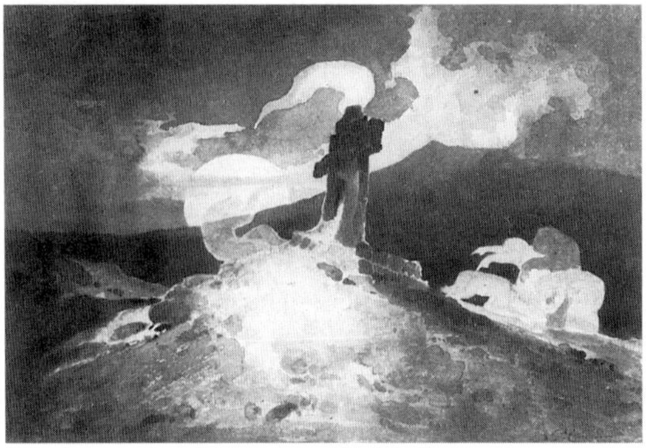

John Sell Cotman, Thema aus *Ossian*, 23. März 1803. Aquarell (chinesische Tusche) über Blei, 21,2 × 31,4 cm, London, British Museum

Gefragt, in welche Himmelsrichtung der Kapuziner in Friedrichs Gemälde sich wohl bewegt, wird vermutlich jeder sogleich antworten: nach Norden, obwohl das Bild selbst darüber explizit nichts mitteilt. Nichtsdestoweniger ist die Antwort unausgesprochen im Bild enthalten; sie liegt an der Schwelle zwischen dem Bewußten und dem Unterbewußten des Bildes: Der dunkle Ozean, der stürmisch bewölkte Himmel, die in fahles Licht getauchte Atmosphäre suggerieren die am Rande eines nördlichen Meeres nach Norden zu gelegene Küste – das Bild ist ›genordet‹. Der Norden zieht in die Landschaftsmalerei ein und bietet sich der Romantik als eine Weltgegend an, in die sie jetzt einzieht, von der sie Besitz ergreift.

Ein kleines, 1803 entstandenes Aquarell des Schotten John Sell Cotman, eine Grisaille, ausgeführt mit chinesischer Tusche, ist das Urbild einer ossianischen Landschaft. Auf der Höhe eines mondbeglänzten Hügels im Vordergrund erhebt sich schwarz ein ungefüges Steinkreuz. Hinter der dunklen Silhouette der Hügelkette am Horizont ist die weiße Scheibe des Mondes zu drei Vierteln hervorgetreten. Helle Wolkenstreifen ziehen sich, als seien sie von seinem Licht entsandt, vor der Mondscheibe hin – Nebelgebilde; nur wer ganz genau hinsieht, findet heraus, daß es sich nicht bloß um Wasserdampf, sondern um geisterhaft durchscheinende Wesen handelt, die das Steinkreuz auf dem Grabhügel umwallen und ehrfürchtig davor niederknien. Auch in den besprochenen *Ossian*-Gemälden von Gérard und Ingres brauen die Nebel, auch sie sind in Mondlicht getaucht. In Cotmans Aquarell haben die Hauptdarsteller schon längst den Ort verlassen, und nur ein paar aus dem Dunst geborene flüchtige Gespenster sind übriggeblieben. Sie könnten genausogut natürliche Bestandteile der Landschaft selbst sein, in die der Betrachter so, als folge er den Wolken am Himmel mit träumerischem Blick, seine Gestaltassoziationen hineinprojiziert.

Die von Schlegel genannten Kriterien zur Charakterisierung der ossianischen Stimmung treffen auf Cotmans Aquarell mustergültig zu; eine nordische Landschaft ist das, ein Mondscheinbild, ein Nachtstück. Der Nebel sorgt ebenso wie der Mondschein für die Diffundierung des Lichts. Beide, der Nebel wie auch der Mondschein, sind die hauptsächlichen Bindemittel der romantischen Landschaft, der Nebel auch tagsüber, er dämpft den Tag. Beide mildern die Eigenwertigkeit der Lokalfarben ab und sorgen für ein farbiges Unisono, einen einheitlichen mittleren Farbklang, der sich wie ein zarter Schleier über das Bild legt und so jene ›schwebende‹ Stimmung hervorruft, die die Gedanken schweifen läßt und zum Träumen veranlaßt. Das Nachtgestirn macht von nun an dem Taggestirn die Herrschaft streitig. Für die Dominanz des Mondlichts in der Landschaft gibt es in der Malerei des 19. Jahrhunderts zahllose Beispiele, die prominentesten finden sich im Œuvre Caspar David Friedrichs. Wohl jeder kennt die beiden Gemälde *Zwei Männer in Betrachtung des Mondes* und *Mondaufgang am Meer*[6], die Schlegels Gutachten »eine schwebende Träumerei, etwa wie eine Mondschein-Landschaft« ideal bestätigen.

Das ist der Einschlag des Nordens. Indem er seine Ansprüche geltend macht, wendet er sich gegen die Konventionen des Klassizismus. Das ist eine revolutionäre Tat. Sie geschieht nicht etwa aus intellektuellem Kalkül – das muß man sich immer wieder vorhalten, um nicht der Gefahr der kunsthistorischen Fehlinterpretation zu unterliegen (Kunsthistoriker sind geneigt zu vergessen, daß Künstler keine Kunsthistoriker sind) –, sondern aus künstlerischer Intuition. Indem er fast alles, was das Wesen des Bildes ausmacht, der klassizistischen Auffassung widersprechend behandelt, führt der Einschlag des Nordens zu einem dem Klassizismus entgegengesetzten Landschaftsentwurf. Darin bekundet sich seine Radikalität, denn gerade auf der allseitigen Anerkennung eines etablierten Regelsystems war die Landschaftsmalerei bis dahin aufgebaut. Daß die revolutionäre Neuerung gerade auf dem Gebiet der Landschaftsmalerei vonstatten ging, ist nicht verwunderlich, denn die Landschaft ist in ihrer metaphorischen Doppeldeutigkeit der Bühnenraum für die Konvergenz des menschlichen Natur- und Sich-selbst-Erlebens, des Erlebens seiner selbst in der Natur wie des Erlebens der Natur in sich selbst, der Konvergenz mithin zwischen innen und außen, deren sichtbarer Spiegel die Malerei ist.

Die klassizistische Landschaftsmalerei hat einen langen Vorlauf. Ihr königliches Herkunftsland ist Frankreich, ihre Wurzeln reichen ins 17. Jahrhundert, ihre verehrten Erzväter sind Nicolas Poussin (1594–1665) und Claude Lorrain (1600–1682). Die deutsche klassizistische Landschaftsmalerei des 18. und frühen 19. Jahrhunderts, von Jacob Philipp Hackert bis Johann Christian Reinhart, ist ohne diese Vorbilder nicht zu denken. Um den Kontrast zwischen der Tradition des Klassizismus und dem Einschlag des Nordens so deutlich wie möglich herauszuarbeiten, eignet sich die Gegenüberstellung von Beispielen. Poussin ist der größere Pathetiker der beiden Ur-Klassizisten, Claude Lorrain der feinere Lyriker; während bei Poussin die Figureninszenierung von der Landschaft hinterfangen wird, gliedert sich bei Lorrain die Figur in die Landschaft ein – er ist der ausgeprägtere Landschafter. Deshalb wollen wir eines seiner Gemälde dem Friedrichs gegenüberstellen, und Cotmans Aquarell soll Friedrichs Gemälde dabei assistieren. Welches von Lorrains Gemälden dazu dient, ist an sich gleichgültig, da sie alle von der gleichen Gelassenheit eines gesitteten Gemüts getragen sind. Entscheiden wir uns, um Friedrich ein wenig entgegenzukommen, für die Landschaft mit der *Verstoßung der Hagar,* ein mit nur wenigen Staffagefiguren bevölkertes Gemälde

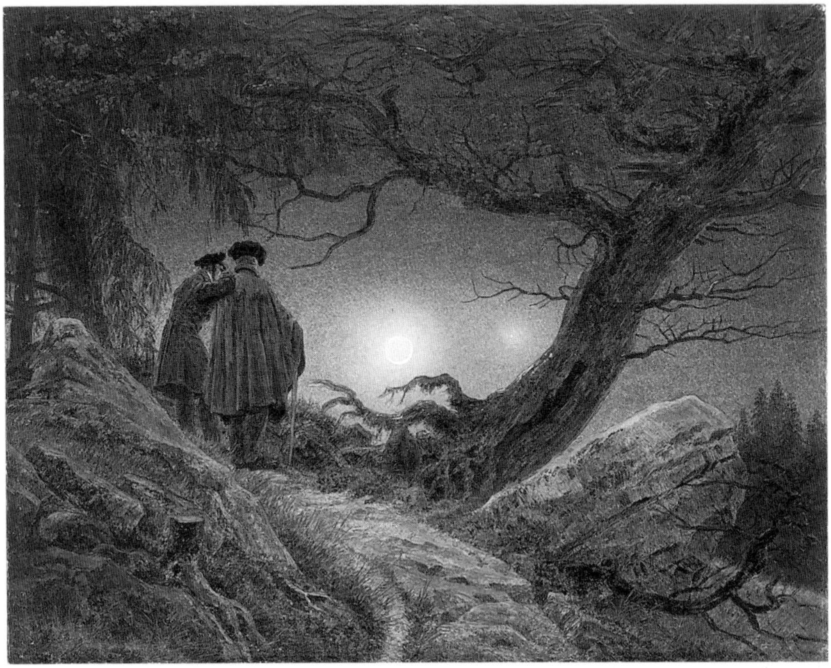

Caspar David Friedrich, *Zwei Männer in Betrachtung des Mondes,* 1819/20. Öl/Lwd., 35 × 44 cm, Dresden, Staatliche Kunstsammlungen, Gemäldegalerie Neue Meister

des Meisters. Beim Vergleich der Bildauffassungen fallen die Kontraste auf. Es sind, um einige der wichtigsten aufzuzählen:

Heller Tag/Nacht und Nebel
Sonne/Mond
Die Sonne ist in fast allen Gemälden Lorrains direkt zu sehen. Meist befindet sie sich, ob sie nun auf- oder untergeht, den Morgen oder den Nachmittag anzeigt, in der Nähe des Bildzentrums, etwa dort, wo in Friedrichs Nachtbildern der Mond steht. Die Sonne leuchtet den gesamten Bildraum so gleichmäßig aus, daß kein erzählerisches Detail in den Bildern Lorrains ungeklärt bleibt. Die Schatten werden vom Zentrum aus zu den Rändern hin geworfen, d. h., sie werden so weit wie möglich reduziert und dienen ihrerseits sowohl zur profilierenden Definition der einzelnen Gestalten wie auch der Bildgliederung im ganzen.

Trennung/Verschleifung
Während die Farbgliederung Lorrains heterochrom ist, ist diejenige Friedrichs homochrom. Selbst in einer Morgenlandschaft wie der *Verstoßung der Hagar,* in der die Farbgebung ganz auf die milde, kühle Harmonie von gelben, grünen, blauen und grauen Tönen abgestimmt ist, sind die Lokalfarben zur Bestimmung der Bildgegenstände deutlich voneinander abgehoben. In

Friedrichs *Mönch am Meer* (Ft. 9) schließen sich die Farbtöne in ihrer Differenziertheit zu einem einzigen großen Gesamtklang, dessen Mittelwert ein atmosphärisches Grau ist. Auch kommt es nicht von ungefähr, daß Cotman für sein Nachtbild auf Farbe verzichtet und sich für die Nuancierung des Schwarzweiß in den fließenden Übergängen von allen Spielarten des Graus entschlossen hat.

Gliederung / Weite
Der Farbgliederung entspricht in Lorrains Gemälde die kompositorische Gliederung. Sie gehorcht festgelegten Regeln und ist ganz auf Maß, Mäßigung, Moderato, Temperierung und Gemessenheit angelegt. Sie folgt dem Ideal einer gemäßigten, ausgeglichenen, unaufgeregten Stimmung. Extreme werden verabscheut; alles ist darauf angelegt, Gegensätze auszugleichen und miteinander in Harmonie zu vereinen. Die Stimmung ist idyllisch und arkadisch-gelassen; der Mensch ist vollkommen in die Natur eingebunden, er befindet sich mit der Natur im Einklang. In Friedrichs Gemälde dagegen tritt der Mensch der Natur gegenüber. Ihre Aufgewühltheit spiegelt die Aufgewühltheit wider, die der Mensch in seinem Innern verschließt. Die Gattung, der Lorrains Gemälde angehört, wird ›Heroische Landschaft‹ genannt, nicht etwa, weil die Stimmung heroisch wäre, ganz und gar nicht, sondern weil ihre Figurenstaffage Heldinnen und Helden aus den Erzählungen einer mythischen Vergangenheit der Menschheit zeigt – sei es aus dem Alten Testa-

Claude Lorrain, *Die Verstoßung der Hagar,* 1668. Öl/Lwd., 106 × 140 cm, München, Bayerische Staatsgemäldesammlungen, Alte Pinakothek

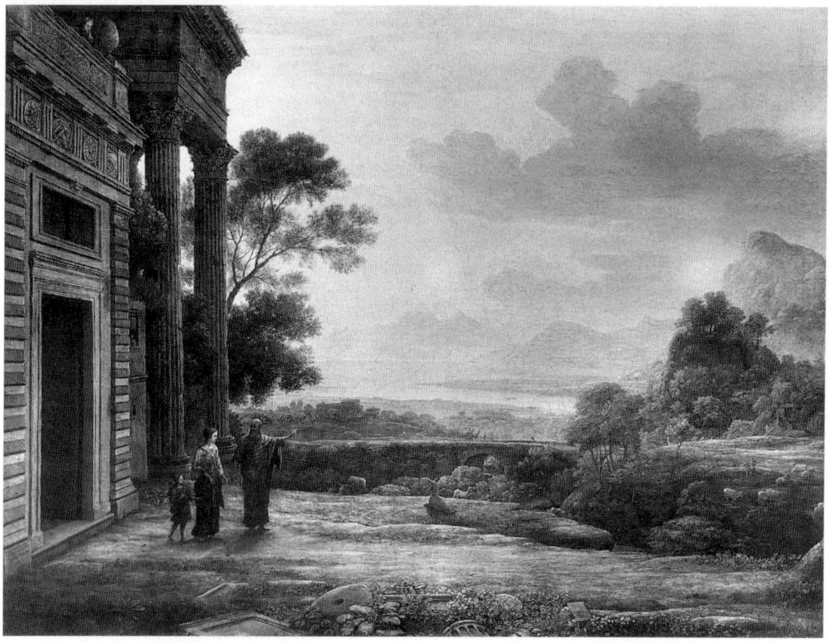

ment, sei es aus dem griechischen und römischen Sagenkreis. Die Kenntnis dieser Szenen gehörte zur Allgemeinbildung der gehobenen Stände, und sie waren sehr beliebt. Hier ist es Hagar, die mit ihrem Sohn vom Vater verstoßen und in die Wüste geschickt wird. Bis dahin ist es offensichtlich noch ein weiter Weg, denn eine Wüste ist in der arkadischen Landschaft auch nicht von ferne zu ahnen, und die deutende Gebärde des Vaters scheint die Tochter eher aufzufordern, nach den Kühen auf der Weide zu schauen. Alle Emotion ist auf das äußerste zurückgenommen. Friedrichs Gemälde als ›heroische Landschaft‹ zu bezeichnen wäre falsch, da es sich nicht mehr auf ein aus der Bibel oder der Sage bekanntes Ereignis bezieht. Es ist voraussetzungslos bei sich selbst. Mit der Gestalt des Kapuziners ist der Begriff der Staffage auf seinen äußersten Rückzugspunkt gebracht, denn die Figur, die der Betrachter in Rückenansicht sieht, damit dieser sich mit ihr identifiziere, ist der Punkt im Bild, an dem sich der Mensch im distanzierten Gegenüber zur übermächtigen Naturgewalt auf sich selbst und seine eigene innere Natur zurückgeworfen sieht. Der Kapuziner ist ein Unbekannter. Wir wissen nicht, woher er gekommen ist, denn es läßt sich keine Quelle nachweisen, die es uns ermöglicht, in ihm eine bestimmte Person zu erkennen. Er ist in seiner Anonymität – auch heute noch – unser imaginärer Zeitgenosse. Das ist nicht nur die äußerste Reduktion der Staffage, sondern die Umwandlung der Staffagefigur in ein Neues, in eine Identifikationsfigur für die Subjektivität des Betrachters.

Während in Claude Lorrains Gemälde alles nach Gliederung strebt, ist in Friedrichs Bild alles auf Weite ausgerichtet. Lorrains Bild ist auf Zähmung und Mäßigung der Natur angelegt. Die Natur erscheint nicht gewaltig, sondern sanft und domestiziert, auf ein menschliches Maß gemildert. Die Hausfassade, Bäume, Sträucher und Berghänge rahmen den Horizont ein, lenken das Auge von den Bildrändern ins Zentrum und erzeugen so den Eindruck von Nähe. Dem steht in Friedrichs Gemälde der Eindruck von unermeßlicher Weite gegenüber. Zwar ist auch seine Komposition gegliedert, aber die Gliederung erschöpft sich in einem einzigen gewaltigen horizontalen Dreiklang, der durch den Widerstand der kleinen, da hineingestellten Menschengestalt akzentuiert und gesteigert wird. Daher die Feststellung Kleists: »(…) so ist es (…), als ob einem die Augenlieder weggeschnitten wären.« Damit ist die Empfindung vor einem Bilderlebnis wiedergegeben, wie es das vorher noch nie gegeben hatte. Das war der entschiedene Gegenwurf zur heroischen Landschaft des Klassizismus; eine wirkliche Revolution in der Landschaftsmalerei.

Süden/Norden

Pflanzen und Tiere veranschaulichen in Claude Lorrains Gemälde die behagliche Geschäftigkeit der Natur; die Flora sorgt für die Wirtlichkeit des Eindrucks. Anders in Friedrichs Bild: Der Rest von Landschaft, der dort dem Auge verblieben ist, zeigt keinerlei Vegetation – kein Baum, kein Strauch, kein Grashalm, nichts wächst. Ebenso verhält es sich mit der Landschaft in Cotmans Aquarell. Die Vegetationslosigkeit ist das Charakteristikum der

Landschaft des Nordens. Der gegliederten Parklandschaft wird eine großartige erhabene Öde entgegengestellt. Die Landschaft des europäischen Südens, jedenfalls so, wie sie in den Bildern vorkommt, die griechische, die italienische, die arkadische Landschaft unter einem ewig blauen Himmel, wurde vom Klassizismus nicht um ihrer selbst willen ins Bild gesetzt; sie diente vielmehr als Folie zur Schilderung von Ereignissen der großen Vergangenheit, die sich, den Zeitgenossen zum Vorbild, den überlieferten Mythen zufolge in ebenjenen südlichen Ländern, der mittelmeerischen Wiege Europas, abgespielt hatten. Die Landschaft unterwarf sich den daraus abgeleiteten Regeln einer langen bildnerischen Erzähltradition. Die Landschaft des Nordens kam darin nicht vor, sie war unbekannt, sie hatte keine Bedeutung, sie war für die geschichtliche und künstlerische Überlieferung nicht vorhanden. Jetzt trat die nordische Landschaft ins Bild, eine grau verhüllte Königin; sie stellte sich der antikisierenden Landschaft des Südens entgegen.

Das war etwas, das es zuvor in der bildenden Kunst Europas nicht gegeben hatte, eine neue Konfrontation. Das Debüt der nordischen Landschaft und ihre Mißachtung des klassizistischen Regelsystems stehen in ursächlichem Zusammenhang. Das ist im Bild der erste Auftritt der Landschaft an sich. Ordnet man aus jedem der festgestellten Gegensatzpaare den jeweiligen Stilbeispielen die entsprechenden Begriffsfolgen zu, so ergibt sich für das klassizistische Landschaftsbild: Tag, Sonne, blauer Himmel, Klarheit, Heterochromie, Gegliedertheit, Nähe, Eingrenzung, Domestizierung, Maß, Regel, Beruhigung, Idylle, kultivierte Vegetation, Staffagelandschaft, Tradition, Süden. Für das neue Landschaftsbild des Nordens ergibt sich: Nacht, Mond, Nebel, Homochromie, Entgliederung, Entgrenzung, Weite, Aufgewühltheit, dramatische Natur, Vegetationslosigkeit, Verkarstung, Öde, Unmaß, Landschaft an sich, Traditionslosigkeit, Norden. Das sind jeweils die Arsenale unterschiedlicher Stimmungsträger. Im ersten Fall wird die Stimmung beruhigt, im zweiten wird sie exaltiert; im ersten appelliert sie an die Moral, im zweiten – ohne konfessionelle Bindungen – an die religiösen Gefühle, im ersten an die gesellschaftliche Gesittung und das gute Benehmen, im zweiten an die Innerlichkeit des allein auf sich gestellten einzelnen.

Nun wird im gegebenen Zusammenhang gern auf den Unterschied zwischen dem Schönen und dem Erhabenen verwiesen, wie ihn Immanuel Kant in seiner *Kritik der Urteilskraft* herausarbeitet.[7] Es empfiehlt sich daher, wieder einmal ausführlicher auf jene Abhandlung einzugehen. Kant greift mit seiner Unterteilung auf den Engländer Edmund Burke zurück, der in seiner sensualistischen Ästhetik zwischen »the Sublime and the Beautiful« differenzierte,[8] wobei er im Vorgriff auf psychologische Theorien des späten 19. Jahrhunderts – etwa Wilhelm Wundts Physiopsychologie und den Empiriokritizismus Ernst Machs und des Wiener Kreises – dem Erhabenen unterstellte, daß es die Verlagerung des Angstgefühls auf die Ebene der Ästhetik sei.

Zuweilen sollte das Selbstverständliche beim Namen genannt werden, damit es nicht aus dem Blickfeld rückt. Deshalb sei ausgesprochen, was sich von selbst versteht, nämlich daß Kants Schönheitsbegriff, wie bei dem Manne nicht anders zu erwarten, platterdings unerotisch ist. Darauf sei nicht nur deshalb hingewiesen, weil sich die ästhetischen Auffassungen im 19. Jahrhundert in diesem grundlegenden Punkt auseinanderdividieren, sondern auch, weil bereits in Winckelmanns Schriften eine ganz andere Haltung durchscheint. Kant indessen gibt den platonischen Körpern hinsichtlich der Schönheit eindeutig den Vorzug vor denen aus Fleisch und Blut, denn: »Alles Interesse verdirbt das Geschmacksurteil und nimmt ihm seine Unparteilichkeit, vornehmlich, wenn es nicht, so wie das Interesse der Vernunft, die Zweckmäßigkeit vor dem Gefühle der Lust voranschickt, sondern sie auf diese gründet; welches letztere allemal im ästhetischen Urteile über etwas, sofern es vergnügt oder schmerzt, geschieht.« Und: »Ein Geschmacksurteil ist also nur sofern rein, als kein bloß empirisches Wohlgefallen dem Bestimmungsgrunde deselben [sic!] beigemischt wird (...)«. Nachdem also das Urteil zur Bestimmung des Schönen von allen Anfechtungen des ›subjektiven Begehrens‹ sorgfältig gereinigt ist, stellt sich heraus: »Geschmack ist das Beurteilungsvermögen eines Gegenstandes oder einer Vorstellungsart durch ein Wohlgefallen, oder Mißfallen, ohne alles Interesse. Der Gegenstand eines solchen Wohlgefallens heißt schön.« Und: »Schön ist das, was ohne Begriff allgemein gefällt.«

Kants Geschmacksurteil ist zweifelsohne pietistisch gefärbt, und jeder, der dies liest, muß sich wohl insgeheim eingestehen, daß der verbleibende Schönheitsgenuß, den Kant anbietet, ein hohles Gefühl hinterläßt; und so bleibt es schließlich zweifelhaft, ob dem Philosophen mit der Konstatierung des Schönen als Objekt des ›interesselosen Wohlgefallens‹ nicht eine hübsche Contradictio in adjecto gelungen ist, denn, folgte man der Aufforderung an das Gemüt, das Schöne der Natur allein »in ruhiger Kontemplation zu genießen«, sähe man sich bemüßigt, sich in einem dafür bereitgestellten Ohrensessel niederzulassen, ohne sich des hintergründigen Eindrucks erwehren zu können, daß die Schönheit, die das Urteil da behaglich genießt, auf die Dauer doch etwas langweilig ist, da ihr die Spannung fehlt – so ähnlich wie beim Betrachten einer ausschließlich mit heroischen Landschaften des Klassizismus gefüllten Galerie.

Im Unterschied zur ›ruhigen Kontemplation über das Schöne‹ fühlt sich das Gemüt, laut Kant, »in der Vorstellung des Erhabenen in der Natur bewegt«. Das Erhabene also sorgt für Aktion und damit für Spannung, denn das Erhabene ›erschüttert‹ das Gemüt. Obwohl er dem Schönen gegenüber dem Erhabenen den Vortritt einräumt, kann sich selbst Kant nicht seiner ›Lust an der Unlust‹ entziehen und läßt seiner Phantasie richtiggehend die Zügel schießen: »Kühne überhangende gleichsam drohende Felsen, am Himmel sich auftürmende Donnerwolken, mit Blitzen und Krachen einherziehend, Vulkane in ihrer ganzen zerstörenden Gewalt, Orkane mit ihrer zurückgelassenen Verwüstung, der grenzenlose Ozean in Empörung gesetzt, ein hoher Wasserfall eines mächtigen Flusses u. dgl. machen unser Vermögen zu widerstehen, in Vergleichung mit ihrer Macht, zur unbedeutenden Kleinigkeit. Aber ihr Anblick wird nur um desto anziehender, je furchtbarer er ist, wenn wir uns nur in Sicherheit befinden[;] und wir nennen diese Gegenstände gern erhaben, weil sie die Seelenstärke über ihr gewöhnliches Mittelmaß er-

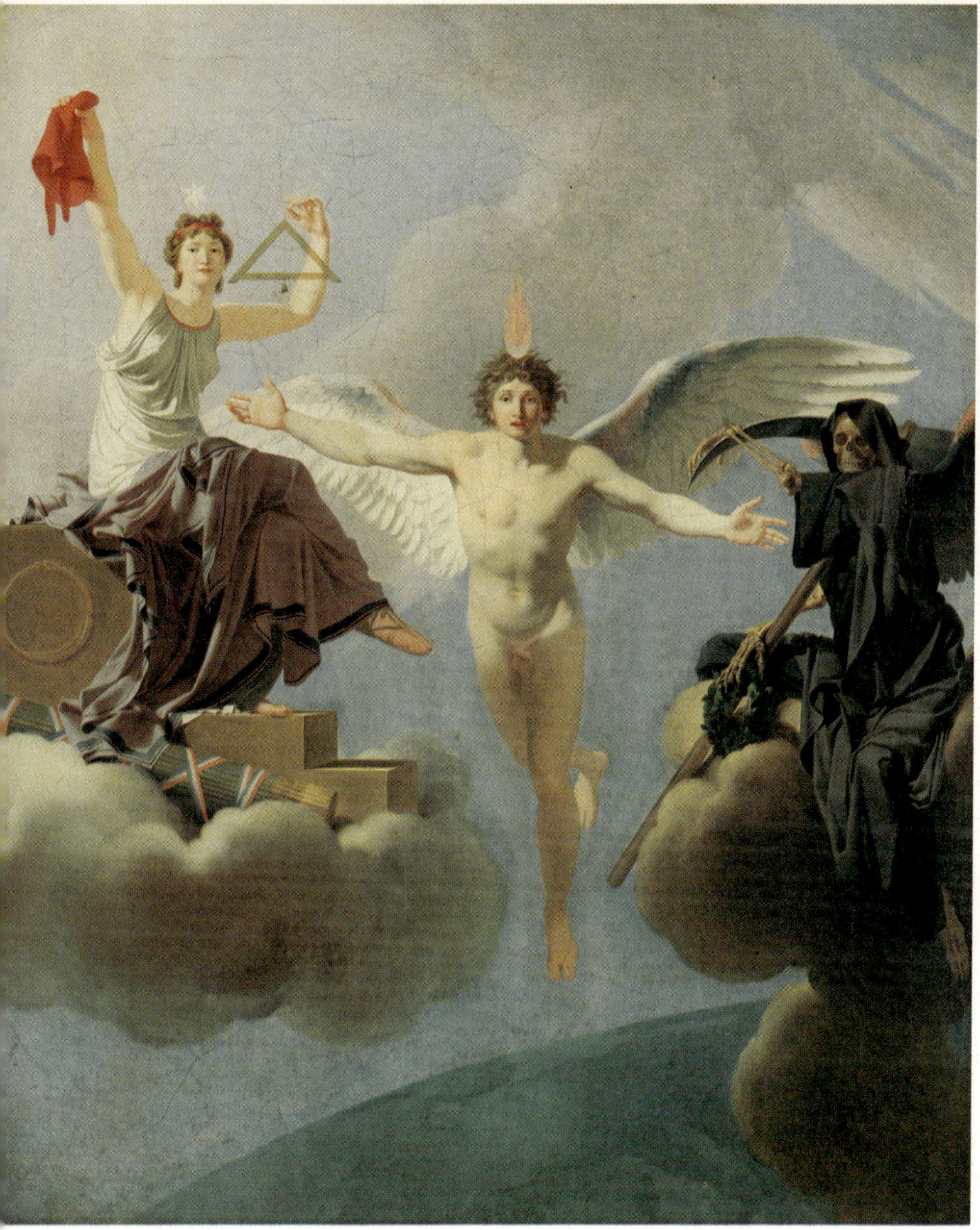

: Jean-Baptiste Regnault, *La Liberté ou la Mort (Freiheit oder Tod)*, 1794. Öl/Lwd., 60 × 49,3 cm,
Hamburger Kunsthalle

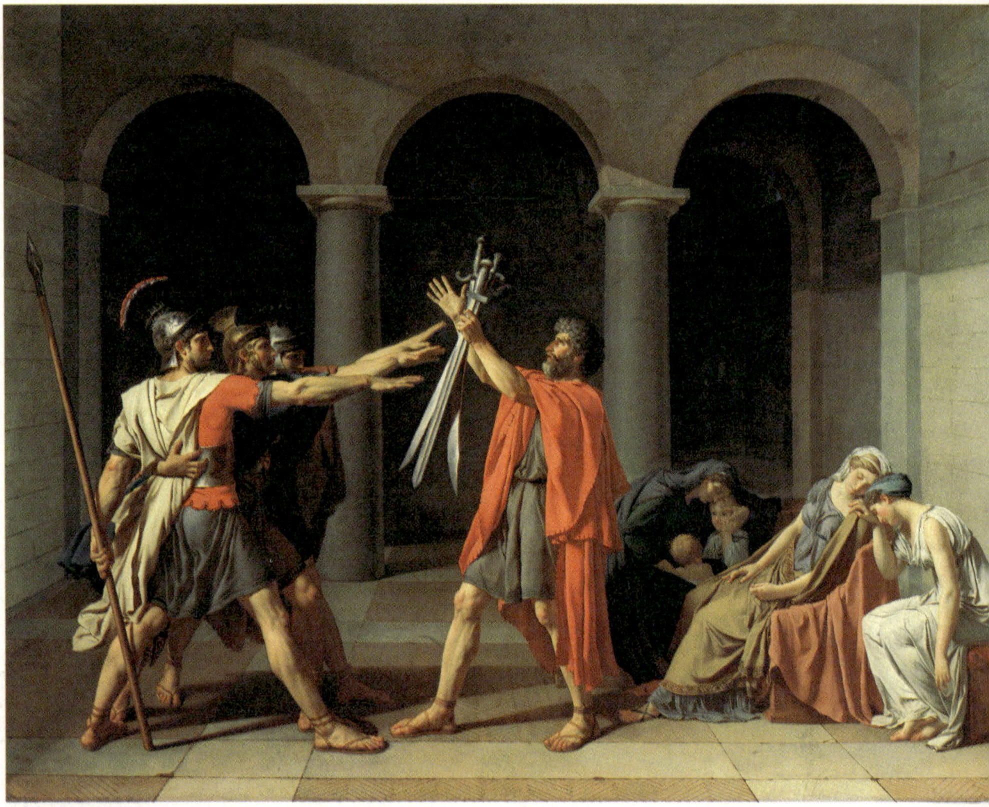

2 Jacques-Louis David, *Der Schwur der Horatier*, 1784. Öl/Lwd., 330 × 425 cm, Paris, Musée du Louvre

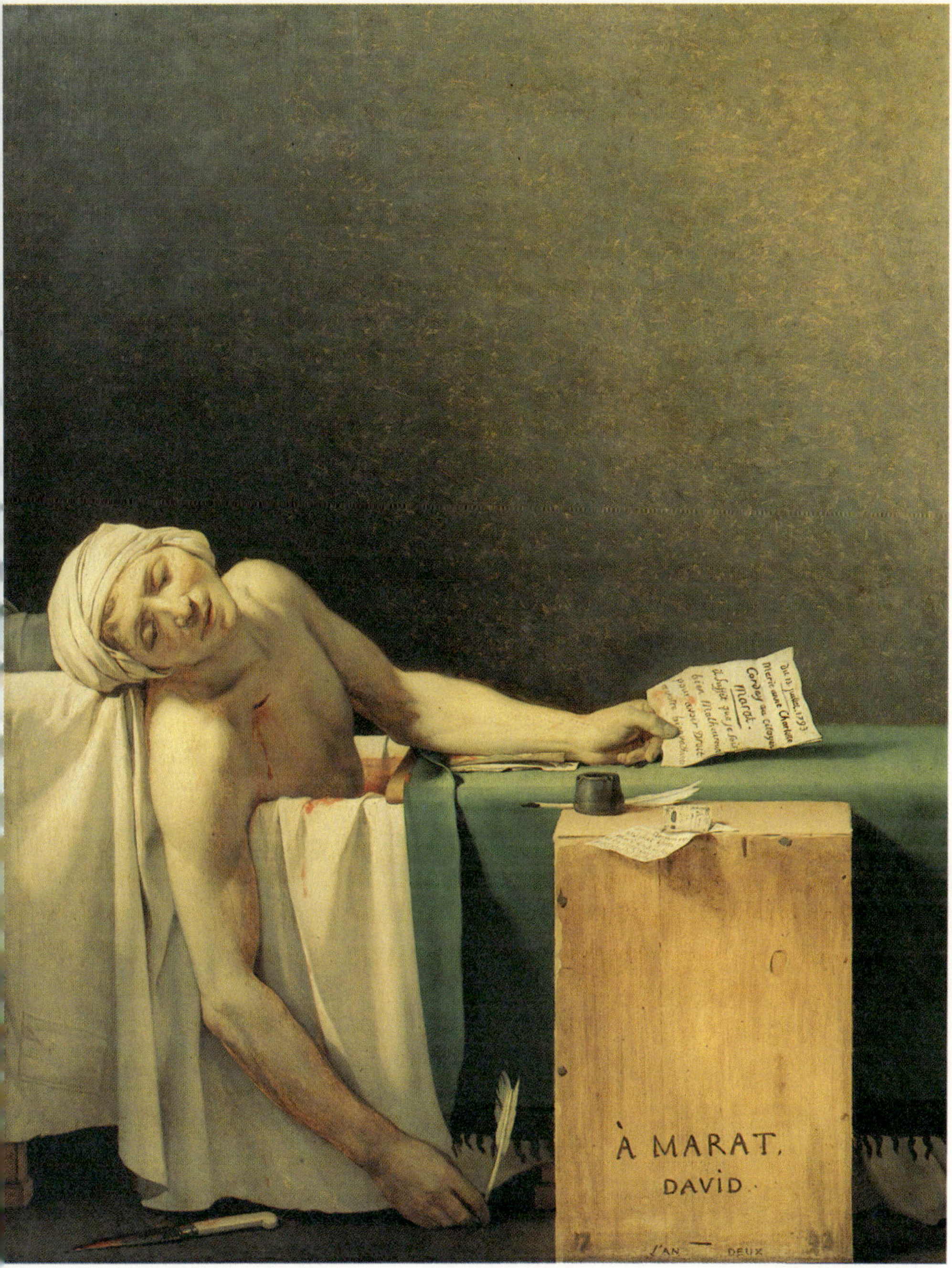

3 Jacques-Louis David, *Tod des Marat (Der ermordete Marat)*, 1793. Öl/Lwd., 165 × 128 cm, Brüssel, Musées Royaux des Beaux-Arts

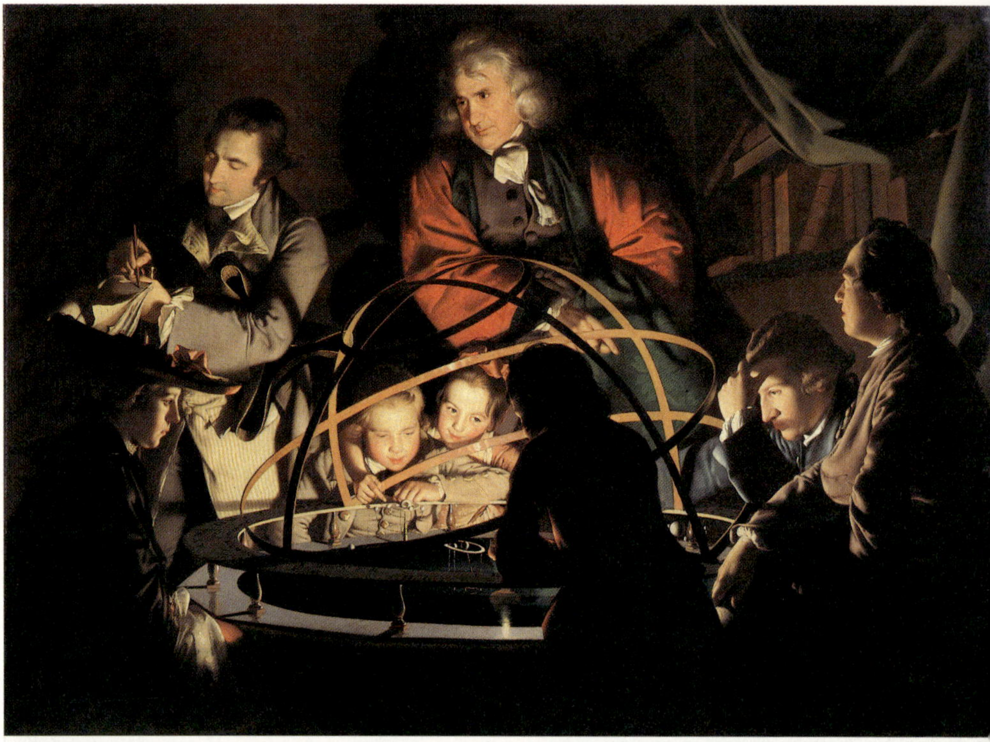

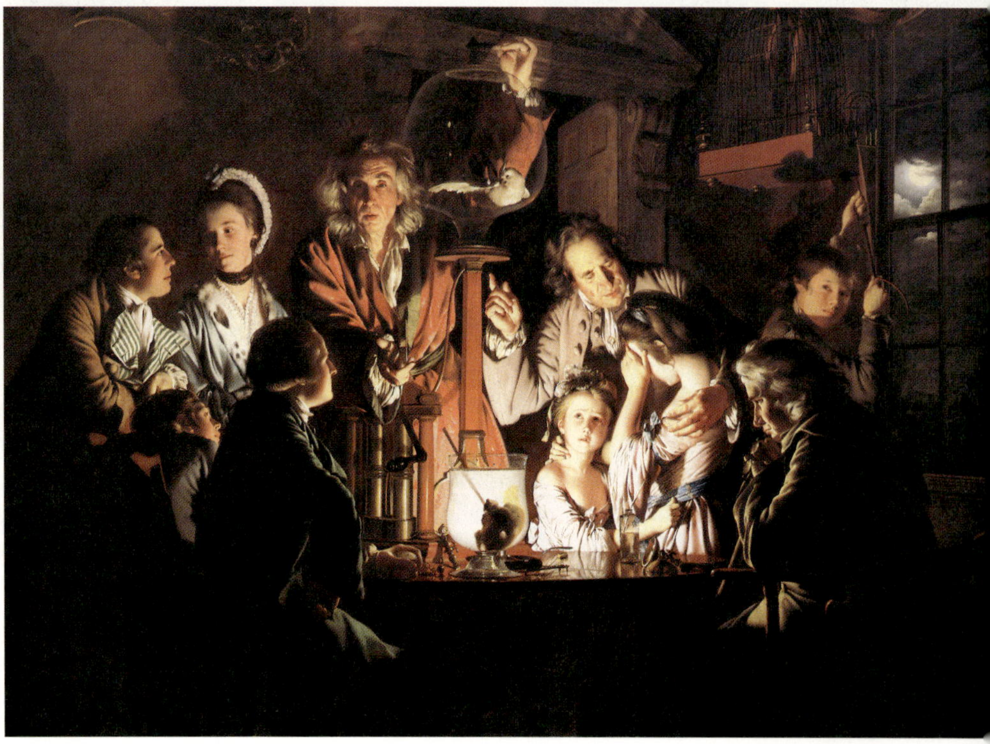

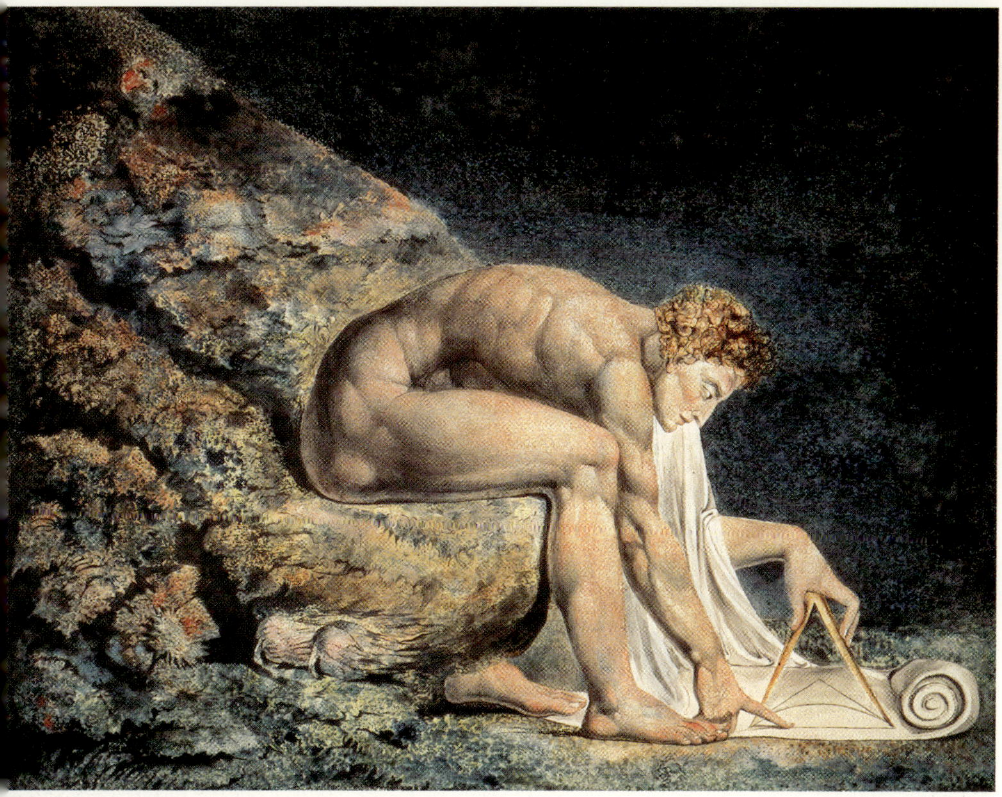

6 William Blake, *Newton*, 1795. Farb-Monotypie, Feder, Aquarell, 46 × 60 cm, London, Tate Gallery

◁ 4 Joseph Wright of Derby, *Die Vorlesung eines Philosophen über das Planetarium*, ausgestellt 1766. Öl/Lwd., 147,3 × 203,2 cm, Derby, Derby Museums & Art Gallery

◁ 5 Joseph Wright of Derby, *Das Experiment mit einem Vogel in der Luftpumpe*, 1768. Öl/Lwd., 182,9 × 243,9 cm, London, National Gallery

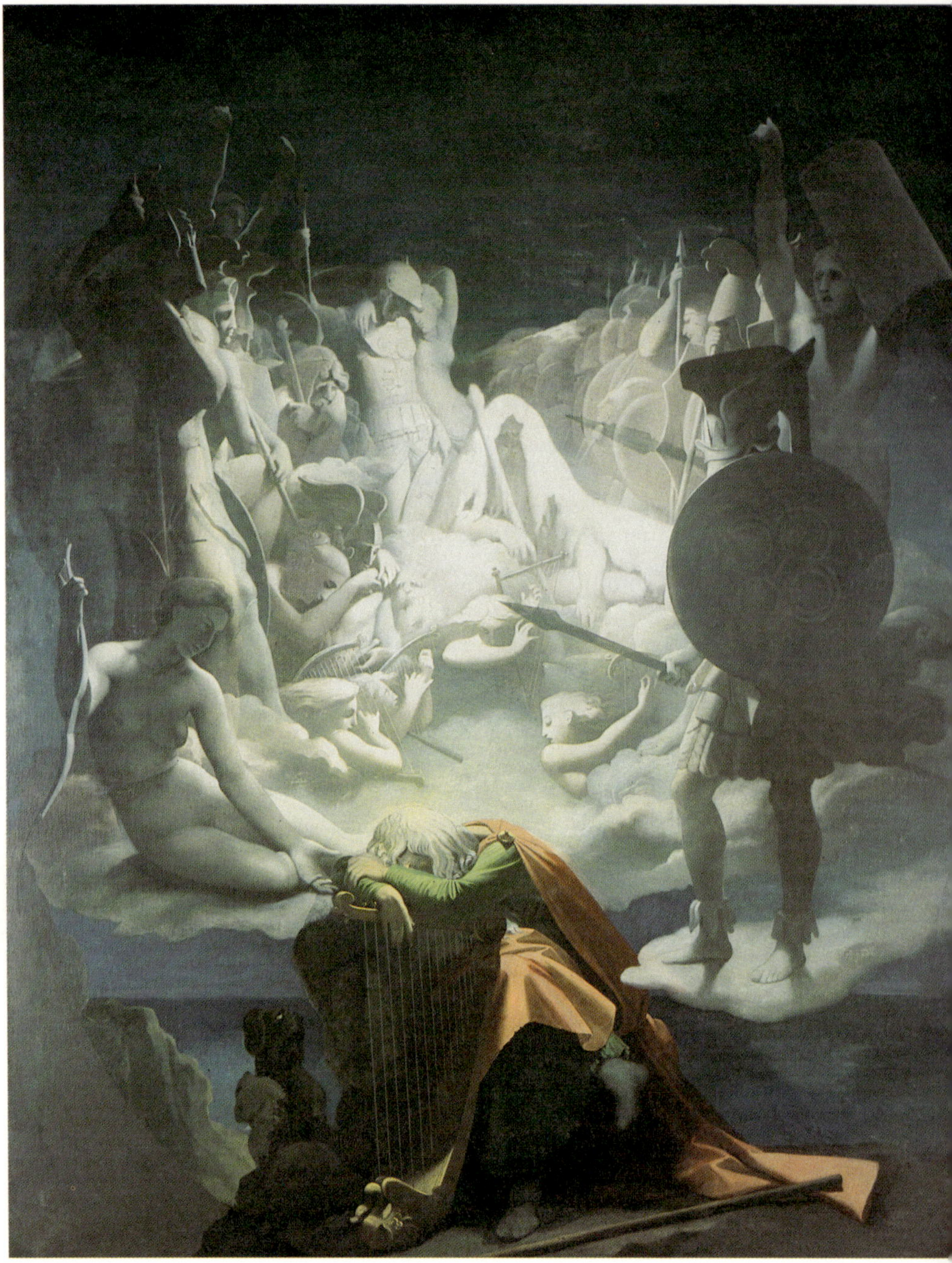

7 Jean Auguste Dominique Ingres, *Ossians Traum*, 1813. Öl/Lwd., 348 × 275 cm, Montauban, Musée Ingres

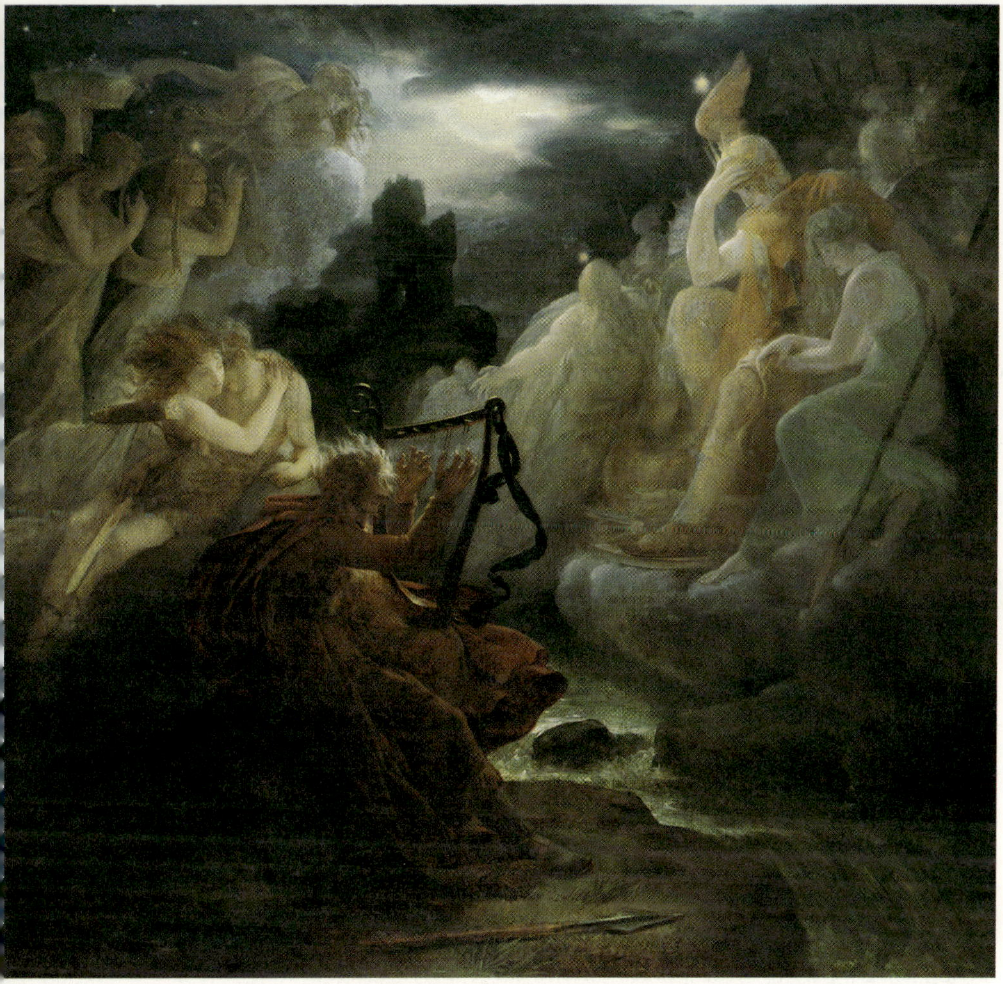

8 François Gérard, *Ossian am Ufer des Lora beschwört die Geister beim Klang der Harfe*, 1801. Öl/Lwd., 184,5 × 194,5 cm, Hamburger Kunsthalle

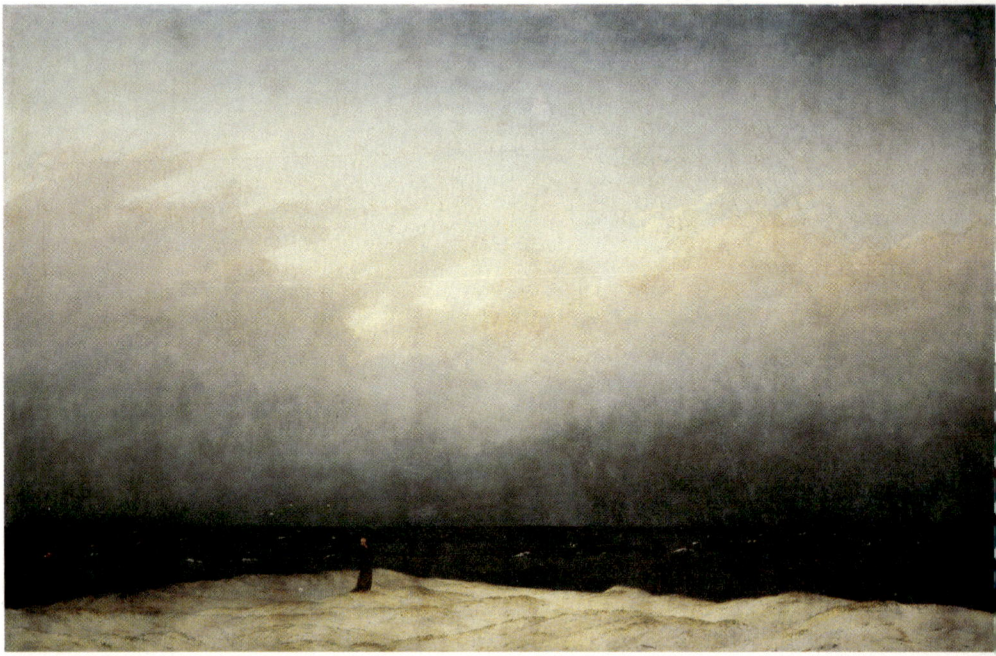

9 Caspar David Friedrich, *Der Mönch am Meer (Wanderer am Gestade des Meeres)*, 1808–10. Öl/Lwd., 110 × 171,5 cm, Staatliche Museen zu Berlin – Preußischer Kulturbesitz, Nationalgalerie

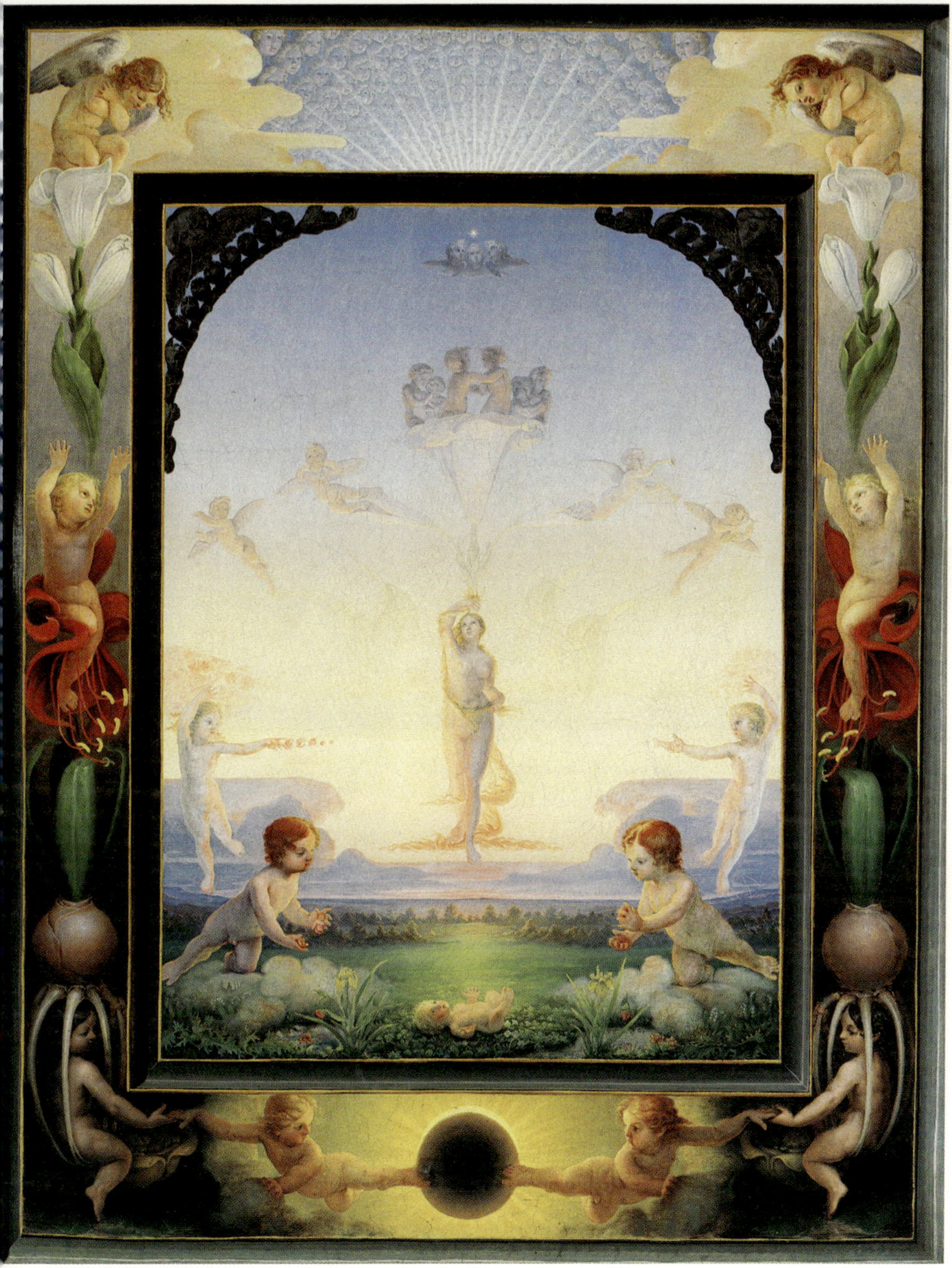

10 Philipp Otto Runge, *Der Kleine Morgen*, 1808. Öl/Lwd., 109 × 85,5 cm, Hamburger Kunsthalle

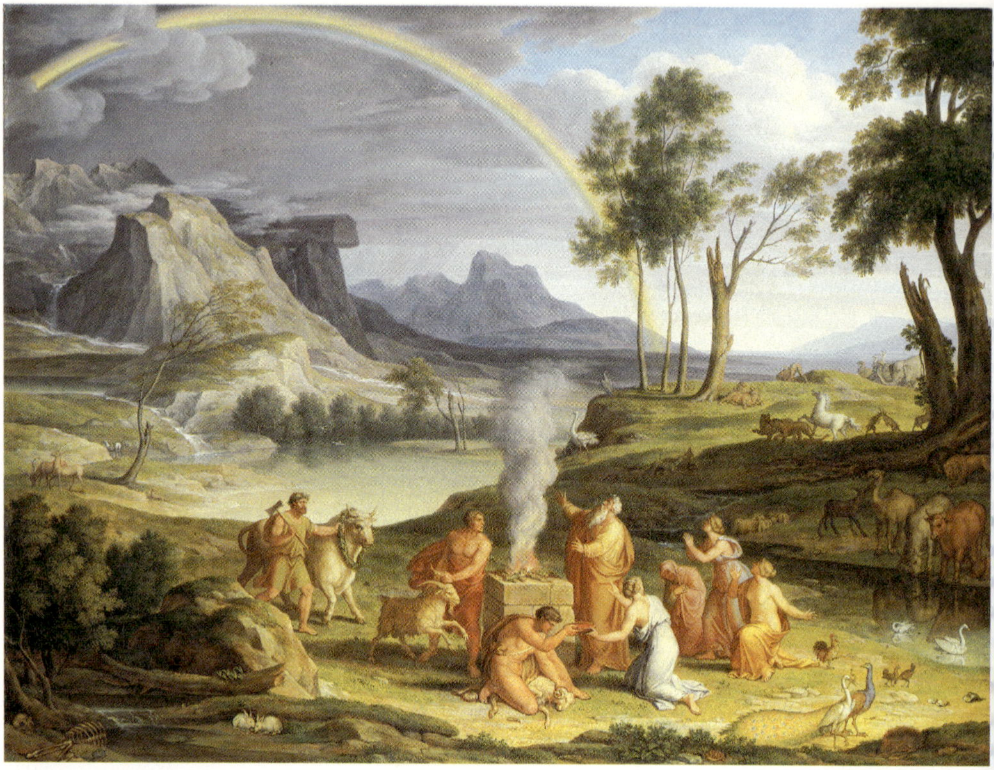

11 Joseph Anton Koch, *Landschaft mit dem Dankopfer Noahs*, 1803. Öl/Lwd., 86 × 116 cm, Frankfurt/M., Städelsches Kunstinstitut und Städtische Galerie

12 William Turner, *Schatten und Dunkelheit: Am Abend der Sintflut*, ausgestellt in der Royal Academy 1843. Öl/Lwd., 78,5 × 78 cm, London, Tate Gallery ▷

13 William Turner, *Licht und Farbe (Goethes Theorie) – Am Morgen nach der Sintflut – Moses schreibt das Buch der Genesis*, ausgestellt in der Royal Academy 1843. Öl/Lwd., 78,7 × 78,7 cm, London, Tate Gallery ▷

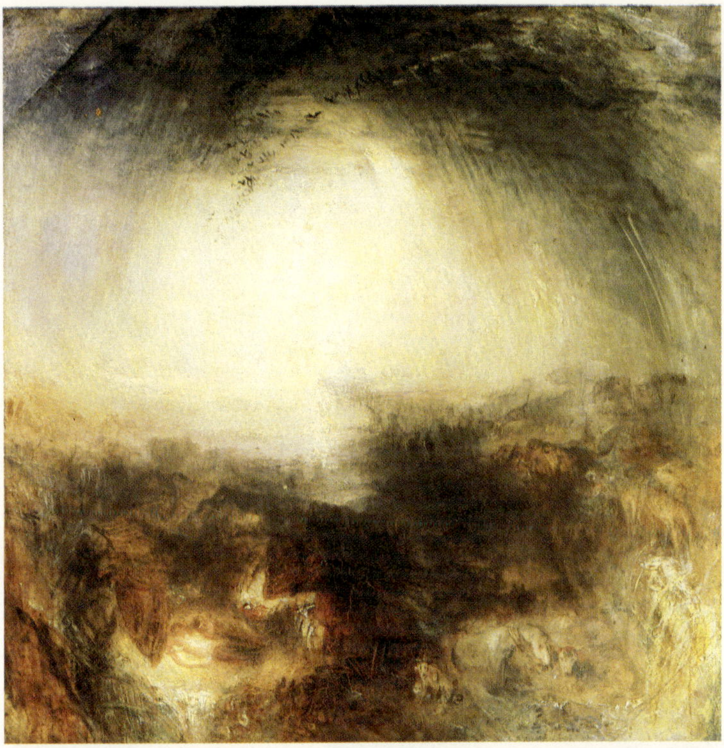

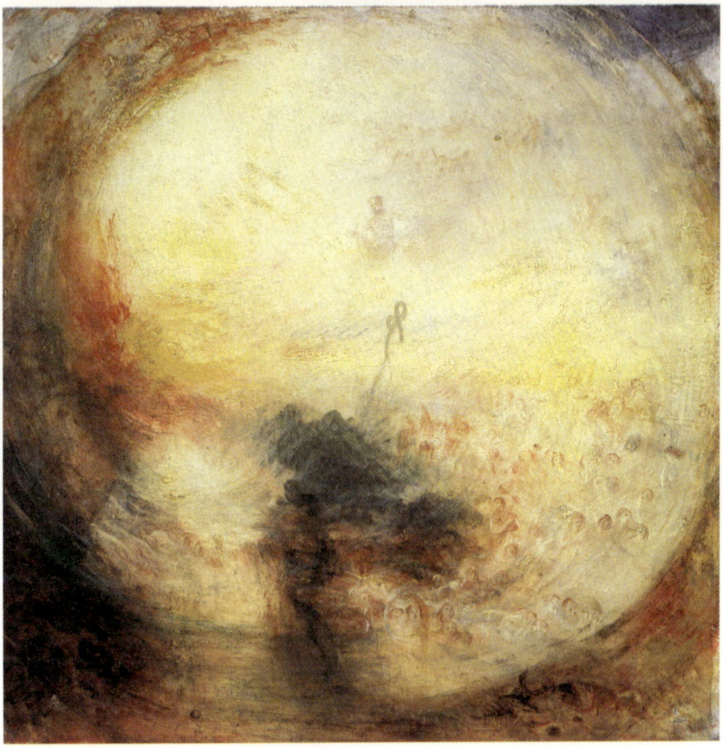

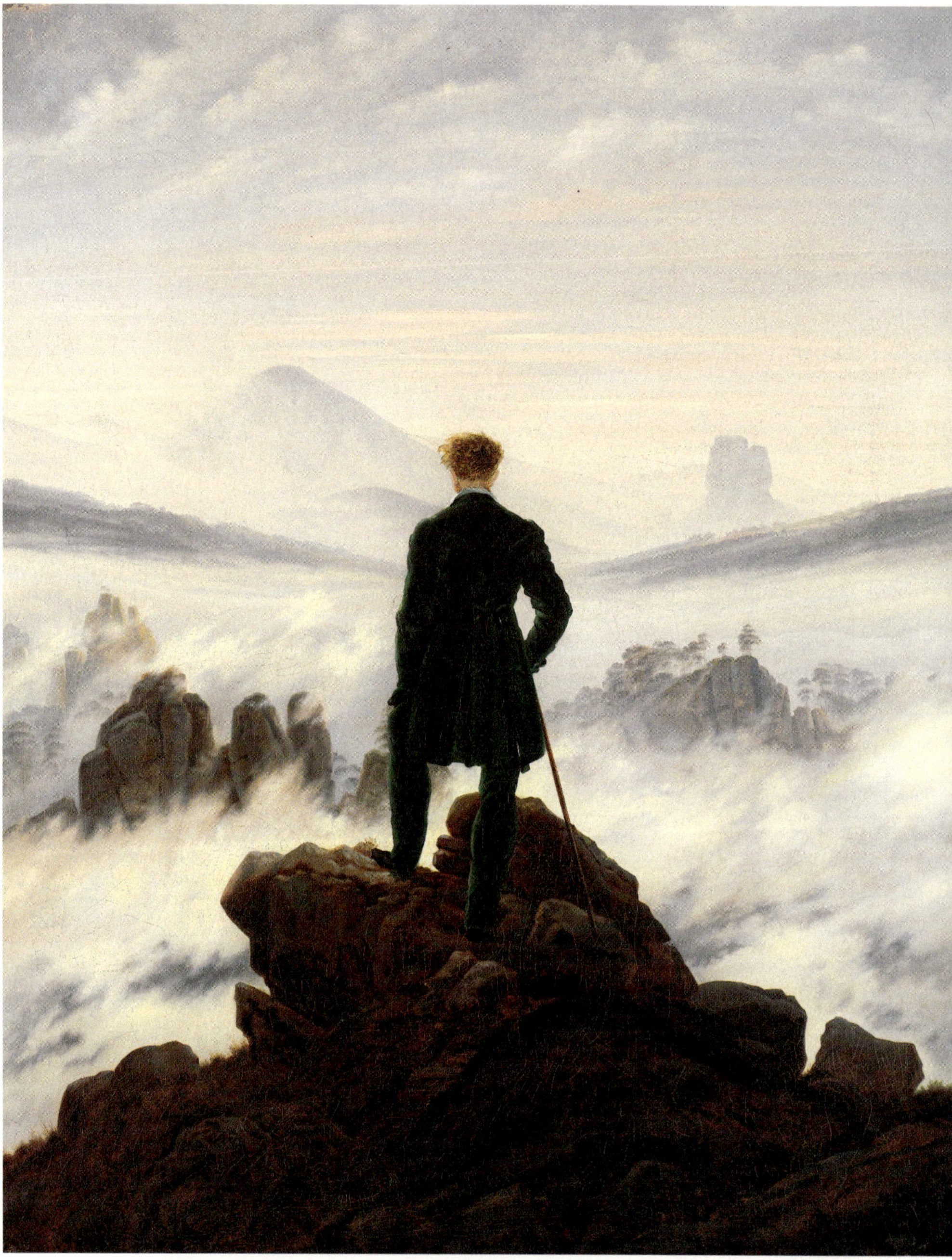

14 Caspar David Friedrich, *Der Wanderer über dem Nebelmeer*, um 1818. Öl/Lwd., 74,8 × 94,8 cm, Hamburger Kunsthalle

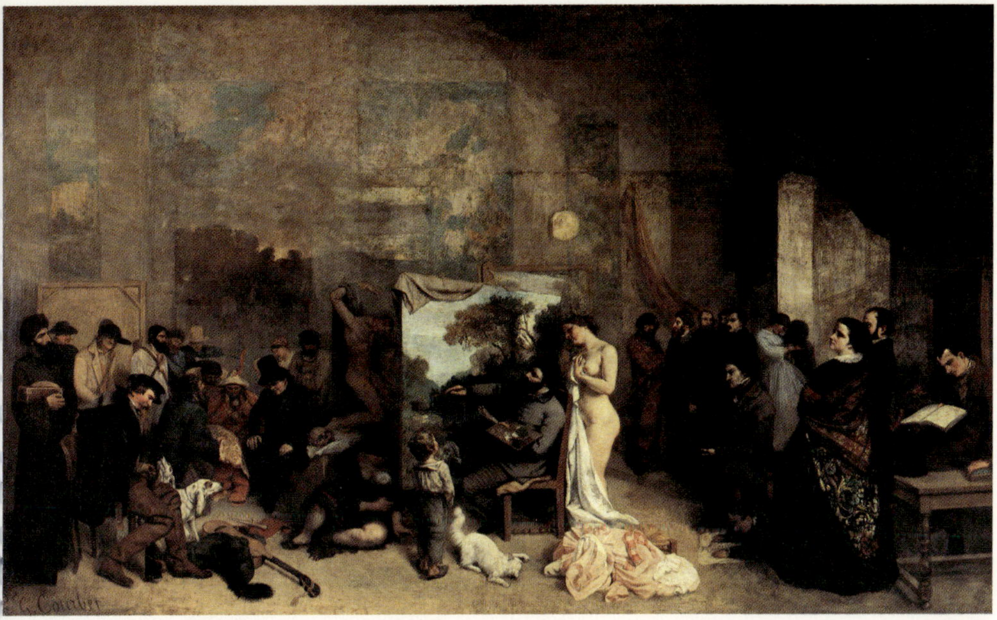

15 Gustave Courbet, *Das Atelier des Malers*, 1855. Öl/Lwd., 361 × 598 cm, Paris, Musée d'Orsay

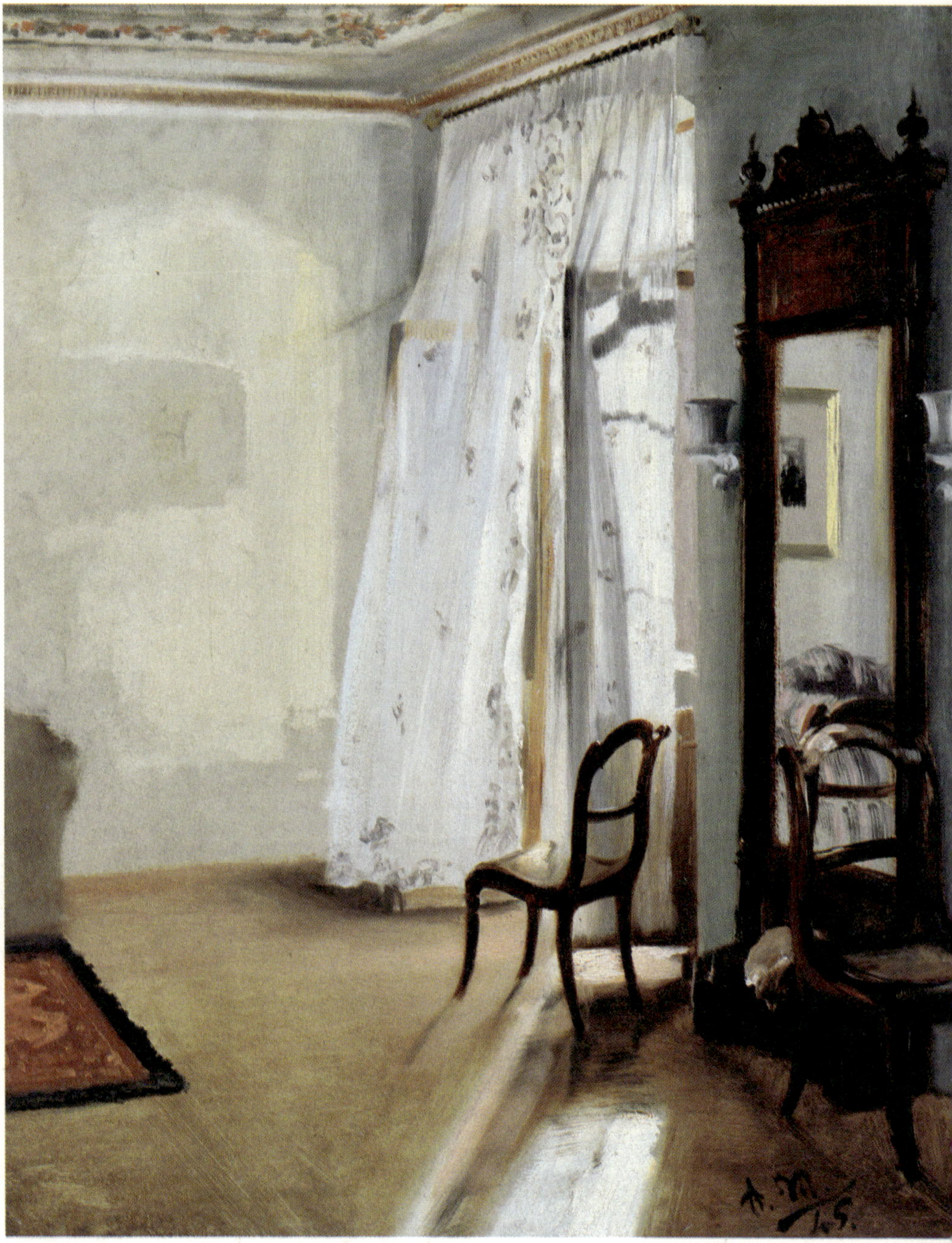

16 Adolph von Menzel, *Das Balkonzimmer*, 1845. Öl/Pappe, 58 × 47 cm, Staatliche Museen zu Berlin – Preußischer Kulturbesitz, Nationalgalerie

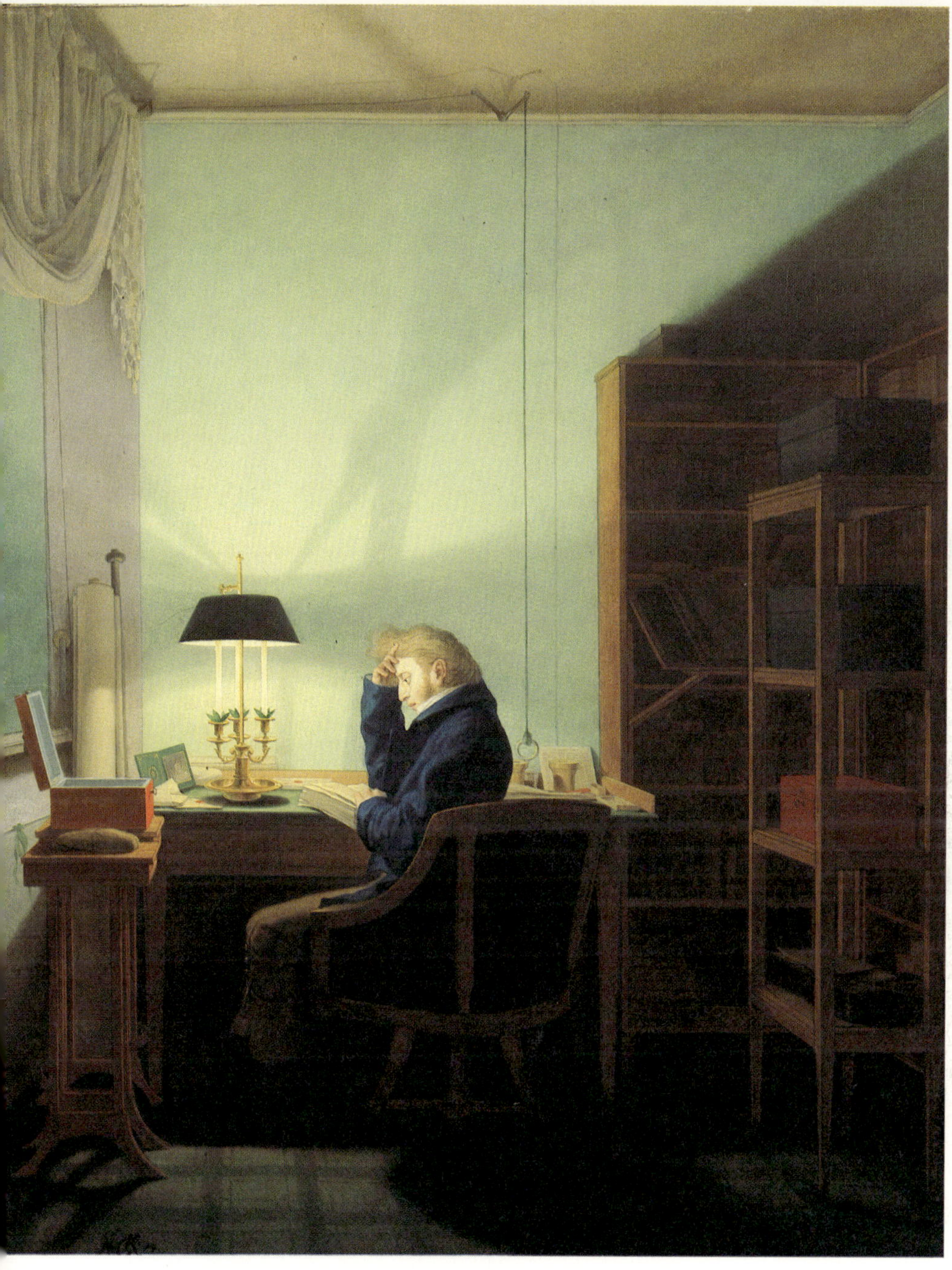

‹7 Georg Friedrich Kersting, *Lesender bei Lampenlicht*, 1814. Öl/Lwd., 47,5 × 37 cm, Winterthur, Museum
Oskar Reinhart

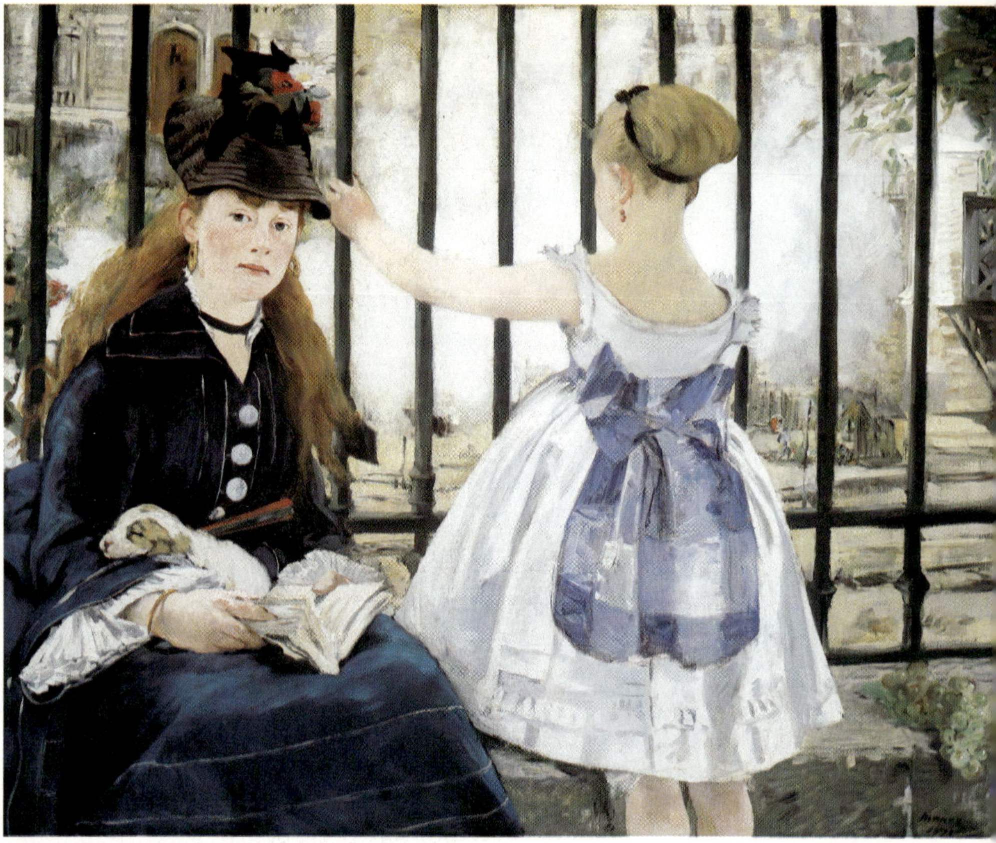

18 Edouard Manet, *Die Eisenbahn (Bahnhof Saint-Lazare)*, 1873. Öl/Lwd., 93,3 × 111,5 cm, Washington (D.C.), National Gallery of Art, Gift of Horace Havemeyer in memory of his mother Louisine W. Havemeyer

höhen[,] und ein Vermögen zu widerstehen von ganz anderer Art in uns entdecken lassen, welches uns Mut macht, uns mit der scheinbaren Allgewalt der Natur messen zu können.«

Das ist das Inventar für Abenteuerromane. Ist das Wirkungsmerkmal des Schönen die Harmonie seiner Gegliedertheit, so ist das des Erhabenen seine schier überwältigende Quantität. »Erhaben nennen wir das, was schlechthin groß ist«, stellt Kant fest. »Groß-sein aber[,] und eine Größe sein[,] sind ganz verschiedene Begriffe. (...) Das letztere ist das[,] was über alle Vergleichung groß ist.« Der »weite, durch Stürme empörte Ozean«, kann, so Kant, »nicht erhaben genannt werden. Sein Anblick ist gräßlich.« Zur Beurteilung des Erhabenen ist der Mensch erst dann in der Lage, wenn er den Naturgewalten nicht vollends ausgesetzt ist, sondern sich ihnen so weit gegenübersieht, daß er sie, sich ihrer Gefahren durchaus bewußt, aber ohne sie unmittelbar fürchten zu müssen, aus sicherer Entfernung – nicht zu weit weg, aber auch nicht zu nahe – genießen kann. Das Erhabene ist wegen der unendlichen Größe seiner Naturgewalt furchterregend: »Wenn von uns die Natur dynamisch als erhaben beurteilt werden soll, so muß sie als Furcht erregend dargestellt werden. (...) Also kann für die ästhetische Urteilskraft die Natur nur sofern als Macht, mithin als dynamisch-erhaben, gelten, sofern sie als Gegenstand der Furcht betrachtet wird.« In seiner Schlußfolgerung von der Sublimierung der Furcht durch das ästhetische Urteil trifft sich Kant mit Burke: »Man kann aber einen Gegenstand als furchtbar betrachten, ohne sich vor ihm zu fürchten, wenn wir ihn nämlich so beurteilen, daß wir uns bloß den Fall denken, da wir ihm etwa Widerstand tun wollten[,] und daß alsdann aller Widerstand bei weitem vergeblich sein würde.« »Das Gefühl des Erhabenen ist also ein Gefühl der Unlust, aus der Unangemessenheit der Einbildungskraft in der ästhetischen Größenschätzung, für die durch die Vernunft, und eine dabei zugleich erweckte Lust, aus Übereinstimmung eben dieses Urteils der Unangemessenheit des größten sinnlichen Vermögens zu Vernunftideen, sofern die Bestrebung zu denselben doch für uns Gesetz ist.«

Das Erhabene ist, so folgert Kant, nicht eine Eigenschaft, die dem Gegenstand, dessen furchtbare Unermeßlichkeit uns beeindruckt, selbst innewohnt, sondern es ist eine Qualität unserer Gemütsempfindung, die wir auf den Gegenstand übertragen, um ihn unserem Empfindungsurteil zu unterwerfen, da wir ihn uns nur auf diese Weise überhaupt zugänglich und begreifbar machen können. Die Eigenschaft des Erhabenen wird damit, im Unterschied zum Schönen, dessen Regelkanon Kant als absolut gegeben voraussetzt, vom Objekt aufs Subjekt geleitet, sie wird von außen nach innen verlegt. Das ist ein entscheidender Schritt im Überlegungsgang. Kant kommt von hier aus zu einer Reihe von Schlüssen, die es lohnt, beim Betrachten von Friedrichs *Mönch am Meer* (Ft. 9) parallel zu lesen.

»Hier ist nun merkwürdig: daß, wenn wir gleich am Objekte gar kein Interesse haben, d. i. die Existenz desselben uns gleichgültig ist, doch die bloße Größe deselben [sic!], selbst wenn es als formlos betrachtet wird, ein Wohlgefallen bei sich führen könne, das allgemein mitteilbar ist, mithin Bewußtsein einer subjektiven Zweckmäßigkeit im Gebrauche unsrer Erkenntnisvermögen enthalte, aber nicht etwa ein Wohlgefallen am Objekte, wie beim Schönen (weil es formlos sein kann)[,] wie die reflektierende Urteilskraft sich in Beziehung auf das Erkenntnis überhaupt zweckmäßig gestimmt findet, sondern an der Erweiterung der Einbildungskraft an sich selbst.« »Wenn wir aber etwas nicht allein groß, sondern schlechthin-absolut-in aller Absicht (über alle Vergleichung) groß, d. i. erhaben, nennen, so sieht man bald ein: daß wir für daselbe [sic!] keinen ihm angemessenen Maßstab außer ihm, sondern bloß in ihm[,] zu suchen verstatten. Es ist eine Größe, die bloß sich selber gleich ist. Daß das Erhabene also nicht in den Dingen der Natur, sondern allein in unsren Ideen zu suchen sei, folgt hieraus; in welchen es aber liege[,] muß für die Deduktion aufbehalten werden.«

»Aber eben darum, daß in unserer Einbildungskraft ein Bestreben zum Fortschritte ins Unendliche, in unserer Vernunft aber ein Anspruch auf Totalität, als einer reellen Idee liegt, ist selbst jene Unangemessenheit unseres Vermögens der Größenschätzung der Dinge der Sinnenwelt für diese Idee, die Erweckung des Gefühls eines übersinnlichen Vermögens in uns[;] und der Gebrauch, den die Urteilskraft, von gewissen Gegenständen zum Behuf des letzteren (Gefühls) natürlicherweise macht, nicht aber der Gegenstand der Sinne, ist schlechthin groß, gegen ihn [aber] jeder andere Gebrauch klein, mithin [ist die] Geistesstimmung, durch eine gewisse[,] die reflektierende Urteilskraft beschäftigende Vorstellung, nicht aber das Objekt, ist erhaben zu nennen.«

»Das Unendliche aber ist schlechthin (nicht bloß komparativ) groß. Mit diesem verglichen[,] ist alles andere (von derselben Art Größen) klein. Aber, was das vornehmste ist, es als ein Ganzes nur denken zu können[,] zeigt ein Vermögen des Gemüts an, welches allen Maßstab der Sinne übertrifft. (…) Erhaben ist also die Natur, in derjenigen ihrer Erscheinungen, deren Anschauung die Idee ihrer Unendlichkeit bei sich führt.«[9]

Auf den letzten Satz kommt es an. Die weiteren Essentials aus dem zitierten Text sind die »Erweiterung der Einbildungskraft an sich selbst« und »die Erweckung des Gefühls eines übersinnlichen Vermögens« in Verbindung mit der »Erscheinungen, deren Anschauung die Idee ihrer Unendlichkeit bei sich führt.« Kant kommt der Analyse der romantischen Naturanschauung erstaunlich nahe. Er hat damit einen Gegensatz zum Klassischen aufgespürt, der sowohl generell zutrifft als auch im Laufe der geschichtlichen Folge von Generationsablösungen dialektisch bedingt ist.

Wie eine Antwort auf Kant, und als wolle er den von Kant gelegten Faden von da aus weiterspinnen, klingt August Wilhelm von Schlegels Satz: »Wo soll aber der Künstler seine erhabene Meisterin, die schaffende Natur, finden, um sich mit ihr gleichsam zu berathen, da sie in keiner äußeren Erscheinung enthalten ist? In seinem eigenen Innern, im Mittelpunkte seines Wesens durch geistige Anschauung kann er es nur, oder nirgends.«[10] Damit ist die ›geistige Anschauung‹ als einzige Quelle des künstlerischen Urteils genannt, und zur Umsetzung in die praktische Anwendung fügt sich an dieser Stelle Caspar David Friedrichs berühmte Anweisung ein: »Schließe dein leibliches Auge, damit du mit dem geistigen Auge zuerst siehest dein Bild. Dann fördere zu

Tage, was du im Dunkeln gesehen, daß es zurückwirke auf andere von außen nach innen.«[11]

Es ist sehr zu bezweifeln, ob das von Kant so gemeint war; er wird sich nicht vorgestellt haben können, was die Maler aus dem verinnerlichten Umgang mit dem Erhabenen alles herauszuholen imstande sind. Es lohnt sich deshalb, in Schlegels Zitat fortzufahren, denn dort ist der entscheidende Schritt formuliert, den die Ästhetik der deutschen Romantik über Kant hinaus getan hat: »Die Astrologen haben den Menschen nun *Mikrokosmus,* die kleine Welt, genannt, was sich philosophisch sehr gut rechtfertigen läßt. Denn wegen der durchgängigen Wechselbestimmung aller Dinge ist jeder [sic!] Atom Spiegel des Weltalls. Der Mensch ist aber das erste uns bekannte Wesen, das nicht bloß für eine fremde Intelligenz Spiegel des Weltalls wäre, sondern, weil seine Thätigkeit in sich zurückgeht, es auch für sich selbst seyn kann. Die Klarheit nun, der Nachdruck, die Fülle, die Allseitigkeit, und womit sich das Weltall in einem menschlichen Geiste abspiegelt, und womit sich wiederum dieses Abspiegeln in ihm spiegelt, bestimmt den Grad seiner Genialität, und setzt ihn in den Stand, eine Welt in der Welt zu bilden. Man könnte die Kunst daher auch definiren [sic!] als die durch das Medium eines vollendeten Geistes hindurchgegangene, für unsere Betrachtung verklärte und zusammengedrängte Natur. Der Grundsatz der Nachahmung, wie er gewöhnlich ganz empirisch genommen wird, läßt sich also geradezu umkehren. Die Kunst soll die Natur nachahmen: heißt mit anderen Worten: die Natur (die einzelnen Naturdinge) ist in der Kunst Norm für den Menschen. Diesem Satz ist geradezu entgegengesetzt der wahre: der Mensch ist in der Kunst die Norm der Natur.«[12]

Die Kunstanschauung der Romantik ist damit auf ihren Wesenskern gebracht; das ist die Einstülpung des objektiven Naturbegriffs in die subjektive Wirklichkeit. Indem sich »das Weltall in einem menschlichen Geiste abspiegelt, womit sich wiederum dieses Abspiegeln in ihm spiegelt«, wird jene offene Konvergenz zwischen innen und außen hergestellt, die nicht nur das Subjekt als eine Determinante des Unendlichen, sondern auch das Unendliche als eine Hervorbringung des Subjekts erscheinen läßt. Das Landschaftsbild ist dafür der Kronzeuge. Es kommt in seiner transitorischen Doppelnatur ebenso zur Wirkung als Außenlandschaft wie zugleich als Innenlandschaft. Die Außenlandschaft reflektiert die Innenlandschaft, und umgekehrt spiegelt die Innenlandschaft die Außenlandschaft; mit anderen Worten, die Topographie der Außenlandschaft mit ihren Höhen, Horizonten, Gipfeln, Tiefen, Hochplateaus, Schluchten und Grotten, mit ihren Stürmen und ihrer Stille ist spiegelbildlicher Ausdruck seelischer Bewegungen, die aus dem Unterbewußtsein ins Bewußtsein vordringen. Der Anblick der Landschaft hilft geradezu jenen Tiefenregungen ans Licht und verleiht ihnen Konturen. So wollen die Landschaftsbilder gesehen und gelesen werden. Die Stimmung der Nacht ist eine andere als die des Tages, die Stimmung des Nebels eine andere als die kristalline Trockenheit eines lichten Sonnentages. Beide, die Nacht und der Nebel, sind Wahrnehmungseindämmungen, die den Menschen mehr auf sich selbst zurückwerfen, um so intimere Zwiesprache mit

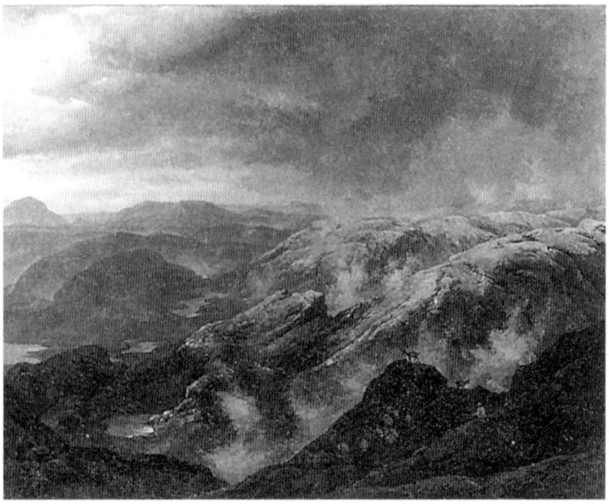

Johan Christian Clausen Dahl, *Lyshornet bei Bergen,* 1836. Öl/Lwd., 41 × 50,5 cm, Oslo, Nasjonalgalleriet

der Natur halten zu können. Die Weite der Nacht- wie auch der Nebellandschaft ist eine innere Weite auf der Projektionsebene einer äußeren. In den Bildern, die der Einschlag des Nordens der Malerei zuführt, haben wir somit reale Landschaftsbilder und zugleich Seelenlandschaften vor uns. Im Gegensatz zu den arkadischen Gegenden sind sie rauh, einsam und öde; es sind Landschaften vom Rande der Welt. Caspar David Friedrichs Kapuzinermönch steht am Rand der Welt.

Aus der Anzahl der im weiteren Verlauf des 19. Jahrhunderts geschaffenen Gemälde dieser Motivgruppe seien drei hervorgehoben. 1836 malte Johan

Francis Danby, *Liensfjord in Norwegen,* 1841. Öl/Lwd., 82,5 × 117 cm, London, Victoria and Albert Museum

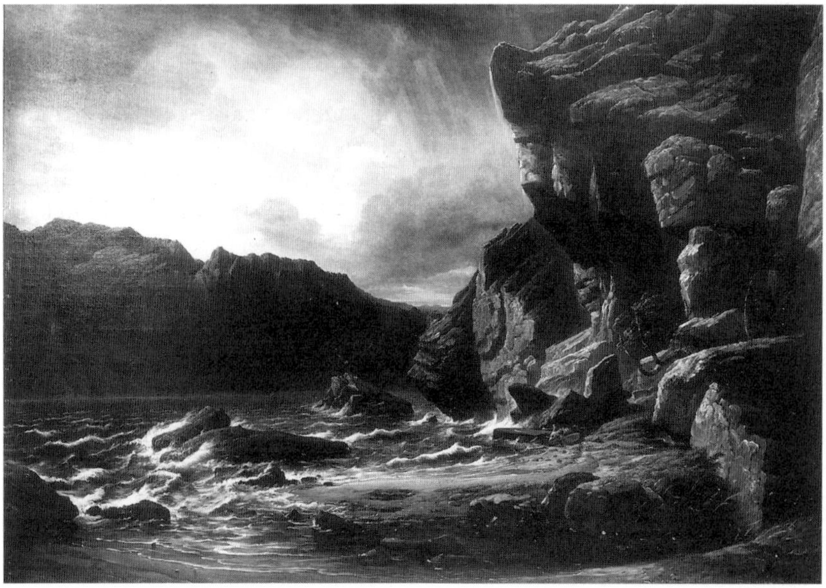

Christian Clausen Dahl *Lyshornet bei Bergen*. Den Einstand Skandinaviens in die europäische Malerei hatte Nicolai Abraham Abildgaard gegeben. Mit Clausen Dahl tritt nun erstmals ein Künstler aus dem hohen europäischen Norden als Landschaftsmaler hervor. Der Norweger hat seiner Heimat zahlreiche Motive gewidmet und die norwegische Landschaft damit in das Bewußtsein der europäischen Kunstgeschichte eingeführt. Die Gebirgswelt, wie sie die Mittelgebirgspanoramen Caspar David Friedrichs zeigen – Clausen Dahls älterem Malerfreund aus deren gemeinsamer Dresdner Zeit –, ist hier ins Rauhe, Gewaltige und Unwirtliche gesteigert. Von einem erhöhten Standpunkt aus, der nicht näher definiert ist, schweift das Auge über die in der Ferne sich verlierende Staffel der Bergsättel eines verkarsteten Gebirges aus rotem Granit. Aus den Tiefen der Fjorde brauen die Nebel, und die Wolkenzüge am Himmel darüber lassen verspüren, daß über die Höhen ein kalter Wind pfeift. Immerhin weist die kleinfigurige Gruppe des Ziegenhirten mit seiner Herde auf der Anhöhe vorn rechts auf die Existenz des Menschen hin, der bis hierher vorgedrungen ist.

1841 zeigte der Engländer Francis Danby, der vermutlich in den späten 1830er Jahren in Norwegen gewesen ist, sein Gemälde *Liensfjord in Norwegen* in der Jahresausstellung der Royal Academy in London. Im Vergleich zu Dahls Gemälde erscheint das Pathos erzählerisch gesteigert. Von links – vom Westen – her schlagen Brandungswellen gegen die Klippen einer hohen Felswand, die sich, an ihrer Basis vom ständigen Ansturm der Wogen ausgehöhlt, hoch oben vornüberneigt. Der Mensch hat sich aus der Szene zurückgezogen. Doch hat es der Künstler nicht unterlassen, zwei anekdotische Details unterzubringen: den Baum, der sich krummgewachsen und wetterzerzaust rechts in halber Höhe zwischen den Gesteinsritzen festgenistet hat, sowie das Elchgerippe, das unten am Klippenrand bleicht. Die ausgewaschenen Granitlagen sind von Wind und Wasser so geformt, daß oben im aufstrebenden Profil das Gesicht eines alten Riesen mit Bart und wehendem Haar aus dem Gestein hervortritt; der Herrscher des Felsgebirgs – ein versteinerter nordischer Gott.

Als sich das Jahrhundert zu neigen begann, erregte Eugen Bracht mit einem 1889 vorgestellten melodramatischen Landschaftsgemälde von eindrucksvollem Breitformat Aufmerksamkeit. Das Bild erweckt den Eindruck, als sei die Eiszeit über Helgoland hereingebrochen. Das Pathos der Einöde ist mit aller Raffinesse ausgekostet. Bracht hat hier die Summe seiner lebenslangen Erfahrungen als Landschafter gezogen. Die Felsformationen sind in überzeugender Treue des tektonischen Schichtenaufbaus wiedergegeben. Am schneebedeckten Strand ragen die Felstürme der Klippen in mächtigen Blöcken steil in die Höhe, abweisend, in ihrer Gipfelhöhe von den Strahlen der sinkenden Sonne brandrot ausgeleuchtet. Von unten steigt, als Vorbotin der Nacht, violettgrau die kalte Dämmerung auf. Entgegen dem Eindruck, das Bild könne nach einer Fotografie gemalt sein, ist hier tatsächlich keine reale Gegend wiedergegeben, vielmehr führt uns Bracht eine innere Landschaft vor: »Das ›Gestade‹ holte seine thematische Wirkung, auch soweit sie lyrisch-poetisch war, lediglich aus dem innern Erleben seines Schöpfers; es

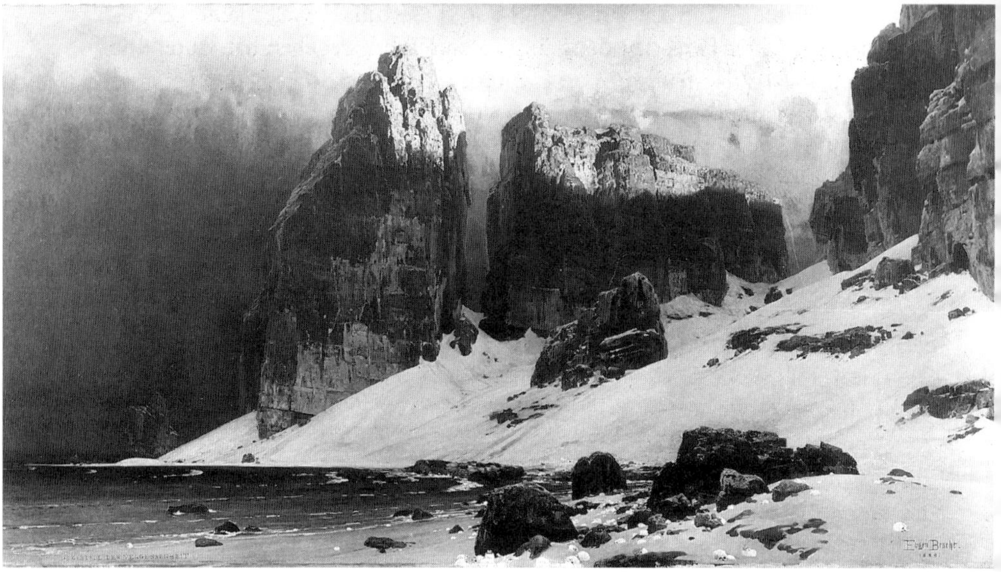

Eugen Bracht, *Das Gestade der Vergessenheit,* 1889. Öl/Lwd., 140 × 256 cm, Darmstadt, Hessisches Landesmuseum

Arnold Böcklin, *Prometheuslandschaft,* 1885. Öl/Holz, 98,5 × 125 cm, Darmstadt, Hessisches Landesmuseum

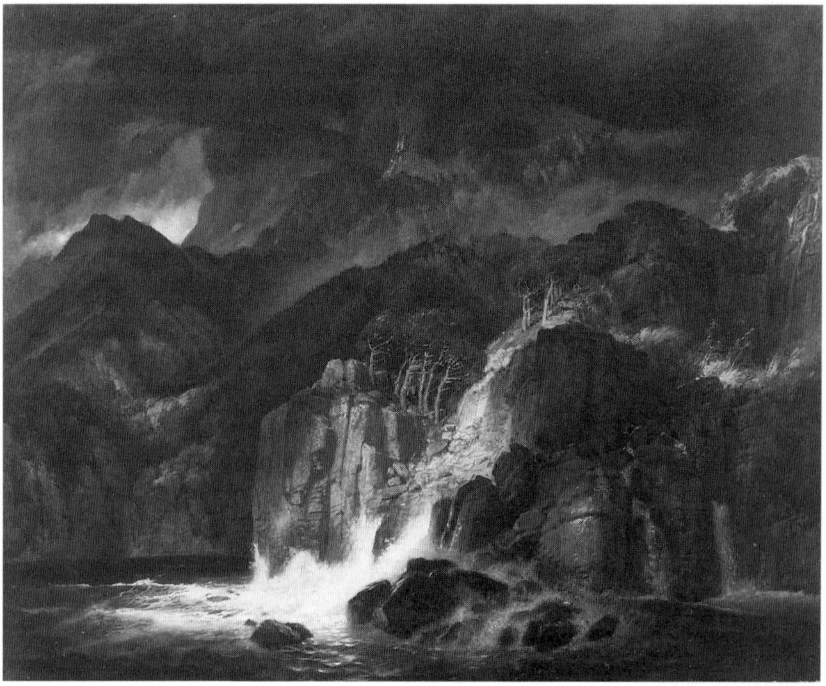

war eine Vision, in der sich Erfahrungen und Gedanken vieler Jahre gesammelt haben.«[13] Der Titel, den der Künstler dem Werk gegeben hat, lautet wie das Amen auf das hier Aufgeführte: *Das Gestade der Vergessenheit*.[14]

Das sind Beispiele für die reine und unvermischte Form des Motivs. Im Laufe der Epochenentwicklung verbinden sich aber die Kontraste, die sich zuerst kraß gegenübergestanden haben. Die Romantik des Erhabenen bemächtigte sich auch der klassizistischen Staffagelandschaft, so z. B. in Joseph Anton Kochs *Landschaft mit Macbeth und den drei Hexen* von 1829/30 mit der von Gewittersturm und aufgewühlten Meereswogen umwallten Burgruine auf hohem Felsen. Der Norden schlug in den Süden ein wie in Böcklins *Prometheuslandschaft* von 1885; das Kaukasusgebirge als Gestade der Vergessenheit, Inbild einer in die mediterrane Antike transplantierten ossianischen Landschaft.

Macbeth und die Hexen ist ein für eine klassische heroische Landschaft ungewöhnliches Motiv. Nicht die Bibel, nicht Homer oder Vergil haben Koch den Vorwurf für die Szene geliefert, sondern Shakespeare. Auch das ist ein Beleg für den Einzug des Nordens in die klassischen Bildregionen. Der Aufstand gegen die Regeln hatte sich, unabhängig von der Malerei, dennoch parallel dazu, auch in der literarischen Welt vollzogen, er ging von Deutschland aus. Das impulsgebende geistige Vorbild war das Genie William Shakespeares. Shakespeare war Sprengstoff, er war die Kraft, mit der sich das Diktat der Regeln aushebeln ließ. In der dramatischen Potenz seiner Stücke war alles gebündelt, was gegen die Regeln verstieß. Der Dichter hatte sich weder um die Regel der Einheit von Raum und Zeit gekümmert noch um die durchgehende Beibehaltung des gehobenen poetischen Tons, er scheute nicht das Vulgäre und hatte die Rüpelszene als Kunstmittel zur Heraushebung der Schicksalsdramatik aus dem kommentierenden Kontrast eingebaut, er gehorchte nicht den Forderungen nach Einhaltung des Maßes, sondern setzte Maß gegen Unmaß. Er konstruierte das Verhalten seiner Gestalten nicht nach dem absoluten Anspruch ethischer Erfordernisse, sondern versuchte, ihr Schicksal aus der verwirrenden Widersprüchlichkeit ihres individuellen Verhaltens zu begreifen, er deutete sie also, um es mit heutiger Begrifflichkeit zu sagen, nicht moralisch, sondern psychologisch – auch dies ist ein Unterschied zwischen außen und innen. Shakespeare war, alles in allem, kein Rationalist, sondern ein Irrationalist, mithin ein Attentäter auf die Bemessenheit des klassischen Vernunftverständnisses. »Alle Bemühungen der Kritiker der Restaurationsepoche (Dryden, Rymer), Shakespeare als vulgär und ungebildet darzustellen und in ihren säubernden Bearbeitungen die Überlieferung der spezifischen Form und Konkretion seiner Stücke möglichst auszulöschen, hatten nur kurzfristig Erfolg gehabt: Anfang des 18. Jahrhunderts wurde Shakespeare immer stärker diskutiert, und er wurde zunehmend zum Skandalon für die aufklärerisch-klassizistische Kunsttheorie und -kritik.«[15]

In England versuchte der Dichter Alexander Pope, einer der führenden Shakespeare-Kritiker, der im Sinne des klassischen Dramas von Racine und Corneille auf Einhaltung der Regeln bestand, Shakespeares Genie das Ansehen zu retten, indem er mutmaßte, der Dichter habe Zugeständnisse an die

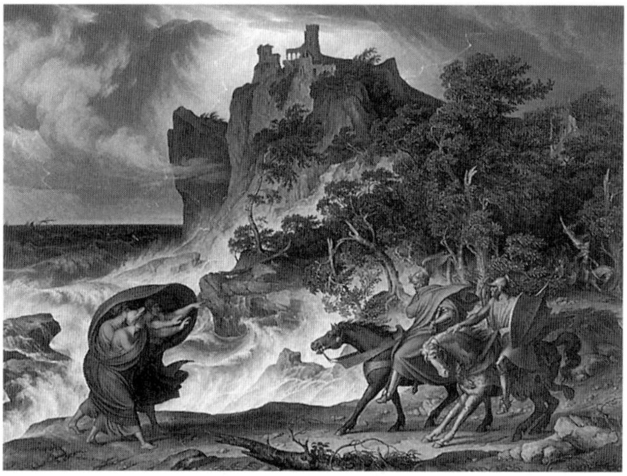

Joseph Anton Koch, *Landschaft mit Macbeth und den drei Hexen,* 1829/30. Öl/Lwd., 115 × 155,5 cm. Basel, Kunstmuseum

Pöbelhaftigkeit des elisabethanischen Publikums machen müssen, die bei der Aufführung der Stücke in Abzug zu bringen seien. Das war mild gedacht im Vergleich zur Unduldsamkeit des Hauptvertreters des aufgeklärten Klassizismus in der deutschen Literatur, Johann Christoph Gottsched, der unerbittlich auf die Regeln pochte: »Die Unordnung und Unwahrscheinlichkeit, welche aus dieser Hindansetzung der Regeln entspringen, die sind auch bey Schakespear so handgreiflich und ekelhaft, daß wohl niemand, der nur je etwas vernünftigeres gelesen, daran sein Belieben tragen wird.«[16]

Die Entdeckung Shakespeares für die deutsche Literatur beginnt mit dem vehementen Angriff auf Gottsched in Lessings 17. Literaturbrief von 1759: »Er [Gottsched] hätte unsern alten dramatischen Stücken, welche er vertrieb, hinlänglich abmerken können, daß wir mehr in den Geschmack der Engländer, als der Franzosen einschlagen; daß wir in unsern Trauerspielen mehr sehen und denken wollen, als uns das furchtsame französische Trauerspiel zu sehen und zu denken gibt; daß das Große, das Schreckliche, das Melancholische, besser auf uns wirkt, als das Artige, das Zärtliche, das Verliebte; daß uns die zu große Einfalt mehr ermüde, als die zu große Verwicklung etc. Er hätte also auf dieser Spur bleiben sollen, und sie würde ihn geraden Weges auf das englische Theater geführet haben. – (…) Wenn man die Meisterstücke Shakespeares, mit einigen bescheidenen Veränderungen, unsern Deutschen übersetzt hätte, ich weiß gewiß, es würde von bessern Folgen gewesen sein, als man sie mit Corneille und Racine so bekannt gemacht hat. (…) Auch nach den Mustern der Alten die Sache zu entscheiden, ist Shakespeare ein weit größerer und tragischerer Dichter als Corneille; obgleich dieser die Alten sehr wohl, und jener fast gar nicht gekannt hat. Corneille kommt ihnen in der mechanischen Einrichtung, und Shakespeare in dem Wesentlichen näher. Der Engländer erreicht den Zweck der Tragödie fast immer, so sonderbare und ihm eigene Wege er auch wählet; und der Franzose erreicht ihn fast niemals, ob er gleich die gebahnten Wege der Alten betritt.«[17]

Die Muster von Corneille und Racine sind für die Theaterdichtung das, was Poussin und Lorrain für die Malerei bedeuten. Lessings geharnischter

Text veranschaulicht, auf die literarische Praxis übertragen, die Kantsche Begriffsgegenüberstellung des Schönen und des Erhabenen. Daran, wofür sich Lessing entscheidet, ist kein Zweifel – Einbruch des Nordens; damit war eine Bresche geschlagen. Herder zog nach. In seinem Shakespeare-Essay in der Sammlung *Von deutscher Art und Kunst* 1773 benutzte er Shakespeare als argumentative Waffe. Die Dichter des Sturm und Drang nahmen den Engländer als »Originalgenie« für sich in Anspruch. Mit der Romantik, mit den Aufsätzen der Brüder Schlegel und Ludwig Tiecks sowie mit deren unübertroffenen Shakespeare-Übersetzungen differenzierte sich das Bild des englischen Dichters zunehmend – er war von der deutschen Literatur vereinnahmt.[18]

Indes hat sich die so erfolgreiche Vereinnahmung Shakespeares durch die deutsche Literatur in der zweiten Hälfte des 18. Jahrhunderts nicht in gleicher Weise auf die deutsche Malerei ausgewirkt. Der Übersprung fand vielmehr in England statt, wenn auch nicht durch einen gebürtigen Engländer herbeigeführt. Johann Heinrich Füßli, der Bohemien, querköpfige Tausendsassa und Weltbürger, der sich, in der Schweiz geboren, in Rom und in Deutschland aufgehalten hatte, bevor er sich endlich in London niederließ, ohne zeitlebens das Englische akzentfrei aussprechen zu können, malte die ersten kunstgeschichtlich bedeutenden Bilder nach Motiven aus Shakespeares Dramen. Dazu inspiriert hatte ihn seine Begeisterung für die Aufführungen in David Garricks ›Drury-Lane-Theater‹. Garrick, der große Bühnenreformer, Schauspieler, Regisseur und Intendant, hatte das Theaterspiel von Gestelztheit und hohlem Pathos befreit und einen vitalen und temperamentvollen realistischen Stil eingeführt. Shakespeares Dichtungen kamen ihm dabei sehr entgegen. Für zwei seiner Hauptbilder wählte Füßli bezeichnenderweise Shakespeares Mond-, Traum- und Nachtstück, den *Sommernachtstraum*, zum Thema. Beide zeigen das gleiche Motiv, die Elfenkönigin Titania, die sich, durch Oberons Augentropfen betört, soeben in den eselsköpfig verhexten Weber Zettel verliebt hat. Die Züricher Fassung ist in der Komposition geschlossener; sie zeigt Titania, die neben Zettel kniet und seinen großen Eselskopf liebend umfängt. Die Londoner Version ist vielfigurig und in einer wirbelnden Kreisbewegung komponiert. Die zierliche Elfenkönigin hat sich im Stehen an den auf dem Boden sitzenden Zettel geschmiegt und liebkost eines seiner Eselsohren. Ihr verführerisch weißhäutiger, fast nackter Leib, der sich dem Betrachter von vorn bietet, hebt sich effektvoll vom massigen Körperbau des Umworbenen ab. Von rings kommen die Damen des königlichen Gefolges gehuscht, in durchscheinender perlmutterner Blässe schwebend leicht, lüstern, lasziv, unnahbar und doch lockend, von den weißen Schleiergewändern ihrer modischen Empire-Negligés mehr entblößt als verhüllt – hocherotisches Sommertheater ist das, eine gewagte Sache. Kants Begriffs-Antagonismus des Schönen und des Erhabenen wird hier durch dessen unartiges Geschwister-Zwillingspaar persifliert.

Titanias Gefährtinnen werden von allerlei Spuk begleitet. Die von rechts nahende Fee führt einen zwergenhaften Greis in schwarzer Kutte und mit weißem Vollbart lässig an der Leine. Ihr zur Linken, in der rechten Bildecke, kauert eine braun vermummte Gestalt, die einen sich sträubenden, athletisch

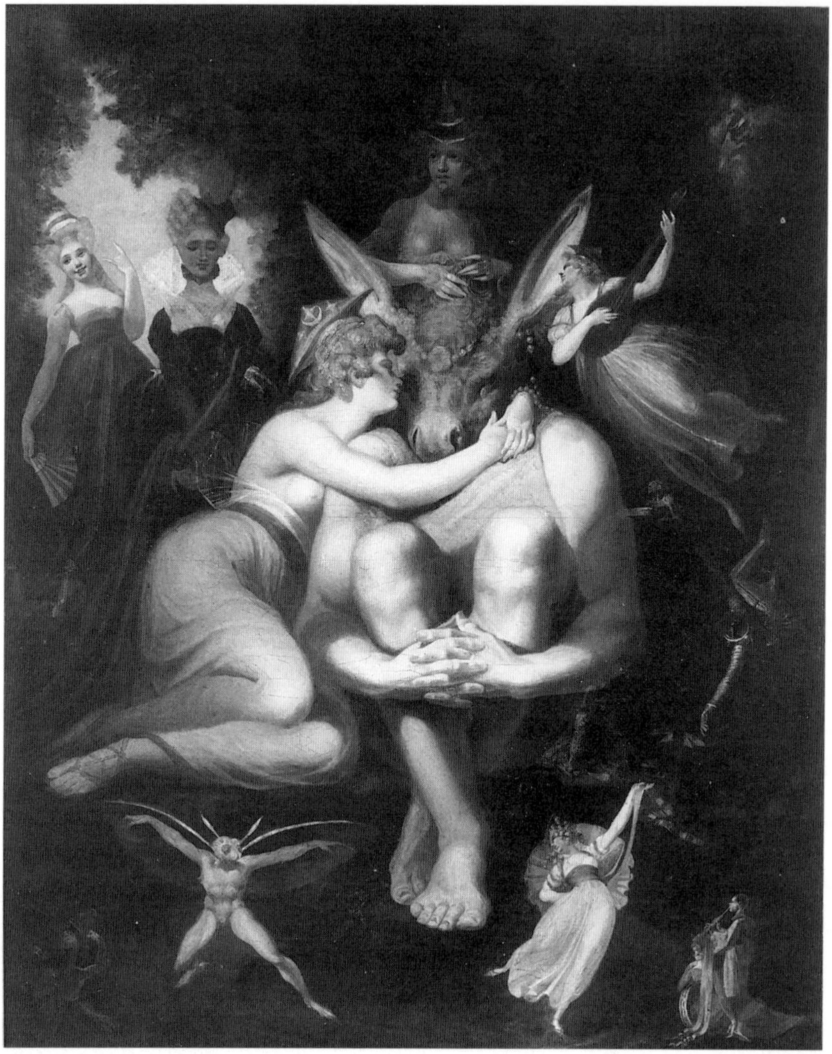

Johann Heinrich Füßli, *Titania erwacht, von aufwartenden Elfen umgeben, und in Verzückung an den eselsköpfigen Zettel geschmiegt,* 1793/94. Öl/Lwd., 169 × 135 cm, Kunsthaus Zürich, Vereinigung Zürcher Kunstfreunde

gebauten rothaarigen Wechselbalg mit beiden Händen festhält, damit er nicht davonlaufe. Aus der anderen Richtung kommt ein kleines Mädchen mit einer Insektenflügelhaube gekrochen – die Welt des Hieronymus Bosch, des Erzvaters der Antiklassizisten, wird hier liebevoll-ironisch herbeizitiert. Nachtgelichter, eine nicht direkt bedrohliche, aber reizend die Sinne kitzelnde, den Verstand verwirrende, verführerische und nicht ganz geheure Geschichte, Wunschtraum? Alptraum? Ein phallischer Traum: die in Zettels gewölbter Handfläche emporgestreckte Männergestalt verrät es; ein Lusttraum, ein Angsttraum, ein Sommernachtstraum, von der wäßrigen Feuchte des Mondscheins durchzogen. Zettel, der Weber, der im Stück sonst dazu neigt, das große Wort zu führen und seine Zunftkollegen mit den Ausflüssen des gesunden Menschenverstandes zu düpieren, Zettel mit dem Eselskopf, der nicht weiß, wie ihm geschieht, und der sich nichtsdestoweniger mit artigen Sentenzen zu behaupten weiß, Zettel ist der verzauberte Rationalist.

Das ist ein Bild, das der Geometrie der Vernunft hohnspricht. Die Nacht ist wieder da und der Mondschein, wie zu Eingang unserer Betrachtung. Füßli, der von der Zeichnung herkam, hatte anfänglich Schwierigkeiten mit der Vertreibung der Ölfarben auf dem Malgrund. Die Eigenart seiner Farbgebung ist ihm deshalb von seinen Zeitgenossen als Ungeschicklichkeit ausgelegt worden, doch war sie ein überlegt eingesetztes Wirkungsmittel seiner Intuition. Der Füßli-Forscher Peter Tomory spricht von »jener ›negativen‹ Farbigkeit (...), deren ›Evaneszenz‹ [Schwund] Opie später, als er nach London kam, so bewunderte. Doch zeichnet diese ersten Versuche mit der Ölmalerei in großem Format keine besondere ›Flüchtigkeit‹ des Kolorits aus; Füßli suchte hier im Gegenteil eine ›tote‹ Farbigkeit, die ›Zeitlosigkeit‹ symbolisieren sollte, helle Farben und kontrastierende Töne schienen ihm zu ephemer, von zu ›flüchtigem‹ Effekt.«[19] Füßlis Farbwelt ist in ihrem Zusammenspiel von grauen, grünen, fahlgelben, weißlichen und blauen Tönen eine Unterwasserwelt, eine Nachtwelt, eine Mondwelt, eine Traumwelt. Es ist eine Stimmungswelt im extremen Ausmaß. Die Stimmung könnte ossianischer

Johann Heinrich Füßli, *Titania und Zettel,* 1786–89. Öl/Lwd., 217,2 × 275,6 cm, London, Tate Gallery

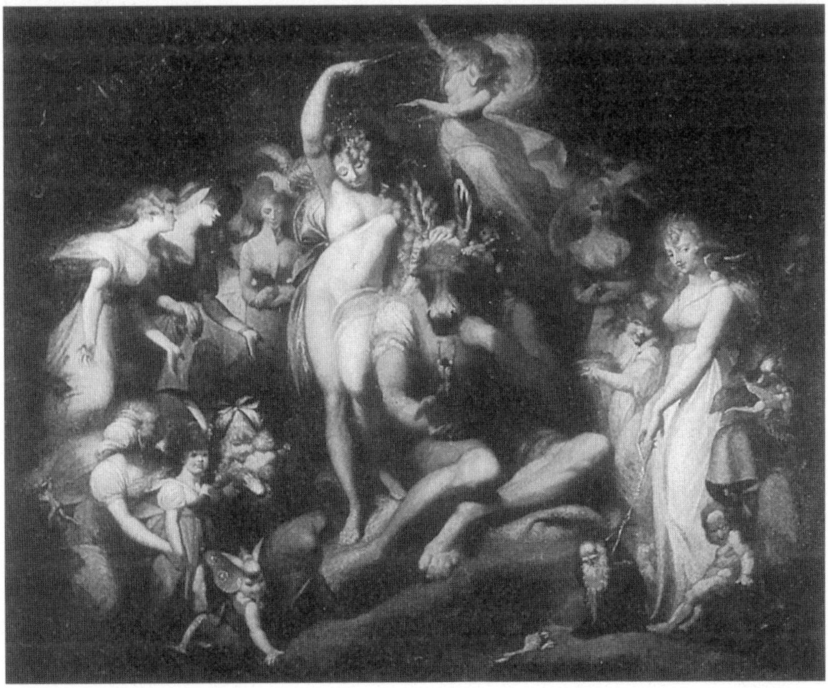

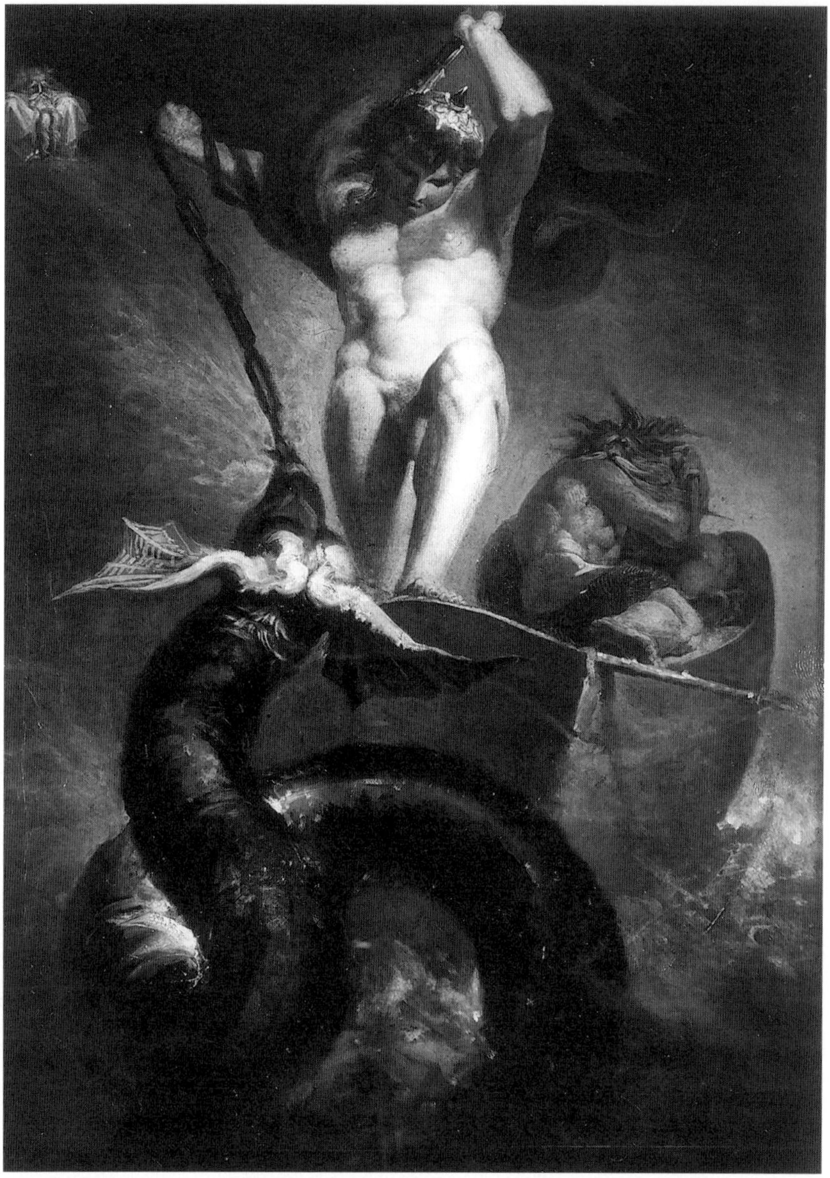

Johann Heinrich Füßli, *Thor im Kampf mit der Midgardschlange,* 1790. Öl/Lwd., 133,5 × 94 cm, London, Royal Academy of Arts

nicht sein. Doch stellt sich mit einem Mal heraus, daß Ossian ein epochaler Theatervorhang gewesen ist, hinter dem jetzt, beiseite gezogen, Shakespeare zum Vorschein kommt. Die Nacht, der Norden und die Innenwelt treffen zusammen, und die nordische Landschaft, die in den bisherigen Bildern weitgehend unbelebt vor Augen trat, wird mit ihrer eigenen Geisterwelt bevölkert. Die aus Nacht, Traum und Mondschein geborenen Feen, Elfen,

Trolle und Waldgeister, die da aus dem kühlen Zwielicht gespukt kommen, sind in ihrer anarchischen Eigensinnigkeit die Gegenvölker zu ihren südlichen Verwandten – den Sylphen, Undinen, Najaden, Nymphen, Faunen und Eroten der klassischen Antike.

Aus der grünblaubraungrauschwarzen Nährbrühe solcher Mittsommernachtsimaginationen taucht, nachdem sich das Mondscheingewimmel von der Rampe verzogen hat, auf einmal ein leibhaftiger nordischer Gott auf. 1790 hat Füßli ein erstaunliches Bild gemalt: *Thor im Kampf mit der Midgardschlange.* Es ist das überhaupt erste Gemälde, das sich, lange bevor man sich in Deutschland des Nibelungenstoffes besinnt, mit dem nordischen Mythos beschäftigt.[20] Thors Kampf spielt sich unmittelbar vor den Augen des Betrachters ab, dem der Eindruck vermittelt wird, als könne er jeden Augenblick in das heftig wogende titanische Gezerre verwickelt werden. Die Landschaft, in der das Geschehen abläuft, ist rational nicht zu fassen: Vor einem finsteren Firmament haben sich Wasser, Luft und Feuer zu einer aus sich selbst leuchtenden Elementarsuppe vermischt – ›prima materia‹. Aus brauenden Nebeln taucht ein Boot auf, an dessen Heck Thor steht. Seine athletische nackte Gestalt bietet sich dem Betrachter, darauf beruht die Wucht des Eindrucks, in perspektivischer Verkürzung von unten, aus der Sicht der Wasserschlange. Sie wälzt sich aus dem Abgrund der Tiefsee hervor, in dessen Strudel uns das massige Untier mit hineinzuziehen droht. In der hocherhobenen Linken hält Thor den Hammer: Er holt zum tödlichen Schlag aus. Mit der Rechten zerrt er an der Kette, mit der er die Midgardschlange gefangen hat; ein Stierkopf ist, wie die Sage berichtet, als Köder daran befestigt. Hochaufgebäumt ringelt sich der massige Leib des ekligen Wurms. Thor, der Drachentöter, nicht mit dem scharfen Schwert oder der spitzen Lanze ausgestattet, sondern mit dem wuchtigen Hammer: Als Gegenbild zu den Rittern der biblischen und klassischen Legenden – dem Erzengel Michael, dem heiligen Georg, Perseus und Rinaldo – steigt Thor aus den Bereichen zwischen Licht und Finsternis, eine Imagination von nackter Urgewalt. Aus der inneren Tiefe der nordischen Landschaft, aus dem Inneren ihrer Bewußtseinstiefe, kommen ihre Götter vom hinteren Rand der Welt herauf und zeigen sich im Bild.

Anmerkungen

1 *Der Mönch am Meer* ist das Gegenstück zu Friedrichs *Abtei im Eichwald (Mönchsbegräbnis im Eichenhain),* 1810, Öl/Lwd., 110,4 × 171 cm, Staatliche Museen zu Berlin – Preußischer Kulturbesitz, Nationalgalerie. Beide Gemälde wurden auf der Berliner Akademie-Ausstellung 1810 gezeigt, wohin sie Friedrich nachträglich eingereicht hatte. Er hatte wohl bis zum letzten Moment daran gearbeitet. Auf Bitten des 15jährigen Kronprinzen Friedrich Wilhelm erwarb der preußische König Friedrich Wilhelm III. die beiden Gemälde auf der Ausstellung für insgesamt 450 Taler. Siehe dazu: Helmut Börsch-Supan/Karl Wilhelm Jähnig, Caspar David Friedrich. Gemälde, Druckgraphik und bildmäßige Zeichnungen, München 1973, S. 302–305 *(Abtei im Eichwald,* Kat. Nr. 169).

2 Heinrich von Kleist, Empfindungen vor Friedrichs Seelandschaft, in: Berliner Abendblätter, 12tes Blatt. Den 13ten October 1810 (Berlin, Cotta). Reprint, Wiesbaden 1980, S. 47f. Der Artikel ist mit cb gezeichnet, dem Sigel Clemens Brentanos. Bekanntlich geht die Textvorlage auf ein Gespräch zwischen Clemens Brentano und Achim von Arnim zurück, die auf der Berliner Akademie-

Ausstellung über das Bild spotteten. Kleist, mit solcher Herabwürdigung nicht einverstanden, hat die Rezension daraufhin vollständig umgeschrieben. Er ist somit der alleinige Verfasser des vorliegenden Textes, der unverkennbar seine stilistische Diktion trägt.

3 Gotthilf Heinrich von Schubert, Ansichten von der Nachtseite der Naturwissenschaft, Dresden 1808.

4 Börsch-Supan/Jähnig (zit. Anm. 1), S. 51: »1807 ist in einem schwärmerischen, unter dem Pseudonym Leis erschienenen Artikel in der *Zeitung für die elegante Welt* zum erstenmal der Vergleich Friedrichs mit Ossian zu lesen. Seitdem wird der Begriff ›ossianisch‹ immer wieder zur näheren Bezeichnung des Poetischen oder als bloße Bildassoziation benutzt, worüber Brentano bereits 1810 spottete.«

5 August Wilhelm von Schlegel, Schreiben an Goethe über einige Arbeiten in Rom lebender Künstler. Im Sommer 1805. Jenaische Allgemeine Literaturzeitung 1805, Intelligenz-Blatt Nr. 120/121, in: August Wilhelm von Schlegel, Kritische Schriften, Zweiter Theil, Berlin 1828, S. 368.

6 Caspar David Friedrich, *Mondaufgang am Meer (Mondschein auf ruhigem Meer),* 1822, Öl/Lwd., 55 × 71 cm, Staatliche Museen zu Berlin – Preußischer Kulturbesitz, Nationalgalerie (Börsch-Supan/Jähnig [zit. Anm. 1], Kat. Nr. 299).

7 Immanuel Kant, Kritik der Urteilskraft, Originalausgabe Berlin/Libau 1790. Hinweis z. B. bei Peter Rautmann, C. D. Friedrich. Das Eismeer, Frankfurt a. M. 1991, S. 20: »Die klarsten Bestimmungen für das Erhabene hat Kant in seiner ›Kritik der Urteilskraft‹ (1790) gefunden. Zwei Formen des Erhabenen unterscheidet er: ›Erhaben nennen wir das, was schlechthin groß ist‹, ›was über alle Vergleichung groß ist‹ – er nennt es das mathematisch-Erhabene –, und erhaben ist ›die Natur (...) als Macht (...), sofern sie als Gegenstand der Furcht betrachtet wird‹ – dies nennt er das dynamisch-Erhabene; unterschieden werden also äußere und innere Merkmale zur Größenbestimmung der Natur.«

8 Edmund Burke, A Philosophical Enquiry into the Origin of our Ideas of the Sublime and Beautiful, London 1757.

9 Die Zitate aus der *Kritik der Urteilskraft* sind ihrer Reihenfolge nach folgenden Kapiteln entnommen: Erster Teil: Kritik der ästhetischen Urteilskraft; Erstes Buch: Analytik des Schönen, § 13 Das reine Geschmacksurteil ist von Reiz und Rührung unabhängig; § 14 Erläuterung durch Beispiele; § 5 Vergleichung der drei spezifisch verschiedenen Arten des Wohlgefallens; § 9 Untersuchung der Frage: ob im Geschmacksurteile das Gefühl der Lust vor der Beurteilung des Gegenstandes, oder diese vor jenem vorhergehe; Zweites Buch: Analytik des Erhabenen, § 27 Von der Qualität des Wohlgefallens in der Beurteilung des Erhabenen; § 28 Von der Natur als einer Macht; § 25 Namenerklärung des Erhabenen; § 23 Übergang von dem Beurteilungsvermögen des Schönen zu dem des Erhabenen; § 28 Von der Natur als einer Macht; § 27 Von der Qualität des Wohlgefallens (...); § 25 Namenerklärung des Erhabenen; § 26 Von der Größenschätzung der Naturdinge, die zur Idee des Erhabenen erforderlich ist.

10 August Wilhelm von Schlegel, Über das Verhältniß der schönen Künste zur Natur; über Täuschung und Wahrscheinlichkeit; über Stil und Manier. Aus Vorlesungen, gehalten in Berlin im Jahre 1802, Prometheus. Eine Zeitschrift, hrsg. v. Leo von Seckendorf, Wien 1808, Heft 5, in: Schlegel, Kritische Schriften (zit. Anm. 5), S. 323f.

11 Caspar David Friedrich. Bekenntnisse im Wort, ausgew. u. mit einem Nachwort vers. v. Kurt Karl Eberlein, Leipzig 1939, S. 46.

12 Schlegel, Kritische Schriften (zit. Anm. 5), S. 324.

13 Max Osborn, Eugen Bracht, Bielefeld/Leipzig 1909, S. 74.

14 Siehe dazu: Osborn (zit. Anm. 13), S. 71: »Wir blicken in jene eisige, schweigende Öde, wo an ferner Märchenküste aus verschneiten Trümmern steile Felskolosse aufragen, wie Symbole der Ewigkeit. Ein starres Schweigen ringsum ... Erschauernd fühlt sich der Betrachter des Bildes als Eindringling in dies Reich der Einsamkeit. Kein Tier, keine Pflanze kann leben und blühen. Kein Laut wird vernehmbar, nur das leise, feierliche Plätschern der kraftlosen Meereswellen hört man, die traurig heran- und zurückgleiten, heran und zurück, als wollten sie das ewig sich wiederholende Gleichmaß, das Vergebliche, Sinnlose des Lebens ausdrücken. ... Verzauberten Riesen der germanischen Sage gleich recken sich die Felsen in die kalte Luft, die endlose Nacht des winterlichen Nordens brütet über dem Wasser, aus der nur ein schwacher, kurzer Strahl des Lichts hervorbricht, ... wie ein Bote aus der Welt des Tages, des Lebens und des Glücks, aber nur um die Trostlosigkeit der bläulichen Schatten im Grunde noch tiefer und weher empfinden zu lassen.«

15 Siehe dazu: Friedmar Apel, Von der Nachahmung zur Imagination – Wandlungen der Poetik und der Literaturkritik, in: Propyläen Geschichte der Literatur, Bd. IV, Aufklärung und Romantik 1700–1830, Berlin 1988, S. 86.

16 Johann Christoph Gottsched, Anmerkungen zum 592. Stück von Steeles und Addisons ›Spectator‹, London 1742, zit. nach Apel (zit. Anm. 15), S. 87.

17 Gotthold Ephraim Lessing, Briefe, die neuere Literatur betreffend, 17. Brief, Den 16. Februar 1759, zit. nach Gotthold Ephraim Lessing, Werke in sechs Bänden, neu bearb. von Fritz Fischer, Bd. 3, Zürich 1965, S. 61f.

18 Siehe dazu: Apel (zit. Anm. 15), S. 88f.: »Es ist ein in dieser Intensität einmaliger Vorgang, daß sich eine ganze Epoche der Rezeption eines bedeutenden Dichters auf die in einem anderen Land erarbeiteten Grundlagen dieses Verständnisses stützt und beruft: Die Shakespeare-Kritik der englischen Romantik ist fast in jedem Punkt von der deutschen Shakespeare-Rezeption maßgeblich bestimmt worden.«

19 Peter Tomory, Heinrich Füßli, Leben und Werk, deutsch von Peter Hahlbrock, Berlin 1972, S. 93f.

20 Die Szene, auf die sich Füßlis Gemälde bezieht, wird im 8. Buch der *Edda,* der *Hymiskvida* (der Sage von Hymir), geschildert.

II.3 Aufruhr der Elemente

Das Meer hat Claude Monet gelockt. Es ist eines der Schlüsselmotive seiner Malerei. Das Wasser, die Luft, das Licht und die Erde treffen an der Meeresküste in einzigartiger Weise zusammen, wirken aufeinander ein und formen miteinander die ständig wechselnde atmosphärische Stimmung. Luft und Licht sind am Meer vom Wasser beeinflußt – entweder steht die durchlichtete Luftglocke gläsern wie ein großer Kristallblock über dem ruhigen Meeresspiegel, der, den Eindruck durchdringender Klarheit verdichtend, den Glanz des Firmaments reflektiert und den Reflex in die Atmosphäre zurückspiegelt, oder die Luft ist von den feinsten Stäubchen des Wassers durchdrungen, und es entsteht eine prismatische Diffusion. In jedem Fall entfalten die Farben des natürlichen Lichts ihr spektrales Spiel. Für einen Künstler, der wie selten einer mit der Intelligenz des Auges begnadet ist, ist das der gegebene Tummelplatz.

Seit 1864 unternahm Monet seine Ausflüge an die französische Atlantikküste, wo er die kleinen normannischen Fischerdörfer aufsuchte – Honfleur, Varengeville, Étretat. Von dort durchstreifte er die Klippenlandschaft. Seine Gemälde zeigen uns das ruhige Meer von den hohen Klippen aus gesehen, und sie zeigen uns mitten zwischen den Klippen die aufgewühlte See. Die bizarren Formen der ausgewaschenen und zerklüfteten Kreidefelsen reizten ihn.

Nachdem er bereits 1868/69 einige Wochen in Étretat gewesen war, zog es Monet 1883 und im Winter 1885/86 erneut dorthin. Es entstand die Reihe seiner Bilder von den fast senkrecht aufsteigenden Klippen mit dem berühmten Felsentor, der Porte d'Aval, und der davor hoch aus dem Wasser ragenden ›Nadel‹. Die Klippen von Étretat waren eine Touristenattraktion. Als Motiv der Malerei erlangten sie zuerst Berühmtheit durch Gustave Courbets Gemäldeserie von 1869/70. Mit ihm suchte sich Monet in Étretat zu messen. An Alice Hoschedé, seine spätere Frau, schrieb er, »daß er ein großes Gemälde der Klippen ›nach Courbet‹ plane, und fügte hinzu, daß das Projekt ›äußerst gewagt‹ sei. Dies große Bild nahm nie Gestalt an. Das Wetter wurde sehr schlecht; er mußte unter dem Schutzdach des Hotels arbeiten, von dem aus er, wie jeder Tourist, den wohlbekannten Blick auf die Porte d'Aval und ihre in die See hinausragende ›Nadel‹ hatte. Courbets mächtiger Schatten ist ihm ohne Zweifel im Wege. Diesen Schatten muß er in seinen Studien anerkennen, um ihn schließlich überwinden zu können (...)«.[1] Zeugen dieser ›Überwindung‹ sind die großartigen bildhaften Studien, in denen Monet sich die Freiheit zur eigenen Bewältigung des Sujets errungen hat. Er überwindet die Distanz des geschützten Beobachters zur Natur der Küstenlandschaft, er geht in sie hinein, er versucht in ihr aufzugehen. Er ist das beobachtende Auge – aber nicht mehr nur von außen, sondern von innen, von den eigenen Bedingungen der bewegten Natur her. Aus der Eigenbewegung der lichtdurchfluteten Natur sollen seine Bilder hervorgehen. Diese Eigenbewegung ist, dem Bild anverwandelt, vor allem die Eigenbewegung des Lichts.

Claude Monet, *Die Landungsbrücke von Le Havre,* 1868. Öl/Lwd., 147 × 226 cm, Privatbesitz

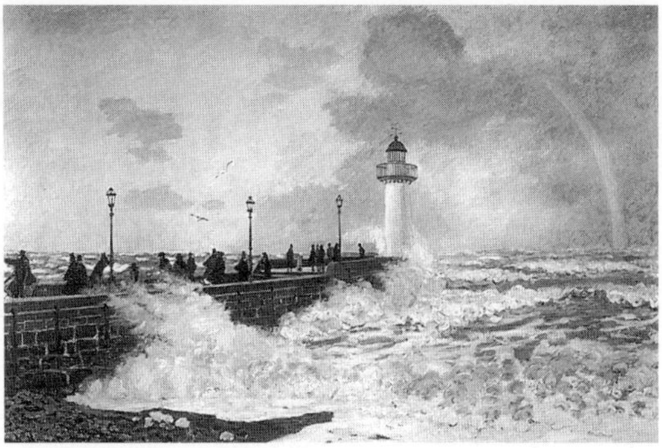

Anhand von Monets Gemälden der Meeresküste ist nachzuvollziehen, wie die Bildmotive im Bemühen um die Wiedergabe der Ursprünglichkeit des Landschaftseindrucks zunehmend ›wilder‹ werden, wie sie sich immer mehr der bewohnten Umgebung entziehen und wie die sich steigernde Wildheit des Motivs mit der zunehmenden Lockerung des Pinselstrichs, mit der Befreiung von der gegenständlichen ›Festigkeit‹ einhergeht. Das frühe Gemälde *Die Landungsbrücke von Le Havre* (1868) zeigt zwar, wie die vom Wind aufgewühlte See in Brechern gegen die Hafenmole schlägt, nichtsdestoweniger ist die Komposition hier noch ganz konventionell angelegt – die Menschen auf dem Pier, die Laternen und der Leuchtturm sind anekdotische Staffage. In Monets Étretat-Motiven ist nichts mehr davon zu sehen – die Natur ist auf sich selbst verwiesen. Ihre elementare Eigenbewegung ist ganz und gar in die elementare Eigenbewegung von Pinsel- und Farbstruktur überführt. Die Bilder sind im wahrsten Wortsinn eine Struktur, nicht nur parallel, sondern analog zur Natur, zur Natur der Elemente und zur Natur des Lichts. 1886 reiste Monet auf die der bretonischen Küste südlich vorgelagerte Belle-Île und

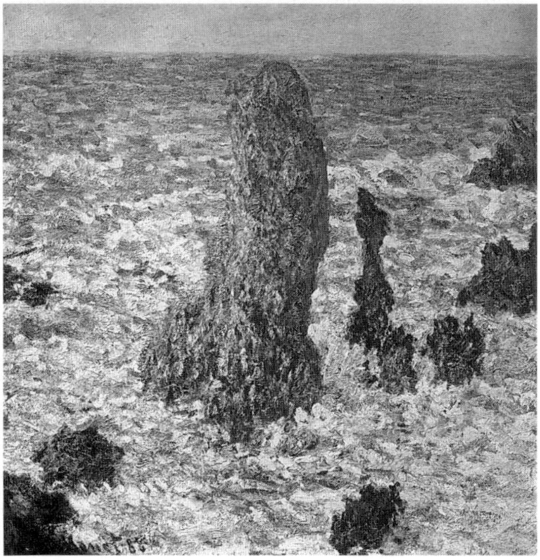

Claude Monet, *Die Nadeln von Port Coton, Belle-Île,* 1886. Öl/Lwd., 64 × 64 cm, Privatbesitz

stieg dort in den Klippen herum. Hier bot sich ihm ein noch wilderer Landschaftseindruck mit den schroff aus dem Wasser ragenden Felsen, an denen die vom Sturm aufgepeitschten Brecher zerstoben. Der Maler forschte nach den Gestaltgrenzen der Schöpfung, er suchte nach den Grenzen der aus dem ewigen Kampf mit Wasser und Wind gewachsenen festen Form, die in ihrer Ausprägung das erstarrte Gegenbild der bewegten Elemente ist.

1885, ein Jahr vor Monets Mal-Kampagne, war ein Reisebericht von Gustave Flaubert erschienen, in dem dieser seine Empfindungen angesichts der Klippenlandschaft der Belle-Île wiedergab: »Die Flut fiel, aber um hinüberzugelangen, mußte man darauf warten, daß sich die Wellen zurückzogen. Wir beobachteten ihr Kommen. Sie schäumten in den Felsen auf Meereshöhe, wirbelten in die Spalten, schossen hoch auf gleich flatternden Schals, fielen zurück gleich Kaskaden und Perlen, und in einem langen Ausschwingen fiel ihre weite, grüne Oberfläche in sich selbst zusammen. (...) (Wir) bedauerten, daß unsere Blicke nicht bis ins Herz der Felsen dringen konnten, bis auf den Grund der Wogen, bis zum Ende des Himmels, um zu sehen, wie Felsen wachsen, wie Wasser entsteht, wie Sterne Feuer fangen (...).«[2]

Der Journalist François Thiébault-Sisson, Biograph Monets, der einige Aufsätze über seine Begegnungen mit dem Künstler in *Le Temps* veröffentlichte, berichtet folgende Episode: »Monet erzählte mir, daß er einmal in Étretat zur Zeit der Tagundnachtgleiche darauf bestanden hatte, einen Sturm in seinen Details wiederzugeben. Nachdem er sich genau informiert hatte, wie hoch die Wellen im Zweifelsfall kommen würden, hatte er seine Staffelei so in einer kleinen Höhle an den Klippen aufgebaut, daß er nicht vom Wasser überspült werden konnte. Als zusätzliche Vorsichtsmaßnahme hatte er seine Staffelei mit kräftigen Stricken festgezurrt und seine Leinwand straff an der Staffelei befestigt. Dann begann er zu malen. Die Skizze entwickelte sich ganz prächtig, aber plötzlich stürzte ein Regenguß vom Himmel. Gleichzeitig verdoppelte der Sturm seine Heftigkeit. Er wurde stärker und stärker, und das Wasser stieg allmählich in wilden Brechern immer näher an den Künstler heran. Monet, gleichgültig gegenüber allem, arbeitete wie wild. Dann riß ihn plötzlich eine gewaltige Woge vom Klappstuhl. Halb ertrunken und völlig durchnäßt, war er in Gefahr, weggeschwemmt zu werden, als er durch eine plötzliche Eingebung Pinsel und Palette losließ und nach dem Seil griff, das die Staffelei hielt. Aber er wurde dennoch wie ein leeres Faß hin- und hergerollt, und wenn nicht zufälligerweise zwei Fischer auf den Klippen gewesen wären, hätte er wohl mit Pluto zu Abend gegessen.«[3]

Wohl eher mit Neptun; die Geschichte vom Maler, der sich der Unbill der Elemente aussetzt, um ihrer schöpferisch habhaft zu werden, hat eine Vorläuferin. William Turner, mit dessen Werk Monet wenig anzufangen wußte – es war ihm wohl zu romantisch –, berichtet folgendes: »Ich veranlaßte die Seeleute, mich an den Mast zu binden, damit ich sie [die stürmische See] beobachten konnte: ich war vier Stunden lang angebunden und erwartete nicht, mit dem Leben davonzukommen; aber ich fühlte mich verpflichtet, die Szene festzuhalten, falls ich überlebte.«[4] Die Passage bezieht sich auf ein Gemälde, das, damals viel verspottet, heute zu den berühmtesten Arbeiten

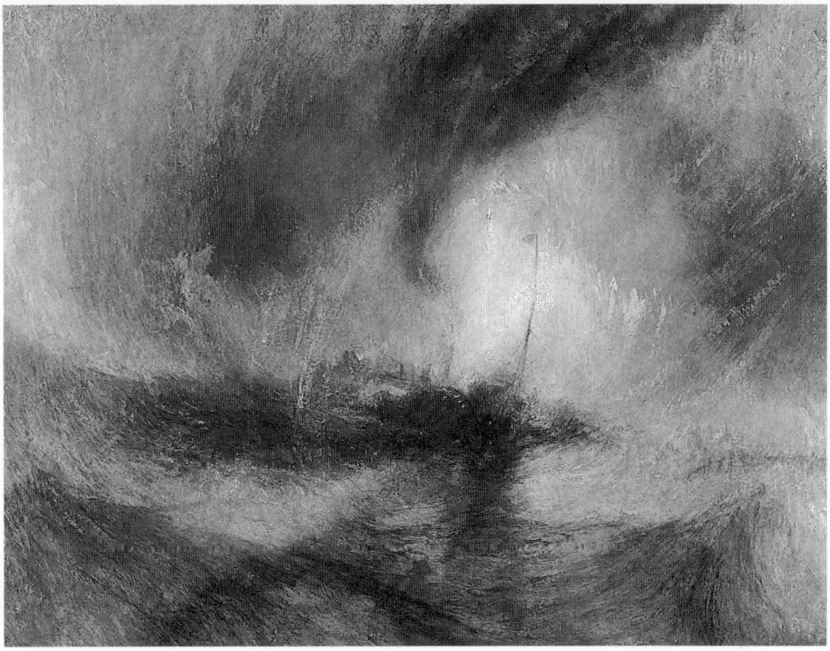

William Turner, *Schneesturm: Dampfboot vor einer Hafeneinfahrt,* ausgestellt in der Royal Academy 1842. Öl/Lwd., 91,5 × 122 cm, London, Tate Gallery

Turners zählt, *Schneesturm: Dampfboot vor einer Hafeneinfahrt.* 44 Jahre vor Monets Étretat-Bildern entstanden, wurde es 1842 in der Royal Academy ausgestellt. Der genaue Titel, den Turner ihm gab, lautet in voller Länge: *Schneesturm: Dampfboot vor einer Hafeneinfahrt, in seichtem Wasser Signale gebend und am Lande entlangfahrend. Der Autor war an dem Abend, als die Ariel Harwich verließ, in diesem Sturm.*

Die penible Beschreibung weist darauf hin, wie sehr dem Künstler daran lag, die Authentizität seines Erlebnisses zu beurkunden. Die Vorsorge war nötig, denn die meisten Zeitgenossen Turners, einschließlich der Künstlerkollegen und Kunstkritiker, verstanden das Bild nicht; sie sahen nur schmutzige Farbe, erkannten aber nicht den Gegenstand. In der Tat ist das Gemälde ein einziger großer Farbwirbel, in den sich das Feste des Geschehens ergießt. Der Steamer ist mehr zu ahnen als zu sehen; ein schwarzbraunvioletter Schatten, erscheint er von den rings um ihn tosenden Naturgewalten in seinen Konturen aufgelöst. Als dunkler Schemen hebt er sich von der hellsten Stelle im Bild ab, dem weißglänzenden Magnesiumlicht, das die Signalrakete verbreitet. Das glänzende Weiß gleicht einem von dunklen Lidern umfaßten Augapfel. Die verschwommene Schiffssilhouette zieht unterhalb davon vorbei. Ein dünner, hoher Mast mit einem Wimpel ragt in das Weiß hinein. Die Reflexe der oberen Speichen des Schaufelrades blitzen auf. Die Flamme aus dem Schornstein schafft genau in der Mitte des Bildfelds einen gelben Kern. Eine braune Rauchfahne steigt empor und vermischt sich mit

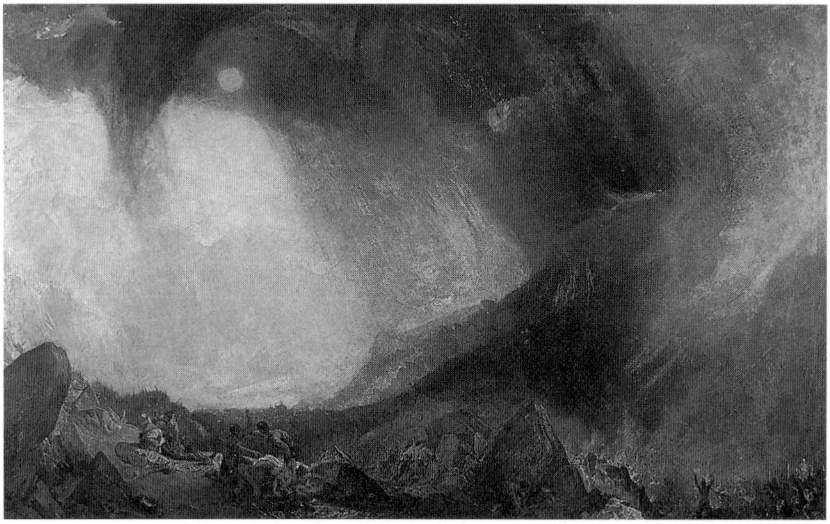

William Turner, *Schneesturm: Hannibal und seine Armee überqueren die Alpen,* ausgestellt in der Royal Academy 1812. Öl/Lwd., 145 × 236,5 cm, London, Tate Gallery

den Schwaden von Wind und Wasser. Eigentlich sind das gar keine Farben im Bild; es sind keine Farben aus der spektralen Mitte, sondern es sind Unfarben am Rand der Begegnung von Licht und Finsternis, Graubraun, Blaubraun, Schwarzbraun, Aschbraun, Umbra, gebranntes Siena, schmutziges Graugelb, schmutziges Graugrün, schmutziges Gelbbraun, schmutziges Kalkweiß sowie ein sonderbar über dunklem Grund opalisierendes und zum Weiß vermittelndes, ins Rötliche schimmerndes Blau. Turner, der große Kolorist, jedem wegen seiner gewagten Farbspiele im Gedächtnis, erweist sich hier als ein Meister der Farbschöpfung aus dem spektralen Nichts des Urgrundes. Das Bild *schildert* nicht nur die Elemente, sondern es *verkörpert* sie – es ist mit den Elementen gemalt. Das war neu. Die Heftigkeit des Schneesturms, das aufgepeitschte Wasser, der Feuerschein aus dem Schornstein des Dampfers und das grelle Magnesiumweiß der Rakete, der Schatten des Schiffs; Wasser, Luft, Feuer und ein Rest irdischer Festigkeit, alles erscheint unauflöslich ineinander verquirlt, als habe die Materie das Bedürfnis, in ihren ersten, ungegliederten Zustand zurückzukehren. Aufruhr der Elemente! Aus der heftigen Rotation der Verquirlung entwickelt sich nach der Bildmitte hin ein Sog, der in die Tiefe zieht, ein Raumtrichter, der den Eindruck einer unergründlichen, alles verschlingenden Bildtiefe schafft. Der Raumtrichter ist für Turner typisch; er veranschaulicht eine unkonventionelle und für die zeitgenössische Auffassung absolut exzentrische, ans Anarchische grenzende Kompositionsweise, eine Desavouierung des bisher gültigen Begriffs von Komposition. Weitere herausragende Beispiele dafür sind: *Schneesturm: Hannibal und seine Armee überqueren die Alpen; Schatten und Dunkelheit: Am Abend der Sintflut* (Ft. 12)*; Licht und Farbe (Goethes Theorie) – Am Morgen der Sintflut – Moses schreibt das Buch der Genesis* (Ft. 13). Der Raumtrichter ist eine Pathosformel. Was ist das Besondere daran in Turners Bildern? Aus welcher Ursache ist sie motiviert?

Heinz Ohff hat seiner geistvollen biographischen Studie über William Turner den Untertitel *Die Entdeckung des Wetters* gegeben. Damit hat er den entscheidenden Punkt benannt, diejenige Bewegkraft nämlich, die in Turners Malerei epochemachend war. Seine Bemerkungen lohnen, ausführlich zitiert zu werden:

»Es ist immer wieder ganz erstaunlich, wenn man feststellt, wie lange die Menschheit im allgemeinen, die Maler im besonderen, einem Phänomen fremd gegenüberstanden, das seit jeher eines der meistbeobachteten und meistberedeten gewesen sein muß: dem Wetter. Jahrhundertelang hat es auf Bildern, Zeichnungen und Stichen in der künstlerischen Umsetzung der Landschaft so gut wie nicht existiert. Noch Fontane ist ja keineswegs bereit, bestimmte Wetterbedingungen [bei Betrachtung von Turners Venedig-Bildern] (...) als vollgültiges Bildthema anzuerkennen. Was er ›Basis und Wahrheit‹ nennt, die für eine ›Stimmung‹ unbedingt notwendig seien, bleibt auf das rein gegenständlich oder topographisch Vorhandene beschränkt. Daß so etwas wie Wetter – Dunst, Nebel, Wolkenwände, Sonnenlicht, Widerschein auf dem Wasser, Regen, Sturm –, daß das Veränderbare der Atmosphäre ebenfalls eine Realität darstellt, wird, vermutlich nach allgemeiner Übereinkunft, kurzerhand geleugnet. (...) ›Wetter‹ gibt es in der Malerei recht eigentlich erst im 17. Jahrhundert. Man könnte die Holländer, Rembrandt unter ihnen, aber dann auch vor allem Adriaen van Ostade, Salomon van Ruysdael, Willem van de Velde – alle postum Lehrmeister des jungen Turner –, als die eigentlichen Entdecker des Wetters für die Kunst ansehen, denn Sturmwolken über der See, diesige Horizonte und verhangene Himmel sind bei ihnen definitive Elemente der Malerei. Aber auch sie malen Wetter niemals um des Wetters willen, sondern es bleibt bei ihnen Element der Topographie, mehr oder weniger dramatische Verbrämung, selten mehr als Effekt am Rande. Erst die Engländer, Richard Parkes Bonington, John Constable, vor allem aber ganz konsequent Turner, nehmen das Wetter an sich als alleiniges Bildthema. Keiner hat die Wetterlandschaft vor Turner gemalt, wie er sie gemalt hat, als scheinbar abstraktes Tohuwabohu aus Form, Farbe und Licht. Dies zur Verwunderung seiner Zeitgenossen, die so etwas anscheinend auch in der Natur noch nicht gesehen, also direkt übersehen hatten.«[5]

Das Neue und Ungewöhnliche an Turners Landschaftsmalerei, das, was die Zeitgenossen noch nicht nachzuvollziehen imstande waren, weil ihnen ihre eingefleischten Sehgewohnheiten im Wege standen, war nicht nur die Wiedergabe der autogenen Landschaft, der Landschaft an sich, sondern die Vermittlung des Landschaftseindrucks als einer atmosphärischen Momentaufnahme, in der sich das Flüchtige des ewigen Wechsels gegenüber der anscheinenden Beständigkeit des irdischen Festen als überlegen erweist, da auch das Feste ständigen Eindrucksverwandlungen unterworfen ist, die von den Phänomenen des atmosphärischen Waltens hervorgerufen werden. Nicht deutlicher als dadurch kann zum Ausdruck gebracht werden, daß Wahrnehmung und Wahrnehmungskonventionen eine Bewußtseinssache sind. Turners Gemälde sind die ersten meteorologischen Landschaften. In der Funktion als Schauplatz und Tribüne für die Aufführung der Schicksalsdramen von Göttern, Heiligen und Heroen, als Kulisse, vor der sich das Geschehen abspielt, war die Landschaft bis dahin in ein festes Gefüge gespannt. Die Handelnden mußten darin mit der Sicherheit auftreten können, die der Schicksalsplan ihnen zugedacht hatte – so sah es die Dramaturgie. Wolken dienten dort als metaphysische Sitzkissen für die heidnischen Götter ebenso wie für die himmlischen Heerscharen und ihr heiliges Gefolge. Barock und Rokoko hatten sich dieser transzendenten Ameublements in verschwenderischer Weise bedient, aber auch der Klassizismus behielt es in seinem Fundus. Erst seit 1800 wird dann die Wolkenbildung von den Künstlern als meteorologische Erscheinung ernst genommen und studiert. Die Wolkenstudien nicht nur von Turner, sondern auch von Caspar David Friedrich, Johan Christian Clausen Dahl, John Constable und Carl Rottmann geben davon eindrucksvoll Zeugnis.[6]

Diese Entwicklung hängt natürlich damit zusammen, daß die Landschaft im Zuge der Götter- und Heroendämmerung, die sich seit Beginn des 18. Jahrhunderts in Schüben vollzieht, zunehmend auf die Figuren imaginärer Überlieferung verzichtet und sich der Wahrnehmung so bietet, wie sie ist – ›nackt‹ und ›leer‹. Infolgedessen ist die Landschaft nicht mehr nur Schauplatz für die in ihre Natur hineinprojizierten Akteure, sondern sie wird selbst zum Handlungsträger und entwickelt vor dem wahrnehmenden Bewußtsein des Betrachters aus den ihr innewohnenden Kräften ihr Eigenleben.

Die künstlerische und die wissenschaftliche Entwicklung reflektieren zu Beginn des 18. Jahrhunderts denselben Bewußtseinswandel. Nicht nur die Maler richten nun ihr Augenmerk auf die Erscheinungen des Wetters. Goethe zum Beispiel verfaßt seine *Wolkengedichte,* in denen er die Wolkentypen ›Stratus‹, ›Cumulus‹, ›Cirrus‹ und ›Nimbus‹ transitorisch paraphrasiert. Auch hat Goethe das meteorologische Geschehen der Wolkenbildung zeich-

Carl Rottmann, *Vorgebirgslandschaft bei Murnau,* 1843. Öl/Papier auf Lwd. aufgezogen, 30 × 61,5 cm, München, Städtische Galerie im Lenbachhaus

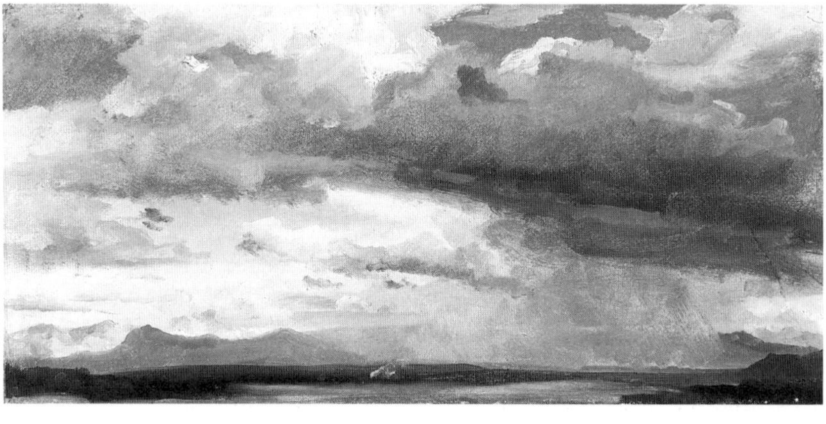

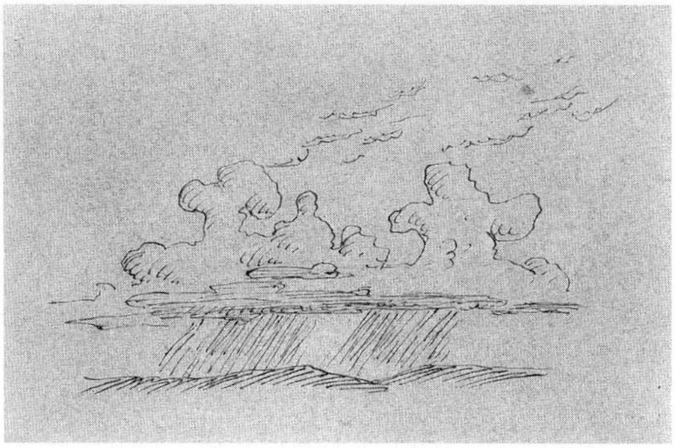

Johann Wolfgang von Goethe, *Schichtwolkendecke mit aufgesetzten Haufenwolken und Regenstreifen,* 1816. Federzeichnung auf Papier, 14,8 × 22,9 cm, Stiftung Weimarer Klassik, Museen

nerisch festgehalten. Daß Deutschlands bedeutendster Dichter zugleich als wissenschaftlicher Beobachter hervortritt, als Mineraloge, Zoologe, Botaniker, erklärt sich daraus, daß Kunst und Wissenschaft zu jener Zeit noch nicht so deutlich voneinander getrennt waren, wie es die folgende Entwicklung mit sich bringen sollte, sondern daß beide Disziplinen noch als verschiedene Aspekte der Geistestätigkeit miteinander kommunizierten. Der Universalismus eines ganzheitlichen Weltbildes wird jetzt zwar vehement der Analyse unterzogen, aber er ist noch nicht zersetzt. Die Meteorologie ist zwar noch keine Spezialwissenschaft, doch sie ist in eine intensiver einsetzende wissenschaftliche Untersuchung des tellurischen Geschehens einbezogen, in eine geologisch-tektonisch-wetterkundliche Deutung, Geognosie genannt, die ihre Aufmerksamkeit zuerst auf die qualitativen Veränderungen richtet, bevor sie zu messen und zu quantifizieren beginnt. Der wissenschaftliche Ansatz ist demgemäß, von der vergleichenden Beobachtung der Naturphänomene geleitet, eine morphologische Hermeneutik.

Der Vulkanismus spielte dabei eine erhebliche Rolle. Der an der Bergakademie Freiberg lehrende Abraham Gottlob Werner, von seinen Schülern – darunter auch Friedrich von Hardenberg (Novalis) und der Norweger Henrik Steffens – bei all seiner Kauzigkeit hochverehrt, vertrat die Meinung, daß die formende Kraft des Flüssigen die Hauptursache für die Gebirgsbildung sei. Die ›Neptunisten‹ hatten mit ihrer Hypothese, die Gesteine seien im Laufe der Erkaltung eines anfangs heißflüssigen Urmeeres erstarrt, einen schweren Stand gegenüber den ›Vulkanisten‹ oder ›Plutonisten‹. »Zwischen beiden Schulen entspann sich ein heftiger Streit, der mit dem vollständigen Sieg der ›Vulkanisten‹ endete.«[7] Die kamen vor allem aus England. Lord William Hamilton, von 1764 bis 1800 englischer Gesandter am Hof von Neapel, ebenso wie viele andere seinesgleichen ein professioneller Amateurwissenschaftler, hatte 1776 die reich illustrierte, erste wissenschaftliche Abhandlung über die Vulkane veröffentlicht. Joseph Wright of Derbys Porträt *John Whitehurst* von 1782/83 zeigt einen weiteren bekannten englischen Vulkanologen.

Turners Werk ist außerordentlich vielfältig. Seine Gemälde zeigen die Landschaft immer atmosphärisch; sie zeigen sie in Sturm und Stille, sie zeigen die bewegte und die ruhige Natur. Doch läßt sich nicht verleugnen, daß seine Malerei einen Hang zur Katastrophenschilderung hat, wobei ihn be-

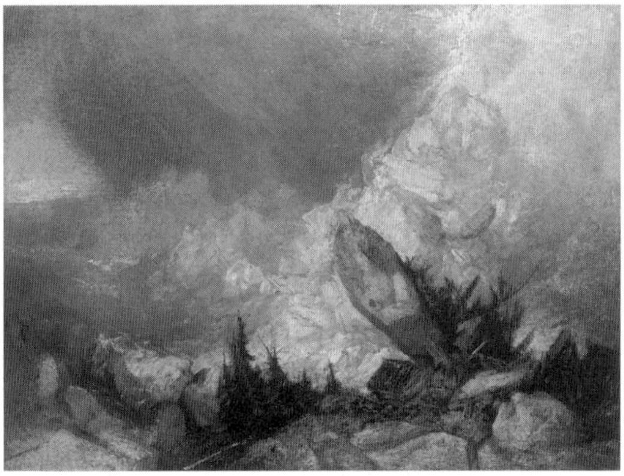

William Turner,
Niedergang einer Lawine in Graubünden, ausgestellt in Turners Galerie 1810.
Öl/Lwd., 90 × 120 cm,
London, Tate Gallery

sonders Seekatastrophen beschäftigen. Turners *Schneesturm* von 1842 ist die in der Verabsolutierung des Elementaren am weitesten gediehene Fassung einer Reihe von Gemälden, die er diesem Motiv gewidmet hat, darunter auch *Der Schiffbruch: Fischerboote bemühen sich, die Besatzung zu retten.*[8] Weitere Katastrophenschauplätze sind die Alpen und der Vesuv. Neben *Schneesturm: Hannibal und seine Armee überqueren die Alpen* gehört *Niedergang einer Lawine in Graubünden* zu Turners Alpenbildern, die großes Aufsehen erregten. Dem *Ausbruch des Vesuv* widmete er 1817 ein prachtvolles Aquarell. In diesen Bildern schildert Turner drei unterschiedliche europäische Landschaften: den Atlantik, die Alpen und den Vesuv – den Ozean, das Hochgebirge und den Vulkan, wobei der Ozean ein altehrwürdiger Schauplatz der Malerei ist, die Alpen und der Vesuv hingegen als eigentümliche Landschaftsgebilde damals neu ins Gesichtsfeld traten. Alle drei Landschaften sind Katastrophenlandschaften, alle drei Katastrophen sind Naturereignisse, der Seesturm, die Hochgebirgslawine und der Vulkanausbruch. Die Katastrophe steht also nach wie vor im Interesse der künstlerischen Schilderung; war die Natur indes früher lediglich die Bühne für Schicksalskatastrophen, die von Menschen und Göttern herbeigeführt wurden, so ist sie nun selbst Hervorbringerin der Katastrophe. Mithin ist die Katastrophe elementar, ihre Auslöser sind die vier Elemente, so auch in den drei genannten Landschaften Turners: Im Seesturm überwiegt als Ele-

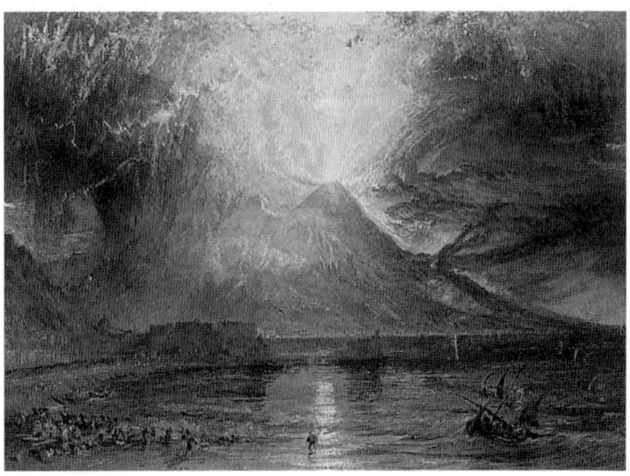

William Turner,
Ausbruch des Vesuv, 1817.
Aquarell, 29,2 × 39,7 cm,
New Haven (Connecticut),
Yale Center for British Art,
Paul Mellon Collection

Jacob Philipp Hackert, *Vesuvausbruch im Jahre 1774*, 1774. Öl/Lwd., 70 × 90 cm, Staatliche Museen Kassel, Neue Galerie

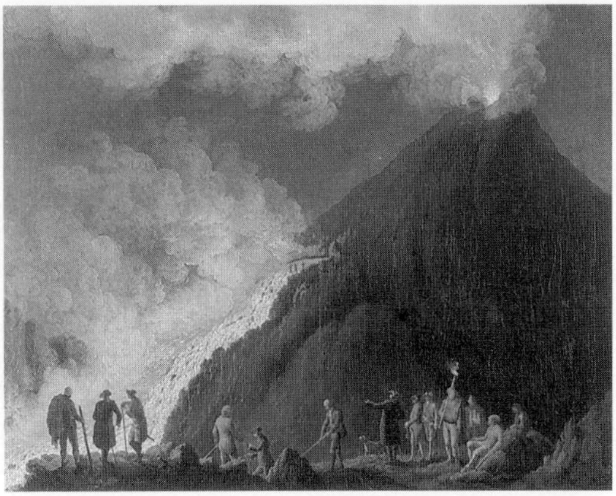

ment das Wasser im Zusammenspiel mit der Luft, im Hochgebirgslawinenfall überwiegt die Erde im Zusammenhang mit dem Wasser in Gestalt des von den stürzenden Schneemassen in Bewegung gesetzten Gesteins, im Vulkanausbruch überwiegt das Feuer.

Daß die ›Plutonisten‹ über die ›Neptunisten‹ obsiegt haben, nimmt nicht wunder, denn der Vulkan bot damals die bei weitem aktuellere Sensation. Alle Italienreisenden, die etwas auf sich hielten, fuhren damals nach Neapel und weideten ihre historische Phantasie an den durch die Ausgrabungen ins Blickfeld geratenen Ruinen von Pompeji und Herculaneum, die so handgreiflich in der Lage waren, das Desaster des Jahres 79 n. Chr. in situ zu illustrieren, um so mehr, als der Vesuv den gelehrsamen Touristen den Gefallen tat, wieder einmal aktiv zu werden, und so die drastisch lebendige Kulisse für die ausmalende Vorstellungskraft ihrer Betrachter bot.

Turners Aquarell ist eine verhältnismäßig späte Fassung des Themas. Zu den frühen Arbeiten, die das Motiv des Vulkanausbruchs zeigen, gehören Jacob Philipp Hackerts *Vesuvausbruch im Jahre 1774* sowie Joseph Wright of Derbys Gouache *Vesuvausbruch*. Beide Bilder sind anläßlich des Ausbruchs 1774 entstanden. Die Künstler geben das Ereignis als Augenzeugen wieder. Hackert hat sich dicht an den Krater des Vulkans herangewagt. Sein Gemälde

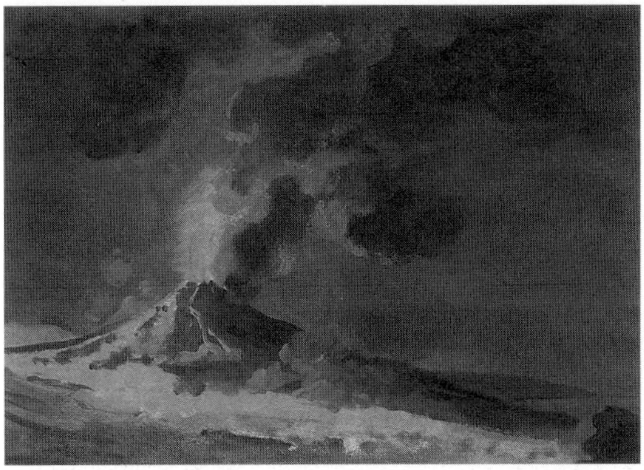

Joseph Wright of Derby, *Vesuvausbruch*, 1774. Gouache/Papier, 32,4 × 46,7 cm, Derby Museum and Art Gallery

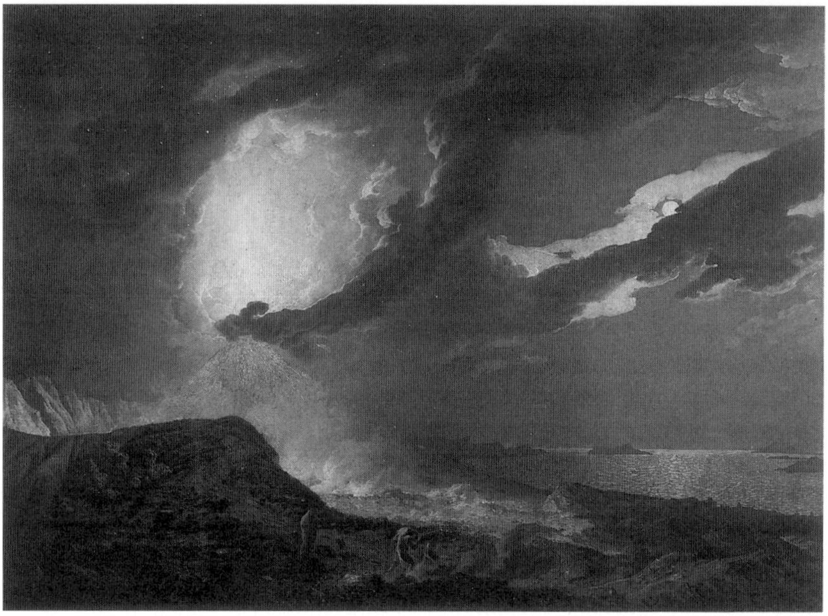

Joseph Wright of Derby, *Vesuvausbruch, von Portici aus gesehen,* 1774–76. Öl/Lwd., 101,6 × 127 cm, Aberystwyth, University College of Wales

wirkt ein wenig naiv. Er schildert das Geschehen als eine Art feurige Idylle, als harmlose Katastrophe, die auf das liebenswürdigste zum Kokeln einlädt. Am Rande des Feuerkaskaden speienden Kraters treiben sich im Gegenlicht neugierige Touristen ziemlich leichtsinnig herum. Die sachliche Natürlichkeit der Gouache Wrights läßt vermuten, daß er das Blatt an Ort und Stelle nach der Natur geschaffen hat. Alle späteren Arbeiten Wrights zu dem Thema haben die Frische der Studie zugunsten der pathetischen Dramaturgie eingebüßt, wie es beispielsweise sein 1774–76 entstandenes Ölgemälde *Vesuvausbruch, von Portici aus gesehen* belegt. Wright, dem an einer wirkungsvollen Inszenierung der Lichteffekte gelegen ist, stellt die Vesuvausbrüche ganz ähnlich zur Schau wie in seinen Bildern, die das große Jahresfeuerwerk auf der Engelsburg in Rom schildern.[9] Im Grunde stellt der Vesuv für seine Zwecke nichts anderes dar als ein überdimensionales ›candle light‹. Indes ergibt sich angesichts von Wrights Schmiedebildern[10], die gleichermaßen vom rot-gelben Schein des Feuers beleuchtet sind, die Gedankenverbindung, daß die gewaltigen Eruptivkräfte im Erdinnern, von denen das feurige Schauspiel erzeugt wird, seinen Vesuvbildern ein Air verleihen, als habe die Erinnerung an das mythische Bild von der Schmiede des Vulkan hier eine unausgesprochene frühindustrielle Vergleichung gefunden.

Auf seiner ersten Italienreise geriet Turner im Februar 1820 am Mont-Cenis-Paß in den Westalpen in 2000 Meter Höhe in einen Schneesturm. Die Postkutsche überschlug sich. Merkwürdigerweise widerfuhr ihm dies auf seiner Italienreise 1829 am selben Ort noch einmal. Beide Male hat Turner das

William Turner, *Schneesturm: Mont Cenis,* 1820. Aquarell, 29,2 × 40 cm, Birmingham Museum and Art Gallery

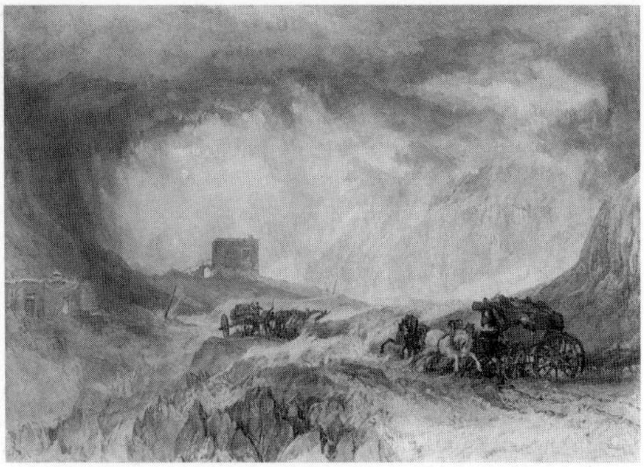

Ereignis in seinem Skizzenbuch festgehalten. Bis dahin war dem Gebirge in der Landschaftsmalerei die Rolle einer rahmenden und abschließenden Hintergrundkulisse zugekommen. Bonapartes Überquerung des Sankt Bernhard geriet, ob positiv oder negativ gewertet, zur heroischen Allegorie. Turners *Schneesturm: Hannibal und seine Armee überqueren die Alpen* spielt darauf an. Mit dem Aufkommen sowohl des Alpinismus als auch des Tourismus geriet das europäische Hochgebirge in eine neue Sicht, es war nicht mehr nur eine Durchreiselandschaft, sondern erhielt nun auch landschaftlichen Eigenwert. Die neue Sicht war die Nahsicht; in ihr offenbarten die Berge, ganz im Sinne von Kants Definition des Erhabenen, ihre faszinierende Unwirtlichkeit und ihre lebensbedrohliche Gefährlichkeit. Die Gefahr wurde als Reiz genossen. Aus der Nahsicht ist die Alpenlandschaft für die Katastrophe prädestiniert. Turners *Niedergang einer Lawine in Graubünden* führt die Alpen als Katastrophenlandschaft aus der Nähe vor Augen. Das Gemälde hat einen Vorläufer, der in diesem Zusammenhang stets genannt wird: Philippe-Jacques de Loutherbourgs *Lawine in den Alpen* von 1803. Der bilderfinderische Loutherbourg, aus Fulda gebürtig, Vorläufer und Anreger in mancher Hinsicht, ließ sich 1771 in London nieder, wo er unter anderem als Bühnenbildner wirkte. Seit 1772 stellte er in der Royal Academy aus. Turner kannte sowohl den Maler wie auch das Bild. Loutherbourgs Gemälde ist ganz auf Bühnenwir-

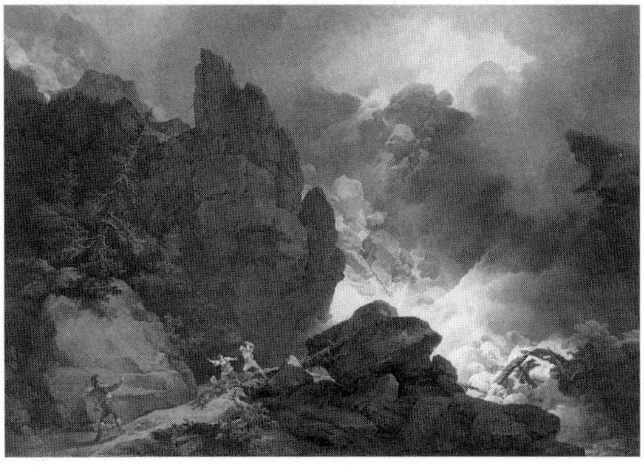

Philippe-Jacques de Loutherbourg, *Lawine in den Alpen,* 1803. Öl/Lwd., 111 × 162 cm, London, Tate Gallery

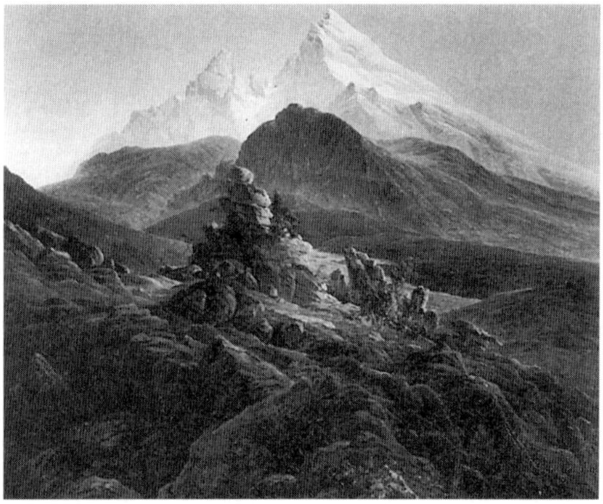

Caspar David Friedrich, *Der Watzmann,* um 1824/25. Öl/Lwd., 135 × 170 cm, Staatliche Museen zu Berlin – Preußischer Kulturbesitz, Nationalgalerie

kung angelegt. Die Lawine rollt von rechts oben, effektvoll ausgeleuchtet, heran. Links sieht man auf einem schmalen Bergpfad fliehende Menschen; es handelt sich hier noch um die Katastrophenversion einer heroischen Landschaft. Nicht so bei Turner: Die ungeheure Wucht der Lawine in seiner Darstellung wird unserer nachvollziehenden Phantasie eben dadurch vermittelt, daß das natürliche Geschehen sich selbst überlassen bleibt. Menschen haben hier nichts zu suchen. Das Bild ist eine Diagonalkomposition. Die quer durch den Bildraum polternden Schneemassen der Lawine reißen mächtige Steinbrocken mit in den Abgrund. Die überzeugende Wiedergabe der Naturgewalt dokumentiert Turners Imaginationskraft; er kannte wohl die Alpen, hatte ihre Gefahren am eigenen Leib erlebt, aber eine zu Tal gehende Lawine hatte er nie selbst gesehen. Dies verband ihn mit Caspar David Friedrich, denn auch jener hat das Hochgebirge gemalt, ohne je dort gewesen zu sein. Friedrichs *Watzmann* von 1824/25 stellt wie Turners *Niedergang einer Lawine* eine vorgestellte Landschaft dar.

Damit ist Anlaß gegeben, nach dem Verhältnis zwischen Authentizität und Imagination in der Malerei Turners im Vergleich mit der Friedrichs zu fragen. Beide Künstler, der hochaufgewachsene, hagere, blaßhäutige Deutsche mit der Schifferkrause und dem lässig schleppenden Schritt, und der kleinwüchsige, untersetzte, kräftig gebaute Engländer, sind die großen Landschaftsmaler der Romantik – sie sind die Maler der Landschaft an sich zu Beginn des 19. Jahrhunderts. Im Werk der beiden Künstler ist die Natur selbst der Akteur. Sind Menschen in die Bilder eingefügt, dann nur, um diesen Eindruck zu unterstützen. Friedrich wird in der Literatur als Melancholiker geschildert, Turner als Pessimist. Damit sind die Unterschiede innerhalb einer Übereinstimmung charakterisiert. Turners *Schneesturm: Dampfboot vor einer Hafeneinfahrt* ist 1842 entstanden, Monets Étretat-Gemälde 1885/86 und Friedrichs *Mönch am Meer* 1808–10. Das sind Positionen, die ein dreiviertel Jahrhundert umfassen. Turners Bild entstand 43 Jahre vor den Arbeiten Monets und 32 Jahre nach dem Gemälde Friedrichs. Historisch betrachtet liegt seine Entstehung also ungefähr in der Mitte zwischen beiden, stilistisch gesehen steht es aber dem Friedrichs weitaus näher als den Arbeiten Monets. Es bewegt sich mit Friedrichs *Mönch am Meer* (Ft. 9) auf der geistigen Ebene einer imaginären Gleichzeitigkeit. Beide Gemälde, der *Schneesturm: Dampfboot…* und *der Mönch am Meer,* bieten sich für einen Vergleich an. Das mag auf den ersten Blick nicht ganz legitim erscheinen, denn zur Entstehungszeit des *Mönchs* sah Turners Malerei noch anders aus. Das Gemälde *Der Schiffbruch: Fischerboote bemühen sich, die Besatzung zu retten* von 1805 ist nach landläufiger Auffassung weitaus realistischer gemalt als sein späterer *Schneesturm;* es ist von größerer Ausführlichkeit und Detailliertheit der Gegenstandsschilderung, die Dramatik ergibt sich hier nicht allein aus dem Walten der Naturkräfte, sondern aus dem anekdotischen Widerspiel zwischen Natur und Mensch. Die Wellen erscheinen in der Gestaltung ihrer Massenplastizität wie zu einem gläsernen Schmelzfluß erstarrt. Der Bewegungsstrom erfolgt noch nicht allein aus der Malweise, sondern muß bei aller Kühnheit der Komposition vom Betrachter in Gedanken reaktiviert werden. Die Verklärung des Gegenstands in der bewegten Erscheinung hat noch nicht stattgefunden.

Turners Gesamtwerk bewegt sich stilistisch zwischen zwei Polen, innerhalb deren sich, seinem künstlerischen Naturell entsprechend, nicht etwa eine klare Entwicklungslinie mit einem ›fortschrittlichen‹ Trend spannt; vielmehr springt die Entwicklung zwischen ›konservativen‹ und ›revolutionären‹ Zügen hin und her. Sie wechseln einander ab, überschneiden und vermischen sich. Der Lieblingsmaler der Engländer war damals Claude Lorrain, von ihnen liebevoll einfach ›Claude‹ genannt. Jeder Landlord, der etwas auf sich hielt, nannte wenigstens einen Claude sein eigen. Turner war ein großer Bewunderer Claude Lorrains. Turners Gemälde *Dido erbaut Karthago oder Der Aufstieg des Karthagischen Reichs*[11] ist eine geradezu mustergültige heroische Landschaft – eine Hommage an den französischen Maler. Die Sonne steht an jener für Lorrains Bilder typischen Stelle. Selbst noch in dem durch Licht und Atmosphäre aufgelösten Landschaftseindruck, den Turners Gemälde *Julia und ihre Amme* vermittelt, ist Lorrains Einfluß zu spüren.[12]

Damit sei die Gelegenheit wahrgenommen, den im vorausgehenden Kapitel aus Gründen der Drastik gegebenen Vergleichskontrast zwischen der heroischen Landschaft des Klassizismus und dem Landschaftsimpuls des Nordens zu modifizieren. Es ist nicht so, daß die Maler den Kontrast mit Gewalt gesucht und erzwungen hätten. In seinem Testament, das nicht zur Erfüllung kam, hat Turner hinterlassen, daß seine Gemälde *Dido erbaut Karthago* und *Sonnenaufgang hinter Dunst*[13] der National Gallery unter der Voraussetzung übereignet werden sollten, daß sich die Kuratoren bereit erklärten, beide Gemälde ständig zwischen Claude Lorrains Bildern *Der Seehafen*[14] und *Die Mühle*[15] zu hängen. Möglicherweise hat sich Turner selbst noch in seinen extremsten Bildern Claude verpflichtet gefühlt. Das bedeutet nichts anderes, als daß seine Malerei, die sich an Claude geschult und sich an ihm gerieben hat, über diesen hinausgewachsen ist, um schließlich eine Position zu erreichen, die einen Gegenpol zum Klassizismus Claude Lorrains schuf – aber in seinem Werk spiegeln sich noch immer Reflexe vom Stil des großen Vorbildes. Claudes Klassizismus wurde von Turner verwandelt, indem er ihn verdaute.

Doch können Turners *Schneesturm* und Friedrichs *Mönch am Meer* auf eine Vergleichsebene gehoben werden, weil sie einander in der geistigen und künstlerischen Haltung ähneln. Turners *Schneesturm* wurde von der Kritik verrissen. Einer schrieb, das Bild sei lediglich eine »Masse Seifenlauge und Tünche«.[16] Obwohl Turner selbst dem Werk die Devise mitgegeben hatte, daß niemand die Pflicht habe, es zu mögen, kränkte ihn dieser Kommentar. Indes ist die Charakterisierung, abgesehen von der Häme, so unrichtig nicht. Die Unwirtlichkeit der Farbstimmung ist damit benannt: ›Seifenlauge‹ und ›Tünche‹ sind trübe Brühen, und trübe Brühe schwappt im Bild. Die Trübheit ist das Resultat der atmosphärischen Diffusion, auf der die Wirkungsweise des Gemäldes beruht.

Turners Bild ist um etwa ein Drittel kleiner als das Friedrichs. Stellt man beide Arbeiten nebeneinander, so wird eine frappierende Übereinstimmung in der Farbigkeit erkennbar. Fast sieht es so aus, als hätten beide Künstler dieselben Farbtöpfe benutzt. Beide Bilder zeigen die gleiche Farbskala: helles Ockergrau, blauviolett unterlegtes Schwarz, Umbrabraun, das in alle anderen Farben spielende und vermittelnde Grau sowie das leicht opalisierende helle Blau und Blauviolett. Der Unterschied besteht darin, daß sich die farbigen Bewegungszüge jeweils anders verteilen. So ist die weißbraune Sandfarbe, die in Friedrichs Bild den Meeresstrand angibt, in Turners Gemälde in den inneren Wirbel rings um das Schiff gezogen, das in seiner schemenhaft dunklen Silhouette – als derjenige Gegenstand im Bild, der von Menschen gelenkt wird – der Figur des Mönchs bei Friedrich ideell entspricht. Die sonore Düsternis des Meeres in Friedrichs Gemälde erscheint bei Turner in die äußeren Wirbel, die das Schiff umkreisen, hineingespült. Das opake Blau, bei Turner um die Mitte konzentriert, zieht sich bei Friedrich in der oberen Hälfte über den Himmel hin. Das Grau ist, einmal dichter, einmal dünner, sowohl in Turners als auch in Friedrichs Werk allenthalben vorhanden. Doch bei Turner ›kreist‹ es, bei Friedrich ›zieht‹ es. Das nun ist der Unterschied.

Turners Bild ist ›geballt‹, eine Zentrifugalkomposition, Friedrichs dagegen ›gestreckt‹, eine Parallelkomposition. Beide vermitteln den Sog der Tiefe auf unterschiedliche Weise. Dem Raumtrichter Turners steht in Friedrichs Malerei das gegenüber, was Helmut Börsch-Supan in seiner Dissertation die »Lichtspindel« genannt hat.[17] Das eine ist eine zu äußerster Bewegung gesteigerte, das andere eine aus der Bewegung zur äußeren Ruhe gebrachte Raumgestalt. In beiden Bildern herrscht, salopp gesprochen, schlechtes Wetter; doch welch ein Unterschied! Ist es bei Turner der Mahlstrom einer zur heftigsten Wut der Elemente aufgepeitschten Natur, so ist Friedrichs Landschaft nicht weniger elementar, doch statt des saugenden Strudels eines alles verschlingenden Rachens, in dem sich das Toben der Elemente ekstatisch auslebt, herrscht in Friedrichs Bild eine ziehende Bewegung, die auf den ersten Anschein verhaltener wirkt, dafür aber etwas Unheimliches, Bedrohliches ausstrahlt. Sie läßt den Betrachter erahnen, daß sich hinter der Verhaltenheit eine tückische Kraft verbirgt, eine Elementarkraft, der keiner gewachsen ist, der sich ihr entgegenstellt. So können wir Turners Gemälde als ein unverhülltes Katastrophenbild begreifen, Friedrichs dagegen als ein verhülltes. Beide Bilder sind Schicksalsbilder. Beiden Künstlern ist gelegentlich vorgehalten worden, sie gäben die Natur nicht wieder, wie sie sei, sondern sie abstrahierten sie. Dem ist im Grunde nicht zu widersprechen. Ihre auf ausgedehnten Wanderungen gewonnene Naturerfahrung ließen sie im Nachbild ihrer Erinnerung wiedererstehen – im Atelier. Dabei kam es ihnen eben nicht auf die topographische Richtigkeit an, sondern auf Steigerung. Die Steigerung ist selbstverständlich ein Abstraktionsvorgang. Sie ist ein Mittel zur Verwandlung der außen gewonnenen Landschaftseindrücke in die innere Landschaft, die darauf antwortet. Beider Künstler Werke sind in diesem Sinne Gedankenlandschaften, die ihre Überzeugungskraft daraus erhalten, daß die Naturerfahrung ihrer Schöpfer darin sublimiert und verklärt widerscheint. Insofern sind sowohl Friedrichs *Mönch am Meer* als auch Turners *Schneesturm* Allegorien. Das Neuartige daran ist, daß beide Künstler, wie geschildert, mit den Elementen selbst malen. Sie sind somit imstande, die Parabel von der kreatürlichen Ausgesetztheit des menschlichen Ich, das diese Ausgesetztheit bewußt auf sich nimmt, um ihr in Demut zu widerstehen, auf den äußersten Punkt zu treiben.

Turner hat vor allem in seinem großen Radierwerk, dem *Liber Studiorum,* aber auch in seinen frühen Gemälden mehrfach auf Katastrophenmotive der klassischen Überlieferung zurückgegriffen, so etwa in den Gemälden *Die fünfte ägyptische Plage* und *Die Zerstörung Sodoms.*[18] Darin drückt sich Turners eigenwillige Religiosität aus, die einerseits an die Konvention gebunden ist, sich andererseits aber von ihr gelöst hat. Turners *Schneesturm: Dampfboot...* greift die altüberlieferte Metapher des in Not geratenen Lebensschiffes auf, doch hat der Künstler das Geschehnis nicht nur als einen selbst erlebten Vorfall ausgewiesen und diesen, um den Effekt zu steigern, mit Nautikerattitüde etwas verharmlost. Vielmehr – und das ist der entscheidende Unterschied zu den konventionellen Katastrophenmotiven – hat er das unausweichliche Schicksalsgeschehen nicht mehr durch das sichtbare Eingreifen des göttlichen Willens – und damit von außen – erklärt, sondern hat es in das Walten der Elemente direkt hineingelegt. Die göttliche Allmacht verkörpert sich im Wetter selbst, an die Stelle der anekdotischen Schilderung vom Einwirken Gottes auf das Menschenschicksal ist die meteorologische getreten, in der das Wehen der Natur als der Mantel einer unbegreiflichen und unvorhersehbaren Schicksalsbewegung faßbar wird, der wir hilflos ausgeliefert sind.

Caspar David Friedrich hat sein Bild im Zuge der allmählichen Vollendung übermalt. So waren in der ersten Fassung noch Schiffe und ein blauer Himmel zu sehen.[19] Nach und nach veränderte er jedoch die atmosphärische Stimmung – das Wetter wurde zunehmend düsterer –, bis er schließlich jene Gemütsstimmung zutiefst melancholischer Einsamkeit erreichte, die das Bild heute aufweist. Börsch-Supan bemerkt dazu: »Der Mönch bezeichnet (...) den von der Umwelt abgeschiedenen, nur auf das Transzendente ausgerichteten Menschen. Die durch die Infrarotaufnahmen sichtbar gemachten Schiffe, von denen das linke dem Ufer zusteuert und das rechte möglicherweise als gescheitertes gemeint war, bedeuten das sich dem Ende zuneigende Leben (...) beziehungsweise den Tod (...). Das Meer, auf das der Mönch, den Kopf im Trauergestus in die Hand stützend, hinausblickt, würde als die Unendlichkeit des Kosmos und der spärlich bewachsene Sandstreifen im Vordergrund als ein Gleichnis für die Dürftigkeit des irdischen Daseins zu verstehen sein. Der ›gleichgültig ruhige‹ Himmel der zweiten Fassung versinnbildlicht das Göttliche. (...) Der Mond bedeutet Christus. Der abnehmende Mond könnte besagen, daß Christus sich dem Mönch verbirgt. Es könnte jedoch auch als ein Hinweis auf den Morgen gemeint sein (...), wie auch der Morgenstern auf den anbrechenden Morgen als Verheißung des ewigen Lebens deutet. In diesem Sinne muß wohl auch die Auflichtung des Himmels hinter der Dunst- und Wolkenwand im jetzigen Zustand verstanden werden.«[20]

Das mag ein bißchen überspitzt sein – Friedrichs Intuition war schließlich kein Rezeptbuch. Indes liefert die Interpretation einen erhellenden Blick auf das metaphorische Schlüsselwerk, mittels dessen der Maler die Glaubensinhalte seiner pietistischen Frömmigkeit in den Empfindungshaushalt seiner Landschaftsbilder hineingeheimnist hat. Gott greift nicht mehr sichtbar von außen in die Geschicke der Welt ein. Hat er sich in der Natur verborgen, oder bringt ihn die Natur erst zur Erscheinung? Ist die Natur der Körper Gottvaters? Ist sein Mantel aus den vier Elementen gewoben? Aus Erde, Feuer, Luft und Wasser? Das Aufregende an den beiden Bildern ist, daß sie in ihrer Weltfrömmigkeit nicht mehr eine transzendente, sondern eine der äußeren wie der inneren Natur des Menschen immanente Gottesvorstellung vermitteln. Der Mensch selbst ist der transitorische Ort; das tragende Medium sind die Empfindungen seines Gemüts.

Anmerkungen

1 Robert Gordon/Andrew Forge, Monet, Köln 1985, S. 97.

2 Ebenda, S. 102.

3 Ebenda, S. 113.

4 John Walker, Joseph Mallord William Turner, Köln 1989, S. 126.

5 Heinz Ohff, William Turner. Die Entdeckung des Wetters, München 1987, S. 13ff.

6 Reine Wolkenstudien sind im Werk Turners, ebenso wie bei Friedrich, selten. Das Wolkenstudium ist aber, wie die meisten Gemälde beweisen, unmittelbar in die Landschaftsbilder eingegangen und deren integraler Bestandteil. Der Engländer Alexander Cozens hat schon in den 1780er Jahren akribische Wolkenstudien betrieben. John Constable setzte sich seit 1810 mit dem Studium der Wolkenformationen in Zeichnungen und Ölskizzen eingehend auseinander. Johan Christian Clausen Dahl schuf zahlreiche Wolkenstudien in den 1830er Jahren. Carl Rottmann nutzte die atmosphärische Formation des Wolkenhimmels zur Dramatisierung der Landschaftskomposition. An diesem Punkt beginnt aber schon eine neue Theatralik. Lit.: William Turner und die Landschaft seiner Zeit, Kat. Hamburger Kunsthalle, hrsg. v. Werner Hofmann, München 1976, S. 194ff., Kat. Nrn. 140–149; Carl Blechen. Zwischen Romantik und Realismus, Kat. Nationalgalerie Berlin, hrsg. v. Peter-Klaus Schuster, München 1990, S. 263ff., Kat. Nrn. 405–425.

7 Ingeborg Möller, Henrik Steffens, Stuttgart 1962, S. 79. Auch Goethe hat sich in die Debatte kräftig eingemischt. Die Katastrophentheorie war seinem nach Ausgleich in der Natur forschenden Wesen zuwider; er hielt es mehr mit den ›Neptunisten‹, tendierte aber dazu – wie es auch unserer heutigen Auffassung entspricht –, die Realität nicht einseitig, sondern in einem ständigen Aufeinandereinwirken der beiden Kräfte, der des Wassers und der des Feuers, anzunehmen. Siehe dazu: Jörn Göres (Hrsg.), Goethes Leben in Bilddokumenten, München 1982, S. 183.

8 In diese Reihe gehört z. B. auch das Gemälde *Sklavenhändler werfen die Toten und Sterbenden über Bord: aufkommender Taifun (Das Sklavenschiff),* 1840, Öl/Lwd., 91 × 122 cm, Boston, Museum of Fine Arts.

9 Joseph Wright of Derby, *Das Jahresfeuerwerk an der Engelsburg, Rom,* ausgestellt 1776, Öl/Lwd., 137,5 × 173 cm, Liverpool, Walker Art Gallery, Trustees of the National Museums and Galleries on Merseyside; *La Girandola oder großes Feuerwerk an der Engelsburg in Rom,* ausgestellt 1779, Öl/Lwd., 162,5 × 213 cm, St. Petersburg, Staatliche Eremitage.

10 Darunter z. B. *Die Hufschmiede,* 1771, Öl/Lwd., 128,3 × 104 cm, New Haven (Connecticut), Yale Center for British Art, Paul Mellon Collection; *Die Eisenschmiede,* 1773, Öl/Lwd., 105 × 140 cm, St. Petersburg, Staatliche Eremitage.

11 William Turner, *Dido erbaut Karthago oder Der Aufstieg des Karthagischen Reichs,* ausgestellt in der Royal Academy 1815, Öl/Lwd., 155,5 × 232 cm, London, National Gallery.

12 William Turner, *Julia und ihre Amme,* ausgestellt in der Royal Academy 1836, Öl/Lwd., 89 × 120,5 cm, Argentinien, Privatbesitz.

13 William Turner, *Sonnenaufgang hinter Dunst: Fischer beim Säubern und Verkauf von Fischen,* ausgestellt in der Royal Academy 1807, Öl/Lwd., 134,5 × 179 cm, London, National Gallery.

14 Claude Lorrain, *Der Seehafen: Die Einschiffung der Königin von Saba,* 1648, Öl/Lwd., 148,6 × 193,7 cm, London, National Gallery.

15 Claude Lorrain, *Die Mühle,* 1648, Öl/Lwd., 149,2 × 196,6 cm, London, National Gallery.

16 John Ruskin, ›The Turner Bequest: the Oil Pictures‹, Works, Bd. 13, S. 161, Nr. 530, zit. nach Walker (zit. Anm. 4), S. 126.

17 Helmut Börsch-Supan, Die Bildgestaltung bei Caspar David Friedrich, München 1960 (Diss. Berlin 1958).

18 Siehe dazu das Kapitel *Weltuntergang* im zweiten Band.

19 Helmut Börsch-Supan, Bemerkungen zu Caspar David Friedrichs »Mönch am Meer«, in: Zeitschrift des Deutschen Vereins für Kunstwissenschaft, Bd. XIX, Heft 1/2, Berlin 1965, S. 63–76.

20 Helmut Börsch-Supan/Karl Wilhelm Jähnig, Caspar David Friedrich. Gemälde, Druckgraphik und bildmäßige Zeichnungen, München 1973, S. 303.

II.4 Das unendliche Ich oder Die Morgenröte im Aufgang

Jeder Mensch ist der Mittelpunkt seines eigenen Umraums. Sein Ich erlebt er als dessen Mitte. Das ist der Ursprung allen Raumbegriffs. Jeder Mensch ist die Mitte seiner eigenen Welt. Das Ich-Erlebnis weist ihn als Menschen aus. Hätte er es nicht, wäre er außerstande, sich in der Welt definieren zu können. Das persönliche Ich-Erlebnis ist durch den Standpunkt bestimmt, den ein Mensch in der Welt innehat. Der Standpunkt kann wechseln; danach richtet sich die persönliche Perspektive. Das Ich aber ist immer die kategorische Mitte des Individuums. Das Raumerlebnis des Ich ist ein Außenraum- ebenso wie ein Innenraumerlebnis. Der Außenraum ist der soziale Raum; er wird als Umraum wahrgenommen. Das Ich teilt ihn mit der Welt, in die es eingefügt ist. Der Innenraum wird als Eigenraum wahrgenommen, der allein dem Ich gehört und den es mit niemandem anderen teilt (es kann ihn allenfalls ›mitteilen‹). Jedes Ich hat je nach seinem Standpunkt seinen individuellen Umraum. Wir sprechen von Umkreis, doch da es sich um einen Raum handelt, müßte eigentlich von Umkugel die Rede sein. Mit den Füßen steht der Mensch fest auf dem Erdboden. Dadurch ist sein irdischer Standpunkt gesichert. Unter ihm breitet sich bis zum Horizont fest und undurchdringlich der Erdenplan. Der ist die Repräsentation aller Materie. Wenn der Mensch den Blick senkt, bietet die Festigkeit des Erdbodens seinen Augen Widerhalt. Über ihm wölbt sich das Firmament. Es wird vom Menschen als Kuppel wahrgenommen, unter der er in der Mitte steht. Die Mitte ist sein. Die Kuppel ist eine Halbkugel; ihr sind nach außen keine festen Grenzen gesetzt. Sie kann schrumpfen, und sie kann sich unendlich ausdehnen; das hängt vom Umfang und vom Abstand der Gegenstände ab, die dem Menschen im Weg stehen. Der Radius kann auf nichts geschrumpft sein, zum Beispiel dann, wenn der Mensch ein Brett vor dem Kopf hat, er kann nur wenige Meter betragen, wenn dem Blick eine Mauer im Weg steht, er kann bis zu den Wolken reichen, aber er kann sich auch bis in die Tiefen des Kosmos ausdehnen, denn der Mensch ist fähig, mit seinen Augen lichtjahreweit den Raum zu durchmessen, wenn sich ihm nachts der Sternenhimmel öffnet. Diese Kuppel ist die ideelle Außenwohnung des Ich, die jeden Menschen überallhin, wo er seine Füße setzt, begleitet. Die Einschränkung ihrer virtuellen Unendlichkeit richtet sich nach der jeweiligen Beschaffenheit des Standorts, an dem sich ein Mensch gerade befindet.

Ewigkeit und Unendlichkeit sind zwei unterschiedliche Begriffe. Sie sind nicht miteinander zu verwechseln. Ewigkeit ist die vollendete Zeit; sie ruht in sich selbst. Unendlichkeit ist der vollendete Raum; sie kehrt in sich selbst zurück. Ein flächiges Abbild der Unendlichkeit ist der Kreis mit seiner in sich selbst zurückkehrenden Peripherie. Ein räumliches Abbild der Unendlichkeit ist die Kugel, und zwar nicht nur von außen her, wo sich das Bild der Unendlichkeit in Gestalt der in sich selbst zurückkehrenden Kugeloberfläche darbietet, sondern auch von innen her gesehen. Von da aus teilt sich die Unendlichkeit in zwei Richtungen mit, nämlich einmal nach außen zur Peripherie, in

Richtung auf das unendlich Große, zum anderen nach innen zum Mittelpunkt in Richtung auf das unendlich Kleine. Wir dürfen nicht außer acht lassen, daß jegliche mathematische Formel die wenn auch noch so weit gediehene Abstraktion einer menschlichen Grundwahrnehmung ist. Die Formeln der Infinitesimalrechnung sind nichts anderes als die mathematische Quintessenz der geschilderten Weltwahrnehmungsverhältnisse. Das Abbild der Peripherie in Richtung auf das unendlich Große ist der Kosmos, das Abbild des Mittelpunkts in Richtung auf das unendlich Kleine ist das Ich. Das Ich ist der Ort, in dem sich das unendlich Große und das unendlich Kleine begegnen. Der Ich-Punkt ist der Ort der Individuation. Er ist der Ort des Menschen.

Caspar David Friedrichs *Mönch am Meer* (Ft. 9) bezieht sich auf ebendieses Verhältnis und vermittelt dem Betrachter das Erlebnis des Ich-Punkts in seinem eigenen Umraum. Die Wechselwirkung zwischen der Wahrnehmungsperipherie als Widerschein des unendlich Großen und der aufrecht stehenden Mönchsgestalt als Manifestation des Ich-Orts ist augenfällig.

Die Funktion der Rückenfigur in Friedrichs Gemälden ist zur Genüge ausgedeutet worden, dennoch ist hier noch einmal darauf einzugehen. Zur Wahrnehmungskonstitution des Menschen gehört, daß er mit all seinen Sinnen nach einer Seite hin ausgerichtet ist, die er als vorn bezeichnet. So ist es ihm überhaupt erst möglich, vorn und hinten voneinander zu unterscheiden. Die Ausdehnung seiner Sinnesgestalt gibt seiner Orientierung eine eindeutige Richtung. Vor ihm liegt der Raum, in den er hineingeht, dort findet er seine Zukunft, denn das, was vor ihm liegt, nimmt er mit allen seinen Sinnen gezielt wahr, er ›erkennt‹ es. Das, was hinter ihm liegt, ahnt er allenfalls. Die Rückenfigur in Friedrichs Bildern ist eine Geleitfigur: Sie geht vor dem Betrachter her, führt ihn ins Bild und bleibt dort stehen, wo der Betrachter selbst stehen soll. Sie ist sein Bildhüter. Damit ist die Identifikation des Betrachters mit der Figur im Bild bewirkt, und es verhält sich so, wie Kleist es in seiner Besprechung geschrieben hat – »so ward ich selbst der Kapuziner«.

1794 hat Johann Gottlieb Fichte in seiner Schrift *Über den Begriff der Wissenschaftslehre oder der sogenannten Philosophie* (›Wissenschaftslehre‹) die These aufgestellt, das Ich setze sich selbst. Die Setzung des Ich sei ein schöpferischer Willensakt des Geistes oder, wie Fichte es nennt, eine »Thathandlung«. Das war eine philosophische Behauptung von außerordentlicher Kühnheit. Über René Descartes' erkenntnistheoretische Grundlegung in dem Satz »Ich denke, also bin ich« greift sie mit der Unterstellung der Ich-Setzung als eines Willensakts weit hinaus. Damit war der transzendentale Idealismus der deutschen Romantik fundamentiert. Fichtes Behauptung ist der Grundstein. Caspar David Friedrichs *Mönch am Meer* verhält sich zu den Gedanken des Philosophen wie ein Spiegel. Nicht, daß davon auszugehen wäre, der Künstler habe sich mit dessen Schriften intensiv auseinandergesetzt, aber die Sentenzen des Philosophen entsprangen ebenso wie die bildnerischen Motivationen des Malers einem gemeinsamen Gedankengrund, von dem das Zeitbewußtsein der jungen Generation in Deutschland getragen war.

Fichte postulierte drei ›Thathandlungen‹ des Ich. Erstens: das Ich setzt sich; zweitens: das Ich setzt ein Nicht-Ich; drittens: das Ich setzt im Ich dem teilbaren Ich ein teilbares Nicht-Ich entgegen. Das Ich ist für Fichte der Inbegriff aller aus dem Bewußtseinsimpuls hervorgebrachten Wertsetzungen des Handelns. Dazu gehören Denken, Wille, Sittlichkeit und Glaube. Das Nicht-Ich ist Inbegriff der Natur. Mit der Setzung des Ich tritt der Wille des Menschen der Trägheit der Materie entgegen, um sich ihr zu widersetzen und sie zu überwinden; es tritt somit aus der Natur heraus und der Natur gegenüber (wie in Friedrichs Gemälden). Demnach gibt es ursprünglich nur *eine* absolute Tätigkeit: das Ich. Die Existenz der außer uns bestehenden Dinge stellen wir uns so vor, daß das Ich eine Realität in sich aufhebt und diese aufgehobene Realität in ein Nicht-Ich setzt, das nunmehr vom Ich als sein Gegenüber wahrgenommen werden kann. Ergo sind die Dinge unserer Außenwelt ebenfalls ›Thathandlungen‹, und zwar solche, die das Ich aus sich heraus gesetzt und somit objektiviert hat. Die gesamte Welt ist demnach objektiviertes Ich.

Das waren Behauptungen von provozierender Radikalität. Fichte wollte damit Kants ›Ding an sich‹, jenes jenseits aller Wahrnehmungskategorien rumorende Gedankenmöbel, in Frage stellen und darüber hinwegkommen. Dies tat er, indem er die Bereiche der ›objektiven‹ und der ›subjektiven‹ Weltwahrnehmung gegeneinander aufhob. Das bedeutet, daß das Ich nicht etwa eine Determinante der Wirklichkeit ist, sondern die Wirklichkeit konstituiert. Nicht die Wirklichkeit also schafft das Ich, sondern das Ich schafft die Wirklichkeit.

Fichtes zuerst in seinen Jenaer Vorlesungen vorgetragene Thesen waren ein Fanfarenstoß. Sie trafen auf eine geistige Disposition, die darauf gewartet zu haben schien. Hier hatte einer etwas auf den Punkt gebracht. Dieser Punkt war der Ich-Punkt. Darauf fußt die gesamte Transzendentalphilosophie der deutschen Romantik.

In seinem *System des transcendentalen Idealismus* von 1800, das auf Fichte gründet, stellt Friedrich von Schelling fest: »Cartesius [Descartes] sagte als Physiker: gebt mir Materie und Bewegung, und ich werde euch das Universum daraus zimmern. Der Transcendental-Philosoph sagt: gebt mir eine Natur von entgegengesetzten Thätigkeiten, deren eine ins Unendliche geht, die andere in dieser Unendlichkeit sich anzuschauen strebt, und ich lasse euch daraus die Intelligenz mit dem ganzen System ihrer Vorstellungen entstehen. Jede andere Wissenschaft setzt die Intelligenz schon als fertig voraus, der Philosoph betrachtet sie im Werden, und läßt sie vor seinen Augen gleichsam entstehen.«[1] Das ist allerdings ein Ansatz, der die Philosophie des Rationalismus auf den Kopf stellt, wobei, wie bei einer Spielkarte, letztlich nicht zu entscheiden ist, wo der Kopf und wo der Fuß sei. Schellings Distanzierung von Descartes richtet sich gegen die Philosophie der Aufklärung. Dem nach mathematischen Prinzipien geordneten Baukastensystem einer Weltmaschine, wie sie von der mechanistischen Erkenntnistheorie entworfen ist und in der alle Vorgänge zu Objekten gerinnen, stellt der Transzendentalphilosoph ein energetisches Modell entgegen. Schelling spricht in seiner Naturphilosophie von »Dynamismus«. Das hängt sicher auch damit zusammen, daß das Wirksamwerden neuer naturwissenschaftlicher Gebiete zu anderen Denkvorgängen veranlaßt hat, die ihre Aufmerksamkeit nicht mehr so sehr, wie im 17. und 18. Jahrhundert, allein auf mechanische und physikalische Abläufe richten, sondern auf die Erforschung von Kräften, deren Herkünfte und Ursachen zum großen Teil noch im dunkeln liegen. In seinen naturphilosophischen Abhandlungen bezieht sich Schelling insbesondere auf die zusehends ins Licht der Wissenschaft geratenen Kräfte Gravitation und Magnetismus, Elektrizität und Chemie, deren Ineinandergreifen in aufsteigender Folge er als Grundgesetzlichkeit organischer Produktivität annimmt.[2] Für die Universitätsreife der Geophysik, der Elektrizitätslehre, der Chemie und der Biologie als Naturwissenschaften wurden damals die ersten Schritte getan. Die Entdeckung und Erforschung bis dahin kaum untersuchter, ignorierter und daher unbekannt gebliebener Naturkräfte, für die die Wissenschaft des 18. Jahrhunderts zwar schon die Voraussetzungen geliefert hatte, führte zur allmählichen Ablösung einer mechanistischen durch eine organistische Denkweise. Für die Philosophie der Romantik war sie das Faszinosum; sie war zutiefst davon durchdrungen. Die Beobachtung der Auswirkungen der Naturkräfte – die sich, wie etwa Magnetismus und Elektrizität, den Sinnen nicht unmittelbar zeigten, sondern erst mittels eigens dafür erfundener Apparate wahrnehmbar gemacht werden konnten – auf den Körper und die Seele des Menschen stand damit im Zusammenhang. Psychosomatische Reaktionen wurden staunend registriert. Das Subjekt gewann als Gegenstand naturwissenschaftlicher Beobachtung zusehends an Stellenwert.

Der radikal neue Ansatz der Transzendentalphilosophie besteht nun darin, daß nicht das Objekt, sondern das Subjekt in das energetische Zentrum der Erkenntnis gesetzt ist. Indem sich das Ich selbst zum Gegenstand seiner Anschauung macht, gewinnt es Autarkie und Freiheit zur Selbstbestimmung des bewußten Handelns. Dem Ich wird weltschöpferische Impulskraft zugesprochen, nicht allein »ich denke, also bin ich«, sondern, indem ich mir, mich selbst reflektierend, bewußt werde, daß ich ich bin, stelle ich die Welt aus mir heraus. Das ist allerdings eine Behauptung, die nach Auffassung der religiösen Konvention der christlichen Konfessionen ans Vermessene grenzen muß, denn der göttliche Schöpfungsakt wird damit im Spiegel des menschlichen Bewußtseins individualisiert. Je nachdem, wie man das auslegt, ist das extremer Individualismus oder die Aufhebung der objektiven und der subjektiven Wirklichkeit ineinander. Im Rückblick gesehen ist es die Definition der Welt- und Selbstauffassung des modernen Europäers. Die Weltanschauung der Romantiker dürfte uns näher sein, als wir das annehmen. Das aus der Natur herausgetretene unendliche Ich tritt in Anschauung der unendlichen Natur sich selbst gegenüber. Das aber ist die Situation, die dem Betrachter in Caspar David Friedrichs *Mönch am Meer* suggeriert wird.

Die Philosophie der Romantik ist geistige Gipfelstürmerei. Die Ausrichtung auf den Ich-Punkt erzeugt Schwindelgefühle. Auf den Ich-Punkt aber kommt es an. Er ist der Kreuzungs- und Schnittpunkt, in dem sich die Welt ihrer selbst bewußt wird, oder, anders gesagt, der Fokus, in dem sich das Licht des Weltbewußtseins im Menschen entzündet. Schelling stellt dem Ding an sich das »Ich an sich« gegenüber.[3] Der Standpunkt des radikal auf sich selbst gestellten Ich wurde von den Denkern der Jenaer und Berliner Romantik begeistert aufgegriffen; er war das motorische Ausgangszentrum ihrer weltanschaulichen Position. Nicht zu vergessen ist, daß es sich um einen Kreis junger Männer handelte, deren vom Genius der Jugend beflügelter Höhenflug sie dazu berechtigte, das Unbedingte zu denken. In solchem Alter darf man es nicht nur, es gehört sich so. Friedrich Schlegel, der Koketterie seines Esprits tiefsinnig nachgebend, trieb den Subjektivismus auf die Spitze, indem er schlankweg behauptete, es gebe gar »keine Dinge außer uns«.[4] Friedrich von Hardenberg, der sich Novalis nannte, wohl der Genialste aus dem Kreis, verstand es, die Kühnheit der Anschauung in Worte von kristalliner Luzidität zu fassen. So notierte er: »Ist unser Körper selbst nichts, als eine gemeinschaftliche Zentralwirkung unserer Sinne, haben wir Herrschaft über die Sinne, vermögen wir sie beliebig in Tätigkeit zu versetzen, sie gemeinschaftlich zu zentrieren, so hängts ja nur von uns ab – uns einen Körper zu geben, welchen wir wollen. Ja, sind unsere Sinne nichts anderes, als Modifikationen des Denkorgans, des absoluten Elements, so werden wir mit der Herrschaft über dieses Element auch unsere Sinne nach Gefallen modifizieren und dirigieren können.«[5]

Das ist der Griff nach den Sternen; es ist nicht mehr und nicht weniger als die Aufforderung an das menschliche Bewußtsein, aus eigener Initiativkraft nicht nur die Wahrnehmungsfähigkeit der eigenen Sinne über sich hinauszuführen, sondern mittels der erweiterten Wahrnehmungsfähigkeit die eigene körperliche Erdgebundenheit selbstgestalterisch zu sublimieren, um von da aus verändernd in die Welt eingreifen zu können – eine magische Idee. Novalis pointiert: »Im Ich, im Freiheitspunkte sind wir alle in der Tat völlig identisch – von da aus trennt sich erst jedes Individuum. Ich ist der absolute Gesamtplatz, der Zentralpunkt.«[6] Dem Geist wird damit eindeutig das funktionelle Primat über die Materie zugebilligt. Schelling behauptet, daß das Ich, indem es »die Materie construirt, eigentlich sich selbst construirt [sic!]«, und er zieht daraus die Schlußfolgerung: »In der That ist die Materie nichts anderes als der Geist im Gleichgewicht seiner Thätigkeiten angeschaut.«[7]

Erkennt Novalis im Ich den Freiheitspunkt, so bemerkt er aber auch: »Der Sitz der Seele ist da, wo sich Innenwelt und Außenwelt berühren. Wo sie sich durchdringen, ist er in jedem Punkte der Durchdringung.«[8] Das Ich, der Freiheitspunkt, ist also zugleich der Kreuzungspunkt für die gegenseitige Durchdringung von Innenwelt und Außenwelt; es ist der Durchlaß und das Ventil, das den Fluß des Wechselverhältnisses zwischen innen und außen regelt. Das ist *der* zentrale Topos der romantischen Philosophie. Schelling geht so weit zu behaupten: »Denn daß wir die Objekte im *Raum* anschauen müssen, erklärt noch nicht, daß wir sie außer uns anschauen, denn wir könnten auch den Raum bloß in uns anschauen, und ursprünglich schauen wir ihn wirklich bloß in uns an. Die Intelligenz ist da, wo sie anschaut; wie kommt sie denn nun dazu, die Objekte *außer* sich anzuschauen? Es ist nicht einzusehen, warum uns nicht die ganze Außenwelt wie unser Organismus vorkommt, in welchem wir überall, wo wir empfinden, unmittelbar gegenwärtig zu seyn glauben.«[9]

Ist damit der Außenraum ganz in den Innenraum des Bewußtseins verlegt, so geht aus dem Ganzen hervor, daß die Welt- und Selbstwahrnehmung des Ich, so wie sie von der Philosophie der Romantik verstanden wird, auf eine Innenraum-Außenraum-Spiegelung hinausläuft. Der Außenraum spiegelt sich nicht nur im Bewußtseinsinnenraum, er wird als Kategorie des Bewußtseins überhaupt erst realisiert, und der Bewußtseinsinnenraum spiegelt sich dementsprechend im Außenraum der Wahrnehmung. Hier kommt der romantische Begriff des Unendlichen ins Spiel, denn das Unendliche ist die Signatur dieser Entsprechung. Das Unendliche bewegt sich in zwei entgegengesetzten Richtungen, einmal nach außen, einmal nach innen. Der Unendlichkeit des absoluten Objektiven entspricht die Unendlichkeit des absoluten Subjektiven, der Unendlichkeit der Welt die Unendlichkeit des Ich. Das Ich ist der Weltinnenraum. Dazu wiederum Schelling: »*Das Ich ist also selbst eine zusammengesetzte Thätigkeit, das Selbstbewußtseyn ein synthetischer Akt.* (...) Jener Streit ist nicht sowohl ein Streit ursprünglich dem Subjekt als vielmehr den *Richtungen* nach entgegengesetzter Thätigkeiten, da beide Thätigkeiten ein und desselben Ichs sind. Der Ursprung beider Richtungen ist dieser. – Das Ich hat die Tendenz das Unendliche zu produciren [sic!], diese Richtung muß gedacht werden als gehend nach *außen* (also centrifugal), aber sie ist als solche nicht unterscheidbar, ohne eine nach *innen* auf das Ich als Mittelpunkt zurückgehende Thätigkeit.«[10] Schelling gelangt zu dem Schluß: »Im Ich sind ursprünglich Entgegengesetzte, Subjekt und Objekt; beide *heben sich auf, und doch ist keines ohne das andere möglich.*«[11] Und weiter: »*Das Selbstbewußtseyn* (das Ich) ist *ein Streit absolut entgegengesetzter Thätigkeiten.* Die eine, ursprünglich ins Unendliche gehende, werden wir die *reelle, objektive, begrenzbare* nennen, die andere, die Tendenz sich in jener Unendlichkeit anzuschauen, heißt die *ideelle, subjektive, unbegrenzbare.*«[12] Daraus folgt: »Es fragt sich: welche Charaktere dieses Gemeinschaftliche haben werde. Da es Produkt entgegengesetzter unendlicher Thätigkeiten ist, ist es nothwendig ein Endliches. Es ist nicht der Streit jener Thätigkeiten in *Bewegung* gedacht, es ist der *fixirte* [sic!] Streit.«[13]

Das ist Dialektik. Das Endliche ist die Synthese aus dem Aufeinanderprall zweier Unendlichkeiten entgegengesetzter Richtung. Aus dem Funkenschlag ihrer Havarie entzündet sich die selbstbewußte Weltwahrnehmung des Ich. Der Gedankengang erscheint weniger kompliziert, wenn man versucht, sich von der Bipolarität der Unendlichkeit ein konkretes Bild zu machen. Dies Bild ist das Unendlichkeitszeichen, das die Mathematik verwendet, die Lemniskate, die liegende Acht. Sie sieht, auf das Papier gesetzt, so aus, als sei eine Kreisperipherie, die ja, da sie in sich zurückläuft, an sich schon Unendlichkeit darstellt, noch einmal – etwa wie bei einem Gummiring – in sich gedreht. Fährt man diese Linie mit den Augen oder mit der Hand entlang, so stellt man fest, daß ihre Kurve weder ein eindeutiges Innen noch ein eindeutiges Außen hervorbringt, sondern daß beides vielmehr miteinander konvergiert – das Innen schlägt ins Außen um und das Außen ins Innen. Der Schnittpunkt, in dem sich die Linie kreuzt, der Konvergenzpunkt der Lemniskate, ist, nach Schellings Denkmodell, das Ich: Der Transzendentalphilosophie kann die

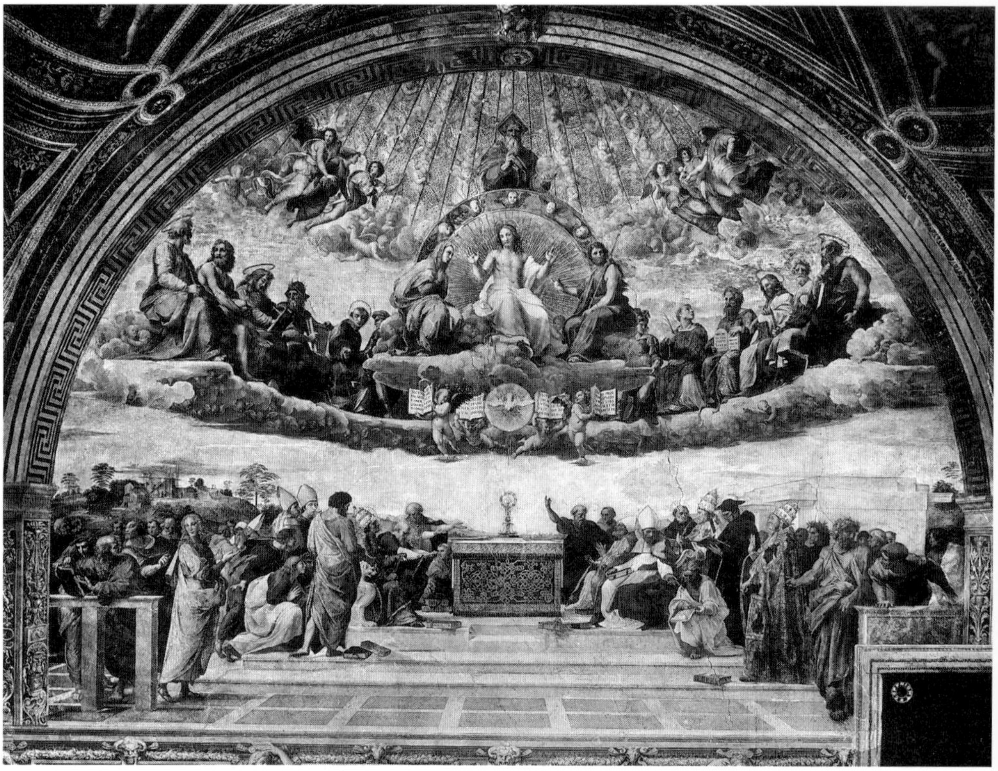

Raffael, *Disputà,* 1509/10. Fresko, Basis 770 cm, Rom, Vatikan, Stanza della Segnatura

Lemniskate als Wappen dienen. Die Romantiker haben die ›Schienen‹ der Lemniskate als Achterbahn benutzt, auf der sie, das Innere nach außen und das Äußere nach innen gekehrt, weidlich herumgekurvt sind. »Nichts ist dem Geist erreichbarer, als das Unendliche«, sagt Novalis, und: »Die Welt ist ein Universaltropus des Geistes, ein symbolisches Bild desselben.«[14]

Damit kehrt die Betrachtung zum Landschaftsbild zurück, das sie im Grunde gar nicht verlassen hat, denn nun ist ausführlicher herausgearbeitet, inwiefern äußere und innere Landschaft einander entsprechen und aufeinander reagieren. In der Tiefe der Welt spiegelt sich die Tiefe des Bewußtseins, und in der Tiefe des Bewußtseins spiegelt sich die Tiefe der Welt.[15] Indes gab die Romantik der Tiefe des Bewußtseins eindeutig den Vorzug. »Nach Innen geht der geheimnißvolle Weg«, verkündete Novalis.[16] In der Richtungsumkehrung des philosophischen Interesses vom Objekt auf das Subjekt tut sich die Absage an den Rationalismus des 18. Jahrhunderts kund. Mit der Richtung des Blicks auf die Tiefe des eigenen Innern, mit der Lockerung des Blicks von seiner Fixierung auf das Objekt öffnet sich eine Tür, hinter der sich Perspektiven entfalten, die für die Veränderung der Bewußtseinslage im 19. Jahrhundert entscheidend werden; sie führen in unerforschte Kontinente des Innern ebenso wie in das Ordinationszimmer des Dr. Freud.[17]

Doch was ist der unendliche Geist, was die Tiefe der Welt anderes als Gott? Und wenn die Tiefe der Welt Gott ist, was ist dann die Tiefe des Bewußtseins? Ist sie auch Gott, oder ist sie dessen Spiegel? Der Unendlichkeitsbegriff der Romantik kommuniziert mit dem Begriff der Gottheit. Schlegel erklärt: »Gott ist jedes schlechthin Ursprüngliche und Höchste, also das Individuum selbst in der höchsten Potenz. Aber sind nicht auch die Natur und die Welt Individuen?«[18] Er fügt hinzu: »Jede Beziehung des Menschen aufs Unendliche ist Religion, nämlich des Menschen in der ganzen Fülle seiner Menschheit. Wenn der Mathematiker das unendlich Große berechnet; das ist freylich nicht Religion. Das Unendliche in jener Fülle gedacht, ist die Gottheit.«[19] Und Novalis bestätigt: »Die Welt ist auf jeden Fall Resultat einer Wechselwirkung zwischen mir und der Gottheit. Alles was ist und entsteht, entsteht aus einer Geisterberührung. Die äußere Sollizitation ist nur in Ermangelung innerer Selbstheterogeneisierung [sic!] – und Berührung.«[20] Auf die Landschaft bezogen, ist das die Erklärung dafür, warum die Landschaftsbilder der deutschen Romantik Andachtsbilder sind.

Caspar David Friedrichs *Mönch am Meer,* sagte ich, sei das Altarbild des modernen Menschen. Es veranschaulicht die Begegnung des unendlichen Subjektiven mit dem unendlichen Objektiven im Konvergenzpunkt der augenblicklichen Wirklichkeit. Im Gleichnis der Landschaft zeigt es die Welt als »Resultat einer Wechselwirkung zwischen mir und der Gottheit« aus einer »Geisterberührung«, wie Novalis es formuliert hat. Die Romantik gewinnt ihre Bildhaftigkeit eben daraus, daß sie im Sinne der Innen-Außen-Wechselwirkung eine Philosophie der Entsprechungen ist. Analogien können auch im höchsten Abstraktionsgrad nicht verleugnen, daß sie ihrer Herkunft nach im Bildvergleich wurzeln. Die Außenbilder sind Abdrücke der Innenbilder und umgekehrt. Hier ist nun darauf hinzuweisen, daß das Firmament schon immer als Plafond für die Projektionen der Innenbilder gedient hat, die sich der Mensch von Gott und seiner Wohnung, dem Himmelreich, gemacht hat. Das Firmament, das wir über uns wahrnehmen, ist ja selbst nichts anderes als das Gleichnis unseres Innenbildes. Das Himmelsgewölbe ist die Projektionsfläche für unsere Vorstellungen vom Jenseits oder, anders gesagt, für die Bilder aus der geistigen Welt, die wir aus der Tiefe unseres Bewußtseins schöpfen. Die Veränderungen unseres religiösen Bewußtseins machen sich bemerkbar, indem sich im Laufe der Entwicklung die Projektionsbilder gewandelt haben. Zu fragen ist also nach den Unterschieden in diesem Bildwechsel, denn von einer Verwandlung der religiösen Bewußtseinsbilder kann füglich gesprochen werden; so wurde das auch von den Künstlern empfunden. Für die Bewußtseinskrise um 1800 ist er ein Hauptindiz.[21]

Der Kosmos, mit dem das Ich in Friedrichs Bild Zwiesprache hält, ist ein atmosphärischer; er ist von wäßrigen Dünsten verschleiert. Darin besteht seine Eigentümlichkeit. Die Atmosphäre ist sein Wesen. Was gibt es hierzu für Gegenbeispiele oder, um beim Begriff zu bleiben, Alternativprojektionen? Im Kapitel *Gravitation und Leere* wurde Etienne-Louis Boullées Kenotaph für Isaac Newton vorgestellt. Der Ort, der dem Besucher im Innenraum des Kenotaphs angewiesen ist, entspricht in seinem Verhältnis zum Kosmos dem

Standort des Kapuziners in Friedrichs *Mönch am Meer.* Die Hohlkugel ist eine stereometrische Konstruktion des Alls als Umraum des Menschen. Wäre das Kenotaph nicht Entwurf geblieben, sondern realisiert worden, hätte das reflektierende Ich, in Boullées Umraumprojektion hineingestellt, die Tiefe des Kosmos als eine allumfassende erhabene Leere erlebt. Die Erhabenheit der Leere als religiöse Projektion fordert zu der Frage heraus: Was ist der Gegensatz dazu? Der Gegensatz ist die Erhabenheit der Fülle. »Das Unendliche in jener Fülle gedacht, ist die Gottheit«, sagt Schlegel. Wo in der Kunstgeschichte finden sich überzeugende Beispiele für die Fülle?

Wir greifen weit zurück. Zu den Fresken Raffaels in den Stanzen des Vatikan, an denen der Künstler 1509 zu arbeiten begann, gehört als eines der Hauptbilder die *Disputà.* Dargestellt ist eine Allegorie auf die Einheit des Glaubens im Himmel wie auf Erden. Das Konzept richtet sich nach den theologischen Anweisungen von Papst Julius II. Wie auch die anderen Hauptbilder in den Stanzen ist die Komposition der *Disputà* in das Halbrund eines weitgespannten Bogenfeldes eingefügt. Raffael hat das Bogenmotiv dieser architekturgebundenen Rahmung aufgegriffen, indem er das Bildfeld in der Waagerechten mittels eines in weit ausholendem Bogen halbkreisförmig durch die Mitte laufenden Wolkenbandes in einen unteren und einen oberen Bereich unterteilt hat. Dadurch wird die Illusion einer Halbkugel erzeugt; es ist ebenjene Hemisphäre, die der Mensch als seinen kosmischen Umraum erlebt. Die Wolkenbank, die der göttlichen Dreifaltigkeit und den heiligen Personen wie in einer Arena zur Sitzgelegenheit dient, scheidet den hierarchischen Aufbau in Parterre und Beletage. Die Kommunikation zwischen den beiden Reichen, die Kommunion nämlich, wird in der Mittelsenkrechten in Gestalt der Achse Gottvater, Gottsohn, Heiliger Geist und der Hostie in der Monstranz hergestellt. Das räumliche Rund der Hemisphäre erscheint in den in aufsteigender Folge wachsenden drei Kreisformen – der Hostie, der göttlichen Aura des Heiligen Geistes und dem Thronsessel Christi als Weltenherrscher – auf ihre geistige Essenz konzentriert. Das Bild ist mit einer Fülle von Gestalten, göttlichen, himmlischen, heiligen und irdischen Personen, belebt. Die geistige Verbindung geschieht nicht unmittelbar zwischen dem Subjekt des Betrachters und dem All, sondern ihre Vermittlung vollzieht sich als höchste Konsequenz des Theatrum mundi ›objektiv‹, das heißt nach den von der Kirche vorgeschriebenen Zeremonien vor unseren Augen. Das ist, vernünftig gesagt, dogmatischer metaphysischer Realismus. Jedoch bietet sich die Szene den Sinnen in einer Anmut und Würde dar, deren überzeugender Lebendigkeit sich das Auge und die Seele nicht entziehen können. Das Himmelreich kehrt in diesem Hochbild der Renaissance in die Erde ein; der Heilsplan verwirklicht sich sichtlich in die irdische Gestalt. Der Erdenplan als Wohnung des Menschen erfährt dadurch seine Verklärung. Der Geist des Erdenmenschen, der das Opfer bringt, wird vom Geist Gottes aufgenommen. Die Leibhaftigkeit der Erscheinung Gottes, wie sie hier dargestellt wird, hätte im frühen Christentum als Häresie gegolten. In Raffaels Gemälde findet die christliche Kunst Europas ihren Höhepunkt und ihr Ende. Raffaels *Disputà* ist die Schlußapotheose auf die in sich ruhende Glaubenssicherheit des Christentums. Sie ist eine Imagination der Fülle. Der Himmel steht offen. In seiner ganzen Leibhaftigkeit offenbart er sich den Gläubigen. Die einzige Rückenfigur ist der Neophyt, der Neubekehrte. Er steht kompositorisch etwa dort, wo sich der Kapuziner in Friedrichs Gemälde befindet. Höchste Fülle weicht erhabener Leere. Der Weltenlenker, der den Kosmos von Boullées Newton-Kenotaph beherrscht, hat dem Menschen sein Bild entzogen. Gottvater ist hinter dem großen schwarzen Vorhang verschwunden. Er wird jetzt »das höchste Prinzip« und »Weltvernunft« genannt. Die uralte Bildvorstellung vom Schöpfergott, der sich außerhalb der Welt befindet und der die Welt von außen hervorbringt, vom Gott somit, der die Welt zu seinem Gegenstand, zu seinem Objekt macht, findet im Zeitalter der Vernunft Eingang in eine abstrakte Formel. Das Bild der Welt als eines ingenieurhaft zusammengefügten Ringelspiels, einer Harmonica mundi, besteht seit den Anfängen menschlicher Ingenieurtätigkeit.[22] Die Vorstellung von einem unsichtbaren Uhrmachergott, einem Himmelsmechaniker, der das Weltgetriebe mittels eines Ur-Anstoßes von außen her in Gang gesetzt hat, um es daraufhin seiner Eigengesetzlichkeit zu überlassen, ist im Zeitalter der Aufklärung, in der Ära der Kunstuhrmacher und Automatenbauer populär. Das Weltgefüge, im Newton-Kenotaph in Gestalt einer überdimensionalen Hängelampe versinnbildlicht, ist ein grandioses Gravitationsastrolabium. Gott ist das waltende Ingenieursprinzip, die Welt ist sein Objekt; sie ist der Gegenstand der höchsten Vernunft. Das ist der an den Plafond des Firmaments gespiegelte Rationalismus. Doch wollte und konnte der Rationalismus auf eine Gottesvorstellung noch nicht ganz verzichten. Sein Glaubensbekenntnis war der Deismus. Der bewegte sich aber praktisch schon auf eine Art möblierten Atheismus zu. Doch damit wurde dem Glauben die Heizung abgedreht, das heißt, es wurde diejenige Eigenschaft außer Kraft gesetzt, deren der Mensch für seine Glaubensinnigkeit und Glaubenswärme notwendig bedarf, da zum Glauben nicht Gottferne, sondern Gottnähe gehört, nämlich die Imaginationskraft der Phantasie. Erst die Phantasie ist imstande, den Glauben mit Empfindung zu beleben. Vernunft und Phantasie vereinen sich im Menschen zu einem unauflöslichen Ganzen; sie sind ineinanderspielende Grundbestandteile unserer Existenz. Allein von der Ratio aus gesehen, muß Phantasie als irrationaler Prozeß erscheinen. Ein rein rationaler Gottesglaube ist deshalb ein Widerspruch in sich.

Wie verhält es sich nun mit Friedrichs Gemälde *Mönch am Meer?* Ist es Gott fern? Ist es Gott nah? Daß zum kosmischen Umraum des Newton-Kenotaphs ein großer Unterschied besteht, ist sofort wahrzunehmen und bedarf keiner Erläuterung. Aber worin besteht er? Der kosmische Umraum in Friedrichs Bild ist, obwohl es dem oberflächlichen Betrachter so erscheinen mag, nicht leer, sondern er ist von einem Medium durchdrungen – der Atmosphäre. Der wäßrige Dunst, der die Landschaft durchzieht, erfüllt den Raum mit Eigenleben. Die Atmosphäre ist eine vermittelnde Substanz; sie ist das Wesen der Romantiker, sie transportiert ebendas Lebenselixier, das der Rationalismus aus der Vorstellung weggeputzt hatte, die Stimmung. Die Imagination des göttlichen Heilsplans als Projektionsbild am Firmament, wie sie zu Raffaels Zeiten noch direkt zugänglich war, ist allerdings unwiederbringlich dahin. Ein Schleier weht. Es ist der Schleier der Atmosphäre. Stimmung und Atmosphäre sind eins. Die Romantiker haben den solchermaßen veranschaulichten Seelenzustand ›Ahnung‹ genannt. Wegen ihrer Berufung auf so etwas Ungreifbares wie die Ahnung sind sie von ihren Gegnern verspottet worden. Indes ist die Trübe als ein hydroplastischer Zustand der Atmosphäre eine ebensolche Realität wie die Erkenntnis, daß die unmittelbare Anschauung von Gottes Bild verloren ist, da sich die atmosphärische Trübung des Bewußtseins gleich einer Nebelwand davorgeschoben hat. Der Verlust der altüberlieferten christlichen Glaubensimagination wurde von den Romantikern mittels ihres hochentwickelten Empfindungssensoriums feinfühlig erspürt.

Novalis fand dafür die eindrücklichsten Worte: »Alles, was wir erfahren, ist eine Mitteilung. So ist die Welt in der Tat eine Mitteilung, Offenbarung des Geistes. Die Zeit ist nicht mehr, wo der Geist Gottes verständlich war. Der Sinn der Welt ist verloren gegangen. Wir sind beim Buchstaben stehen geblieben. Wir haben das Erscheinende verloren. – Formularwesen. Ehemals war alles Geisterscheinung, jetzt sehen wir nichts als tote Wiederholung, die wir nicht verstehen. Die Bedeutung der Hieroglyphe fehlt. Wir leben noch von der Frucht besserer Zeiten.«[23] Das ist eine herbe Kritik an der Einbuße der Imaginationskraft innerhalb des kirchlichen Christentums. Ganz ähnlich beginnt eine Notiz Caspar David Friedrichs: »Die Zeit der Herrlichkeit des Tempels und seiner Diener ist dahin, und aus dem zertrümmerten Ganzen eine andere Zeit und ein anderes Verlangen nach Wahrheit hervorgegangen. Hohe, schlanke, immergrüne Fichten sind dem Schutte entwachsen und auf morschen Heiligenbildern, zerstörten Altären und zerbrochenen Weihwasserkesseln steht, mit der Bibel in der linken Hand, an den Überresten eines bischöflichen Denkmals gelehnt, ein evangelischer Geistlicher, die Augen zum blauen Himmel gerichtet, sinnend die lichten, leichten Wölkchen betrachtend.«[24] Philipp Otto Runge findet in einem Brief an seinen Bruder Daniel die berühmt gewordenen Sätze: »Wie können wir nur denken, die alte Kunst wieder zu erlangen? Die Griechen haben die Schönheit der Formen und Gestalten auf's höchste gebracht in der Zeit, da ihre Götter zu Grunde gingen; die neuern Römer brachten die historischen Darstellungen am weitesten, als die Katholische Religion zu Grunde ging [das bezieht sich auf Raffael]: bey uns geht wieder etwas zu Grunde, wir stehen am Rande aller Religionen, die aus der Katholischen entsprangen, die Abstractionen gehen zu Grunde, alles ist luftiger und leichter, als das bisherige, es drängt sich alles zur Landschaft, sucht etwas bestimmtes in dieser Unbestimmtheit und weiß nicht, wie es anzufangen? Sie greifen falsch wieder zur Historie und verwirren sich.«[25]

Alle drei – Novalis, Friedrich und Runge – bemerken, daß die alten Bilder der christlichen Kirche nicht mehr tragen. Das ist eine Folge der Trübung des Gemüts; die Seele nimmt sie nicht mehr in sich wahr, und infolgedessen erscheinen auch die äußeren Bilder unglaubwürdig. Diese Eintrübung steht, wie aus dem bisherigen Text hervorgeht, in Zusammenhang mit der Entwicklung des Bewußtseins hin zum technischen und naturwissenschaftlichen Positivismus. Diese wiederum korrespondiert andererseits mit einer Herausarbeitung, einer Präzisierung und einem Heraustreten des individuellen Ich, was um 1800 von den Romantikern hellsichtig begriffen wird. Um das Phänomen auszuloten, treiben sie die Schlußfolgerungen daraus in ihrer Philosophie auf die Spitze. Das ist der heroische Versuch, den funktionellen Egoismus, der aus der Entwicklung folgt, vom Individuum ausgehend über das Individuum hinaus ins Allgemeine zu heben, um die ihm innewohnende Kraft zu erlösen und der Gesellschaft oder, in den Kategorien der Zeit gedacht, der Menschheit im Ganzen zuzuführen. Das ist die Sinnsetzung des romantischen Subjektivismus: die Subjektivierung des Objekts und die Objektivierung des Subjekts heben sich ineinander auf und produzieren so die konkrete Welt. Das ist eine Idee von äußerster Tragweite; es ist spekulative Seiltänzerei ohne Netz; es ist in der Tat vorweggenommener Existentialismus. Die Gedanken der Philosophen und die Bilder der Maler greifen ineinander. Beide, Friedrich sowohl wie Runge, sprechen von der Landschaft. Friedrich läßt sie in seiner bildhaften Beschreibung über den verfallenen Altären wachsen, Runge verkündet eine neue Landschaftsmalerei: »es drängt sich alles zur Landschaft«. Beide Künstler messen der Landschaft, die sie meinen, religiöse Bedeutung zu. Das Landschaftsbild ist als Andachts- und Altarbild konzipiert. Interessant sind die Abweichungen voneinander. Friedrich plaziert in seine oben zitierte Bildbeschreibung die putzig-naive Figur eines evangelischen Geistlichen hinein: »die Augen zum blauen Himmel gerichtet, sinnend die lichten, leichten Wölkchen betrachtend« – ein pietistisches Idyll. Runge geht darüber hinaus. Seine Bemerkung: »Wir stehen am Rande aller Religionen, die aus der Katholischen entsprangen« verweist auf die Religion der Romantik – es ist dies die Religion der im Ich gespiegelten göttlichen Kraft des Alls. Von einer Kraft ist berechtigterweise deshalb zu sprechen, weil das Göttliche als unaufhörlich wirkendes energetisches Prinzip verstanden wird.

Das ist der spezifisch deutsche Beitrag zur Geistes- und Kunstgeschichte um 1800. In Frankreich und England wäre das nicht auf gleiche Weise möglich gewesen. In Frankreich, dem katholischen Zentralstaat, hat der Konflikt zwischen Kirchen- und Vernunftglauben, der sich seit langem aufgeschaukelt hatte, schließlich zu einem Totalzusammenstoß geführt (bei dem am Ende keiner siegte). Die englische Kirchenfrömmigkeit hat in ihrer Pragmatik den Rationalismus verinnerlicht. Der deutsche Sonderweg urständet im Protestantismus. Der Protest ist in diesem ›nom de guerre‹ von vornherein einprogrammiert. Die lutherische Kirche ist zwar nicht ausgesprochen bilderfeindlich, aber sie verhält sich dem Bild gegenüber indifferent. Die Predigt steht im Mittelpunkt; der Ritus ist nicht kultische Hauptsache, sondern er dient der Selbstbesinnung jedes einzelnen in der Gemeinde auf Gott. Das konstituierende Element ist die Gewissensentscheidung des einzelnen, die auf freiwilliger und eigenverantwortlicher Einsicht in die Notwendigkeit zur Unterwerfung unter Gottes Fügung beruht. »Hier stehe ich, ich kann nicht anders!« Damit hatte Luther das Signal gesetzt. Es ist zur Maxime aller protestantischen Erziehung geworden. Der verantwortlichen Eigenentscheidung ist damit ein ungleich größerer Ermessensspielraum zugebilligt als in der katholischen Kirche. Die überlieferten Bilder hingegen waren im gleichen Zuge völlig ihrer Magie beraubt. Für ein künstlerisches Empfinden, das von der Wirkung der Bilder zutiefst überzeugt ist, mußte das ein schmerzlicher Verlust sein. Indes ist es dem protestantisch Erzogenen innerlich leichter gemacht als dem katholisch Aufgewachsenen, über den Schatten der konfessionellen Bindung zu springen und die Konfession als Plattform zum Start in eigene geistige Überzeugungswelten zu nehmen.

Die weitaus meisten Denker und Künstler der deutschen Klassik und der Frühromantik, Lessing, Herder, Goethe, Fichte, Schleiermacher, die Brüder Schlegel, Novalis, Tieck und Schelling, stammten aus protestantischen Elternhäusern. Lessing hätte wohl ohne diesen Hintergrund kaum zu seinem Toleranzbegriff der großen Ökumene gefunden. Friedrich Schlegels spätere Konversion zum Katholizismus war der Absturz des Ikarus aus der schwindelnden Höhe des Solipsismus. »Ich bin kein Christ«, so hat es Goethe gegenüber Lavater behauptet.[26] Er hat das mehrfach wiederholt. Nicht nur von seinen kirchengläubigen Kontrahenten, sondern auch von manchem seiner Anhänger ist der Dichter dementsprechend stets für einen großen Heiden gehalten worden. Er glaubte an die geistigen Gesetzmäßigkeiten des Schicksals und vertraute auf die Götter; diese Mehrzahl ist seinen Redewendungen geläufig. Indes sind Goethes Äußerungen vielfach nicht allein von Religiosität durchdrungen, sondern auch von einer, wenn auch ausgesprochen unorthodoxen, individualistischen christlichen Religiosität.[27] Insofern ist Goethe ein Protagonist jener religionsphilosophischen Sonderbewegung, die, aus dem Protestantismus im wahrsten Wortsinn entsprungen, schließlich zum transzendentalen Subjektivismus der deutschen Romantik hinführt, wobei das, was die Jungen damit anstellten, schon wieder weit über Goethes eigenes Verständnis hinausreichte.

Die Religionsphilosophie der deutschen Frühromantik, die sich in der deutschen Klassik vorbereitet, ist, auf die kürzeste Formel gebracht, ein durchchristeter Pantheismus. Ihre beiden ›Kirchenväter‹ sind Baruch de Spinoza und Jakob Böhme, zwei fromme und gottesfürchtige Männer, die aber, weil sie ihre eigenen Gottesvorstellungen entwickelten, von ihrer Kirche relegiert worden sind. Spinoza, der holländische Jude, wurde aus der Synagoge ausgestoßen und von der christlichen Kirche verdammt. Böhme, der Schuster aus Görlitz, inspirierter Künder einer auf dem Boden des Protestantismus gewachsenen Mystik, wurde vom Amtspfarrer seiner Kirche verketzert, seine Erstschrift *Aurora oder Morgenröte im Aufgang* auf dessen Betreiben vom Magistrat eingezogen. Beider Gottesvorstellungen stimmen dahingehend überein, daß sie anstatt eines außerhalb der Welt existierenden Schöpfers einen innerweltlichen Gott annehmen, einen Gott, der in der Welt und durch sie wirkt und dessen sichtbares ›Kleid‹ der Kosmos und die Natur ist. »Deus sive natura« lautet der berühmte Spruch aus Spinozas *Ethik,* Gott und die Natur sind ein und dasselbe.[28] Laut Böhme ist die Natur zwar nicht mit Gott identisch, aber sie ist das ausgesprochene Wort Gottes. »Denn ich sage: die innere Welt ist der Himmel, darinnen Gott wohnet, und die äußere

Welt ist aus der innern ausgesprochen und hat nur einen andern Anfang als die innere, aber doch aus der innern. Sie ist aus der innern durch Bewegung des ewigsprechenden Worts ausgesprochen und in einen Anfang und Ende gesetzet.«[29] Diese Imagination stimmt mit dem Beginn des Johannes-Evangeliums überein. An anderer Stelle heißt es bei Böhme: »Und ob wir wohl nicht können von Gott sagen, daß die pure Gottheit Natur sei, sondern Majestät in der Dreizahl, so müssen wir doch sagen, daß Gott in der Natur sei, ob ihn wohl die Natur nicht greifet oder fasset.«[30] Gott ist unfaßbar und unbeschreiblich. Nichtsdestoweniger ringen die Philosophen um Worte. Böhme erläutert: »Dieses dreifaltige Wesen in seiner Geburt, in seiner Selbstbeschaulichkeit der Weisheit, ist von Ewigkeit je gewesen und besitzt in sich selber keinen andern Grund noch Stätte als nur sich selber. Es ist ein einiges Leben und ein einiger Wille ohne Begierde. Und ist weder Dickes noch Dünnes, weder Höhe noch Tiefe, noch Raum oder Zeit, sondern ist durch alles in allem und dem allem doch ein unfaßliches Nichts. (...)[31] Denn in der unnatürlichen, unkreatürlichen Gottheit ist nichts mehr als einiger Wille, welcher auch der einige Gott heißt. Der will auch in sich selber nichts mehr als nur sich mit dem Ausgehen in eine Beschaulichkeit einführen, darinnen man die Dreiheit der Gottheit, samt dem Spiegel seiner Weisheit (Sophia), als dem Auges seines Sehens, verstehet: darinnen alle Kräfte, Farben, Wunder und Wesen in der ewigen einigen Weisheit in gleichem Gewichte und Maß, ohne Eigenschaften verstanden werden als ein einiger Grund des Wesens aller Wesen.«[32]

»Gott ist die innewohnende, nicht aber die übergehende Ursache aller Dinge«, sagt Spinoza, und: »Die Existenz Gottes und sein Wesen sind eins und dasselbe.«[33] Zur Definition der absoluten Natur Gottes führt er den Begriff der »Substanz« ein, die nach Spinozas Verständnis nicht etwa mit der Materie gleichzusetzen ist, sondern als »unendliche Substanz« Gottes Geist und Materie umfaßt, ohne einem von beiden die Priorität zu überlassen.[34] Spinozas ›Substanz‹ stimmt eher mit dem überein, was Heidegger den »Seinsgrund« genannt hat. Böhme spricht von »Urgrund« und »Ungrund«[35] und führt den mystischen Begriff der »Tiefe« ein. Gott ist die Tiefe der Welt. Tiefe – das ist aus heutiger Sicht eine moderne Formulierung, da sie in ihrer Ambivalenz sowohl die Deutung als Tiefe der Welt wie die als Tiefe des Bewußtseins zuläßt und damit der Mentalität der Zeitgenossen des 19. und unseres Jahrhunderts entgegenkommt. Sie ist schließlich bis in solche Bezeichnungen wie »Tiefenpsychologie« eingesickert.

Die deutsche Aufklärung hat in ihrem Eigensinn andere Wege eingeschlagen als die französische, und sie hat infolgedessen ganz woanders hingeführt. Der deutsche Spinozismus ist dafür ein Symptom. Er beginnt mit Lessing, der sich deswegen mit seinem Freund Moses Mendelssohn überwarf. Von Herder und Goethe wird er aufgegriffen und wirkt weiter über Novalis, die Brüder Schlegel, Fichte und Schelling bis hin zu Hegel. Indes dienen die Ideen eines Denkers, werden sie von einem anderen thematisiert, diesem lediglich zur Anregung, um auf eigenwillige Weise geistig verdaut zu werden. Goethe beispielsweise hat mit Spinozas Grundgedanken der ›Gott-Natur‹

sympathisiert. Spinozas systematische Geometrie des Denkens, die sich, dem 17. Jahrhundert gemäß, in einem alle Freiheit des Individuums verneinenden strengen Determinismus niederschlug, wird jedoch weniger sein Fall gewesen sein. Er faßte die Einheit von Gott und Natur entelechisch auf, indem er das Walten der natürlichen Bildekräfte als wahrnehmbaren gestalterischen Ausdruck des göttlichen Geistes erlebte. Damit war aus Spinozas Anregung etwas ganz anderes geworden, ein ›anschauendes Denken‹, das dem Beobachten der Natur gewidmet war, um hinter die Urgesetzlichkeiten ihres Gestaltungstriebs zu kommen. Anstelle des geometrischen Denkens trat ein morphologisch-biologisches, es ließe sich auch sagen – ein biosophisches.

»Die Erkenntnis des ewigen und unendlichen Wesens Gottes, welche jede Idee in sich schließt, ist adäquat und vollkommen«, sagt Spinoza, und: »Der menschliche Geist hat eine adäquate Erkenntnis des ewigen und unendlichen Wesens Gottes.«[36] Damit ist der Unendlichkeitsbegriff der Romantiker vorgeprägt. Böhme ist eine Wiederentdeckung der Romantiker. Sie haben sich sowohl aus Spinoza wie aus Böhme das herausgelesen, dessen sie bedurften, und haben beides miteinander amalgamiert. Böhmes *Aurora* haben sie untereinander weitergereicht. Tieck, Novalis, Friedrich Schlegel, Steffens und Schelling sprechen voller Hochachtung und Bewunderung von Böhme.

»Die Schöpfung oder ganze Kreation ist anders nichts als eine Offenbarung des allwesenden, ungründlichen Gottes«, sagt Böhme, und weiterhin: »Alles, was von Gott geredet, geschrieben oder gelehret wird ohne die Kenntnis der Signatur, das ist stumm und ohne Verstand. (…) So ihm aber der Geist die Signatur eröffnet, so verstehet er des andern Mund; und verstehet ferner, wie sich der Geist aus der Essenz durchs Principium im Hall mit der Stimme offenbaret.«[37]

Mit der Berufung auf die Signatur greift Böhme auf die aus dem Altertum überlieferte und inspirierte Sympathielehre der mittelalterlichen Auffassung von der Mikrokosmos-Makrokosmos-Entsprechung zurück, wie sie u. a. von der Alchemie gelehrt wurde sowie in die Heilkunst Eingang gefunden hat und wie sie sich etwa in Paracelsus' Schriften wiederfindet. Die Signatur ist das ›Gleichnis der unsichtbaren geistigen Welt‹ in der sichtbaren irdischen. Die Natur ist die sichtbare Sprache Gottes; in ihren Erscheinungsformen ist das Wirken der geistigen Welt verschlüsselt, ein Code, den es zu entziffern gilt, um das Walten Gottes in der Welt begreifen zu können. »Alles Vergängliche ist nur ein Gleichnis«, so heißt es in der Schlußstrophe von Goethes *Faust*. Nichts anderes meinten die Romantiker; es war der Kern ihrer Weltanschauung. Anstelle des Wortes ›Signatur‹ führten sie als Neologismus aus der Ägypten-Mode den Begriff ›Hieroglyphe‹ ein, der aber genau dasselbe besagt. Die Literatur der Romantik ist durchdrungen davon.[38] Novalis verwendet in seinen *Fragmenten* die Hieroglyphe als maßgebenden Topos seiner Weltanschauung.

Pantheismus ist eine Naturfrömmigkeit, die deshalb aber nicht christlich sein muß. Spinozas Gott ist die philosophische Abstraktion eines alleinigen Vatergottes. Darin gibt sich die jüdisch-alttestamentarische Herkunft des Denkers zu erkennen. Die Gott-Natur-Vorstellung der Romantiker aber ist christlich unterfangen, sie sprechen von einem Mittler. Novalis erörtert: »Nichts ist zur wahren Religiosität unentbehrlicher, als ein Mittelglied – das uns mit der Gottheit verbindet. Unmittelbar kann der Mensch schlechterdings nicht mit derselben in Verhältnis stehn. In der Wahl dieses Mittelglieds muß der Mensch durchaus frei sein. Der mindeste Zwang hierin schadet seiner Religion. (…) Da aber so wenig Menschen einer freien Wahl überhaupt fähig sind, so werden manche Mittelglieder allgemeiner werden – sei es durch Zufall, durch Assoziation, oder ihre besondre Schicklichkeit dazu. Auf diese Art entstehn Landesreligionen. Je selbständiger der Mensch wird, desto mehr vermindert sich die Quantität des Mittelglieds, die Qualität verfeinert sich – und seine Verhältnisse zu demselben werden mannigfaltiger und gebildeter: Fetische, Gestirne, Tiere, Helden, Götzen, Götter, ein Gottmensch. Man sieht bald, wie relativ diese Wahlen sind, und wird unvermerkt auf die Idee getrieben, daß das Wesen der Religion wohl nicht von der Beschaffenheit des Mittlers abhänge, sondern lediglich in der Ansicht deselben [sic!], in den Verhältnissen zu ihm bestehe.« Das ist eine eminent künstlerische Auffassung. Novalis fährt fort: »Es ist ein Götzendienst im weitern Sinn, wenn ich diesen Mittler in der Tat für Gott selbst ansehe. Es ist Irreligion, wenn ich gar keinen Mittler annehme – und insofern ist Aberglaube oder Götzendienst, und Unglaube oder Theismus, den man auch ältern Judaism nennen kann, beides Irreligion. Hingegen ist Atheism nur Negation aller Religion überhaupt und hat also gar nichts mit Religion zu schaffen. Wahre Religion ist, die jenen Mittler als Mittler annimmt – ihn gleichsam für das Organ der Gottheit hält, für ihre sinnliche Erscheinung.«[39]

Ein Mittelding ist ein merkuriales Element, d. h., es vermittelt zwischen zwei Sphären, die beide zugleich nur ihm allein zugänglich sind und die ohne sein Eingreifen einander verschlossen wären. Ein Mittler kann die Atmosphäre sein, denn in der Atmosphäre erschließt sich Stoffliches ätherisch aufgelöst dem Geistigen und bildet mit ihm gemeinsam eine feine Verteilung, die das Licht bindet, es in gleichmäßige Helligkeit überführt und so überhaupt erst wahrnehmbar macht. Das Mittelglied kann ein Bild sein. Die Atmosphäre kann als Bild gedeutet werden; sie verbildlicht Geist. Der Mittler kann ein Sohn sein, ein Gottessohn ebenso wie ein Menschensohn. Novalis läßt dem Menschen die Wahl, besteht aber auf der Notwendigkeit des Vermittlers. »Je selbständiger der Mensch wird«, so sagt Novalis, »desto mehr vermindert sich die Quantität des Mittelglieds, die Qualität verfeinert sich«, das ist der Prozeß der Verklärung. Novalis spricht den Namen Christi nicht aus, aber dafür, daß er ihn meint, spricht der gesamte Text. Doch ist es nicht der im Menschen Jesus leiblich inkarnierte Christus von Golgatha, den Novalis vor Augen hat. Novalis' Text bleibt in der Schwebe. Die Vermittlervorstellungen Bild – Atmosphäre – Christus bilden, ohne expressis verbis aufgerufen zu werden, einen schwebenden Dreiklang im Gedankengrund. Novalis' Christus lebt zugleich in der Natur wie im menschlichen Bewußtsein.[40] Er ist, als verinnerlichter Christus, der Mensch selbst oder, im Sinne der Transzendentalphilosophie, der ›unendliche Mensch‹, der Menschheitsrepräsentant. So kommt wiederum der romantische Unendlichkeitsbegriff zum Tragen, denn im Ich-Punkt, dem Konvergenzpunkt zwischen der Unendlichkeit des Bewußtseins und der Unendlichkeit der Natur, wird Christus, der Mittler, manifest.

Der Umweg, den diese Betrachtung genommen hat, war nötig, um die gedanklichen Hintergründe zu erörtern, vor denen Caspar David Friedrichs und Philipp Otto Runges Gemälde entstanden sind. »Fast ebenso – wie die Natur – macht es der Künstler«, hat Tieck seinen Sternbald sagen lassen, und Schellings Transzendentalphilosophie mündet in der Folgerung, daß das »allgemeine Organ« alles Philosophierens, das Organ des »inneren Sinns«, auf den er sich beruft, die Kunst sei, denn die Kunst sei ein »Freiheitsprodukt«. Damit stellt der Philosoph die Intuition als Kategorie der menschlichen Geistestätigkeit über die Logik der kausalen Schlußfolgerung (wie denn überhaupt Schellings eigenes philosophisches Denken nicht kausal, sondern dialektisch verfährt). »Das postulirte [sic!] Produkt ist kein anderes als das Genieprodukt, oder, da das Genie nur in der Kunst möglich ist, das *Kunstprodukt.*«[41] Friedrichs und Runges Andachtsbilder sind Altarbilder für eine neue Kirche, für die Religion am Rande aller Religionen, für eine Ketzerkirche mithin, nämlich für den christlichen Pantheismus der deutschen Romantik, in dessen Gotteserlebnis die Widersprüche zwischen Objektivität und Subjektivität ineinander aufgehoben scheinen. Damit ist der Grund für eine religiöse Einstellung gelegt, der allem Anschein nach seither zahlreiche treue Kirchenchristen mehr oder weniger unbestimmt gefühlsmäßig folgen, ohne zu ahnen, wie sehr sie damit vom Dogma der Kirche, deren Gemeindeglieder sie sind, abweichen.[42]

Die Natur wird dem Betrachter in diesen Bildern als Hieroglyphe der geistigen Welt anschaulich vor Augen geführt. Es gilt nur, sie zu entziffern, dafür ist nicht die menschliche Vernunft, sondern das menschliche Gemüt das Organ, denn »nicht auf Genuß, sondern auf Erschütterung (in der Sprache der Zeit ausgedrückt: auf pathologische, nicht auf ästhetische Rührung)«[43] ist abgezielt. Der Betrachter ist in exemplarischer Vertretung des menschlichen Ich vom Bild als Gegenüber gefordert. Das mustergültige christlich-pantheistische Altarbild ist Friedrichs *Kreuz im Gebirge (Tetschener Altar)* von 1808.

Friedrich macht dem Betrachter den Eintritt nicht leicht. Das Bild hat keinen Vordergrund. Das Auge muß eine Untiefe überspringen, um im vorderen Mittelgrund auf dem Hang eines von dunklen Tannen bewachsenen Felsenhügels anzukommen und dort noch ein Stück weiter nach oben zu klettern. Auf der schroffen Spitze steht ein Kruzifix hoch und schlank im Gegenlicht vor dem von der untergehenden Sonne geröteten Wolkenhimmel. In einem der breitgefächerten letzten Abendstrahlen glänzt die Gestalt des Gekreuzigten noch einmal auf, bevor es Nacht wird. Das Kreuz in der Landschaft ist nicht, wie bei den traditionellen Golgathadarstellungen, frontal dem Betrachter zugekehrt, sondern wir blicken seitlich von hinten darauf. Der Gekreuzigte, als Rückenfigur gegeben, ist die heilige Überhöhung aller Rückenfiguren in Friedrichs Gemälden. Er zieht den Betrachter ins Bild; er veranlaßt uns dazu, sich mit ihm zu identifizieren. Wir selbst sind der Gekreuzigte. Das Kreuz ist der Standort des Ich. Darin besteht die Revolution des Motivs. Ein

Caspar David Friedrich,
Das Kreuz im Gebirge (Tetschener Altar), 1808.
Öl/Lwd., 115 × 110 cm,
Dresden, Staatliche Kunstsammlungen, Gemäldegalerie
Neue Meister

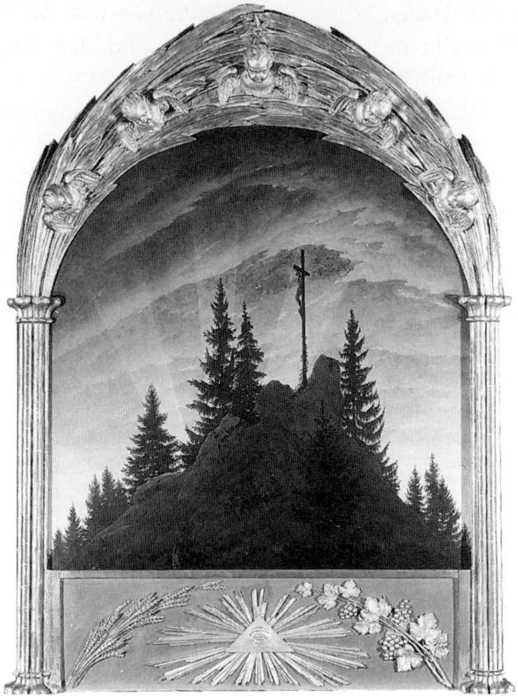

Altarbild ist selbstverständlich auch dann als vollgültig zu werten, wenn es, wie das *Kreuz im Gebirge,* allein für den Altar einer Hauskapelle bestimmt ist.[44] Der Kunsthistoriker Friedrich Wilhelm Basilius von Ramdohr, ein kluger Gelehrter klassizistischer Schulung, formulierte in seiner Polemik gegen das Gemälde, es sei »eine wahre Anmaßung, wenn die Landschaft sich in die Kirche schleichen und auf die Altäre kriechen« wolle. Damit setzte er jene berühmte Kontroverse in Gang, die als ›Ramdohrstreit‹ in die Kunstgeschichte eingegangen ist.[45]

Das *Kreuz im Gebirge* ist ein Sonnenuntergangsbild. Wehmut wird ausgelöst. Friedrich gab seinem Werk folgenden Kommentar mit auf den Weg: »Jesus Christus, an das Kreuz geheftet, ist hier der sinkenden Sonne zugekehrt, als das Bild des ewig allbelebenden Vaters. Es starb mit Jesu Lehre eine alte Welt, die Zeit, wo Gott der Vater unmittelbar wandelte auf Erden. Diese Sonne sank und die Erde mochte nicht mehr zu fassen das scheidende Licht. Da leuchtet von reinem edelsten Metall der Heiland am Kreuz im Golde des Abendrots.«[46] Das stimmt überein mit Novalis' Feststellung: »Die Zeit ist nicht mehr, wo der Geist Gottes verständlich war.«

Wie aber ist das Verständnis für Gott wiederzugewinnen? Wie offenbart sich das Wesen Gottes in den Hieroglyphen der Natur? Die Atmosphäre, in Friedrichs Bildern als Vorhang über die alte Herrlichkeit gezogen, ist Gleichnis für die Trübung der Intuition, die anstelle der alten Bildgewißheit die Ahnung hat treten lassen. Die Atmosphäre ist aber andererseits auch Medium des Lichts, sie fängt das Licht ein, verteilt es und füllt den Raum damit aus. Die Atmo-

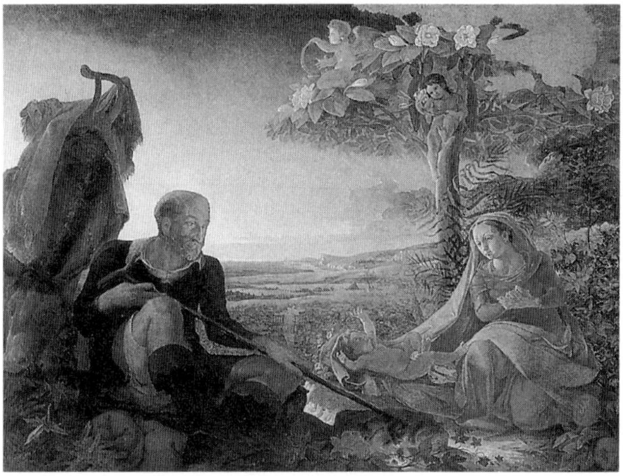

Philipp Otto Runge, *Ruhe auf der Flucht nach Ägypten,* begonnen 1805 (unvollendet). Öl/Lwd., 96,5 × 105 cm, Hamburger Kunsthalle

sphäre ist der Äther, der dem Licht seinen Körper gibt, damit es sich im Irdischen verwirklichen kann. Das Licht ist das Medium der Malerei. In ihr ist das Licht in all seinen Erscheinungsformen das unmittelbare Gleichnis für die geistige Existenz. Ist die lichterfüllte Atmosphäre das Symbol Christi?

Philipp Otto Runges *Ruhe auf der Flucht nach Ägypten* ist ebenso wie Friedrichs *Kreuz im Gebirge* ein christlich-pantheistisches Altargemälde. Das wird nicht sogleich ersichtlich. Aufschluß darüber gibt der Vergleich des Bildes mit einer Pinselzeichnung Runges, *Aussicht auf das Niltal mit flachen Inseln, Pyramiden und Gebäuden*. Diese Landschaft – eine Vorstudie? – wirkt, neben das Gemälde gestellt, wie ein Vexierbild. Die Gestaltumrisse der Figuren im Gemälde, des heiligen Paares und des Christuskindes, erscheinen in die Naturgegenstände der Landschaftsstudie hineingeheimnißt. So hat sich die Luftwurzel des Baumes, die in der Zeichnung von links her zur Mitte greift, im Gemälde in Hand und Arm des Joseph verwandelt, der mit einem langen Stock das Feuer schürt; der geschwungene Baumstamm kehrt im gebeugten Rücken des Esels wieder. In der hell ausgeleuchteten Partie des Ab-

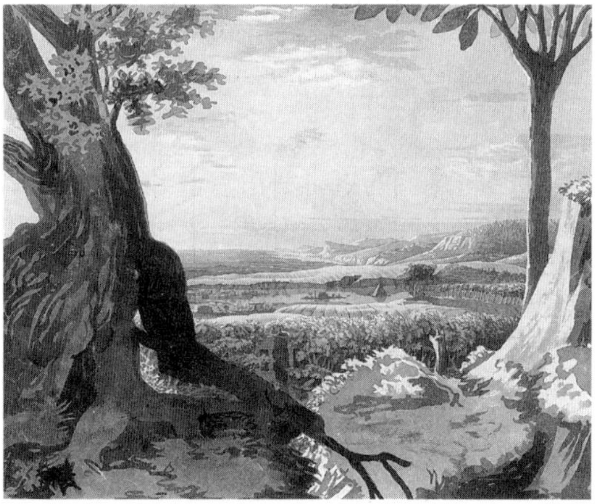

Philipp Otto Runge, *Aussicht auf das Niltal mit flachen Inseln, Pyramiden und Gebäuden,* 1805/06. Grisaille/Papier, 39,8 × 50,1 cm, Hamburger Kunsthalle, Graphisches Kabinett

hangs rechts erscheint das Gewand Marias vorgeformt, und die Luftwurzel, die unten rechts, nahe der Mitte, aus dem Boden ragt, ist zum linken Arm des Kindes geworden, das mit gespreizter Hand in die Luft greift. Die Geheimsprache der Natur, die ›signatura rerum‹, ist hier auf assoziative Weise zu entziffern versucht.

Die alten Bilder sind nicht mehr; sie haben sich dem Bewußtsein entzogen. Welche neue Schau böte sich aber dem Menschen, sollte die Verhangenheit wieder weichen? Welche neue Herrlichkeit erblickte er dann? Im Sommer 1808 vollendete Runge sein Gemälde *Der Kleine Morgen* (Ft. 10).[47] Es ist das letzte bedeutende Werk, das er fertigstellte. Eigentlich sollte es nur die Vorstudie für eine größere Fassung sein, doch *Der Große Morgen* blieb Fragment. Wenn von Altarbildern des durchchristeten Pantheismus zu sprechen ist, dann ist *Der Kleine Morgen* der Hochaltar, er ist sozusagen programmatische Hieroglyphik und verkörpert nichts anderes als den Versuch, eine neue Fülle göttlicher Offenbarung an das Firmament des Bewußtseins zu spiegeln. Das ist das wahrhaft Einmalige an diesem Altarbild einer ›Religion am Rande aller Religionen‹. Wenn Runge, darauf bezogen, von einer neuen Landschaftsmalerei spricht, so meint er die in die Natur gespiegelte Innenlandschaft. Im Unterschied zu Friedrich ist Runges Blick nicht in die Vergangenheit, sondern in die Zukunft gerichtet. Die Natur soll den Geist nicht ver-, sondern entschleiern. In seiner stimmungshaften Geistigkeit ist *Der Kleine Morgen* gemalter Novalis.

Inmitten einer lichterfüllten Morgenlandschaft liegt, am unteren Rand des inneren Bildfelds, im Vordergrund eines weiten Wiesenplans ein neugeborenes Kind. Es gleicht dem Christuskind in Runges *Ruhe auf der Flucht nach Ägypten,* doch ist sein Geschlecht nicht erkenntlich. Von rechts und links nähern sich dem Kind zwei Genien, ein männlicher und ein weiblicher. Weitere Genien erheben sich über ihnen in die Lüfte und finden sich in der durchlichteten Atmosphäre zu einem seraphischen Reigen. Das hoch über dem Horizont sich ausbreitende Firmament wird vom strahlenden Licht der aufgehenden Sonne aus seiner Mitte her erschlossen; der Himmel tut sich auf. Aus der Mitte schreitet, über den Wolken schwebend, von langem Blondhaar umwallt, eine nackte Göttin, den rechten Arm hat sie über ihr Haupt erhoben, und wie aus einer vom Licht der Sonne entzündeten Fackel entfaltet sich dort – pflanzliche Urform des Abendmahls und Gralskelches – die Blüte einer weißen Lilie, Symbol der himmlischen Liebe. Sylphidische Pflanzengenien haben im Inneren der Lilie, auf den Rändern ihrer Blütenblätter, Platz genommen. Über ihnen umschweben drei Seraphe den Morgenstern, in welchem das innere Bildfeld gipfelt. Der Rahmen des Bildes, der von Runge bemalt wurde, steht mit dem Innenbild in motivischer Wechselbeziehung. »Der Inhalt des Außenbildes«, so analysiert Jörg Traeger, »ist die religiöse Bedingung für den des Innenbildes. Das Sterben Christi bewirkt das ewige Leben. Die von der verfinsterten Sonne wegstrebende männliche und weibliche Seele scheinen im Binnenbild vereinigt, eine Vorstellung, die auch in Novalis' Gedicht ›Astralis‹ begegnet.«[48] Es handelt sich also in der Darstellung des Binnenbildes nicht einfach nur um eine Geburt, sondern um eine

Wiedergeburt, eine Neugeburt des durch den Tod Christi erlösten Menschen. Das Kind auf der Wiese können wir als Symbol des wiedergeborenen Menschen verstehen. Wenn sein Geschlecht undefiniert bleibt, so heißt das nicht, daß dieser ungeschlechtlich ist – vielmehr wird der Zwiespalt zwischen Männlichem und Weiblichem in ihm aufgehoben, die Erbsünde überwunden. Die Landschaft des Binnenbildes ist als das wiedergewonnene Paradies zu lesen. Der Künstler hat mit zarten Lasuren gearbeitet, um den Eindruck zu erwecken, als strahle das Eigenlicht des Bildes von innen nach außen. Die Helligkeit breitet sich vom Zentrum her gleich einer wachsenden Kugel aus, wobei das Licht zwischen den komplementären Polen seiner Skala spielt – vom leuchtenden Gelb in der gebärenden Mitte gleitet es sacht hinüber zum hellen Azur des Firmaments, und am Horizont zu Füßen der Göttin entzündet es sich zu einem zarten Purpur, dem atmosphärischen Grundton des Inkarnats. Aus dem Lichtäther vollzieht sich die Wiedergeburt des aus der Feinstofflichkeit der Atmosphäre aufgefangenen, über die Natur ausgebreiteten und über die Landschaft gegossenen Geistes der Sonne. Das Licht versinnbildlicht die irdische Erscheinung des göttlichen Geistes; es ist das Signum und Siegel der himmlischen Liebe.

In diesem Kapitel wurde bereits herausgestellt, daß Jakob Böhmes Buch *Aurora oder Morgenröte im Aufgang* (1612) die Romantiker intensiv beschäftigte. Runge wurde auf diese Erstschrift Böhmes durch Ludwig Tieck aufmerksam. Die Bekanntschaft mit diesem war Runge durch den Hamburger Maler Johann Heinrich Faber vermittelt worden, der damals an der Dresdner Kunstakademie studierte. Runge fand sich von Tiecks Künstlerroman *Franz Sternbalds Wanderungen* angesprochen, und zwischen dem Dichter und dem Maler entstand ein freundschaftlicher Gedankenaustausch. Tiecks Exemplar der *Morgenröte,* das er Runge lieh, war wahrscheinlich die Ausgabe von 1730 mit dem Titelkupfer nach der holländischen Ausgabe von 1682.[49] Auf den Einfluß, den das dort wiedergegebene spiritualistische Diagramm auf Runges Bildmystik genommen haben könnte, ist verschiedentlich hingewiesen worden.[50] Wichtiger erscheint mir hier die Feststellung, daß Böhmes Buch ganz unzweifelhaft der Titellieferant für Runges Gemälde gewesen ist. Aurora, die Morgenröte, tritt personifiziert ins Bild. Es ist die Morgenröte im anbrechenden Tag des in geistiger Unschuld wiedergeborenen Menschen. Die Göttin der Morgenröte ist die von Böhme angerufene Sophia; als himmlische Weisheit ist sie die weibliche Erscheinungsform des Logos. »Weil sichs aber nunmehr gänzlich offenbaren als wie in einem hellen Spiegel, so ist wohl zu vermuten, daß der große Tag der Offenbarung Gottes nunmehr vorhanden ist, da sich die Grimmigkeit und das angezündete Feuer von dem Lichte scheiden wird. Darum soll sich keiner selber stockblind machen, denn die Zeit der Wiederbringung, was der Mensch verloren hat, ist nunmehr vorhanden. Die Morgenröte bricht an; es ist Zeit vom Schlafe aufzuwachen.«[51] So heißt es bei Böhme. »Im Anfang war das Wort«, beginnt das Johannes-Evangelium. Das Licht aber ist die sichtbare Gestalt des »ewigsprechenden Wortes«. Und das Licht ist das Medium der Maler. Runges *Kleiner Morgen* stellt den Höhepunkt dieser Offenbarung in der Malerei um 1800 dar. Er wäre nicht zustande gekommen, wenn er

Caspar David Friedrich,
Frau in der Morgensonne,
um 1818. Öl/Lwd.,
22 × 30 cm, Essen,
Museum Folkwang

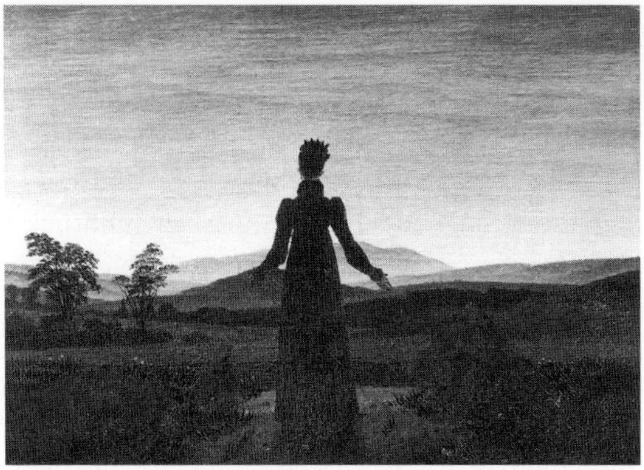

nicht von einer epochalen Affinität zum Motiv getragen worden wäre. Bereits 1794 hat Asmus Jakob Carstens seine grandiose Zeichnung *Die Geburt des Lichts* geschaffen. Das Licht, in der Figur des Kindes personifiziert, wird hier von einem göttlichen Elternpaar getragen, Gottmutter und Gottvater. Der in furioser Bewegung aufwärts steigenden Gruppe trägt es die Fackel voran.

Caspar David Friedrichs kleines Andachtsbild *Frau in der Morgensonne,* um 1818 entstanden[52], reflektiert das Ereignis, das in Runges *Morgen* als inneres Erlebnis geschildert ist, von außen. Mit seitlich angehobenen Händen, genau in die mittlere Bildachse gestellt, empfängt die Rückenfigur einer laienpriesterlich vor uns hingestellten jungen Frau mit uns und für uns die Weihe des anbrechenden Tages. Eine weitere Apotheose des Motivs ist William Turners ungewöhnliches Gemälde *Der Engel in der Sonne* von 1846, das eine visionäre Überhöhung seiner Lichtmalerei ist. Es stellt ebenso wie Runges *Kleiner Morgen* die Projektion einer mystischen Innenschau ans Firmament und gibt damit seine eigenwillige Verwandtschaft mit der deutschen Romantik zu erkennen.

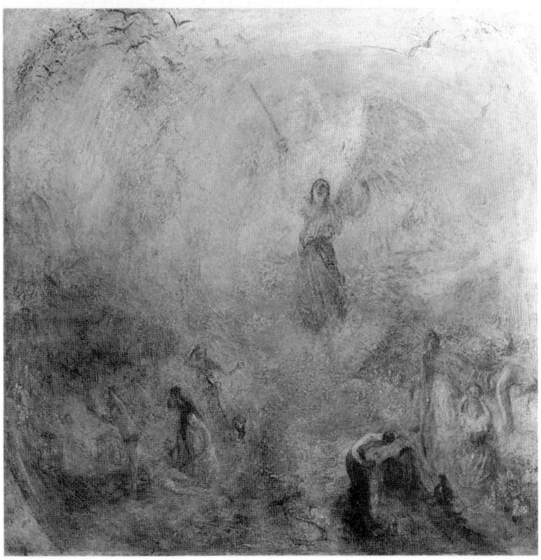

William Turner,
Der Engel in der Sonne, 1846.
Öl/Lwd., 78,5 × 78,5 cm,
London, Tate Gallery

Der Impuls, den der christliche Monismus aus der protestantischen Herkunft mitbekommen hat, und die besondere Rolle, die das deutsche Geistesleben dabei spielt, wurden erwähnt. Auf eine weitere Besonderheit ist hinzuweisen, nämlich auf den Übersprung nach Nordamerika. Nicht von ungefähr haben die amerikanischen Siedler einen der von ihnen vereinnahmten Distrikte ›Virginia‹, die Jungfräuliche, genannt. Der Eindruck von Weite und Unberührtheit, den die Landschaft der Neuen Welt ihnen bot, muß überwältigend gewesen sein; im Erlebnis dieses grandiosen ›Zurück zur Natur‹ verblaßte aller Rousseau. Auch die amerikanischen Siedler waren ja zum großen Teil protestantischer Herkunft, und die in ihren Seelen veranlagte Naturfrömmigkeit wurde vom Eindringen in eine Gegend der Erde, die scheinbar noch in paradiesischer Unschuld verharrte, mächtig angerührt. In vielen während der ersten Hälfte des 19. Jahrhunderts entstandenen Landschaftsgemälden kommt das zur Geltung. Die europäische Ausbildung, die manche der ausgewanderten Künstler mitbrachten und die sie der ersten Generation ihrer bereits in Amerika zur Welt gekommenen Schüler vermittelten, reagiert auf den überwältigenden Eindruck der neuen Landschaft und sucht ihn im Bild zu verarbeiten.

1849 schuf der amerikanische Landschaftsmaler Asher B. Durand das Gemälde *Verwandte Seelen*. Thomas W. Gaehtgens beschreibt das Bild: »Das Werk gilt als eine Ikone der amerikanischen Malerei. Die beiden Künstler, [Thomas] Cole und [William Cullen] Bryant, stehen auf einer Felsenplatte inmitten der unwegsamen Catskill Mountains. Gemeinsam betrachten sie die Wildnis. Landschaft ist hier als Gottes Schöpfung, ohne den Eingriff der Siedler, geschildert. Sie war allein in Amerika erfahrbar, fern von Europa, das Zivilisation und somit Ausnutzung der Natur für die Bedürfnisse des Menschen bedeutete. Maler und

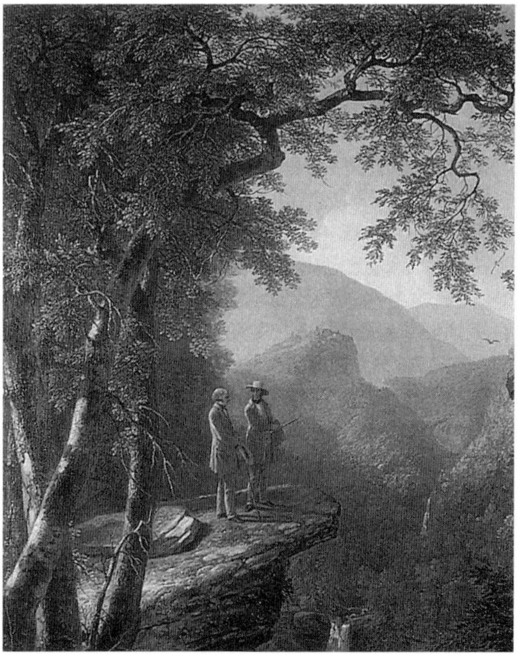

Asher Brown Durand, *Verwandte Seelen,* 1849. Öl/Lwd., 116,8 × 91,4 cm, The New York Public Library, Astor, Lenox and Tilden Foundations

Frederick Edwin Church, *Das Kreuz in der Wildnis,* 1857. Öl/Lwd., 41,3 × 61,5 cm, Madrid, Museo Thyssen-Bornemisza

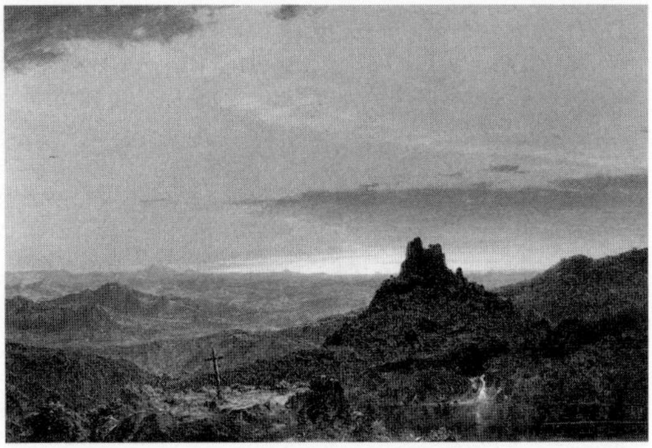

Dichter stimmen in ihrer Erkenntnis und ihrem Empfinden für die Besonderheit des künstlerischen Motivs als eines amerikanischen überein. Gegenstand des Bildes ist nicht nur das Gefühl des Sublimen, das die Dargestellten vor der Schönheit der Wildnis empfinden, sondern das Werk enthält darüber hinaus auch ein didaktisches Konzept. Die Künstler weisen auf die Natur hin und bestätigen sich gegenseitig in ihrer Überzeugung, daß ihre Werke der Besonderheit der amerikanischen Landschaft gewidmet sein sollen. Sie handeln ferner auch stellvertretend für den Betrachter, für den das Kunstwerk ein aufklärendes Sinnbild darstellt, das ihm seine eigene Umwelt deutet.«[53]

Die Inbrunst der Versenkung, wie sie in den Gemälden der deutschen Romantiker vorkommt, ist hier einer gelassenen Kontemplation gewichen. Die beiden Protagonisten betreten einen natürlichen Felsvorsprung als Plattform für ihre Aussicht. Der tragischen Perspektive, daß durch diesen in bester Absicht vollzogenen ersten Schritt die Jungfräulichkeit der Natur für immer verloren ist, dürfte sich der Maler kaum bis ins letzte bewußt gewesen sein. Pars pro toto für die Werke, die noch genannt werden könnten, seien zwei weitere Gemälde hervorgehoben: Frederick Edwin Churchs Gemälde *Das Kreuz in der Wildnis* von 1857 ist Caspar David Friedrichs *Kreuz im Gebirge* auf amerikanische Verhältnisse übertragen. Vom gleichen Maler stammt die drei Jahre später entstandene *Dämmerung in der Wildnis,* auch das ein Andachtsbild. Keine menschliche Gestalt ist zu sehen; der Betrachter wird mit der unberührten Landschaft direkt konfrontiert. Der Sonnenuntergang, dessen Röte sich im Wasser eines breit und ruhig dahinfließenden Stroms spiegelt, veran-

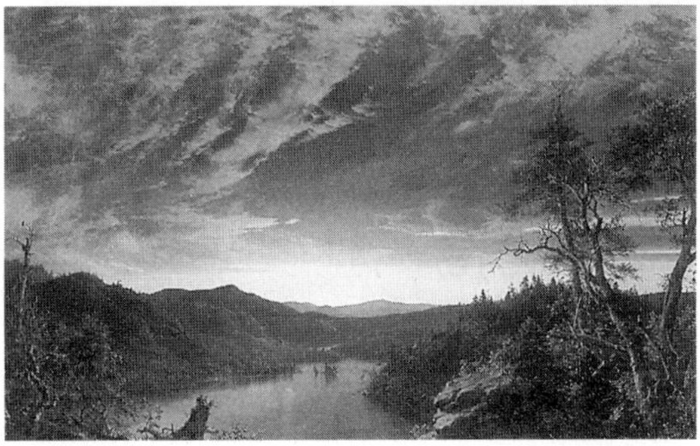

Frederick Edwin Church, *Dämmerung in der Wildnis,* 1860. Öl/Lwd., 106 × 162,5 cm, The Cleveland Museum of Art, Mr. and Mrs. William H. Marlatt Fund, 65.223

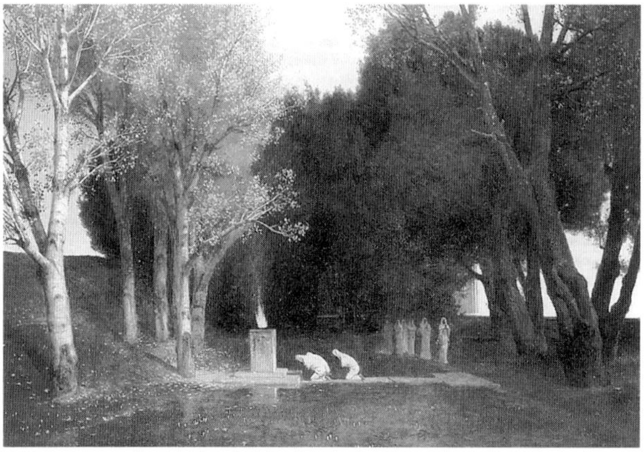

Arnold Böcklin, *Der heilige Hain,* 1882. Gefirnißte Tempera/Lwd., 105 × 150,5 cm, Basel, Kunstmuseum

staltet am Himmel einen dramatischen Zauber von pompösem Pathos, wie er den deutschen Künstlern ferngelegen hat, weil er in der gemäßigten Atmosphäre der mitteleuropäischen Landschaft so nicht vorkommt.

1849, im gleichen Jahr, in dem Durand sein Gemälde *Verwandte Seelen* vorstellte, erschienen Ralph Waldo Emersons sechs Essays *Representative men.* 1836 bereits hatte er sein philosophisches Hauptwerk *Nature (Natur)* publiziert. Mit seinem pantheistischen Idealismus knüpfte Emerson an die Philosophie der deutschen Romantik an und gewann damit großen weltanschaulichen Einfluß auf das amerikanische Denken. Die Zeugnisse für den amerikanischen Pantheismus in der Literatur reichen von Henry David Thoreaus Roman *Walden. Or, Life in the woods (Walden),* 1854 erstmals veröffentlicht, bis zu Walt Whitmans Hymnen *Leaves of Grass (Grashalme),* die 1855 erschienen.

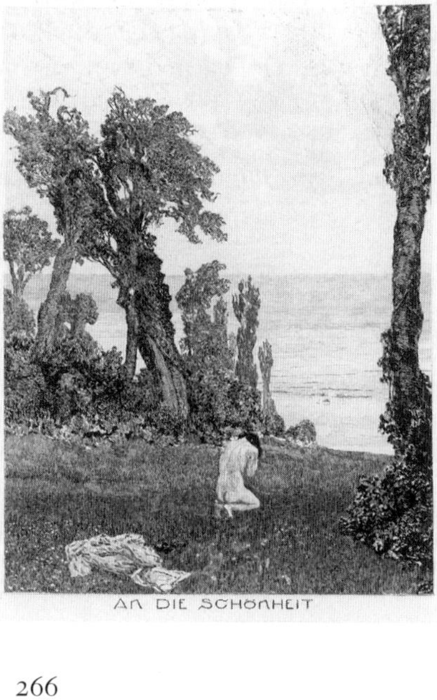

Max Klinger, Opus XIII, *Vom Tode II,* Blatt 12: *An die Schönheit,* 1898. Radierung, 41,2 × 31,2 cm, Dresden, Staatliche Kunstsammlungen, Kupferstich-Kabinett

Max Klinger, *An die Schönheit,* Studie, undatiert. Tuschfeder, schwarze Kreide gewischt, weiß gehöht, auf grauem Papier, 52 × 34 cm, Dresden, Staatliche Kunstsammlungen, Kupferstich-Kabinett

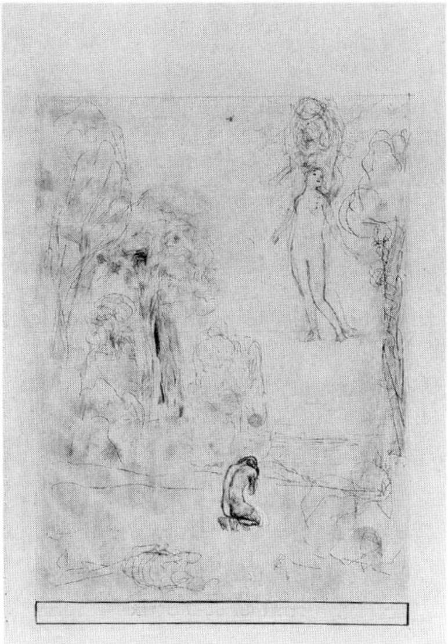

Das pantheistische Landschaftsmotiv blieb der Malerei, vor allem der deutschen, auch im weiteren Fortschreiten des 19. Jahrhunderts erhalten, doch unterlag es einem Wandel; die Stimmung änderte sich, sie wurde pessimistischer, und das Vertrauen in die sichtbare Gestalt der natürlichen Offenbarung schwand. Melancholie breitete sich aus, Todesahnungen schlichen sich ein. Arnold Böcklins Gemälde *Der heilige Hain* von 1882 verbreitet die Stimmung erhabener Feierlichkeit. In strenger Prozession nähern sich weiß vermummte Adoranten und verneigen sich vor dem Feuer auf einem Altar. Sie opfern einem fernen, unbekannten Gott, der sich ihrem Blick unwiederbringlich entzogen hat. Es ist Herbst geworden. Die Bäume lassen die Blätter fallen.

1898 entstand Max Klingers Radierung *An die Schönheit,* in der der Künstler das Motiv der Rückenfigur aufgreift. Am hochgelegenen Gestade einer arkadischen Landschaft verneigt sich ein Mensch, der seine Gewänder abgelegt hat, nackt wie die Natur in Ehrfurcht vor der Schönheit der Schöpfung. In einer Entwurfszeichnung hat der Künstler hoch oben am Firmament die Erscheinung einer nackten Göttin festgehalten, einer Epiphanie der Natur, Schwester von Runges Göttin der Morgenröte im *Kleinen Morgen.* In der endgültigen Fassung hat der Künstler die Gestalt, die vermutlich nicht glaubwürdig genug erschien, weggelassen; der hohe Himmel bleibt hier leer.

Anmerkungen

1 Friedrich Wilhelm Joseph von Schelling, System des transcendentalen Idealismus, in: F. W. J. Schelling, Ausgewählte Schriften, Bd. I, 1794–1800, Frankfurt/M. 1985, S. 495.

2 Vgl. Schelling, Einleitung zu: Ideen zu einer Philosophie der Natur als Einleitung in das Studium dieser Wissenschaft, 1797, in: ders., Ausgewählte Schriften (zit. Anm. 1), S. 245–294;

Schelling, Einleitung zu dem Entwurf eines Systems der Naturphilosophie, 1799, in: ders., Ausgewählte Schriften (zit. Anm. 1), S. 337–394.

3 Schelling, System des transcendentalen Idealismus (zit. Anm. 1), S. 491: »Die ideelle Thätigkeit hat sich in das Ding an sich verwandelt, die reelle also wird durch dieselbe Handlung sich in das dem Ding an sich Entgegengesetzte, d. h. in das *Ich an sich* verwandeln. Das Ich, was bisher immer Subjekt und Objekt zugleich war, ist jetzt zuerst etwas *an sich;* das ursprünglich Subjektive des Ichs ist hinübergetragen über die Grenze, und wird dort angeschaut als Ding an sich; was innerhalb der Grenze zurückbleibt, ist das rein Objektive des Ichs.«

4 »Die Welt geht hervor aus dem *Unbestimmten* und dem *Nichtich.* Der Begriff der *Welt* ist keineswegs identisch mit dem, was man etwa *Dinge außer uns* nennt. Es giebt [sic!] keine Dinge außer uns.« Friedrich Schlegel, Transzendentalphilosophie, Jenaer Vorlesungen 1800–1801, in: Kritische Friedrich-Schlegel-Ausgabe, hrsg. v. E. Behler unter Mitwirkung v. J. J. Anstett und H. Eichner, Bd. XII, Paderborn u. a. 1964, S. 37; vgl. dazu Ulrike Zeuch, Das Unendliche. Höchste Fülle oder Nichts? Zur Problematik von Friedrich Schlegels Geist-Begriff und dessen geistesgeschichtlichen Voraussetzungen, Würzburg 1991, S. 58.

5 Novalis, Fragmente, zit. nach Novalis, Ausgewählte Werke in drei Bänden, hrsg. v. Wilhelm Bölsche, Leipzig o. J., Bd. III, S. 94. Novalis fährt fort: »Der Maler hat so einigermaßen schon das Auge, der Musiker das Ohr, der Poet die Einbildungskraft, das Sprachorgan und die Empfindung oder vielmehr schon mehrere Organe zugleich, deren Wirkungen er vereinigt auf das Sprachorgan oder auf die Hand hinleitet, (der Philosoph das absolute Organ) in seiner Gewalt, und wirkt durch sie beliebig, stellt durch sie beliebig Geisterwelt dar. Genie ist nichts, als Geist in diesem thätigen Gebrauch der Organe. Bisher haben wir nur einzelnes Genie gehabt, der Geist soll aber total Genie werden. Fichte hat nur eine einzelne Idee erst auf diese Art zu realisieren angefangen: Die Idee eines Denksystems. Wer also dieser Idee teilhaftig werden will, muß es ihm nachmachen, versteht sich, durch Selbsttätigkeit nach dieser Idee. In der Idee muß der vollständige Gegensatz ihrer Auflösung liegen.«

6 Ebenda, S. 63.

7 Schelling, System des transcendentalen Idealismus (zit. Anm. 1), S. 520 und 521.

8 Novalis, Blüthenstaub, in: Athenaeum. Eine Zeitschrift von August Wilhelm Schlegel und Friedrich Schlegel, I. Band, 1. Stück, Berlin 1798, S. 74, zit. nach Reprint, hrsg. v. Bernhard Sorg, 2 Teile, Dortmund 1989, Teil I, S. 88.

9 Schelling, System des transcendentalen Idealismus (zit. Anm. 1), S. 575.

10 Ebenda, S. 459f. Schelling fährt fort: »Jene nach außen gehende, ihrer Natur nach unendliche Thätigkeit ist das Objektive im Ich, diese auf das Ich zurückgehende ist nichts anderes als das Streben, sich in jener Unendlichkeit anzuschauen. Durch diese Handlung überhaupt trennt sich Inneres und Aeußeres im Ich, mit dieser Trennung ist ein Widerstreit im Ich gesetzt, der nur aus der Nothwendigkeit des Selbstbewußtseyns zu erklären ist. Warum das Ich sich seiner ursprünglich bewußt werden müsse, ist nicht weiter zu erklären, denn es *ist* nichts anderes als Selbstbewußtseyn. Aber im Selbstbewußtseyn eben ist ein Streit entgegengesetzter Richtungen nothwendig. Das Ich des Selbstbewußtseyns ist das nach diesen entgegengesetzten Richtungen gehende. Es besteht nur in diesem Streit, oder vielmehr es ist selbst dieser Streit entgegengesetzter Richtungen. So gewiß das Ich seiner selbst bewußt ist, so gewiß muß dieser Widerstreit entstehen und unterhalten werden.«

11 Ebenda, S. 461.

12 Ebenda, S. 466.

13 Ebenda, S. 467.

14 Novalis, Fragmente (zit. Anm. 5), Bd. III, S. 82.

15 Vgl. ebenda, S. 166: »Es ist einerlei, ob ich das Weltall in mich oder mich in das Weltall setze.«

16 In: Athenaeum, I. Band, 2. Stück, S. 74, zit. nach Reprint (zit. Anm. 8), Teil I, S. 266.

17 In ihrem meisterlichen Buch *Die Romantik* (Leipzig 1924, S. 81) schreibt Ricarda Huch: »Die Romantiker waren die Entdecker des Unbewußten. Indiensuchende Träumer, sandten sie ihre Seele aus nach dem uralten Wunderlande, von dem die Märchen der Vorzeit erzählten. (...) Wie Kolumbus, wußten sie nicht, was sie gefunden hatten. Denn nicht das entfernte Mittelalter oder irgend ein wunderbares Traumland war es, sondern in ihnen selbst öffnete sich das unendliche Nachbarland ihres Geistes, die entgegengesetzte Scheibe des beseelten Planeten, wie einer von ihnen die verhüllte Hälfte des mit sich selbst unbekannten Menschen nennt, hatte sich ihnen zugewendet.«

18 Friedrich Schlegel, Ideen, in: Athenaeum, III. Band, 1. Stück, Berlin 1800, S. 12, zit. nach Reprint (zit. Anm. 8), Teil II, S. 742.

19 Ebenda, S. 747f.

20 Novalis, Fragmente (zit. Anm. 5), Bd. III, S. 63. Sollizitation bedeutet: Bitte, Bittgesuch. Gemeint ist die veräußerlichte Form des Gebets.

21 Ein Bildwechsel muß nicht unbedingt ein Paradigmenwechsel sein. Die Verwandlung bewegt sich auf einer Skala differenzierter Möglichkeiten. Der Bildwechsel kann dazu dienen, die Kontinuität zu bewahren, indem der Weg um die Kurve gelenkt wird, von wo aus sich neue Aussichten bieten.

22 Ansgar Stöcklein, Leitbilder der Technik. Biblische Tradition und technischer Fortschritt, München 1969, S. 64f. Der Mensch kann es nicht lassen, Gott nach seinem Bilde zu formen, und das ist selbstverständlich der Mode unterworfen. Weil unser eigenes Leben einen Anfang und ein Ende hat, geht die Lehre vom Urknall davon aus, auch die Schöpfung müsse einen Anfang und ein Ende haben.

23 Novalis, Fragmente (zit. Anm. 5), Bd. III, S. 64.

24 Zit. in Kurt Karl Eberlein, Caspar David Friedrich, Bekenntnisse, Leipzig 1924, S. 206.

25 Philipp Otto Runge, Brief an seinen Bruder Daniel, Februar 1802, in: Philipp Otto Runge, Hinterlassene Schriften, hrsg. v. dessen ältestem Bruder (Daniel Runge), 2 Bde., Hamburg 1840/41, Neudruck Göttingen 1965, Bd. I, S. 7. Vgl. dazu Jörg Traeger, Über den Aspekt der Geschichte in Philipp Otto Runges Kunsttheorie, in: Beiträge zur Theorie der Künste im 19. Jahrhundert (Studien zur Philosophie und Literatur des 19. Jahrhunderts, 12,1) hrsg. v. Helmut Koopmann und J. A.[dolf] Schmoll genannt Eisenwerth, Iff., Frankfurt/M. 1971f. I, S. 193–204; Jörg Traeger, Philipp Otto Runge und sein Werk. Monographie und kritischer Katalog, München 1975, S. 31.

26 Lavater kommt in einem Brief an Goethe vom 30. 11. 1773 darauf zurück. Siehe Karl Otto Conrady, Goethe. Leben und Werk, Frankfurt/M. 1987, S. 235.

27 In einem Brief an August von Hennings vom 18. 11. 1772 liefert Johann Christian Kestner ein ausführliches Porträt seines Freundes Goethe: »Er geht nicht in die Kirche, auch nicht zum Abendmahl, betet auch selten. Denn, sagt er: ›Ich bin dazu nicht genug Lügner‹. (...) Vor der christlichen Religion hat er Hochachtung, nicht aber in der Gestalt, wie sie unsere Theologen vorstellten. Er *glaubt* an ein künftiges Leben, einen besseren Zustand. Er strebt nach Wahrheit, hält jedoch mehr vom Gefühl derselben als von ihrer Demonstration ...«. Zit. nach Conrady (zit. Anm. 26), S. 179f.

28 Baruch de Spinoza, Ethik. Aus dem Lateinischen von Jakob Stern (1888), hrsg. v. Helmut Seidel, 4. Teil: Über die menschliche Unfreiheit, oder die Macht der Affekte. Vorwort, Leipzig 1975, S. 255. In der deutschen Übersetzung heißt es ausführlich: »Jenes ewige und unendliche Wesen, das wir Gott oder Natur nennen, handelt vielmehr mit derselben Notwendigkeit, mit welcher es existiert. Denn ich habe gezeigt (...), daß dieses Wesen durch dieselbe Notwendigkeit seiner Natur handelt, durch welche es existiert. Der Grund also oder die Ursache, weshalb Gott oder die Natur handelt und weshalb Gott oder die Natur existiert, ist eine und dieselbe.«

29 Quellenliteratur: Jakob Böhme, Sämtliche Schriften, Faksimile-Neudruck d. Ausg. von 1730 in 11 Bden., hrsg. v. Will-Erich Peuckert, Stuttgart-Bad Cannstatt 1955–61; Jakob Böhme, Studienausgabe, hrsg. u. komm. v. Gerhard Wehr, 5 Bde., Freiburg i. Br. 1977–80; Jakob Böhme. Vom lebendigen Glauben, ausgew. Schriften, hrsg. v. Gerhard Stenzel, Gütersloh 1960; Jakob Böhme, Die Morgenröte bricht an. Zeugnisse der Naturfrömmigkeit und der Christuserkenntnis, ausgew. u. eingel. v. Gerhard Wehr, Freiburg i. Br. 1983; Jakob Böhme, Aurora oder Morgenröte im Aufgang, 1612, Frankfurt/M. 1992; Zit. aus: Jakob Böhme, Mysterium Magnum, oder Erklärung über das erste Buch Mosis, 1623, 2,7, zit. nach Wehr 1983, ebenda, Nr. 48, S. 65.

30 Jakob Böhme, Psychologia vera, oder Vierzig Fragen von der Seelen, 1620, 1,3, zit. nach Wehr 1983 (zit. Anm. 29), Nr. 23, S. 47.

31 Jakob Böhme, De electione gratiae, oder Von der Gnadenwahl, 1623, I, 7-9, zit. nach Wehr 1983 (zit. Anm. 29), Nr. 28, S. 49. Vgl. hierzu die Auffassung Otto von Guerickes, zit. im Kapitel *Gravitation und Leere*.

32 Jakob Böhme, De electione gratiae, oder Von der Gnadenwahl, 1623, 1, 7–9, zit. nach Wehr 1983 (zit. Anm. 29), Nr. 28, S. 50/51.

33 Spinoza, Ethik (zit. Anm. 28), S. 50 (18. Lehrsatz) und S. 51 (20. Lehrsatz).

34 Siehe Spinoza, Ethik (zit. Anm. 28), S. 28 (7. Lehrsatz), S. 33 (11. Lehrsatz), S. 37 (13. Lehrsatz), S. 38 (14. Lehrsatz), S. 39 (15. Lehrsatz).

35 Jakob Böhme, De incarnatione verbi, oder Von der Menschwerdung Jesu Christi, 1620, II, 1, 8, zit. in: Gerhard Wehr, Jakob Böhme in Selbstzeugnissen und Bilddokumenten, Reinbek b. Hamburg 1971, S. 82.

36 Spinoza, Ethik (zit. Anm. 28), S. 142 (46 und 47. Lehrsatz).

37 Jakob Böhme, De signatura rerum, oder Von der Geburt und Bezeichnung aller Wesen, 1622, 16, 1–5 u. 1, 1–3, zit. nach Wehr 1983 (zit. Anm. 29), Nr. 56, S. 70 und Nr. 58, S. 72. Siehe auch Jakob Böhme, Mysterium Magnum, Vorrede, 1 u. 4, zit. nach Wehr 1983 (zit. Anm. 29), Nr. 61, S. 73: »Wenn wir betrachten die sichtbare Welt mit ihrem Wesen und betrachten das Leben der Kreaturen, so finden wir daran das Gleichnis der unsichtbaren geistlichen Welt, welche in der sichtbaren Welt verborgen ist wie die Seele im Leibe, und sehen daran, daß der verborgene Gott allem nahe und durch alles ist und dem sichtbaren Wesen doch ganz verborgen ist.«

38 Als ein Beispiel für viele sei eine Passage aus Ludwig Tiecks mitteltalterlichem Künstlerroman *Franz Sternbalds Wanderungen* von 1798 (2. Teil, 5. Kapitel) zitiert: »Die Hieroglyphe, die das Höchste, die Gott bezeichnet, liegt da vor mir in thätiger Wirksamkeit, (...) ich fühle die Bewegung, das Räthsel im Begriff zu schwinden, – (...) Die höchste Kunst kann sich nur selbst erklären, sie ist ein Gesang, deren Inhalt nur sie selbst zu seyn vermag. (...) So hat sich der großmächtige Schöpfer heimlicher und kindlicher Weise durch seine Natur unsern schwachen Sinnen offenbart, er ist es nicht selbst, der zu uns spricht, (...) aber er winkt uns zu sich, und in jedem Moose, in jeglichem Gestein ist eine geheime Ziffer verborgen, die sich nie hinschreiben, nie völlig errathen läßt, die wir aber ständig wahr zu nehmen glauben. Fast ebenso macht es der Künstler.« Zit. nach Ludwig Tieck's sämmtliche Werke, 24. Bd., Wien 1821, S. 77ff.

39 Novalis, Fragmente (zit. Anm. 5), Bd. III, S. 18.

40 Zu Novalis' atmosphärischer Christus-Auffassung eine weitere Passage: »(...) ein Heiland, der wie ein echter Genius unter den Menschen einheimisch, nur geglaubt, nicht gesehen werden kann, doch unter zahllosen Gestalten den Gläubigen sichtbar, als Brot und Wein verzehrt, als Geliebte umarmt, als Luft geatmet, als Wort und Gesang vernommen und mit himmlischer Wollust als Tod, unter den höchsten Schmerzen der Liebe, in das Innere des verbrausenden Leibes aufgenommen wird.« Zit. nach Huch (zit. Anm. 17), S. 178. Diese Auffassung ist bezeichnend für die Romantiker, deren Christus-Vorstellung sich von der historischen Person Jesus gelöst hatte.

41 Schelling, System des transcendentalen Idealismus (zit. Anm. 1), S. 684. Schelling fährt fort, ebenda, S. 685f.: »(...) denn so wie der Künstler unwillkürlich, und selbst mit innerem Widerstreben zur Produktion getrieben wird (daher bei den Alten die Aussprüche: *pati Deum* u.s.w., daher überhaupt die Vorstellung von Begeisterung durch fremden Anhauch), ebenso kommt auch das Objektive zu seiner Produktion gleichsam ohne sein Zuthun, d. h. selbst bloß objektiv, hinzu. Ebenso wie der verhängnisvolle Mensch nicht vollführt, was er will, oder beabsichtigt, sondern was er durch ein unbegreifliches Schicksal, unter dessen Einwirkung er steht, vollführen muß, so scheint der Künstler, so absichtsvoll er ist, doch in Ansehung dessen, was das eigentlich Objektive in seiner Hervorbringung ist, unter der Einwirkung einer Macht zu stehen, die ihn von allen andern Menschen absondert, und ihn Dinge auszusprechen oder darzustellen zwingt, die er selbst nicht vollständig durchsieht, und deren Sinn unendlich ist. Da nun jenes absolute Zusammentreffen der beiden sich fliehenden Thätigkeiten schlechthin nicht weiter erklärbar, sondern bloß eine *Erscheinung* ist, die, obschon unbegreiflich, doch nicht geleugnet werden kann, so ist die Kunst die einzige und ewige Offenbarung, die es gibt, und das Wunder, das, wenn auch nur Einmal existirt [sic!] hätte, uns von der absoluten Realität jenes Höchsten überzeugen müßte.« Dem individualistischen Geniekult des 19. Jahrhunderts ist hiermit ein Grundstein gelegt.

42 In seinem Roman *Kater Murr* (Berlin 1820–22) hat E.T.A. Hoffmann gegen Ende des vierten Abschnitts »Ersprießliche Folgen höherer Kultur« den Konflikt zwischen romantischem Pantheismus und orthodoxem Katholizismus mit der Schilderung des Streitgesprächs zwischen dem Kapellmeister Kreisler und dem Mönch Cyprianus am Beispiel der Musik drastisch zur Sprache gebracht.

43 Herbert von Einem, Caspar David Friedrich, Berlin 1938, S. 97/98.

44 Das Gemälde wurde vom Grafen Franz Anton von Thun-Hohenstein für seine Hauskapelle in Schloß Tetschen in Auftrag gegeben, angeregt durch dessen Frau Theresia Maria. Sie hatte auf der Dresdner Akademieausstellung 1807 eine Sepia-Zeichnung (1806/07 entstanden; verschollen) mit der ersten Fassung des Motivs gesehen. Börsch-Supan vermutet, die Idee zu einer Landschaft als Altarbild könne durch Ludwig Gotthard Kosegarten angeregt worden sein. Siehe dazu: Helmut Börsch-Supan/Karl Wilhelm Jähnig, Caspar David Friedrich. Gemälde, Druckgraphik und bildmäßige Zeichnungen, München 1973, S. 300–302; außerdem: Caspar David Friedrich 1774–1840, Kat. Hamburger Kunsthalle, hrsg. v. Werner Hofmann, München 1974, S. 158–160.

45 Weihnachten 1808 wurde das Bild erstmals ausgestellt. Bei dieser Gelegenheit sah es Friedrich Wilhelm Basilius von Ramdohr. Seine Rezension ›Über ein zum Altarblatt bestimmtes Landschaftsgemälde von Herrn Friedrich in Dresden und über Landschaftsmalerei, Allegorie und Mystizismus

überhaupt‹ erschien im Januar 1809 in der *Zeitung für die elegante Welt.* Ramdohr bemängelte weiterhin, man dürfe nicht »bei einem Gemälde, das so viele erbauen soll, auf das Scharfgefühl einiger weniger Auserwählter« rechnen. Er fuhr fort: »Jener Mystizismus, der jetzt sich überall einschleicht und aus Kunst wie aus Wissenschaft, aus Philosophie wie aus Religion gleich einem narkotischen Dunste uns entgegenwittert! Jener Mystizismus, der Symbole, Phantasien für malerische und poetische Bilder ausgibt und das klassische Altertum mit gotischem Schnitzwerk, steifer Kleinmeisterei und mit Legenden vertauschen möchte! Jener Mystizismus der Symbole, der statt Begriffe Wortspiele verkauft, auf entfernte Analogien Grundsätze baut und überall nur ahnen will, wo er entweder wissen oder erkennen könnte oder bescheiden schweigen müßte.« (Zit. nach Caspar David Friedrich, Kat. Hamburger Kunsthalle [zit. Anm. 44], S. 160) Das war eine treffsicher gezielte Breitseite von seiten der zwischenzeitlich ins Hintertreffen geratenen Aufklärung gegen die Romantik, von seiten des Rationalismus gegen den Irrationalismus, von seiten der Verstandesbetontheit gegen die Gefühlsbetontheit.

Des weiteren kritisierte Ramdohr die Flächigkeit der Komposition, das Fehlen der Luftperspektive und die mangelnde innere Gliederung. Dabei ist zu berücksichtigen, daß Friedrich gerade bei diesem Gemälde auf den äußeren Rahmen besonderen Wert gelegt hat. Es ist ein vergoldeter Holzrahmen in Gestalt eines Torbogens. In der oberen Wölbung bilden fünf Seraphim den Figurenschmuck. Die Sockelzone zeigt in der Mitte zwischen einer Kornähre links und einem Rebenzweig rechts im Dreieck das Auge Gottes. Zum ›Ramdohrstreit‹ siehe von Einem (zit. Anm. 43), S. 97/98; Börsch-Supan/Jähnig (zit. Anm. 44), S. 301/302; Caspar David Friedrich, Kat. Hamburger Kunsthalle (zit. Anm. 44), S. 159/160.

46 Zit. nach Eberlein (zit. Anm. 24), S. 206.

47 Runges *Morgen* war ursprünglich als erstes von vier Gemälden eines Zyklus geplant. Es steht am Ende eines langen Entwicklungswegs, dessen Stationen sich in Runges großen Zeichnungen und Kupferstichen zum Zyklus der ›Zeiten‹ abzeichnen, an dem Runge seit 1802 arbeitete. Des Künstlers Einfühlung in die vom Wachstum der Pflanzen hervorgebrachte natürliche Formenbildung von der Wurzel bis zur Entfaltung der Blüte gibt sich hier in erstaunlicher Weise zu erkennen. Auf das Gemälde kann hier nur flüchtig eingegangen werden; es ist ausführlich gewürdigt worden. Siehe dazu: Traeger 1975 (zit. Anm. 25), S. 156–168. Siehe auch: Hanna Hohl, Die Epiphanie des ›Morgen‹, in: Runge in seiner Zeit, Kat. Hamburger Kunsthalle, München 1977, S. 204–206.

48 Traeger 1975 (zit. Anm. 25), S. 163. In einem Brief vom 19. 4. 1808 erläuterte Runge »den tiefen Sinn der Bilderfindung: die Sonne trete hinter die Erde, ›die Geister erwachen und dringen in eine neue Welt‹« (ebenda).

49 Ebenda, S. 19. Zur Geschichte der Veröffentlichung von Böhmes *Aurora* siehe: Gerhard Wehr, Jakob Böhme in Selbstzeugnissen und Dokumenten, Reinbek b. Hamburg 1971, S. 69f.

50 Traeger 1975 (zit. Anm. 25), S. 340ff.; Hohl (zit. Anm. 47), S. 205.

51 Jakob Böhme, Aurora oder Morgenröte im Aufgang, 1612, 13,3f., zit. nach Wehr 1983 (zit. Anm. 29), Nr. 125, S. 110.

52 Börsch-Supan betitelt das Gemälde: *Frau vor der untergehenden Sonne. (Sonnenuntergang, Sonnenaufgang, Frau in der Morgensonne, Morgenlicht).* Mit seiner Auffassung, daß es sich nicht um einen Sonnenaufgang, sondern um einen Sonnenuntergang handle, ebenso wie mit der verhältnismäßig spät angesetzten Datierung (um 1818) steht er in der gesamten Friedrich-Literatur allein. Er sieht das Gemälde im Zusammenhang mit dem *Tetschener Altar.* »Die Frau deutet auf die rechts und links liegenden Felsblöcke als Symbole des Glaubens, der ihr bei der Bedrohung durch den Tod Halt verleiht.« Siehe Börsch-Supan/Jähnig (zit. Anm. 44), S. 348, Nr. 249. Dem ist entgegenzuhalten, daß der Künstler in der Führung der Sonnenstrahlen zwischen einer Abend- und einer Morgenstimmung wohl zu unterscheiden wußte.

53 Thomas W. Gaehtgens, Die amerikanische Malerei des 18. und 19. Jahrhunderts aus der Sicht Europas, in: Bilder aus der Neuen Welt. Amerikanische Malerei des 18. und 19. Jahrhunderts. Meisterwerke aus der Sammlung Thyssen-Bornemisza und Museen der Vereinigten Staaten, Kat. Staatliche Museen Preußischer Kulturbesitz, Nationalgalerie, Orangerie des Schlosses Charlottenburg, Kunsthaus Zürich, München 1988, S. 13–30, hier S. 17.

II.5 Der Regenbogen

Joseph Anton Koch begann 1804 in Rom sein Gemälde *Heroische Landschaft mit Regenbogen,* an dem er mit Unterbrechungen elf Jahre lang gearbeitet hat. Erst 1815 war es fertig. Das Bild, ein gedrängtes Hochformat, ist in spätklassizistischer Manier nach allen Regeln der Kunst harmonisch aufgebaut. Es zeigt einen mit Staffagefiguren belebten Vordergrund, einen weiten ebenen Mittelgrund, der das Auge zum Spazierengehen einlädt, und in angemessenem Abstand eine erst allmählich, dann immer rascher ansteigende Hintergrundlandschaft, die von einer pittoresken Hochgebirgskulisse abgeschlossen wird.

Vorn links im Bild tummelt sich das Hirtenvolk. Einer der Hirten, der an einem Baum lehnt, bläst auf der Schalmei, ein anderer hockt, den Kopf in die Hand gestützt, neben ihm. Rechts davon sitzen, von einem Sonnenstrahl leuchtkräftig herausgehoben, zwei Frauen auf einem Felsstein. Eine von beiden hält ihr Kind auf dem Arm; sie wendet den Kopf zu den anderen zurück und weist mit dem ausgestreckten Zeigefinger der rechten Hand auf die Lichterscheinung, die die Landschaft überwölbt – den Regenbogen. Das halbwüchsige Mädchen, rechts neben der Frauenfigur, ist dermaßen mit den Ziegen beschäftigt, daß es von alldem nichts bemerkt. Hier ist die Stelle, wo der Betrachter das Bild betritt. Von da aus kann er seinen Blick weiter nach hinten in die Landschaft wandern lassen. Links an einem Fluß vorbei, der aus den Bergen kommt, findet er hinter einem Gebüsch den Weg, der ihn durch die Ebene zu den Eingangsmauern der Stadt führt. Es ist keine große Stadt, sondern eine Siedlung, die sich dem Auge mit einem Blick erschließt. Übersichtlich gegliedert steigen die Häuserblocks den Hang hinan. Die karstigen Bergstöcke in ihrem Rücken gewähren ihnen zugleich Abschluß und Schutz. Rauch, der aus den Schornsteinen quillt, kündet vom Gewerbefleiß der Einwohner. Das zentrale Gebäude der Polis ist ein dorischer Tempel, der uns, auf hohem Fundament errichtet, seine Eingangsfront weist. Nach abziehendem Gewitter ist die Sonne zurückgekehrt und taucht mit ihren durch die Wolken brechenden Strahlen Landschaft und Stadt in ein goldenes Licht. Auf dem Höhenrücken hinter dem Berghang setzt sich die Siedlung fort. Sie ist an einer Meeresbucht gelegen. Der Bogen, den dort der Verlauf der Küste nimmt, ist zu erahnen, denn hinter der Horizontlinie des Meeresspiegels treten im Blau der Luftperspektive die hinteren Bergzüge des Golfs hervor.

Die *Heroische Landschaft mit Regenbogen* ist eines der Hauptmotive in Kochs Werk. Er traf damit den Geschmack der Zeit. Von dem Gemälde gibt es insgesamt vier verschiedene Fassungen.[1] Zu der 1804 begonnenen Urfassung schrieb Koch 1814, unmittelbar vor der Fertigstellung: »Es ist eine Gegend, so wie man sich Großgriechenland denkt. Das Motiv habe ich aus der schönen Gegend von Salerno auf dem Weg nach Pästum, mit antiken Städten in frappantem Licht. Auch sieht man das Meer mit blauen schattichten Gebirgen in der Ferne. Schäfer und Schäferinnen sind teils in glänzendem Licht der Sonne, teils im Schatten. Sie sind mehr der Landschaft untergeordnet als die Figuren nach der Sündflut [mit letzterem bezieht er sich auf seine *Land-*

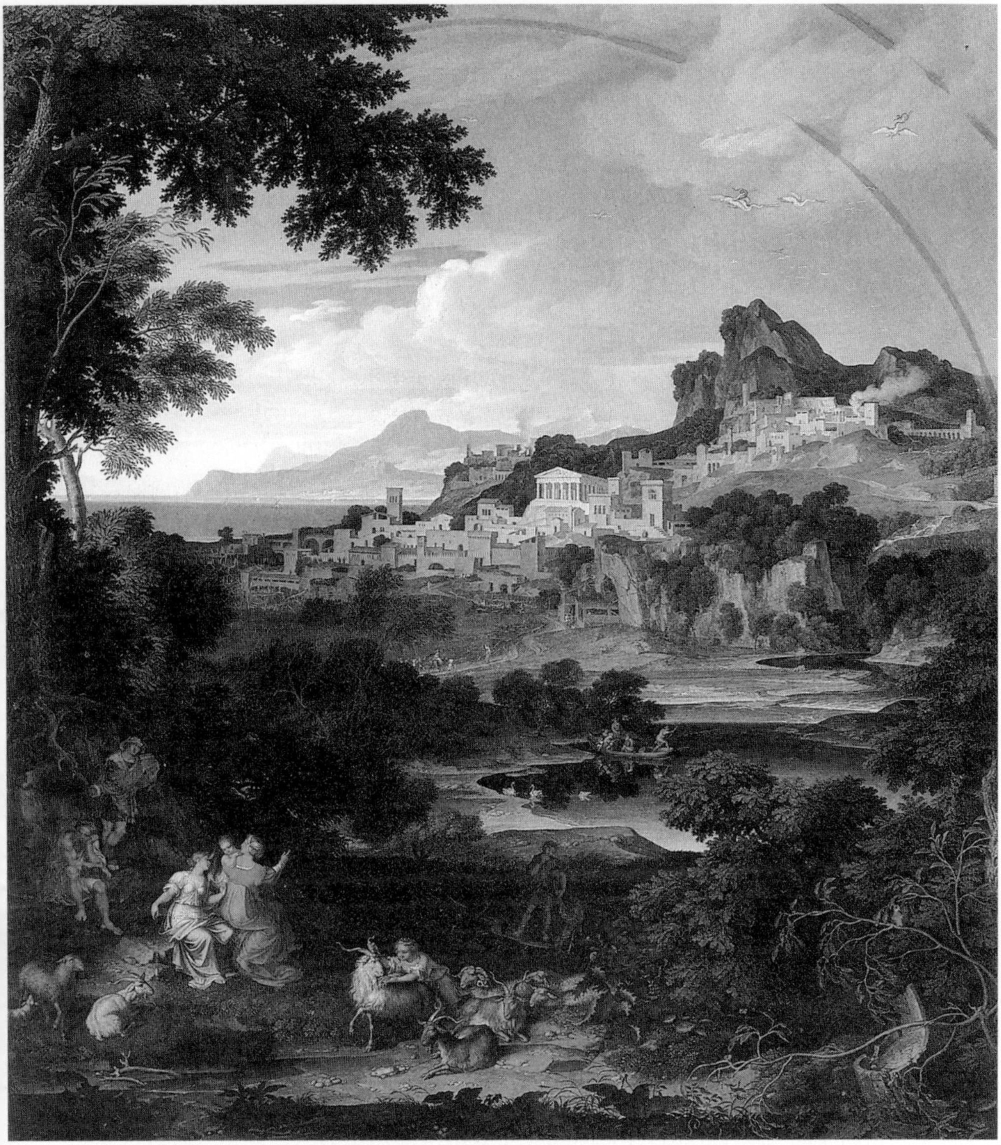

Joseph Anton Koch, *Heroische Landschaft mit Regenbogen,* 1804–15. Öl/Lwd., 188 × 171,2 cm, München, Bayerische Staatsgemäldesammlungen, Neue Pinakothek

schaft mit dem Dankopfer Noahs, 1813, ehem. Leipzig, Museum der bildenden Künste].«[2]

Es ist charakteristisch für die Deutschen, daß sie sich ihr Vorstellungsbild vom bewunderten griechischen Altertum im Erlebnisreflex der italienischen Landschaft mit ihren Städten, Dörfern und antiken Bauten bildeten. Die einzigen Tempel original griechischer Herkunft, die sie aus eigenem Augenschein kennenlernten, waren die im Süden Italiens gelegenen Tempel der einstigen griechischen Kolonien in Paestum und Agrigent. Goethe, der aus dem Mund seiner *Iphigenie* das Land der Griechen mit der Seele zu suchen empfahl, ist ebensowenig in Griechenland gewesen wie Winckelmann. Die Seele genügte ihnen für die Reise dorthin. Die italienische Landschaft, die sie mit eigenen Augen erlebten, galt ihnen als Spiegel des antiken Vorbilds. Das Paradigma war Arkadien. So zeigt auch Kochs Gemälde eine arkadische Landschaft, in der sich die Vorstellung vom Goldenen Zeitalter erfüllt. Der Regenbogen wölbt sich darüber wie ein Tor; er verkörpert die Pforte, die dem Betrachter den Blick auf Arkadien gewährt.

In Kochs *Heroischer Landschaft* steht der Regenbogen festgefügt und anscheinend unverrückbar, wie von einem Goldschmied an den Himmel ziseliert. Er mutet keineswegs wie ein flüchtiges Gebilde an, das im nächsten Augenblick wieder zu vergehen droht, sondern vermittelt bei aller Eleganz und anmutigen Leichtigkeit den Eindruck architektonischer Stabilität – ein göttlicher Ingenieurbau. Aus edlen Substanzen geschmiedet, schwingt er sich über das Firmament, ein Torbogen über der hermetischen Tür, die das Goldene Zeitalter von der Gegenwart des Betrachters scheidet. Der Eindruck der Festgefügtheit wird dadurch verstärkt, daß der Regenbogen ein doppelter ist, sein innerer Ring wird von einem äußeren begleitet. Der Regenbogen in diesem Bild ist nicht nur der schönste der gesamten Serie, sondern einer der schönsten in Kochs Œuvre überhaupt und in seiner geordneten Polychromie zugleich einer der farbigsten Regenbögen in der Landschaftsmalerei der Epoche. Dennoch ist zu bemerken, daß er, ungeachtet seiner spektralen Strahlkraft, in seiner Farbzusammensetzung keineswegs seinem natürlichen Vorbild nachkommt, denn ein Regenbogen sieht in der Natur ganz anders aus. Doppelte Regenbögen sind indes häufig wahrzunehmen.

»Schönheit und Exaktheit finden sich auf keinem Gebiet so innig zusammen wie auf dem des Lichtes. So gibt es ganz bestimmte Bedingungen für das Erscheinen des Regenbogens in seiner ganzen Herrlichkeit: (…) Ist die Erscheinung vollständig ausgebildet, so sieht man vor einem gleichmäßig grauen Hintergrund zwei mächtige Bögen emporglühen, der innere farblich stärker, der äußere etwas schwächer. (…) Was die Farben betrifft, so findet man im Regenbogen eine große zusammenfassende Demonstration, beide Bögen zeigen den Reichtum des ganzen Spektrums. Seit Newton spricht man von den sieben Spektralfarben: Rot, Orange, Gelb, Grün, Blau, Indigo, Violett. Diese Farben fließen aber so unmerklich ineinander über, daß man heute kaum wagen würde, eine solche Unterscheidung zu machen, vielleicht würde man sogar eine andere Einteilung entwerfen wollen. – Und doch kommt durch diese sieben Namen das Charakteristische wohl auf besonders gute Weise zum Ausdruck. Diese leuchtende Fülle der Farben ordnet sich in strenger Form in das ganze Bild: Bei dem unteren Bogen ist das Rot immer nach außen gewandt und das Violett nach innen. Beim oberen Bogen ist die Folge umgedreht. Dadurch ist der dunkle Streifen zwischen den Bögen auf beiden Seiten von Rot eingeschlossen.«[3]

Gerade die letzte Tatsache trifft auf Kochs Regenbogen nicht zu. Beide Bögen folgen in der gleichen Reihenfolge der spektralen Abstufung aufeinander, und so kehren beide nicht, wie es sich naturgemäß gehörte, den gleichen Farbsaum einander zu, sondern der äußere Bogen wiederholt die Skala des inneren von Violett über ein helles Blau und ein stumpfes Grün zu Gelb und Rot. Überdies stimmt bei den gemalten Regenbögen fast nichts mit der natürlichen Erscheinung des Doppelregenbogens überein, da beide Bögen, der äußere wie der innere, in der gleichen Farbintensität wiedergegeben sind. Hinzu kommt, daß zwei Wolkenbahnen über beide Bögen hinwegstreichen und sie partiell einhüllen. Das ist natürlich ein Unding.

Sicher gehört der Regenbogen zu den Naturphänomenen, die mit malerischen Mitteln besonders schwer darzustellen sind. Doch ist aus Kochs Gemälde nicht zu schließen, daß der Künstler kein guter Naturbeobachter gewesen ist. Er malte den Regenbogen nicht etwa deshalb unnatürlich, weil er es nicht besser konnte oder weil er es so beabsichtigte – das intellektuelle Kalkül dürfte hier überhaupt weniger eine Rolle gespielt haben als die Intuition des Künstlers –, sondern weil es der geistigen Vorgabe dessen entsprach, was er im Bild mitzuteilen hatte. Mit anderen Worten, es handelt sich um ein Problem der Stilbildung.

Die Malerei, die zwischen den achtziger Jahren des 18. und den sechziger Jahren des 19. Jahrhunderts entstand, ist in erstaunlicher Fülle von Regenbögen überstrahlt.[4] Dabei ist zu beobachten, daß die für die Wechselfälle des Wetters empfindlichen deutschen, englischen und amerikanischen Maler führend in der Verwendung dieses Motivs sind. In der europäischen Landschaftsmalerei der vorausgehenden Epochen kommen Regenbögen verhältnismäßig selten vor, und wenn, dann vermitteln sie stets einen allegorischen

Frederick Edwin Church, *Regenzeit in den Tropen,* 1866. Öl/Lwd., 143 × 214 cm, The Fine Arts Museums of San Francisco, Mildred Anna Williams Collection

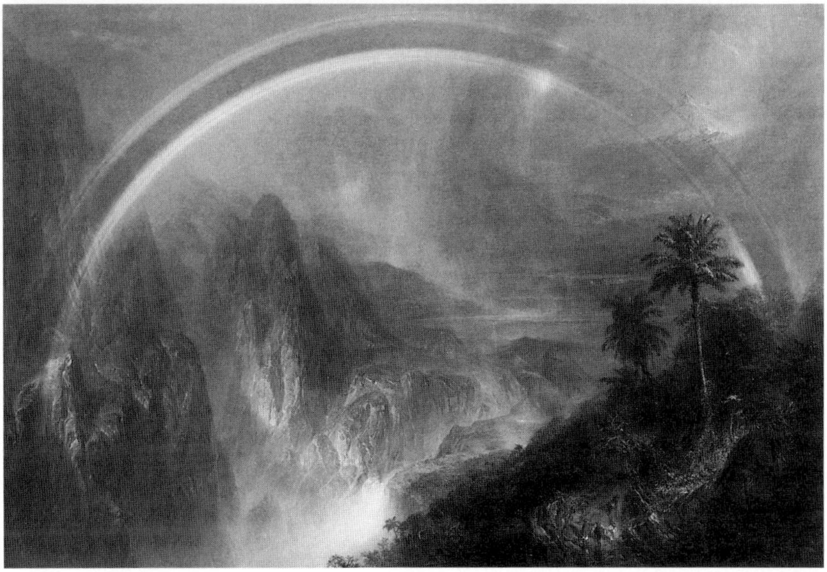

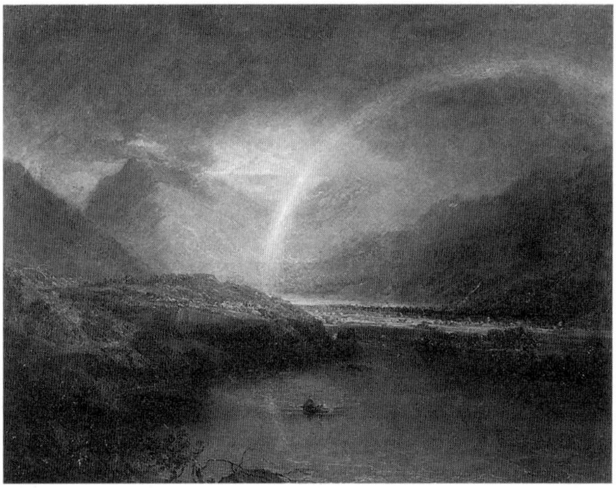

William Turner, *Buttermere-See mit einer Teilansicht von Cromack Water, Cumberland: ein Regenschauer,* ausgestellt in der Royal Academy 1798. Öl/Lwd., 91,5 × 122 cm, London, Tate Gallery

Gehalt, so etwa in Rubens' *Landschaft mit dem Schiffbruch des Aeneas.*[5] Ein frühes Regenbogenbild, das, 1798 entstanden, die zu betrachtende Epoche einleitet, ist William Turners Gemälde *Buttermere-See mit einer Teilansicht von Cromack Water, Cumberland: ein Regenschauer.* Der Kontrast zu Kochs Gemälde ist augenfällig. Zur Entstehungszeit des Bildes wanderte Turner in Yorkshire, um die pittoresken Plätze an den dortigen Seen aufzuspüren. Das Gemälde entstand nach Skizzen des Buttermere-Sees, die Turner nach Hause mitbrachte. Wie er es gelegentlich tat, gab er dem Bild ein poetisches Motto mit auf den Weg, eine Strophe aus dem Gedicht *The Seasons (Spring)* des schottischen Dichters James Thomson: »Till in the western sky the downward sun/Looks out effulgent – the rapid radiance instantaneous strikes/Th' illumin'd mountains – in a yellow mist/Bestriding earth – the grand ethereal bow/Shoots up immense, and every hue unfolds.«[6]

Das Erstaunliche an Turners Wahl des Mottos ist, daß sich in seinem Bild eben *nicht* alle Farbtöne entfalten, im Gegenteil, der große Bogen wölbt sich bleich und fast unfarbig vor düsterem Zwielicht über die Landschaft. Solche ›bleichen‹ Regenbögen kommen unter bestimmten Umständen tatsächlich in der Natur vor. Der wiedergegebene Eindruck folgt also, im Unterschied zu Koch, der Naturbeobachtung und gibt sich, ebenfalls im Unterschied zu Koch, jedenfalls vordergründig, nicht zuerst als allegorisches Emblem, sondern als meteorologisches Phänomen zu erkennen. Auf den allegorischen Sinn verweist dann erst die poetische Form. Zwischen diesen beiden einander entgegengesetzten Polen, dem Symbolzeichen und der Wettererscheinung, zwischen der symbolischen und der meteorologischen Aussage also, sind die Regenbögen der Malerei der Zeit angesiedelt. Erstaunlicherweise bestimmen die bleichen Regenbögen dabei den Gesamteindruck.

Um 1810, zur gleichen Zeit, als er an seinem *Mönch am Meer* (Ft. 9) arbeitete, hat Caspar David Friedrich zwei bedeutende Regenbogenlandschaften gemalt, die *Rügenlandschaft mit Regenbogen,* die sich früher in Weimar befand, und die *Gebirgslandschaft mit Regenbogen,* heute im Museum Folkwang in

Caspar David Friedrich, *Rügenlandschaft mit Regenbogen,* um 1810. Öl/Lwd., 59 × 84,5 cm, ehemals Weimar, Staatliche Kunstsammlungen (seit 1945 verschollen)

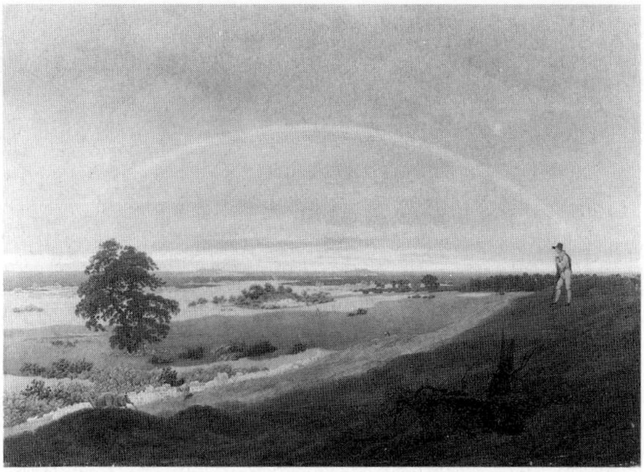

Essen. Beide Regenbögen sind von auffälliger Bleiche, der des Weimarer Bildes noch mehr als der des Essener Gemäldes, in dem der Regenbogen sein Spektrum in blütenhaft heller Zartheit entfaltet, woraus sich ein wunderbar transzendierender Effekt ergibt – ein Seelenregenbogen.[7] Der Regenbogen, der sich im Essener Gemälde vor düsterem Wolkenhimmel über einem Gebirgszug wölbt, ist gelegentlich auch als »Mondregenbogen« apostrophiert worden,[8] doch dürfte es sich dabei um ein Mißverständnis handeln. So schimmert zwar nahe der Höhe des Bogens der Mond durch die Wolken, doch kann der Mond gegebenenfalls einen Hof um sich bilden, doch nie einen Regenbogen erzeugen, und so weit wäre wohl auch Friedrich nicht um der Allegorie willen von der naturgegebenen Wirklichkeit abgewichen. Daß der Mond schon am Himmel steht, wenn die Spätnachmittagssonne noch ihre kräftigen Strahlen sendet, ist ja häufig zu beobachten, warum also nicht auch bei einem abziehenden Gewitter? Der Regenbogen entsteht vor der dunklen Folie des Wolkenhimmels immer dann, wenn der Beobachter, hier mit dem Bildbetrachter identisch, die schon tief zum Horizont hin stehende Sonne im Rücken hat. Die Sonne in solcher Konstellation ist es, die den felsigen Flecken im Vordergrund, wo der Mann mit den weißen Hosen

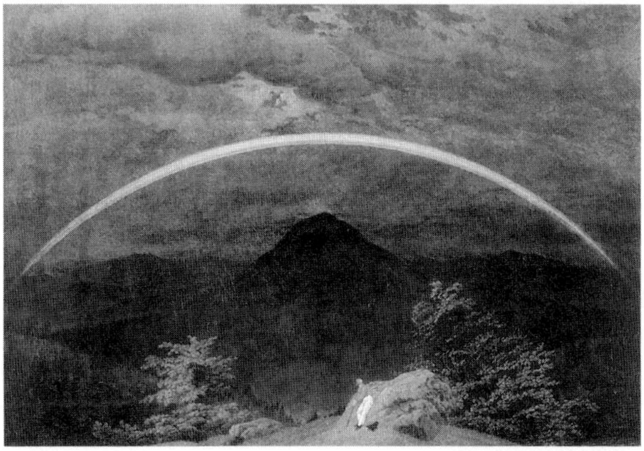

Caspar David Friedrich, *Gebirgslandschaft mit Regenbogen (Landschaft mit dem Mondregenbogen),* um 1810. Öl/Lwd., 70 × 102 cm, Essen, Museum Folkwang

und der roten Bluse steht – ein Selbstbildnis des Künstlers –, bühnenhaft scharf beleuchtet und zugleich den Regenbogen an die dunkle Wand des Firmaments gesetzt hat. Zwischen der allegorischen Auffassung und der meteorologisch richtigen Wiedergabe halten Friedrichs Regenbögen die Mitte. Er, der pantheistische Pietist, hat es verstanden, die natürliche Erscheinung mit der geistigen Gestalt in Einklang zu bringen. So weit wie Koch geht er nicht, doch verlangt er von einem Landschaftsgemälde mit einem Regenbogen eine schlichte Würde, die der geforderten Weltfrömmigkeit zugute kommt. In der Besprechung von Bildern einer Kunstsammlung bemerkt er leicht indigniert: »Der liebe Gott läßt zwar seine Sonne scheinen über Gerechte und Ungerechte und spannt den Bogen der Gnade aus über die ganze Erde, will aber der Maler und überdies bei den Unvollkommenheiten der Mittel, so ihm zu Gebote stehen, einen Regenbogen darstellen, so muß er auch diese himmlische Erscheinung über eine dem erhabenen Gegenstand würdige Landschaft ausspannen, und nicht wie hier über ein paar wohlbekannte Bierkneipen erscheinen lassen. Es soll hiermit keineswegs gesagt sein: daß es unbedingt eine ganz besondere Gegend sein müßte, etwa eine große Schweizerpartie oder das unbegrenzte Meer, sondern ein bloßes Kornfeld wäre hinreichend, oder sonst ein einfacher aber nur würdiger Gegenstand.«[9]

Ist die Bedeutung des Regenbogens als Zeichen göttlicher Gnade wie als Naturerscheinung in Friedrichs Gemälden zu gelassenem Ausgleich gebracht, so überwiegt bei Koch der symbolische Gehalt. Für ein zweites seiner Hauptwerke ist er bestimmend, die *Landschaft mit dem Dankopfer Noahs* (Ft. 11). Auch von diesem Motiv existieren mehrere Fassungen. Die früheste, 1803 entstanden, befindet sich heute im Städelschen Kunstinstitut in Frankfurt am Main. Gottlieb Schick ist Koch bei der Ausführung zur Hand gegangen.[10] Das Gemälde zeigt einen Einblick in ein weites Tal. Die links im Hintergrund aufsteigende Kette eines Felsgebirges säumt die Meeresküste, die auf der rechten Seite dem schweifenden Blick freigegeben ist; Dräuendes paart sich mit Sanftem, Erhabenes mit Idyllischem. Im Vordergrund ist eine Menschengruppe zu sehen: Noah, der rüstige Greis, hat auf einem aus behauenen Steinen errichteten Altar ein Opferfeuer entzündet. Seine Söhne Sem, Ham und Japhet bringen die Opfertiere herbei. Oben auf einer Bergklippe ruht die Arche. Das Wasser ist zurückgewichen, die Tiere tummeln sich in der Landschaft. Rechts über dem Meer öffnet sich der blaue Himmel, über dem Hochgebirge in der linken Bildhälfte ziehen die dunklen Wolken von dannen, einen letzten Regenguß mit sich nehmend. Über dem Gipfel wölbt sich als Zeichen des Bundes der Bogen, der rechts ins Meer taucht. Der Regenbogen ist hier weniger farbig als derjenige in Kochs *Heroischer Landschaft* – die Betonung liegt auf Blau und Gelb –, aber auch er ist in seiner Höhe von Wolken umgeben. Während die Söhne Noahs, in ihre Opferarbeit vertieft, der Naturerscheinung den Rücken zukehren, blicken zwei der zum Gebet um den Altar versammelten Frauen staunend zu dem Bogen auf, und der Patriarch selbst erfaßt das Wunder in einer Gebärde dankbaren Ergriffenseins. Ebenso wie in der *Heroischen Landschaft* ist auch hier das Geschehen in eine italienische Gegend versetzt. Koch war daran gelegen, der heidnischen Erinnerung an das Goldene Zeitalter eine biblische Parallele zu setzen. Insofern sind das *Dankopfer Noahs* und die *Heroische Landschaft* musterbildliche Gegenstücke. Das Ereignis, auf das sich die Dankopfer-Szene bezieht, wird im 9. Kapitel des 1. Buches Mose nach der Lutherischen Übersetzung geschildert: »Und Gott sagte zu Noah und seinen Söhnen mit ihm: Siehe, ich richte mit euch einen Bund auf und mit eurem Samen nach euch und mit allem lebendigen Getier bei euch, an Vögeln, an Vieh und allen Tieren auf Erden bei euch, von allem, was aus dem Kasten gegangen ist, was für Tiere es sind auf Erden. Und ich richte meinen Bund also mit euch auf, daß hinfort nicht mehr alles Fleisch verderbt soll werden mit dem Wasser der Sintflut, und soll hinfort keine Sintflut mehr kommen, die die Erde verderbe. Und Gott sprach: Das ist das Zeichen des Bundes, den ich gemacht habe zwischen mir und euch und allen lebendigen Seelen bei euch hinfort ewiglich: Meinen Bogen habe ich gesetzt in die Wolken; der soll das Zeichen sein des Bundes zwischen mir und der Erde. Und wenn es kommt, daß ich Wolken über die Erde führe, so soll man meinen Bogen sehen in den Wolken. (...) Darum soll mein Bogen in den Wolken sein, daß ich ihn ansehe und gedenke an den ewigen Bund, zwischen Gott und allen lebendigen Seelen in allem Fleisch, das auf Erden ist. Und Gott sagte zu Noah: Das sei das Zeichen des Bundes, den ich aufgerichtet habe zwischen mir und allem Fleisch auf Erden.«

Wieso aber setzt Gott gerade den Regenbogen als Zeichen des Bundes an das Firmament? Woher gewinnt der Regenbogen seinen demonstrativen Wert? Das kann doch nur bedeuten, daß es die Erscheinung vor dem Ende der Sintflut noch nicht gegeben hat, daß das Klima auf Erden vor der Sintflut die Bildung eines Regenbogens noch nicht zuließ, daß der Regenbogen also erst mit Beginn der erdgeschichtlichen Ära, die durch Noah vertreten wird, sichtbar hervortreten konnte. Das heißt, erst mit Beginn des nachsintflutlichen Erdzeitalters waren die klimatischen Bedingungen für dieses Naturphänomen vorhanden: eine kristallklare Atmosphäre, in der Sonnenlicht und Wolkendünste nicht fortwährend miteinander durchmischt, sondern deutlich voneinander geschieden sind, denn erst wenn die Sonne den Wolken gegenübertritt, kann ein Regenbogen entstehen. Damit verbunden ist eine größere Klarheit des Wahrnehmungspanoramas, in dem sich der Mensch von nun an bewegt, denn erst jetzt ist es ihm möglich, die körperlichen Dinge seiner Umwelt im präzisen Schattenwurf des reinen Sonnenlichts eindeutig voneinander trennen zu können, und erst jetzt treten die Farben der Umwelt ungebrochen und rein in Erscheinung. Durch die Trennkraft des klaren Lichts, das die Dinge in ihrer Eigenheit herausstellt, indem sie sie voneinander abhebt, ist der Mensch in die Lage versetzt, die analytische Kraft seines sich selbst bewußten Verstandes herausarbeiten zu können. Von nun an tritt er der Welt mit der Kraft seines irdischen Unterscheidungsvermögens gegenüber. Mit Noah beginnt die Entwicklung der menschlichen Individualität. Das ist selbstverständlich nur ein Bild, aber es ist ein mythisches Vorbild und insofern eine Wahrheit in der menschlichen Bewußtseinsentwicklung. Erst mit dieser Sonderung wird die Landschaft dem Menschen zum Außenbild, das er in sein Bewußtsein aufnimmt, um darauf zu antworten. Das Wechselverhältnis zwischen Außen- und

Innenbild nimmt hier seinen Ausgang. Mit der Setzung des Regenbogens erweist sich Gott als väterlicher Archetyp des Malers – mit dem Regenbogen ist das Urbild für den Korrespondenzort der Wechselwirkung zwischen Innen- und Außenbild gesetzt. Durch seine Wölbung erscheint der Regenbogen gleich einer Brücke, die sich vor uns quer über den Horizont spannt. Kein Mensch kann diese Brücke betreten, denn wie wir wissen, entfernt sich der Bogen in dem Maß von uns, in dem wir darauf zuzugehen suchen, denn da wir ihn selbst als Phantom im Auge tragen, verhält er sich zur greifbaren Umwelt irreal. Ist er eine Brücke der Götter?

In seiner *Götterdämmerung* läßt Richard Wagner die nordischen Götter, die dem Menschen nunmehr die Eigenverantwortung seines in Siegfried erwachten Selbstbewußtseins überlassen und ihn damit der Unabhängigkeit anheimgeben, sich, angeführt von Wotan, über eine Regenbogenbrücke aus der Welt der Menschenschicksale zurückziehen. In einem 1905 gehaltenen Vortrag über den *Ring des Nibelungen* hat Rudolf Steiner vieles von heutigen Ansätzen der Mytheninterpretation im Sinne von Bildern der Bewußtseinsentwicklung aus psychologischer Sicht vorweggenommen: »Im Schwertmotiv drückt sich der Übergang der neuen Menschheit, die bisher noch mehr in der Allgemeinheit gelebt hatte, zum Sondersein aus. Wotan wird sich klar über seine Stellung zur Menschheit, sein Verhältnis insbesondere zur fünften Rasse: der Regenbogen führt von Walhall zur Erde. Der Regenbogen hat eine besondere Bedeutung in der okkulten Weisheit: Sie kennen den Regenbogen, der nach der Sintflut erscheint; jetzt finden wir dieses Symbol wiederholt in den nordischen Mythen. Er bedeutet den Übergang aus der atlantischen Zeit. In jener Zeit war die Luft viel dichter, das Wasser viel dünner als heute; ein Regenbogen war in jener Zeit nicht möglich. Es war in Wahrheit ein Nebelreich, ein Niflheim. Im Norden wächst das Menschengeschlecht aus Nebelmassen heraus. Aus diesem Nebel sollten sich die Wassermassen bilden, die den Kontinent Atlantis überfluteten. Einen Regenbogen gab es also nicht im atlantischen Zeitalter. Die okkulte Forschung hat es erforscht, was diese Erklärung bedeutet. In der Bibel, im Sintflutregenbogen, wie in der Regenbogenbrücke der nordischen Mythen, der Verbindung zwischen Menschen und Göttern, tritt uns etwas entgegen, was den Untergang der atlantischen Zeit darstellt. Der Mensch tritt an die Stelle der alten Götter, wie Wotan durch Siegfried besiegt wird.«[11]

Wenn daraufhin zu fragen ist, was der Regenbogen in der Malerei des späten 18. und des frühen 19. Jahrhunderts darstellt, ein göttliches Paradigma oder ein meteorologisches Phänomen, so ist darauf zu antworten, daß er beides verbildlicht – das Zeichen des Bundes ebenso wie eine Wettererscheinung. Das entspricht der Bewußtseinshaltung der Epoche. Dabei ist zu berücksichtigen, worin die physiologische Einzigartigkeit des Regenbogens besteht: zum einen ist er kein objektives Phänomen, weil er kein greifbarer, der Außenwelt angehöriger Gegenstand ist. Er ist kein Ding; die Bezeichnung ›Phänomen‹ ist die einzig zutreffende. Andererseits ist er auch nicht allein auf ein einzelnes Subjekt bezogen, sondern eine soziale Erscheinung – so ›gehört‹ er nicht dem einzelnen, der ihn sieht, sondern auch den Nachbarn, die neben ihm stehen und den Regenbogen ebensogut wahrnehmen können. Er läßt sich sogar photographieren. Somit gehört er als Projektion der Außenwelt an und ist folglich ein natürliches Bild, ein Bild, durch die Gesetzmäßigkeit äußerer Bedingungen im Auge erzeugt. Nicht von ungefähr heißt der Ring, der die Pupille umgibt, Regenbogenhaut und ist mit seinem wissenschaftlichen Namen nach der griechischen Götterbotin Iris benannt. Selbst die Wolke ist noch von körperlicher Substanz, selbst die Luft ist ein Körper. Der Regenbogen hingegen ist körperlos, immateriell. Er ist reinste Erscheinung und insofern Abglanz aller Epiphanie des Spirituellen.

Der Regenbogen ist das vom Auge hervorgebrachte Urbild für den Gesichtssinn, für die Visualität als Brücke zwischen Innenwelt- und Außenweltwahrnehmung. Der Regenbogen zeigt sich grundsätzlich immer dort, wo derjenige steht, der ihn wahrnimmt. Er ist die spektrale Bestätigung des Ich-Punkts, er ist die Brücke, die Außen- und Innenbild auf dem kürzesten Weg über die Augen miteinander verbindet, gleich zwei imaginär gegenübergelegenen Ufern. Die Holographie hat in unseren Tagen aus dieser Erkenntnis Nutzen gezogen.

Für die spezifische Übereinstimmung von symbolischer, meteorologischer und physiologischer Disposition, wie sie in der Erscheinung des Regenbogens veranlagt ist, war der Geist der Epoche von besonderer Aufnahmefähigkeit. Das wichtigste Zeugnis dafür ist Goethes *Farbenlehre.* Auf den Streit, welche Farbtheorie die richtige sei, diejenige Newtons oder die Goethes, soll hier nicht eingegangen werden. Er erweist sich, bei näherer Betrachtung, über weite Strecken als ein grandioses Aneinandervorbeigerede, an dessen Auslösung Goethe mit seiner vehementen Attacke auf Newton selbst nicht ganz unschuldig ist.[12] Hier geht es um etwas anderes, nämlich um den Nutzen der *Farbenlehre* für die Maler.

Goethe hat sich in seiner *Farbenlehre* ausschließlich mit den spektralen Farben beschäftigt, mit den immateriellen Farben, die als reine optische Erscheinung im Prisma sichtbar werden, also mit den Farben des Regenbogens. Das Medium, durch das sie sich verkörpern konnten, nannte er das »trübe Mittel«. Das Prisma, das ja erst infolge seiner gläsernen Verdichtung dazu imstande ist, die Brechung hervorzurufen, ist die reinste Ausprägung dieses ›trüben Mittels‹. Die Atmosphäre ist selbst das Vorbild aller natürlichen Trübung. Die Trübung der Atmosphäre beruht auf einer Diffusion des prismatischen Effekts, denn die Atmosphäre bildet sich aus der Feinverteilung von Myriaden kleinster Stäubchen und Wassertröpfchen. Die Dichte des ›trüben Mittels‹ kann so gering sein, daß sich das kaum bemerkbar macht, sie kann sich aber auch bis zur milchigen Suppe eines dichten Nebels steigern. Solch milchige Trübung hat nun die Eigenschaft, daß sie, vor eine Dunkelheit gezogen, diese zu Violett und, je nach Dichte, schließlich zu Blau aufhellt, daß sie hingegen, vor eine Helligkeit gezogen, diese zu Gelb und schließlich zu Rot abdunkelt. Da Goethe sich nur mit den immateriellen Farben beschäftigt hat und da die einzige Materialität, die im gegebenen Zusammenhang für ihn in Frage kommt, die Substanz der atmosphärischen Verdichtung ist, begnügt er sich mit dem Begriff der ›Trübe‹, der den schwebenden Zustand des farbbildenden Mittels zwischen Hell und Dunkel zur Genüge erfaßt. Das Wort ›Grau‹ erwähnt Goethe nur am Rande; er verwendet es ungern, da Grau für ihn keine richtige Farbe ist.[13] Damit ist aber einem Maler, der seinen Pinsel ja nicht in die Atmosphäre tauchen kann, sondern auf den Umgang mit handfesten Farbsubstanzen angewiesen ist, kaum geholfen. Zwar kommt das Aquarell in der Wäßrigkeit seiner Mittel dem Atmosphärischen noch verhältnismäßig weit entgegen, in der Malerei mit Ölfarbe auf Leinwand hat es der Künstler aber mit der höchst irdischen Materialität pastoser Farbstoffe zu tun, die ihm in ihrer Leiblichkeit allenfalls gestatten, dem Auge das Immaterielle vorzutäuschen.

In seinem Gemälde *Der Kleine Morgen* (Ft. 10) hat Philipp Otto Runge versucht, das Bild wie aus dem Innern des Regenbogens heraus zu malen. Peter Betthausen weist darauf hin, daß Runge »überdies als einer der ersten deutschen Künstler farbige Schatten malte«.[14] In der Entdeckung der farbigen Schatten als spektrale Komplemente traf sich Runges Beobachtung mit derjenigen Goethes, der den farbigen Schatten ein eigenes Kapitel widmete.[15] Runge kam es gerade im *Morgen* darauf an, das über den Äther gegossene Farbenspiel in seiner spektralen Pracht und blütenhaften Feinheit zu inszenieren, und er arbeitete daher mit dünnen, lasierenden Farbaufträgen. Doch erkannte er, daß er, wenn er das Aufeinanderwirken der reinen Farben im Bild erfassen wollte, auf das Grau nicht verzichten konnte, da Grau wie ein Katalysator zur Steigerung der Farbintensität wirkt. In einem Brief vom 24. Februar 1809 an Friedrich August von Klinkowström in Paris teilte Runge mit: »Ich arbeite jetzt sehr eifrig an meinem, großen Bilde (dem ›Morgen‹); ich habe den Grund gelegt, so bogenförmig

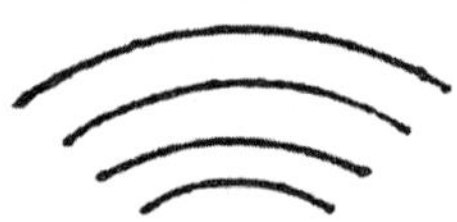

von Weiß in ein rötliches Grau; hierüber werde ich nun dünn die Luft auftragen so

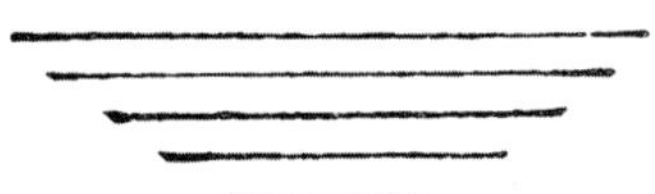

in horizontal gradlinigen Abstufungen in der eigentlichen Luftfarbe, damit die Wölbung der Untermalung noch mitwirkend bleibt. Alles, was sich aus der Helligkeit heraus nach vorne zu hinzieht, werde ich erst grau in grau anlegen und bei der Übermalung die Farbe hineinspielen.«[16]

Goethe war für Runge, wie für manch anderen seiner Generation, eine Vaterfigur. Runge hat zwar von Goethes Plan einer Farbenlehre gewußt, den Text lernte er aber nicht mehr kennen, da sie erst in Runges Todesjahr 1810 als Buch erschien. Parallel zu Goethe hatte er, ohne von dessen Lehre je Genaueres erfahren zu haben[17], eine eigene Farbtheorie entwickelt, die zwar mit der Auffassung des Dichters generell harmoniert, sich aber in einigen wesentlichen Aspekten von jener unterscheidet. Die wichtigsten Äußerungen Runges in dieser Angelegenheit sind, abgesehen von manchen kleineren Passagen in Briefen an seine Freunde und Verwandten, sein Brief an Ludwig Tieck in Rom vom 29. März 1805[18], sein programmatischer Brief an Goethe in Weimar vom 3. Juli 1806[19] sowie seine Schrift über die Farbenkugel, veröffentlicht Anfang 1810.[20]

So wie der Regenbogen sowohl eine physiologisch bedingte Wettererscheinung und zugleich das Zeichen des göttlichen Bundes ist, so sind für Runge die Farbgesetze das Gleichnis des Göttlichen. In einem Brief an seinen Bruder Daniel vom 7. November 1802 deutet er das Dreieck der drei Grundfarben, auf dem er seine Farbtheorie aufbaut: »(…) Es liegt in ihnen das ganze Symbol der *Dreieinigkeit* zum Grunde: Licht, oder Weiß, und Finsternis, oder Schwarz, sind keine Farben, das Licht ist das Gute, und die Finsternis ist das Böse (…); das Licht können wir nicht begreifen, und die Finsternis sollen wir nicht begreifen, da ist den Menschen die Offenbarung gegeben, und die Farben sind in die Welt gekommen, das ist: Blau und Rot und Gelb. Das Licht ist die Sonne, die wir nicht ansehen können, aber wenn sie sich zur Erde oder zum Menschen neigt, wird der Himmel rot, Blau erhält uns in einer gewissen Ehrfurcht, das ist der *Vater,* und Rot ist ordentlich der *Mittler* zwischen Erde und Himmel; wenn beide verschwinden, so kommt in der Nacht das Feuer, das ist das Gelbe und der *Tröster,* der uns gesandt wird – auch der Mond ist nur gelb. –«[21] Indes berichtet er an Tieck: »Ich habe (…) den wunderbaren Unterschied andeuten wollen der unsichtbaren Farbe von der sichtbaren, oder der durchsichtigen von der undurchsichtigen. Alle Farben sind doch eigentlich durchsichtig, sie werden aber körperlich durch Weiß oder Schwarz. Die Wirkung einer klaren Lasurfarbe ist sehr verschieden von einer körperlich aufgetragenen Mischung.«[22] Das ist das Problem des Malers. Besonders wendet Runge in seiner Farbtheorie, die ja aus der Farbpraxis abgeleitet ist, seine Aufmerksamkeit dem Grau zu, denn Grau erweist sich als Mittler im Materiellen. Im Anhang zu seinem Bericht über die Farbenkugel untersucht Runge das Aufeinanderwirken der miteinander konfrontierten Grundfarben in ihrer Harmonie, Disharmonie oder Monotonie und beobachtet, wie sie sich, als reine Farbfelder nebeneinandergesetzt, gegenseitig dermaßen beeinflussen, daß jede Farbe dabei einen Teil ihrer in sich ruhenden Eigenständigkeit verliert. Aber, so referiert er das Ergebnis: »Durch einen Zwischensatz nun von Grau, da es der Gegensatz aller Individualität und die eigentliche Allgemeinheit ist, wird insoferne eine harmonische Wirkung zuwege gebracht werden, da die Individualität einer jeden reinen Farbe oder Mischung mit derselben im Kontraste stehet, die Individualität also stärker und beruhigter hervortritt, und zugleich doch alle in gleicher Beziehung zur Allgemeinheit stehen.«[23] In seinem Brief an Goethe vom 3. Juli 1806 hat sich der Maler ausführlich über seine praktischen Erfahrungen geäußert. U. a. heißt es da: »Zwei reine Farben, wie Gelb und Rot, geben eine Mischung Orange. Wenn man aber zu solcher Blau mischt, so wird sie beschmutzt, also daß, wenn sie zu gleichen Teilen geschieht, alle Farbe in ein unscheinbares

Grau aufgehoben ist. (…) Wenn die drei reinen Farben sich aufheben in Grau, so tun die drei Mischungen Orange, Violett und Grün, dasselbe in ihrer mittleren Stellung, weil die drei Farben wieder gleich stark darin sind. Da nun in diesem ganzen Kreise nur die reinen Übergänge der drei Farben liegen und sie durch ihre Mischung nur den Zusatz von Grau erhalten, so liegt außer ihnen zur größeren Vervielfältigung noch Weiß und Schwarz. Das Weiß macht durch seine Beimischung alle Farben nur matter, und wenn sie gleich heller werden, so verlieren sie doch ihre Klarheit und Feuer. Schwarz macht alle Farben schmutzig, und wenn es sie gleich dunkler macht, so verlieren sie ebensowohl ihre Reinheit und Klarheit. Weiß und Schwarz miteinander gemischt gibt Grau. (…) Es ist in der Natur außer dem Unterschied von Heller und Dunkler in den reinen Farben noch ein anderer wichtiger auffallend. Wenn wir z. B. in einer Helligkeit und in einer Reinheit rotes Tuch, Papier, Taft, Atlas oder Sammet, das Rote des Abendrots oder rotes durchsichtiges Glas annehmen, so ist da noch ein Unterschied, der in der Durchsichtigkeit oder Undurchsichtigkeit der Materie liegt. (…) Weiß sowohl als Schwarz sind beide undurchsichtig oder körperlich. Man darf sich an dem Ausdruck weißes Glas nicht stoßen, womit man klares meint. Weißes Wasser wird man sich nicht denken können, was rein ist, so wenig wie klare Milch. Wenn das Schwarze bloß dunkel machte, so könnte es wohl klar sein; da es nur schmutzt, so kann es solches nicht. Die undurchsichtigen Farben stehen zwischen dem Weißen und dem Schwarzen; sie können nie so hell wie Weiß und nie so dunkel wie Schwarz sein. (…) Das Produkt der drei undurchsichtigen Farben, Grau, kann durch das Licht nicht wieder zu einer Reinheit kommen, noch durch eine Mischung dazu gebracht werden; es verbleicht entweder zu Weiß oder es verkohlt zu Schwarz. (…) Das Verhältnis des Lichts zur durchsichtigen Farbe ist, wenn man sich darein vertieft, unendlich reizend, und das Entzünden der Farben und das Verschwimmen ineinander und Wiederentstehen und Verschwinden ist wie das Odemholen in großen Pausen von Ewigkeit zu Ewigkeit vom höchsten Licht bis in die einsamste Stille in den allertiefsten Tönen. Die undurchsichtigen Farben stehen wie Blumen dagegen, die es nicht wagen, sich mit dem Himmel zu messen, und doch mit der Schwachheit von der einen Seite, dem Weißen, und dem Bösen, dem Schwarzen, von der anderen Seite zu tun haben. (…)«[24]

Beschmutzen, mattmachen, erbleichen, verkohlen, so spricht der Praktiker, der sich mit der Farbmaterie herumzuschlagen hat. Goethe nahm dieses Sendschreiben seines ihm zugelaufenen Jüngers, der ihm so nahe war und doch so fern stand, mit einem wohlwollenden Vorspruch versehen, im Anschluß an das Kapitel »Allegorischer, symbolischer und mystischer Gebrauch der Farbe« in seine *Farbenlehre* hinein.

Runges geniale Erfindung, nicht zuletzt wegen der Einbeziehung des Graus, ist die Farbenkugel. Der Künstler hat sich für seinen Globus der Farbabstufungen, so wie er in die Farbtafeln seiner Schrift projiziert ist, ein Holzmodell gebaut, das verlorengegangen ist.[25] Der obere Pol ist weiß, der untere schwarz; um den Äquator verlaufen die reinen Farben – nach der Ordnung ihrer spektralen Wertigkeit im Farbkreis – in ihrer reinen Leuchtkraft. Nach

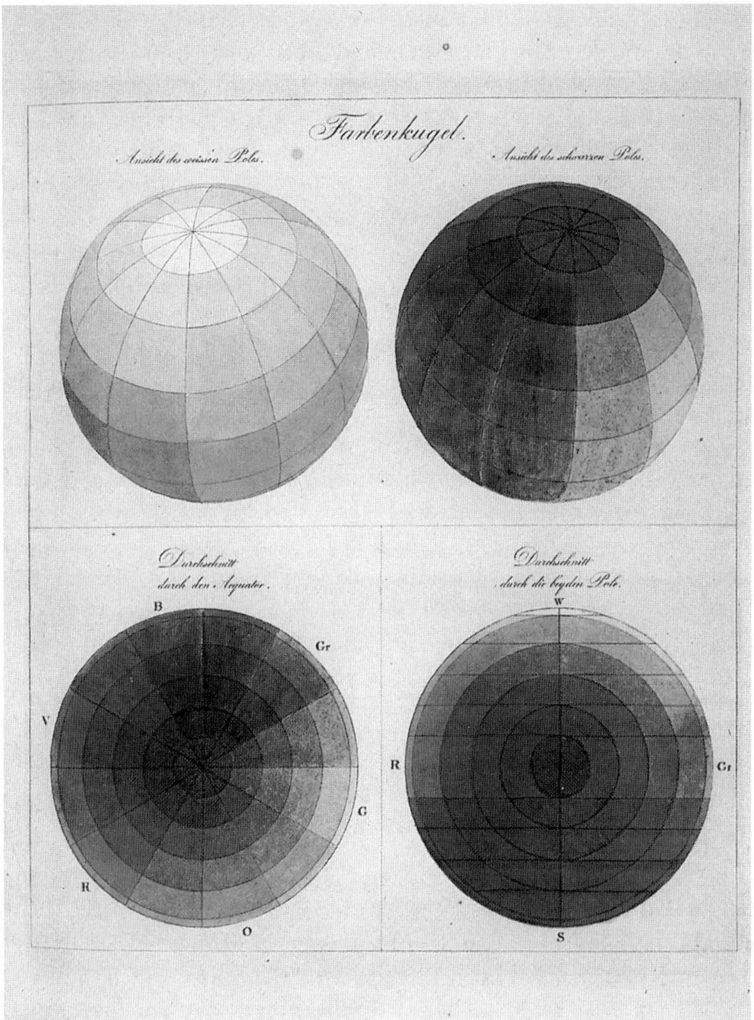

Philipp Otto Runge, *Die Farbenkugel,* Ansicht und Durchschnitt, 1810. Kupferstich und Aquatinta, koloriert, Plattengröße 22,5 × 18,9 cm, Hamburger Kunsthalle

oben hin hellen sich die Farben auf und ›ermatten‹ zu Weiß, nach unten hin dunkeln sie sich ab und ›verkohlen‹ zu Schwarz. Wichtig ist aber nicht nur die Oberfläche der Kugel, sondern auch der Querschnitt durch ihr Inneres. Er legt den Mittelpunkt der Kugel frei, ihren Gravitationspunkt. Dieser Punkt ist das absolute Grau. »So würden auch in allen Durchschnitten durch die Pole, welche im Äquator die Richtung eines verschiedenen *Diameters* zeigten, auf die gleiche Weise sich die Farben beim Zusammentreffen auf die Linie WS in Grau zerstören«[26], konstatiert Runge und bescheinigt diesem Punkt »eine vollkommene *Indifferenz,* in welcher alle individuelle *Qualitäten* sich aufgelöset haben und also nur die bloßen *Quantitäten* ihrer materialen Substanz in einer Summe übrigbleiben können.«[27]

Das ist eine Entdeckung, die so bescheiden und selbstverständlich klingt, daß ihre Bedeutung übersehen werden könnte. Im Grau haben sich sämtliche Farbqualitäten ins reine Quantum aufgelöst. Das Grau, Mittel- und Gravitationspunkt der Farbenkugel, ist der Quantifikationspunkt. Er ist die reine und vollkommene Indifferenz, Grau ist die Farbe der Gleichgültigkeit. Auch die Gleichgültigkeit ist eine Position des Schöpferischen, sie ist der Ort, in dem die Gegensätze des Seins, zum absoluten Ausgleich gekommen, in sich ruhen.[28] Grau ist das Etui des Regenbogens. Alle Farben sind darin enthalten, doch sie sind darin untergegangen, sie werden vom Grau verschlossen. Je mehr die Farbwerte vom Grau tangiert sind, desto mehr unterliegen sie dem Gewicht der Gleichgültigkeit, desto mehr nähern sie sich der Indifferenz. Die grauen Straßenanzüge der Herren und die grauen Straßenkostüme der Damen sind ein Beitrag des 19. Jahrhunderts zur Entwicklung der Kleidermode in der Industriegesellschaft. Sie stellen die emotionale Gleichgültigkeit ihrer Träger, ihr Ennui, zur Schau. Grau kann sehr elegant sein, und die distanzsetzende Delikatesse des Graus ist in der Malerei des 19. Jahrhunderts, vor allem in der Pariser Malerei, weidlich durchgespielt worden. In Edouard Manet hat sie ihren Meister gefunden. Darauf wird noch zurückzukommen sein.

Einer, der sich mit Goethes *Farbenlehre* lebhaft auseinandergesetzt hat, war der Engländer William Turner. In seinem Nachlaß hat sich ein zerlesenes und vom Künstler mit handschriftlichen Kommentaren versehenes Exemplar der englischen Ausgabe der Farbenlehre von 1840 gefunden. Demonstratives Ergebnis seiner Beschäftigung damit sind zwei erstaunliche Gemälde: *Schatten und Dunkelheit: Am Abend der Sintflut* (Ft. 12) und *Licht und Farbe (Goethes Theorie) – Am Morgen nach der Sintflut – Moses schreibt das Buch der Genesis* (Ft. 13). Beide Bilder waren erstmals 1843 in der Royal Academy ausgestellt. Turner, der sich mit Goethes Thesen ebenso eingehend wie kritisch auseinandersetzte, kam zu dem Schluß: »Goethe läßt bei all seiner Theorie reichlich Raum für die Praxis«, und bekräftigte das mit dem Amen: »Ja, dies ist die Wahrheit. Der Vogel getroffen – aber nicht verletzt.«[29] Es mag erstaunen, daß die beiden der Farbe gewidmeten Gemälde beim ersten Hinsehen so wenig farbig wirken; sie sind nicht polychrom. Turner, dessen Lieblingsfarbe das Gelb war, fand die *Farbenlehre* auch deshalb sympathisch, weil Goethe dem Gelb, der »nächsten Farbe zum Licht«, soviel Platz einräumte. Beide Bilder verraten, nebeneinander betrachtet, ohne weiteres, was sie mit Goethes *Farbenlehre* zu tun haben. Turner, der Atmosphäriker unter den Malern, mußte sich von Goethes Kennzeichnung der Atmosphäre als ›trübes Mittel‹ zwischen Licht und Dunkelheit zuinnerst angesprochen fühlen; das entsprach haargenau seiner malerischen Auffassung. In den beiden Bildern Turners ist das gegenständliche Geschehen dermaßen in den atmosphärischen Eindruck aufgelöst, daß es unter den brauenden Schwaden der von Licht und Schatten durchdrungenen Wasserdünste gerade noch zu erahnen ist. Die wäßrige Atmosphäre ist nicht durchsichtig, sondern durchscheinend, ihre Verdichtung ist der erste Keim zu einer materiellen Verkörperung. Licht und Finsternis werden durch die Verdichtung in ihrem unmittelbaren Verlauf gebremst, aufgehalten und abgeschwächt. Dadurch wird das Lichtgeschehen soweit ›eingedickt‹, daß es überhaupt erst sichtbar werden kann. Die Atmosphäre wirkt in ihrer dämpfenden und einhüllenden Eigenschaft wie eine Nährbrühe, in der sich Licht und Dunkel in Schlieren verfangen haben. In Turners *Am Abend der Sintflut* ist das atmosphärische Geschehen dem Pol der Finsternis nahe, in *Am Morgen nach der Sintflut* dem Lichtpol. Das Ereignis, das Joseph Anton Koch in seinem *Dankopfer Noahs* (Ft. 10) in allen figürlichen Einzelheiten erzählt, wird hier in einem Farbstrudel aufgelöst. Das ist das Drama der »Taten und Leiden des Lichts«, von dem Goethe sprach. Die Wettererscheinung, in der sich dieses Drama visualisiert, teilt sich als energetische Entladung mit. Bemerkenswert ist Turners visionäre Zitation des Moses, der das Buch der Genesis schreibt. Der Morgen nach der Sintflut wird somit mit dem Morgen der Weltschöpfung verglichen: »Und Gott sprach: Es werde Licht! Und es ward Licht. Und Gott sah, daß das Licht gut war. Da schied Gott das Licht von der Finsternis und nannte das Licht Tag und die Finsternis Nacht. Da ward aus Abend und Morgen der erste Tag.« Das ist der Urgrund des Regenbogens, es ist die kosmische Voraussetzung alles Sehens und damit auch aller Malerei.

Ab der Mitte der siebziger Jahre des 19. Jahrhunderts – Goethes *Farbenlehre* war samt der Entdeckung der farbigen Schatten längst aus dem Blickfeld geraten – hatten die jungen Impressionisten der Generation nach Manet die Grauschwelle wieder hinter sich gelassen und wandten sich mit den Mitteln der Malerei, auf der Stufe eines Bewußtseins, das inzwischen den Positivismus in sich aufgenommen hatte, erneut der unmittelbaren Farbwirkung des Lichts und seiner spektralen Entfaltung zu. In seiner Rezension zur französischen Malerei auf der Pariser Weltausstellung von 1878, die im Juli desselben Jahres in *Le Messager de l'Europe* erschien, zitiert Emile Zola seinen Freund Théodore Duret, der das erste Buch über die Impressionisten verfaßt hat: »Ist der Himmel bedeckt, malt der Impressionist graugrünes, bleiernes Wasser. Strahlt die Sonne, malt er himmelblaues, glitzerndes Wasser. Geht die Sonne unter, trägt er Gelb und Rot auf seine Leinwand auf. Darauf fängt das Publikum an zu lachen. Ist es Winter geworden, malt der Impressionist Schnee. Er sieht, daß die Schatten auf dem Schnee bei Sonne blau schimmern, und malt blaue Schatten. Darauf lacht das Publikum erst recht. Manche schieferhaltigen Landstriche wirken lila, also malt der Impressionist lila Landschaften. Darauf entrüstet sich das Publikum. In der Sommersonne, im Flimmern des grünen Laubs nehmen Haut und Kleider eine violette Färbung an, also malt der Impressionist violette Menschen. Darauf gerät das Publikum ganz und gar außer sich, die Kritiker drohen dem Maler mit der Faust und beschimpfen ihn als ruchlos.«[30]

Anmerkungen

1 Die drei weiteren Fassungen sind: *Heroische Landschaft mit Regenbogen,* 1805, Öl/Rupfen, 116 × 122,5 cm, Karlsruhe, Staatliche Kunsthalle; *Heroische Landschaft mit Regenbogen,* vermutlich 1806, Öl/Lwd., 73 × 60 cm, Privatbesitz; *Heroische Landschaft mit Regenbogen,* 1824, Öl/Lwd., 130 × 116 cm, Berlin, Märkisches Museum. Siehe dazu: Asmus Jakob Carstens und Joseph Anton

Koch. Zwei Zeitgenossen der Französischen Revolution. Zeichnungen, Kat. Staatliche Museen zu Berlin, Nationalgalerie, Rostock 1989, S. 145.

2 Zit. nach Christian von Holst, Joseph Anton Koch. Ansichten der Natur, Stuttgart 1989, S. 212. Holst bemerkt dazu: »Ausgangspunkt der ganzen Reihe von Regenbogenlandschaften ist demnach das bedeutende Vietri-Aquarell von 1795.« Joseph Anton Koch, *Vietri am Golf von Salerno,* 1795, Aquarell und Deckfarben über Bleistift, 45 × 69,5 cm, Wien, Akademie der bildenden Künste.

3 Frits H. Julius, Entwurf einer Optik. Zur Phänomenologie des Lichts, Stuttgart 1984, S. 19–21.

4 Von Koch selbst seien – abgesehen von seinen Varianten des *Dankopfers Noahs* – als weitere Beispiele genannt: *Landschaft mit Regenbogen und Ritter,* 1807, Öl/Holz, 32,8 × 43,2 cm, Schweinfurt, Sammlung Georg Schäfer; *Serpentaralandschaft mit Regenbogen,* um 1823/24, Öl/Lwd., 59 × 82,5 cm, Basel, Kunstmuseum; *Küstenlandschaft mit Regenbogen und heimkehrendem Ritter,* um 1830, Öl/Lwd., 75,7 × 103 cm, Stuttgart, Staatsgalerie (alle abgeb. in Holst [zit. Anm. 2], Nrn. 81, 135, 153).

5 »Die Landschaftsmotive können in der barocken Ikonographie aber auch zugleich literarische Metaphern sein: das gestrandete Schiff würde den gefährdeten Staat, der Sturm den Krieg, der Leuchtturm die Friedenshoffnung und der Regenbogen die Friedensverheißung symbolisieren.« In: Kat. der ausgestellten Gemälde des 13.–18. Jahrhunderts, Berlin-Dahlem 1975, S. 370.

6 Auf die Bleichheit bezog sich wohl auch in erster Linie Johann Heinrich Meyers – Goethes Hilfspräzeptor in artibus in Weimar – unwirsche Kritik, die Regenbögen sähen aus »wie Conditorarbeit«. Zit. nach Helmut Börsch-Supan/Karl Wilhelm Jähnig, Caspar David Friedrich. Gemälde, Druckgraphik und bildmäßige Zeichnungen, München 1973, S. 308.

7 Zit. nach John Walker, Joseph Mallord William Turner, Köln 1989, S. 60. (Bis am westlichen Himmel die untergehende Sonne schimmernd hervorblickt – der jähe Glanz trifft blitzschnell die erleuchteten Berge – in einem gelben Dunst die Erde überschreitend – steigt der große himmlische Bogen gewaltig an, und alle Farbtöne entfalten sich.) Turner setzte seinem Gemälde die Verse als Motto im Ausst.-Kat. der Royal Academy von 1798 voran.

8 Vgl. dazu Börsch-Supan/Jähnig (zit. Anm. 6), S. 309.

9 Caspar David Friedrich. Bekenntnisse im Wort, ausgew. u. mit einem Nachwort vers. v. Kurt Karl Eberlein, Leipzig 1939, S. 71.

10 Zur Beteiligung Schicks und zum weiteren Schicksal des Gemäldes siehe Holst (zit. Anm. 2), Nr. 69. – Weitere Versionen sind: *Landschaft mit dem Dankopfer Noahs,* 1813, Großformat, ehemals Leipzig, Museum der bildenden Künste, Kriegsverlust; *Landschaft mit dem Dankopfer Noahs,* 1812/14, Öl/Holz, 36,2 × 50,5 cm, Berlin, Staatliche Museen Preußischer Kulturbesitz, Nationalgalerie; *Landschaft mit dem Dankopfer Noahs,* um 1823/25, Feder und Pinsel in Braun, 39 × 48,8 cm, Privatbesitz (abgeb. in Holst [zit. Anm. 2], Nrn. 41, 42, 226).

11 Rudolf Steiner, Der Ring des Nibelungen im Lichte der Geisteswissenschaft. Aus den Vorträgen, die Rudolf Steiner 1905 in Berlin hielt, in: Wolfgang Storch (Hrsg.), Die Nibelungen. Bilder von Liebe, Verrat und Untergang, München 1987, S. 70–75, hier S. 71 f. – Auf die von Steiner verwendete spezifische Terminologie einzugehen, ist hier nicht der Platz. Nur soviel: Das ›atlantische Zeitalter‹ stimmt mit dem vorsintflutlichen überein. Nach Steiner leben wir heute in der fünften nachatlantischen Kulturepoche. Mit den Epochen entsprechend dieser Einteilung sind Kulturzeiträume in der Abfolge der menschlichen Bewußtseinsentwicklung bezeichnet.

12 Der englische Physiker Isaac Newton zweigte mittels eines analytischen Verfahrens in einem Laborversuch mit der Camera obscura einen Lichtstrahl ab, indem er ihn durch ein kleines Loch von außen her in einen ansonsten völlig abgedunkelten Raum fallen ließ, eine Dunkelkammer also, und dort über ein Prisma leitete. Aus der Brechung gewann er die Auffächerung der Spektralfarben. Goethe ging anders vor; er hielt sich ein Prisma vor Augen und blickte, die von Newton geschilderte Erscheinung der Spektralfarben erwartend, auf eine weiße Wand, sah »keine Spur von Färbung«, sondern nur weißes Licht. Erst als er durch das Prisma auf die Anstoßkante zwischen einer dunklen und einer hellen Fläche blickte, stellte sich die erwartete Farbwirkung ein. Daraus zog Goethe den Schluß: »Es bedurfte keiner langen Überlegung, so erkannte ich, daß eine Grenze notwendig sei, um Farben hervorzubringen, und ich sprach wie durch einen Instinkt sogleich vor mich laut aus, daß die Newtonsche Lehre falsch sei.« Kurzum: Newton gelangte aufgrund seines Laborversuchs zu der Auffassung, das weiße Licht sei aus Spektralfarben zusammengesetzt, Goethe kam zu der Auffassung, das Licht sei nicht zusammengesetzt, sondern ein einfaches, und die Spektralfarben entstünden in der Gesetzmäßigkeit ihrer Auffächerung erst an der Grenze des Zusammenstoßes von Licht und Finsternis.

13 Johann Wolfgang Goethe, Farbenlehre, hrsg. v. Gerhard Ott/Heinrich O. Proskauer, 3 Bde., Stuttgart 1979, Bd. I, Entwurf einer Farbenlehre, 2. Abteilung, Kap. XVII, S. 137: »Nannten wir das Schwarze den Repräsentanten der Finsternis, das Weiße den Stellvertreter des Lichts (...), so können wir sagen, daß das Graue den Halbschatten repräsentiere, welcher mehr oder weniger an Licht und Finsternis teilnimmt und also zwischen beiden innesteht. (...)«

14 Philipp Otto Runge, Briefe und Schriften, hrsg. u. komment. v. Peter Betthausen, München 1982, Vorwort, S. 17.

15 Goethe (zit. Anm. 13), 1. Abteilung, Kap. VI, S. 84–91.

16 Runge, Briefe (zit. Anm. 14), S. 212.

17 Vgl. ebenda, S. 213: »(...) auch sage mir, ob Du es nötig findest, daß ich Goethe vorher etwas davon [der Herausgabe der Farben-Kugel] mitteile, weil ich mich über die Materie wohl schriftlich mit ihm unterhalten habe? Von ihm habe ich nichts nehmen können, da ich ihm zwar manches, er mir aber noch nichts mitgeteilt hat, möchte aber doch nicht, daß er im geringsten von mir dächte, als wollte ich fürwitzigerweise ihm vorgreifen oder hinter seinem Rücken tun, da er mich noch im Herbste sehr gütig zu einer mündlichen Unterhaltung über den Gegenstand zu sich eingeladen.«

18 Ebenda, S. 170.

19 Ebenda, S. 182–187.

20 Farben-Kugel oder Construction des Verhältnisses aller Mischungen der Farben zu einander und ihrer vollständigen Affinität, mit angehängtem Versuch einer Ableitung der Harmonie in den Zusammenstellungen der Farben. Von Philipp Otto Runge, Mahler. Nebst einer Abhandlung über die Bedeutung der Farben in der Natur, von Hrn. Prof. Henrik Steffens in Halle, Hamburg 1810. – An Steffens, der das Nachwort über die Farben in der Natur verfaßte, hatte Runge das Manuskript im März 1809 geschickt. Die ersten gedruckten Exemplare brachte er mit je einem Brief vom 1. Februar 1810 an Goethe und Schelling auf den Weg.

21 Runge, Briefe (zit. Anm. 14), S. 98.

22 Ebenda, S. 170.

23 Ebenda, S. 255.

24 Ebenda, S. 182–187.

25 Siehe Jörg Traeger, Philipp Otto Runge und sein Werk. Monographie und kritischer Katalog, München 1975, Kat. Nrn. 507–508.

26 Runge, Briefe (zit. Anm. 14), S. 253.

27 Ebenda, S. 252.

28 Es sei hier darauf hingewiesen, daß der Berliner Philosoph Salomo Friedlaender das Prinzip des schöpferischen Ausgleichs durch das gegenseitige Aufheben der Polaritäten in der Indifferenz der Mitte seiner Philosophie der ›schöpferischen Indifferenz‹ zugrunde gelegt hat (Schöpferische Indifferenz, 2. Aufl., München 1926). Friedlaender hat sich eingehend mit Goethes Farbenlehre im Verhältnis zu der Newtons beschäftigt. Er geht dabei auch auf das Grau ein. 1911 veröffentlichte er in der Berliner Avantgarde-Zeitschrift *Die Aktion* (1. Jg., Heft 23) seinen Aufsatz »Goethe contra Newton«, in dem er sich auf die Seite Goethes stellt, 1917 folgte im *Almanach der Neuen Jugend,* Berlin, der Aufsatz »Goethes Farbenlehre«. Friedlaender hat das Thema in weiteren Abhandlungen wiederholt und modifiziert.

29 Zit. nach Walker (zit. Anm. 7), S. 128.

30 Emile Zola, Die französische Malerei in der Weltausstellung von 1878, zit. nach Emile Zola, Schriften zur Kunst. Die Salons von 1866–1896, mit einem Vorwort v. Till Neu, aus dem Französischen übertr. v. Uli Aumüller, Frankfurt/M. 1988, S. 195–224, hier S. 223/224.

III. Wahrnehmungsveränderungen im Industriezeitalter

III.1 Panorama – Die Erweiterung des Blickwinkels

Eines schönen Tages um 1780 ging Robert Barker in Edinburgh spazieren. Barker, 1739 in Kells, County Meath, geboren, war Ire. Künstlerische Mißerfolge in Dublin hatten ihn, den Autodidakten, dazu bewogen, sein Glück als Miniatur- und Porträtmaler sowie als Zeichenlehrer in Schottlands Hauptstadt zu versuchen. Sein Spaziergang führte ihn auf Calton Hill, eine Anhöhe oberhalb Edinburghs. Der weite Rundblick, den er von dort über die Stadt, das Umland und den Firth of Forth hatte, brachte ihn auf die Idee, ein Bild zu schaffen, das weit über den für einen üblichen Bildausschnitt gebräuchlichen Sehwinkel von 46° hinausgehen sollte. Das war ein Einfall, aus dem noch keiner vor ihm die Konsequenzen gezogen hatte. Barker überlegte sich, daß er das Problem am besten in den Griff bekäme, wenn er die Rundumlinie des Horizonts bei den zeichnerischen Vorarbeiten in handliche Sektoren aufteilte. »Um beim Anfertigen der Zeichnungen eine genaue, topographisch und perspektivisch exakte Aufnahme zu garantieren, konstruierte Barker einen viereckigen Rahmen, der drehbar über einem festen Punkt fixiert war. Der im Rahmen erscheinende Landschaftsausschnitt wurde zeichnerisch festgehalten, dann das Türchen um ein weniges zur Seite verdreht, bis ein neuer, an den gerade aufgenommenen anschließender Landschaftsausschnitt erschien. Das Verfahren sollte so lange wiederholt werden, bis der ganze Horizont, die ganze Rundumsicht abgezeichnet wäre. Die einzelnen Zeichenblätter sollten dann aneinandergeklebt und zu einem Zylinder gebogen werden, um so einem sich in der Mitte des Zylinders befindlichen Zuschauer die Illusion eines vollständigen Rundumblicks zu gewähren. So jedenfalls stellte es sich Barker, der Anekdote nach, vor.«[1] Beim Aneinanderfügen der so

Panorama von London und Westminster, Aquatintafolge in sechs Blättern, gestochen von Henry Aston Barker nach dem ersten großen Rundgemälde *London,* 1792, von Robert Barker, handkoloriert von Birnie, 43,2 × 330 cm, London, British Museum

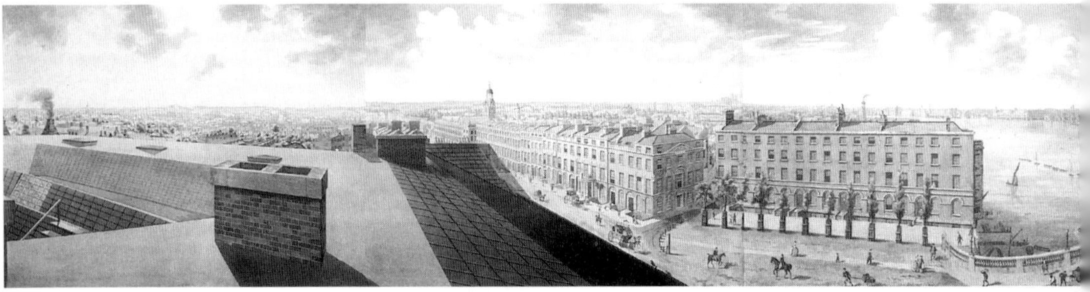

gewonnenen Landschaftsausschnitte stellte sich ein unerwarteter Effekt ein. »(...) die auf plane Blätter aufgenommenen Zeichnungen erschienen jetzt, zusammengesetzt und kreisförmig gebogen, völlig verzerrt; alle waagerechten Linien erschienen, je nachdem sie sich ober- oder unterhalb der Augenhöhe des Betrachters befanden, nach oben oder unten durchgebogen. Um diesem Übel abzuhelfen, entwickelte Barker auf empirischem Wege ein System von gekrümmten Linien, das, auf die Zeichnung appliziert, es erlaubte, diese dahingehend zu entzerren, daß sie nun dem im Inneren des Zylinders stehenden Betrachter in der rechten Art erschienen.«[2]

Mit dem also korrigierten Gemälde, noch keinem Vollkreis, sondern einem Halbrund, das, Tempera auf Papier, der besseren Haltbarkeit wegen auf Leinwand aufgezogen war, begab sich Barker nach London und zeigte es dem Präsidenten der Royal Academy, dem allmächtigen Sir Joshua Reynolds, der ihn aber freundlich herablassend abwimmelte. Barker ließ sich nicht entmutigen. Er meldete seine Erfindung als Patent an. In Lord Elchos fand er einen Förderer, der ihn mit weiteren einflußreichen Gönnern zusammenbrachte. Barker schuf, nun mit Wasserfarben, ein neues Weitwinkelbild, wiederum vom Calton Hill aus, das er dieses Mal zum Vollrund schloß. Als Mitarbeiter beschäftigte er seinen Sohn Henry, dem die Erfindung von nun an ebenso wie seinem Vater zum Lebensinhalt wurde. »Als Atelier diente den Künstlern der Guards Room in Schloß Holyrood. Dort wurde es [das Bild] in der sogenannten Archer's Hall zum ersten Mal der Öffentlichkeit vorgeführt. Wie auf dem vorangegangenen Bild waren Edinburgh und Umgebung mit Holyrood House im Vordergrund zu sehen. Bei einem Durchmesser von 25 Fuß hatte das Bild einen Umfang von 69,5 Fuß. Die Höhe ließ sich bisher nicht ermitteln.«[3]

Anschließend wurde das Bild in den Assembly Rooms, George Street, New Town, in Edinburgh und danach in Glasgow ausgestellt. Wegen der von Reynolds erteilten Abfuhr zögerte Barker jedoch, nach London zu gehen, gab aber schließlich dem Drängen der Freunde nach und zeigte es 1789 in einem großen Raum des Hauses Haymarket 28. Zwar blieb der Besuch der Ausstellung schwach, doch Barker gab nicht auf. Er blieb in London und schuf mit Hilfe seines Sohnes das legendäre Zirkelbild, das als Mutter aller Panoramen gilt – den Rundblick auf London und Umgebung vom Dach der Albion Steam Flour Mills, nahe der Blackfriars Bridge. Die Zeichnungen müssen vor März 1791 fertig gewesen sein, denn damals brannte die Mühle

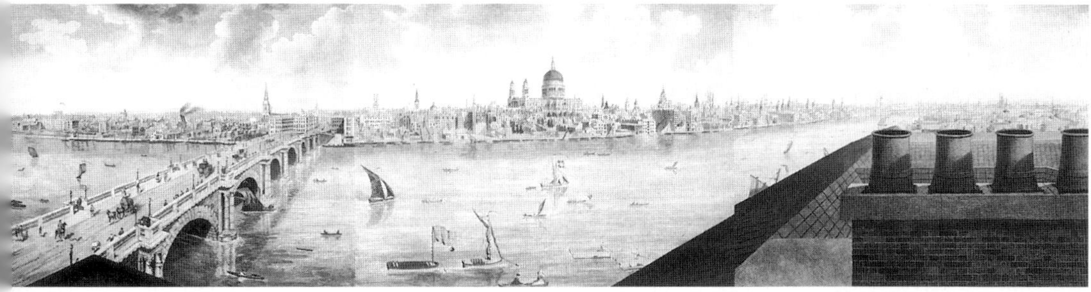

ab. Unter dem Dach, auf dem sich die beiden Künstler tummelten, um ihre Aufnahmen zu machen, arbeitete, wie die Bezeichnung Steam Flour Mill besagt, das Treibwerk der industriellen Revolution, die Dampfmaschine. Die Nationalversammlung in Paris hatte soeben die Zünfte und Gilden aufgehoben und den freien Wettbewerb der Gewerbe eingeführt. In solchen Momenten begegnen sich die Zeichen des Zeitgeistes wie im Fadenkreuz.

Am 10. Januar 1792 wurde die Ausstellung des Rundblicks auf London eröffnet. In der *Times* erschien eine Anzeige, in der erstmals der Begriff ›Panorama‹ verwendet wurde.[4] Henry Aston Barker, der Junior, hat von dem Rundgemälde eine Aquatinta-Fassung gefertigt, die als Reproduktion im Kleinformat anschaulich überliefert, wie das Vorbild ausgesehen hat. Diesmal war der Publikumserfolg durchschlagend. Sir Joshua Reynolds leistete wegen seines voreiligen Urteils Abbitte. Das war die Geburtsstunde eines neuen visuellen Spektakels, des ersten bildkünstlerisch-technischen Massenmediums im Industriezeitalter, das von Stund an seinen Siegeszug durch das 19. Jahrhundert antrat.

Aufgrund des Erfolges konnte es sich Barker nun leisten, für seine Rundbilder – auf das erste folgten bald weitere, als nächstes eine Überschau auf Glasgow – einen festen Bau zu errichten. Auf dem Grundstück Leicester Place/Cranbourne Street erhob sich bald das von dem Architekten Robert Mitchell entworfene Panoramagebäude, Vorbild aller folgenden. Es war, indem es die funktionsbedingte Form des Inneren auf einfachste Weise ummantelte, eine Rotunde. Die Geschichte der Erfindung und ihrer technischen wie künstlerischen Weiterentwicklung soll nicht weiter verfolgt werden; sie ist ausführlich dokumentiert.[5] Was hier interessiert, ist ihre Veranlagung und Vorankündigung sowie ihr Rückwirken in der Malerei. Kaum war das Wort ›Panorama‹ in die Welt gesetzt, wurde es von der Öffentlichkeit so selbstverständlich aufgegriffen, als habe man nur darauf gewartet. In den allgemeinen Sprachgebrauch ging es zur Charakterisierung jeglicher Art von Weitsichten und Rundblicken ein und wirkte fortan weiter bis hin zu heutigen Neuprägungen wie etwa ›Panoramafenster‹.[6] Der Publizist und Politologe Dolf Sternberger fand das Wort als Metapher zur Kennzeichnung der Bewußtseinslage des 19. Jahrhunderts insgesamt so charakteristisch, daß er es seinen *Ansichten vom 19. Jahrhundert* zum Titel gegeben hat.[7] Stephan Oettermann spricht von einem »panoramatische[n] Weltverhältnis«.[8] Damit ist die geistesgeschichtliche Disposition gekennzeichnet, aus der das Panorama hervorging. Es ist das Verlangen nach der Erweiterung des Blickwinkels. Daß Barkers Panorama – das erste, das in jeder Hinsicht so genannt werden darf – den Rundblick über eine Stadt und ihre Umgebung zeigt, kommt nicht von ungefähr, denn dasjenige Motiv, das die Malerei von Anfang an zum Griff nach außergewöhnlichen Breitformaten veranlaßt hat, ist die Vedute, die topographisch genaue Wiedergabe einer Stadtansicht, zunächst ausgeführt als Holzschnitt, so in Hartmann Schedels *Weltchronik,* und als Kupferstich, wie die Städtebilder von Matthäus Merian d. Ä. Von da aus erfolgt der Übersprung auf die Malerei. Ihr geht es jedoch nicht mehr nur um eine topographische Reportage, sondern sie greift das Breitformat als Bestandteil der

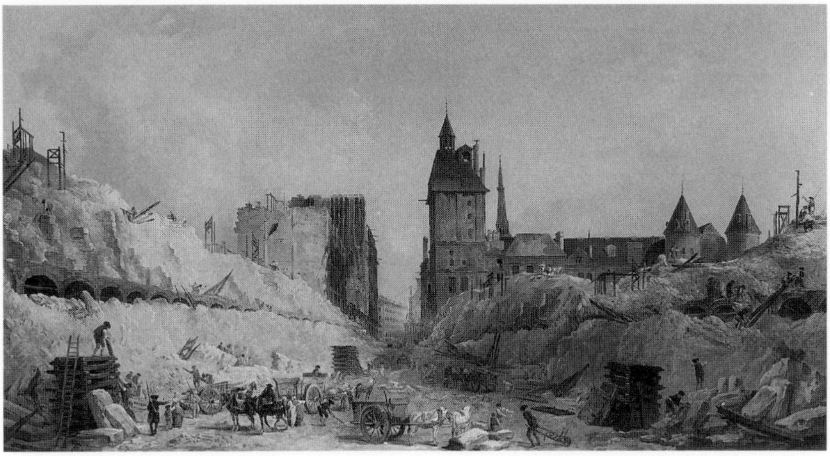

Hubert Robert, *Abbruch der Häuser auf dem Pont au Change in Paris,* 1788. Öl/Lwd., 80 × 155 cm, München, Bayerische Staatsgemäldesammlungen

künstlerischen Ausdrucksform auf. Berühmte Beispiele aus dem 18. Jahrhundert sind die von Giovanni Antonio Canal und Bernardo Bellotto geschaffenen Ansichten von Venedig, Dresden und Warschau, deren perspektivische Konstruktion teilweise mit Hilfe eines typischen technischen Übertragungsapparates des 18. Jahrhunderts entstand – der Camera obscura, Vorläuferin des Fotoapparats. Zu nennen sind hier auch die meist kleinen gestreckten Querformate von Hubert Robert, die, wie sein Gemälde *Abbruch der Häuser auf dem Pont au Change in Paris* von 1788, den Abriß des alten Paris zeigen. Im gleichen Jahr hat Francisco de Goya die bemerkenswerte Ölstudie *La Pradera de San Isidro* gemalt. Sie nähert sich der Idee des Panoramablicks schon sehr weit durch die Parallelität des dichtbevölkerten Vordergrunds und der auf der Anhöhe am gegenüberliegenden Ufer des Manzanares breit lagernden Stadt

Francisco de Goya, *La Pradera de San Isidro,* 1788. Öl/Lwd., 44 × 94 cm, Madrid, Museo del Prado

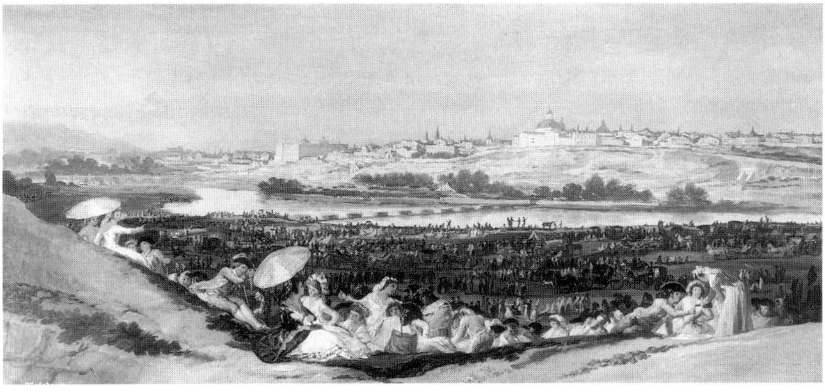

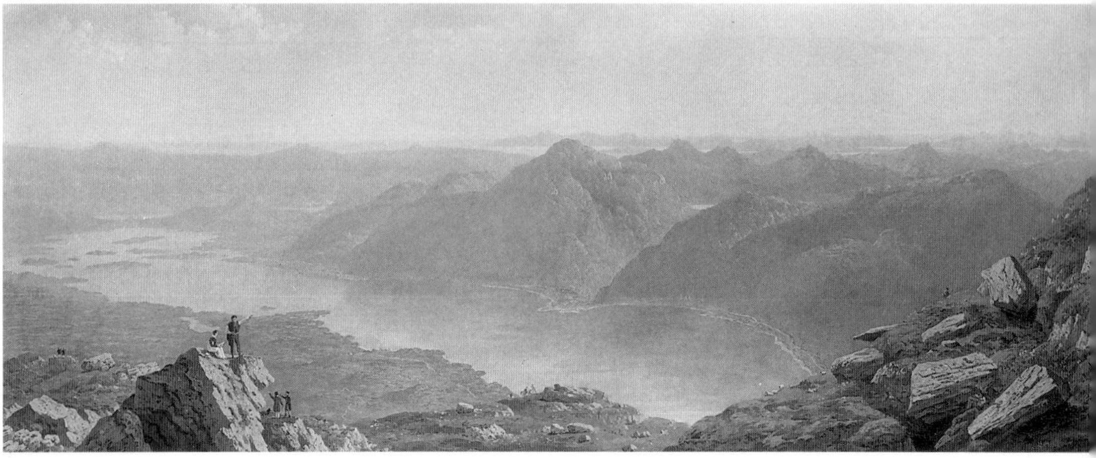

John Knox, *Ansicht von Loch Lomond* und *Ansicht von Ben Lomond,* 1810. Öl/Lwd., je 62,2 × 157,7 cm, Glasgow Museums, Art Gallery and Museum

Madrid. Indes ist zu berücksichtigen, daß es sich hier um einen Entwurf für eine Tapisserie handelt.

Das Bedürfnis nach der Erweiterung des Blickwinkels in Richtung auf die Streckung des Horizonts führt jedoch in den Jahrzehnten um 1800 dazu, daß nicht nur auf dem Gebiet der Vedutenmalerei Gemälde entstehen, die unter der Zugkraft der Horizontale augenfällig in die Breite gedehnt erscheinen. In dieser Hinsicht erweist sich Caspar David Friedrichs *Mönch am Meer* (Ft. 9) einmal mehr als Pionierstück. Das Gemälde ist mit seinem Breitwandformat das Musterbeispiel für das ›panoramatische Weltverhältnis‹, und zwar weil seine Wirkung eben nicht allein auf der Horizontaldehnung beruht, sondern ebenso darauf, daß der Fortsetzung über den rechten und den linken Bildrand hinaus nichts, aber auch gar nichts in den Weg gestellt ist, der Blick des Betrachters nach rechts und nach links also noch weiter in Richtung auf eine virtuelle Unendlichkeit der Horizontale auseinandergezogen wird. Im gleichen Jahr, in dem Friedrich den *Mönch am Meer* vollendete, 1810, malte der Schotte John Knox ein Bild, das mit seinem überweiten Sichtwinkel wie für ein Panorama geschaffen erscheint. Es besteht aus den zwei Teilen *Ansicht von Loch Lomond* und *Ansicht von Ben Lomond* und mißt insgesamt 62,2 × 315 cm. Der Maler bedient sich bei diesem ungewöhnlichen Breitformat des Kunstgriffs, daß er, ähnlich wie Friedrich in seinem Gemälde *Das Kreuz im Gebirge* (S. 259), den für das Auge über einen schmalen Grat zugänglichen Hauptgipfel im vorderen Mittelgrund genau in der Mittelsenkrechte des Gemäldes auftürmt; auf der Bergkuppe steht ein Gipfelkreuz. Im linken Bildteil ist im Vordergrund eine weitere Gipfelspitze zu sehen, rechts vom Hauptgipfel ein Felsplateau, beide am unteren Bildrand beschnitten, beide von Ausflüglergruppen bevölkert. Es bleibt offen, wie man dorthin gelangen könnte. Hinter dem Hauptgipfel erstreckt sich, einmal in der perspektivi-

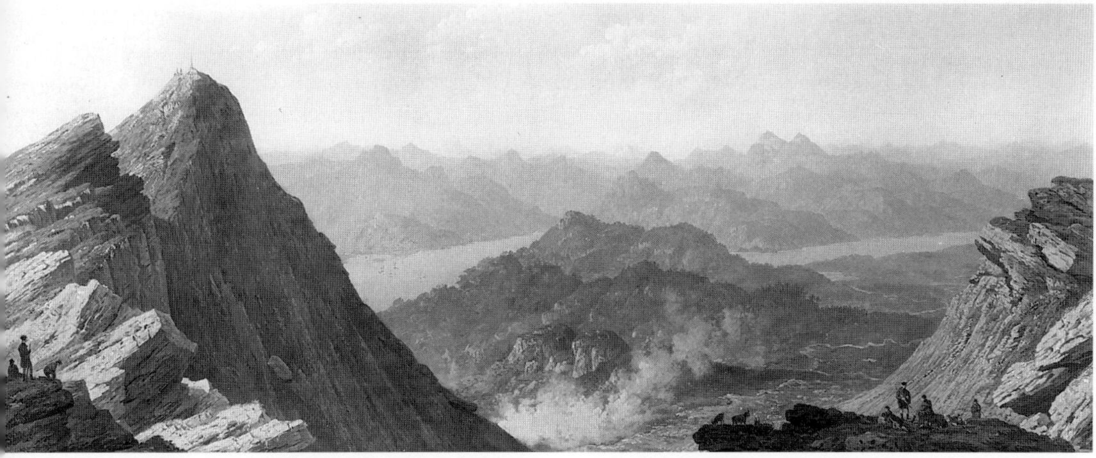

schen Flucht nach links, einmal in der Flucht nach rechts, die weite Kulisse der hintereinandergestaffelten Gebirgskettenzüge. Zeigt uns Friedrichs *Mönch* eine Küstenlandschaft, so führt uns Knox eine Gebirgslandschaft vor Augen; der topographische Unterschied könnte nicht größer sein. Das, was beide Arbeiten miteinander verbindet, ist ihre Überdehnung in die Breite. Damit folgen sie intuitiv dem Bedürfnis der Zeit, eine neue Seherfahrung ins Bild zu setzen: die Erweiterung des Blickwinkels weit über das normalerweise gegebene Gesichtsfeld hinaus. Beide Gemälde stehen vorbildlich für zwei Richtungen der Seherfahrung, die, innig miteinander verwoben, als Grundlage zur Erweiterung des Gesichtsfelds ab Mitte des 18. Jahrhunderts in das Bewußtsein der Europäer treten – das Horizonterlebnis und das Gipfelerlebnis. Selbstverständlich ließe sich das Gipfelerlebnis über Pascal bis auf Petrarca zurückführen, doch das sind wohl eher hervorragende frühe Ausnahmen. Jetzt aber rückt es ins allgemeine Bewußtsein. Darin eben besteht der Unterschied. Das allgemeine Bewußtwerden des Horizont- wie des Gipfelerlebnisses als Kategorien der erweiterten Wahrnehmung ist Kennzeichen der fortschreitenden Industriezivilisation; denn der Mensch nimmt nicht einfach alles wahr, was er vor sich hat, sondern nur das, wozu er durch die in ihm geweckten Bewußtseinsimpulse angeregt ist. Das ist der in ihm veranlagte teleologische Affekt. Für beide Kategorien der erweiterten Wahrnehmung, das Horizont- wie das Gipfelerlebnis, führt Oettermann Goethe als Kronzeugen an. (Für die Beurteilung der Epoche kommt man, wie sich immer wieder herausstellt, um Goethe ebensowenig herum wie um Caspar David Friedrich.) Als Zeugnis für das Horizonterlebnis zitiert Oettermann dabei zwei Tagebucheintragungen aus der *Italienischen Reise*, die sich auf die Überfahrt von Neapel nach Palermo, Goethes erste und einzige Seereise, beziehen.[9]

Oettermann weist darauf hin, daß das Wort ›Gesichtskreis‹ sich erst im Laufe des 17. Jahrhunderts durchgesetzt hat. Er kommentiert: »Folgendes kann man diesen Belegen entnehmen: das Wort taucht zum ersten Mal in wissenschaftlichen Zusammenhängen und Beschreibungen auf und nicht als reales Faktum. Es ist Teil einer technisch-mathematischen Konstruktion, zum Zwecke der Erschließung neuer Räume. Ohne den Horizont als wichtiges Element nautischer Positionsbeschreibungen (hier heißt der terminus technicus ›Kimme‹, ›Kimmung‹ = Faßrand) ist die Entdeckung der Neuen Welt nicht denkbar. (Auch psychologisch nicht; durch die variable Konstante des Gesichtskreises kann man quasi ein Stück Heimat überallhin mitnehmen. Hinter dem Horizont liegt das Unbekannte, Furchterregende, aber alles, was er einschließt, ist vertraut und ungefährlich.) Auf dem Meer wird, wie Goethes Erlebnis auf der Reise von Neapel nach Palermo zeigt, auch die konkrete Erfahrung einer bis dahin abstrakten Idee möglich; hier, wo Himmel und Wasser miteinander zu einer Linie verschmelzen, fällt der mathematische Horizont mit dem natürlichen Augenend zusammen.«[10]

Die ›große simple Linie‹ ist es, die in ihrer mathematischen Reinheit in Caspar David Friedrichs *Mönch am Meer* das Auge überwältigt. Sie ist es, die den Wahrnehmungsbereich des Ich präzis begrenzt; sie ist die Außenkante des Ich-Felds. Unmittelbar hinter ihr beginnt das noch nicht Wahrgenommene, in das es noch einzudringen gilt, um seiner habhaft werden zu können, das Unbekannte, Unerforschte, Fremde. Die Horizontlinie des Meeresspiegels als Abgrenzung des Ich-Kreises vom dahinterliegenden unbekannten Jenseits der Weltwahrnehmung wird von hier an bis zu Anselm Feuerbachs *Iphigenie*-Bildern in der Malerei eine eigentümliche Rolle spielen. Hinter der Ich-Grenze des Horizonts beginnt ein Jenseits im Diesseits, das Reich des Unerforschten. Die Malerei ist das Indiz dafür, wie die Menschen des 19. Jahrhunderts mit zunehmend verzweifelter Intensität dahinterzukommen versuchten, was sich dort im Jenseits des Ich befindet und wie es beschaffen ist. Sie stießen dabei immer nur wieder auf das Gegenbild ihrer selbst. Nicht von ungefähr tritt schließlich Ödipus, der tragische Fragenheld, immer deutlicher ins Gesichtsfeld.

Ein frühes Zeugnis des Gipfelerlebnisses ist Goethes Zeichnung *Scheideblick vom Gotthard nach Italien,* die er 1775 auf seiner Reise durch die Schweiz schuf. Sie ist ein schönes Dokument des damals beginnenden Kavalierstouren-Alpinismus. Oettermann erläutert, daß diesem die Mode der Turmbesteigungen vorausging, und verweist auf Goethes Besteigung des Straßburger

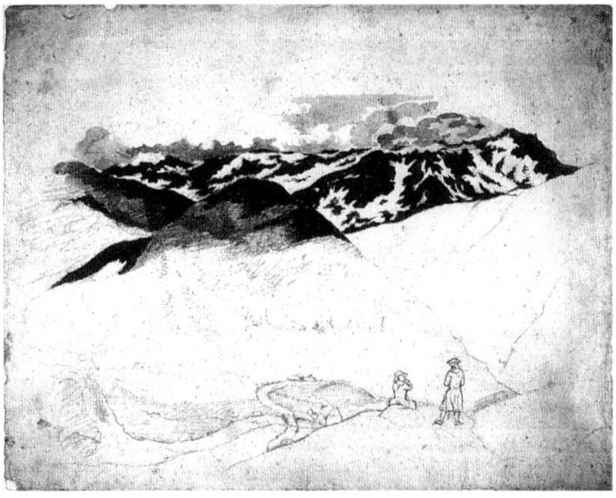

Johann Wolfgang Goethe, *Scheideblick vom Gotthard nach Italien,* 1775. Graphit, Pinsel und Lavierung, 34,3 × 43,2 cm, Stiftung Weimarer Klassik, Museen

Münsters. Um ihren Gesichtskreis zu erweitern, folgten die Menschen dem Bedürfnis, ihren Standpunkt zu erhöhen. »Wo Türme der Seh-Sucht nicht mehr genügten[,] begann man die Berge zu ersteigen. Bis dahin hatten die schnee- und wolkenbedeckten Gipfel als gänzlich unwirtlich gegolten und wurden nur mit Schaudern und von Ferne betrachtet. Die malerischen und zeichnerischen Wiedergaben der Alpen bis etwa 1760, mit ihren schroffen, aller Statik widersprechenden Felsdarstellungen geben sehr gut das Grauen wieder, das die Berge einflößten, und das Verhältnis, das man zu ihnen hatte. Die Anfänge des Alpinismus, die seitdem immer planmäßiger betriebene bergsteigerische und wissenschaftliche Erforschung der Bergwelt, fallen genau in die Zeit der Entdeckung des Horizonts. Die Erfordernisse der sich ausbildenden Naturwissenschaften mögen die tieferen Gründe für die Erforschung und die Besteigung der Berge gewesen sein. (...) So beschreibt Goethe 1779 (anläßlich einer auf seiner zweiten Schweizerreise unternommenen Bergtour) eine Gipfelbesteigung; um das Erlebnis zu steigern, wagt keiner der Reiseteilnehmer, vor Erreichen des Gipfels sich umzuschauen und ins Tal zu blicken; dann aber: ›Es sind keine Worte für die Größe und Schöne dieses Anblicks, man ist sich im Augenblick selbst kaum bewußt, daß man sieht, man ruft sich nur zu gern die Namen der bekannten Orte zurück, und freut sich seiner taumelnden Erkenntnis, daß das eben die weißen Punkte sind, die man vor sich hat.‹ Vor diesem neuen, überwältigenden Eindruck eines scheinbar unendlichen Horizonts versagt der daran noch nicht gewöhnte Blick, wie Sprache und Reflexion vor dem Eindruck des Sich-ganz-von-Wasser-umgeben-Sehens versagte. Wie sehr der Blick auf den Horizont fixiert ist bei diesen Gipfelerlebnissen, zeigt z. B. die kleine Goethezeichnung ›Scheideblick vom Gotthard nach Italien‹. Nur die am Horizont dem Blick widerstehenden Berge sind farbig ausgetuscht. Mittel- und Vordergrund sind kaum angedeutet; lediglich die beiden in Betrachtung des Horizonts versunkenen Rückenfiguren – weniger Repoussoirs als Identifikationsmöglichkeiten für den Betrachter des Blattes – sind stärker konturiert«.[11]

Bereits 1755 publizierte der Physiker und Mathematiker Jacques-Barthelemy Micheli Du Crest die in Kupfer gestochene Leporellofassung seiner Übersichtszeichnung der Alpengipfel in den Kantonen Graubünden, Uri und Berner Oberland.[12] Das Werk ist ein Resultat erzwungener Muße, denn der Verfasser hatte die Messungen und Vorzeichnungen zu seinem Alpenprospekt 1753/54 von der Feste Aarau aus aufgenommen, wo er einige Jahre wegen republikanischer Umtriebe einsaß. Er bediente sich notgedrungen primitivster Hilfsmittel. Bei aller Ungenauigkeit und Fehlerhaftigkeit im einzelnen gilt Du Crests Zeichnung als erstes wissenschaftliches Vertikalpanorama. Um diese Zeit begannen die Menschen ihre Versuche, sich in die Luft zu erheben. 1783 stieg in Paris die erste Montgolfiere auf. Der Gesichtskreis wurde dadurch beträchtlich erweitert. Damit sind wir wieder bei der panoramatischen Kunst, denn, so schließt Oettermann: »Das Panorama war die Reaktion der Kunst auf die Entdeckung des Horizonts.«[13]

Horizont und Gipfel bedingen einander, und zwar insofern als der Betrachter, um den Horizontkreis vollständig zu überblicken, einen erhöhten

Standpunkt benötigt – je höher, desto besser. Der Umkreishorizont und der erhöhte Betrachterstandpunkt sind die Konstanten des Panoramas. Je höher der Standpunkt gewählt wird, auf einem Dach, einem Turm, einem Berggipfel, desto niedriger liegt die Horizontlinie. Der alte Barockhimmel wird damit heruntergezogen, er wird ›demokratisiert‹.[14] Was geschieht aber, wenn das Rundbild des Panoramas in einem eigens dafür gebauten Haus, einer Rotunde, untergebracht ist? Es passiert etwas sehr Merkwürdiges: Die Außenwelt wird nach innen geholt, die Außenlandschaft verkehrt sich zur Innenlandschaft. Auch in diesem Fall findet also wieder ein Hineinnehmen des Äußeren in das Innere, eine Verinnerlichung der Außenwahrnehmung, eine Heimholung in die Innenweltwahrnehmung statt.

Die Faszination des Panoramas beruht auf der Illusion des ›Als ob‹. Um den Besuchern den Eindruck einer perfekten Illusion zu vermitteln, bedienen sich die Panoramisten aller erdenklichen Tricks. Die Grundkonstellation ist dabei stets die, daß dem Betrachter ein Gehäuse geschaffen werden muß, in das das Rundbild hineingeholt wird. Die ersten Panoramenbauer hatten unvorhergesehene Schwierigkeiten zu überwinden in ihrem Bemühen, die natürliche Helligkeit der Außenwelt in die natürliche Finsternis der Innenwelt hineinzuholen. Ein gut funktionierendes Panorama ist ein Rundbau, in dessen Innerem sich in der Mitte eine erhöhte Plattform für das Publikum befindet. Die Besucher erreichen diese über eine Innentreppe, damit sich das Panorama erst beim Betreten der Plattform in all seiner Pracht vor ihren Augen entfaltet und der Überraschungseffekt um so größer ist. Der Panoramenprospekt muß entweder durch rings umlaufende Oberlichter oder durch künstliche Lichtquellen gleichmäßig ausgeleuchtet sein. Die Lichtquellen dürfen selbst nicht offen sichtbar, sondern müssen verdeckt sein, damit die feenhaft distanzierende, diffuse, eine abgehobene Eigenwirklichkeit schaffende Wirkung erzielt wird. Der Betrachter selbst steht im Dunkeln; zwischen dem Panoramabild und seinem Standort befindet sich ein scheinbar unüberbrückbarer Abstand, denn er schaut ja von seinem erhöhten Standort wie über einen Abgrund hinweg in die vorgetäuschte Ferne. Einen Vordergrund gibt es nicht, der Betrachter selbst ist der Vordergrund. An der Rampe der Plattform zu seinen Füßen hört der Vordergrund auf. Der Betrachter wird damit die sich selbst im Innern des Bildes wahrnehmende Rückenfigur, wie sie uns in den Bildern Caspar David Friedrichs begegnet, da er stets einen Teil des Rundhorizontbildes im Rücken hat; dessen vollen Winkel von 360° kann er naturgemäß niemals auf einmal erfassen. Um das Bild zur Gänze wahrnehmen zu können, muß er sich irgendwann umdrehen. Was ereignet sich auf solche Weise? Weiter oben hatte ich erwähnt, Boullées Newton-Kenotaph sei das erste Panorama gewesen. Wäre es gebaut worden, wäre es in seinem Innern, so die große astrolabische Lampe nicht angeschaltet gewesen wäre – also vermutlich vorwiegend –, nicht hell gewesen, sondern die Illusion der nächtlichen Weite des Weltalls hätte sich vor den Augen der Eingetretenen in all ihrer unermeßlichen Erhabenheit entfaltet. Der Besucher stand dort nicht auf einem erhöhten Ort, sondern am Fußpunkt der Kugel. Dem überwältigenden Eindruck der Unermeßlichkeit des leeren

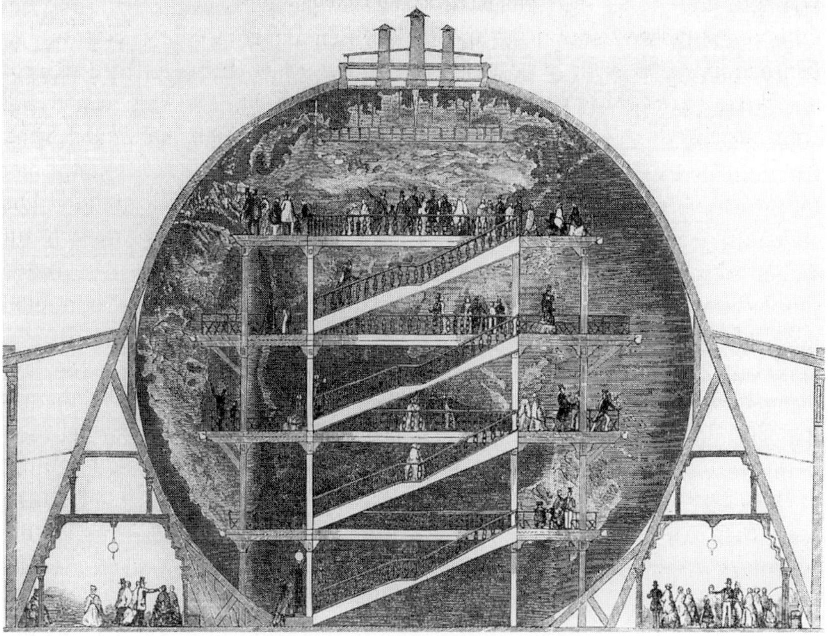

Der *Great Globe* (Schnitt) des englischen Geographen und Kartographen James Wyld

Weltraums wäre der Bürger auf die Dauer nicht gewachsen gewesen, er hätte sich nach mehr Nähe gesehnt.

In den Jahren 1851–1862 betrieb der englische Geograph und Kartograph James Wyld in London ein ›Géorama‹, genannt *The Great Globe,* das Boullées Newton-Kenotaph insofern ähnelte, als sein Inneres ebenfalls eine Hohlkugel war.[15] Begehbar war diese durch einen fünfstöckigen Stufenaufbau, von dessen Aussichtsplattformen man die Landkarte der fünf Erdkontinente betrachten konnte. Es handelte sich um nichts anderes als die Einstülpung der Erdoberfläche auf die Innenseite des Globus. Mithin zeigte sich an den Innenwänden des Wyldschen *Great Globe* in geradezu grotesker Verkehrung das genaue Gegenteil des in Boullées Newton-Kenotaph symbolisierten Sinns: Nicht der Ausblick in die unermeßliche Weite des Kosmos wurde simuliert, sondern das Panorama holte den Horizont aus der Unendlichkeit des Weltalls in die vertrauteren Dimensionen des heimatlichen Erdkreises zurück. Zwar sind die Rundblicke, die das Panorama bietet, auch aus einem Abstand zu genießen, der den Rundblick überhaupt erst zuläßt, aber der Besucher, ein ins Innere des Gehäuses hereingeholter Tourist, blickt im Nachvollzug des Höhlengleichnisses auf eine Landschaft, die ihm im Prinzip vertraut vorkommt. Sie befindet sich zu ihm im Verhältnis einer nahen Ferne.

Die Rundblickmotive, die die Panoramen des 19. Jahrhunderts bieten, zeigen in erster Linie die Stadt und ihre Umgebung, Gebirgslandschaften und schließlich Schlachtenszenen.[16] Stephan Oettermann behauptet, das Panorama sei das erste bildkünstlerische Medium mit einer demokratischen Perspektive. »Die Masse als Kunstmäzen fand in den Panoramen ihr erstes Betätigungsfeld.«[17] Als Mäzen trat die Masse insofern auf, als die Betreibung der Panoramen nur durch die Einnahmen aus den Eintrittsgeldern der Besucher gewährleistet war; das Wohl und Wehe der Darbietungen war also davon abhängig, ob sie die Schaulust der Menschen ansprachen oder nicht. Daher haftete dem Panorama seit seiner Erfindung etwas Jahrmarkthaftes an. Indes ist ›Masse‹ ein sehr pauschaler Deckbegriff für das äußerst differenziert abgestufte groß- und kleinstädtische Bürgertum des Industriezeitalters. Zwar fanden sich auf den Besucherplattformen die Leute in Mengen ein, aber je größer die Menge, desto mehr behinderten sich natürlich die einzelnen gegenseitig in ihrer Sichtfreiheit; es verhielt sich nicht viel anders als heute in den vom Publikum überlaufenen großen Kunstausstellungen. Angesprochen war die Masse vom Panorama somit allenfalls aus ökonomischer Sicht, von der Schaulust her aber jeder einzelne; die soziale Haltung, auf die das Panorama reagierte, war der bürgerliche Individualismus.

Der einzelne, der innerhalb des Panoramas zu seiner eigenen Rückenfigur wird, steht vor uns in Caspar David Friedrichs *Der Wanderer über dem Nebelmeer* (Ft. 14), entstanden um 1818. Es ist unter allen Gemälden mit panoramatischem Effekt das einzige Hochformat. Der Wanderer ist an den vorderen Rand eines Felsvorsprungs getreten und schaut selbstversunken auf die aus dichten Nebelschwaden herausragenden Felsschroffen und Gipfel eines Gebirges. Durch die Nebeldecke erscheinen die hintereinander gestaffelten Ge-

Johann Philipp Eduard Gaertner, *Panorama von Berlin, aufgenommen vom Dach der Friedrichwerderschen Kirche,* Sicht gegen Süden, um 1832. Öl/Lwd., 3 Teile, je 91 × 115 cm, Berlin, Verwaltung der Staatlichen Schlösser und Gärten

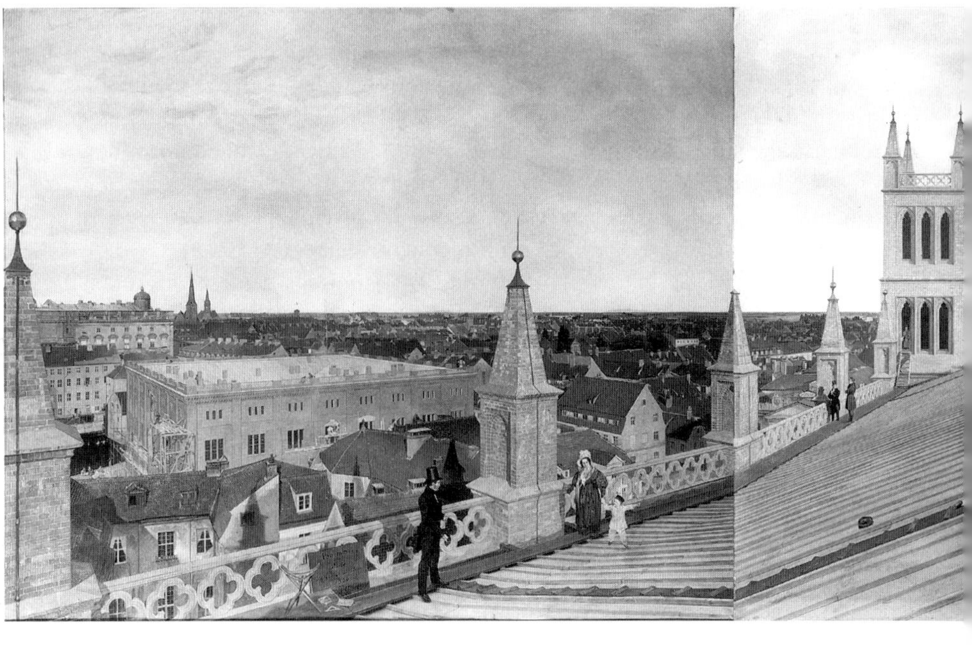

birgszüge voneinander getrennt. Im Mittelgrund taucht eine bizarr geformte Felskette aus den Wolken empor. Im Hintergrund verlaufen die Gebirgswellen sanfter, allein auf der rechten Seite erhebt sich noch ein massiger Felsklotz; ihm gegenüber wölbt sich links ein Kegelgipfel in sanftem Anstieg, von dem aus die Gebirgskette nach hinten in getragenem Rhythmus ausklingt. Die Anregungen zu den einzelnen Gebirgsmotiven gewann Friedrich auf seinen Wanderungen im Elbsandsteingebirge.[18] Die Landschaft, vor der sich der Gipfelvorsprung mit der aufrechten Gestalt des Wanderers dunkel abhebt, ist in gleichmäßig helles fließendes, zwischen Rosé- und Grüntönen changierendes, gelblichweißes Licht getaucht. Es ist das Licht der zwischen Ferne und Nähe vermittelnden Atmosphäre. Von dieser transparenten Luminosität umfangen, gewinnt die Landschaft einen suggestiv visionären Zug.

Friedrich hat die Lichttechnik des neuen Bildmediums Panorama nicht nur eingehend studiert, sondern plante auch um 1810, dem Entstehungsjahr seines *Mönchs am Meer* (Ft. 9), selbst ein Panorama zu malen, ist aber davon wieder abgekommen.[19] »(...) Caspar David Friedrichs ›Wanderer über dem Nebelmeer‹ (...) zeigt, wie viele seiner mit der typischen Rückenfigur staffierten Gemälde, das Panorama und seinen Besucher gleichzeitig. Wie auf einer Panoramaplattform (...) steht der ›Wanderer‹ auf einem Felsen und schaut in das ›Panorama‹ einer Gebirgslandschaft. ›Plattform‹ und Landschaft sind streng voneinander geschieden durch das faux terrain dichten Nebels. Die Trennung wird unterstützt durch zwei einander ausschließende Arten von Licht auf diesem Bild; die Rückenfigur scheint real beleuchtet und, wenn auch schattenlos, so doch gut konturiert, während das eigentliche Bild, die Landschaft, in deren Betrachtung der ›Wanderer‹ versunken ist, durch diffuses, sanftes Licht verklärt wird. Man hat den Eindruck, als strahle der Hin-

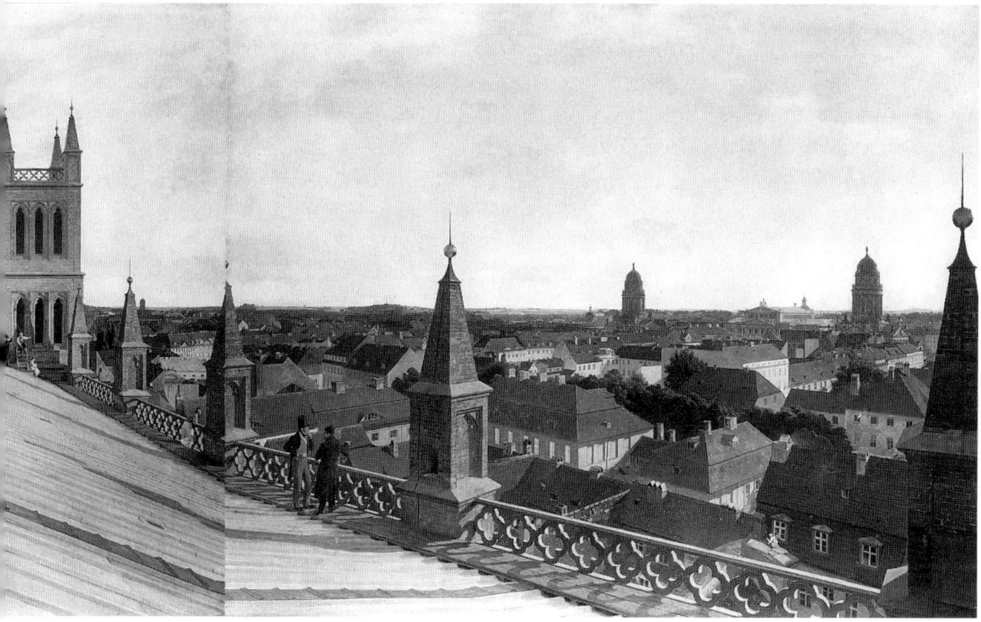

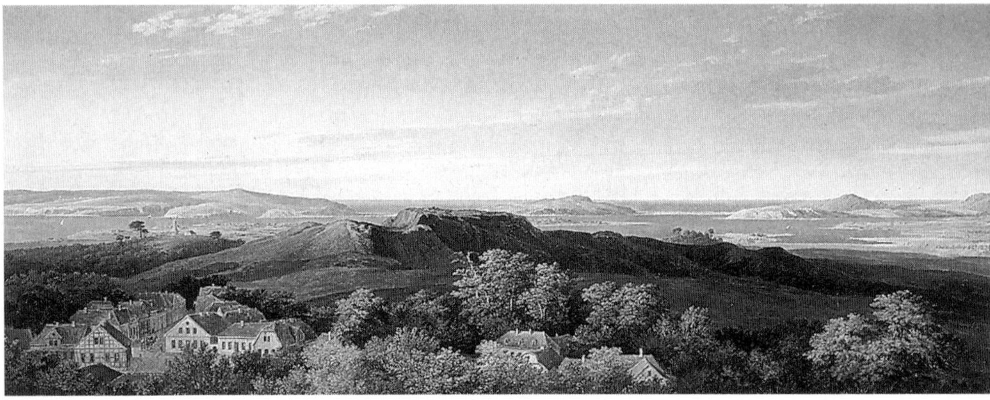

Karl Friedrich Schinkel, *Der Rugard auf Rügen,* 1821. Öl/Papier, auf Lwd. aufgezogen, 51 × 132 cm, Staatliche Museen zu Berlin – Preußischer Kulturbesitz, Nationalgalerie

tergrund und sei als Gesamtes die eigentliche Beleuchtungsquelle des ›Wanderer über dem Nebelmeer‹. Dieses ›Strahlen‹ des Bildes ist aber die eigentümliche Beleuchtungsart des Panoramas: das durch die dem Besucher unsichtbaren Fenster im Dach einfallende Licht wird durch die Leinwand zurückgestrahlt und erhellt den ganzen Raum, indem auf eine andere Beleuchtungsquelle ganz verzichtet wird. Die nach unten gebogene Horizontlinie und der aufgewölbte Felsen, auf dem der Wanderer steht, verstärken den Eindruck, daß man sich vor einem gewölbten Bild, in einem Panorama befindet.«[20]

Der Dargestellte ist vermutlich ein hoher sächsischer Forstbeamter, Herr von Brincken.[21] Helmut Börsch-Supan hält das Gemälde für das Gedächtnisbild auf einen Verstorbenen, der vom Gipfel seines Lebensziels, das er mit dem Tod erreicht hat, Rückschau auf seine Lebenslandschaft hält.[22] Das mutet unterschwellig etwas unheimlich an, denn wenn die Rückenfigur der Stellvertreter des Betrachters im Bild ist, dann wird man selbst mit dem Phantom des Toten identifiziert. Die Landschaft, auf die der Wanderer hinabblickt, wäre demnach die Seelenlandschaft seines Lebenstableaus. So wie Goethe seine Zeichnung vom St. Gotthard als ›Scheideblick‹ ausgewiesen hat, so ist auch hier ein Scheideblick dargestellt, ein Scheideblick ins innere Diesseits. Die Plattform, auf der der Wanderer steht, ist die Todesschwelle. Das Panorama, auf das er blickt, ist folglich ein Seelenpanorama, es ist eine innere Landschaft im Gewand einer äußeren. Nachdem die Panoramenkunst das illusionär nachgeahmte Abbild einer Außenweltsituation ins Innere ihrer Projektionshöhle hineingeholt hat, vollzieht die Verinnerlichung des Panoramas noch eine weitere Wendung – Friedrichs *Wanderer über dem Nebelmeer* ist dafür das Musterbild –, die Wendung in die Tiefendimension der Bewußtseinslandschaft. Friedrich hat diese Korrespondenz zwischen Außenwelt- und Innenweltpanorama in seinem Gipfelbild auf den Scheitel- und Scheidepunkt gebracht.

Johann Christian Reinhart, *Blick von der Villa Malta auf Rom nach Westen,* um 1832. Öl/Lwd., 166,9 × 267,8 cm, München, Bayerische Staatsgemäldesammlungen, Neue Pinakothek

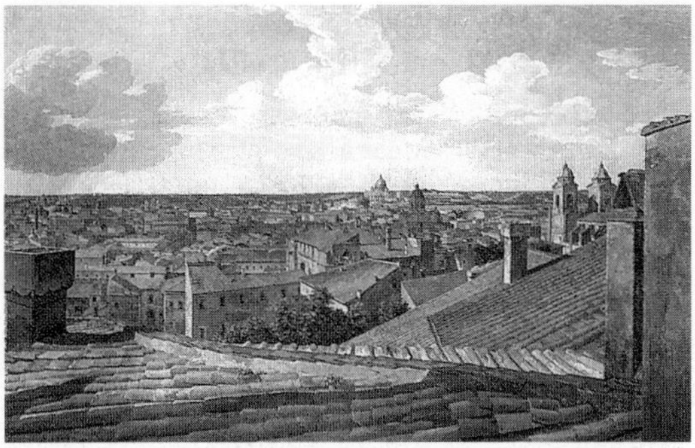

Außenwelt- und Innenweltpanoramen lassen sich eindeutig voneinander unterscheiden. Zu den Beispielen für die Außenweltpanoramen unter den Gemälden mit Landschafts- und Städtedarstellungen, die von der Panoramenkunst beeinflußt sind, gehören u. a. Karl Friedrich Schinkels *Der Rugard auf Rügen*[23], Eduard Gaertners sechsteiliges Gemälde *Panorama von Berlin, aufgenommen vom Dach der Friedrichswerderschen Kirche* oder Johann Christian Reinharts *Blick von der Villa Malta auf Rom nach Westen.* Innenlandschaften, also allein der Phantasie des Künstlers entsprungene Ideal- und Katastrophenlandschaften, sind etwa die gigantischen Weltuntergangsszenen des Engländers John Martin[24] oder die hypertrophen Architekturphantasien des Amerikaners Thomas Cole.

Ein Innenpanorama eigener Art ist auch das Flaggschiff des europäischen Realismus, Gustave Courbets Paradebeispiel der ›Allégorie réelle‹, sein *Atelier*

Thomas Cole, *Der Traum des Architekten,* 1840. Öl/Lwd., 134,7 × 213,6 cm, Toledo (Ohio), The Toledo Museum of Art, Florence Scott Libbey Bequest

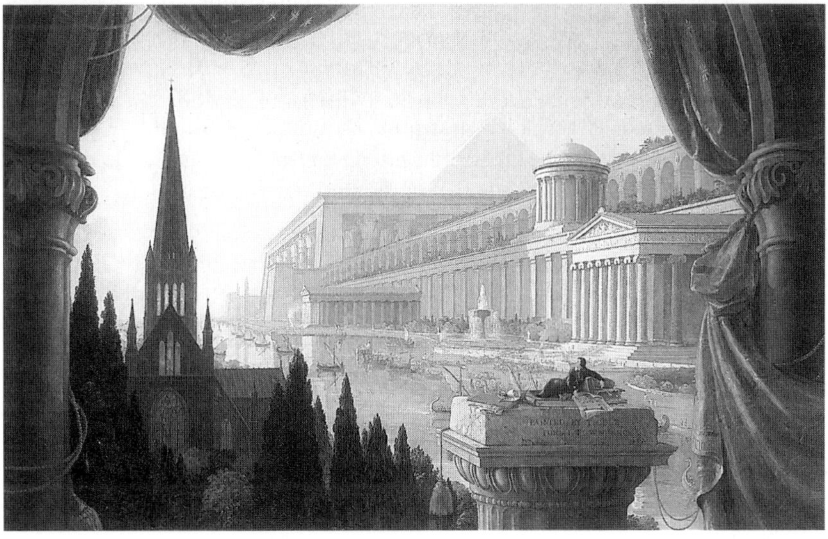

von 1855 (Ft. 15). Je länger sich der Betrachter vor der Riesenleinwand im Musée d'Orsay aufhält, desto mysteriöser erscheint ihm ihr dämmeriges Halbdunkel. Courbet schrieb im Januar 1855 an den befreundeten Kritiker und Schriftsteller Jules Champfleury, das Werk solle die »geistige und physische Geschichte« seines Ateliers darstellen.[25] Damit ist Bezeichnendes gesagt. Das *Atelier* zeigt sich auf vielschichtige Weise als Innenpanorama. Ein Innenpanorama ist es ganz konkret schon deshalb, weil es ein Interieur, die Arbeitsstätte des Künstlers, wiedergibt. Das in den Raum einfallende Licht konzentriert sich auf die Figurengruppe in der Mitte und nimmt nach den Seiten und nach hinten stetig an Helligkeit ab. Es ist ein kühles, weiches, diffuses Nordlicht. Im Zentrum des Bildes ist der Maler zu sehen, wie er auf einem Stuhl sitzend an einem Gemälde arbeitet. Links davor steht ein kleiner Junge, der ihm so gebannt zusieht, daß nicht einmal die Katze, die sich, zum Spielen auffordernd, neben ihm am Boden wälzt, seine Aufmerksamkeit wecken kann. Im Rücken des Künstlers, rechts neben dem Gemälde auf der Staffelei, steht ein fülliger weiblicher Akt. Die Frau drückt ein weißes Tuch an ihren Busen, das in langer Bahn an ihrem Körper herabfließt. Vor ihr, zum Bildrand hin, liegt, ein in sich zusammengesunkener Haufen, das Kleid, das sie ausgezogen hat, lässig über einen Fußschemel geworfen. Es wäre zu erwarten, daß sie das Modell des Künstlers ist, aber das ist nicht der Fall; das Bild, an dem der Maler arbeitet, zeigt eine Waldlandschaft. Auf diese Weise ist die Außenlandschaft in effigie in das Innenpanorama hereingeholt, eine raffinierte Wendung des allegorischen Geheimnisses. Innenlandschaft – Außenlandschaft: Dem genauen Betrachter öffnet sich im Dämmer des Hintergrundes die abschließende große Atelierwand, und es sieht so aus, als werde sie auf diskrete Weise durchsichtig, als zeige sich hinter der Pfeilerstellung eine Landschaft, die nach hinten in die Tiefe des Bildes führt; ist dies eine auf die Wand gemalte Landschaft, ist es eine fiktive, ist es eine tatsächliche oder gar eine visionäre? Das bleibt offen.

Das Atelier ist von einer Vielzahl an Personen bevölkert, die sich zum Besuch versammelt haben; in jedem Fall sind es authentische Porträts. So sieht man in der rechten Bildhälfte Freunde, Verwandte und Bekannte Courbets, in der linken Vertreter aus allen Schichten der Pariser Bevölkerung.[26] Dadurch wird eine weitere Dimension ins Bild hineingenommen – die Zeit. Das Gemälde erhält eine autobiographische Perspektive, das Zeitpanorama ist in das Raumpanorama hineingeheimnißt. Zeit und Raum werden zum Zeitraum verschmolzen. Das Resultat ist ein Entwicklungspanorama. Hier kommt ein Begriff ins Spiel, der in der Bewußtseinsgeschichte eine entscheidende Rolle spielt. »Das Zauberwort ›Entwicklung‹« – so hat Dolf Sternberger ein Kapitel seines Buches überschrieben; ein Unterabschnitt heißt »Langhingezogen«.[27] Sternberger beschäftigt sich dort insbesondere mit dem Darwinismus. Darwins Lehre bildet den Kulminationspunkt im Wandel der wissenschaftlichen Vorstellungen vom Ablauf der erdgeschichtlichen Prozesse, ein Wandel, der schon am Ende des 18. Jahrhunderts einsetzte. Die Katastrophentheorie, die von der Vermutung ausging, daß jedes erdgeschichtliche Äon eine eigene Lebenswelt hervorbringt, die sich von den vorausgehenden und folgenden grundsätzlich unterscheidet, wurde durch die Entwicklungstheorie abgelöst, die behauptet, daß alle Lebewesen in ihren unterschiedlichen Formen aus einem langen, langsam und gleitend verlaufenden, ununterbrochenen erdgeschichtlichen Entwicklungsprozeß hervorgegangen sind, in dessen Verlauf sich die Arten immer weiter differenziert haben. Von dieser Entwicklungstheorie ist auch unser heutiges wissenschaftlich-weltanschauliches Denken geprägt. Sie suggeriert die Vorstellung von einem ewig langen Zeitfaden, aus dem sich, indem er sich wie von einem genetischen Wunderknäuel abspult, die einzelnen Phasen ›entwickeln‹. Das im Begriff ›Entwicklung‹ enthaltene Zeitpanorama ist die zeitliche Entsprechung zum Raumpanorama. Beide Kategorien, die Zeit wie der Raum, gewinnen in der Wahrnehmungs- und Vorstellungswelt des 19. Jahrhunderts die anamorphotische Dimension der ins Unendliche gedehnten Länge, wobei nicht zu übersehen ist, daß das 19. Jahrhundert dasjenige ist, in dessen Verlauf der Erdball im Zuge einer rapide wachsenden Kommunikationsdichte mehr und mehr ›verschnürt‹ wird: Gasrohre, Lichtleitungen, Telefonkabel, Eisenbahngleise, Drähte in der Luft, Schienen auf der Erde, Röhren unter der Erde – in ihnen erschien das ›Langhingezogene‹ augenfällig verkörpert. Sternberger weist darauf hin, daß die »natürliche Zuchtwahl aufs genaueste die Funktion [erfüllt], die zuvor getrennten Gestalten der organischen Natur zur bruchlos gleitenden Reihe wechselnder Bilder zusammenzuschließen und zugleich das Ganze der Entwicklung als ihr eigenes Werk dem Forscher als einem anderen Reisenden auf der Eisenbahn anzubieten.«[28]

In seiner *Geschichte der Eisenbahnreise* konstatiert Wolfgang Schivelbusch: »Die Eisenbahn inszeniert eine neue Landschaft«[29], und er definiert diese Landschaft als die bis dahin noch nicht dagewesene Wahrnehmungsgattung eines fließend in sich bewegten Raum-Zeit-Panoramas: »Bei Benjamin Gastineau, Verfasser eines 1861 in Buchform erschienenen Reisefeuilletons ›La vie en chemin en fer‹ erscheint die Bewegung des Zuges durch die Landschaft als Bewegung der Landschaft selber. Die Eisenbahn bringt sie zum Tanzen. Ihre Geschwindigkeit, den Raum verkleinernd, läßt Gegenstände und Szenen in einer unmittelbaren Folge erscheinen, die ihrem ursprünglichen Hier und Jetzt gemäß den verschiedensten Bereichen angehören. Der Blick aus dem Abteilfenster, der solche Szenenfolgen aufnimmt, ist durch eine neuartige Fähigkeit gekennzeichnet, die Gastineau als die ›synthetische Philosophie des Auges‹ bezeichnet. Es ist die Fähigkeit, das Unterschiedene, wie es jenseits des Abteilfensters abrollt, unterschiedslos aufzunehmen. Die Szenerie, die die Eisenbahn in Gastineaus Text in schneller Bewegung herstellt, erscheint, ohne ausdrücklich so genannt zu werden, als Panorama. (...) In einem anderen, ungefähr gleichzeitigen französischen Text finden wir die drei wesentlichen Elemente versammelt, die den *panoramatischen* Blick aus dem Abteilfenster charakterisieren. Der Pariser Journalist und Publizist Jules Clarétie beschreibt [in ›Voyages d'un Parisien‹, Paris 1854] die von der Eisenbahn aus gesehene Landschaft als eine durch die Bewegung konstituierte Szenerie, deren Flüchtigkeit die Erfassung des Ganzen, d. h. einen *Überblick* möglich macht, und verwendet zur Charakterisierung dieses Vorgangs ausdrücklich den Begriff des Panoramas: ›In wenigen Stunden führt sie Ihnen ganz Frankreich vor, vor Ihren Augen entrollt sie das gesamte Panorama, eine schnelle Aufeinanderfolge lieblicher Bilder und immer neuer Überraschungen. Sie zeigt Ihnen lediglich das Wesentliche einer Landschaft, wahrlich ein Künstler im Stil der alten Meister. Verlangen Sie keine Details von ihr, sondern das Ganze, in dem das Leben ist. Schließlich, nachdem sie Sie durch den Schwung des Koloristen entzückt hat, hält sie an und entläßt Sie an Ihrem Ziel.‹«[30]

Auch das Panorama, das sich ›jenseits des Abteilfensters‹ entwickelt, ist ein Jenseits. Auch dieses Jenseits befindet sich in unerreichbarer Nähe, denn zwischen ihm und der rollenden Aussichtsplattform des Fenstersitzes im Coupé befindet sich ein Abstand, den überbrücken zu wollen lebensgefährlich wäre. Dieser unüberbrückbare Abstand wird durch die Geschwindigkeit hervorgerufen, mit der das Panorama vor dem Betrachter am Abteilfenster vorbeizieht. Die Geschwindigkeit ist in Bewegung umgesetzte Zeit. Die Landschaft, der ruhende Teil in dieser Relation, erweckt den Eindruck, als bewege sie sich. Das Eisenbahnpanorama ist ein Zeitpanorama in Gestalt eines Raumpanoramas, das zum Nachdenken darüber anregt, wie es sich mit dem Verhältnis von Raum und Zeit zueinander innerhalb des durch den Ortswechsel hervorgerufenen Relationsgefüges verhalte. Nicht zufälligerweise hat Einstein zur Erklärung der Relativitätstheorie die Eisenbahnparabel zu Hilfe genommen. Das bewegte Landschaftspanorama, das vor den Augen des Eisenbahnreisenden vorüberzieht, ist ein Parallelpanorama. Schivelbusch spricht vom »Ende des *Vordergrundes*, jener Raumdimension, die die wesentliche Erfahrung des vorindustriellen Reisens ausmacht.«[31]

Das Element der Bewegung hatte der Panoramenkunst ursprünglich gefehlt. Deshalb legten die Entwerfer solcher Rundbilder, die, wie etwa die Schlachtenpanoramen, einen historischen Moment so authentisch wie möglich festhalten sollten, auf die minuziöse Rekonstruktion des wiedergegebenen Augenblicks großen Wert, denn der Augenblick ist die Fixation der punktuell verewigten Zeit. In Amerika wurde das ›Moving Panorama‹ erfunden. Es war als vorgetäuschtes Reisepanorama natürlich kein Rundpanorama mehr, sondern ein Parallelpanorama. Die Prototypen waren Samuel Hudsons *Große panoramatische Ansicht des Hudson-Flusses,* erstmals 1848 in St. Louis

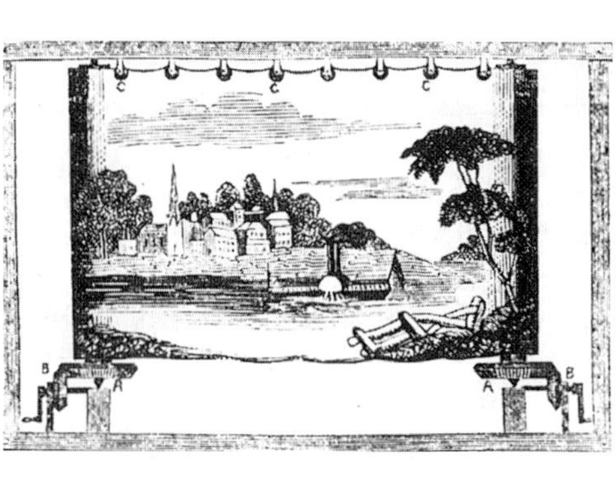

Schematische Darstellung eines ›Moving Panorama‹, veröffentlicht in *Scientific American*, Dezember 1848

vorgeführt, und Johann (John) Banvards *Mississippi-Panorama,* »The biggest Picture in the World«, das im Oktober 1846 in Louisville gezeigt wurde und von da auf Wanderschaft ging.[32] Beides waren Flußpanoramen, die auf lange Bahnen aus aneinandergenähten Leinwänden gemalt waren. Die Zuschauer saßen in einem länglichen Raum, der das Innere des Riverboats vortäuschte. Die Landschaftsprospekte mit den malerischen Motiven längs der beiden Flußufer wurden langsam an den Fenstern vorbeigezogen. Diese ›Moving Panoramas‹ nahmen den Blick aus dem Eisenbahnabteil sozusagen vorweg. »Vor dem Aufbau der Eisenbahnen wurden fast ausschließlich die natürlichen Verkehrsstraßen der Wasserwege, des Hudson, des Ohio und vor allem des Mississippi genutzt. Ihre Distanzverkürzung wurde in zahlreichen Flußpanoramen verherrlicht.«[33]

Das Prinzip der Entwicklung erscheint in der Technik der ›Moving Panoramas‹ praktisch vergegenständlicht. Die Leinwandbahnen mit den aufgemalten Flußlandschaften waren zum Behuf der Abwicklung auf große Rollen aufgezogen und wurden bei der Vorführung von der Rolle am vorderen Ende zu der Rolle am hinteren Ende des Prospekts umgespult. Jene ungefügen, übermannshohen Rollen können somit als die Urmütter der Filmrolle angesehen werden, denn zweifelsfrei sind die ›Moving Panoramas‹ die Vorläufer des Films, der in der Folgezeit erst mit der Inbewegungsetzung der Fotografie seine ›Eisenbahngeschwindigkeit‹ erreichen sollte. Der Filmstreifen ist konservierte Geschwindigkeit des Zeit-Raum-Parallelbewegungszuges. Ein Filmstreifen wird unserem selbstverständlichen Sprachgebrauch nach ›entwickelt‹. Bis in die chemische Behandlung der belichteten Schicht ist also das Wort vorgedrungen; das Prinzip der Entwicklung ist dem Film auf den Leib geschrieben. Er ist das technische Präparat des Begriffs.

In den panoramatischen Gemälden, die vor allem seit der zweiten Hälfte des 19. Jahrhunderts entstanden, bereitet sich jene Sichtweise vor, deren Ergebnis in unserem Jahrhundert die großen Ausstattungsfilme sind. Ein Beispiel dafür ist Hans Makarts Riesenleinwand *Einzug Karls V. in Antwerpen,* ein Gemälde, dessen panoramatischer Schaueffekt zur Geltung kam, indem es auf einer Tournee durch deutsche Städte sensationelles Aufsehen erregte. Weitere panoramatische Motive lieferte eine Horizontlandschaft reinster Ausprägung, die seit der Kolonialisierung Algeriens durch die Franzosen ins Blickfeld rückte – die afrikanische Wüste. Die Produktion der französischen Orientmaler ist überreich an breitformatigen Saharabildern, die phantasieanregende, kriegerische und exotisch-folkloristische Szenen zeigen, so etwa Eugène Fromentins melodramatisches Katastrophenbild *Im Lande des Durstes.*[34] Wie diese Panoramen konzeptuell schon auf die filmische Inszenierungstechnik zulaufen, bezeugt beispielsweise auch ein auf vordergründigen Effekt berechneter Historienschinken wie Alexander Wagners *Wagenrennen im Circus Maximus,* dessen zentrale Figurengruppen in einem rasanten Bewegungszug auf den Betrachter zusteuern. Von dort bis zu Metro-Goldwyn-Mayer und Paramount sind es nur noch ein paar Schritte. Das Kino hat das Panorama abgelöst. Deshalb ist das gemalte Panorama auch ein spezifisches Phänomen des 19. Jahrhunderts. Danach hat es sich selbst überlebt. Es war

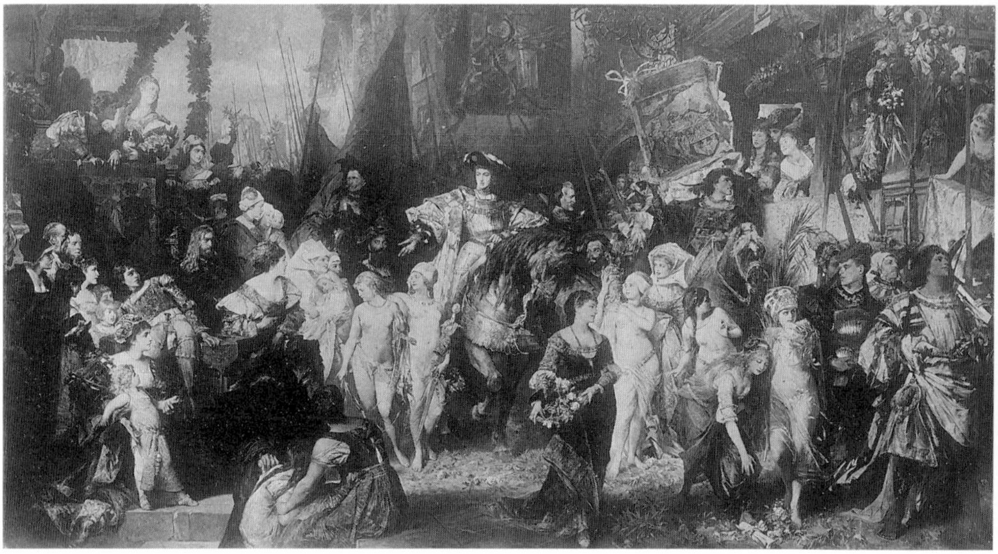

Hans Makart, *Einzug Karls V. in Antwerpen,* 1878. Öl/Lwd., 520 × 952 cm, Hamburger Kunsthalle

nicht mehr nötig. Die Revolution der Sehweise, die sich im 19. Jahrhundert vollzog, war so tiefgreifend, daß es schwerfällt, sie im Rückblick eindringlich genug einzuschätzen, da uns ihre Folgen inzwischen zur Gewohnheit geworden sind.

Ein Zeitgenosse noch des ausgehenden 19. Jahrhunderts wäre angesichts der Vorführung eines Spielfilms aus unserem Jahrhundert vermutlich völlig hilflos gewesen; er hätte außer einem Chaos von Eindrücken gar nichts wahrgenommen. Das synthetische Sehen, das Sehen gleitender Zeitreiseüber-

Alexander Wagner, *Wagenrennen im Circus Maximus,* um 1898. Öl/Lwd., 138,3 × 347 cm, Manchester City Art Galleries

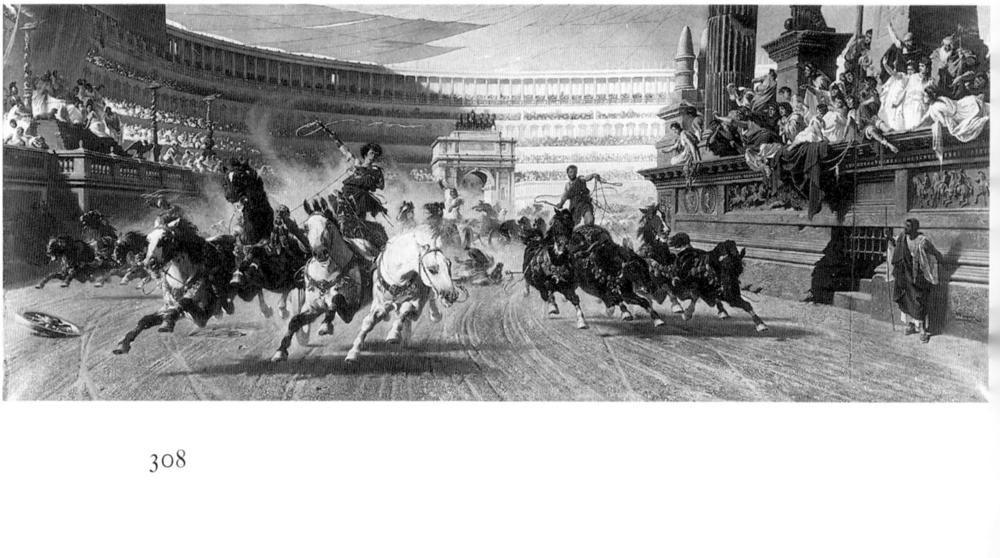

gänge, das Sehen im Schnitt, das Sehen komprimierter Raum- und Zeitpanoramen im Entwicklungskino, das Verschleifungssehen und das Montage-Sehen haben das ganzheitliche Sehen abgelöst. Die visuelle Wahrnehmungsweise hat sich dadurch radikal geändert. Begonnen hat das alles mit der Erweiterung des Blickwinkels um 1800.

Anmerkungen

1 Stephan Oettermann, Das Panorama. Die Geschichte eines Massenmediums, Frankfurt/M. 1980, S. 77 f. Die Geschichte von Robert Barkers Panorama ist dort in allen Einzelheiten erzählt.

2 Ebenda, S. 78.

3 Ebenda, S. 78.

4 »PANORAMA. Der Öffentlichkeit wird hiermit respektvoll bekannt gemacht, daß der Gegenstand des PANORAMAS, gemalt von Robert Barker, dem Patenthalter dieser Erfindung, eine Darstellung des Blicks auf die Städte von London und Westminster mit den drei Themsebrücken ist; ein Gemälde von 1479 Quadratfuß [137,5 m^2], das in der Größe, wie in jeder anderen Beziehung wie die Wirklichkeit selbst erscheint. Allein durch die Malerei wird dem Betrachter suggeriert, er stünde auf dem Dach der Albion Mills, von wo das Bild aufgenommen wurde. Das PANORAMA ist täglich von 9 Uhr morgens bis 4 Uhr nachmittags für die Besichtigung geöffnet. Eintritt 1 Schilling.« Zit. nach Oettermann (zit. Anm. 1), S. 79.

5 Oettermanns sachkundiges und faktenreiches Buch ist das Standardwerk über die Geschichte des Panoramas. Eine weitere Publikation, die Oettermanns Abhandlung quellengeschichtlich in manchem ergänzt, ist der Katalog: Ralph Hyde, Panoramania! The Art and Entertainment of the ›All-Embracing‹ View, London 1988.

6 Vgl. dazu: Oettermann (zit. Anm. 1), S. 7 f.: »›Panorama‹ ist (...) eine Neuschöpfung aus dem Ende des 18. Jahrhunderts. Das griechische Kunstwort, zusammengesetzt aus ›pān‹ (= alles) und ›hórāma‹ (= sehen), ist etwa vergleichbar mit Prägungen wie ›Telephon‹, ›Automobil‹ oder ›Velociped‹. Ein terminus technicus also, für eine besondere Form von landschaftlichem Gemälde, das einen 360°-Ausblick wiedergab und das um 1787 von verschiedenen, unabhängig voneinander arbeitenden Malern entwickelt wurde. Der Erfinder des Wortes ist unbekannt, das genaue Datum des ersten Gebrauchs nur eingrenzbar: zwischen 1787 und 1795, vermutlich aber nicht vor 1792. *Chamber's Encyclopedia* z. B. schreibt: ›ein Wort, geprägt von oder für Robert Barker, 1788‹; (...) Robert Barker selbst sprach 1787 bei seiner Patentanmeldung noch nicht von ›Panorama‹, sondern nannte seine Erfindung ›la nature à coup d'œil‹. Das *Repertory of Arts,* das die Patentschrift veröffentlicht, merkt 1796 dazu an: ›Diese Erfindung wurde seither Panorama genannt.‹ In ein englisches Wörterbuch aufgenommen, taucht ›Panorama‹ zuerst in der *Encyclopedia Britannica* von 1801 auf: ›ein Wort (...) unlängst in Gebrauch gekommen, um ein Gemälde zu bezeichnen.‹ In Deutschland wird 1794 zum ersten Mal im *Göttinger Taschenbuch* über das Panorama berichtet. Dabei handelt es sich um die Beschreibung eines Panoramabildes von Barker aus dem Jahr 1793. (...) Am häufigsten aber findet sich das Wort ›Panorama‹ in übertragener Bedeutung da, wo es darum geht, natürlich sich bietende Landschaftsaussichten zu charakterisieren. Matthison spricht vom ›ungeheure(n) Panorama von Konstantinopel‹, ähnlich Goethe vom ›Panorama einer nordischen großen Handelsstadt‹ usw. Dieser Wortgebrauch ist wohl heute noch der allgemein gängigste. Das Panorama wird so zum Muster, nach dem sich Seherfahrungen organisieren. Ganz deutlich wird das an einer Stelle bei Eichendorff, die zugleich den Kulminationspunkt darstellt, an dem Landschaft endgültig ins Panorama umschlägt und der panoramatische Blick auf Landschaft – doch nicht nur Landschaft – der herrschende wird; in *Ahnung und Gegenwart* (1811) heißt es: ›Von jedem Punkt des Gartens hatte man die erheiternde Aussicht in das Land, das wie in einem Panorama ringsherum ausgebreitet lag.‹«

7 Dolf Sternberger, Panorama oder Ansichten vom 19. Jahrhundert, Hamburg 1938.

8 Oettermann (zit. Anm. 1), S. 40.

9 In der Eintragung vom 30. März 1787 heißt es: »Der Vesuv verlor sich gegen vier Uhr aus unseren Augen, als Capo Minerva und Ischia noch gesehen wurden. Auch diese verloren sich gegen Abend. Die Sonne ging unter ins Meer, begleitet von Wolken und einem langen, meilenweit reichenden Streifen, alles purpurglänzende Lichter. Auch dieses Phänomen zeichnete Kniep.

Nun war kein Land mehr zu sehen, der Horizont ringsum ein Wasserkreis, die Nacht hell und schöner Mondschein. (...)« Und in der Eintragung vom 3. April: »Hat man sich nicht ringsum vom Meere umgeben gesehen, so hat man keinen Begriff von Welt und seinem Verhältnis zur Welt. Als Landschaftszeichner hat mir diese große simple Linie ganz neue Gedanken gegeben.« Johann Wolfgang Goethe, Italienische Reise, 2. Teil, in: J. W. Goethe, Werke (Sophienausgabe), I. Abt., Bd. 30, S. 82, hier zit. nach Oettermann (zit. Anm. 1), S. 9. Das, was Goethe auszeichnet, ist die sensible Genauigkeit und Eindringlichkeit seiner Beobachtung. Oettermann bemerkt dazu: »Die Entdeckung des Horizonts als einer großen, geschlossenen, fast mathematisch-reinen Linie, wie sie nur auf dem Meer zu erfahren ist, sollte für Goethe zu einer Art Offenbarung werden.« Ebenda.

10 Oettermann (zit. Anm. 1), S. 9.

11 Ebenda, S. 11f.

12 Jacques-Barthelemy Micheli Du Crest, *Prospect Géometrique des Montagnes neigées dites Gletscher, telles qu'on les découvre en temps favorable, depuis le Château d'Aarbourg, dans les territoires des Grisons, du Canton d'Ury, et de l'Oberland du Canton Berne, 1755. Gravé par Tobias Lotter à Augsbourg.* Zusammen mit einer vierseitigen Druckschrift: ›Mémoire pour l'explication du Prospect des Montagnes neigées que l'on voit du château Aarbourg 1755‹. Siehe dazu: Oettermann (zit. Anm. 1), S. 30f. Zur Vorgeschichte des Alpenpanoramas siehe: ebenda, S. 26ff.

13 Oettermann (zit. Anm. 1), S. 12.

14 Vgl. ebenda, S. 21.

15 Siehe dazu: ebenda, S. 72f.

16 Das erste Schlachtenpanorama war Robert Barkers Rundbild von der Seeschlacht bei Queffant am 1. Juni 1794, bei der die Franzosen vernichtend geschlagen wurden. Siehe dazu: Oettermann (zit. Anm. 1), S. 82: »Barker hatte die Schlacht nach Augenzeugenberichten minutiös rekonstruiert, um seinem Publikum einen korrekten Eindruck von den Ereignissen zu verschaffen.«

Ebenda, S. 86: »1815 ist Barker einer der ersten Zeichner auf dem Schlachtfeld von Waterloo; nachdem er in aller Eile an Ort und Stelle topographische Aufnahmen gemacht hat, reist er schnellstens nach Paris ins Hauptquartier, um sich bei den an der Schlacht beteiligten Offizieren genaueste Information über den Hergang der Schlacht zu holen und von den hervorragendsten Persönlichkeiten Porträtskizzen anzufertigen. Die Mühen der Recherchen lohnen sich: das Panorama der Schlacht von Waterloo wird das erfolgreichste und lukrativste Bild Barkers; die Ausstellung in London bringt ihm in wenigen Monaten 10 000 £ Reingewinn ein. Nachdem es eine Rundreise durch alle größeren Städte Englands und Schottlands hinter sich hatte und selbst nach Amerika verschifft worden war, wo es in Boston gezeigt wurde, wurde es einige Jahre später noch einmal – mit ebenso großem Erfolg – am Leicester Square gezeigt. Da der Besucherstrom nicht abriß, wurde das Bild solange gezeigt, bis es buchstäblich in Fetzen fiel.«

Perfektionistischer Höhepunkt des europäischen Schlachtenpanoramas war das von Anton von Werner unter Assistenz einer Gruppe von ihm ausgewählter Kollegen geschaffene *Sedan-Panorama,* das am 18. August 1883 fertiggestellt war. Dieses späte Panorama hat Sternberger als Leitmotiv für sein Buch genommen. Auch Werners Rundbild lebt von der Wirkung des peniblen naturalistischen Details; ein Bild mit Versatzstücken wie Helmen, Gewehrpyramiden usw., die zum Vordergrund hin vermitteln. »›Das Rundgemälde schildert‹ – so heißt es in einer zeitgenössischen Beschreibung, die der Besucher für zwei Groschen am Eingang erhalten konnte – ›jenen Moment der Schlacht bei Sedan am Nachmittage des 1. September 1870, zwischen eineinhalb und zwei Uhr, in welchem die französische Armee – speziell das VII. französische Armeekorps – von dem linken Flügel der deutschen Armee (...) umfaßt und, auf das Plateau von Floing-Illy zurückgedrängt, den letzten verzweifelten Versuch macht, die preußischen Linien zu durchbrechen und eine Rückzugsstraße zu gewinnen.‹ (...) ›Beim Austreten auf die Plattform blickt der Beschauer weithin über das liebliche Maastal; in der Tiefe vor ihm liegt das Dorf Floing, welches seit zwölfeinhalb Uhr mittags vollständig von den Deutschen besetzt ist. Vor der Kirche dringt aus der Tiefe die 2. Komp. des 82. Inf.-Reg. Eben da: Hauptmann Bödicker (3), Kommandeur des V. Jägerbataillons, dessen 4. Kompagnie als Reserve im Dorfe steht.‹« Sternberger (zit. Anm. 7), S. 11.

Wie die meisten Panoramen ist auch das *Sedan-Panorama* in den Orkus der Zeit geraten. Es gibt keine Angaben zu seinem Verbleib, nur durch Schwarzweißphotographien ist es überliefert (siehe Dominik Bartmann, Anton von Werner, Berlin 1985, S. 45ff., Abb. S. 48; vgl. auch Oettermann (zit. Anm. 1), S. 204ff.).

17 Oettermann (zit. Anm. 1), S. 38.

18 Helmut Börsch-Supan/Karl Wilhelm Jähnig, Caspar David Friedrich. Gemälde, Druckgraphik und bildmäßige Zeichnungen, München 1975, S. 349: »Die einzelnen Motive der Felsen

stammen, zumindest zum Teil, aus dem Elbsandsteingebirge. Der Berg im Hintergrund links ist der Rosenberg (Grote), rechts davon möglicherweise der Zirkelstein (Mitteilung Jähnig).«

19 Siehe Oettermann (zit. Anm. 1), S. 40.

20 Ebenda, S. 39 f.

21 Siehe Börsch-Supan/Jähnig (zit. Anm. 18), S. 349: »Nach Angaben von W. Luz, die von dem Vorbesitzer stammen sollen (Notiz Jähnig), ist der Dargestellte ein Herr von Brincken, angeblich ein hoher sächsischer Forstbeamter. Der grüne Rock des Dargestellten würde dafür sprechen; ein Forstbeamter dieses Namens ist aber im sächsischen Staatshandbuch nicht nachweisbar. Möglicherweise bezieht sich die Überlieferung auf Friedrich Ernst von den Brincken, der 1772 sächsischer Kammerjunker und 1777 Kammerherr wurde, eher jedoch auf einen Oberst der Infanterie Friedrich Gotthard von Brincken, der bis 1807 im sächsischen Staatshandbuch verzeichnet ist.«

22 Ebenda: »Das Bild steht durch seinen Gegenstand isoliert im Werk Friedrichs. Der Betrachter der Natur erscheint hier nicht demütig ergriffen (...), sondern in denkmalhafter Pose. Diese Auffassung eines über den Wolken stehenden Menschen ist bei Friedrich nur verständlich, wenn mit dem Dargestellten ein Verstorbener gemeint und das Gemälde als Gedächtnisbild entstanden ist. Die Besteigung eines Berggipfels als Weg zum Ziel des Lebens hat Friedrich in Kat. 190 [*Morgen im Riesengebirge,* 1810–12] bereits dargestellt. Wenn auch die Benennung der Gestalt zweifelhaft ist, so deutet doch die Überlieferung, daß eine bestimmte Person und nicht eine anonyme Betrachterfigur dargestellt ist, auf einen solchen Zweck des Bildes. Der Nebel bedeutet die überwundenen Irrungen des menschlichen Lebens. Die Felsen, die aus ihm herausragen, versinnbildlichen den Glauben, der aus dem irdischen Bereich in den himmlischen hinüberleitet.«

23 Schinkel, Baumeister, Theatermaler für das Königliche Schauspielhaus in Berlin und Panoramenmaler, entwarf eine Reihe von Dioramen (das sind durch Lichteffekte verwandelbare perspektivische Schaubilder) für das nach seinen Entwürfen gebaute Diorama der Gebrüder Gropius, dessen Gebäude Ecke Universitäts-/Georgenstraße 1827 in Berlin eröffnet wurde. Zu Schinkels Schaubildern gehörte u. a.: das Panorama des Golfs von Salerno, der Vesuv, das Kapitol in Rom, der Mailänder Dom, der Markusplatz in Venedig, Konstantinopel, der Nil, der Brand Moskaus, die Völkerschlacht bei Leipzig. Nichts davon ist erhalten geblieben.

24 So etwa John Martin, *Der große Tag Seines Zorns,* um 1853.

25 Zit. nach Rudolf Zeitler, Die Kunst des 19. Jahrhunderts, Berlin 1966, S. 226 (Propyläen Kunstgeschichte, Bd. 11).

26 Siehe dazu: Gustave Courbet zit. nach Zeitler, ebenda: »Das Bild ist in zwei Hälften geteilt: Ich bin in der Mitte und male, rechts sind all die Teilhabenden, das heißt die Freunde, die Mitarbeiter und die Liebhaber der Welt der Kunst. Links dagegen ist die andere Welt, das tägliche Leben, das Volk, das Elend, der Reichtum, die Armut, die Ausbeuter und die Ausgebeuteten, die Menschen, die vom Tode leben.« Weiter heißt es bei Zeitler: »Von den auf der rechten Bildhälfte Dargestellten lassen sich das mondäne Paar im Vordergrund und die beiden Liebenden am Fenster nicht identifizieren. Bei den übrigen handelt es sich – von links nach rechts – um den Musiker Promayet, Courbets Mäzen Alfred Bruyas, den Sozialtheoretiker und Philosophen Proudhon, Urbain Cuénot und Max Buchon, einen Vetter Courbets. Champfleury ist sitzend dargestellt, Baudelaire hinter dem Tisch am rechten Bildrand. (...) Die Porträtköpfe schuf Courbet nach früher von ihm gemalten Bildnissen; lediglich das Porträt Proudhons entstand nach einer Lithographie. Der Aktfigur liegt wahrscheinlich ein Photo zugrunde, das der Künstler im November 1854 brieflich von Alfred Bruyas erbat.«

27 Sternberger (zit. Anm. 7), S. 92-129 und S. 96.

28 Ebenda, S. 101.

29 Wolfgang Schivelbusch, Geschichte der Eisenbahnreise. Zur Industrialisierung von Raum und Zeit im 19. Jahrhundert, Frankfurt/M. 1981, S. 58.

30 Ebenda, S. 59 f.

31 Ebenda, S. 61.

32 Siehe dazu: Oettermann (zit. Anm. 1), S. 258 ff.

33 Ebenda, S. 259.

34 Es gibt zwei Gemäldefassungen: Eine undatierte im Musée d'Orsay (Öl/Lwd., 103 × 143,2 cm); die andere, 1869 datierte, befindet sich in Brüssel, Museés Royaux des Beaux-Arts de Belgique (Öl/Lwd., 103,5 × 144 cm).

III.2 Das Fenster

Adolph von Menzels Gemälde *Das Balkonzimmer* (Ft. 16), vom Dreißigjährigen 1845 gemalt, ist das Produkt einer glücklichen Stunde – nicht sehr groß, auf Pappe, beiläufig und nicht ganz fertig geworden. Nichtsdestotrotz hat es sich dem Gedächtnis der Kunstfreunde eingeprägt. Es wird häufig abgebildet und zählt zu den schönsten Arbeiten des Künstlers. Das kommt von seinem unvergleichlichen Charme. Man merkt ihm an, daß es in einem Augenblick heiterer Gelassenheit in einem Zug heruntergemalt ist, ein Nebenwerk. Seine Anmut beruht auf dem Eindruck der Improvisation. Nichts weiter ist zu sehen als der Blick in die Ecke des Wohnzimmers, aus dem seine Bewohner eben einmal hinausgegangen sind. Einige wenige Einrichtungsgegenstände bezeugen eine unprätentiöse, schlichte und doch solide Wohnlichkeit; bürgerliches Biedermeier.

Die Möblierung des Raums verrät viel vom Wesen seiner Benutzer. Das ausgeglichene und mit dem, was es sich erworben hat, zufriedene Gemüt hat sich auf das Inventar übertragen und segnet es mit dem stillen Abglanz seines Gebrauchs. Die Dinge sprechen für sich. Im Glas des von zwei Stühlen flankierten hohen Trumeaus rechts steht das Spiegelbild der Zimmerpartie, die auf der linken Seite nur im Anschnitt zu sehen ist. Erst durch das Spiegelbild wird offenkundig, daß das Gemälde unfertig geblieben ist, denn dort ist nicht nur das Stoffbezugsmuster des Sofas zu sehen, von dem am linken Bildrand nur der Schemen einer Lehne ins Bild ragt, sondern auch ein Stück einer im Goldrahmen hängenden Zeichnung, für die der Platz an der Wand diesseits des Spiegelbildes durch die Aussparung innerhalb des hellen Feldes an der Wand angedeutet ist. Vielleicht hat das manche Interpreten dazu veranlaßt, das Interieur als ein ›Umzugsbild‹ zu deuten, das Bild jedoch ist nicht, wie der flüchtige Blick vorgeben mag, von der Wand weggenommen worden, sondern es hätte eigentlich noch dorthin gemalt gehört. Es besteht ein eigentümlicher Reiz darin, daß es eben allein in seiner Spiegelrealität augenfällig wird. Der große helle Fleck an der Zimmerwand ist der diffuse Reflex des durch den weißen Vorhang fallenden Tageslichts. Der Vorhang selbst macht die beherrschende Bildpartie aus.

Draußen scheint die Sonne. Die Balkontür steht offen; ihre beiden Flügel ragen in das Zimmer. Vom leichten Sommerwind sanft angefächelt, bauscht sich die große Vorhangbahn in den Raum und verleiht dem Interieur mit ihrer großartigen, gleichwohl federleicht wirkenden Gebärde eine unauffällige, lichte Lebendigkeit. Direkt unterhalb der Deckenleiste an einer Gardinenstange befestigt, fällt der Vorhang in ganzer Länge fast bis zum Fußboden. Aus weißem, von einem zarten Blumenmuster durchzogenen Musselin gewebt, fängt er das von draußen einstrahlende Tageslicht, filtert es, verteilt es im Innenraum und eignet sich damit selbst die durchdringliche Körperlichkeit einer den Raum durchwaltenden Lichtfigur an.

Der durchlässige weiße Vorhang ist dazu da, dem eindringenden Sonnenlicht seine Schärfe zu nehmen, es zu dämpfen und auf milde Weise zu verstreuen. Er ist das Kraftverteilungsmedium des in das Stubeninnere geholten Lichts. Er bewirkt die Diffusion und sorgt dafür, daß die Zimmeratmosphäre von einer gleichmäßig sich ausbreitenden freundlichen Helligkeit angefüllt wird. Sie vermittelt dem Inneren seine durchlüftete Atmosphäre. Die geradesoviel wie notwendig gefilterte Tageshelle im Inneren befindet sich, so entsteht der Eindruck, mit der durchsonnten Helligkeit draußen in freundschaftlichem Einvernehmen. Darin gibt sich die in sich ruhende seelische Ausgeglichenheit eines selbstgenügsamen Bürgertums zu erkennen. Innenwelt und Außenwelt erscheinen im gegeneinander ausgewogenen Gleichgewicht.

Das Fenster ist die Lichtöffnung des Zimmers. Es ist sein Auge. Reguliert es die Verbindung zwischen innen und außen, so wirkt der Vorhang wie ein Ventil: Er ist das Augenlid. Auch eine Balkontür ist, wie in Menzels Gemälde, ja im Grunde nichts anderes als ein bis zum Boden reichendes Fenster. Der Spiegel hingegen reflektiert das Innere des Zimmers. Die Kombination von Fenster und Spiegel, dieser beiden so unterschiedlichen Lichtregulatoren, dem ›Lichthereinholer‹ und dem ›Lichtzurückwerfer‹, findet sich häufig in gemalten Interieurs.

Das Fenster ist ein klassisches Motiv der europäischen Kunst. Es läßt sich bis auf kleinasiatische und frühgriechische Vorbilder zurückführen. J. A. Schmoll genannt Eisenwerth, der dem Fenster eine ausführliche Betrachtung gewidmet hat, stellt fest: »Die Frühzeit hat dem Thema die tiefste Symbolkraft verliehen. Die Scheintür als solche ist Sinnbild des Durchgangs vom Leben zum Tod und vom Tod zum jenseitigen Leben, das als ein anderes abgeschiedenes diesseitiges begriffen wird. So ist auch die Gestalt im Rahmen von Tür und Fenster in eigentümlicher Ambivalenz der Lebende und der Tote, Körper und Geist zugleich.«[1] Damit ist auf den ursprünglichen, transitorischen Sinn des Topos hingewiesen, der insgeheim jedem Fenstermotiv innewohnt.

Das gemalte Bild ist ja selbst ein Fenster, dessen Ausschnitt einen Einblick in die Bewußtseins- und Empfindungswelt seines Schöpfers gibt. Bilder sind Fenster ins Imaginative, die Bildrahmen sind ihre Fensterrahmen. Der Betrachter steht dabei draußen vor der Weltfassade, auf deren Plan sich das Fenster in das Innere der im Gemälde imaginierten Wirklichkeit öffnet. Das gemalte Bild zeigt grundsätzlich immer ein Inneres, selbst wenn dies eine Landschaft sein sollte, denn die gemalte Landschaft ist – als Reflex auf die Außenlandschaft – stets Innenlandschaft. Das Fenster im Bild ist somit ein Sonderfall des Bildes im Bild, ist es doch ein Fenster im Fenster. Der Fensterrahmen korrespondiert mit dem äußeren Rahmen des Bildes insofern, als er dem äußeren einen inneren Rahmen hinzufügt. Die Künstler haben die daraus hervorgehenden Kombinationen weidlich durchgespielt und dem Motiv zahllose Varianten abgewonnen. Generell sind zwei parallel zueinander verlaufende typische Motivstränge zu unterscheiden: das vom Betrachter von außen gesehene Fenster, das diesem einen Blick in das Innere gewährt, aus dem die Bewohner herausschauen, sowie das von innen gesehene Fenster, das dem Betrachter, gemeinsam mit dem Bildbewohner, von da einen Ausblick in die hinter dem Fenster gelegene Landschaft gewährt. In unserer Betrachtung wollen wir uns hauptsächlich dieser zweiten Spielart, der ›Innenvariante‹, zuwenden. Schmoll gen. Eisenwerth vermutet: »Wie es scheint, hat sich dieser Weg nicht in der italienischen, sondern in der Malerei der Niederlande und der von ihr abhängigen der nördlichen Alpen gebahnt. Dies wird mit der durch das Klima bedingten stärkeren Erfahrung des Innenraums im Norden zusammenhängen.«[2]

Das Zimmer ist das erweiterte Selbst der Person, die es bewohnt. Es ist deren äußere Schale, ein wohlbegrenzter Umraum, in dessen Ausgestaltung sich Mentalität und Charakter seines Bewohners mitteilt. Das Zimmer gehört zum Inneren des Hauses. Für seinen Eigner ist es sein privates Äußeres und somit der intime gestalterische Entwurf seines Innern in denjenigen Teil seines Äußeren, von dem sein Wesen Besitz ergriffen hat und der ihm deshalb selbst gehört. Das Leben des Zimmers spielt sich ›zwischen den eigenen vier Wänden‹ ab. Von außen ist es durch die Mauern des Hauses behütet. Im Inneren findet der Bewohner Schutz vor der Außenwelt – hier ist er ganz bei sich selbst, hier ist er daheim. Das Zimmerinnere ist deshalb in der Malerei stets eine Metapher zur Darstellung der menschlichen Intimität. Durch das Fenster steht der Bewohner in Verbindung mit der Außenwelt. Er kann durch das Fenster hinausschauen und sieht im Ausschnitt die Landschaft, in der das Haus steht, das sein Zimmer birgt. Das Fenster ist solchermaßen das Kommunikationsorgan des Zimmers. Der Spiegel im Zimmer hingegen ist das Reflexionsorgan, in ihm begegnet der Bewohner sich selbst. Ist das Fenster die Öffnung nach außen, so ist der Spiegel die Öffnung nach innen.

Auch die Tür ist eine Zimmeröffnung. Merkwürdigerweise spielt sie in den gemalten Interieurs fast immer eine untergeordnete Rolle (denn durch sie ist der Maler, der Porträtist des Zimmers, als Gast selbst hereingekommen, er hat sie bewußtseinsmäßig im Rücken). Der Betrachter indes betritt das Innere des Zimmers, indem er mit dem Auge das Bild betritt. Seinem Blick bietet sich die Tür, falls sie überhaupt vorkommt, eher als eine Art Seiten- oder Hinterausgang. Der Fenstervorhang ist das Regulativ der Kommunikation zwischen innen und außen. Nicht nur filtert und diffundiert er das durch das Fenster einfallende Licht, sondern je nachdem, wie er beschaffen ist, aus welchem Stoff er besteht, kann er den Blick auf die Außenwelt dämpfen, er kann ihn ›weichzeichnen‹, verwischen oder ganz wegnehmen. Im Objektiv der photographischen Kamera ist das Prinzip des Fensters auf den Punkt gebracht. Das Fenster bietet, im Gegensatz zum Panorama, eine Einengung des Blickwinkels. Das Licht der Außenwelt wird bei seinem Einfall ins Zimmer mehr oder weniger gebündelt. Die Portion an zugelassener Außenwelt wird dadurch bemessen; sie kann größer oder kleiner sein. Ist das Fenster also das Lichtventil, das den Außen-Innen-Verkehr regelt, so fungiert der Vorhang gleich einer Blende. Nach seiner Beschaffenheit richtet sich das zugelassene Quantum an Außenlicht. Mithin bilden Fenster und Vorhang gemeinsam einen diffizil funktionierenden Steuerungsapparat. Daraus, wie dieser zusammengesetzt ist, lassen sich jeweils Rückschlüsse auf das Wechselverhältnis zwischen der Innenwelt des Zimmers und seiner Bewohner und deren Außenwelt ziehen. Je gleichmäßiger es sich darbietet, um so ausgeglichener erscheint die Einstellung des Zimmerbewohners zu seiner Welt. In Betrachtung der Gemälde des 19. Jahrhunderts ist die größte Ausgeglichenheit im Biedermeier zu finden.

Der schöpferische, um nicht zu sagen, der philosophische Höhepunkt des Fenster-Interieurs in der Malerei des 19. Jahrhunderts ist verblüffend genau zu terminieren und zu lokalisieren. Er findet seine präzis gesetzte Pointierung in der Dresdner Romantik, die bereits auf das Biedermeier zusteuert. Sein kleinmeisterlich-genialer Hauptvertreter ist Georg Friedrich Kersting. Genial im Kleinen – das ist das Charakteristikum der Epoche. Auch die Vorliebe für das Interieur hängt damit zusammen. Der Geistesmut hat sich in die vier Wände zurückgezogen, von dort aus operiert er.

Im Jahre 1811 debütierte Kersting auf der jährlich stattfindenden Ausstellung der Dresdner Kunstakademie mit zwei verhältnismäßig kleinformatigen Gemälden, die jeweils im Katalog mit dem Titel *Eine Maler-Stube, in Oel gemalt von Georg Kersting aus Meckl.-Schwerin* verzeichnet waren.[3] Die Bilder erregten sogleich Aufsehen, nicht nur wegen der neuartigen Auffassung des Motivs, sondern auch wegen der leisen Komik des Kontrasts. Das eine zeigt den Dresdner Maler Gerhard von Kügelgen, das andere Caspar David Friedrich, beide Künstler sind bei der Arbeit im Atelier dargestellt. Mit beiden war Kersting befreundet. In ihren Proportionen, im Schnitt der Wände, Fenster und Dielen sind die beiden Ateliers einander zum Verwechseln ähnlich, aber welch ein Unterschied im Innern! Kügelgens Atelier beherbergt vielerlei Kram, Möbel, Schreib- und Malgeräte, Bücher, Gipsfiguren, eine Etagere mit Flaschen, Farbutensilien und anderen Dingen, die er zu seinem malerischen Wohlbefinden braucht. Friedrichs Atelier erscheint dagegen fast leer. Die mönchisch karge Malzelle ist nur mit den notwendigsten Arbeitsgeräten

Georg Friedrich Kersting, *Der Maler Gerhard von Kügelgen in seinem Atelier,* 1811. Öl/Lwd., 53,5 × 42 cm, Karlsruhe, Staatliche Kunsthalle

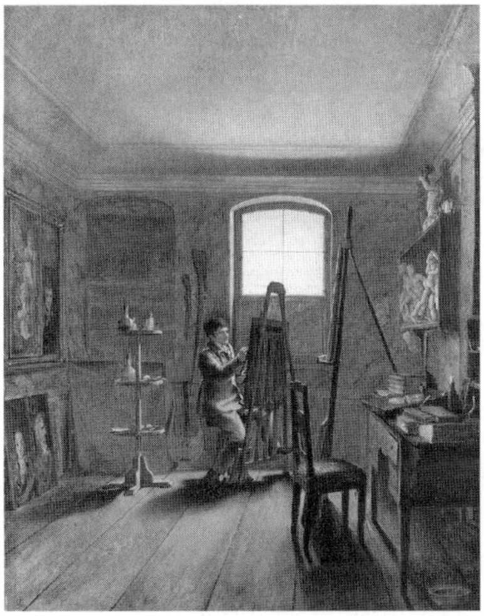

Georg Friedrich Kersting, *Caspar David Friedrich in seinem Atelier,* 1811. Öl/Lwd., 54 × 42 cm, Hamburger Kunsthalle

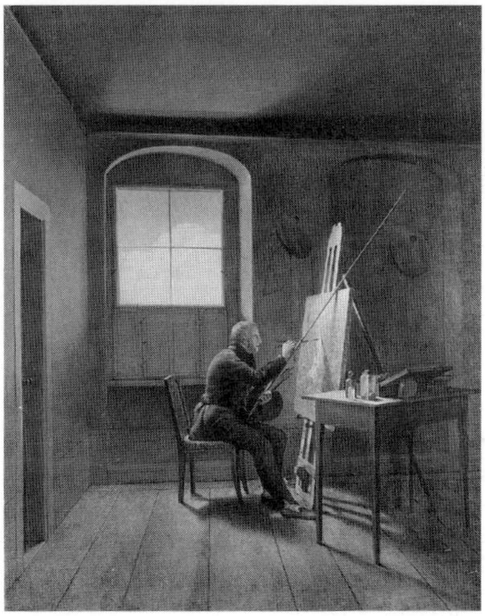

ausgestattet: der Staffelei mit der Leinwand, an der Friedrich gerade arbeitet, dem Stuhl und dem Tisch mit dem Malzeug. Gerhard von Kügelgens Sohn Wilhelm berichtet in seinen Jugenderinnerungen: »Friedrichs Atelier dagegen war von einer absoluten Leerheit, daß Jean Paul es mit dem ausgeweideten Leichnam eines toten Fürsten hätte vergleichen können. Es fand sich darin nichts als die Staffelei, ein Stuhl, ein Tisch, über welchem als einzigster Wandschmuck eine einsame Reißschiene hing, von der niemand begreifen könnte, wie sie zu der Ehre kam. Sogar der wohlberechtigte Malkasten nebst Ölfläschchen und Farbenlappen war ins Nebenzimmer verwiesen, denn Friedrich war der Meinung, daß alle äußeren Gegenstände die Welt im Innern stören.«[4] Den Malkasten mit dem Ölfläschchen hat Kersting immerhin ins Bild zurückgeholt. Indes ist es ihm gelungen, die Charakterverschiedenheit der beiden Künstler in ihren Ateliers drastisch herauszustellen: Überfüllung hier, Leere dort, das leichte Chaos gegenüber der strengen Ordnung, der Gesellschaftsmensch gegenüber dem Puritaner. Hannelore Gärtner konstatiert in ihrer Kersting-Monographie: »Innerhalb eines dynamischen Kunstprozesses vollbrachte er eine schöpferische Leistung, die ihm einen hohen Rang im Dresdener Kunstkreis einbrachte. Es war ein neuer Typ des Innenraumbildes, den er ausführte, eine neue Möglichkeit einer umfassenden und zugleich differenzierten Aussage über den Menschen, über seine Tatbereitschaft ebenso wie über seinen kontemplativen Rückzug.«[5] Sie definiert den Spannungsraum der zeitgeschichtlichen Bewußtseinsambivalenz, aus der solche Werke hervorgehen konnten: »Die Zeitgenossen Kerstings erfaßten solche ideellen Dimensionen, die Spannung zwischen den Polen – einerseits eine auf Klarheit und auf Harmonie des Menschen in dem großen Weltgefüge wie in der menschlichen Kleinwelt gestellte Lebensordnung, eine tätige Bürgerlichkeit, in der sich die gedankliche Ordnung auch als Ordnung der Dinge ausprägt – und andererseits jene ›unbestimmbare‹ frühromantische Geistigkeit, die Dunkles wie Helles kennt, die den Menschen im Sinne seiner Universalität geistig in weiteste Räume der Natur, des Universums wie auch der Utopien führt.«[6]

Der Vergleich der Fenster in beiden Atelierbildern zeigt, daß es sich um haargenau den gleichen Fenstertyp handelt. In eine Mauernische mit einem flachbogigen oberen Abschluß ist ein sechsteilig gegliedertes Fenster eingelassen. Das untere Drittel ist jeweils durch geschlossene hölzerne Laden verdeckt, durch die oberen zwei Drittel fällt das Licht. Dort zeigt sich mit der akkuraten Schmalheit der Setz- und Querhölzer das Fensterkreuz in der Reinheit einer geometrischen Formel.

Wenngleich sich bei der isolierten Betrachtung des Interieurs von Friedrichs Atelier die Interpretation anbietet, der Künstler habe mit der Hochlegung des Fensterausschnitts, der nur den Blick auf den Wolkenhimmel gewährt, die Verinnerlichung von Friedrichs Landschaftsauffassung symbolisieren wollen, stellt sich doch beim Betrachten beider Atelierbilder heraus, daß der Ausschluß der Außenlandschaft keineswegs nur eine Marotte Friedrichs gewesen ist, denn Kügelgen handhabt die Manipulation seines Fensters nicht anders. Das ist darauf zurückzuführen, daß das schräg von oben einfallende Licht die beste Beleuchtung des Staffeleibildes gewährleistet, an dem

Georg Friedrich Kersting, *Caspar David Friedrich in seinem Atelier,* 1812. Öl/Lwd., 51 × 40 cm, Staatliche Museen zu Berlin – Preußischer Kulturbesitz, Nationalgalerie

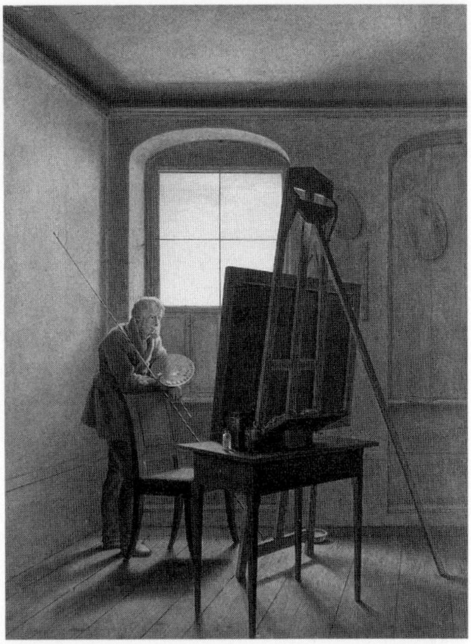

der Künstler gerade arbeitet. Jedoch ist das Gemälde Kerstings, das Friedrich in seinem Atelier darstellt, nicht zuletzt deshalb das bedeutendere und auch weitaus bekanntere, da sich dem Betrachter hier die metaphorische Dimension des Innen-Außenverhältnisses aufgrund der strengen Klarheit der Innenordnung weitaus konziser vermittelt. Das Fensterkreuz des Kügelgen-Bildes, das überdies vom Profil der Staffeleispitze angeschnitten wird, ist nichts als eine banale Nutzkonstruktion. Im Atelier Friedrichs dagegen gewinnt es in dem gleichen Maße, wie dies für die Kreuz-Darstellungen in Friedrichs Gemälden zutrifft, die Bedeutung eines in die Gewöhnlichkeit des Diesseits selbstverständlich eingebauten Sinneszeichens zur Vermittlung der Allgegenwart göttlichen Waltens. Insgesamt hat Kersting drei Bilder geschaffen, die Caspar David Friedrich in seinem Atelier zeigen. Die letzte Fassung, in der Friedrich nicht sitzend zu sehen ist, sondern wie er, auf eine Stuhllehne gestützt, sinnend seiner Leinwand gegenübersteht, ist die schönste.[7]

In der ›Galerie der Romantik‹ im Schloß Charlottenburg hängt Franz Louis Catels Porträt-Interieur *Schinkel in Neapel* von 1824. Im Vergleich der Friedrich-Gemälde Kerstings und des Interieurs von Catel stellt sich ein charakteristischer Auffassungsgegensatz heraus, wie er eindrücklicher nicht sein könnte. Catels Gemälde zeigt den preußischen Baumeister in seinem 43. Lebensjahr. »(...) nicht etwa als Rückenfigur in Betrachtung der Natur, sondern in geistiger Auseinandersetzung, mit einem Schriftstück in den Händen (...). Tatsächlich war seine zweite Italienreise von 1824, um die es hier geht, anders als die ausgedehnte Fahrt 1803/04 stark zweckgebunden und mit allmöglichen praktischen Verpflichtungen ausgefüllt. Dazu gehörte auch die Sichtung antiker Fundstücke, wie sie am linken unteren Bildrand zu sehen sind.«[8]

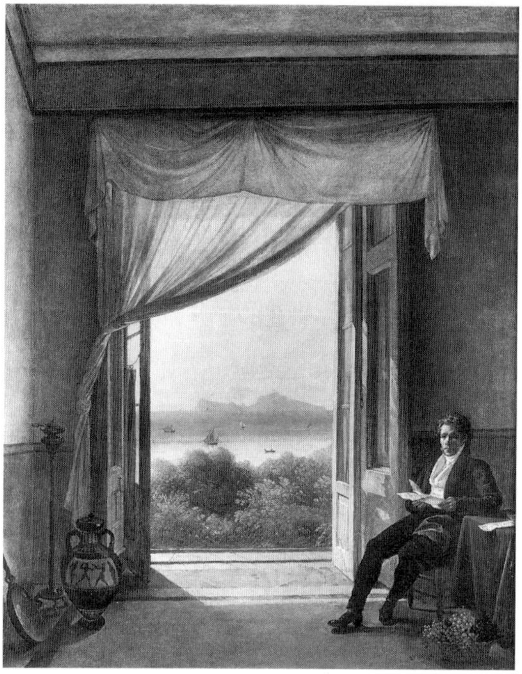

Franz Louis Catel,
Schinkel in Neapel, 1824.
Öl/Lwd., 62 × 49 cm,
Staatliche Museen zu Berlin – Preußischer Kulturbesitz, Nationalgalerie

Die Terrassentür des Zimmers, in dem Schinkel seitlich rechts an einem Tisch sitzt, steht weit offen. Das Licht flutet hell und warm herein. Im Türausschnitt ist eine Partie der lieblich-herben südlichen Landschaft zu sehen. Der weiße Schleier des lichtdurchlässigen Musselin-Vorhangs ist über den linken Türflügel hinweg zur Seite gezogen und am unteren Ende zusammengeknotet. In schwungvoller Bewegung zieht sich die durchscheinende Stoffbahn über den hellen Himmel des Landschaftsausschnitts, mildert die Eckigkeit des Rahmens und verleiht dem wie ein Bühnenprospekt vorgeführten Bild einen zusätzlichen heiter-theatralischen Effekt. In Kerstings Bildern von Friedrichs Atelier ist die Landschaft hinter dem Fenster bis auf den Himmelsausschnitt ausgeschlossen, in Catels Schinkel-Bild hingegen wird sie durch die einladend weite Tür ins Zimmer gelassen; in Friedrichs Atelier ist das Fenster geschlossen, durch die Terrassentür in der neapolitanischen Villa dringt die frische Luft ungehindert in die Wohnung und bringt mit dem Sonnenlicht den Duft der Landschaft mit. Damit sind die Charakterunterschiede jeweils auf einen Nenner gebracht: bei Kersting die Verschlossenheit des Nordens, hier, bei Catel, das Sich-Öffnen des Südens; dort der Eremit in seiner Klause, hier der weitgereiste Weltmann am Durchzugspunkt des freien Austauschs zwischen innen und außen. Das Interieur in Catels Gemälde atmet in tiefen Zügen aus und ein, der Vorhang verleiht dem Rhythmus der Atemzüge feinstoffliche Gestalt.

Friedrichs Atelierfenster hat keinen Vorhang; es braucht keinen. Für das Interieur von Catels Schinkel-Bild erscheint der Vorhang ebenso notwendig, wie er für das von Kerstings Friedrich-Bild entbehrlich ist. Der Maler Friedrich in seinem Atelier ist der Individualist, der nicht gestört sein will und auf Besuch verzichten kann. Der Vorhang über der Tür von Schinkels südlichem Wohn- und Arbeitszimmer ist in seiner Funktion als Membran zur Regulierung des Durchzugs von Licht und Atmung Ausdruck des Gemütsbedürfnisses nach einer gediegenen Geselligkeit, die sich gastfreundlich zeigt, aber nicht jeden hineinläßt, sondern nur den, mit dem man sich von gleich zu gleich versteht. Das nackte Fenster ist unverbindlich; der Vorhang vermittelt aufs feinste die gesellschaftliche Verbindlichkeit. In seiner Feinstofflichkeit, der leichten Beweglichkeit und Lichtdurchlässigkeit ist er das lichte Schattenbild der Seele. Er vermittelt dem Zimmer seine Aura, seine Anmut und seinen Glanz.

Die abrupte Nacktheit des vorhanglosen Fensters geben zwei Sepia-Zeichnungen von Caspar David Friedrich preis. Sie zeigen die Ausblicke auf die Elblandschaft aus den beiden nebeneinanderliegenden Fenstern seines Ateliers. – Es sind dieselben Fenster, die in Kerstings Gemälde zu sehen sind, nur ist dort das rechte mittels eines hölzernen Ladens verdeckt. In Friedrichs Zeichnungen sind beide Fenster weit geöffnet und dem Betrachter dicht vor die Nase gesetzt; ohne die Vermittlung von Nähe führt der jeweils in seinem Rahmenwerk gebotene Landschaftssausschnitt den Blick jäh in die Tiefe und Ferne des Draußen, als sei dort der Abgrund.

Doch wäre es ein Irrtum anzunehmen, solcher Purismus der Fensterhandhabung sei eine Spezialität von Friedrichs Atelier gewesen. Das vorhanglose Fenster leitet nackt und ohne Umschweife die Aussicht auf das neue Jahr-

Caspar David Friedrich, *Blick aus dem Atelier des Künstlers, linkes Fenster,* um 1805/06. Sepia/Papier, 31 × 24 cm, Wien, Österreichische Galerie

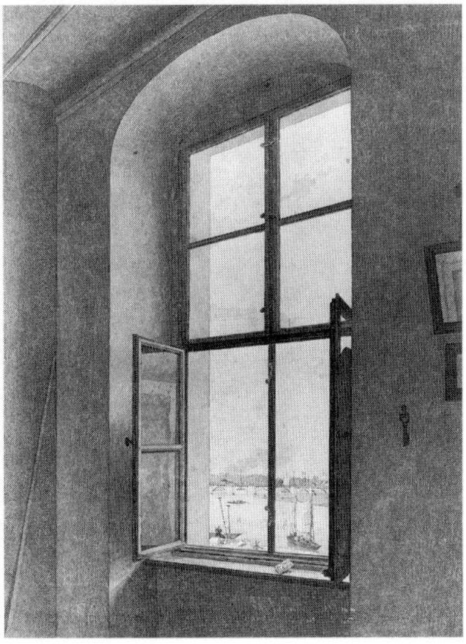

Caspar David Friedrich, *Blick aus dem Atelier des Künstlers, rechtes Fenster,* um 1805/06. Sepia/Papier, 31 × 24 cm, Wien, Österreichische Galerie

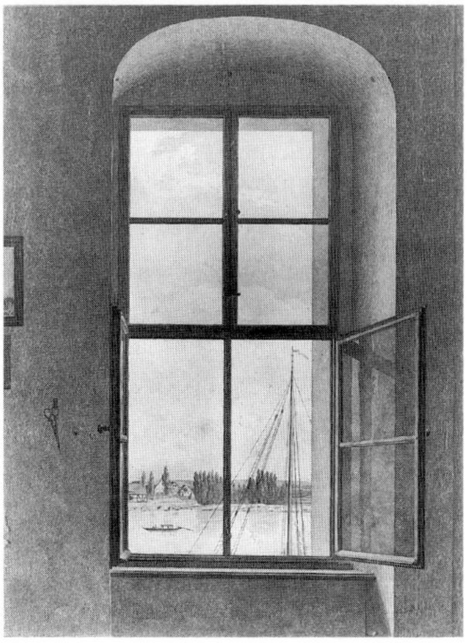

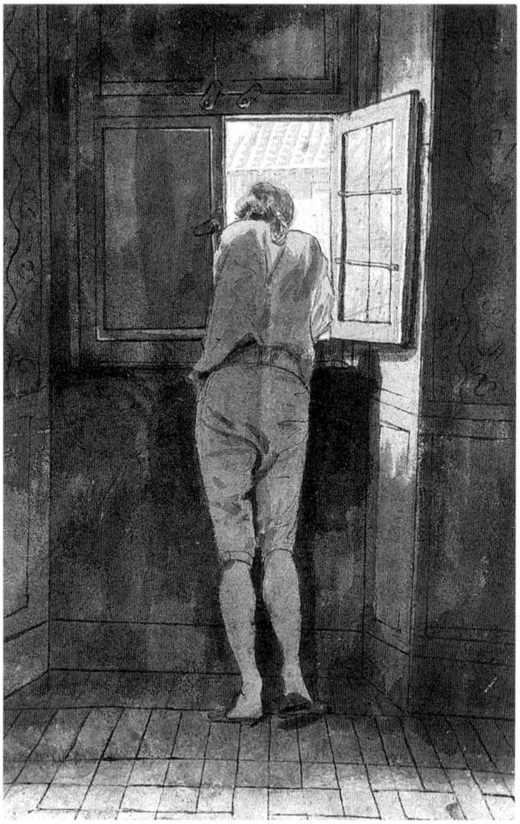

Johann Heinrich Wilhelm Tischbein, *Goethe am Fenster seiner Wohnung am Corso in Rom,* 1787. Aquarell, Feder, Kreide über Bleistift/Papier auf Pappe montiert, 41,5 × 26,6 cm, Frankfurt/M., Frankfurter Goethe-Museum

hundert ein. Es findet sich nicht etwa in den saturierten bürgerlichen Wohnungen, sondern eher in den Maler- und Studentenbuden mit einem Anflug von Boheme. Der Lichtdurchlaß kann mittels eines einfachen Klappladensystems variiert werden. Meist ist es in vier Teile gegliedert, und sowohl die obere wie die untere Zone verfügt jeweils über einen rechten und einen linken Laden, die sich unabhängig voneinander jeder für sich öffnen lassen. Es finden sich aber auch Varianten, beispielsweise dreigeteilte untere Fensterzonen, bei denen zwischen den geschlossenen Laden rechts und links ein kleines Mittelfenster geöffnet werden kann. Diese hölzerne Klappvorrichtung wird uns in den verschiedensten Stellungen vorgeführt. Ein frühes Beispiel ist Johann Heinrich Wilhelm Tischbeins Zeichnung mit der Rückenfigur Goethes, wie er sich morgenfrisch und schlank, leichtbekleidet und in Hauspantinen, aus dem Fenster der gemeinsamen Wohnung in Rom lehnt. Nur der rechte untere Fensterladen ist geöffnet, der kleine Fensterausschnitt läßt gerade soviel Licht herein, daß die Partie um Kopf und Oberkörper des auf die Straße schauenden Freundes hell aus dem Halbschatten herausprofiliert wird.

Ähnlich wie Friedrich hat Johan Christian Clausen Dahl in seinem Gemälde *Blick auf Schloß Pillnitz* von 1823 das Atelierfenster isoliert und unmittelbar vor die Augen des Betrachters gerückt. Es hat keine Laden. Die oberen

Flügel sind geschlossen, die unteren weit geöffnet, aber anders als bei Friedrich stürzt der Blick nicht ab: zwischen Ferne und Nähe, im Blick auf die Landschaft draußen, vermittelt ein gewundener Feldweg, und hinten, am gegenüberliegenden Ufer der Elbe, zeigt sich der liebliche Anblick des Pillnitzer Lustschlosses vor sanft ansteigenden Hügeln.

Die unvermittelte Klarheit des Landschaftsausschnitts in der geometrisch exakten Fassung eines vorhanglosen Rahmens hat Carl Gustav Carus in seinem Miniaturgemälde *Kahnfahrt auf der Elbe bei Dresden* motivisch abgewandelt. Vom dunklen Rahmen des Bootsinnenraums eingefaßt, taucht hinter der Rückenfigur des Bootsführers die in grüngelbes Morgenlicht getauchte Stadtsilhouette Dresdens gleich einer kühlen Feerie über den Wassern der Elbe auf. Das Fenster und das Panorama liebäugeln hier motivisch miteinander. Mittels der Einengung des Blickwinkels im Bildvordergrund wird die Illusion der Erweiterung des Blickwinkels nach hinten hervorgerufen. Das sind die kompositorischen Apperzeptionstricks, die uns das Bild zum Geheimnis werden lassen, indem sie uns das Rätsel unserer Wahrnehmungsweise spielerisch ins Bewußtsein rufen. Wir werden als auf den Wellen dahingleitende Gäste des imaginären Kahns zum Stadtbild von Dresden als einer inneren Landschaft wie in ein Traumbild geführt.

In Caspar David Friedrichs *Frau am Fenster,* 1822 gemalt, hingegen erscheint der Fensterausschnitt nicht erweitert, sondern verengt.[9] In der unteren Fensterzone ist zwischen den geschlossenen Laden rechts und links nur die mittlere Fensterpartie geöffnet: eine beschränkte Aussicht. Dort steht, in

Johan Christian Clausen Dahl, *Blick auf Schloß Pillnitz,* 1823. Öl/Lwd., 70 × 45,5 cm, Essen, Museum Folkwang

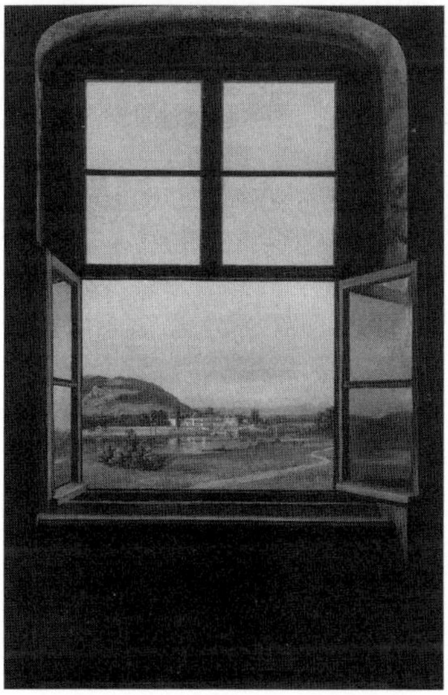

Carl Gustav Carus, *Kahnfahrt auf der Elbe bei Dresden,* 1827. Öl/Lwd., 29 × 22 cm, Düsseldorf, Kunstmuseum

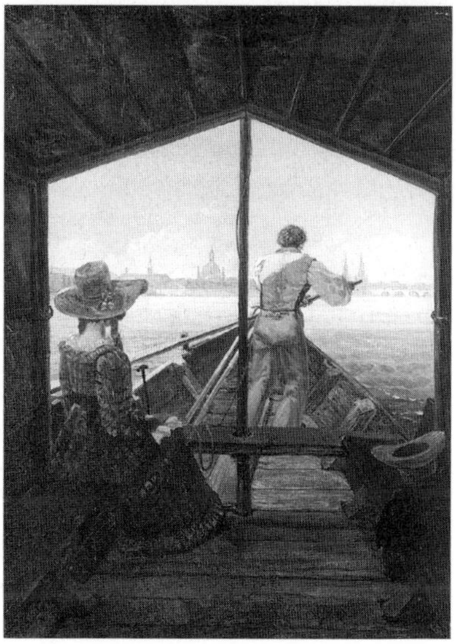

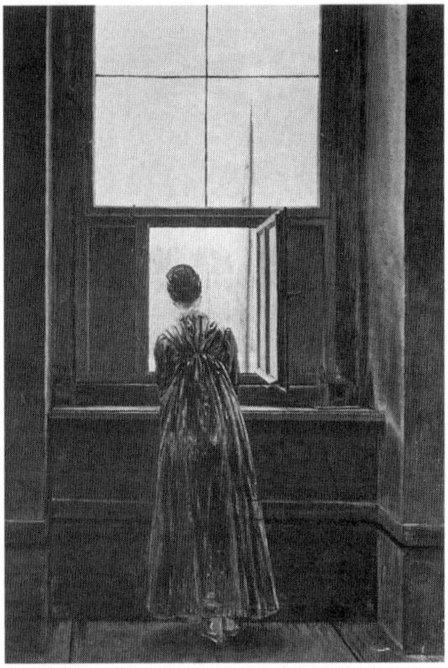

Caspar David Friedrich, *Frau am Fenster,* 1822. Öl/Lwd., 44 × 37 cm, Staatliche Museen zu Berlin – Preußischer Kulturbesitz, Nationalgalerie

Rückenansicht, eine Frau, die Gattin des Künstlers. Sie blickt über das Wasser des Elbstroms hinweg auf die Landschaft des jenseitigen Ufers, die im Fensterausschnitt zu sehen ist. Darüber aber, in seinem oberen Teil, ist das Fenster nirgends abgedunkelt. Hinter der großen Glasscheibe breitet sich in seiner Fülle der blaue Himmel aus, unterbrochen allein von der zarten, aber streng geometrischen Figur des Fensterkreuzes. Bemerkenswert ist die Differenzierung des Ausblicks zwischen unten und oben: Unten ist der Ausblick eingeschränkt, aber das Fenster, das den Blick auf das andere Ufer freigibt, steht offen; oben ist der Himmel weit, doch im Gerüst der Glasscheibe steht zart und unerbittlich das Kreuz. Die Reihe der Beispiele ließe sich fortsetzen. Mit

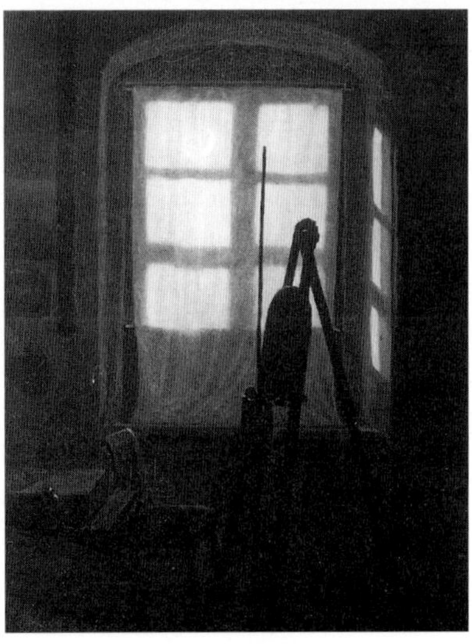

Carl Gustav Carus, *Atelier im Mondschein,* 1826. Öl/Lwd., 28,5 × 21,5 cm, Karlsruhe, Staatliche Kunsthalle

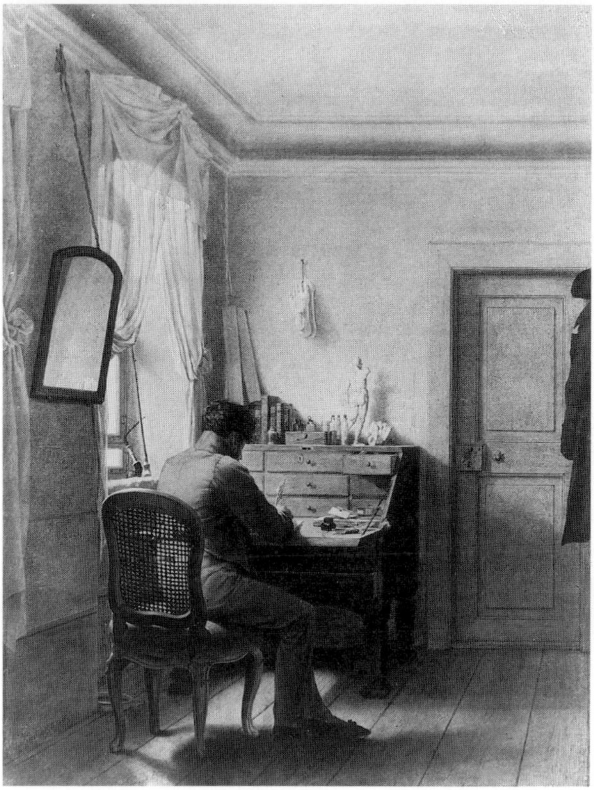

Georg Friedrich Kersting, *Mann am Sekretär*, 1811. Öl/Lwd., 46,5 × 36,8 cm, Kunstsammlungen zu Weimar

der Zeit präsentieren sich die Atelier- und Wohnungsinterieurs mit den vorhanglosen Fenstern soignierter und komfortabler. Das Motiv verliert seine asketische Kompromißlosigkeit. Man richtet sich ein.[10]

In zwei Arbeiten von Carl Gustav Carus taucht noch einmal das Atelierfenster vom Dresdner Typ auf. Sein Aussehen entspricht in allen Einzelheiten dem der Atelierfenster von Kügelgen, Friedrich und Clausen Dahl. Carus hat nun aber damit begonnen, den Eindruck mittels inszenierter Arrangements spielerisch zu verfremden. In seinem *Atelierfenster*, um 1824 entstanden, ist die untere Fensterzone durch ein quer davor, mit der Rückseite zum Betrachter plaziertes Gemälde verstellt – eine witzige Verdinglichung der Rückenfigur. In dem Gemälde *Atelier im Mondschein* von 1826 gewinnt die Staffelei vor dem Fenster ein gespenstisches Scheinleben. Das Mondlicht, vor dem sie sich abhebt, ist gefiltert; zum ersten und einzigen Mal ist hier in einem der Gemälde aus jenen Jahren ein verhältnismäßig improvisiert angebrachter Vorhang vor das Atelierfenster gezogen. Das ist die Ausnahme; sie signalisiert zugleich das Ende der frühromantischen kristallinen Kargheit. Der Vorhang bleibt der wohlgeordneten Behaglichkeit der bürgerlichen Wohnstube vorbehalten. Herausragendes Zeugnis hierfür ist die außergewöhnliche Motivserie im Werk Georg Friedrich Kerstings.

Kerstings Gemälde *Mann am Sekretär* und *Reinhardts Studierstube*[11] bezeugen die schlichte Übereinstimmung des harmonisch durchlichteten Innenraums mit der seelischen Ausgeglichenheit seiner Bewohner. Hier ist etwas zur Ruhe gekommen, zur äußeren wie zur inneren. Noch während der stürmischen Jahre der Napoleonherrschaft und der Freiheitskriege – die kriegerischen Ereignisse sind noch im vollen Gange, die Völkerschlacht bei Leipzig steht erst noch bevor – meldet ein sich seiner selbst bewußt werdendes Bürgertum das Bedürfnis an, sich in das Gehäuse einer Kontemplation zurückziehen zu können, die eine rege geistige Anteilnahme am Weltgeschehen erlaubt, ohne sich unmittelbar verantwortlich einmischen zu wollen. Das Biedermeier steht bevor. Das ist bei aller Mehrdeutigkeit nicht zwingend eine soziale Enthaltsamkeit, die, wie es gelegentlich geschieht, aus der Rückschau unbedingt zu verdammen wäre. Sie hat, wie alles, ihre zwei Seiten. Der Rückzug auf sich selbst, das konstitutive Merkmal des bürgerlichen Individualismus, übt seine ersten Schritte. Er überschreitet die Schwelle in das Innere einer wohldurchlichteten Stube, in der sich das Individuum zu Hause fühlt, um die Welt, über die es reflektiert, die Welt jenseits des Fensters, solange wie es ihm beliebt, draußen zu lassen. Die Welt läßt sich um so eingehender geistig durchdringen, je weniger man sich vom Anspruch der aktuellen Ereignisse stören beziehungsweise verstören läßt. Lesend und schreibend bleibt der Gelehrte mit dem Zeit- und Weltgeschehen in Verbindung, nicht indem er aktiv in dieses eingreift, sondern indem er es kommentiert. Das ist der Prototyp des bürgerlichen Intellektuellen in Deutschland. Das Zimmer, in das sich der Bürger zurückzieht, ist sein Reich. Wie die Bilder Kerstings vor Augen führen, fühlt er sich dort mit sich im reinen und legt eine kontemplative Gemütszufriedenheit an den Tag, die in den von einem letzten Ausklang vor-

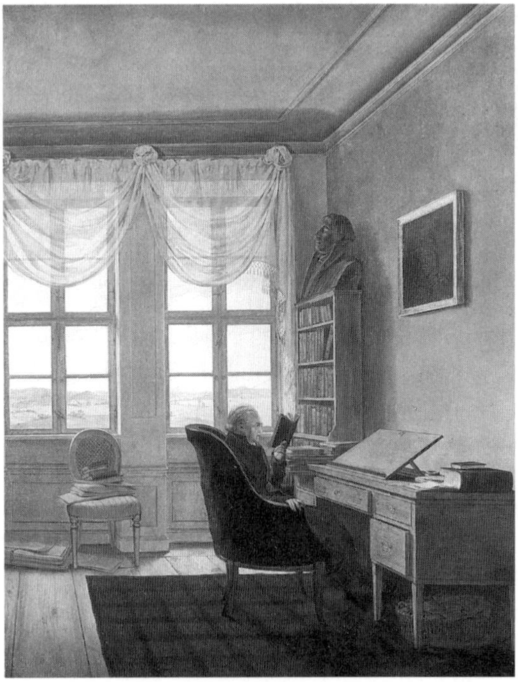

Georg Friedrich Kersting, *Reinhardts Studierstube,* um 1811. Öl/Lwd., 47 × 37 cm, Staatliche Museen zu Berlin – Preußischer Kulturbesitz, Nationalgalerie

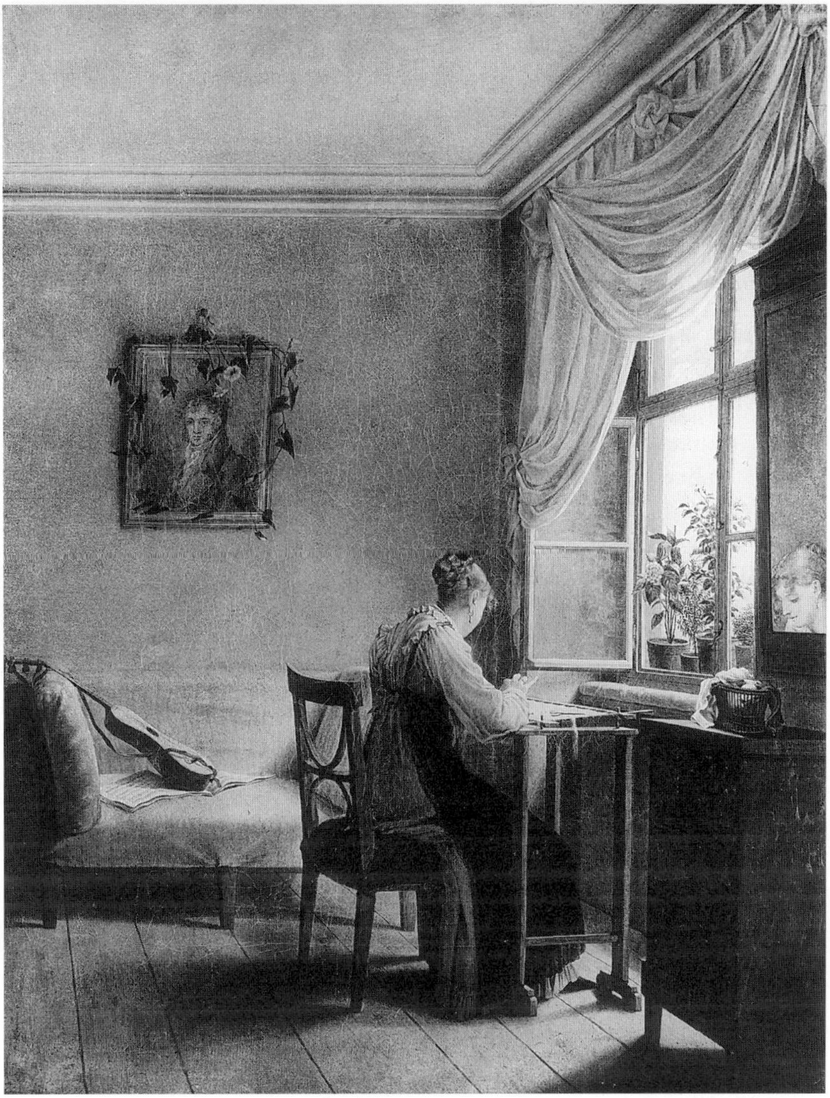

Georg Friedrich Kersting, *Die Stickerin (Louise Seidler)*, erste Fassung, 1812. Öl/Lwd., 47,2 × 37,4 cm, Kunstsammlungen zu Weimar

industriellen Bewußtseins getragenen Jahrzehnten noch ziemlich ungebrochen anzutreffen ist. Das charmanteste Bild in der Reihe ist *Die Stickerin*. Auch von ihm gibt es drei Fassungen. Die hier abgebildete, 1812 entstanden, ist die erste und schönste.[12] Die stickende Frau sitzt vor einem einfachen hölzernen Gestell, das den Stickrahmen trägt. Indem wir mit unseren Augen den Raum betreten, sehen wir sie im verlorenen Profil, dermaßen in ihre Arbeit vertieft und so ahnungslos gegenüber unserer Anwesenheit als Beobachter in effigie, daß wir uns wie heimliche Eindringlinge in diese Szene unschuldiger Intimität vorkommen. Vorne rechts steht eine Kommode mit einem Nähkörbchen, im Hintergrund ein einfaches Sofa, darauf eine Gitarre und ein Notenheft. Darüber an der Wand hängt ein Bildnis des Geliebten in Uniform, das zum Zeichen untrennbarer Verbundenheit mit Ackerwinde umkränzt ist. Alles an dem Bild ist licht und fein, Seelenzauber geht von ihm aus. Hugo von Tschudi schrieb dazu im Katalog der Jahrhundertausstellung von 1906: »Das Neue, was darin lag, gewisse zarte (...) Farbverbindungen, eine schmeichelnd die Dinge umspielende, alle Schatten durchleuchtende Atmosphäre, wurde sicher von den meisten nicht, jedenfalls nicht störend empfunden.«[13] Dieses Leuchten sendet die Stickerin als ihren eigenen ätherischen Glanz. Ihre Gestalt scheint von einem Eigenlicht durchdrungen, das sich in die Atmosphäre ringsum ausgießt. Ihr Anblick von der Rücken-Nackenlinie her ist von einer durchsichtig schimmernden, unterschwelligen Erotik, die indes, da sich die Frau ihrer Ausstrahlung in eben diesem Moment nicht bewußt ist, blütendufthaft ins Seelische sublimiert erscheint. Sinnlichkeit ist so untrennbar mit der Seele verwoben, daß sie als psychische Emanation verströmt. Dieses Hervorkehren der Seele widerscheint in der leichten Hülle des Kleides, das sich in Kräuselfalten um den Körper schmiegt. Die Stickerin hat ihre Arbeitsutensilien vor das Fenster gerückt. Wie auch in den anderen Gemälden Kerstings entscheidet die Fensterwand über die Bildraumwirkung, von ihr aus erschließt sich das übrige Innere. Die drei hauptsächlichen Bedeutungsträger, das Fenster, der Vorhang und der Spiegel, sind hier zu einem in sich geschlossenen Ensemble gefaßt. Das Fenster steht offen. Die Atmung des Bildes, der atmosphärische Austausch zwischen Außen- und Innenluft, Außen- und Innenlicht ist damit hergestellt. Die Stickerin hat sich der Außenwelt nicht ganz verschlossen; sie läßt sie herein. Aber der Durchgang bleibt nicht ungehindert, denn in Gestalt der vier Pflanzen in den Blumentöpfen auf dem Fensterbrett ist eine sublime Schleuse dazwischengeschoben. »Diese Blumen hindern den Blick ins Freie nicht, doch bilden sie zunächst eine freundliche, symbolträchtige ›Barriere‹, weniger die modische, damals neu eingeführte Hortensie als die Myrte und die Rose.«[14]

Im Spiegel über der Kommode sehen wir das Gesicht der Stickerin, im Dreiviertelprofil mit niedergeschlagenen Augen, selbstvergessen ihrer Arbeit hingegeben und doch mit all ihrem Empfinden in die Wahrnehmung der Atmosphäre ringsum eingebettet; sie schafft die Aura, die von ihr ausgeht und in der sie zu Hause ist; Lufthauch, Äther, Anima. Der über dem Fenster hochgebundene Vorhang ist auch hier, und mehr noch fast als in den anderen Bildern, die Membran, die den Durchlaß zwischen außen und innen moduliert. Ist das Kleid ein Gleichnis für die feinstofflich-sinnliche Hülle der Psyche, so ist der Vorhang für das Zimmer das, was das Kleid für den Körper seiner Bewohnerin ist. Denn das, was der lichten Anmut des stillen Anblicks erst eigentlich ihre innere Dynamik verleiht, der luftige Windhauch der Seele, verkörpert sich in dem großen geschwungenen Bewegungszug, der vom Saum des Kleides über die Rücken- und Kopflinie der Stickerin zum Vorhang verläuft; er wird von diesem aufgegriffen und nach oben hin über die menschliche Gestalt hinaus fortgeführt und vollendet. Das Kleid und der

Vorhang bilden miteinander ein atmosphärisches Ganzes, das den Innenraum mit eigenem Lebensatem durchdringt. Das ist der Schwung der inneren Bewegung in der äußeren Ruhe.

Die lichtdurchlässigen, über die Fenster drapierten Musselinvorhänge, wie sie Kersting in seinen Bildern in vielerlei Spielarten wiedergibt, waren eine modische Hinterlassenschaft des Empire, die sich in Deutschland noch ein wenig über die Napoleonzeit hinaus gehalten hat. Der Stoff, aus dem das Kleid der Stickerin besteht, ist in seiner durchlässigen Leichtigkeit ähnlich beschaffen wie der Vorhangstoff. In ihrem geistreichen Bericht über die *Geschichte der Moden vom Jahre 1785 bis 1829* schreibt Caroline, die Ehefrau des Ritterromantikers de la Motte-Fouqué: »Mitten in diesem Hin- und Herschwanken, diesem Wollen und nicht recht Wissen was, löste ein neuer Lebenswechsel den Schmetterling aus der Puppe. Die französisch-griechischen Frauen streiften mit einem Male die verschrumpfte Hülle ab, und tauchten so aus dem Strome der Zeit verjüngt, unkenntlich, meist sehr reizend unter uns auf. Erstaunen, Tadel, Bewunderung begrüßten sie. Nachahmend folgten Alle. Nur sehr Wenige fanden ihre Rechnung nicht dabei; die meisten leidlich hübschen und jungen Personen nahmen sich in der einfachen idealen Tracht gut aus. Einmal erschien jede in dem kurz gegürteten, lang ausfallenden Kleide größer, ferner durch das Anschmiegen verschwimmender Falten schlanker. Die natürliche Grazie der Bewegungen, durch keine Rücksicht auf Crévées, Puffs und Krausen gehemmt, entwickelte sich *eigenthümlich*. Es war nicht mehr die *gleiche* Sorge vor Zerknittern, Verschieben und Eindrücken, welche Alle gleich stehen, sitzen, sich drehen und wenden ließ. Der Kopf, der Nacken, die Arme und Füße durften sich in angeborener Form zeigen. Keine Toilettenregeln bestimmten ihre Bewegungen. Diese, nur von der größern oder geringern Harmonie des Körpers abhängig, ließen der Seele Zutritt und gewannen wieder Charakter. Das ganze Wesen der Frauen ward *unwillkürlicher*, und dadurch, daß sie wirklich viel weniger gezwungen wurden, immer und immer auf das Gerüst ihres Putzes zurückzukommen, auch wärmer, lebendiger. Kurz, sie standen unerwartet im Widerscheine eines Frühlings, wie er der Welt längst untergegangen war.«[15] Die Baronin fährt fort: »Vielleicht geht es andern wie mir. Aus dem ganzen Chaos verwirrter Zeitbilder wird dieser einzige, flüchtige Abdruck des Unvermischten und Idealen unvergänglich in meiner Erinnerung bleiben. Allein es zeigte sich sehr bald, daß die ruhige Begränzung [sic!] des Beschlossenen weder aus dem Leben selbst hervorgegangen war noch mit dessen unstätem [sic!] Laufe in Übereinstimmung gebracht werden mochte. Die weniger Beglückten und Begabten, von denen immer ein bedeutender Theil dem schönen Geschlechte angehört, könnten bei aller Selbsttäuschung doch auch keinen sonderlichen Gefallen an dem Bloßstellen ihrer Mangelhaftigkeit finden.«[16] Doch ist das Wiederaufhören dieser Mode, in der sich das bürgerliche Emanzipationsbestreben um 1800 zu erkennen gibt, wohl nicht, wie die Baronin meint, allein auf weibliche Figurprobleme zurückzuführen. Es ist darüber hinaus eine spezifische Abart des stilistischen Ausdrucks eines allmählich, aber unwiderstehlich sich vollziehenden Bewußtseinswandels.

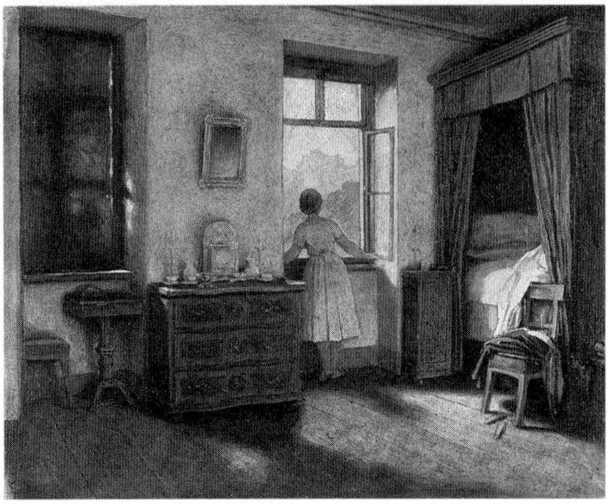

Moritz von Schwind, *Morgenstunde,* 1858. Öl/Holz, 34 × 42 cm, München, Bayerische Staatsgemäldesammlungen

Eine Nachhut jenes stillbeschwingten Charmes der Fensterbilder aus den frühen Jahrzehnten des 19. Jahrhunderts ist Moritz von Schwinds *Morgenstunde* von 1858. Auch hier findet sich wieder die Kombination von Fenster, Vorhang und Spiegel; dazu kommen rechts vom Fenster das Bett und, unter dem Spiegel auf der Kommode, die Uhr. Das Mädchen ist, soeben erwacht, im leichten Morgenkleid ans offene Fenster getreten und schaut, uns den Rücken zukehrend, in die morgendlich besonnte Natur hinaus. Der Fenstervorhang ist ebenso beiseite gezogen wie der Bettvorhang. Der frische Tag beginnt. Neben dem offenen Fenster, aus dem sich das Mädchen lehnt, ist ein weiteres von einer heruntergelassenen Gardine verdeckt, auf der sich im durchscheinenden Sonnenlicht der Schattenriß des Fensterkreuzes abzeichnet und ebenso der Schatten eines draußen im Vorübergehen Verharrenden. Dieser Schatten, vermutlich einem harmlosen Spaziergänger zugehörig, hinterläßt in aller Morgenfreude gleichwohl den zwielichtigen Eindruck eines unauffälligen Grußes der Vanitas.

Etwa seit der Jahrhundertmitte verschwindet das Fenster zwar nicht gänzlich aus der Malerei, doch tritt es bemerkenswerterweise als augenfälliger Bedeutungsträger der Wechselseitigkeit zwischen außen und innen mehr in den Bildhintergrund. Überdies verliert die Interdependenz die harmlose Gelassenheit der in sich ruhenden Seelenatmung. Das hat mit dem Wandel der gesellschaftlichen Befindlichkeit zu tun; der Rückzug ins Innere macht sich bemerkbar, die Verbindung zwischen innen und außen zeigt sich zunehmend gehemmt. Das Fenster, das Verbindungsorgan zwischen Innen- und Außenwelt, wird zunehmend als störend empfunden. Der Vorhang gewinnt deutlich an Dichte. Er ist nicht mehr das hauchartig leichte atmosphärische Atmungsventil, die Stoffe verlieren an Durchlässigkeit, sie fallen schwerer. Das ist zugleich Ausdruck des Bedürfnisses nach einer aristokratischen Attitüde, in der sich das Industriebürgertum zu gefallen beginnt. Beide Aspekte, die Wendung nach innen wie der Anspruch auf Vornehmheit, greifen ineinander; sie stellen zwei Ausdrucksweisen ein und derselben Haltung dar. Leitbilder des repräsentativen Gestus sind die eleganten Herrscherporträts, wie sie vor allem vom Auftragsmaler der europäischen Höfe, Franz Xaver Winterhalter, geschaffen wurden, so das Bildnis der *Königin Victoria von England im Ornat des Hosenbandordens* von 1843. Im Rückbezug auf das absolutistische Herrscherbild des 17. und 18. Jahrhunderts, das in Hyacinthe Rigauds Bildnis Ludwigs XIV. im Krönungsornat (S. 152) den Gipfel der Perfektion erreichte, ist der schwere Vorhang, von dem die Gestalt der Königin hinterfangen wird, Gleichnis der Epiphanie herrscherlichen Gottesgnadentums. Die Landschaft mit der Prunkfassade, die hinter dem beiseite gezogenen Vorhang hervortritt, ist keine Außenlandschaft, sondern aristokratische Kulisse. Indem sich der Innenraum nach außen abschließt, wird die Natur als Attrappe ins Innere geholt. Die großen Vorbilder dafür lieferte die Architektur der Weltausstellungen, unter deren Glasdächern sich die Involution der Außenwelt in Gestalt festlicher öffentlicher Zeremonien vollzog. Die Weltausstellungen sind das übergreifende Zeichen dieses sichtlichen Verinnerlichungsprozesses. Beispielsetzend ist das Auftreten der englischen Königsfamilie bei der Eröffnungsfeier der Londoner Weltausstellung von 1851. Ein zeitgenössisches Gemälde referiert, wie sich das Königspaar mit den übrigen Familienmitgliedern auf einem Podest inmitten der großen Halle zum Gruppenbild vor einem Hain versammelt hat, der in seinem gefälligen Arrangement nichts weiter als das künstliche Zitat einer ins Innere geholten Abbreviatur der natürlichen Landschaft ist, ein inmitten der Industrieerzeugnisse gepflanzter Wintergarten. Ein Teilnehmer berichtet: »In der Mitte des Kreuzschiffes oder im sogenannten

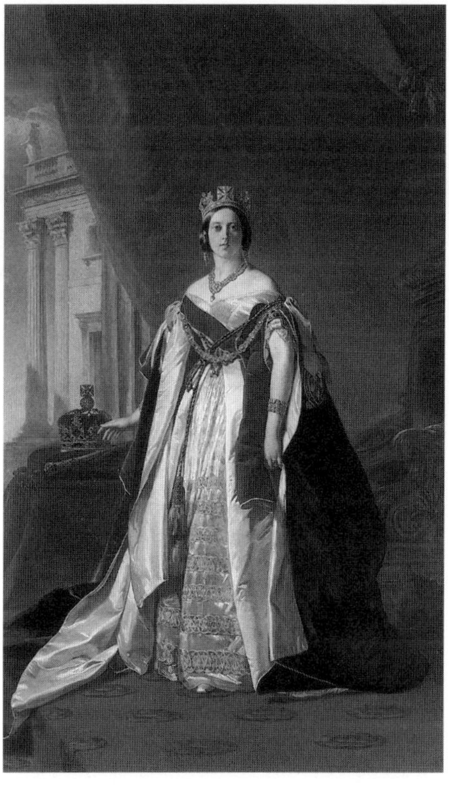

Franz Xaver Winterhalter,
Königin Victoria von England im Ornat des Hosenbandordens, 1843.
Öl/Lwd., 273,1 × 161,6 cm,
Windsor Castle, Royal Collection

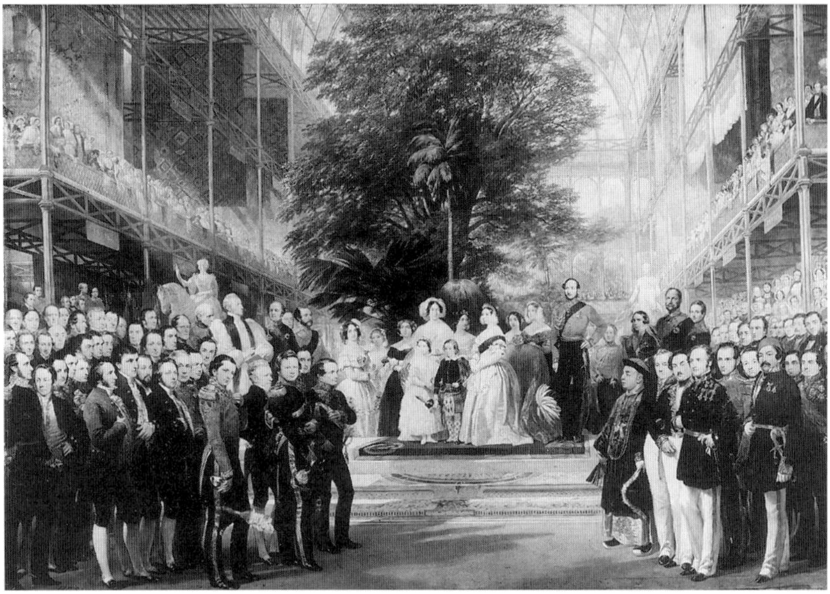

Henry S. Selous, *Die Eröffnung der Weltausstellung von 1851,* 1851/52. Öl/Lwd., 169,5 × 242 cm, London, Victoria and Albert Museum

›transept‹ war eine Plattform errichtet, worauf ein Thronsessel stand, mit Purpursamt ausgeschlagen... Vor der Plattform warf die in prachtvollem Glas gearbeitete Fontaine ihren Wasserstrahl aus und erglänzte, von den durchfallenden Sonnenstrahlen getroffen, in den bunten Farben des Regenbogens... Alles überragend erhob sich die in den Palast eingebaute Ulme des Parks und bildete mit ihrer im ersten Grün des Frühlings prangenden Krone ein natürliches Laubdach. Von den oberen Galerien hingen die kostbarsten Teppiche nieder, und wie eine Fata Morgana glänzten uns in weiter Perspektive rechts und links die Schätze der Welt entgegen. Von dieser wohl noch nie dagewesenen Vereinigung gewaltiger Eindrücke mußte auch die schwächste Phantasie hingerissen werden. Wenn man die Ausstellung ins Einzelne zergliedert, so ist sie unendlich materiell; aber in dem Ensemble, worin sie uns jetzt vor Augen trat, fiel aller schwere Stoff von ihr ab, und sie idealisierte sich zu einer Poesie, welche der vollendetste Künstler nicht darstellen konnte.«[17]

Was der Berichterstatter über die Weltausstellung mitteilt, gilt alsbald auch für die Wohnungseinrichtungen. Auch sie sind arrangiert, auch in ihnen ist alles auf Ensemblewirkung hin angelegt. Das Einzelding verliert seinen Eigenwert, es hat dem Gesamtbild zu dienen. Unter der Wucherung des Ensembles wächst der Innenraum immer mehr zu; Geburt des Nippes. Die schlichte Klarheit des Biedermeier, in dessen Innenräumen jedes Ding seine Selbständigkeit wahrte, ist der Überladenheit gewichen. Ein erstaunlicher Vorgang. Das Fenster wirkt dabei als Störfaktor. Der Innenraum neigt dazu, die Augenlider zu schließen. Die Außenwelt soll draußen bleiben; sie wird geleugnet.

Dolf Sternberger läßt sich über ›das störende Fenster‹ aus: »Das eigentümliche innere Licht des Zimmers nun, der vielfältig abgestufte matte Glanz, die Glut der Farben überhaupt und die Einheit der ›Stimmung‹, die sie schaffen sollen, machen im Grunde die Fenster, diese scharfen Unterbrechungen des ›Überzugs‹ und Einfallstore des äußeren Lichtes, zum dauernden Ärgernis, mindestens aber zu einem schweren Problem für die Dekorateure. Die Paradoxie des Fensters, des modernen, ganz und gar durchsichtigen nämlich, das also zugleich nach draußen öffnet und Einlaß gibt und doch auch wiederum absperrt, ist denn in der Tat eine ständige Quelle der Beunruhigung. Alle wesentlichen Schriftsteller der letzten Jahrzehnte des Säkulums, die sich mit Fragen der Wohnungsausstattung befaßt haben, spüren diese Beunruhigung und suchen sie erträglich zu machen, ohne daß einer sie ganz aufzulösen vermocht hätte. ›Unsere gewöhnlichen grossen Fenster‹ – schreibt zum Beispiel Cornelius Gurlitt (…) – ›nehmen dem Raum die innere Ruhe, setzen ihn zu sehr in Beziehung zur Aussenwelt.‹ Um dem zu begegnen, kam man – nach der historischen Erklärung Gurlitts – ›auf den Gedanken, einen leichten durchsichtigen Stoff vor das Fenster zu hängen, welcher die strengen architektonischen Linien desselben durch den tieferen Schatten in den breiten Falten mildert, ohne dem Eindringen des Lichtes ein ernstes Hindernis zu bereiten und man wählte einen weissen Stoff, weil eben zu jener Zeit die Farblosigkeit als die höchste Offenbarung des Geschmackes erschien.‹ Alsbald aber erscheint die Gardine genau ebenso paradox wie das Fenster selber: ›Wozu schafft man sich für theures Geld grosse, krystallhelle Gläser an, wenn man ihre Wirkung durch die engen Maschen des Tülles und durch die Linien eines Ornamentes beseitigt? Warum müht man sich, die Abgrenzung zwischen Innenraum und Aussenwelt zu einer fast unmerklichen zu machen, wenn man nachher sie so augenfällig zu betonen gedenkt? Ist der Vorzug, durch die Gardine leidlich ungehindert ins Freie sehen zu können, den Blick von aussen dagegen abzuhalten, wirklich ein so grosser, dass man ihn sich so Bedeutendes kosten lasse?‹ Bei diesen ausweglosen Fragen endigt die Überlegung, und der Autor sucht und findet nur noch Trost im wehmütigen Rückblick zu den Butzenscheiben der Altvordern, welche keine Gardinen brauchten: ›Das ganze Zimmer erscheint dämmerig, lauschig. Wir fühlen uns in ihm allein, sei es mit unseren Gedanken oder mit unseren Freunden. Fernab liegt, was draussen vorgeht. Nicht einmal das Vorbeiziehen der Wolken lässt sich durch das grünliche Lichtgemenge erkennen.‹ (…) Nun verhehlt sich Gurlitt nicht, daß Butzenscheiben nicht überall am Platze sind. (…) Und endlich kehrt er denn zu der sonderbaren Gardine zurück mit dem seufzenden Satze: ›Aber die Gardine ist nun einmal da, und wir müssen über ihre Verwendung sprechen.‹ Die Gardine ist ja nicht allein dem Verstande wegen ihrer paradoxen Aufgabe widrig, sondern zudem auch dem farbsüchtigen Sinne des Einwohners, der in seine Wohnung sich einhüllen möchte, wegen ihrer fatalen Weiße. Farbige Fäden und cremefarbene Untergardinen sollen dies mildern helfen. Schwerere Stoffe zu verwenden, erscheint immerhin bedenklich, weil sie nun in einem allzu weitgehenden Maße den Sinn des Fensters aufheben würden. Nun aber folgt endlich – noch immer zwar mit einiger Verlegenheit belastet – diejenige Lösung des Fensterproblems, die für die Epoche gültig geblieben ist: ›(…) jeder halbwegs Erfahrene weiss, wie hart der Unterschied zwischen der Helligkeit des einfallenden Tageslichtes und den dieses begrenzenden festen Gegenständen wirkt, wie sehr dadurch der Eindruck der Farbe gestört wird. Eine Abstufung durch immer dichter gelegte Gardinen, von der unverdeckten Glasfläche bis zum schweren, undurchsichtigen Stoff wird am besten herbeiführen, dass man sich dessen Farbe klarer bewusst werde.‹ Hier haben wir denn also das wohlbekannte System der mehrfachen Vorhänge, von der Gardine bis zur Portiere, und es ist deduziert aus der ›Harmonie‹ des farbigen Überzugs, welcher keine scharfe Unterbrechung, sondern allenfalls einen gleitenden Übergang duldet – wenn es denn sein muß, bis hin zum durchsichtigen Glase. Bis zuletzt aber bleibt hier ein unbefriedigender Rest, den Georg Hirth klassisch formuliert hat: ›(…) die breite weisse Fläche (der Gardine) steht an sich sehr unschön, und man muß sie als ein Übel hinnehmen, das man nicht ändern kann.‹ An dieser Stelle geht die Rechnung nicht auf, denn auch ›im Bürgerhause‹ bleibt das innere Licht auf das äußere angewiesen. Im anderen Falle müßten die hausenden Bürger zu Schildbürgern werden.«[18]

Der Tendenz nach innen kam die pompejanische Mode entgegen. 1861 ließ sich Kaiser Napoleon III. in Paris ein Atriumhaus nach pompejanischem Vorbild errichten; der Hauptraum empfing sein Licht durch die Dachöffnung im Innenhof.[19] Über die mit Möbelarrangements überreich ausstaffierten Innenräume seit Mitte des Jahrhunderts geben Photographien der Zeit Auskunft. Der Raum verlor seine stereometrische Gefügtheit und gewann eine Unübersichtlichkeit, die als ›malerisch‹ empfunden wurde. Zimmerpalmen und andere Blattpflanzen dienten zur zusätzlichen Verschleierung und Verschleifung der Raumecken wie der Fensterpartien. Da der Durchzug auf solche Weise gedrosselt wurde, war das eine Art ästhetischen Asthmas.

Wenn die Tendenz zur Verunklärung des Innenraums, in dem der Mensch lebt, ein Abbild der inneren Beschaffenheit seiner Persönlichkeit ist, so geben auch in diesem Fall die Bilder darüber Auskunft. Die Abwendung vom Fen-

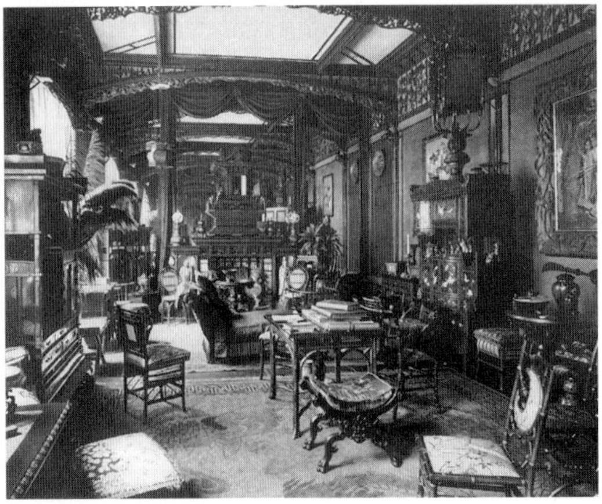

Chesterfield Gardens,
The Japanese Room,
zeitgenössische Photographie

William Holman Hunt,
Das erwachende Gewissen,
1853. Öl/Lwd.,
76 × 56 cm,
London, Tate Gallery

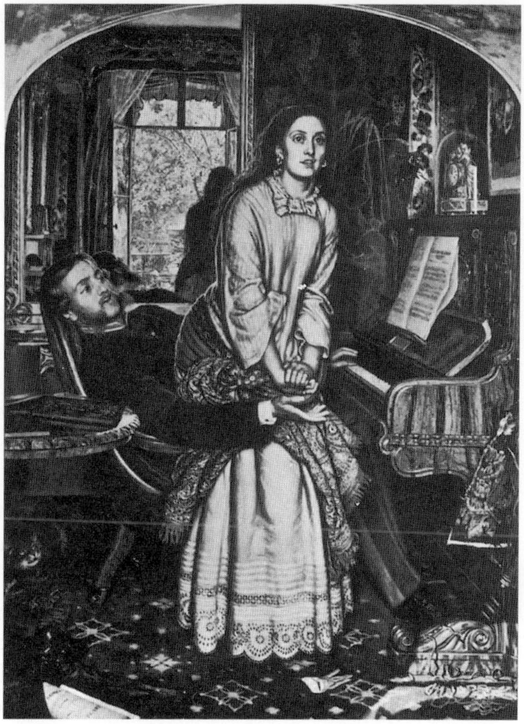

ster und die exzessive Möblierung des eigenen Innenraums, die Luxusvergrottung, steht als ein Zeichen für die Abkehr von der Problematik des Fabrikschornsteins vor dem Fenster und die Flucht in den inneren Schein. Ängste kamen auf, die Neigung zur Neurose wird erkenntlich. Das Verhältnis zum Fenster erscheint in den Bildern der Engländer in der Problemspannung zwischen der naturvorgegebenen menschlichen Triebhaftigkeit und einem puritanischen gesellschaftlichen Sittenkodex als Ausdruck des schlechten Gewissens. Der Präraffaelit William Holman Hunt schuf 1853 sein Gemälde *Das erwachende Gewissen.* Es schildert eine Szene am Klavier. Ein etablierter Lüstling sitzt, die Linke noch auf den Tasten, in einem bequemen Sessel im Salon seines Hauses. Der schönen Dame, die sich mit dem Ausdruck des plötzlichen Entsetzens über sich selbst von seinem Schoß erhebt, sucht er mit dem rechten Arm, den er wie eine Schranke vor sie hält, den Weg abzuschneiden. Diese Gebärde stockt ebenso wie das Mienenspiel des Mannes auf der Mitte zwischen Lockung und Drohung. Der Schein der Harmlosigkeit des Verhältnisses bricht in sich zusammen. Der Salon ist mit kostbarem Mobiliar im Zeitgeschmack reich ausgestattet. Im Hintergrund wird nicht, wie es beim ersten Hinsehen den Eindruck macht, das Fenster sichtbar, das ins Freie führt, sondern ein Spiegel, in dem sich das Widerbild des Fensters und die Frau in Rückenansicht abzeichnen. Das ist, in der Reflexion der Abkehr, eine aparte Konstellation zwischen den beiden Topoi, für die Spiegel und Fenster stehen, dem der Selbstbegegnung und dem der Außenweltverbindung. Das Fenster selbst befindet sich außerhalb des Bildes; es ist etwa dort anzunehmen, wo der Betrachter steht. Die Dame ringt ihre Hände im Schoß; der Ausweg ist ihr versperrt.

Das Gemälde eines anderen Präraffaeliten, John Roddam Spencer Stanhopes *Gedanken an früher* von 1858/59, zeigt, gleichsam in Fortsetzung zu der von Hunt erzählten Geschichte, die gefallene Frau, die, von der Gesellschaft geächtet, äußerlich wie innerlich in tiefe Armut geraten ist. Das Fenster, an dem sie in ihrem Leid sinnend steht, ist das einer ärmlichen Behausung. Die untere Hälfte der Fensterscheibe wird von einem leichten Vorhang bedeckt, darüber öffnet sich der Blick auf eine Partie der Themse bei Black Friars, ein Ausblick, der in seiner Verworrenheit Gleichnis für den desolaten Gemütszustand der Verstoßenen ist. Die Problematisierung des Verhältnisses zum Fenster und die Abwendung der ›im Bürgerhaus‹ Wohnenden von der Durchlässigkeit der Verbindung zwischen innen und außen sind Symptome der Introversion. Draußen wächst die Industrielandschaft. Die Blickrichtung nach innen wendet sich dem Gegenbild zu, der inneren Landschaft der ›unvergänglichen Ideale‹. Damit ist das Bedürfnis nach der Erhebung der Gemüts-, Gefühls- und Empfindungszustände apostrophiert, nach denen das Ich sich sehnt. Zwischen Realität und Idealität öffnet sich ein Spalt, der sich allmählich verbreitert, im wahrsten Wortsinn Indiz der Bewußtseinsspaltung. Das ist eine Diaphanie des Ich-Punkts, der sich für die, wenn man so will, ›wahnhafte‹ Fixierung seines Schattenwurfs nach innen einen eigenen Projektionsschirm erfindet. Die Projektion ist eine subjektive Analogie zum Mythos. Gemälde aus der Zeit lenken den Blick durch das innere Fenster in die innere Landschaft in Gegenrichtung zur äußeren.

Wie ein Blick auf Josef Danhausers Gemälde *Liszt am Flügel* belegt, bleibt das nicht immer ohne unfreiwillige Komik. Das Bild ist bereits 1840 entstanden, also ein Erstling der Entwicklungsrichtung, der sich in seiner Auffassung noch verhältnismäßig bieder zeigt. Das, was uns rührt, ist seine Naivität. Der Meister sitzt auf einer gepolsterten Bank und greift mit gepflegten Fingern in die Tasten. Rings um ihn schmachten die Bewunderer. Den verklärten Blick hat Liszt zum Fenster gerichtet, vor dem die schweren Brokatvorhänge zur

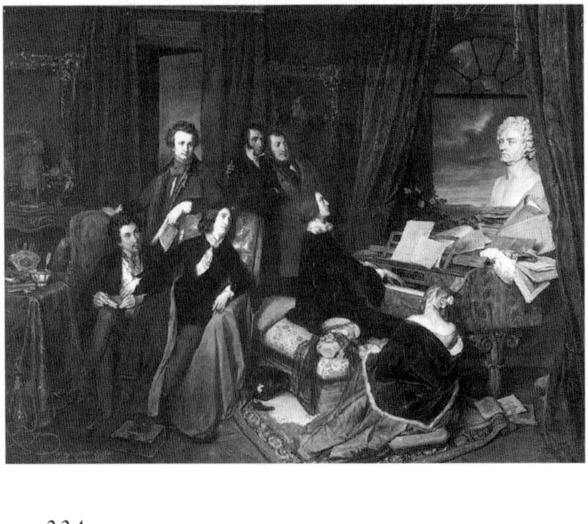

Josef Danhauser, *Liszt am Flügel,* 1840. Öl/Holz, 119 × 167 cm, Staatliche Museen zu Berlin – Preußischer Kulturbesitz, Nationalgalerie

Anselm Feuerbach, *Iphigenie, das Land der Griechen mit der Seele suchend,* 1871. Öl/Lwd., 192,5 × 126,5 cm, Staatsgalerie Stuttgart

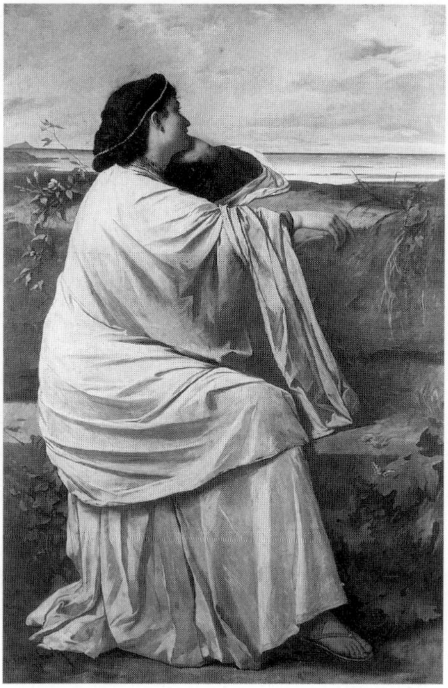

Seite gezogen sind. Am Firmament über dem Horizont der inneren Landschaft erscheint im Fensterausschnitt eine gewaltige Beethoven-Büste aus kosmischem Gips.

Im Laufe der Zeit werden die kompositorischen Mittel zur psychologischen Bewältigung des Motivs subtiler. Anselm Feuerbachs *Iphigenie* in der Stuttgarter Fassung von 1871, die ideale Versinnbildlichung einer unbestimmten Sehnsucht nach den hinter dem Horizont, jenseits des unendlichen Wassers liegenden Gefilden, ist ein introvertiertes Fensterbild. Sinnend hat Iphigenie das Haupt in die linke Hand gestützt; die Vorstellung, daß die Steinbank an der Mauer ihr Lieblingsplatz sei, an dem sie tagaus, tagein sitzt, um sich ihrem Heimweh hinzugeben, wird überzeugend suggeriert. Die Mauerbrüstung, auf die Iphigenie ihren Arm stützt, ist eine verkappte Fensterbrüstung, die Meeresbucht eine innere Landschaft.

Die Introversion des Fenstermotivs mit dem Blick auf das Ideal einer inneren Landschaft wird vornehmlich von den Angehörigen der ›guten Gesellschaft‹ beansprucht. Vor allem in den 1870er und 1880er Jahren sind, nicht zuletzt unter dem Einfluß des neuen subjektivistischen Weltwahrnehmungsverhältnisses, das der Impressionismus mit sich brachte, eine Anzahl schlichter Fensterbilder gemalt worden, die das kleinbürgerliche Verhältnis zum Motiv abhandeln. Die gezeigten Fenster sind nicht die des Salons, sondern des Nähstübchens, der Küche, der Bauernstube oder ähnlicher Räume.

Zwei Beispiele sind Hans Thomas *Am Fenster* von 1877 und Henri de Braekeleers *Der Teniersplatz in Antwerpen* von 1878.[20] Der Vergleich mit Feuerbachs *Iphigenie* belegt die Übereinstimmung des Ausdrucksgestus, gibt aber

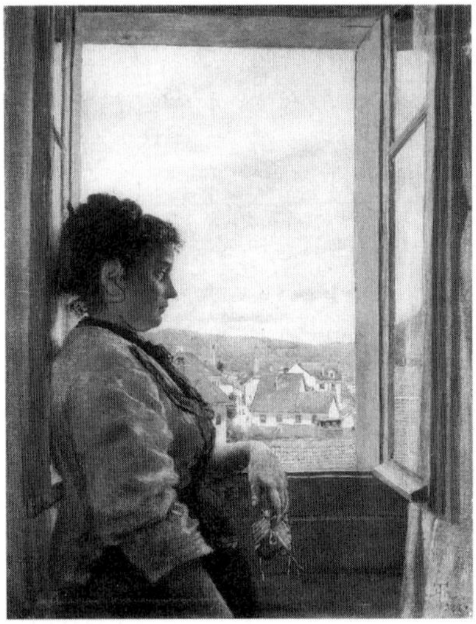

Hans Thoma, *Am Fenster,* 1877. Öl/Lwd., 42,7 × 33,4 cm, Frankfurt/M., Städelsches Kunstinstitut und Städtische Galerie

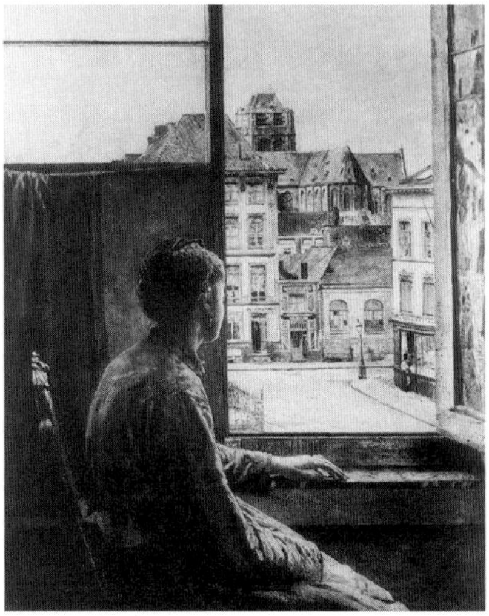

Henri de Braekeleer, *Der Teniersplatz in Antwerpen,* 1878. Öl/Lwd., 81 × 64 cm, Antwerpen, Koninklijk Museum voor Schone Kunsten

auch zu erkennen, daß das Sehnsuchtsmotiv, dem Feuerbach sein Werk in großer Allüre gewidmet hat, in der Haltungsweise der Frauen am Fenster mit dem Blick auf die reale Außenlandschaft ihrer täglichen Umwelt unterschwellig impliziert ist. Darin zeigt sich, bei aller Schlichtheit, nunmehr eine andere Auffassung der Zimmerbewohnerin zu ihrem Gehäuse als die fraglose

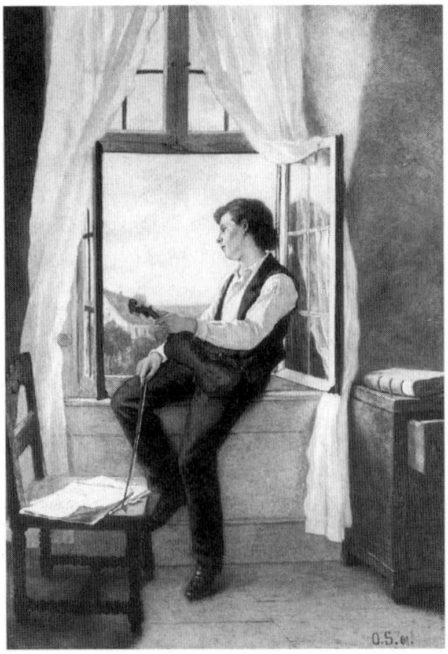

Otto Scholderer, *Geiger am Fenster,* 1861. Öl/Lwd., 150 × 103 cm, Frankfurt/M., Städelsches Kunstinstitut und Städtische Galerie

Selbstverständlichkeit des Bei-sich-Seins, wie sie noch für Kerstings *Stickerin* charakteristisch ist. Das trifft auch auf ein ›männliches Gegenstück‹ zu: Otto Scholderers *Geiger am Fenster* von 1861. Aus dem hoch über der Landschaft gelegenen Fenster seines Turmstübchens schaut der Geiger gedankenversunken ins Freie, die Violine und den Bogen hat er gesenkt, als horche er auf die Melodie der Ferne, *Klingt ein Lied in allen Dingen;* das Sehnsuchtsmotiv ist verinnerlicht, so unterscheiden sich Spät- oder Neuromantik von der Frühromantik. Ab der Mitte des Jahrhunderts laufen in der Malerei zwei Hauptrichtungen nebeneinander, die sich, je mehr sich das Jahrhundert seinem Ende nähert, um so deutlicher voneinander abheben: Realismus und Impressionismus auf der einen, Symbolismus auf der anderen Seite. Obwohl es auch da Berührungen und Überlappungen gibt, kann doch behauptet werden, daß die eine Richtung eher nach außen, die andere eher nach innen gewandt ist. Das Motiv der inneren Landschaft fällt dabei folgerichtig eher in das Ressort des Symbolismus.

Einer der ersten Radierzyklen von Max Klinger, 1887 entstanden, ist *Eine Liebe.* Er enthält zwei Fensterszenen. Blatt 5 zeigt ein Liebespaar, eng umschlungen auf einer Bettstatt; durch ein hohes Fenster, vor dem ein dunkler Vorhang beiseite gezogen ist, flutet der balsamische Duft der blühenden Frühlingslandschaft herein. Blatt 8 des Zyklus gibt dem Betrachter die Folgen der Liebesnacht kund. Es trägt den Titel *Erwachen.* Die Frau sitzt allein auf der Bettkante. Durch das offene Fenster strömt das Morgenlicht. Im Sonnenreflex auf dem Glas des ins Innere des Zimmers geöffneten Fensterflügels nimmt sie, wie in einer Mandorla, die Vision eines ungeborenen Kindes wahr. Das Spiegelmotiv erscheint hier in die Projektion eines Bewußtwerdungsvorgangs transzendiert; kein ›freudiges Ereignis‹, sondern eine, wie es sich für Klinger ziemt, biotragische Konstellation bahnt sich hier an. Die bei-

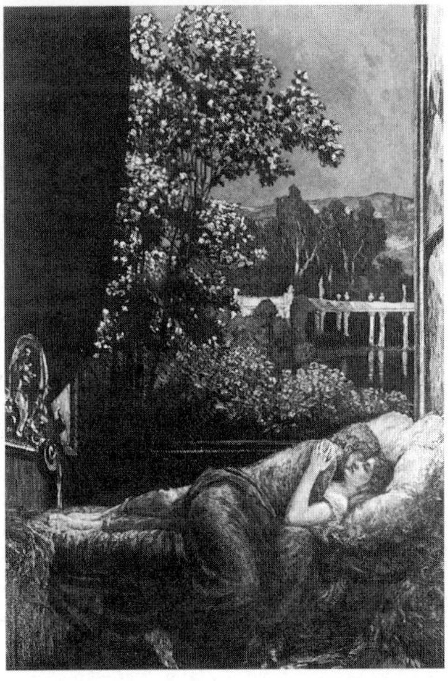

Max Klinger, Opus X, *Eine Liebe,* 1887, Blatt 5: *Glück* (1883). Radierung, Stich und Aquatinta, 41,5 × 28 cm, Staatliche Museen zu Berlin – Preußischer Kulturbesitz, Kupferstichkabinett

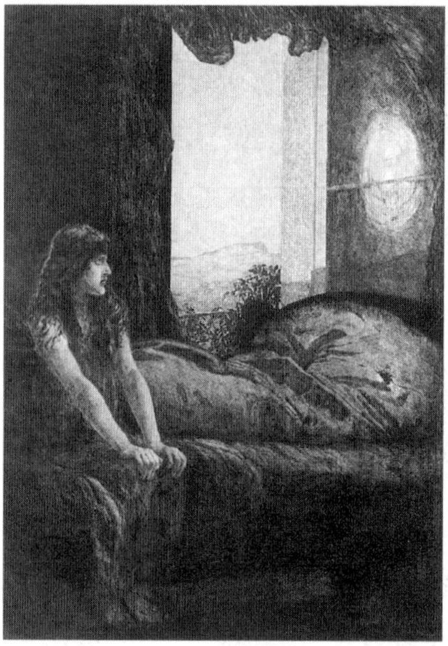

Max Klinger, Opus X, *Eine Liebe,* 1887, Blatt 8: *Erwachen* (1883). Radierung und Stich, 40,7 × 28,7 cm, Staatliche Museen zu Berlin – Preußischer Kulturbesitz, Kupferstichkabinett

den Blätter, die den Zyklus abschließen, *Schande* und *Tod,* bestätigen dies. Der Widerspruch zwischen naturverliehenem Triebverhalten und dem Zwang der gesellschaftlichen Norm – eines der großen Themen in der Kunst der zweiten Jahrhunderthälfte – erscheint in Klingers *Erwachen* im Vergleich zu William Holman Hunts *Erwachendem Gewissen* fortgeschritten. Das hängt u. a. damit zusammen, daß Hunts Gemälde die Problematik in einer einzigen Szene zusammenfaßt, während Klingers Radierung Teil einer fortlaufenden Bilderzählung ist. Jedes der beiden Werke ist auf seine Weise eine psychologisierende Allegorie – das Psychologisieren gewinnt in der Erzählkunst der Malerei ab der Mitte des Jahrhunderts –, und in jedem der beiden kommt dem Verhältnis zwischen dem Fenster als Regulator der Innenwelt-Außenwelt-Konvergenz und dem Spiegel als Medium der Selbstreflexion eine beträchtliche Bedeutung als Botschaft bewußtseinsmetaphorischer Anspielungen zu. Die zunehmende Introversion, der Rückzug des Individuums hinter sein Äußeres, stellt sich in aller Zwangsläufigkeit als Zeichen eines fortschreitenden gesellschaftlichen Prozesses heraus, der aufgrund der Spannungen, die er aus seiner inneren Widersprüchlichkeit zeugt, auf eine Krise zusteuert.

Zur Abwechslung einmal ein Blick auf das von außen gesehene Fenster; 1869 stellt Edouard Manet sein epochemachendes Gemälde *Der Balkon* im Pariser Salon aus, auch dies ein Jahrhundertbild. Dargestellt ist eine Gruppe von drei Menschen – Manets Malerfreundin Berthe Morisot, vorn an der Balkonbrüstung neben ihr die zierliche Violinistin Fanny Claus, in der Tür dahinter stehend der Maler Antonin Guillaumin. Das Air der mit selbstverständlicher Lässigkeit vorgeführten Eleganz beruht auf einer unnachahmlichen Noblesse im Understatement des Vortrags distanzsetzender malerischer Kühle; das ist Revolution der farbtonsetzenden Pinselführung im großstäd-

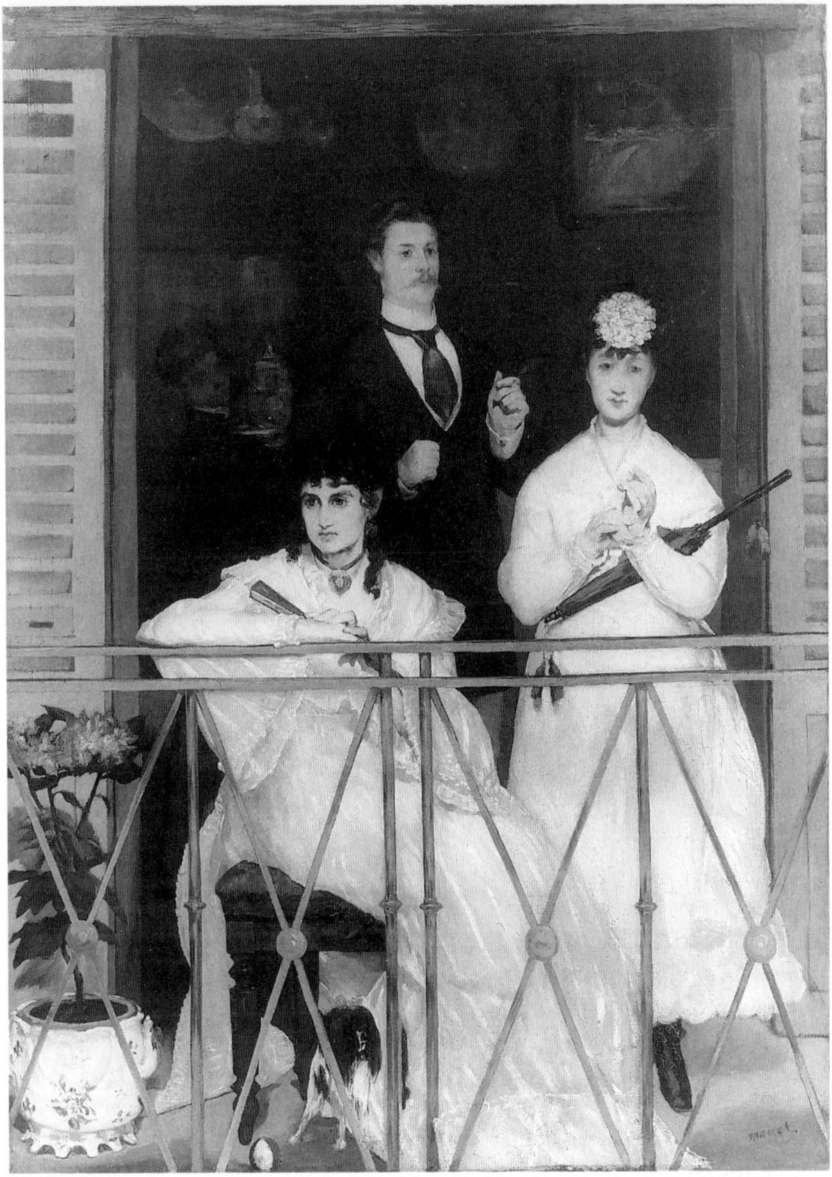

Edouard Manet, *Der Balkon,* um 1868/69. Öl/Lwd., 170 × 124 cm, Paris, Musée d'Orsay

tischen Konversationston. Manet ist zu dem Sujet durch seine Begegnung mit Goyas *Majas auf dem Balkon,* das er im Louvre gesehen hatte, angeregt worden. Schmoll gen. Eisenwerth weist in diesem Zusammenhang auf ein weiteres Fensterbild hin, das diesem wiederum noch vorausgeht, ein Pastell von Jacques-Antoine-Marie Lemoine: »(...) die Quadern der Leibung [sic!] und die Steine der Balustrade weisen zahlreiche kleinere Beschädigungen auf

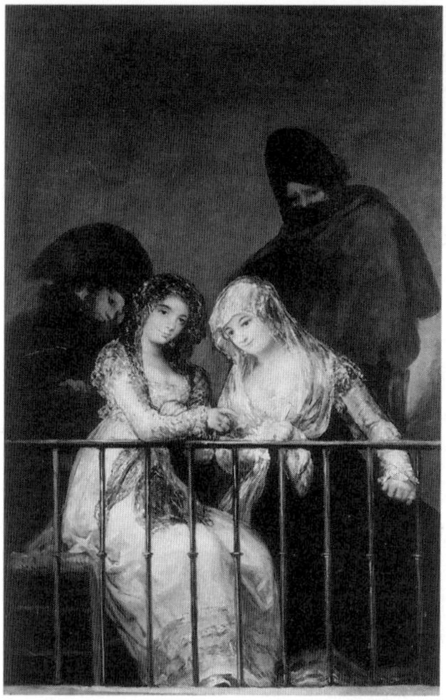

Francisco de Goya, *Majas auf dem Balkon,* 1808–12. Öl/Lwd., 194,9 × 125,7 cm, New York, The Metropolitan Museum of Art, The H. O. Havemeyer Collection, Bequest of Mrs. H. O. Havemeyer, 1929 (29.100.10)

und die Jalousie hängt schief. (…) Dieses Pastell von 1787, am Vorabend der Großen Revolution entstanden, bildet den Auftakt für die Behandlung unseres Motivs im neuen bürgerlichen Zeitalter: eine gewisse Nonchalance löst die Etikette des Ancien Régime ab.«[21] Präsentiert sich dieses Bild in herausfordernd legerer Pose mit einem Anflug von Liederlichkeit, ist in Goyas Balkonbild die Zeitstimmung der napoleonischen Expansion in irrlichternder

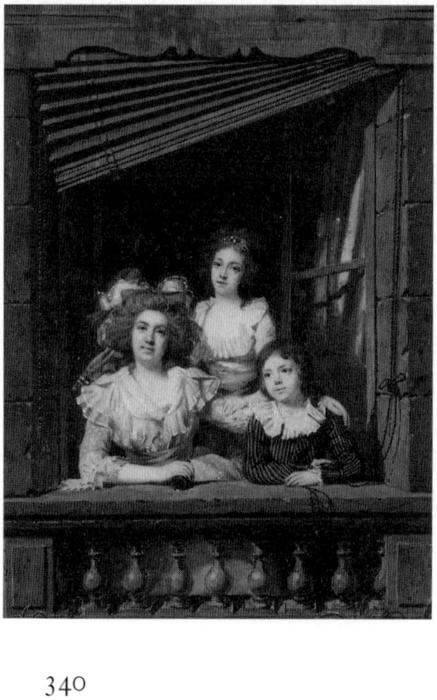

Jacques-Antoine-Marie Lemoine, *Eine Frau und ihre Kinder am Fenster,* 1787. Pastell, 14,9 × 10,9 cm, Paris, Musée du Louvre, Cabinet Art Graphique

Durchdringung aus Seidenglanz und Umbra, aus flackernder Erotik und bedrohlicher Verlarvung eingefangen, so bietet sich der Anblick einer großbürgerlich saturierten Boheme in Manets Gemälde in der Zurücknahme aller inneren Bewegtheit auf die statische Ruhe des Auf-sich-selbst-Zurückgenommenseins jeder einzelnen Person der äußerlich zusammengehörigen Gruppe. Auf die Beziehungslosigkeit der drei Menschen, die nebeneinander ihre Blicke auf die Straße gerichtet haben, ist wiederholt hingewiesen worden. »The figures appear unconnected, and there is no one focus of attention«, konstatiert Kathleen Adler,[22] und Schmoll gen. Eisenwerth erläutert: »Im dunklen Zimmergrund wird der Speisetisch abgeräumt, der Herr hat die Zigarre angezündet, die Damen erwarten mit Schirm und Fächer Freunde und den Wagen zur Ausfahrt. Doch bleibt die Szenerie für den Moment der ›Aufnahme‹ eigentümlich statisch. Die geöffneten, grün wie das Gitter gestrichenen Läden rahmen mit diesem die Gruppe streng und feierlich. Der bürgerliche Standort wird zum ›Erscheinungsbalkon‹, und der rätselhafte Blick der Sitzenden (...) teilt uns etwas mit von der schönen Schwermut der aus den Fenstern schauenden Frauen (...), jener halb träumend, halb trauernd in die Undurchdringlichkeit von Welt und Dasein gerichtete Blick.« Er zitiert dazu aus Rilkes Gedicht *Der Balkon:* »Diese aneinander angelehnten/Schwestern, die, als ob sie sich von weit/ohne Aussicht nacheinander sehnten,/lehnen, Einsamkeit an Einsamkeit.«[23]

René Magritte, der Surrealist, hat mit der Einfühlung des nachgeborenen Kollegen aus der Stimmung unterschwelliger Erstarrung die ironische Konsequenz gezogen, indem er in seiner Paraphrase *Der Balkon von Manet* die Personen des Bildes kurzerhand einsargte.

Die einzelnen sondern ihre Innenwelt voneinander ab, sie machen sie selbst für die ihnen am nächsten Stehenden undurchlässig, sie kapseln sich

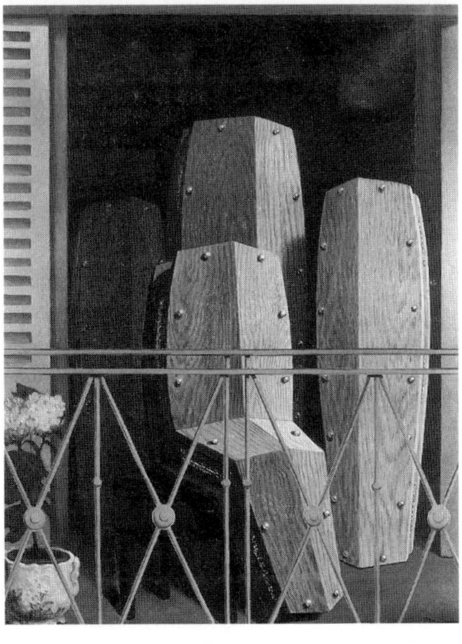

René Magritte, *Perspektive – Der Balkon von Manet,* 1950. Öl/Lwd., 81 × 60 cm, Gent, Museum voor Schone Kunsten

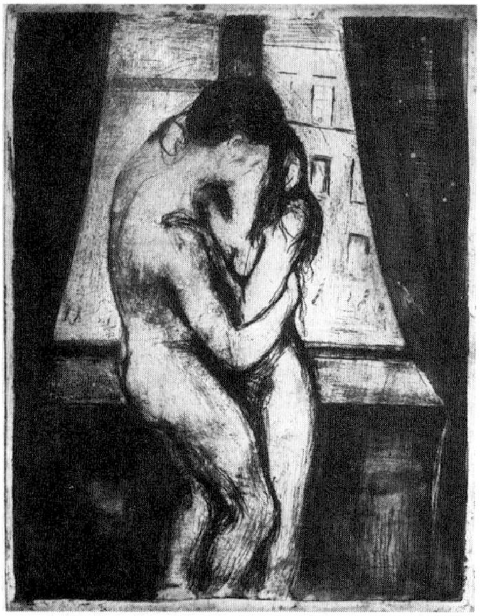

Edvard Munch, *Der Kuß*, 1895. Kaltnadelradierung und Aquatinta, 32,7 × 26,4 cm, Oslo kommunes kunstsamlinger

ein. Der Rückzug auf sich selbst setzt sich in den folgenden Jahrzehnten fort, er wird zum typischen Merkmal der bürgerlichen Haltung.

Der Rückzug auf sich selbst, die Abkapselung, die Einschränkung des freien Flusses der Konvergenz zwischen innen und außen bringt selbstverständlich eine Verengung mit sich. Die daraus hervorgehende psychische Disposition produziert eine Eigenschaft, in deren Namen die Enge haust, nämlich die Angst, und zwar eine allgemeine, nicht konkret faßbare Angst, die nicht auf ein bestimmtes Ziel oder einen bestimmten Gegenstand gerichtet ist.

Gegen Ende des Jahrhunderts hat das kein anderer Künstler einprägsamer zum Ausdruck gebracht als der Norweger Edvard Munch. In drei Radierungen hat er sich mit dem Fenstermotiv befaßt. Alle drei Szenen spielen im Mondschein, so sieht es aus, dessen fahles Licht der Künstler mit dem Clair-obscur der Radiernadel meisterlich wiedergegeben hat. *Der Kuß* von 1895 fordert das Thema des gesellschaftlichen Triebtabus voyeuristisch heraus, in den beiden Blättern *Nacht in St. Cloud* von 1895 und *Mädchen im Hemd am Fenster* von 1894 ist die Stimmung einer unausgesprochenen, unbestimmten und unbegründbaren Angst eingefangen. Um den Bogen über das Jahrhundert zu spannen, sei der Radierung von dessen Ende ein Gemälde von seinem Anfang gegenübergestellt; Munchs *Mädchen im Hemd am Fenster* und Runges *Die kleine Perthes* von 1805[24] – der Unterschied könnte größer nicht sein. Luise, das vierjährige Töchterchen von Runges Freund, des Hamburger Buchhändlers und Verlegers Friedrich Perthes, steht auf einem Stuhl am Fenster und blickt uns mit kindlichem Selbstvertrauen nachdenklich an. Der Fenstervorhang ist beiseite gezogen, dahinter breitet sich draußen die weite Morgenlandschaft aus. Eine Windmühle steht in der Ebene. Durch das Fenster brechen die Strahlen des jungen Tags und bescheinen das Kind, das dabei

Edvard Munch,
Mädchen im Hemd am Fenster, 1894.
Kaltnadel und Roulette,
20,8 × 14,5 cm, Privatbesitz

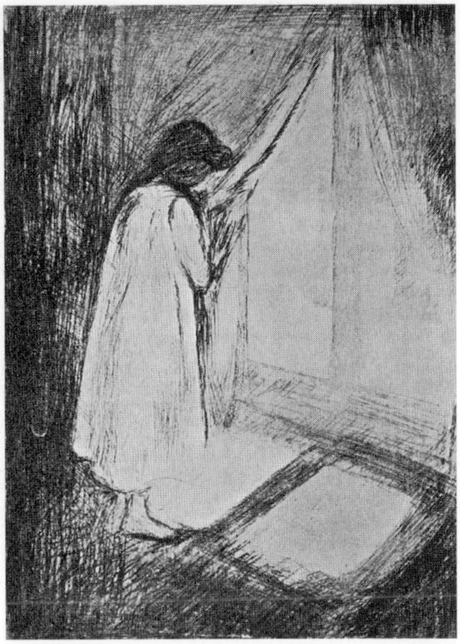

ist, sich der Welt, in die es hineingeboren wurde, und damit sich seiner selbst bewußt zu werden. Auch das kleine Mädchen in Munchs Radierung hat sich einen erhöhten Standpunkt ausgesucht, um aus dem Fenster sehen zu können, doch geht das hier in aller Heimlichkeit vonstatten. Es ist auf den Schreibtisch geklettert und hat den Vorhang ein wenig zur Seite gezogen, um verstohlen dahinter hervorzulugen. Von Neugier angetrieben, doch von Zag-

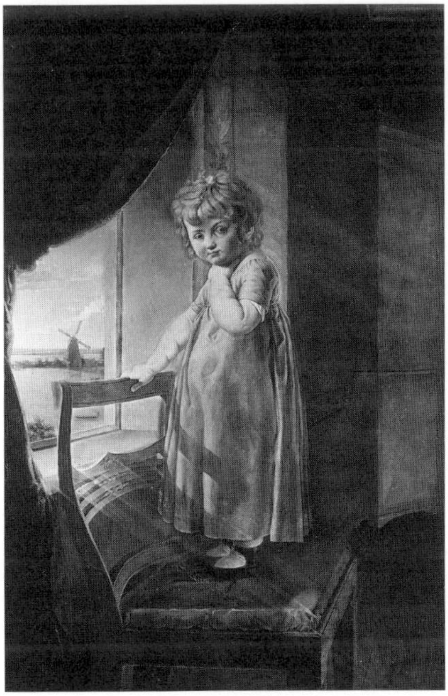

Philipp Otto Runge,
Die kleine Perthes, 1805.
Öl/Lwd., 143,5 × 95 cm,
Kunstsammlungen zu Weimar

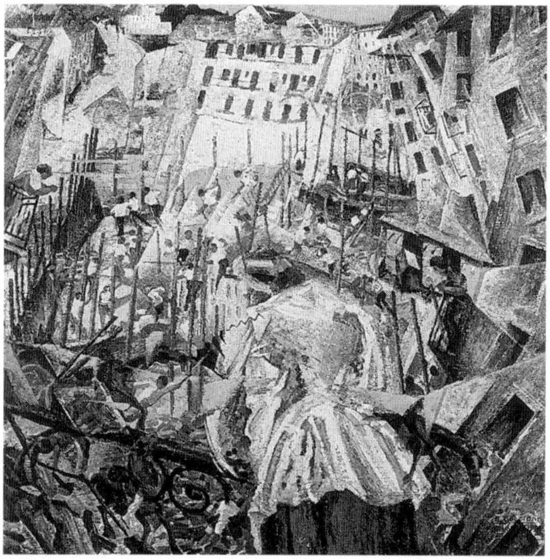

Umberto Boccioni, *Der Lärm der Straße dringt in das Haus* (ursprünglich *Die Straße dringt in das Haus*), 1911. Öl/Lwd., 100 × 100,6 cm, Hannover, Sprengel Museum

haftigkeit befallen, liegt es mit sich im Widerstreit, schlechten Gewissens, jede Sekunde fluchtbereit, auf dem Sprung, den erhobenen Vorhangzipfel fallenzulassen. Das Licht, das von draußen durch die Fensterscheibe dringt, ist fahl. Das Draußen scheint erblindet; die Welt hinter den Scheiben äußert sich nicht. Der Blick verliert sich im Ungewissen.

An seinem Ende angelangt, verharrt das Jahrhundert in einem Moment beklommener Stille. Das ändert sich beim Anbruch des neuen Jahrhunderts mit dem lautstarken Auftritt einer neuen Generation im Zeichen des Protestes der Söhne gegen die Väter. 1911 hat der Futurist Umberto Boccioni sein berühmtes Fenster-Bild gemalt, das die einstürzenden Fassaden einer aus den Fugen geratenen Welt vorausschaut – auch das eine Bewußtseinsmetapher. Es trägt den Titel: *Der Lärm der Straße dringt in das Haus.*

Anmerkungen

1 J. A. Schmoll gen. Eisenwerth, Fensterbilder. Motivketten in der europäischen Malerei, in: Beiträge zur Motivkunde des 19. Jahrhunderts, Red. Ludwig Grote. Studien zur Kunstgeschichte des 19. Jahrhunderts, Bd. 6, München 1970, S. 13ff. (hier S. 13).

2 Ebenda, S. 38. Schmoll gen. Eisenwerth nennt als Bildbeispiele hierfür Jan van Eycks *Madonna des Kanzlers Rolin,* um 1435, Paris, Louvre; Rogier van der Weydens *Der Hl. Lukas zeichnet die Madonna,* um 1440, München, Alte Pinakothek, und die *Thronende Maria mit Maria Magdalena und Stifterin* des Meisters der Ansicht von Ste. Gudule, um 1470, Lüttich, Diözesanmuseum.

3 Siehe dazu: Hannelore Gärtner, Georg Friedrich Kersting, Leipzig 1988, S. 38.

4 Wilhelm von Kügelgen, Jugenderinnerungen eines alten Mannes, Leipzig 1924, S. 120; zit. nach Gärtner (zit. Anm. 3), S. 40.

5 Gärtner (zit. Anm. 3), S. 35f.

6 Ebenda, S. 40.

7 Das dritte Bild dieser Reihe befindet sich heute in der Kunsthalle Mannheim: *Caspar David Friedrich in seinem Atelier,* um 1819, Öl/Lwd., 51 × 39 cm.

8 Dominik Bartmann, Bildbeschreibung zu Franz Louis Catels *Schinkel in Neapel,* in: Kat. Galerie der Romantik, Nationalgalerie Berlin, Staatliche Museen Preußischer Kulturbesitz, Berlin 1986, S. 65.

9 Siehe: Helmut Börsch-Supan/Karl Wilhelm Jähnig, Caspar David Friedrich. Gemälde, Druckgraphik und bildmäßige Zeichnungen, München 1975, Kat. Nr. 293, dazu S. 375f.: »1822 gemalt, da in diesem Jahr nachträglich auf die Dresdener Akademieausstellung gegeben (Sigismund). Die Rückenfigur stellt Caroline Friedrich dar (Wiener Zeitschrift). Der Raum ist das Atelier Friedrichs in dem Haus An der Elbe 33, später Terrassenufer 13, das er seit 1820 bewohnte. Der Blick geht über die Elbe auf die Pappelreihe des gegenüberliegenden Ufers. Die von H. Brauer (Sammlungskat. 1968) beobachtete Übereinstimmung des Fensters mit dem auf Kerstings Bildnissen Friedrichs im Atelier von 1811 und 1812 ist vermutlich so zu erklären, daß Friedrich ein Fenster, das er zur Regulierung des Lichtes für seinen Arbeitsraum hat konstruieren lassen und das in Kat. 131 [*Blick aus dem Atelier des Künstlers, linkes Fenster,* um 1805/06] und 132 [*Blick aus dem Atelier des Künstlers, rechtes Fenster,* um 1805/06] (s. Anm. 13) noch nicht vorhanden war, beim Umzug in die neue Wohnung mitnahm und hier einbaute. Die Abdunklung des unteren Teiles verhinderte, daß durch das nach Norden gelegene Fenster das Licht seitlich direkt auf das in Arbeit befindliche Bild fallen konnte. Das ungewöhnlich dünne Fensterkreuz verminderte die Schattenwirkung. Der Innenraum ist Gleichnis für die Dunkelheit des irdischen Daseins, das nur durch Christus, auf den das Fensterkreuz anspielt, und die Aussicht auf ein ewiges Leben Licht erhält. Das jenseitige Ufer versinnbildlicht das Dasein nach dem Tod, nach dem sich die Frau sehnt. Das Schiff, das am diesseitigen Ufer liegt, und das in der Mitte des Flusses befindliche veranschaulichen zwei Stadien einer Fahrt und damit die Bereitschaft der Frau, zum jenseitigen Ufer aufzubrechen. Die Pappeln sind Todessymbole.«

10 Beispiele dafür sind: Giovanni Battista de Gubernais, *Das Atelier des Malers in Parma,* 1812, Aquarell, 32,5 × 23,6 cm, Turin, Galleria dell'Arte Moderna; Jakob Alt, *Blick aus dem Atelierfenster des Künstlers in der Wiener Alservorstadt gegen Dornbach,* 1836, Aquarell über Bleistiftvorzeichnung, 51,2 × 41,5 cm, Wien, Albertina.

11 Kerstings Gemälde zeigt den Gelehrten und Hofprediger Franz Volkmar Reinhardt, der einen besonderen Ruf als Lutherforscher und Erneuerer der Kanzelreden sowie als Lehrer der jungen sächsischen Theologen genoß.

12 Georg Friedrich Kersting, *Die Stickerin,* 2. Fassung, undatiert, Öl/Holz, 47,2 × 36,6 cm, Warschau, Nationalmuseum; *Die Stickerin,* 3. Fassung, 1827, Öl/Holz, 47,5 × 36 cm, Kiel, Kunsthalle. Die Dargestellte ist die Malerin Louise Seidler. Nach ihrer Schilderung ist der dargestellte Raum das Atelier Gerhard von Kügelgens, in dessen Wohnung sie gemeinsam mit der Freundin Lotte Stieler im Sommer 1812 gastieren konnte, während Kügelgen mit seiner Familie in die Sommerwohnung gezogen war. Das mit Ackerwinde geschmückte Porträt ist wohl eine Anspielung auf ihren fernen Verlobten Geoffroy, einen französischen Offizier aus Lisieux, der unter Bernadotte als Oberarzt sämtlicher Lazarette in Jena amtiert hatte. Vgl. auch Gärtner (zit. Anm. 3), S. 82: »Dieses Frauenbild gleicht einer Huldigung, die geradezu als Liebeserklärung aufgefaßt werden könnte, wäre Kersting nicht schon in Agnes Sergel, seine spätere Frau, verliebt gewesen.«

13 Zit. nach Gärtner (zit. Anm. 3), S. 82.

14 Ebenda, S. 83.

15 Caroline de la Motte-Fouqué, Geschichte der Moden vom Jahre 1785 bis 1829. Als Beytrag zur Geschichte der Zeit. Erstveröffentlichung anonym in Fortsetzung im *Morgenblatt für die gebildeten Stände,* Berlin 1829/30, neu hrsg. v. Dorothea Böck, Berlin 1987, S. 47f.

16 Ebenda, S. 48.

17 H. Scherer, Londoner Briefe über die Weltausstellung, Leipzig 1851, S. 22f., zit. nach Rainer Schoch, Das Herrscherbild in der Malerei des 19. Jahrhunderts, München 1975, S. 156f.

18 Dolf Sternberger, Panorama oder Ansichten vom 19. Jahrhundert, Hamburg 1938, S. 166ff. Die Zitate stammen aus: Cornelius Gurlitt, Im Bürgerhause, Dresden 1888, S. 166 u. 173, sowie aus: Georg Hirth, Das deutsche Zimmer der Renaissance, S. 293.

19 Einen Eindruck davon vermittelt das Gemälde von G. C. R. Boulanger, *La Répétition du ›Joueur de flûte‹ et de ›La Femme du Diomede‹ dans l'atrium de la maison pompeienne du Prince Napoléon, avenue Montaigne en 1861,* Öl/Lwd., 83 × 30 cm, London, Wallace Collection.

20 Das Motiv der am Fenster in eine kontemplative Tätigkeit wie Stricken oder Lesen vertieften Frau, wie es bereits Kerstings *Stickerin* thematisiert, wird fortgeführt in Gemälden wie beispielsweise: Hans Thoma, *Die Mutter des Künstlers im Stübchen,* 1871, Winterthur, Museum Oskar Reinhart; Henri de Braekeleer, *Die Kathedrale von Antwerpen,* um 1880, Brüssel, Collection Royale; Edouard Vuillard, *Nähende Frau vor offenem Fenster,* 1895, Boston, Museum of Fine Arts. – Das Sehnsuchtsmotiv wird schon bald ironisiert in dem biedermeierlichen Gemälde Johann Peter

Hasenclevers *Die Sentimentale,* 1846, Düsseldorf, Städtisches Kunstmuseum, in dem eine junge Frau den Mond am nächtlichen Himmel hinter dem Fenster anschmachtet.

21 Schmoll gen. Eisenwerth (zit. Anm. 1), S. 21.

22 Kathleen Adler, Manet, Oxford 1986, S. 133.

23 Schmoll gen. Eisenwerth (zit. Anm. 1), S. 29f.

24 Siehe dazu: Jörg Traeger, Philipp Otto Runge und sein Werk. Monographie und kritischer Katalog, München 1975, S. 376: »Die im vierten Lebensjahr stehende Luise Perthes ist in Friedrich Perthes' Wohnung am Hamburger Jungfernstieg dargestellt. Nach Daniel [Runges Bruder] malte Runge das Bild 1805 in Hamburg für den Freund, in dessen Besitz in Gotha es sich um 1840 befand: ›Ein kleines Mädchen (Perthes' zweite Tochter, jetzt verheirathete Agricola in Gotha) steht vor einem offnen Fenster (von welchem ein dunkler Vorhang zurückgeschlagen) auf einem Stuhl, die eine Hand auf dessen Lehne gelegt, die andre unter ihrem Köpfchen, sie sieht nach dem Zimmer hinein. Hinten ist Hausrath. Vorne die Aussicht über den Jungfernstieg in Hamburg und die Alster weg nach der Windmühle bey der Lombardsbrücke und dem Wall. Unten fällt ein Sonnenstrahl schräg' in's Zimmer herein, der durch angenehme Würkung [sic!] jeden Beschauer überrascht.«

III.3 Die Lampe

Um 1815 veranstaltete Goethe in Weimar eine Benefizlotterie zugunsten des Dresdner Malers Georg Friedrich Kersting. Louise Seidler, die stickende Frau in Kerstings im vorhergehenden Kapitel beschriebenen Gemälde, erinnerte sich an Goethes ›Herzensgüte‹: »Ich hatte diesem (Goethe) nämlich die bedrängte Lage des schon erwähnten Malers Kersting in Dresden geschildert und einige Bilder desselben auf Goethes Wunsch zur Ansicht nach Weimar kommen lassen. Allein sie fanden keine Käufer, mit Ausnahme der ›Stickerin‹ (wo ich selbst gesessen hatte). Dieses Bild erwarb auf Goethes Verwendung Herzog Karl August für sich. Hieran ließ sich indessen der hilfsbereite Dichter noch nicht genügen; um Kersting erfolgreich zu unterstützen, griff er zu dem Auskunftsmittel der Lotterie. Wenn es gelang, hundertundvierzehn Lose, jedes zu drei Kopfstücken, unterzubringen, so konnten wir dem Künstler eine erkleckliche Summe übersenden. Der Zufall wollte, daß mein Vater bei der unter Goethes Leitung erfolgten Verlosung eines der Bilder gewann, nämlich den (…) Eleganten Leser, der bei dem Schimmer einer Argandschen Lampe studierte.«[1] Das Gemälde gelangte schließlich in die herzogliche Sammlung.

Ein weiterer *Lesender bei Lampenlicht* (Ft. 17) befindet sich heute im Museum Oskar, Winterthur. Beide Gemälde sind Gegenstücke, die in aller Intimität des kleinen Formats das Motiv revolutionieren. Sie intonieren den motivischen Auftakt einer neuen Epoche.

Kerstings *Lesender bei Lampenlicht* ist ein aufregendes kleines Bild. Es deckt die der Gemütlichkeit innewohnende Ungemütlichkeit auf. Die Gemütlichkeit ist habituell, die Ungemütlichkeit geistig. Wir blicken in ein Studierzimmer, dessen Wände den typischen kühlen, hellgrünen Wandanstrich der Jahre um 1810 tragen, ein Ton, der zugleich beruhigt, aber auch die Konzentration bei der geistigen Arbeit fördert, eine intellektuell anregende Farbe; sie wirkt wie Kaffee oder schwarzer Tee. Kersting war ein Meister im Ausspielen jenes das Interieur atmosphärisch sättigenden, abstrakten Grüns. Hier ist es ihm gelungen, seine geisterhaft magische Strahlungsintensität zu aktivieren. Dieses grüne Leuchten ist reines Innenlicht. Die Stube ist karg eingerichtet. Im Winkel zwischen der rückwärtigen Wand und der Fensterwand links steht ein Schreibtisch. Rechts davon stellen sich mit Büchern, Folianten und Aktenkästen gefüllte, einfache hohe Holzregale dem Blick entgegen. Im ausladenden Drehsessel vor dem Schreibtisch sitzt ein junger Mann und liest in einem Buch. Das Haupt in die Rechte gestützt, wendet er, von der Außenwelt äußerlich wie innerlich abgeschieden, sein Profil dem Betrachter zu. Von der Decke hängt eine fast bis zur Schreibtischplatte reichende Zugschnur mit einem ringförmigen Griff am unteren Ende herab. Sie dient zur Regulierung des Fenstervorhangs. Unaufdringlich, aber mit der unerbittlichen Exaktheit eines Axioms fällt sie das Lot, und ihre Senkrechte teilt, vom eigenen Schattenwurf begleitet, das Bild in zwei Zonen. Die aktive Zone ist links, dort, wo der Leser sitzt und seine Lampe steht. Die Dunkelheit der Nacht vor dem

Fenster ist ausgesperrt. Ein Rouleau ist vor der Fensterscheibe herabgelassen. Es reflektiert das Licht, und in der Aura seines Innengrüns erscheint der Raum hermetisch in sich geschlossen. Er wird allein von der Lampe beherrscht. Sie ist das wichtigste Ding im Zimmer, sein Zentralgestirn, in dessen Licht sich der Geist des Lesers sonnt.

Die Lampe selbst ist ein wahres Prachtstück; sie zieht alle Aufmerksamkeit auf sich. Auf einem tellerartigen Fuß erhebt sich messingglänzend ein dreiarmiger Leuchter. Drei lange, schlanke Kerzen reichen in den grünen Lampenschirm hinein. Der ist, auf eine lange Halterung montiert, außen dunkelgrün, innen von gleißender Helle. Die grüne Außenseite dient als Blende. Die Innenseite des Schirms ist allem Anschein nach mit einer silbernen Spiegelfolie ausgekleidet, um als Reflektor die Lichtintensität zu vervielfachen. Anders ist das grelle weißliche Licht, das die Lampe ausstrahlt, nicht zu erklären, denn Kerzenlicht ist üblicherweise wärmer und tendiert zum Rötlichen. Gerade aber dieses fast gespensterhaft durchdringende, fahlweißliche Licht verleiht der Stimmung ihren eigentümlichen und nicht ganz geheuren Charakter, zumal die mit dem Grün sympathisierende Lampe die Grüntöne ringsumher in all ihren Spielarten herauslockt. Überall ist Grün. Die Karos des Fußbodenbelags schimmern grünlich. Das Rouleau vor dem Fenster widerscheint grün. Die Schreibtischplatte ist grün bezogen. Die blaue Jacke des Lesenden spielt unter dem Einfluß des Lampenscheins ins Türkis. Der Rahmen des kleinen Porträtständers links auf dem Schreibtisch ist grün, der Lampenschirm ist grün, und die Blattrosetten der Lichtertüllen sind ebenfalls grün. Gegen den Sog des Grüns kann sich das Rot auf der Außenseite der beiden Schachteln, der offenen links und der geschlossenen rechts, nicht durchsetzen, doch wirken sie wie die Anoden eines elektrischen Spannungsfeldes, dessen Kraftzentrum aus dem Leser, dem Buch und der Lampe besteht. Sie bilden miteinander den Innenkreis. Grün ist der Schatten, den die Lampe auf die Wand projiziert. Der Schirm ist nach oben offen. Infolgedessen zeichnet sich das Licht auf der Wand im Reflex zweier Gegenkurven ab; sie projizieren miteinander eine Hyperbel. Die Hyperbel ist die geometrische Figur einer aus einem Kegelschnitt hervorgehenden Kurve. Sie hat ebenso wie die Ellipse zwei Brennpunkte, doch während die Ellipse eine Kurve ist, die mit ihrer Darstellung im Diesseits verbleibt, durchläuft die Hyperbel die vierte Dimension, um, von den Zielimpulsen ihrer beiden Brennpunkte geleitet, aus irgendwelchen unfaßbaren Welten- und Geistesweiten im Unendlichen wieder in die Sichtbarkeit zurückzukehren und dort ihre beiden Pole einander anzunähern. Dazwischen bleibt ein unüberbrückbares Spannungsfeld, das sich, wie in Kerstings Gemälde vom gekrümmten Wandschatten des Lampenschirms vorgegeben, im Diesseits abzeichnet. Die mathematische Gesetzlichkeit der Hyperbel ist in ihrer geometrischen Projektion das Gleichnis für die Heimkehr des Geistes aus der vierten Dimension in die dritte. In dieses von den Schatten seiner Lampe gezeichnete Spannungsfeld ist der Leser hineingesetzt. Die Wirklichkeitsreflexion ist zum Eigenwesen geworden. Nachdem die äußere Wirklichkeit vor dem Fenster ausgeblendet ist, durchläuft die innere Wirklichkeit des Lesers, seine geistige Wirklichkeit, vom

Lichtkreis der Mitte ausgehend, die Weiten der inneren Unendlichkeit, um schließlich von da aus wieder an ihren Ausgangspunkt zurückzukehren. Eindringlicher kann der Prozeß geistiger Arbeit kaum vermittelt werden. Die Schatten hat der Leser hinter seinem Rücken, sie nisten zwischen den Regalen und dringen unter dem Schreibtisch hervor. Seine ganze Aufmerksamkeit gilt dem Buch. Dort im Lichtkreis ist das energetische Zentrum. Die Zentriertheit des Lichts entspricht der Konzentration des Lesenden. Dessen ganze Haltung verrät ein verzehrendes Interesse an dem, was ihn beschäftigt. Die Haartolle sträubt sich über der an die Stirn gelegten Hand. Der Blick des Lesenden ist auf die Seiten des Buches gebannt. Das Lampenlicht schafft den Bannkreis. *Im Bannkreis* – so könnte das Bild auch heißen, im Bannkreis der eigenen Gedanken, äußerste Konzentration auf einen einzigen Punkt, den Kernpunkt aller Fragen – es ist der Ich-Punkt. Der junge Mann ist als Jurist gedeutet worden,[2] doch ebensogut könnte er ein Philosoph sein. Seine langen Beinkleider sind geschnürt und mit Troddeln verziert[3], Revers und Jackenkragen neigen, solidarisch mit der Haarfrisur, dazu, sich nach oben zu sträuben. Der ganzen Haltung des Lesenden ist unverkennbar etwas Aufmüpfiges eigen; er ist ein Wahrheitssucher, Jünger Rousseaus und Vorläufer der Junghegelianer. In der Lektüre forscht er nach Weltverbesserungsrezepten. Das aus der Welt draußen hereingeholte und zugleich von der Außenwelt abgesonderte Licht, das, die Schatten der Dinge über den Hintergrund verteilend und die Dunkelheit in die Ecken scheuchend, die Nacht im Innern erhellt, ist ein intellektuelles Wahrheitslicht – es ist das Licht der Vernunft oder wenigstens seine domestizierte Stellvertretung.[4] Die Lampe ist eine Wahrheitsleuchte. Sie ist ein besonderes Exemplar, wie es sonst in den Bildern der Zeit nicht vorkommt. Das Kerzenlicht, das vom Reflektor gesteigert und ins Kalte hin verändert wird, ein Licht, ebenso durchdringlich wie die luzide Gedankenflut des äußerlich so ruhig, fast erstarrt dasitzenden Lesers, gleicht so gar nicht der sonstigen flackernden Lebendigkeit einer Kerzenflamme. Die Lampe auf dem Schreibtisch ist technisch so instrumentiert, daß sie auf neue Erfindungen vorausweist.

Das andere der beiden Bilder ist, wie schon der Titel *Der elegante Leser* verrät, behaglicher. Rechts wird der Raum durch ein wandhohes Bücherregal begrenzt, an dem seitlich zwei lange Pfeifen lehnen. Nach links fällt der Blick auf die Zimmertür. Ein Fenster ist nicht zu sehen. Der Leser, ein mit einem Hausmantel bekleideter Mann in mittleren Jahren, sitzt vor seinem mit Manuskriptstapeln bedeckten Schreibsekretär. Er ist in seine Lektüre vertieft, ein, wie der Zeilenfall auf den Seiten vermuten läßt, in Hexametern oder Jamben verfaßtes Buch – Klopstock vielleicht oder ein griechischer oder römischer Dichter. In natura ist die Welt auch aus diesem Zimmer ausgeschlossen, aber in abstracto ist sie wieder hereingeholt, denn an der Wand hängt eine Weltkarte. In der Kombination der Karte, des Gipsabgusses einer antiken Frauenstatue auf dem Sekretär und der Uhr darunter baut sich eine Mittelsenkrechte auf. Das Weltdiagramm ist mit den Repräsentationssymbolen der klassischen Bildung und der fortschreitenden Zeit verkettet. Seine elegante Taschenuhr hat der Leser an der Schreibtischkonsole vor sich auf-

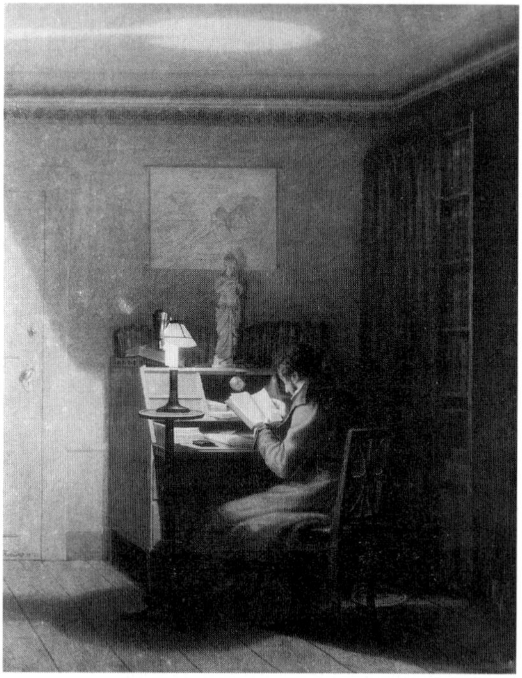

Georg Friedrich Kersting, *Der elegante Leser,* 1812. Öl/Lwd., 47,5 × 37,5 cm, Kunstsammlungen zu Weimar

gehängt. Es ist kurz nach Mitternacht, der Leser hat die Nacht zum Tage gemacht. »Schon der äußere Rahmen der bescheidenen Räumlichkeiten würde bei einem Vergleich deutlich machen, daß die weltumspannenden Gedanken eines Goethe, Herder oder Schiller in ebensolchen bescheidenen Räumen gedacht worden sind. Wie sich die Künstler des Dresdner Kreises mit den auf Kerstings Atelierbildern dargestellten Menschen identifizieren konnten, weil es künstlerisch um ihre ureigene Problematik ging, so vermochte es sicher auch der Weimarer ›Geistesfürst‹, dessen Arbeitszimmer ebenso schlicht war.«[5] So schreibt Hannelore Gärtner, und: »Die Vereinzelung des bürgerlichen Menschen, die sich in der frühromantischen Literatur ausspricht, ist auch für Kersting eine Lebenserfahrung, doch zugleich finden sich bei ihm auch andere, entgegengesetzte Tendenzen, die mit seinen frühen sozialen Bindungen zusammenhängen. Auch Ideale der deutschen Klassik bieten für ihn Ansatzmöglichkeiten. Dem Wesen nach äußern sich aber bei dieser Thematik romantische Vorstellungen. Das unterscheidet Kersting von parallelen künstlerischen Strömungen wie dem Biedermeier und dem malerischen Realismus, die ebenfalls Atelierbilder, Gelehrten- und Künstlerbilder, Interieurbilder hervorbringen. Und wie die Landschaftsmalerei Friedrichs in ihrer romantischen Grundhaltung in der Landschaftsmalerei des 19. Jahrhunderts kaum direkte Fortsetzung findet, so werden auch das Atelierbild und das Innenraumbild Kerstings als Bildtypen für die anschließende Kunstentwicklung nicht unmittelbar wirksam. Andererseits wird Kersting mit einem veränderten Wirklichkeitsverständnis ein Wegbereiter für neue, auch realistische Tendenzen in der Kunst des 19. Jahrhunderts.«[6]

Gehören die Leser in Kerstings Bildern beide der klassischen Lesekultur an, die sich in Deutschland mit der Aufklärung herausbildete und in der Romantik fortsetzte, so sind sie doch in ganz unterschiedliche Lesewelten eingetaucht – der wahrheitssüchtige junge Gelehrte am Schreibtisch verkörpert im Ansatz den Typ des Citoyens, der elegante Leser in seinem behäbigen Studieneifer eher den Typ des liberalkonservativen Bildungsbürgers. Der intellektuellen Unruhe, die sich in der Emanation der hyperbolischen Lichtkurve an der Zimmerwand des *Lesenden bei Lampenlicht* ausspricht, steht im Interieur des *Eleganten Lesers* ein anderes Zeichen gegenüber: der Kreis, der, von der Lampe an die Decke gezeichnet, gleich einer abgezirkelten Aura über dem Leser schwebt und die in sich ruhende Behaglichkeit seiner Kontemplation hütet. Die auf einem hochbeinigen runden Konsoltischchen neben dem Leser aufgebaute Leuchte ist eine Argand-Lampe. Diese kleine Lichtmaschine war damals der Dernier cri. Von ihr ging die Revolution der Nachtbeleuchtung im 19. Jahrhundert aus. Im Grunde beruht ihre Funktionsweise auf dem Prinzip der guten alten Öllampe, die den Menschen schon seit den Zeiten der klugen und der törichten Jungfrauen im Finstern den Weg wies. François Ami Argand, ihr Erfinder, vervollkommnete sie aber soweit, daß sie eine bis dahin ungekannte Lichtqualität hervorbrachte.[7]

Von Paris aus, wo Argand seine Lampe 1783 erstmals der Öffentlichkeit vorstellte, trat sie auf Umwegen ihren Siegeszug durch Europa an. Zuvor waren die Öllampen mit einem aus Baumwolle oder Leinen gezupften, gedrehten oder geflochtenen Runddocht ausgestattet, an dessen Spitze ein

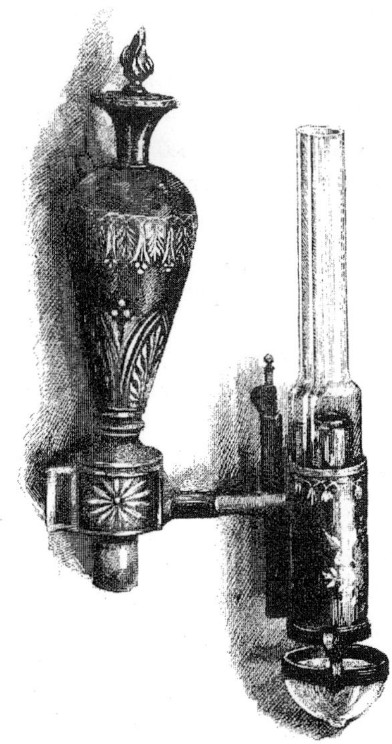

Argand-Lampe,
Ende 18. Jahrhundert,
aus: Henry René d'Allemagne,
Histoire du luminaire, Paris 1891

Flämmchen blakte. Die Franzosen verwendeten 1773 erstmals einen breiten Band- oder Flachdocht. Der Docht von Argands Lampe war nun ein Band- oder Flachdocht, welcher zu einer kleinen Röhre geformt, also innen hohl war. Die Flamme, die entsprechend röhrenförmig brannte, erhielt auf diese Weise eine doppelte Luftzufuhr, von der Außen- wie von der Innenseite. Die Folge war eine erhöhte Verbrennungstemperatur und damit eine restlose Verbrennung der Kohlenstoffpartikel, die im traditionellen massiven Docht zum großen Teil unverbrannt als Ruß in die Luft gegangen waren und die Leuchtkraft der Flamme beeinträchtigt hatten.[8] Hinzu kam eine weitere Verbesserung: Argand verpaßte dem Docht ein dessen Rundform umschließendes gläsernes Gehäuse, den Lampenzylinder, der einen zusätzlichen Kamineffekt ausübte, und unter dessen Schutz die Luftzufuhr so geregelt war, daß die Flamme zu flackern und zu rußen aufhörte. »Die ins Glas eingeschlossene Flamme hatte nun ihren eigenen Raum gefunden, in dem sie – wie zeitgenössische Beschreibungen festhalten – mit erstaunlicher Ruhe und Stetigkeit brannte.«[9] Der Chemiker Pierre Joseph Macquer, Mitglied der Académie des Sciences, referierte 1783 über Argands Vorführung: »Die Wirkung dieser Lampe ist besonders schön. Ihr außerordentlich helles, lebhaftes und beinahe blendendes Licht übertrifft das aller gebräuchlichen Lampen, und sie entwickelt dabei keinerlei Rauch. Für längere Zeit hielt ich über die Flamme ein weißes Blatt Papier, das von einer rußenden Flamme schnell geschwärzt worden wäre. Aber dieses Blatt blieb vollkommen weiß. Außerdem konnte ich im Umkreis der Flamme nicht den geringsten Geruch wahrnehmen.«[10]

Die Argand-Lampe in Kerstings Bild ist ein dementsprechend elegantes Lichtmöbel. Das beschriebene Funktionsprinzip, von dem sie ihre Gestalt hat, ist gut zu erkennen. Auf einen hohen Fuß ist der weißlich leuchtende Lampenzylinder aufgesetzt, der rings sein helles Licht verbreitet. Ein konisches Gefäß, das über den Zylinder hinausragt, bildet den Ölbehälter. Die Ölzufuhr ist in Kerstings Bild mißverständlich wiedergegeben, denn das Rohr am Fuß des Ölbehälters, das bei der Argand-Lampe mit einem Regelungsschalter zur Drosselung oder Verstärkung der Ölzufuhr verbunden ist, müßte eigentlich in den Sockel unterhalb des Zylinders münden. Über den Zylinder ist ein grüner Schirm gestülpt, Beweis dafür, daß das helle Licht, so sehr seine Vorzüge genossen werden, einer Blende bedarf, um es erträglich zu machen. Auch der Lampenschirm ist ein Regelungsapparat im Funktionszusammenhang der kleinen Lichtmaschine.

»Wo viel Licht ist, ist starker Schatten!« läßt Goethe den Götz von Berlichingen behaupten. Das ist ein Irrtum. Daß er dem meisterlichen Beobachter der natürlichen Farben und ihrer Schatten unterlaufen konnte, ist darauf zurückzuführen, daß Goethe mit dem Kerzenlicht aufgewachsen ist. Davon war seine Wahrnehmungsweise geprägt. Über ein konstitutionelles Handikap der Kerzenbeleuchtung hat er sich beklagt: »Wüßt nicht, was sie besseres erfinden könnten/Als wenn die Lichter ohne Putzen brennten.« Noch Joseph Wright of Derby, Goethes anderthalb Jahrzehnte älterer Zeitgenosse, war ein Spezialist des Candle Light Pictures. Die im Kapitel *Gravitation und Leere* ausführlich besprochenen naturwissenschaftlichen Experimente finden bei

Kerzenlicht statt. Wright hat dem Motiv eine Reihe von Genrebildern gewidmet, darunter das um 1760/62 entstandene Gemälde *Ein Mädchen, das bei Kerzenlicht einen Brief liest, während ein junger Mann ihm über die Schulter schaut.* Die Lichteffekte der Kerzenflamme sind hier weidlich ausgenutzt. Das Mädchen hält den Brief, um besser lesen zu können, vor die Kerze und verdeckt, nach dem bei Wright beliebten Schema, die Lichtquelle für den Betrachter. Die Flamme scheint als weißlicher Fleck durch das Briefpapier hindurch. Die Gesichter der Dargestellten und die Dinge auf dem Tisch werden vom Kerzenschein plastisch herausgearbeitet. Die flackernde Beleuchtung von unten her verleiht den Mienen ein leicht irritierendes Air, wohingegen große Körperpartien fast ganz im Dunkel versinken. Der Effekt des Bildes beruht auf der überzeugenden Suggestion des geheimnisvoll bewegten Licht-Schatten-Spiels im Flackerschein, und es stellt sich heraus, daß der meiste Schatten eben dort ist, wo das wenigste Licht ist. Die Kerzenflamme kämpft als Zentralsönnchen des Bildes wacker gegen die Schatten an, die von überall her darauf eindringen – aber die dunkle Masse läßt sich nicht abweisen, sie verdickt sich zur Tiefe der Finsternis, deren Unerforschlichkeit als immerwährende Bedrohung aus dem Grunde wirkt. Hier offenbart sich, daß es gerade die Kleinheit der Lichtquelle ist, der es gelingt, die Körperlichkeit der Dinge und Gestalten plastisch aus den Kontrasten ihres Licht-Schatten-Reliefs herauszustellen und die Illusion der Raumtiefe hervorzurufen. Je heller die Lichtquellen werden und je mehr Lichtquellen in einem Raum zusammenkommen, desto mehr werden die Schatten hinweggespielt und desto sicherer verlieren die Körper die Ausgeprägtheit und Aussagekraft ihres

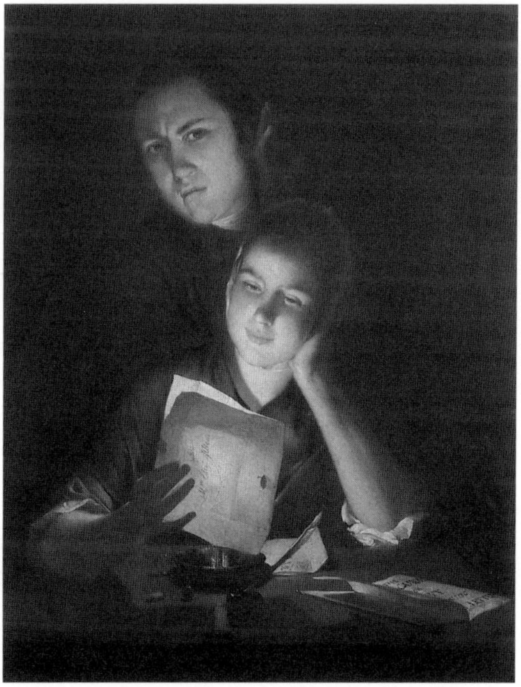

Joseph Wright of Derby, *Ein Mädchen, das bei Kerzenlicht einen Brief liest, während ein junger Mann ihm über die Schulter schaut,* um 1760/62. Öl/Lwd., 89,8 × 69,8 cm, Privatbesitz

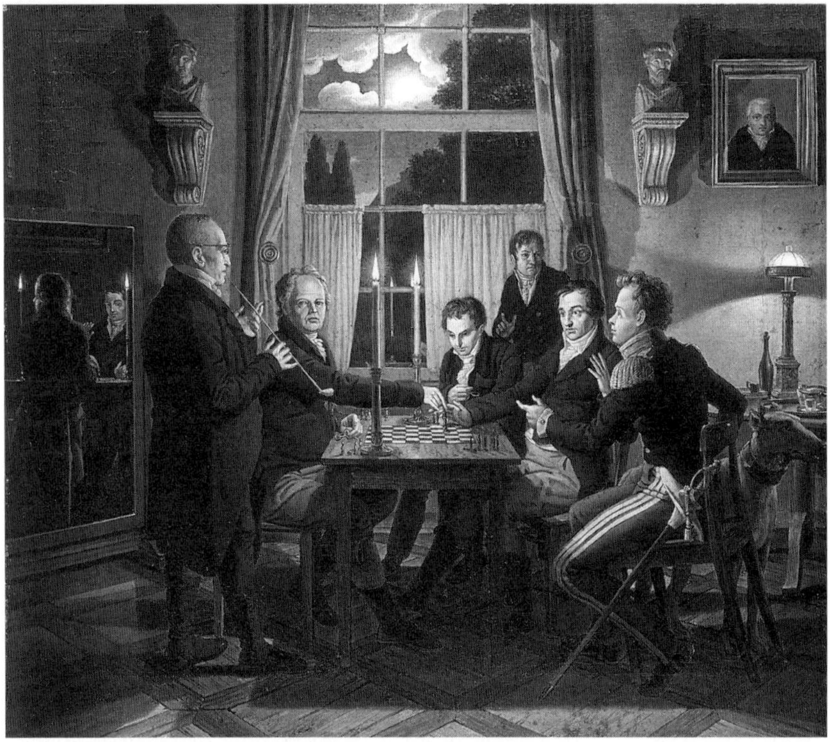

Johann Erdmann Hummel, *Die Schachpartie,* 1818/19. Öl/Lwd., 38,5 × 44 cm, Staatliche Museen zu Berlin – Preußischer Kulturbesitz, Nationalgalerie

Volumenreliefs, desto flacher werden sie, und desto mehr geht der Raum seiner Tiefe verlustig. Das ist das Grundproblem in der wahrnehmungsgeschichtlichen Entwicklung des 19. Jahrhunderts. Es ist selbstverständlich nicht allein ein Wahrnehmungs-, sondern auch ein Bewußtseinsproblem.

Den drastischen Unterschied zwischen dem Licht der Argand-Lampe und dem der Kerzenflamme hat ein Zeitgenosse Kerstings, Johann Erdmann Hummel, seines Zeichens Lehrer für Perspektive an der Berliner Akademie, in einem seiner vertrackt-verspielten Kabinettstücke, dem um 1818/19 entstandenen Gemälde *Die Schachpartie*, auf die Pointe gebracht.[11] Eine Gruppe von fünf Honoratioren, darunter ein Offizier, ist um einen Spieltisch mit einem Schachbrett versammelt. Auf dem Tisch stehen zwei hohe Kerzen; sie erhellen den Innenkreis. Beide Kerzen spiegeln sich in der Fensterscheibe. Auch vom Spiegel links wird die Schachpartie mit den beiden Kerzen perspektivisch exakt reflektiert. Am rechten Bildrand steht auf einem runden Tisch eine Argand-Lampe. Unter einem runden Schirm projiziert sie das Licht in Form einer Hyperbel auf die Wand und verteilt ihren gleichmäßigen Schein, wie etwa am Schatten des Tisches auf dem Parkett abzulesen ist, im ganzen Zimmer. Für die komplizierten Phantomspiele der Kernschatten-, Schlagschatten- und Halbschattenüberschneidungen ist der Schatten hinter dem Herrn rechts bei der roten Gardine ein Pars pro toto. Zu allem Überfluß scheint auch noch der Vollmond zum Fenster herein und bringt sein kaltes Licht zum Einsatz.

Hummels Bild posiert auf der Grenzscheide des Beleuchtungswandels. Kerstings *Eleganter Leser* ist demgegenüber schon fortgeschritten. Er hat sich endgültig für die moderne Beleuchtung entschieden. ›Die Nacht zum Tage gemacht‹ – diese Floskel löst eine andere ab: ›Mit den Hühnern zu Bett gehen.‹ Mit der Argand-Lampe war ein Beleuchtungskörper erfunden, der die Lebensgewohnheiten der Menschen in den Industriegesellschaften umkrempelte. Das gleichmäßig helle Licht gestattete es, die Arbeit wie die Geselligkeit nach Belieben in die Nachtstunden auszudehnen. Der Lebensrhythmus wurde vom natürlichen Phasenwechsel zwischen Tag und Nacht unabhängig, Zeitverschiebungen fanden statt, Gleitzeitgewohnheiten stellten sich ein. Mit der Argand-Lampe setzte eine Revolution der Nachterhellung ein, die der jahrtausendealten Anpassung des Menschen an den naturgegebenen Tag- und Nachtrhythmus ein abruptes Ende setzte.

Im Musée d'Orsay in Paris ist ein Gemälde zu besichtigen, das der französische Staat auf dem Pariser Salon von 1870 erwarb. Sein Schöpfer ist Jules Lefebrve. Es heißt *Die Wahrheit.*[12] Die ›Wahrheit‹ bietet sich uns in Gestalt einer unverhüllten erotischen Augenweide an. In ein schmales Hochformat gefaßt, steht etwas überlebensgroß eine nackte Göttin vor uns. Die perlmuttweiße Haut ihres Körpers hebt sich schimmernd vom nachtdunklen Grund ab. Verführerischer Hüftschwung paart sich mit streng aufgereckter Positur, sinnlicher Schwung der Lippen mit gesammeltem Ernst der Miene, Anpreisung mit Abweisung, Verlockung mit Reserviertheit. Mit der Linken umfaßt sie, Meßlatte ihrer aufrechten Haltung, einen langen Stab. In der hocherhobenen Rechten hält sie an einem Stiel (über den sich die Psychoanalytiker den Kopf zerbrechen sollen) eine strahlend weißes Licht verbreitende Kugel, deren Schein vor allem die Gestalt der Heroine selbst umfließt und brillant aus dem Dunkel herausholt. Der von ihr in diese Welt gebrachte kugelförmige Gegenstand, der das Licht der Wahrheit verstrahlt, kann ohne weiteres als eine Lampe interpretiert werden.

Ein deutscher Pompier, Gustav Goldberg, nahm sich Lefebrves prometheische Varieténummer zum Vorbild, um nicht zu sagen, er hat sie abgekupfert. Goldberg hat das gleiche gestreckte Hochformat gewählt. Seine Göttin kommt aus den Wolken geschritten. Ihre Haltung ist weniger streng als die der Lefebrveschen Vortänzerin, ihr Bewegungsschwung gefälliger. Am Schleier über der Stirn trägt sie eine halbmondförmige Agraffe, die sie als eine Botin Astartes ausweist, wenn nicht als diese selbst, oder wie sonst? In der hoch über dem Haupt erhobenen rechten Hand balanciert sie ein gralsartiges Gefäß, aus dem ein kleines Salonfeuerwerk hervorsprüht. Das Gemälde trägt, jedenfalls nach Auskunft Anton Sailers, den Titel *Elektra.* Ein Entstehungsdatum ist nicht angegeben, doch kann es nach dem Stand der Dinge nicht vor Anfang der 1880er Jahre gemalt sein.

Eine ähnliche Göttin, Schwester der beiden anderen, gemalt von Ludwig Kandler im Jahre 1884 und leider nur durch eine Holzstichreproduktion

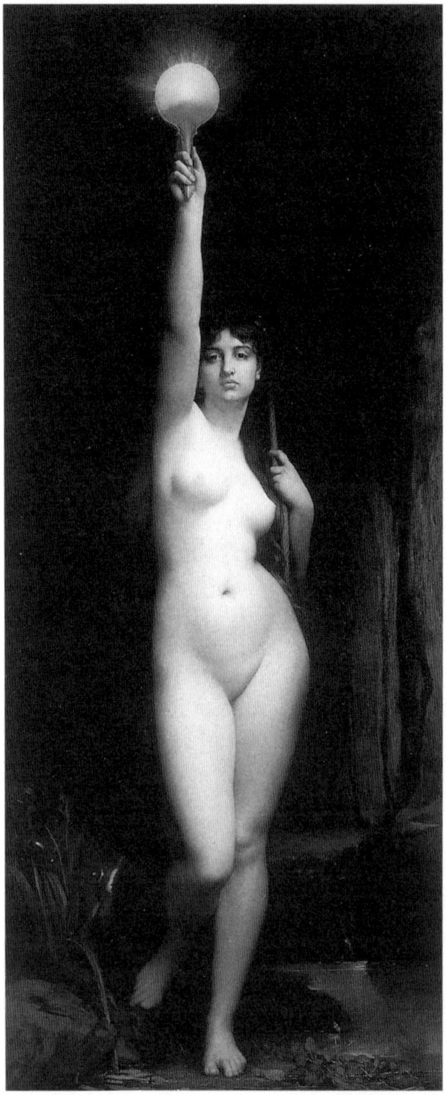

Jules Lefebvre, *Die Wahrheit*, 1870. Öl/Lwd., 265 × 112 cm, Paris, Musée d'Orsay

überliefert, ist als *Das elektrische Licht* ausgewiesen. Zu Füßen der luziferischen Himmelsbotin tobt ein Gewitter; die Erde ist verdunkelt, die See tost, die Blitze zucken. Aus den lichten Regionen, aus denen die Göttin, von zwei Genien begleitet, herabsteigt, bringt sie die Frucht des zündenden Funkens. Im Unterschied zu Lefebrves Göttin, die den Stab umklammert, und zu der Goldbergs, die an ihrem Schleier zupft, hat sie beide Hände voll zu tun, denn in der Rechten hält sie praktischerweise die Batterie, die ihre Lampe, eine verklärte Ausgabe des irdischen Geräts, über zwei Drähte, Plus- und Minuspol, mit einer gezähmten Portion elektrischer Energie versorgt. Danach gefragt, welcherart Energie die Lampe in der Hand von Lefebrves Göttin speist, müssen wir zugeben, daß es die Elektrizität noch nicht sein kann. Zwar hatte

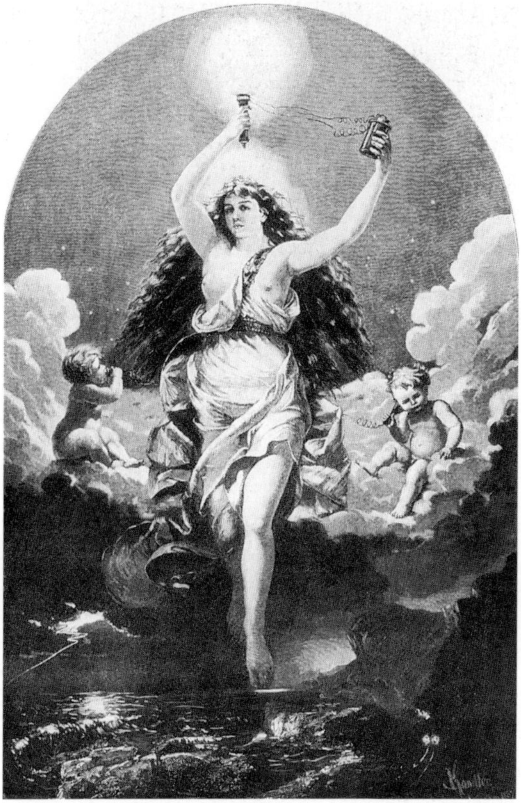

Das elektrische Licht, Holzstich nach dem Gemälde von Ludwig Kandler, veröffentlicht in *Leipziger Illustrirte Zeitung,* 16.8.1884

es der englische Elektrobastler Moses G. Farmer bereits 1859 fertiggebracht, sein Haus in Newport, Cornwall, mit elektrischem Licht zu beleuchten, doch die elektrische Glühbirne setzte sich, nachdem sie, als Kohlefadenlampe mit Schraubsockel zur praktischen Anwendung gebracht, von Thomas Alva Edison erstmals auf der Weltausstellung Paris 1879 vorgeführt worden war, erst in den achtziger Jahren durch. Daß die Lampe in der Hand von Lefebrves Göttin einen elektrischen Lichtbogen birgt, ist unwahrscheinlich; entweder wird sie durch das Petroleum- oder durch das Gaslicht inspiriert sein. Beides ist möglich, denn sowohl die Petroleum- als auch die Gaslampen trugen damals als Leuchtkörper zur Innenraumbeleuchtung solch kugelige Schirme. Lefebrves Nackte behauptet von sich, sie sei die Wahrheit. Das ist ein hoher Anspruch. Nacktheit und Licht sollen ihn verbürgen. Die Nachtbeleuchtung, die sie uns, vom Himmel geholt, in handlicher Form serviert, ist mit dem Licht der Aufklärung gleichgesetzt. Das ist, allerdings mit einem ganz anderen Appeal dargeboten, als das dem 18. Jahrhundert je in den Sinn gekommen wäre, die gleiche Allegorie wie mit der großen Kosmoslampe zur zentralen Innenbeleuchtung von Boullées Newton-Kenotaph vorgeführt – nur eben fast hundert Jahre danach auf die handliche Dimension eines Haushaltsgegenstands geschrumpft. Immerhin klingt in der Identifikation des Lichts mit dem Erscheinungsbild der nackten Wahrheit die große Utopie der

Aufklärung nach, und Lefebrves Bild macht uns vor, die Wahrheit sei infolge der Erschließung neuer Energien in den praktischen Bereichen des täglichen Lebens, im Haushalt, in der Fabrik und auf der Straße, in kleiner Münze auszahlbar geworden – die Wahrheit als Nachtlicht. Boullées Entwurf präsentiert die Utopie noch in ihrer Vollmacht, das Licht der Aufklärung als totale Ausleuchtung des totalen Raumes; nichts bleibt im Schatten, alles wird erfaßt, denn wo alles Licht ist, da ist der Schatten als Repräsentant der Finsternis vernichtet. Boullées Entwurf führt die beiden Grundkomponenten in Reinform vor Augen: die Lampe und die Totale. Er mußte Vision bleiben, denn an eine praktische Umsetzung war seinerzeit noch nicht im geringsten zu denken. Doch wirft die Vision in diesem Fall nicht ihren Schatten, sondern ihr Licht voraus. Die Aufklärung scheitert immer an ihrem Mangel an Einsicht, daß die Menschen alles auf einmal nicht vertragen und daß sie sich dagegen mit Recht zur Wehr setzen. Der Lampenschirm, der nach Bedarf die Lichtquelle abdunkelt, ist das Symbol dafür. Die totale Beleuchtung bringt nicht nur totale Erhellung, sondern sie ist auch ein Instrument der totalen Kontrolle. Die Straße hat dafür den Beweis erbracht.

Zu Beginn der Französischen Revolution, in den Tagen des Bastilleaufstands im Juli 1789, wurden zwei besonders verhaßte Repräsentanten des alten Regimes, der Staatsrat Joseph François Foulon, der für die Versorgung der herangeführten Truppen de Broglies verantwortlich zeichnete, und sein Schwiegersohn Louis Berthier de Sauvigny, Intendant der Hauptstadt, der den Brot fordernden Parisern empfohlen hatte, Heu zu fressen, vom Volk gefaßt und an der Laternenhalterung des Pariser Hôtel de ville aufgehängt.

Die Laterne und das Laternisieren, aus: Henry René d'Allemagne, *Histoire du luminaire,* Paris 1891

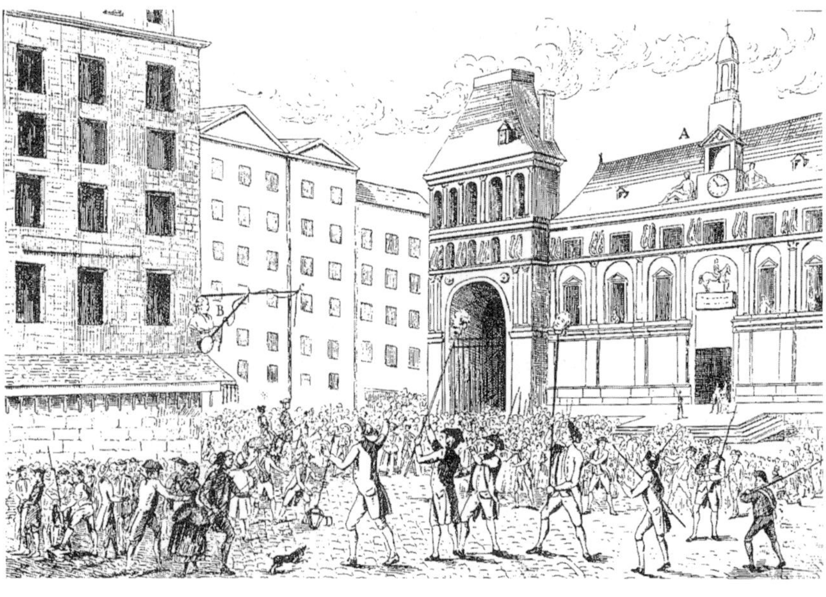

Ihre Köpfe wurden anschließend aufgespießt und zur Schau herumgetragen. »Es handelte sich um die an der Frontseite des Hôtel-de-Ville angebrachte Laterne, die, nicht wie sonst üblich, an einem quer über die Straße gespannten Seil hing, (...) sondern an einem Platz hing, der Place-de-Grève (der traditionelle Hinrichtungsplatz), über den sich kein Seil spannen ließ.«[13] Von da aus kam in Paris das ins Deutsche mit ›laternisieren‹ übersetzte Wort ›lanterner‹ in Gebrauch, das die wilde Phase der revolutionären Exekutionen kennzeichnet, bevor die Guillotine Ordnung und Regel hineinbrachte. »Der nächste Grund, die Halterung dieser Laterne als Exekutionsinstrument zu nutzen, war ihre galgenähnliche Form«, schreibt Schivelbusch. »Doch das allein kann nicht ausschlaggebend gewesen sein, denn im Pariser Straßenmobiliar gab es genügend Gegenstände, die aufgrund ihrer physischen Gestalt den erwünschten Zweck ebenso erfüllt haben würden (...). Wahrscheinlicher ist, daß hier eine realsymbolische Abrechnung vorlag.« Unmittelbar unter der Laterne am Hôtel de ville, in ihre Halterung eingepaßt, war eine Porträtbüste Ludwigs XVI. angebracht, darunter eine Plakette mit dem Wappen des Königs. Die Laterne war ein Hoheitszeichen.[14]

Im Gegensatz zu London, der Metropole der eigenbrötlerischen Engländer, wo die Straßenbeleuchtung bis weit in die Anfangsjahre des 19. Jahrhunderts Privatsache blieb, war sie in Frankreich als Teil der öffentlichen Ordnung Herrschaftsmittel des absolutistischen Königtums. Im Jahre 1667 – eineinhalb Jahrzehnte nach Niederwerfung der Fronde – wurde die öffentliche Beleuchtung in Paris eingeführt. »Aus der privaten Häuserbeleuchtung wurde damit ›eine der Straßenpolizei unterstellte öffentliche Dienstleistung, die nach minutiösen, willkürlichen und drakonischen Reglements der damaligen Polizei durchgeführt wurde‹. An die Stelle der verschiedenartigen Privatlaternen trat nun die Einheitslaterne, ein verglaster viereckiger Kasten, in dem eine Kerze brannte.«[15] Das ist der Grund nicht nur für die Aufknüpfung mißliebiger Zentralmacht-Repräsentanten, sondern für die Laternenzerstörung während der Französischen Revolution überhaupt. Damit bekräftigten die Bürger ihren Unmut, denn die öffentliche Beleuchtung galt ihnen keineswegs als Kennzeichen für das Licht der Aufklärung, sondern als verhaßtes Symbol der absolutistischen Staatsgewalt. Dabei beleuchteten jene frühen Straßenlaternen weniger ihre Umgebung als in erster Linie sich selbst. Die Pariser Straßenlaternen zur Zeit der Revolution waren ein fortgeschrittenes Modell. Sie hießen Réverbèren. Zwar enthielten sie nach wie vor eine Kerze, doch der Helligkeitswert wurde durch an der Seite und im Dach des Glasgehäuses angebrachte Reflektoren verstärkt. Nichtsdestotrotz dürfte die Strahlkraft nach wie vor verhältnismäßig dürftig gewesen sein, und die symbolische Bedeutung war größer als die tatsächliche Funktion. Auch während der bürgerlichen Revolutionen vor der Mitte des 19. Jahrhunderts setzte sich der Brauch der Laternenzerstörung fort, das letzte Mal geschah das in Wien 1848. Doch stellte sich bei dieser Gelegenheit heraus, daß die Aktion als revolutionäres Mittel hinfällig geworden war, denn, wie es in einem Augenzeugenbericht heißt: »Die Flammen aus den unteren, in der Erde noch vorfindigen Bestandtheilen der Gasröhren schlugen rothe Säulen heraus und

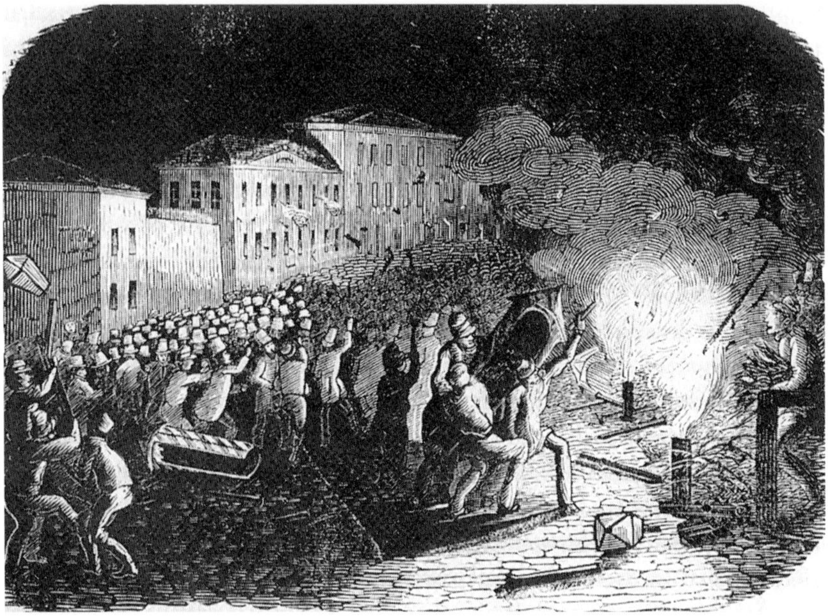

Laternenzerstörung in Wien 1848, aus: *Genaue Darstellung der denkwürdigen Wiener Ereignisse des Jahres 1848 in ihren Ursachen und Folgen,* Wien 1849

erleuchteten das Dunkel der anbrechenden Nacht.«[16] Der einzelnen Laterne war nichts mehr anzuhaben. Das System der Gasrohre war technischer Ausdruck einer neuartigen Zentralsteuerung des gesellschaftlichen Bezugsrahmens, und um dieses beschädigen zu können, hätten die Revolutionäre das Gaswerk stürmen müssen. So gesehen, gerät die künstliche Zentralsonne der Aufklärung in Boullées Newton-Kenotaph als programmatischer Widerpart in eine seltsame Nähe zum Absolutismus und legt ihre virtuelle Tendenz zum Diktat bloß, denn das Licht der Vernunft offenbart sich auf einmal als Kontrollinstanz eines totalitaristischen Dogmas. Die Gesellschaft des 19. Jahrhunderts hat sich den Umgang mit der neuen Lichtfülle im wahrsten Sinn des Wortes nach ihren eigenen Bedürfnissen zurechtgebogen, denn der Bourgeois bekämpft die Phänomene nicht; er macht sie sich zunutze, indem er sie abändert. Das ist die Stärke der bürgerlichen Mentalität – ein schöpferischer Egoismus.

Die rasante Entwicklung der Nachterhellung im 19. Jahrhundert ist durch die Konkurrenz verschiedener Lichtquellen charakterisiert, die teils nacheinander und nebeneinander herlaufen, teils miteinander kombiniert werden und sich gegenseitig ergänzen. Dies sind: das Kerzenlicht, das Öllicht, das Gaslicht und das elektrische Licht.

Die Kerze hatte beileibe nicht ausgedient, im Gegenteil, sie wurde in ihrer stofflichen Qualität verbessert. 1813 wird die Stearinkerze, 1837 die Paraffinkerze erfunden, Kerzen, die gleichmäßiger brennen, sparsamer im Verbrauch sind und weniger tropfen. Die Argand-Lampe dominierte in den nächsten

Jahrzehnten, bis sich dann jedoch allmählich die Gasbeleuchtung durchsetzte. Das Leuchtgas, das aus Kohle gewonnene Gas für die Beleuchtung, ist eine englische Erfindung. Der Anstoß dazu kam aus der Industrie. Um 1830 wurde die erste Gasbeleuchtungsanlage bei der Firma Watt & Boulton in Soho bei Birmingham in Betrieb genommen. Die Dampfmaschine ist, so gesehen, die Mutter oder wenigstens die Tante der Gasbeleuchtung; eines geht aus dem anderen hervor. Im rapiden Beschleunigungsvorgang der Industrialisierung greifen die Erfindungen ineinander und verbinden sich zu einem Komplex. Die Revolution der nächtlichen Beleuchtung erweist sich somit als spezifische Funktionskomponente der industriellen Revolution. Zunächst diente das Gas als Beleuchtungsstoff für Industrieanlagen und Großstadtstraßen. Schon 1807 erfolgte in London erst zögernd, seit 1814 dann konsequent die Umrüstung der Straßenbeleuchtung auf Gas, 1825 folgte Paris, 1826 Berlin. 1810 bestätigte das englische Parlament Friedrich Albert Winzers (Winsors) Gasbeleuchtungsgesellschaft ›Chartered Gaslight and Coce Company‹, London. 1813 kam es in England zur ersten großen Gasexplosion. Die Entwicklung soll hier nicht detailliert weiterverfolgt werden.[17] Wenige Stichworte genügen, um zu zeigen, wie die neue Technik die Stadtlandschaft veränderte. Zur Zentralisierung war die Gründung von Gasgesellschaften und Gasanstalten notwendig. Lange Gasleitungen wurden gelegt und riesige Gasbehälter errichtet. Die Abfallprodukte erwiesen sich als schwer zu lösendes Entsorgungsproblem. Kolossale Gasbehälter prägten von nun an elefantenhaft das industrielle Charakterbild mancher Stadtteile am Rande des Zentrums.

1845 war die Gasbeleuchtung in Paris allgemein etabliert. Die Place du Carrousel, die Rue de Rivoli, die Rue de la Paix, die Place Vendôme und das Palais Royal waren mit Gasbeleuchtung ausgestattet. Parallel zur Straßenbeleuchtung schritt die Innenbeleuchtung mit Gas fort, die Beleuchtung der Wohnungen und der öffentlichen Etablissements, vor allem auch der Theater, wobei der erfinderische Leichtsinn, mit dem das gehandhabt wurde, noch im nachhinein schaudern macht. Die Gasflammen brannten nämlich offen an den Enden der Mündungsrohre, aus denen das Gas austrat, und um ihnen ein schöneres Aussehen zu geben, wurden die feinen Rohre gebündelt und zu Rosetten, Palmetten und anderen Zierformen zurechtgebogen. Der Sauerstoffverbrauch war enorm, und dort, wo viele Menschen versammelt waren, fiel das Atmen schwer. Da die Menschen den Blick in die weißgrelle Gasflamme nur schwer ertragen konnten, kamen, in Analogie zu den Schirmen der Öllampen, die Lampenschirme aus Mattglas in Glocken- oder Kugelform auf, die als Lichtmöbel zum Charakterinventar jener Jahrzehnte gehören und ihnen ihre unverwechselbare Physiognomie verleihen. Der Gasglühstrumpf, der das offene Gaslicht ablöste, wurde von Auer von Welsbach erst ziemlich spät, 1892, erfunden.

Das Gaslicht war auf dem besten Wege, die Öllampe ganz zu verdrängen, als zur Mitte der 1860er Jahre die in Pennsylvania gegründeten Gesellschaften zur industriellen Verwertung der dortigen Erdölfunde das Petroleum in den Handel brachten und die Petroleumlampe ihren siegreichen Einzug in die Haushalte hielt. Sie war nichts weiter als eine Argand-Lampe mit

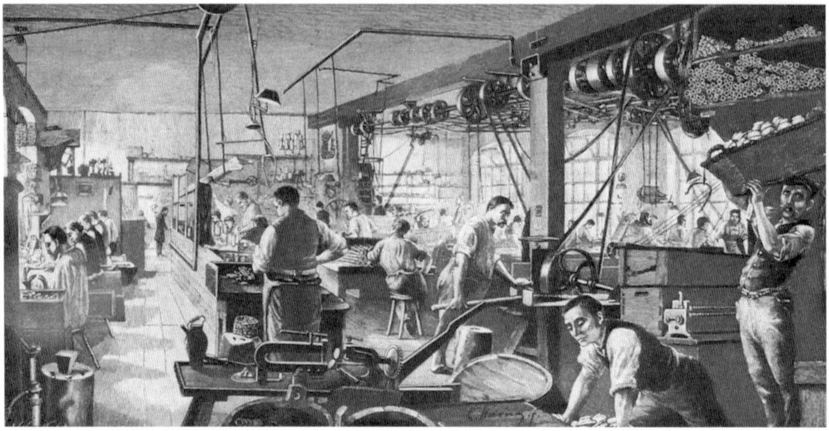

Der Saal für die Petroleumlampenbrenner-Fabrikation, Holzstich, veröffentlicht in *Die Gartenlaube,* Nr. 2, 1892

einem Brennstoff von weit höherer Brennqualität. Das Steinöl löste das Rüböl ab. Von nun an waren das Gaslicht und die Petroleumlampe bis weit in unser Jahrhundert hinein nebeneinander als hauptsächliche Innenbeleuchtung in Gebrauch.[18] Die Petroleumlampe hat gegenüber dem Gaslicht einen unschätzbaren Vorzug – sie ist mobil, man kann sie mit sich herumtragen.

Die Elektrizität wurde als Lichtenergie zuerst in Gestalt des elektrischen Bogenlichts nutzbar gemacht. 1844 beleuchtete Louis Joseph Deleul die Place de la Concorde in Paris mit einem elektrischen Bogenscheinwerfer. Das Bogenlicht, aus dem Funkenübersprung zwischen zwei Kohle-Elektroden gewonnen, verbreitete eine blendend weiße Helligkeit. Großangelegte Versuche wurden unternommen und hohe Lichttürme errichtet, um mittels des Bogenlichts Plätze, ganze Stadtviertel, Baustellen und sogar Schlachtfelder zu beleuchten.[19] In den 1860er und 1880er Jahren machte es eine Zeitlang der Gaslaterne Konkurrenz, die aber nach der Erfindung des Glühstrumpfs erst einmal für Jahrzehnte obsiegte. Für die Beleuchtung von Innenräumen war das Bogenlicht nicht geeignet. Nach Edisons Erfindung der praktisch gebrauchsfertigen Glühbirne brauchte es eine Weile, bis sie sich herumgesprochen hatte. Der Triumph des elektrischen Lichts fand seinen Ausdruck im Palast der Elektrizität auf der Pariser Weltausstellung von 1900.[20]

Das elektrische Licht ist eine Erscheinungsqualität unseres Jahrhunderts. Als Motiv für die Malerei des 19. Jahrhunderts ist die Glühbirne ebenso unbedeutend wie die elektrische Bogenlampe; bei einer vergleichenden Betrachtung all der Gemälde, die mit der Lampe als Beleuchtungsquelle operieren, stellt sich heraus, daß die Künstler in der Auswahl ihrer Motive durchaus selektiv vorgegangen sind. Das ist bemerkenswert, weil daraus ersichtlich wird, daß die Erscheinungsweisen des technischen Fortschritts von der bildenden Kunst nicht im Paralleltempo begleitet werden, sondern daß die Künstler in mancher Hinsicht zwar darauf eingehen, in anderer aber auch wieder nicht. Die Aufmerksamkeit richtet sich danach, ob sie ihnen ins weltanschauliche und stilistische Konzept passen. Die Selektion ist wahrnehmungspsychologisch bedingt.

Drei Bereiche der Nachtbeleuchtung lassen sich im 19. Jahrhundert hauptsächlich voneinander unterscheiden: die Industriebeleuchtung, die Straßenbeleuchtung und die Innenbeleuchtung der Wohnungen, Versammlungs- und Vergnügungsstätten. Die Beleuchtung der Fabrikhallen steht im engsten Funktionszusammenhang mit dem Fortschritt der industriellen Revolution und ihrer Produktionsbedingungen. Hier kam es darauf an, ein möglichst helles und gleichmäßiges Licht einzusetzen, das eine ganze Fabrikhalle durchdrang, um die Ausleuchtung der Arbeitsplätze dermaßen zu optimieren, daß auch noch der hinterste Winkel erfaßt wurde. Auch das ist Aufklärung, wenn auch eine verdinglichte. Das Licht der Wahrheit wurde jetzt auf den Boden der Tatsachen heruntergeholt; es diente fortan der Produktionskontrolle. Bildliche Auskunft darüber geben die zeitgenössischen Holzstichillustrationen in den populären und populärwissenschaftlichen Wochenschriften.[21] Von der Malerei, die sich selbst als Kunst ernst nahm, wurde das Thema ignoriert. Fabrikbeleuchtung findet in der kunstgeschichtlich bedeutenden Malerei der Epoche nicht statt.

Auch die Straßenbeleuchtung wurde von den Malern merkwürdig stiefmütterlich behandelt – ganz anders die Schriftsteller. Emile Zola erweist sich als subtiler Schilderer der unterschiedlichen Beleuchtungseffekte. Das Ineinandergreifen verschiedener Stadien der Beleuchtungstechnik und die daraus folgende Durchdringung und Beeinflussung der Wahrnehmung hat er bis ins feinste erfaßt. »Drei Monate später, an einem Dezemberabend, ging der Graf Muffat in der *Passage des Panoramas* spazieren. Der Abend war sehr mild; eben hatte ein Platzregen eine Flut von Leuten in die Passage getrieben. In dichtem Gewühl schob sich die Menge langsam zwischen den Läden hindurch. Die Spiegelscheiben blendeten mit hellen Reflexen, und ein greller Lichtstrom ergoß sich von den weißen Kugellampen, roten Laternen, blauen Transparenten, ganzen Ketten von Gasflammen, den Uhren und riesigen Fächern mit Leuchtschrift, die strahlend in der Luft hingen; und das bunte Farbengeflirr der Auslagen, das Gold der Juwelierläden, die Kristallschalen der Konditoreien und die hellen Seidenstoffe der Modegeschäfte flammten hinter den blanken Scheiben im Lichtstrahl der Reflektoren, während im Durcheinander der knallbunten Firmenschilder weiter hinten ein gigantischer purpurroter Handschuh hing und aussah wie eine blutige abgehackte Hand an einer gelben Manschette.«[22] So beginnt das siebte Kapitel von Zolas *Nana,* eine genial hingetuschte Impression des aus dem Kampf zwischen dem scheidenden Tag und dem aufflammenden Boulevardlampengeglitzer gezeugten Zwielichts. Man sollte meinen, daß sich Zolas Pariser Malerkollegen des Motivs ebenso lustvoll angenommen hätten, doch weit gefehlt!

Manet und die Impressionisten waren, soweit es um das freie Licht ging, Tagmaler. Nachts zog es sie nach innen. Das wimmelnde Leben auf den Pariser Avenuen findet in ihren Bildern tagsüber statt. Die festliche Kommerzbeleuchtung auf den Boulevards der Innenstadt hat sie kaum interessiert,

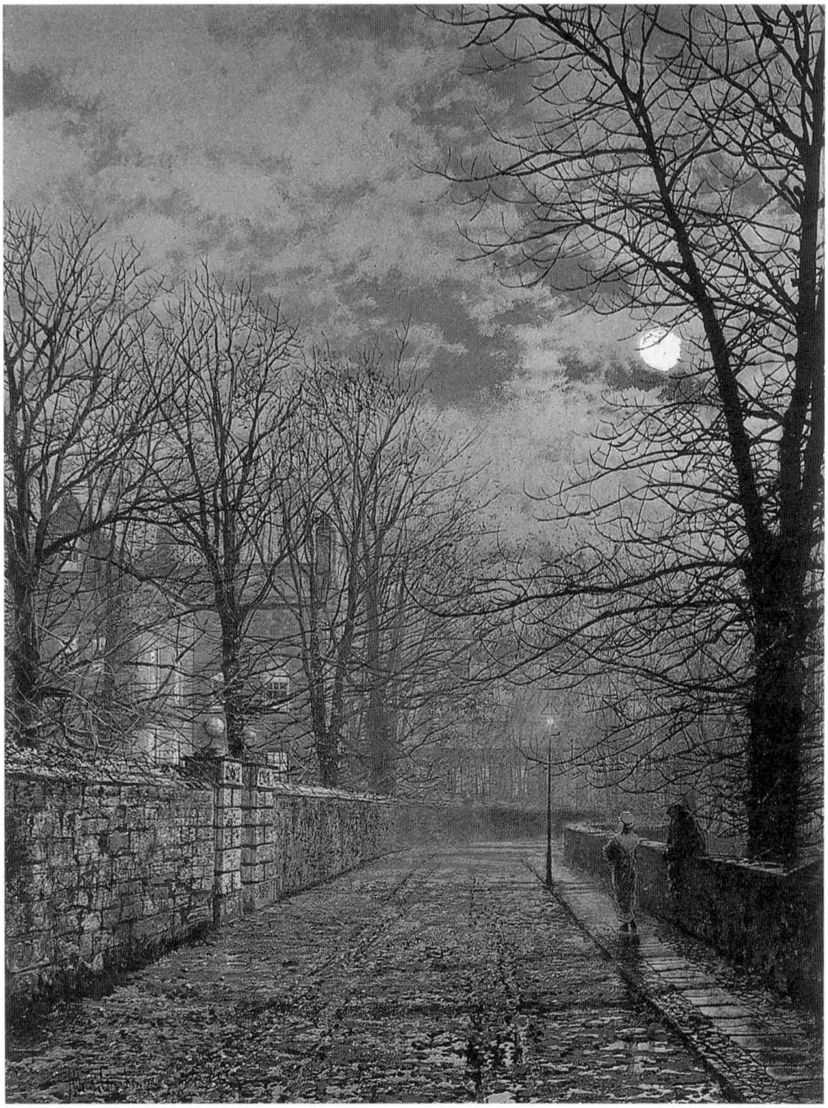

Atkinson Grimshaw, *Szene im Mondlicht,* 1881. Öl/Lwd., 46 × 35,5 cm, Privatbesitz

erstaunlich! – In den nächtlichen Straßenbildern führt die Straßenlaterne ein eher melancholisches Dasein. Schivelbusch weist darauf hin, daß das auch von den Dichtern so erlebt worden ist.[23]

In Gustave Flauberts *L'éducation sentimentale* beispielsweise wird das Laternenlicht mit einem negativen Stimmungsbild verknüpft: »Die Gaslaternen leuchteten in zwei unabsehbaren Reihen, und tief unten im Wasser züngelten lange rote Flammen. Das Wasser hatte die Farbe des Schiefers, und der hellere Himmel darüber schien von den großen Schattenmassen, die sich auf

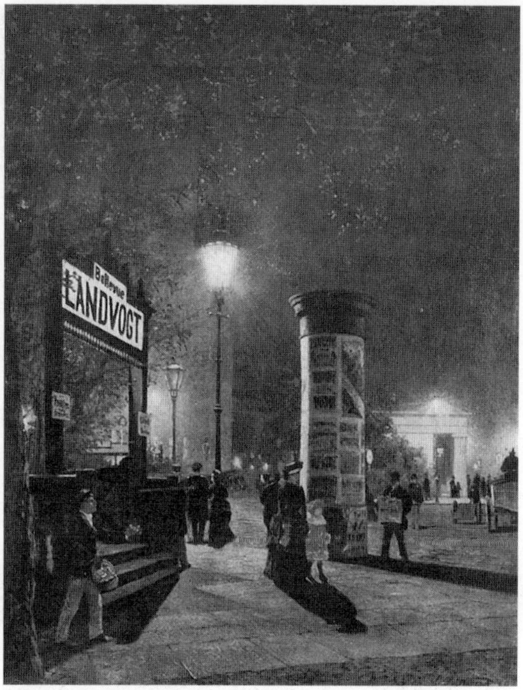

Carl Saltzmann, *Erste elektrische Straßenbeleuchtung in Berlin, Potsdamer Platz*, 1884. Öl/Lwd., 73 × 58 cm, Frankfurt/M., Museum für Post und Kommunikation

beiden Seiten des Flusses erhoben, getragen zu werden. Gebäude, die nicht zu erkennen waren, vertieften die Finsternis noch. Drüben über den Dächern schwamm lichtdurchdrungener Nebel«. Es hat den Anschein, als ob die Laternen eher Finsternis als Licht hervorbrächten. »Dann ging er langsam durch die Gassen nach Hause, die Gaslampen schwankten auf und nieder, und ihr trübgelber Widerschein erzitterte lang auf dem Straßenschmutz. Am Rand des Trottoirs glitten Schatten, Regenschirme tragend, vorbei. Das Pflaster war klebrig. Nebel fiel, und Frédéric schien es, als ob sich die feuchte Finsternis, die ihn einhüllte, unübersehbar über sein Herz herabsenkte.«[24]

Bonsoir, tristesse! Ein schönes Beispiel der bildenden Kunst für die Trübnis der Straßenlaterne ist die *Szene im Mondlicht* des Engländers Atkinson Grimshaw von 1881. Es zeigt das kleine, gelbliche Licht der Laterne in der öden Straße eines Villenvororts im Dialog mit dem großen weißen Schein des Vollmonds. Man hört in der Ferne förmlich die Straßenköter jaulen.

Eine optimistische Sicht kommt erst in Berlin zustande. 1884 schuf Carl Saltzmann das Gemälde *Erste elektrische Straßenbeleuchtung in Berlin, Potsdamer Platz (Postwagen am Potsdamer Platz),* das sich bezeichnenderweise im Besitz des Museums für Post und Kommunikation in Frankfurt am Main befindet. Strahlendes Zentrum ist die eben in Betrieb gesetzte erste lichtbogenbetriebene elektrische Straßenlaterne. Berlin, die deutsche Reichshauptstadt, Parvenü unter den europäischen Weltstädten, faßte die Erhellung der nächtlichen Straßen, die sich, im Unterschied zu Paris und London, leicht verspätet, aber mit Macht verbreitete, als einen technischen Fortschritt auf, auf den

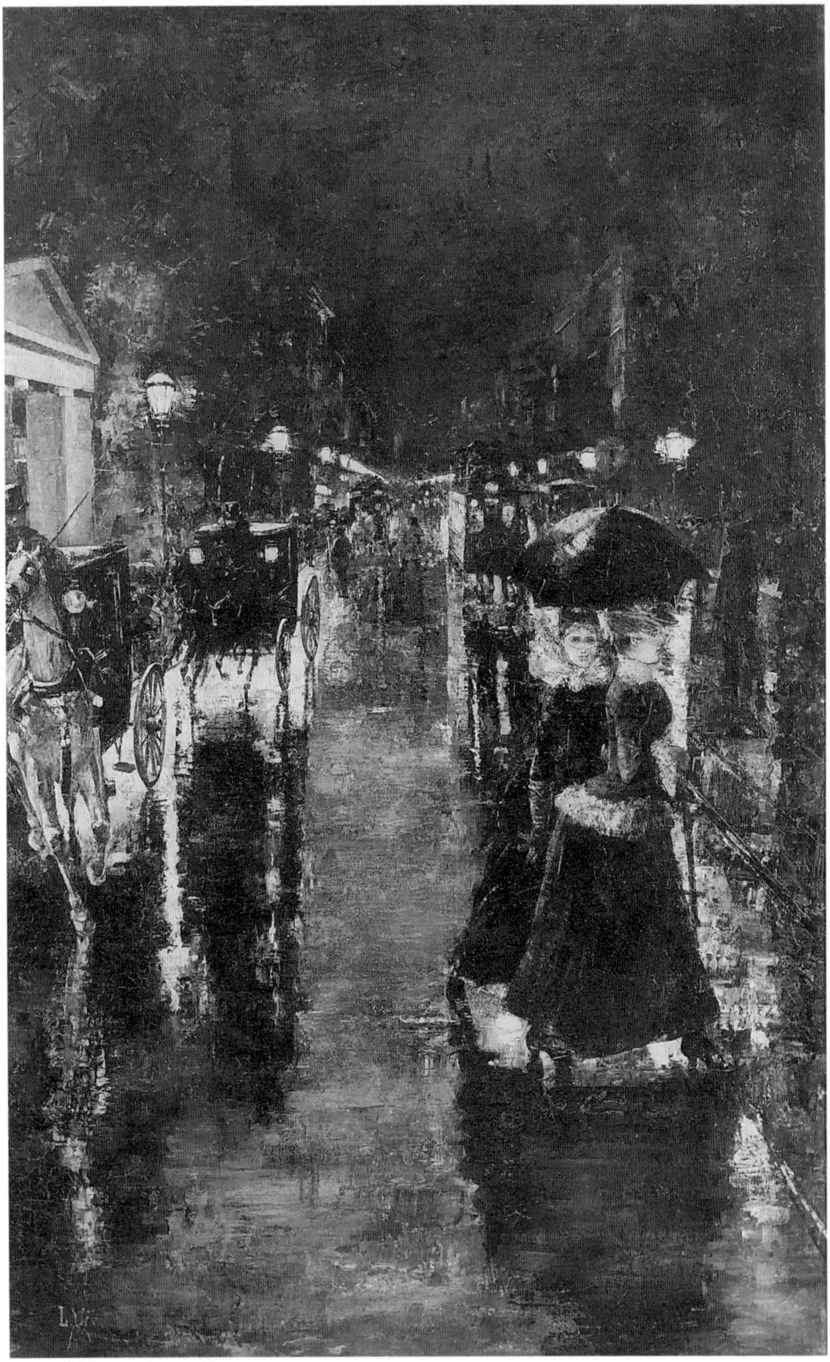

Lesser Ury, *Berliner Straßenszene (Leipziger Straße),* 1889. Öl/Lwd., 107 × 68 cm, Berlin, Berlinische Galerie

die ganze Stadtbevölkerung stolz war und den sie genoß. Zum Exegeten der nächtlich beleuchteten City wurde, wie etwa die *Berliner Straßenszene (Leipziger Straße)* von 1889 vor Augen führt, der Berliner Lesser Ury. Um das weiß gleißende Flimmern des Lampenlichts auf den von Kutschen, Flaneuren und Damen in Ausgehkostümen bevölkerten Boulevards effektvoll zur Geltung zu bringen, malte er seine abendlichen Straßenszenen mit Vorliebe im Lichtreflex des regennassen Straßenpflasters. In Urys Gemälden kommt eine veränderte Bewußtseinshaltung zum Tragen; mit ihren Motiven stehen sie an der Schwelle zum 20. Jahrhundert.

Den Künstlern des 19. Jahrhunderts geht es im Unterschied zu denen des 18. nicht um das Licht der Wahrheit, sondern um das der Wirklichkeit. Sie postulieren nicht die Utopie des Absoluten, sondern suchen in das Relationsgefüge einzudringen. Dabei folgen sie ihrer Intuition. Die Wirklichkeit ist, wie zu bemerken war, nichts Statisches, sondern ein dynamischer Bedingungszusammenhang des gegenseitigen Aufeinanderwirkens von objektiver und subjektiver Weltbeschaffenheit, von Sein und Bewußtsein. Das Sein beeinflußt das Bewußtsein, das seinerseits verändernd auf das Sein zurückwirkt. Wie radikal die durch das Bewußtsein hervorgebrachte Veränderung des Seins, mit anderen Worten, der äußeren Lebenswelt, sein kann, beweist der Vorgang, den wir industrielle Revolution nennen, der ja nicht abgeschlossen ist, sondern sich in seinem quantitativen wie qualitativen Ausmaß immer noch steigert. Die Wahrnehmung innerhalb dieses Wechselspiels, aus dem sich die Wirklichkeit fortwährend neu konstituiert, ist das transmissive Medium; sie vermittelt zwischen außen und innen. Die bildende Kunst bringt den Bedingungszusammenhang zur Erscheinung. Für den Menschen ist indes nur das wirklich, was ihm sowohl von der äußeren Disposition des Bedingungszusammenhanges, in dem er steht, wie von seiner inneren Disposition, seinem Bewußtsein im umfassenden Sinn des Wortes, auch registriert wird.[25] Der Mensch verfährt dabei selektiv. Er nimmt nur das wahr, was er für seine Wirklichkeitskonstitution gebrauchen kann und will. Die Künstler sind die Repräsentanten dieses Auswahlprinzips. Sie modifizieren die Weltwahrnehmung nach dem, was ihre Phantasie affiziert, und das ist, wie festgestellt, durchaus nicht alles – im 19. Jahrhundert beispielsweise nicht das künstliche Licht, das im Fabrikationsprozeß auf ungemütliche Weise die Nacht zum Tage macht. Das, was uns die Künstler servieren, ist die paradigmatische Vor-Augen-Führung einer psychischen Affektation, die der Pointierung von Teilen einer zielgerichtet eingeschränkten Wirklichkeitswahrnehmung im Rahmen der stillschweigenden gesellschaftlichen Vereinbarung gehorcht, in diesem Fall der bürgerlichen Gesellschaft in den Industriestaaten des 19. Jahrhunderts. Dabei stellt sich heraus, daß die Künstler ihren Blick mit Vorliebe in das Innere gerichtet haben, in das Innere der Wohnzimmer, Salons, Theater und Vergnügungsstätten. Wie das große Kontingent von Gemälden zu diesen Motiven ausweist, finden sie dort die Sujets für ihre Beschäftigung mit der Erhellung der Nacht; das kleine Zentralgestirn ist die häusliche Lampe. Der Großteil der Bilder zum Thema ist deshalb unter einem Stichwort zusammenfaßbar: im Lichtkreis.

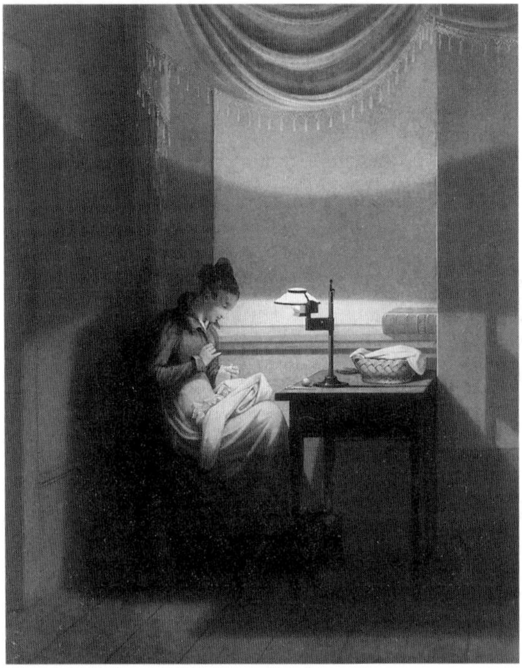

Georg Friedrich Kersting, *Junge Frau, beim Schein einer Lampe nähend,* 1828. Öl/Lwd., 40,3 × 34,2 cm, München, Bayerische Staatsgemäldesammlungen, Neue Pinakothek

Der Lichtkreis zeichnet sich erstmals in idealer Projektion an der Decke des Zimmers von Kerstings *Elegantem Leser* ab. Als schützender Bannkreis der Lampe, der die Dunkelheit vom inneren Bezirk der Kontemplation scheidet und ihre Geister dort nicht hineinläßt, erscheint er in Kerstings Gemälde *Junge Frau, beim Schein einer Lampe nähend* von 1828. Auch hier produziert er sich als ein Ich-Licht, das als Emanation der in sich gekehrten Beschäftigung der jungen Frau wie eine von ihr selbst nach außen hervorgebrachte Schutzglocke wirkt. Von hier aus wandert das Motiv in allen möglichen Variationen durch das Jahrhundert. Ein weiteres Beispiel liefert der Berliner Biedermeier-Maler Johann Peter Hasenclever. In seinem *Lesekabinett* von 1843 hängt eine Argand-Lampe von der Decke herab; sie ist über einem mit Zeitungen bedeckten runden Tisch plaziert, einem intellektuellen Stammtisch sozusagen, an dem es statt Bier Informationen gibt und um den herum das Lesekränzchen der Lokalpolitiker sitzt, um sich über die Weltläufte ereifern zu können. Der Habitus der einzelnen Typen ist fast bis zur Karikatur zugespitzt. Das Bild zeigt deutlich, wozu die Lampe da ist. Nicht nur das Licht ist entscheidend, sondern auch derjenige Bestandteil der Lampe, der die Aufgabe hat, die Richtung und die Verteilung des Lichts zu regulieren – der Schirm. Er hält das Licht davon ab, nach oben zu strahlen. Er sorgt dafür, daß eine den inneren Kreis rings um den Tisch umfassende helle Hemisphäre geschaffen wird, die innerhalb des Zimmers wiederum ein Äußeres herstellt, nämlich das innere Draußendavor, das Halbdunkel. Er schafft eine Aura geschäftiger Behaglichkeit. Die in ihr Versammelten gehören zusammen, wobei sich herausstellt, daß die gesellige Runde gar nicht so gesellig ist, wie das dem ersten Anschein nach aussieht, denn jeder ist mit sich selbst beschäftigt. Die ›gesellige Ungeselligkeit‹ des bürgerlichen Individualismus könnte nicht trefflicher dargestellt werden. Die Lampe spendet ein gemeinsames Ich-Licht, von dem jeder der Versammelten, die wie die Igel dasitzen – nahe genug, um sich familiär zu fühlen, aber weit genug voneinander entfernt, um sich nicht gegenseitig mit den Stacheln zu berühren –, seine Portion abbekommt.

Der Lichtkreis des Lampenscheins bildet das Zentrum der bürgerlichen Geselligkeit; er vereint die Teilnehmer in einer Runde, ohne dem einzelnen etwas von seiner bis zur Marotte reichenden Individualität zu nehmen. Der Lichtkreis des Lampenscheins ist das Zentrum individualistischer Geselligkeit. Um ihn versammeln sich die Familie, die Freunde und die Kontrahenten.

Die Künstler nutzen das Spiel mit dem Lichtkreis virtuos als Gleichnis zur Darstellung psychischer Spannungen, die sich unterschwellig oder auch offenkundig innerhalb der Familie und innerhalb gesellschaftlicher Gruppen aufgebaut haben. Hasenclever hat das mit biedermeierlicher Hinterhältigkeit vorexerziert. In seinem im Revolutionsjahr 1848 geschaffenen Gemälde *Arbeiter vor dem Magistrat* vereint der Lichtkreis der Lampe die übernächtigten Stadtväter, die in ihrem selbstgerechten Biedersinn die Bedeutung der Ereignisse nicht begriffen haben, während – von der Arbeiterdelegation, die ins

Johann Peter Hasenclever, *Das Lesekabinett,* 1843. Öl/Lwd., 71 × 100 cm, Staatliche Museen zu Berlin – Preußischer Kulturbesitz, Nationalgalerie

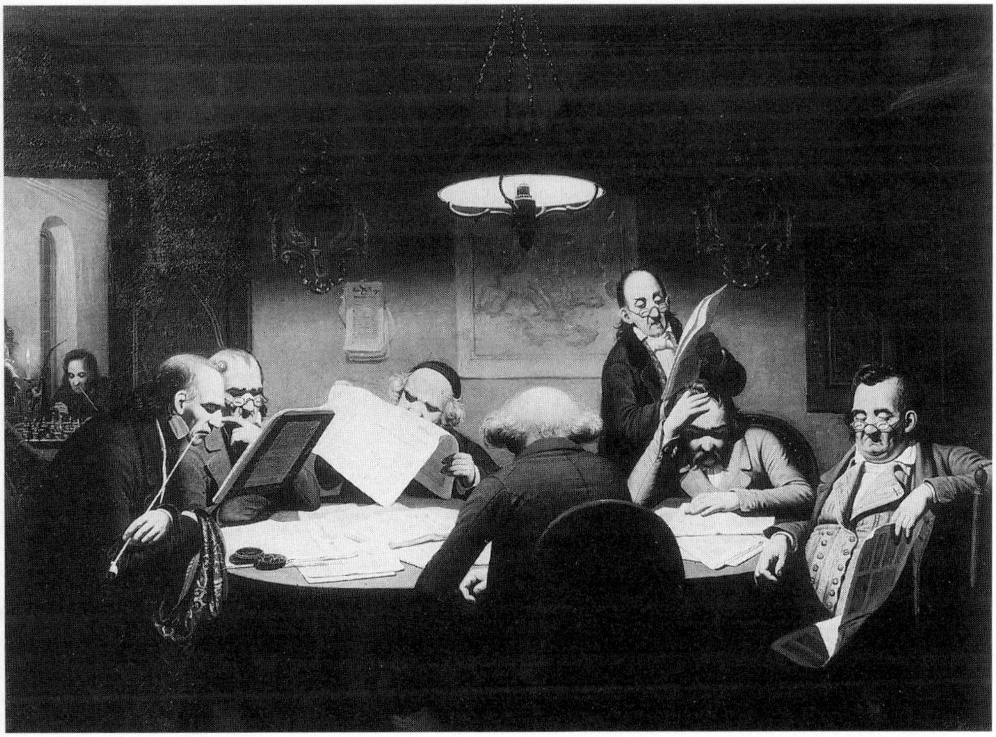

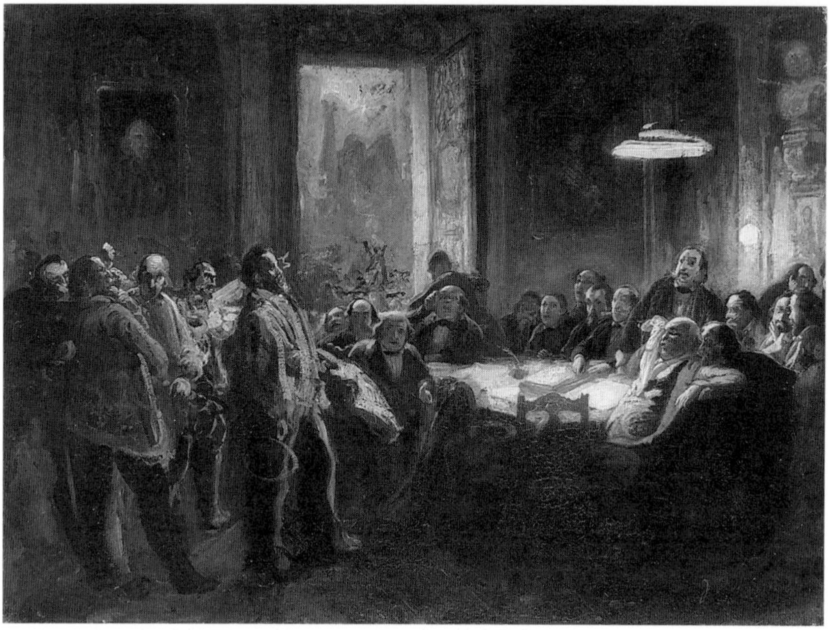

Johann Peter Hasenclever, *Arbeiter vor dem Magistrat,* 1848. Öl/Lwd., 47 × 63 cm, Münster, Westfälisches Landesmuseum für Kunst und Kulturgeschichte, Ständige Leihgabe des Westfälischen Kunstvereins, Münster

Sitzungszimmer eingedrungen ist, hereingelassen – das Tageslicht der Revolution von außen hereinstürzt.

Ein schönes Zeugnis für den familiären Lichtkreis ist Menzels um 1847 entstandene *Abendgesellschaft.*[26] Fünf Personen sitzen um den runden Tisch in der guten Stube, auf dem in der Mitte auf hohem Fuß die Öllampe steht und ihre durch den glockenförmigen opaken Schirm gefilterte Helligkeit ausbreitet. Die auf den ersten Blick so intakt sich bietende Geselligkeit gibt bei genauerem

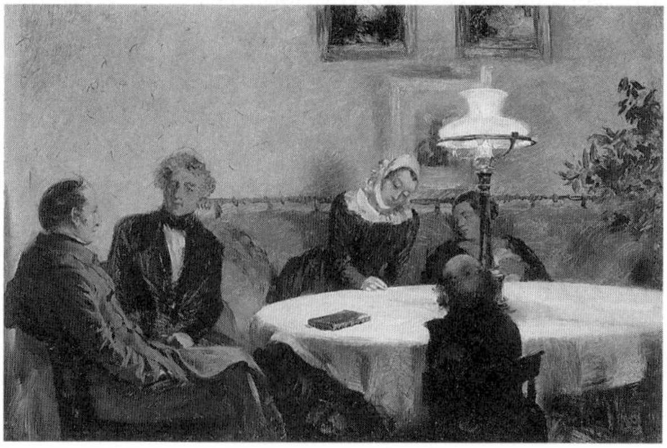

Adolph von Menzel, *Abendgesellschaft,* um 1847. Öl/Papier auf Malpappe, 25 × 40 cm, Staatliche Museen zu Berlin – Preußischer Kulturbesitz, Nationalgalerie

Hinsehen feine Haarrisse zu erkennen. Die Gesellschaft zerfällt in zwei Gruppen und eine Einzelfigur. Die beiden Männer links haben sich im Gespräch abgesondert, die beiden Frauen auf dem Sofa bilden die andere Gruppe. Die Dame mit dem Tuch um den Kopf, die Ehefrau des Gastgebers, bläst Trübsal, denn sie hat Zahnschmerzen. Die Einzelfigur ist Menzel selber. Vom Rücken her gesehen, zeigt er sich als der beobachtende Außenseiter. Die langstielige Lampe, die größer als er selbst zu sein scheint und geradewegs lotrecht über ihn hinausragt, ist eine sarkastische Paraphrase auf seinen Zwergwuchs.

Die kleinbürgerlichen Biedermeier-Bilder von Kersting bis Menzel führen auf einem besonderen Sektor eine verhältnismäßig tiefgreifende Veränderung der Wahrnehmungsgewohnheiten in kleinem Format vor Augen. Immerhin zeichnet der Lichtkreis der Lampe aber auch einen Schutzbezirk für die um ihn Versammelten, einen Zauberkreis der Häuslichkeit, so wie es bis dahin, wenn auch mit weitaus schwächeren Kräften, die Kerze getan hatte. Kerze und Lampe helfen einander. Die Kerze übernimmt, wie heute die Taschenlampe, die mobilen Mägdedienste. In einem anderen kleinen Gemälde, einem Hochformat, das Menzel ebenfalls 1847 schuf, ist das zu

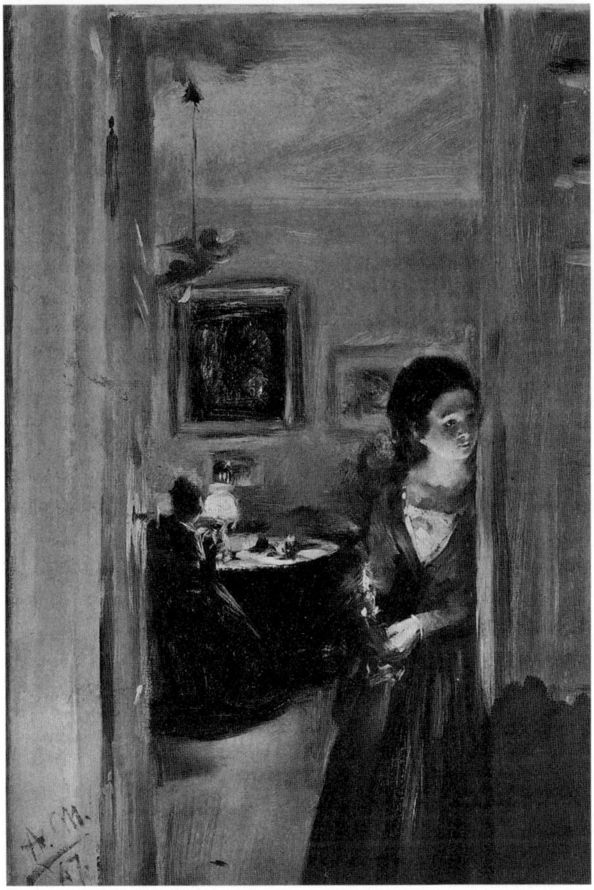

Adolph von Menzel, *Wohnzimmer mit der Schwester des Künstlers,* 1847. Öl/Papier auf Malpappe, 46 × 32 cm, München, Bayerische Staatsgemäldesammlungen, Neue Pinakothek

sehen. Menzels Bild gewährt uns Einblick in ein Wohnzimmer. Vorn rechts, an den Rahmen der geöffneten Zimmertür gelehnt, steht Menzels Schwester in Erwartung eines Gastes, der, so ist zu vermuten, gerade die Treppe heraufkommt. Links hinten im Zimmer sitzt, vom Rücken her gesehen, eine mit einer Handarbeit beschäftigte Frau im Gegenlicht der Lampe, die ihren Lichtkreis an die Zimmerdecke wirft. Das Bild gewinnt seine Lebendigkeit aus dem melodischen Zusammenspiel der beiden Lichtquellen, der großen hinten im Wohnzimmer und der kleinen in Gestalt der von Menzels Schwester gehaltenen Kerze im Bildvordergrund. Es zeigt eine Drinnendraußen-Situation. Das Drinnen verbreitet Behaglichkeit, dem Draußen gilt ein fragender Blick.

Eine ganz andere Auffassung des Drinnen-draußen-Verhältnisses vermittelt Alfred Elmores Gemälde *Am Rande.* Es stellt in gewisser Weise ein Gegenstück dar zu William Holman Hunts im Kapitel *Das Fenster* besprochenen Gemälde *Das erwachende Gewissen.* Die Darstellung des schlechten Gewissens ist ein charakteristisches Sujet für die englische Malerei des viktorianischen Zeitalters. *On the Brink,* wie der Originaltitel lautet, kann übersetzt werden mit ›Am Rande‹, ›Auf der Kante‹ oder ›Auf der Kippe‹. Eine elegant gekleidete Frau hockt, vom kalten Licht der Nacht beschienen, draußen vor einem geöffneten Fenster. Verzweiflung steht ihr ins Gesicht geschrieben. Ein junger Mann beugt sich von drinnen über das Fensterbrett zu ihr hin. Seine Gestalt bleibt im Schatten. Der Rand, an dem sich die Dame vor dem

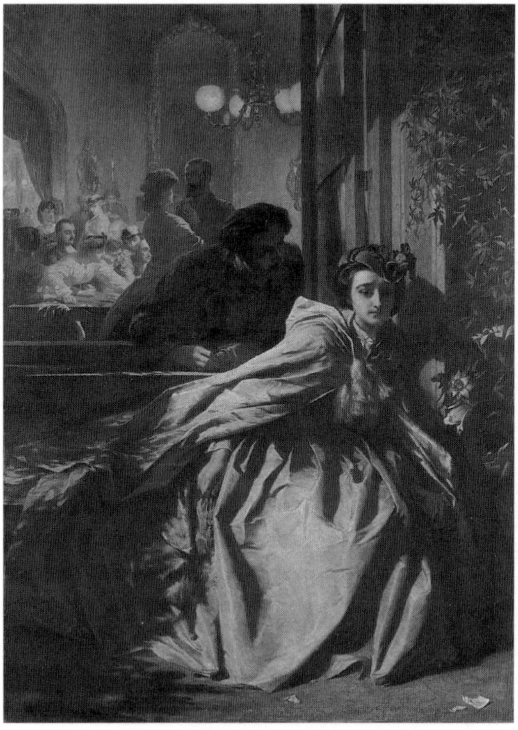

Alfred Elmore, *Am Rande,* um 1865. Öl/Lwd., 113,7 × 82,7 cm, Cambridge, Fitzwilliam Museum, University of Cambridge

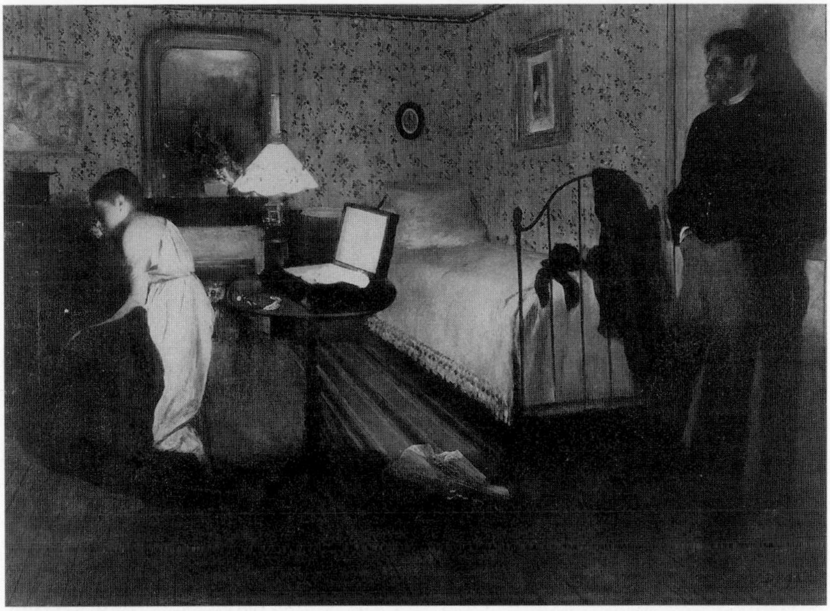

Edgar Degas, *Interieur (Die Vergewaltigung),* 1874. Öl/Lwd., 81 × 116 cm, Philadelphia Museum of Art, Sammlung Henry P. McIlhenny

Fenster befindet, ist der Rand des Ruins. Sie hat ihr Vermögen verspielt. Von nun an ist sie aus dem inneren Lichtkreis der Gesellschaft ausgeschlossen. Das Bild ist mit seiner Tendenz zur moralisierenden Allegorie ein auffälliges Beispiel dafür, wie gesellschaftliche Konflikte mit Hilfe des Lampengleichnisses psychologisch ausgedeutet werden. Hier handelt es sich um die moderne Fortsetzung eines biblischen Gleichnisses. Die Dame, die aus Leichtsinn alles verspielt hat, ist die kapitalistische Version einer ›törichten Jungfrau‹.

Die Konfliktträchtigkeit des Motivs wird ab der Mitte des Jahrhunderts deutlicher ausgespielt. 1874 ist Edgar Degas' Gemälde mit der rätselhaften Szene datiert, die in einem kärglich möblierten Interieur ein auf welche Weise auch immer in Zwietracht befindliches Paar zeigt. Dem Gemälde ist der Titel *Die Vergewaltigung* zugesprochen worden, wobei zweifelhaft ist, ob er vom Künstler selbst stammt.[27] Daß es sich um eine geschlechtsintendierte Auseinandersetzung handelt, ist unstrittig. Der Mann lehnt in versteifter Körperhaltung im Halbdunkel an der Tür; die Frau ist, halbausgezogen, zusammengesunken. Hauptgegenstand ist die blakende Öllampe auf dem kleinen runden Tisch in der Mitte des Zimmers. Über den niedrig gesetzten Schirm, der von einem langen, verrußten Zylinder phallisch überragt wird, verbreitet sie ein gelbliches, trübfleckiges Licht, das in seinem Ungenügen die Stimmung der erotischen Depression visualisiert.

In dem Gemälde *Die erste Wolke,* das der damals hochgeschätzte britische Gesellschaftsmaler Sir William Quiller Orchardson, ein gebürtiger Schotte,

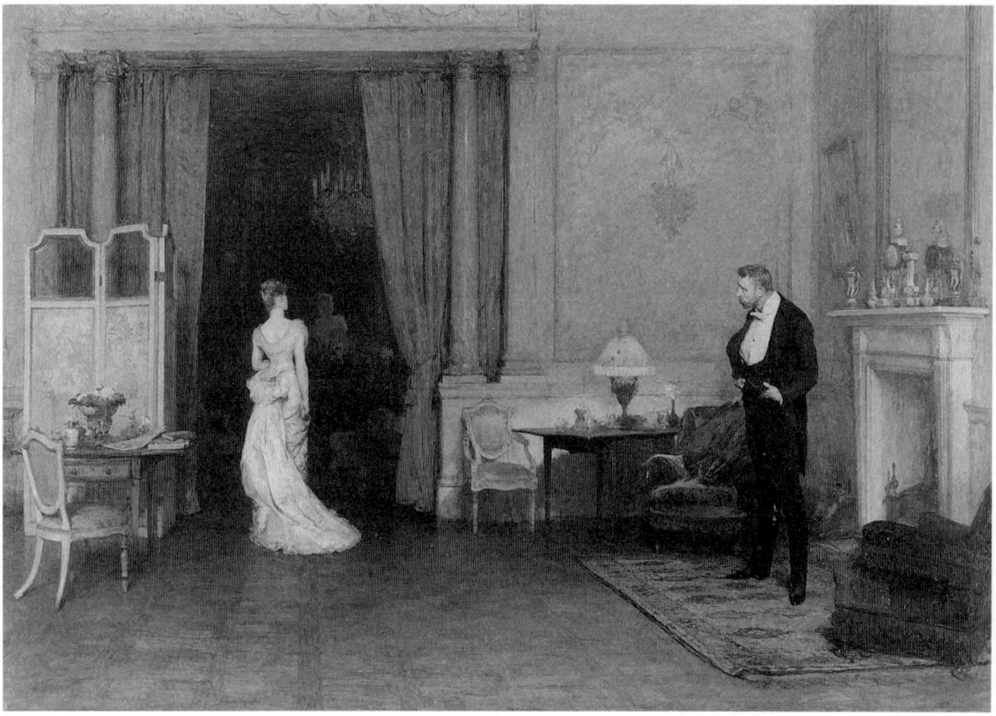

William Quiller Orchardson, *Die erste Wolke,* ausgestellt in der Royal Academy, London 1887. Öl/Lwd., 134,8 × 193,7 cm, Melbourne, National Gallery of Victoria

1887 in der Royal Academy ausstellte, ist das Sujet in ein großbürgerliches Ambiente versetzt. Ein Ehestreit hat stattgefunden. Die Szene spielt nicht, wie bei Degas, in einer Absteige, sondern in einem kostbar ausgestatteten Salon. Rechts am Kamin steht hochgereckt der entrüstete Hausherr, links rauscht die empörte Gattin ins Nebenzimmer und zeigt ihm die kalte Schulter, dem Betrachter aber den Rücken – ein *Nora*-Effekt. Zwei Einrichtungsgegenstände, die hier im Bild ebenso mitspielen wie in dem von Degas, bekunden, wie präzis die Maler deren symbolische Anspielungen einkalkuliert haben – die Lampe und der Spiegel. In Orchardsons Gemälde ist die Lampe bereits angezündet, obwohl es im Salon noch nachmittagshell ist. Es ist eine Petroleumlampe mit feinem Seidenschirm. Ins Psychodrama einbezogen, steht sie zwischen beiden Eheleuten. Ihr Licht wirft einen kegelförmigen Schein auf den kleinen Tisch vor der Wand. Der Lichtkreis bleibt für sich; die Lampe ist nicht imstande zu vermitteln. Der Nebenraum ist abgedunkelt. Die Dame des Hauses begibt sich, dabei, ihren Willen durchzusetzen, ins Finstre. Dort begegnet sie allein ihrem Spiegelbild. Die Kerzen des Kronleuchters nebenan sind nicht angezündet.

Ein weiteres Bild Orchardsons, ein Jahr später entstanden, heißt *Ihrer Mutter Stimme.* An einem Flügel sitzt, den Freund zur Seite, der ihr die Noten umblättert, eine junge Frau. Ihr Spiel begleitet sie mit Gesang. Links sitzt im

Lehnstuhl ein älterer Herr, der Vater, und lauscht gramvoll in sich gekehrt dem von der Tochter gesungenen Lied, das ihm die Stimme ihrer Mutter, seiner verstorbenen Ehefrau, heraufbeschwört. Rechts hinter ihm, zur Bildmitte hin, steht auf hohem, elegantem Fuß eine Petroleumlampe, deren kugelförmiger heller Schirm sich im großen Fenster zum Wintergarten spiegelt. Gespenstischerweise erscheint die Lampe wie eine diskrete Anspielung auf die geistige Anwesenheit der Verstorbenen, in ihr scheint ihre personale Emanation phantomhaft verdinglicht; eine geschickt kaschierte Séance. Dem Lampenschein werden verborgene Jenseitstransmissionsqualitäten zugebilligt; die Geisterwelt ist nicht verschlossen. Sage keiner, das sei typisch englisch; es wird darauf zurückzukommen sein.

Daran, wie die Lampenschirme in den Bildern gehandhabt werden, wie sie hier höher, dort niedriger gesetzt sind, einmal einen größeren, ein anderes Mal einen kleineren Lichtkreis bilden, erweist sich ihre wichtige Funktion. Der Lampenschirm ist für das künstliche Licht im Innenraum das, was der Vorhang für das von außen einfallende Tageslicht ist. Wie jener ist er Blende, Dämpfung und Filter – er modifiziert, moduliert und modelliert infolgedessen die Stimmung. Ist die Flamme der Lampe der Lichtträger, so ist der Schirm sozusagen der Verschatter. Wie der Vorhang, so nimmt auch der Lampenschirm seit der Jahrhundertmitte eine dunklere Tönung an.

Die Reihe der Beispiele ließe sich fortsetzen, doch soll es damit genug sein. Im Unterschied zur Öl- und Petroleumlampe wurde das Gas als Beleuchtungsstoff zwar für die Funktionsräume der Wohnung, vor allem die Küche, genutzt, doch tat es sich schwer damit, in die Salons vorzudringen. Erstens ließ es sich schwerer individualisieren, zweitens eignete es sich wenig für eine Beleuchtung der guten Stuben, die zugleich festlich war und doch intim genug blieb. Photos aus der Zeit zeigen ebenso wie die Gemälde, etwa Anton von Werners *Die Taufe (Heinrich von Stephan als Taufpate)* von 1880[28], den für die Jahrzehnte nach der Jahrhundertmitte typischen

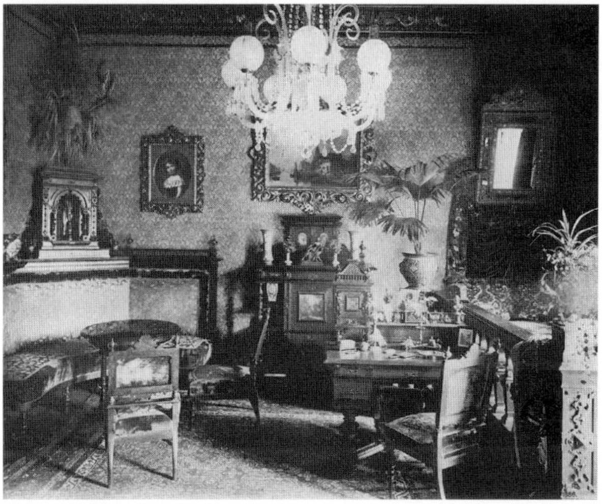

Wohnung des Bankdirektors Lesser, Berlin, um 1885, Photographie, Berlin, Staatliche Museen zu Berlin – Preußischer Kulturbesitz, Kunstbibliothek

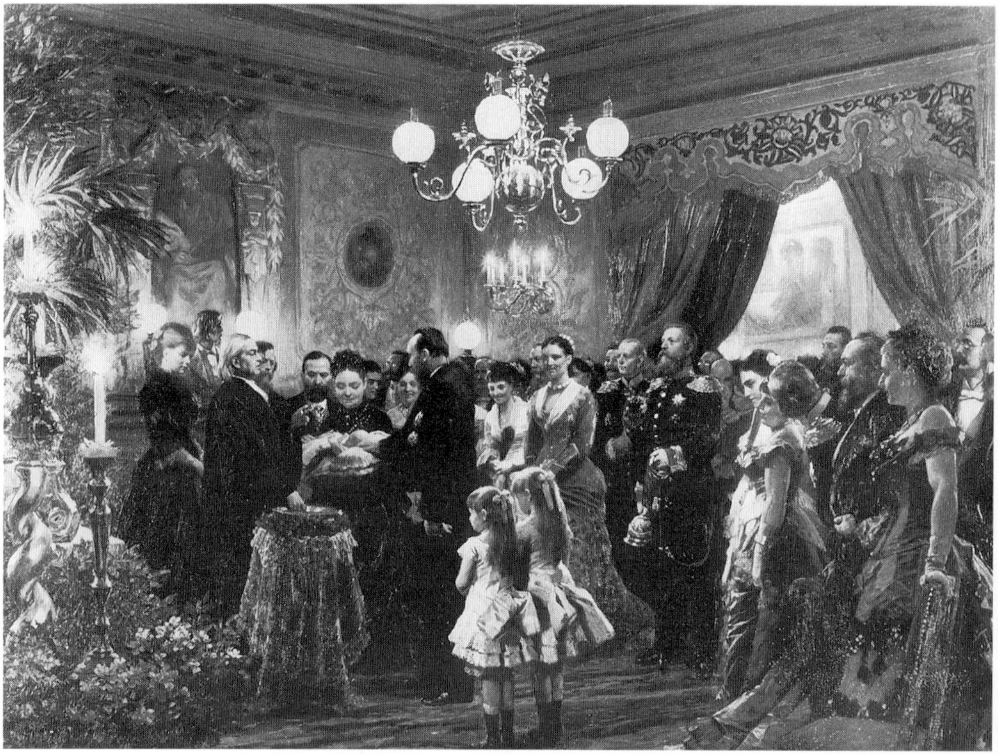

Anton von Werner, *Die Taufe (Heinrich von Stephan als Taufpate),* 1880. Öl/Holz, 35 × 49 cm, Frankfurt/M., Museum für Post und Kommunikation

Petroleum-Kronleuchter mit dem Kranz weißer Mattglaskugelschirme, aus denen oben die Lampenzylinder herausragen. Ihr Licht wurde durch das von hier und da postierten Kerzen festlich unterstützt. Bei großen Anlässen, wie den Empfängen im Berliner Schloß, wurde, wie Menzels 1878 gemaltes *Ballsouper* als prominentes Augenzeugnis mitteilt, ganz auf die festliche Kerzenbeleuchtung zurückgegriffen.

Das Licht der Kerze vermittelt den Eindruck der größten Eigenlebendigkeit. Zur Beleuchtung gebändigtes offenes Feuer, gleicht das selbständige Wesen des Flämmchens einem guten Hausgeist. Sicherlich ist es kein Zufall, sondern von tieferer Bedeutung, daß die Beleuchtungsstoffe, deren sich die Gesellschaft im Laufe des 19. Jahrhunderts nacheinander bemächtigt, nicht nur aus Quellen gewonnen werden, die dem organischen Lebenszusammenhang immer ferner liegen, sondern auch, daß – als Konsequenz des immer weiteren Vordringens in die Bereiche der toten Materie – auf geradezu unheimliche Weise eine fortlaufende Entstofflichung der lichtspendenden Energieträger stattfindet, eine Desubstantialisierung und damit eine Entsinnlichung im Greifbaren. Da sich die Substanz der lichtspendenden Energie zunehmend der naturgegebenen menschlichen Sinneswahrnehmung entzieht, sind damit, abgesehen von der ohnehin vorhandenen Feuergefahr, spezifische neue Risiken verbunden. Der Fortschritt in Richtung der Verdünnung und schließlich Auflösung der Materie zugunsten der Freisetzung der reinen Energie gibt sich im Wechsel der Aggregatzustände kund. Die Kerze besteht noch aus fester Substanz; der Brennstoff der Öl- und der Petroleumlampe ist flüssig, der Brennstoff der Gaslampe, das Leuchtgas, ist gasförmig; er kann sich mit der Luft vermischen. Die Elektrizität schließlich ist aus der Spannungsentladung im Gefälle polar aufgeladener magnetischer Felder gewonnene reine Brennenergie. Die Entwicklung führt in unserem Jahrhundert schließlich zur Zerstörung des Eigenwesens der irdischen Substanz, zur Kernspaltung.

In der Entwicklung der Kerze findet der Prozeß seinen Auftakt. Die Kerze in ihrer ursprünglichen Fassung, die Bienenwachskerze, besteht aus einem aromatisch riechenden Stoff, der den Blüten abgewonnen ist; die Talgkerze, durchaus weniger aromatisch, besteht aus tierischem Fett, die Stearinkerze, die sie im 19. Jahrhundert ablöst, aus raffiniertem Knochenfett, die Paraffinkerze schließlich aus gesättigten Kohlenwasserstoffen, die bei der Kohlehydrierung und bei der Erdöldestillation anfallen, mithin aus einem Material, das im Laufe von Jahrmillionen aus dem Organischen ins Mineralische umgeschlagen ist.

Der Brennstoff der Argand-Lampe ist flüssig und pflanzlicher Herkunft, der Brennstoff der Petroleumlampe, das Erdöl, konnte zwar Unheil anrichten, wenn, wie in Wilhelm Buschs *Frommer Helene* zu betrachten, die Lampe umfiel, sonst aber war es harmlos. Das Leuchtgas hingegen ließ sich mit den Sinnen nicht mehr eindeutig fassen: zur Explosionsgefahr kam das Risiko der Gasvergiftung. Das Leuchtgas hat sozusagen einen schlechten Charakter; sein Wesen ist von schleichender Tücke. Die spontane Gefährlichkeit der Elektrizität hingegen ist mit ›Stromschlag‹ treffend bezeichnet (von ›Atomschlag‹ nicht zu reden). Jeder dieser unterschiedlichen Leuchtenergieträger teilt sich in seiner Eigenart nicht nur dem Auge, sondern der gesamten Sinneswahrnehmung mit und trägt so zur spezifischen Prägung des Wahrnehmungshaushalts im 19. Jahrhundert bei. Das traditionelle Beleuchtungsmittel, die Kerze, hatte die geringste Lichtstärke und die geringste Reichweite. Ihr Flackern verlieh den Gegenständen im dunklen Raum Tiefe und Relief und brachte die Schatten zum Tanzen. Das Licht der Öllampe, später erst recht das der Petroleumlampe gab – insofern die Lampe richtig gewartet wurde und nicht blakte – einen schönen, gleichmäßig hellen, leicht rosigen Schein. Der Lampenschirm, der Lampenfuß, der Lampenzylinder, der Docht, die Regulierung der Brennstoff-Zufuhr, das Nachfüllen des Brennstoffs und dessen eigenartiger Geruch bilden gemeinsam die bei aller Technik immer noch verhältnismäßig bedächtige Gattungsphysiognomie der Petroleumlampe. Im Unterschied dazu war das Gas in seiner Lichtstärke weit intensiver; es war so grellweiß, daß es von vornherein nach Abblendung und Filterung verlangte. Die Leuchtkörper konnten beliebig geformt werden, doch folgte die Gaslampe, zumal nach Einführung der Glühstrümpfe, der beliebten Glocken- oder Kugelform nach dem Vorbild der Petroleumlampe, denn für die gleichmäßige Dispersion des Lichts im Raum sind diese Formen am besten geeignet; sie haben sich deshalb bis in die Ära des elektrischen Lichts hinein gehalten. Im Unterschied zum Öl- und Petroleumlicht hat das Gaslicht einen Stich ins Grünliche, der dem Inkarnat der menschlichen Haut die Röte nahm und den Gesichtern, Körperteilen und Gewändern eine geisterhafte Blässe vermittelte. Das Gas färbte nicht, es entfärbte. Hinzu kamen, gleich einer diskreten infernalischen Visitenkarte, ein ständiges leichtes Zischen und Fauchen sowie der unvermeidliche Anflug eines stechenden Karbidgeruchs.

Das Gaslicht wurde in dieser seiner zwiespältigen Sinnesgestalt im großen Umfang nicht zuerst für die Salonbeleuchtung der Privathäuser, sondern von den Theatern, den Kaufläden und Warenhäusern genutzt, wo es auf die weiträumig gleißende Helle ankam. Hier erzeugte es infolge seines enormen Luftsauerstoffverbrauchs, zumal bei Anwesenheit einer großen Menschenmenge, eine atemberaubende Stickigkeit und Überhitzung, die von den Zeitgenossen als beleuchtungstypisches atmosphärisches Erlebnis in Kauf genommen wurde; Atemlosigkeit und Warenerotik hängen miteinander zusammen.

Wolfgang Schivelbusch bildet in seinem Buch Adolph von Menzels *Théâtre du Gymnase* ab, das dieser in Erinnerung an seine Paris-Reise von 1855 gemalt hat. Schivelbusch zitiert dazu einen Ausspruch des Malers Franz Louis Catel aus dem Jahr 1802, auf den sich Menzel beruft: »Leider ist es beinahe ganz unmöglich, etwas Besseres für diese Art von Beleuchtung zu erfinden, die den Fehler hat, daß sie die Schauspieler auf eine sehr unnatürliche und selbst widrige Weise von unten herauf beleuchtet. (...) Wollte man die Be-

Adolph von Menzel, *Théâtre du Gymnase in Paris,* 1856. Öl/Lwd., 46 × 62 cm, Staatliche Museen zu Berlin – Preußischer Kulturbesitz, Nationalgalerie

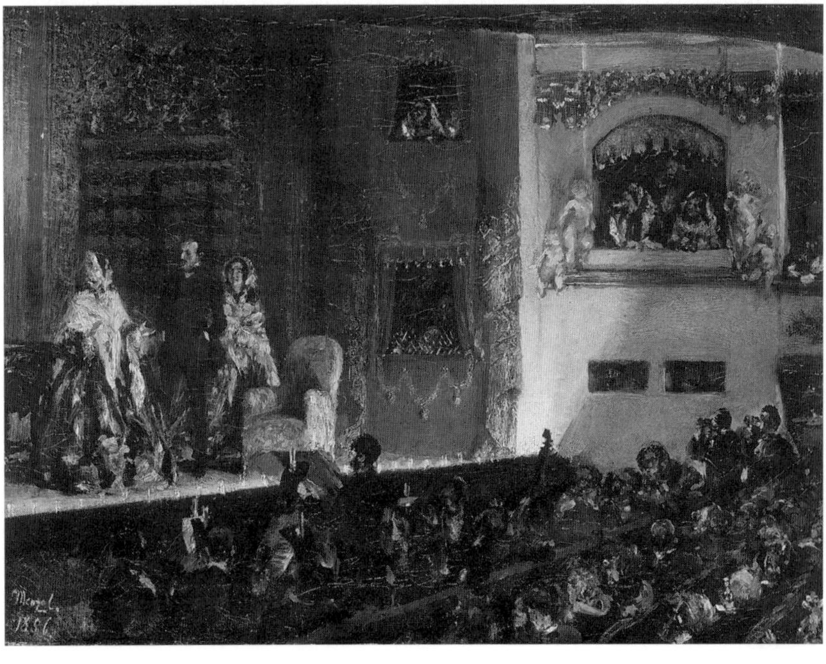

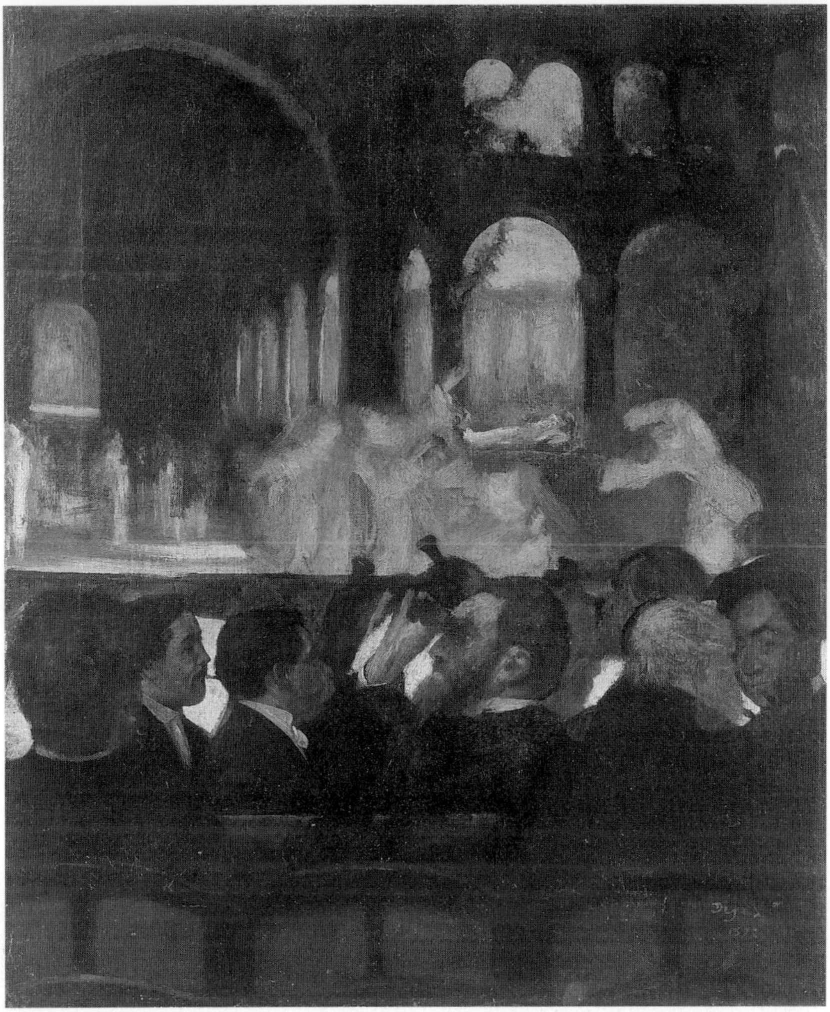

Edgar Degas, *Das Ballett aus Robert le Diable,* 1872. Öl/Lwd., 66 × 54,3 cm, New York, The Metropolitan Museum of Art, H. O. Havemeyer Collection, Bequest of Mrs. H. O. Havemeyer, 1929 (29.100.552)

leuchtung von oben her ableiten, so würde man, des großen Abstandes wegen, auch hier nicht Licht auf den Schauspieler bringen.«[29] Catels Räsonnement bezieht sich auf den Umstand, daß, wie in Menzels Bild sichtbar, eine Reihe von Kerzen, an der Rampe aufgestellt, die Schauspieler von unten her beleuchten und ihnen auch dann, wenn es sich um ein Konversationsstück handelt, ein geisterhaftes Air verleihen. Die Einführung des Gaslichts als Soffittenbeleuchtung hat diesen Geister-Effekt keineswegs beseitigt, sondern zunächst eher noch verstärkt.

Edgar Degas' Gemälde von Ballettaufführungen geben davon eine lebhafte Impression. In dem Gemälde *Das Ballett aus Robert le Diable* von 1872 be-

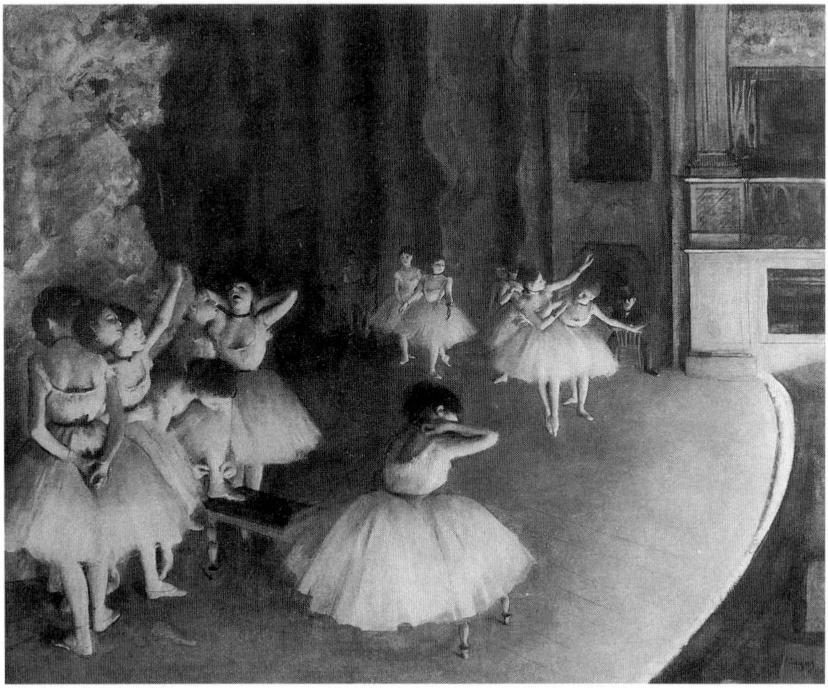

Edgar Degas, *Ballettprobe auf der Bühne,* 1874. Öl/Lwd., 65 × 81 cm, Paris, Musée d'Orsay

stimmt der grünliche Ton des Soffittenlichts die fahle Vermummung der in rhythmischen Wellen über die Bühne wankenden Nonnen. In der *Ballettprobe* von 1874 ist rechts der Bogen des Gaslichts am inneren Rand der Soffitte zu sehen, unter dessen Einfluß sich die Tänzerinnen in ihren weißen Röckchen in seltsame gipserne Püppchen verwandelt haben. Dazu schreibt Sutton: »Diese verschiedenen Effekte wurden durch die Einbeziehung verschiedener Lichtquellen gestützt. Wie Jonathan Mayne festgestellt hat, gab es nicht nur eine, sondern drei verschiedene Lichtquellen; das Gaslicht in den Soffitten, die Rampenlichter und im Orchestergraben die Pultlichter«[30].

Es wundert im nachhinein, daß all der Zauber bei den damit verbundenen ausgiebigen Kokeleien nicht viel öfter in Flammen aufgegangen ist. Zola erzählt in *Nana:* »Als Graf Muffat ein wenig zur Seite trat, um zwischen zwei Kulissen hindurch einen Blick auf die Bühne zu werfen, bedeutete ihm der Regisseur durch einen Wink, daß er leise auftreten müsse. Heiße Stille senkte sich vom Schnürboden herab. In den hell angestrahlten Kulissen standen nur ein paar Leute; sie sprachen leise miteinander und gingen dann auf Zehenspitzen fort. Der Beleuchter stand auf seinem Posten am komplizierten System der Gashähne; ein Feuerwehrmann lehnte an einem Lichtständer und versuchte mit vorgestrecktem Kopf etwas zu sehen.«[31]

Unter allen Erzählern des 19. Jahrhunderts ist Emile Zola wohl derjenige, der die atmosphärische Stimmung des künstlichen Lichts am eindringlichsten erfaßt hat. Seine Romane, insbesondere *Nana* und *Au Bonheur des Dames,* sind von Gaslicht gesättigt. Über den Theatersaal berichtet er: »Es war zum Ersticken heiß, und die Last der Haare lag schwer auf den schweißgebadeten Köpfen. Seit den drei Stunden, die man hier war, hatte der Atem die Luft mit menschlichem Dunst erhitzt. Im Lichtkreis der Gasflammen verdichtete sich der schwebende Staub zu Wolken, die unbeweglich unter dem Kronleuchter hingen.« Und an anderer Stelle: »Nur oben vom dritten Rang um die rundgebaute Decke herum, an der nackte Frauen und Kinder in einem von Gaslicht grünlich gewordenen Himmel dahinschwebten, kamen Rufe, Gelächter und ununterbrochenes Stimmengewirr herab (...)«[32]

In *Au Bonheur des Dames* weiß Zola den Gegensatz zwischen dem prosperierenden Kaufhaus, das den Einzelhandel rigoros verdrängt, und dem Elend der kleinen Kaufleute, deren Läden daran zugrunde gingen, mittels der stimmungsführenden Licht-Schattenzeichnung des Gaslichts herauszuarbeiten. Über die Agonie des kleinen Ladens heißt es: »Der Abend verging trübe und schleppend, einzig belebt durch die Schritte des Onkels, der von einem Ende des leeren Ladens zum anderen hin und her wanderte. Eine einsame Gasflamme brannte, von der niedrigen Decke fiel das Dunkel herab, als würde mit vollen Schaufeln schwarze Erde in ein Grab geworfen.« Auf der Straßenseite gegenüber steht das neue Warenhaus: »Jenseits des Fahrdamms aber zündete das ›Paradies der Damen‹ die langen Reihen seiner Gaslampen an. Und sie ging wieder näher heran, erneut angezogen und gleichsam erwärmt von dieser Stätte des glühenden Lichts. Die Maschine war noch in Betrieb, schnaufte noch immer und ließ mit einem letzten dumpfen Grollen ihren Dampf entweichen, während die Verkäufer die Stoffe zusammenlegten und die Kassierer die Tageseinnahme zusammenzählten. Durch die von Dunst beschlagenen Scheiben sah man eine verschwimmende Fülle von Lichtern, gleichsam das unklar erkennbare Innere einer Fabrik. Hinter dem Vorhang des herabströmenden Regens glich diese ferne, undeutliche Erscheinung einem riesigen Heizraum, wo man die schwarzen Schatten der Heizer vor dem roten Feuer der Kessel vorbeihuschen sah. An den Schaufensterscheiben lief das Wasser herunter, man konnte drüben noch den Schnee der Spitzen erkennen, deren Weiß durch die matt geschliffenen Glocken einer am unteren Rand angebrachten Reihe von Gaslampen noch leuchtender wurde; und auf diesem Kapellenhintergrund hoben sich die kräftigen Konfektionswaren ab, wirkte der großartige, mit Silberfuchs besetzte Samtmantel wie eine geschwungene Seitenansicht einer Frau ohne Kopf, die durch den Regenguß zu irgendeinem Fest in die unbekannte Finsternis von Paris eilte.«[33] Die Erotik des Konsums – ein Beleuchtungsgesamtkunstwerk, für dessen hintergründiges Funktionsprinzip das Bild der Dampfmaschine beschworen wird.

Zum Schluß hin kommt in Zolas 1883 erschienenem Roman noch das elektrische Licht ins Spiel: »Mit mechanischem Schritt ging Mouret durch die Galerien, so versunken, daß er dem Stoßen der Menge nicht mehr auswich. Als er den Kopf hob, befand er sich in dem neuen Hutrayon, dessen Fenster auf die Rue du Dix-Décembre gingen. Und dort machte er, die Stirn ans Glas gelehnt, nochmals halt, er sah dem Fortgehen zu. Die sinkende

Sonne färbte den First der weißen Häuser gelb, der blaue Himmel dieses schönen Tages verblaßte, gekühlt von einem starken, reinen Wind, während in dem Dämmerlicht, das sich bereits auf die Straße herabsenkte, die elektrischen Lampen des ›Paradieses der Damen‹ den stetigen Glanz der beim Scheiden des Tages am Horizont aufleuchtenden Sterne ausstrahlten.«[34]

Bei dem elektrischen Sternenglanz, von dem hier die Rede ist, handelt es sich noch nicht um elektrisches Glühlicht, sondern immer noch um Bogenlicht. Indes beginnt das Gefunkel des Abends den Tag zu überstrahlen. Gaslicht, Bogenlicht und Petroleumlicht greifen ineinander. Die Nacht wird hell, und die künstliche Helligkeit verteilt sich immer gleichmäßiger. Wenngleich die einzelnen Maler unterschiedlich darauf reagieren, so wird doch ihre jeweils individuelle Stilfindung von der Zunahme dieser Gleichmäßigkeit beeinflußt.

In Georges Seurats *La Parade de Cirque,* um 1887/88 entstanden, ist das Freipodium einer Schaubude dargestellt, die durch Gaslicht beleuchtet wird. Die Komposition ist auf den Entwirklichungseffekt hin angelegt. Die Plattform der Schaubude tritt in ihrer künstlichen Eigenbeleuchtung gleich einer in einem viereckigen Kasten eingefangenen, kristallen funkelnden Feerie aus dem Dunkel des Abends. Ihr Lichtzauber ist es, der die Zuschauer anlockt. Die dunkle Reihung der Köpfe am unteren Bildrand antwortet auf die

Georges Seurat, *La Parade de Cirque,* um 1887/88. Öl/Lwd., 99,7 × 149,9 cm, New York, The Metropolitan Museum of Art, Bequest of Stephen C. Clark, 1960 (61.101.17)

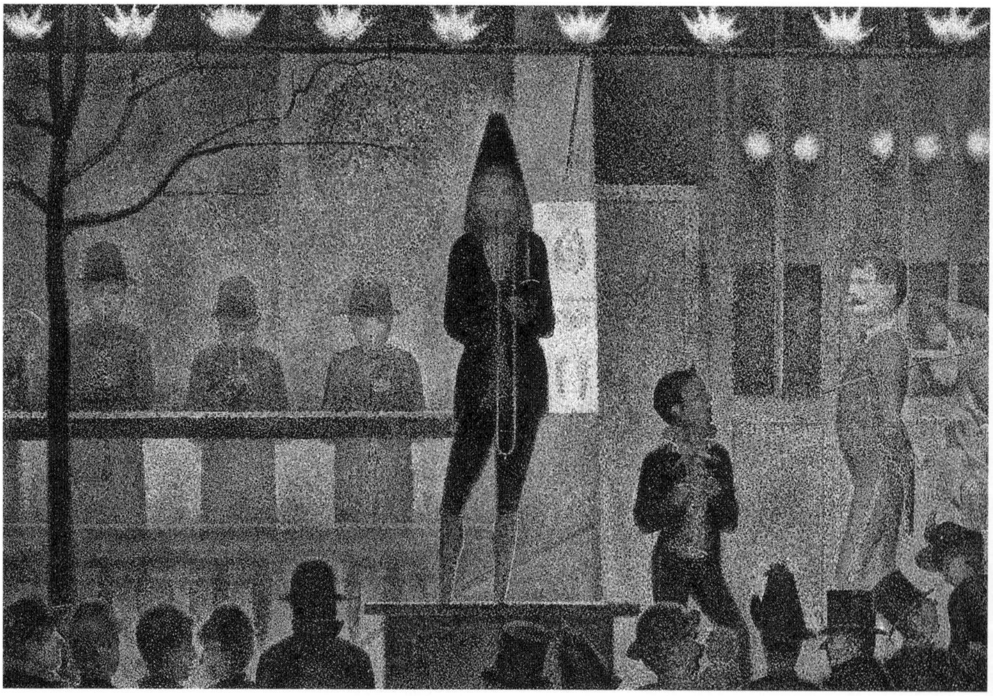

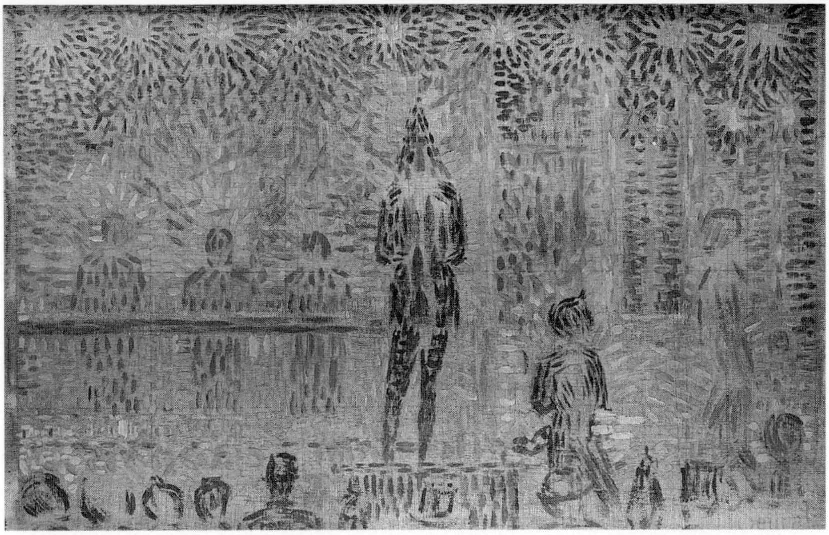

Georges Seurat, *La Parade de Cirque,* Studie, Öl/Holz, 16 × 26 cm, Zürich, Stiftung Sammlung E. G. Bührle

gleichmäßige Folge des Ornamentbands von Strahlenbündeln am oberen. Das sind die Gasflammen, die aus einem in regelmäßigem Abstand mit Löchern versehenen dünnen Gasrohr ins Freie treten. Das Spiel mit der Gasflamme wird zur Zierde. Vorn in der Mitte steht auf einem kleinen Holzpodium der einen Spitzhut tragende Posaunist im Gegenlicht. Die steif nebeneinander aufgereihten Figuren der Musiker hinter der Brüstung links davon erscheinen vom prismatischen Sfumato des Bühnenlichts wie in einen farbsprühenden Nebel gehüllt. Die kulissenhaft gestaffelte Komposition verzichtet bewußt auf Tiefe zugunsten von Flächigkeit. Unter dem Einfluß der Diffusion des Lichts verlieren die Körperkonturen ihre Festigkeit, und die Dinge und Gestalten bieten sich lediglich als Widerstände prismatischer Lichtbrechung dar. Eine Vorstudie verrät, wie stark sich Seurat von der Idee eines Kompositionsmusters aus Lichtstrahlen, Strahlenkreisen und Strahlensternen leiten ließ. Das gestaltauflösende Strahlenpattern ist der endgültigen Fassung subkutan impliziert. Zwar wäre es falsch, zu behaupten, Seurats Divisionismus sei allein auf die Einwirkung des neumodischen Kunstlichts zurückzuführen, doch daß es einen erheblichen Einfluß ausgeübt hat, ist offensichtlich.

Auf die Melancholie der Kellnerin in Edouard Manets letztem großen Werk, *Bar in den Folies-Bergère,* ist wiederholt hingewiesen worden.[35] Sie ist eine abendliche Gesinnungsverwandte der Personen in Manets *Balkon*-Bild (S. 339). Die Gleichgültigkeit der Miene, die sie zur Schau trägt, ist die äußere Verkleidung ihres Rückzugs auf sich selbst. Rings vom Gewimmel der Gäste umgeben, ist sie mit sich allein. Innerhalb der Masse bestätigt sich die einzelne Person gerade in ihrer Anonymität. Den Widerspruch auf den Punkt gebracht, heißt das, der Zauber des Bildes beruht darauf, daß es die Anony-

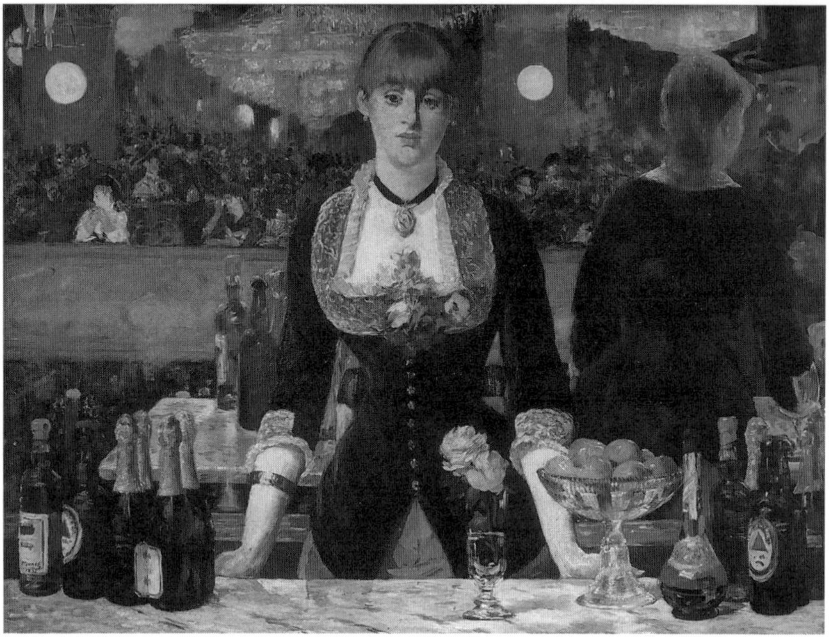

Edouard Manet, *Bar in den Folies-Bergère,* 1881/82. Öl/Lwd., 96 × 130 cm, London, Courtauld Institute of Art

mität im Spiegelreflex der Persönlichkeit auffängt und zur Ausstrahlung bringt. Die Ausstrahlung der Anonymität, das ist das Kunstlicht. Der individuelle Lichtkreis der kleinen Zentralsonne im Innern der abendlichen Bürgerstuben ist einer Lichtflut gewichen, in der der einzelne ertrinkt. Das Licht selbst tritt als Masse in Erscheinung; es ist der Spiegelreflex der Masse. Die indifferente Ausdruckshaltung des oder der einzelnen ist – scheinbares Paradox – die Maske, unter der sich die Individualität im Schutz der Anonymität ihre Eigenständigkeit reserviert.

Die im Spiegel hinter der Theke, an der die Kellnerin steht, sichtbaren Lichtträger, der große Lüster und die weißen Kugellampen, sind so aufeinander abgestimmt, daß eine gleichmäßige weiße Helle entsteht, die sich über den gesamten Innenraum ausbreitet, eine öffentliche Helle; sie erweckt den Eindruck einer mechanisierten Festlichkeit.[36] Dieses Licht ist indiskret, es dringt überallhin. Nichts kann sich mehr vor ihm verbergen. Das ist nicht mehr die Hierarchie eines Zentrallichts, sondern eine gleichsam demokratische Helle. Ein Vergleich mit dem zu Eingang dieses Kapitels erwähnten Gemälde *Ein Mädchen, das bei Kerzenlicht einen Brief liest* von Joseph Wright of Derby (S. 353) demonstriert die Spannweite der Entwicklung, die das Lampenlicht im Zuge eines Jahrhunderts durchlaufen hat. Dort die Tiefe, hier die Fläche, dort die profilierende Macht der Schatten, hier die Schattenlosigkeit. Beide, die Flächigkeit wie die Schattenlosigkeit, sind nicht zuletzt unter dem Einfluß des Kunstlichts zum prägenden Stilmittel der Malerei geworden. Die

Nacht hat ihre Schatten verloren, und sie hat damit den Menschen seines Schattens beraubt. Das trifft erst recht auf die junge Rivalin der Petroleumlampe und der Gasbeleuchtung zu, die elektrische Glühlampe, die im Gefunkel des Palastes der Elektrizität auf der Pariser Weltausstellung von 1900 ihr siegreiches Debüt feierte.

»Im Unterschied zu Kerzenlicht macht elektrisches Licht die Dinge platter, es teilt ihnen zuviel Helle mit, und damit verlieren sie an Körper, an Umriß, an Substanz, an Wesen überhaupt«, stellt Schivelbusch fest.[37] Das trifft voll und ganz auf unser Jahrhundert zu. Die Kunst des 20. Jahrhunderts ist nicht zuletzt eine Kunst der verlorengegangenen Schatten.

Anmerkungen

1 Louise Seidler, Erinnerung und Leben der Malerin. Aus handschriftlichem Nachlaß zusammengestellt und bearbeitet von Hermann Uhde, Weimar o. J., zit. nach Hannelore Gärtner, Georg Friedrich Kersting, Leipzig 1988, S. 68.

2 Gärtner (zit. Anm. 1), S. 74: »Emil Staiger [›Von drei Bildern‹, Zürich 1983] bringt im Zusammenhang damit und mit den Schatullen den Gedanken auf, es könnte sich um einen Juristen handeln. Das wäre letztlich nur zu beweisen, wenn sich die porträthaft gemeinten Züge identifizieren ließen, denn in Schatullen wurden verschiedene Dinge verwahrt, auch Manuskripte von Dichtern oder Forschern, naturwissenschaftliche Funde usw.« Gärtner behauptet von dem Lesenden (ebenda): »Den Gegenstand seiner Betrachtung entnimmt er losen Blättern.« Das kann ich nicht so sehen, denn es handelt sich eindeutig erkennbar um die aufgeschlagenen Doppelseiten eines broschierten Buches ohne festen Einband.

3 Gärtner, ebenda: »Der bürgerliche Habitus wird, wie bei allen Personen auf den Innenraumbildern Kerstings, von der Kleidung her verdeutlicht: ein einfacher blauer Rock und eine lange braune Hose. In Verbindung mit letzterer entwickelt Staiger einen Gedankengang, der vielleicht ein wenig weitläufig ist, aber letztlich seine allgemeine Feststellung stützt, daß sich keine europäische Kultur den Auswirkungen der Französischen Revolution entziehen kann: ›Die Aristokraten trugen ›culottes‹, Kniehosen, weshalb für die Demokraten der Name ›Sansculotten‹ aufkam. Ein solcher ist Werther natürlich noch nicht, wohl aber Kerstings lesender Mann. Mit seinen langen Hosen spukt, und sei es noch so bescheiden, etwas von der Französischen Revolution in unseren friedlichen Raum herein, ohne daß wir deshalb eine revolutionäre Gesinnung bei dem deutschen Juristen voraussetzen dürfen...‹«

4 Werner Hofmann (Hrsg.), Europa 1789: Aufklärung. Verklärung. Verfall, Kat. Hamburger Kunsthalle, Köln 1989, S. 24f.: »Wenn vom Licht als einer erweckenden und erhellenden Kraft gehandelt wird, ist ein Rückblick auf die Herkunft dieser Metapher unerläßlich. Als Sonnenlicht erfahren, ist die spirituell-kreative Macht des Lichts seit alters her der Bestimmungsgrad, aus dem der Mensch seine Abhängigkeit oder Eigenmacht ableitet. Er kann sich dem Licht als dankbarer Empfänger zuwenden, der – wie Haydn – das ihm verliehene Geschenk der Schöpferkraft weitergibt, er kann auch sich selbst zur Lichtquelle erklären. Die Sonne als Garant und Quelle von Energie, Leben und Macht gehört seit den frühen Hochkulturen zum Symbolrepertoire der Gottheit wie auch ihre Rivalen und Gegenspieler, die irdischen Herrscher. Auf den antiken Herrscher als sol invictus folgte Christus, die ›wahre Sonne‹, bis endlich das heliozentrische Christentum vom Herrscherglanz eines selbsternannten ›Sonnenkönigs‹ überstrahlt wurde. Seit damals, seit Ludwig XIV., ist die Sonne als Symbol wieder dem vergöttlichten Menschen zugeordnet. Das 18. Jhdt. führte im Französischen (›siècle des lumières‹) und im Englischen (›enlightment‹) die Kennmarke der Erleuchtung und Erhellung. In dem Maße, in dem Analyse und Reflexion dem Licht die überirdische Verkündigungsaura nahmen, dem die christliche Religion ihre nicht nur spirituelle Autorität verdankte, bekam die empirische Wirklichkeit mehr Gewicht, wurde das physikalische Phänomen ›Licht‹ zur Voraussetzung und zum Inbegriff der sachlichen Erhellung der Naturprozesse. Als elektromagnetische Wellen bestimmt und in die Farben des Spektrums zerlegt, büßte das Licht seine ganzheitliche Rolle als eines der ›vier Elemente‹ – vom Feuer hervorgebracht – ein und wurde

buchstäblich zu einem Subjekt und Objekt der Reflexion.« Ebenda, S. 26: »Auf eine Formel gebracht: Das ›Tageslicht‹, das Chodowieckis Stich [Anm. d. Verf.: *Aufklärung,* 1791, aus: Sechs grosse Begebenheiten des vorletzten Decenniums, 1791, Kat. Nr. 74] verkündet, ist die ›allgemeine Sonne‹, die jedem gehört und deren Untergang der junge Marx ein halbes Jahrhundert später in Metaphern beklagen wird, die aus dem Bilderfundus der Aufklärung stammen. In seiner Doktordissertation über die ›Differenz der demokratischen und epikureischen Naturphilosophie‹ (1840) bedenkt er den Rückzug der Philosophie in das subjektive Bewußtsein, einen Prozeß, den er sowohl in der Antike wie in seiner eigenen nach-hegelschen Gegenwart wahrnimmt: ›So war z. B. die stoische, epikureische Philosophie das Glück ihrer Zeit; so sucht der Nachtschmetterling, wenn die allgemeine Sonne untergegangen, das Lampenlicht des Privaten.‹«

5 Gärtner (zit. Anm. 1), S. 73.

6 Ebenda.

7 Siehe dazu: Wolfgang Schivelbusch, Lichtblicke. Zur Geschichte der künstlichen Helligkeit im 19. Jahrhundert, Frankfurt/M. 1986, S. 19: »Wie von so vielen anderen schillernden Figuren des 18. Jahrhunderts läßt sich auch von Argand nicht sagen, wo die Übergänge vom Wissenschaftler zum Erfinder und Unternehmer liegen. Im sog. Projektemacher vermischen sich diese Interessen und Tätigkeiten. Argand, 1750 in Genf geboren, studierte bei dem Chemiker H. B. de Saussure, der ihn, als Argand nach Paris ging, an Fourcy und Lavoisier empfahl. Eine Zeitlang leitete Argand, offenbar mit Erfolg, einige Branntweinfabriken im Languedoc. Er war ein enger Freund und Mitarbeiter der Brüder Montgolfier, die mit ihren Ballonaufstiegen ihrerseits eine Mischung von wissenschaftlichem Experiment und Zirkusveranstaltung anstellten. Als Argand mit seiner Lampe in Paris keinen unmittelbaren kommerziellen Erfolg erzielen konnte, begab er sich sofort nach England zu Verhandlungen mit Watt & Boulton, dem damals größten Unternehmen, wo er bessere geschäftliche Möglichkeiten witterte.« Schivelbuschs Buch ist die grundlegende Veröffentlichung über das Kunstlicht und seine Wahrnehmungsgeschichte im 19. Jahrhundert.

8 Vgl. ebenda, S. 19.

9 Ebenda, S. 20.

10 Ebenda, S. 19.

11 Siehe dazu: Elke Ostländer, Johann Erdmann Hummel, Die Schachpartie, in: Kat. Galerie der Romantik, Nationalgalerie Berlin, Staatliche Museen Preußischer Kulturbesitz, Berlin 1986, S. 146: »Um 1818/19 entstand *Die Schachpartie,* in der Hummel die Mitglieder eines Freundeskreises um Graf Ingenheim darstellte. Sie trafen sich im Hause seiner Mutter, der Gräfin Voss, in der Wilhelmstraße, um über Kunst zu debattieren oder um Schach zu spielen. Links steht der Architekt Hans Christian Genelli (1763–1823) mit einer langen Tonpfeife in der Hand (...). Neben ihm sitzt am Tisch der Archäologe Alois Hirt (1759–1837), der während seiner Studienjahre in Rom zum Kreis um Goethe gehörte und später Kontakte zwischen dem Dichter und Hummel herstellte. Hirt überrascht mit einem Schachzug seinen Gegner, den Maler Friedrich Bury (1763–1823). Dieser war mit Hummel seit dem gemeinsamen Aufenthalt in Rom 1792–1799 befreundet. Bury hatte in Rom in der nächsten Umgebung Goethes gelebt und gearbeitet. Seine Hoffnung, von ihm nach Weimar berufen zu werden, erfüllte sich jedoch nicht. 1818 verließ er Berlin und wurde Hofmaler der Prinzessin Friederike Luise, die als Wilhelmine Königin der Niederlande geworden war. Der Hausherr und Gastgeber, Gustav Adolf von Ingenheim (1789–1855), ein Sohn Friedrich Wilhelms II. und der Gräfin Amalie Elisabeth von Voss (1766–1789), sitzt nachdenklich am unteren Ende des Tisches. Er lernte Hummel in dessen Funktion als Zeichenlehrer der Kurprinzessin Auguste von Hessen kennen. Als Mitglied des Schachklubs stellte Hummel selbst sich im Hintergrund, vor dem Fenster stehend, dar. Auf Wunsch der Auftraggeberin, der erwähnten Königin Wilhelmine, fügte er noch einen weiteren Gast in den Kreis ein, der dem Zirkel jedoch nicht angehörte. Der Offizier in Uniform, der mit seiner großen Dogge rechts vorn die Runde schließt, ist Graf Friedrich Wilhelm von Brandenburg (1792–1852), ein Halbbruder Ingenheims.«

12 Anderen Quellen zufolge ist als Entstehungsjahr 1859 und als Standort Musée de Picardie, Amiens, angegeben.

13 Schivelbusch (zit. Anm. 7), S. 100.

14 Ebenda.

15 Ebenda, S. 87. »In Berlin etwa wurden die Laternen um 1680 auf Geheiß des Kurfürsten auf eigens zu diesem Zweck errichteten Pfosten – den späteren Laternenpfählen – angebracht, ›so sehr auch die Einwohner, wegen der Kosten, sich dawider setzten.‹« (Ebenda, S. 89).

16 Ebenda, S. 110.

17 Vgl. ebenda, S. 22ff.

18 Franz Maria Feldhaus, Die Technik der Vorzeit, der Geschichtlichen Zeit und der Naturvölker, München 1965, S. 787: »1819 stieß man bei Tiefbohrungen in Ohio zuerst auf starke Petroleumschichten, die man aber als störend empfand. Erst 1854 bildete sich in Pennsylvania die erste Gesellschaft zur Verwertung des Petroleums, das man aber nur an der Oberfläche der Seen schöpfte. Erst als am 26. August 1859 bei Titusville zufällig beim Brunnenbau eine Erdölader erschlossen wurde, und das Öl in riesigen Mengen unter eigenem Druck herausströmte, begann man in Amerika mit der Verwertung des Petroleums aus den tiefen Erdschichten.«

Schivelbusch (zit. Anm. 7), S. 155: »Die Petroleumlampe ist im übrigen ein ausgezeichneter Indikator für die Beleuchtungspsychologie des 19. Jahrhunderts. Denn ohne jeden Widerstand öffneten sich ihr die Salons und Wohnzimmer, die sich dem Gaslicht verschlossen hatten. In der zweiten Hälfte des 19. Jahrhunderts wurde sie ›die Wohnzimmerbeleuchtung par excellence‹. Dieser Erfolg verwundert, da die Petroleumlampe technologisch einen Rückschritt hinter das Gaslicht darstellte. (...) Wie war es möglich, daß man dieser Lampe, die eine umständliche tägliche Wartung erforderte (Reinigung des Gaszylinders, Beschneiden bzw. Ersetzen des Dochtes, Auffüllen des Ölbehälters usw.), den Vorzug vor dem mit einem Handgriff verfügbaren und ebenso hellen Gaslicht gab? Offenbar lag hier eine Reaktion auf die Industrialisierung der Beleuchtung, d. h. auf das System der zentralen Versorgung vor, von dem man sich mit Hilfe des autarken Lichts symbolisch distanzierte.«

19 Siehe dazu: Schivelbusch (zit. Anm. 7), S. 113ff. 1884 setzten die Franzosen elektrisches Bogenlicht beim Kolonialkampf im Sudan ein. In einem zeitgenössischen Bericht heißt es: »Als sich die Rebellen bis auf einige hundert Meter genähert hatten und anzugreifen begannen, flammten plötzlich die elektrischen Scheinwerfer auf und tauchten sie in das gleißendste Licht. Die Überraschung und die Verwirrung war so vollkommen, daß sie sich jeder Beschreibung entzieht.« Zit. nach Schivelbusch, ebenda, S. 61.

20 Vgl. Schivelbusch (zit. Anm. 7), S. 76 u. 77, und Hans Kraemer, Die Ingenieurbaukunst auf der Pariser Weltausstellung 1900. Supplementband des Sammelwerks: Hans Kraemer, Das XIX. Jahrhundert in Wort und Bild, Berlin 1898–1902, Reprint Düsseldorf 1985.

21 *Der Saal für die Petroleumlampenbrenner-Fabrikation* erschien in: *Die Gartenlaube*, H. 2, 1892.

22 Emile Zola, Nana, 1879/80. Zit. nach der deutschen Ausgabe: Nana, deutsch v. Erich Marx, Frankfurt/M. 1979 S. 221.

23 Schivelbusch (zit. Anm. 7), S. 106/107: »Der Widerschein des Laternenlichts auf dem Pflaster wird zum poetischen Topos für Verlassenheit, Trauer und Kälte.« Im folgenden führt Schivelbusch Beispiele aus den Dichtungen Gautiers, Mussets und Esquiros' an.

24 Gustave Flaubert, L'éducation sentimentale. Histoire d'un jeune homme, Paris 1869. Zit. nach der deutschen Ausgabe: Die Erziehung des Herzens, Geschichte eines jungen Mannes, deutsch v. E. A. Reinhardt in der v. Ute Haffmanns revidierten Fassung, Zürich 1979, IV. Kapitel, S. 72 und III. Kapitel, S. 38.

25 Der Philosoph Owen Barfield bezeichnet die Konstitution der Wirklichkeitswahrnehmung, kurz gesagt, die Wirklichkeitsherstellung aus der Interaktion äußerer und innerer Bedingungen, als ›Partizipation‹, ein Begriff, in dem die aus der säuberlichen Trennung von Subjekt und Objekt sich ergebenden Antinomien der Kantschen Philosophie in sich aufgehoben sind. Siehe: Owen Barfield, Saving the Appearences – A study of idolatry, Middleton 1988. Deutsche Ausgabe: Owen Barfield, Evolution – Der Weg des Bewußtseins. Zur Geschichte des europäischen Denkens. Aus dem Englischen von Markus Wülfing, Aachen 1991.

26 Im Mietshaus Schöneberger Straße 18, wo Menzel bis zum Anfang des Jahres 1847 wohnte, hatte auch die Familie Maercker ihre Wohnung, mit der Menzel befreundet war. Links sitzt der spätere Justizminister Dr. Maercker, im Gespräch mit einem bei ihm zu Besuch weilenden Professor der Rechte aus Freiburg. Auf dem Sofa Frau Maercker, an Zahnschmerzen leidend, und Menzels Schwester Emilie.

27 Siehe dazu: Dennys Sutton, Edgar Degas, München 1986, S. 77: »(...) ein Bild, das erhebliche Diskussionen auslöste. Einige Kritiker bestanden darauf, das Thema sei eine Vergewaltigung und der Titel korrekt, aber Paul Pojaud, ein Rechtsanwalt und guter Kunstkenner, der in späteren Jahren mit Degas befreundet war, betonte, Degas habe das Gemälde nie so genannt, sondern als ›mein Genrebild‹ bezeichnet. Degas' Bemerkungen in ›Notebook‹ 23, S. 45, können vielleicht helfen, die Darstellung zu erklären: Degas hält daran fest, er wolle ein Bild malen, bei dem er sich mit nächtlichen Lichtwirkungen auseinandersetzen müsse. Damit weist er darauf hin, daß er eine Herausforderung annehmen wolle, mit der sich bereits Raffael, Tizian, Jacopo Bassano, die Caravaggisten und ihre nördlichen Nachfolger auseinandergesetzt hatten. Die erste Skizze (Paris, Louvre), in der sich das Hauptthema des Bildes ankündigt, zeigt Figuren in einem Innenraum. Weitere

Zeichnungen in den Notizbüchern, ebenso wie Bleistift- und Ölskizzen, bezeugen die Sorgfalt, die Degas auf die Komposition verwendete. Auch die Anstrengungen, die Degas unternahm, um die gewünschten Wirkungen zu sichern – Gestalten in dämmriger Beleuchtung, Erzeugen von Intimität, Probleme der Perspektive und des durch den Spiegel über dem Kamin verdoppelten Bildes –, können darauf hinweisen, daß er ebensosehr versuchte, malerische Lösungen zu finden und mit ihnen zu experimentieren, wie einen Geisteszustand zu erläutern oder eine Geschichte zu illustrieren.«

28 Dargestellt sind der Generalpostmeister Heinrich Stephan als Taufpate im Hause Anton von Werners, Berlin, Potsdamer Straße, in Anwesenheit des Kronprinzen Friedrich Wilhelm und der Kronprinzessin als Taufpatin. Hofprediger Adolf Stöcker vollzieht den Taufakt.

29 Schivelbusch (zit. Anm. 7), S. 184.

30 Sutton (zit. Anm. 27), S. 161.

31 Zola, Nana (zit. Anm. 22), V. Kapitel, S. 167.

32 Ebenda, I. Kapitel, S. 40 u. S. 11.

33 Emile Zola, Au Bonheur des Dames, Paris 1883, zit. nach der deutschen Ausgabe: Paradies der Damen, übertr. v. Hilda Westphal, hrsg. v. Rita Schober, Berlin 1988, VIII. Kapitel, S. 259 und I. Kapitel, S. 35.

34 Ebenda, XIV. Kapitel, S. 508.

35 Vgl. Françoise Cachin, Manet, Köln 1990, S. 145: »Diese ›junge Engländerin mit dem goldenen Haar‹, diese ›Likör-Serviererin mit Ponyfransen‹ war tatsächlich eine der Kellnerinnen der Folies-Bergère. Sie hieß mit Vornamen Suzon. Ihr sanftes Gesicht findet sich in einem Pastellbild wieder, wo Manet sie in Uniform darstellte. Gaston La Touche stand für den schnurrbärtigen Gast Modell. Méry Laurent, Jeanne Demarsy und eine dritte junge Frau stellen die drei eleganten Damen dar, die im Spiegel zu sehen sind.« Georges Bataille, Manet, Genf 1988, S. 89: »Ein letztes Mal gestaltet Manet die Abwesenheit der Leere in einer Komposition. Eine Bar in den Folies-Bergère ist ein Stück zauberhaften Lichtes, das ein großer Spiegel zurückwirft. Obwohl sie beleuchtet ist, hat die reizvolle, blonde Bardame etwas Erloschenes neben dem strahlenden Stilleben der Flaschen, Früchte und Blumen.«

36 Kathleen Adler, Manet, Oxford 1986, S. 225: »Manet's painting represents a barmaid presiding over one of the many small bars that lined the walls of the great winter garden. Each bar was small enough to be managed by a single person, so that patrons did not have to fight their way through the crush to the main bar but were assured of refreshment constantly close at hand. Behind the bars were large mirrors, used as they often were in the bars and restaurants of the time, not only to enlarge the apparent area of the establishment, but to dazzle with their reflections of the brilliant electric lighting that was now *de rigueur.*« Dem ist entgegenzuhalten, daß elektrisches Glühlicht zur Entstehungszeit des Gemäldes noch nicht eingeführt war. Zeitgenössische Bildwiedergaben von den Wandelhallen des ›Folies-Bergère‹ (vgl. Cachin [zit. Anm. 35], S. 145) zeigen Kronleuchter und mehrarmige Wandleuchter mit den typischen Kugelschirmen, aus denen oben Petroleumlampenzylinder herausragen. Mag sein, daß ein Teil dieser Lampen auf Gas umgerüstet war. Hinzu trat das grelle Gas- oder Bogenlicht von der Bühne. Verstärkend wirkte überdies die Reflexion der überall an den Wänden angebrachten großen Spiegel.

37 Schivelbusch (zit. Anm. 7), S. 171.

III.4 Dampf

1844 stellte William Turner, der große Maler des Wetters, auf der Jahresausstellung der Royal Academy ein Gemälde mit dem Titel *Regen, Dampf und Geschwindigkeit – Die Great Western Eisenbahn* aus. Es gehört zu seinen berühmtesten und ist, soweit bekannt, das überhaupt erste ernstzunehmende Kunstwerk, das eine Eisenbahn mit Dampflokomotive zum Motiv hat.

Auch dieses Bild ist ganz und gar Atmosphäre. Die zwischen Braun, Gelb, Grau und Blaugrau ineinanderfließenden und einander durchdringenden Farben ahmen das Brauen der Wetter nach. Die leichten Elemente, die Luft und das Wasser, haben sich miteinander vermischt. Ein wabernder Dunst breitet sich aus, zieht sich wie ein hier dünner, dort dichter gewebter Vorhang über die Landschaft und raubt ihr alles Feste. Ein Regenschauer geht, von hinten kommend, in der Bildmitte nieder, flüchtig vorüberziehend; die Grenze zwischen dem gasförmigen Zustand der Atmosphäre und ihrer Verdichtung ins Flüssige bleibt im ständigen Wechsel ungreifbar. Die Konturen einer Stadt auf dem Hügel links hinten sind in dem weißgelbbraunen

William Turner, *Regen, Dampf und Geschwindigkeit – Die Great Western Eisenbahn,* ausgestellt in der Royal Academy 1844. Öl/Lwd., 91 × 122 cm, London, National Gallery

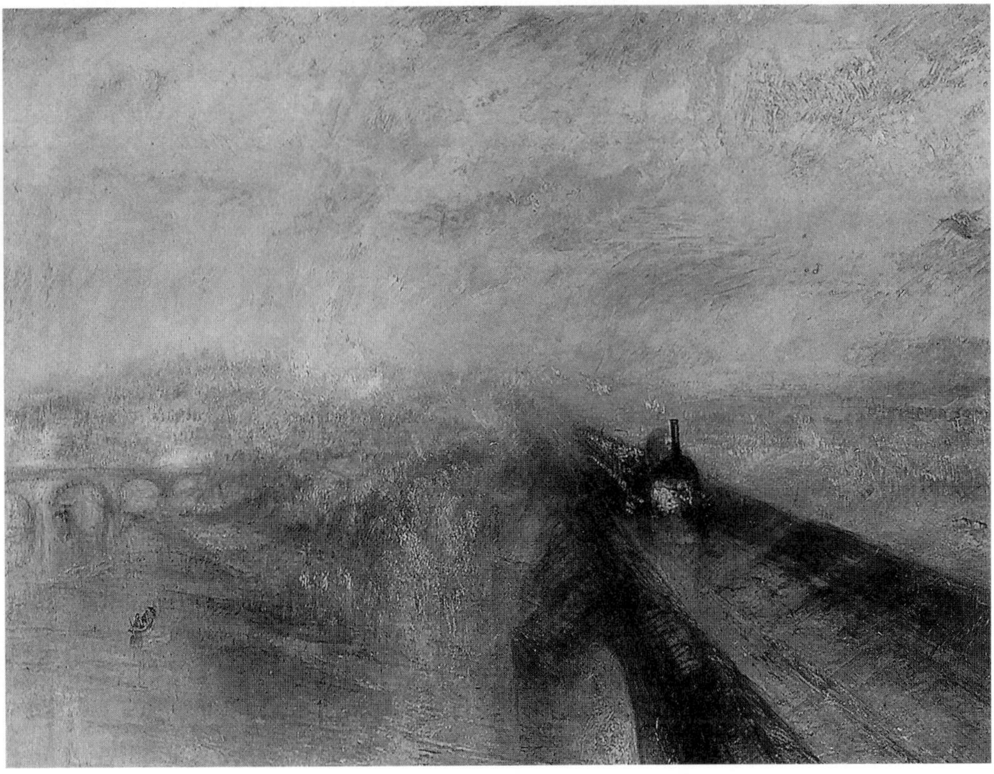

Fleckenspiel, das davon übriggeblieben ist, allenfalls schwach zu ahnen. In der atmosphärischen Tonigkeit seiner Farbgebung erweist sich Turner als ein Rembrandt des Industriezeitalters.

Zur rechten unteren Bildecke hin bietet sich dem Blick eine lange Bahn. Von hinten her kommt dem Betrachter über eine Brücke eine Lokomotive entgegengedampft. Sie zieht eine Reihe Waggons hinter sich her, und wie sie so schwarz und glutfauchend mit der hohen Esse über dem Feuerkessel aus der Nieselwettersuppe auftaucht, erscheint sie wie ein von den Kräften des Wetters zur Gestalt verdichteter, feuerspeiender Lindwurm. Turner, der Vielreisende, gehörte zu den ersten, die begeistert vom Postwagen auf das damals neue Verkehrsmittel, die Eisenbahn, umgestiegen sind.[1] Das Gemälde geht auf ein Erlebnis des Malers während einer seiner ersten Fahrten mit der Great Western Railway zurück, als er den Kopf aus dem Fenster des fahrenden Zuges steckte und bei heftigem Regen einen Gegenzug herankommen sah. Um das Erlebnis im Bild zu vermitteln, nahm er sich einige Freiheiten heraus. Da er den entgegenkommenden Zug im Blickpunkt behalten wollte, »ließ er den zweiten weg. Auch wollte er den schwarzen Kessel mit Licht, wahrscheinlich von Scheinwerfern, aufgehellt haben. Doch es sieht aus, als ob der Kessel geschürt würde, und so scheint die Lokomotive auf den ersten Blick die Waggons zu schieben, nicht zu ziehen. Damit der Betrachter jedoch erkennt, daß sich der Zug vorwärts und nicht rückwärts bewegt, malte Turner drei Rauchwolken, wobei er die der Lokomotive nächste am deutlichsten ausführte und die beiden anderen zunehmend undeutlicher. Als weiteren Hinweis auf die Bewegungsrichtung des Zuges malte er einen vor der Lokomotive davonlaufenden Hasen.«[2]

Wie dem auch sei – die Suggestion, daß der Zug auf uns zu und im nächsten Augenblick laut rasselnd und schnaufend an uns vorbeidampfen wird, ist dem Künstler jedenfalls gelungen. Das, worauf es ihm ankam, hat er mit drei Worten in den Titel hineingenommen: Regen, Dampf und Geschwindigkeit – das ist die Trias, aus der die Erlebnisatmosphäre zusammengequirlt ist. Der Dampf, der die Lokomotive treibt und der zusammen mit dem schwarzen Rauch des Kohlenfeuers aus dem Schornstein steigt, teilt sich der Luft mit und vermischt sich mit deren gottgewollt natürlichen Bestandteilen, dem Regen, dem Dunst und der feuchten Luft. Die Dampfwolken antworten auf die Wolkenbildung der Natur. Die Dampfmaschine, die die Lokomotive treibt, erzeugt ihr eigenes Wetter. Es ist ein künstliches Wetter, seine Quintessenz ist der Dampf. Quinta essentia – jetzt tritt der Dampf zu den vier natürlichen Elementen hinzu. Vom Dampf, dem fünften Element, ist das gesamte 19. Jahrhundert durchzogen. Er ist die Antriebskraft an der Basis des Jahrhunderts. Von dort aus hat er die Welt verändert – und das Weltbewußtsein.

Im Kapitel *Gravitation und Leere* wurden zwei Männer, die mit ihren Untersuchungen über die Leere maßgeblich in die europäische Geistesgeschichte eingegriffen haben – Otto von Guericke und Sir Isaac Newton –, mit Kernsätzen aus ihren Schriften zitiert. Zu ihnen gesellt sich als dritter James Watt – nicht, wie Newton, als Theoretiker und Fundamentalphilosoph, sondern, ähnlich Guericke, als Empiriker, Praktiker, Mechaniker und Bastler.

Watt hat die Dampfmaschine nicht erfunden, er hat sie lediglich verbessert, aber seine Verbesserung, nämlich die Einführung eines gesonderten Kondensators, mit anderen Worten einer Vakuumkammer, war entscheidend. Schon 1606 hatte der Italiener Giambattista della Porta den Entwurf einer Versuchseinrichtung zum Heben von Wasser mittels Wasserdampfes auf Papier gezeichnet. Die Idee lag auf der Hand. Alle, die darauf zurückkamen, blieben indes in der Theorie. Der erste, dem es gelang, den Dampfdruck praktisch zu nutzen, war der Franzose Denis Papin, der als Erfinder des ersten Pfeifkessels, des Papinschen Topfes – Prototyp des Dampfkochtopfes –, in die Geschichte eingegangen ist. Das Problem, das den Erfindergeist dazu anregte, Mittel und Wege für die praktische Nutzung des Dampfdrucks zu finden, lieferte das Grundwasser in den englischen Kohlengruben. Der Ursachenzusammenhang zwischen diesem Problem und seiner Lösung war letztlich der Auslöser der industriellen Revolution. Zum Leidwesen der Bergleute und Minenbesitzer liefen die Schächte immer wieder voll Grundwasser und hätten aufgegeben werden müssen, falls keine Möglichkeiten gefunden worden wären, das Wasser in großem Umfang abzupumpen. Der erste, der den Schaden mittels Dampfkraft zu beheben suchte, war Thomas Savery. Er baute eine Dampfpumpe, auf die er 1698 ein Patent erhielt. Doch funktionierte sie nicht den Erwartungen gemäß, und die großen Hoffnungen, die die Grubenbesitzer darauf gesetzt hatten, erfüllten sich nicht. Erst Thomas Newcomen, ein Grobschmied und Eisenhändler aus Südengland, erfand eine Dampfpumpe, die so brauchbar war, daß sie in Serie hergestellt wurde.[3] 1711 wurde auf einer Steinkohlengrube in der Nähe von Birmingham die erste Newcomensche Pumpe in Betrieb genommen. Sie funktionierte so vorzüglich, daß sie sich, obwohl ihre Herstellung teuer war, rasch ausbreitete; 1767 waren allein im Newcastle-Kohlenrevier 57 Newcomensche Dampfmaschinen in Betrieb. Die Erfindung nutzt die Tatsache, daß sich erhitztes Wasser ausdehnt und daß das in seinen gasförmigen Aggregatzustand überführte Wasser, der Wasserdampf, eine Ausdehnungsenergie entwickelt, die so stark ist, daß der Dampfdruck in einem verschlossenen Eisenkessel diesen sprengt. In dem Maß, wie der Dampf erkaltet, zieht er sich wieder zusammen, der Druck läßt nach; wird die Abkühlung, z. B. durch Einspritzen von kaltem Wasser, schockartig herbeigeführt, dann entsteht ein Vakuum, das dort, wo eben noch der Dampfdruck war, einen ebenso unwiderstehlichen Sog ausübt. Darauf beruht auch das Bewegungsprinzip der Dampfmaschine. Ihr wesentliches Funktionsteil ist ein Kolben in einem Zylinder über einem Wasserkessel. Wird das Wasser erhitzt, so drückt der Dampf den Kolben im Zylinder nach oben, kühlt das Wasser ab, so zieht das entstehende Vakuum den Kolben wieder nach unten. So ist eine Auf- und Ab- bzw. Hin- und Herbewegung erzeugt, die mittels eines am Kolben befestigten Gestänges auf den Schwingbaum der Pumpe übertragen wird.

Newcomens Pumpe wurde ›Atmosphärische Dampfmaschine‹ genannt, da das atmosphärische Prinzip, das analog zur Natur funktioniert – wo sich bei warmem Wetter das Wasser in der Luft so weit ausdehnt, daß ›trockene‹ Luft entsteht, wohingegen es, wenn die Luft sich abkühlt, zu regnen beginnt –,

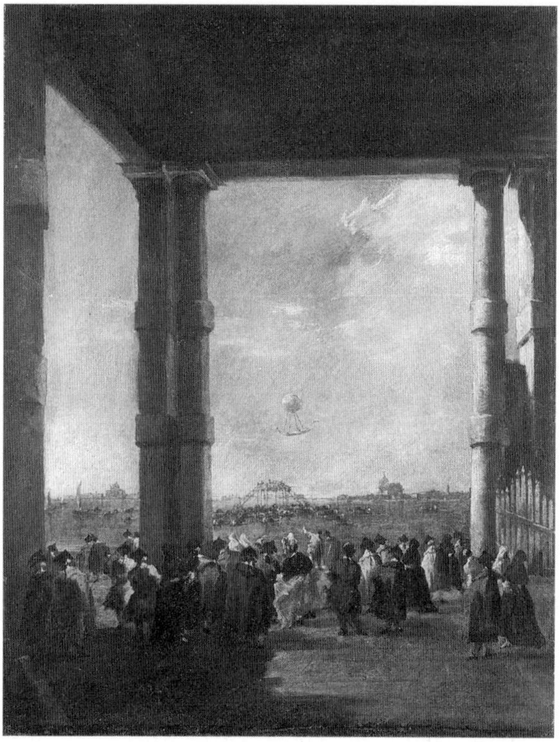

Francesco Guardi, *Der Ballonaufstieg*, 1784. Öl/Lwd., 66 × 51 cm, Staatliche Museen zu Berlin – Preußischer Kulturbesitz, Gemäldegalerie

hier eingefangen ist. Die Hauptbestandteile der Newcomenschen Maschine waren der Wasserkessel mit der Feuerung, der Zylinder mit dem Kolben, der Balancier, auf dem der Schwingbaum wie ein Waagebalken zentriert war, und das Pumpgestänge. Die Kolbenbewegung wurde durch zwei unterhalb des Kolbens am Zylindergehäuse befestigte Hähne reguliert, den Einspritz- und den Dampfhahn. Beide wurden im Wechsel geöffnet und geschlossen. War der Dampfhahn über dem Heißwasserkessel geöffnet, so drückte der Dampf den Kolben nach oben, wurde er geschlossen und statt dessen der Einspritzhahn geöffnet, so sorgte das Kaltwasser für eine atmosphärische Implosion und erzeugte das Vakuum, das den Kolben wieder nach unten zog. Die Newcomen-Pumpen waren große, ungefüge Dinger. Auf einem hohen gemauerten Schaft, der sich seitlich über dem Kesselhaus erhob, saß auf dem Balancier der große hölzerne Doppelhebel des Schwingbaums und bewegte sich in phlegmatischem Eifer unermüdlich auf und ab. Die Ungetüme standen gleich folgsamen Tieren in der Gegend herum und gaben ihr das Gepräge. Das war eine der ersten gravierenden Veränderungen des Landschaftsbildes durch den Eingriff von Industriemaschinen.

Der Unterschied zwischen der Erfinderphantasie des ausgehenden 18. und des sich anbahnenden 19. Jahrhunderts ist, auf einen zugegebenermaßen sehr kurzen Nenner gebracht, der zwischen heißer Luft und Dampf. Das kann kaum eindrucksvoller vorgeführt werden als durch den schlagenden Kontrast im Vergleich zweier Gemälde. Das eine, 1784 entstanden, ist Francesco

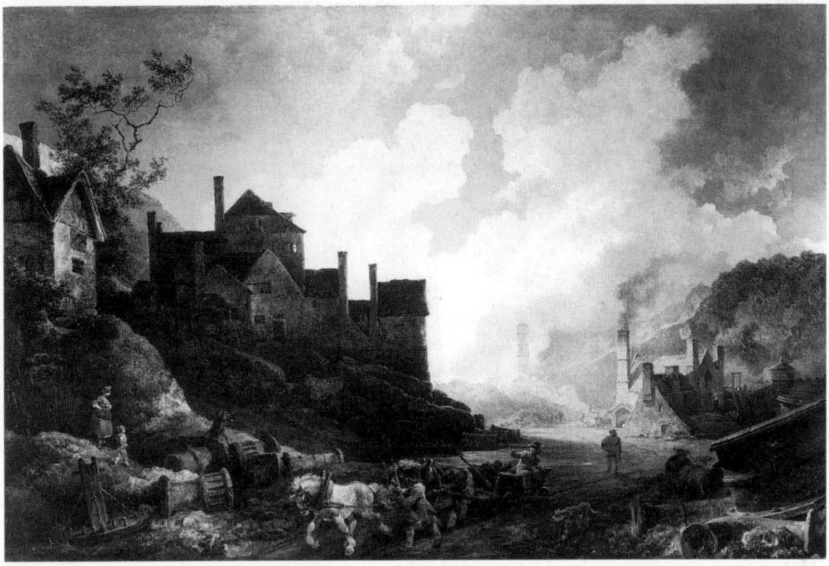

Philippe-Jacques de Loutherbourg, *Coalbrookdale bei Nacht,* 1801. Öl/Lwd., 68 × 106,7 cm, London, The Science Museum

Guardis *Ballonaufstieg* über der Lagune von Venedig, das andere, aus dem Jahre 1801, ist Philippe-Jacques de Loutherbourgs *Coalbrookdale bei Nacht.*

Guardis Gemälde ist ein Abschiedsbild des Rokoko. Unter den hohen Arkaden im Bildvordergrund steht eine vornehme Zuschauergemeinde in Dreispitzen, weißen Hauben, Pelerinen und farbenfreudigen eleganten Seidenroben. Am Himmel hinten hängt der bunt bemalte Luftballon. Mit einer Gondel entschwebt er, ein Phantom, mehr Traum als Wirklichkeit, in den blauen Himmel. Loutherbourgs Gemälde hingegen, eine der frühesten Industrielandschaften in der Malerei, zeigt nicht das theatralische Abschiednehmen von der Erdenschwere im Ballonaufstieg, sondern das genaue Gegenteil: den aus Erdentiefen gespeisten Gluthauch des Höllenfeuers. Die Schmiede des Vulkan ist aufgebrochen. Eine Abraumhalde wird abgefackelt. Gelb und rot lodern die Flammen und beleuchten die sich ausbreitenden Rauch- und Dampfwolken, die zu den vom Vollmond kühl beschienenen Wolken am Himmel in lebhaft bewegtem Kontrast stehen. Zwei Minenhäuser rechts hinten werden vom Gluthauch gelbrot übergossen. Aus dem plumpen viereckigen Schornstein des vorderen weht eine Rauchfahne und mischt sich in das Wolkenspiel. Der Häuserkomplex ist ins Gegenlicht der Feuerlohe gesetzt. Vorn wird ein Pferdewagen die Straße entlanggetrieben; rechts und links liegen allenthalben riesige Teile von Rohrleitungen, Muffen und andere Werkstücke herum; Schwerindustrie. Dort die blaue Luft, hier das rote Feuer, dort das spielerisch sanfte Entschweben in die Weite des Firmaments, hier die Gewalt der tellurischen Kräfte, die freigesetzt werden, indem die Menschen den Erdboden aufreißen und in die unterirdischen Tiefen vordringen, um der Erde die Schätze zu entreißen, die sie dort verborgen gehalten hat. Welcher Gegensatz!

Der Luftballon ist der letzte Beitrag des 18. Jahrhunderts zur Technik. Damit verabschiedet es sich. Zwar bleibt er bis weit ins 19. Jahrhundert hinein das einzige Luftfahrtmöbel und erweist einen seiner letzten Dienste den Parisern, als Léon Gambetta, der Führer der provisorischen französischen Regierung, am 7. Oktober 1870 aus der von den Deutschen belagerten Stadt entweicht. Nichtsdestoweniger ist der Heißluftballon in seiner Bauart und Erscheinungsweise noch ganz ein Geschöpf des 18. Jahrhunderts. Der erste, den die Brüder Etienne Jacques und Michel Joseph de Montgolfier am 5. Juni 1783 vom Marktplatz in Annonay öffentlich aufsteigen ließen, bestand aus einer aus Leinwand gefertigten Hülle mit Papierfütterung, deren Bahnen – man denke! – durch Rabatten von Knopflöchern und Knöpfen miteinander verbunden waren, ein aeronautisches Gilet. In seinem Erscheinungsbild mit der zierlich ornamental bemalten Hülle und dem leichten Gondelkorb glich er einem Zauberding aus einem Riesenspielzeugladen.

Heiße Luft dehnt sich nur aus, und in ihrer Ausdehnung ist sie in der Lage, in leichte Hüllen zu schlüpfen und diese irgendwohin zu entführen. Dampf hingegen ist, wie James Watt erkannte, ein hochelastischer gasförmiger Körper. Seine Elastizität ist die Grundeigenschaft für seine Gebrauchsfähigkeit als Antriebskraft. Dem ständigen Wechsel von Erhitzung und Abkühlung ausgesetzt, dehnt er sich nicht nur aus, sondern zieht sich auch wieder zusammen; indem der Wechsel von Expansion und Kontraktion schockartig provoziert wird, gewinnt diese Methode der Energiefreisetzung einen gewaltsamen Charakter. Der Wechsel von Expansion und Kontraktion des Dampfes in der Dampfmaschine ist demnach nichts anderes als der in eine geschlossene Raumanordnung gesperrte und dort mit Gewalt auf seine Leistungsspitze getriebene Rhythmus der Natur, Ausatmung und Einatmung. Im Funktionsprinzip der Dampfmaschine wird der natürliche Rhythmus komprimiert, eingesperrt, versklavt und als Arbeitskraft für die Industrie ausgebeutet.

James Watt[4] hatte ursprünglich nur vor, ein der Universität Glasgow gehörendes Modell der Newcomenschen Dampfmaschine zu reparieren. Dabei kam er dahinter, daß die Newcomensche Maschine unwirtschaftlich arbeitete, weil zur Kontraktion des Dampfes der Zylinder selbst immer wieder abwechselnd erhitzt und abgekühlt wurde. Wie oft bei großen Erfindungen, kam auch Watt die richtige Idee per Eingebung. »Eines Sommernachmittags hatte ich im Glasgower Grün einen Spaziergang unternommen. Als (…) meine Gedanken sich natürlicherweise mit den Versuchen beschäftigten, die ich gerade anstellte, um Wärme im Zylinder zu sparen, so kam mir auf jener Wegstrecke der Gedanke in den Sinn, daß, weil der Dampf ein elastischer Dunst ist, er sich ausdehnen und in einen vorher luftleer gemachten Raum stürzen muß.«[5] »Wenn also ein luftentleertes Gefäß mit dem Zylinder in Verbindung gesetzt würde, so würde der Dampf in dieses einströmen und könnte in demselben kondensiert werden, ohne daß der Zylinder abgekühlt würde.«[6]

Das also war Watts ureigene Begegnung mit der Kraft des Nichts. Hatte Guericke dem Nichts eine Apotheose gewidmet, hatte Newton die allumfassende Gegenwärtigkeit der Leere bewundert, so hat Watt das Nichts domestiziert. Er hat ihm ein Kämmerchen zugewiesen, um es zur Arbeit zu nötigen. Nach Hause gekommen, baute er sich, um seine Entdeckung in praxi zu überprüfen, mit primitivsten Mitteln ein kleines Modell. Als Zylinder und Kolben benutzte er eine 25 cm lange alte Arztspritze aus Messing und kombinierte sie mit einer gesonderten Vakuumkammer. Es funktionierte. Der Kondensator, das Gehäuse für das Vakuum, die den Dampf zwingende Anordnung der Triebkraft, die in Wahrheit eine Sogkraft ist, war erfunden.[7] Der Kondensator war das Herzstück. Alle weiteren Erfindungen, die der Wattschen Dampfmaschine ihr unverwechselbares Aussehen gaben, gingen daraus folgerichtig hervor, das Planetengetriebe[8], das die Pumpbewegungen bei Gewerbedampfmaschinen in eine Drehbewegung umsetzt, die lange Pleuelstange, die über das Planetengetriebe das große Rad in Bewegung setzt, dazu Kessel und Feuerung. Die Dampfmaschine war eine Maschine, wie es sie vorher noch nie gegeben hatte, sie funktionierte anders als alle anderen je zuvor, und sie sah deshalb auch anders aus. Das Bild, das sich der Mensch von der Maschine machte, war damit einem Paradigmenwechsel mit tiefgreifenden Auswirkungen auf sein gesamtes Weltbild unterworfen.

Die Maschine ist ursprünglich ein Apparat, der aus mechanisch ineinandergreifenden Funktionsteilen zusammengefügt ist. Der Archetyp der Maschine ist das Rad, hinzu kommen der Hebel sowie alle möglichen Geräte zur Kraftverstärkung, Kraftverteilung sowie der Umwandlung von Drehbewegung und vice versa. Die Antriebsenergie wurde entweder durch den Wind, das Wasser, durch Tiere oder die Körperkraft des Menschen selbst geliefert. Seit Jahrtausenden galt die Maschine als mustergültiges Abbild der göttlichen Weltordnung in der irdischen Arbeitswelt. Der Zodiakus, das kosmisch-universelle Perpetuum mobile, war das von Gott den Menschen an den Himmel gesetzte Vorbild aller Rädersysteme, das Ideal der maschinellen Harmonie. Die uralte Auffassung von der universellen Ordnung der großen Weltmaschine reicht bis weit ins 18. Jahrhundert hinein.[9] Hinzu kam als Modifikation im 17. und 18. Jahrhundert die zuerst von René Descartes inspirierte, der mentalen Eigentümlichkeit der Aufklärungsjahrhunderte entsprechende mechanistische Auffassung von Mensch und Tier als gott- und naturgegebenen Automaten. Der Mensch macht sich ja, seiner perspektivischen Denkweise gehorchend, immer wieder von neuem zum Lehrmeister Gottes, indem er diesen zum Lehrmeister dessen ernennt, was er sich gerade selbst beigebracht hat, und das waren damals die Automaten, die in ihrer androiden Scheinlebendigkeit die Zeitgenossen ungemein faszinierten. All das warf die Dampfmaschine über den Haufen. Mit einem Mal stand da ein Ungeheuer mit einem Feuerkessel und einem Schlot, einem großen Schwungrad und einem beachtlich sich hin und her schiebenden Gestänge, eine Art Dampfofen, der seine Bewegungsenergie aus dem Feuer bezog, mit dem er in seinem Bauch sein eigenes Wetter machte, ein unheimliches Gebilde, das sich sein Futter, die Kohle, dank seiner gewaltigen Kraft selbst aus der Erde herausholte und das durch das Explosivpotential des in seinem Innern fuhrwerkenden Drucks mit dem Vorbild der von Gott bewegten Weltmaschine ebensowenig zu tun hatte wie mit einem Automaten, sondern so wirkte, als habe es die Kräfte der Hölle gezähmt. Im Bewegungsablauf der Dampfmaschine ist das Hin und Her der Kolbenstange, des Schwingers und des Hebelarms die primäre, die Drehung des Rades die sekundäre Bewegungsweise. Wilhelm Kaulbach hat in seiner um 1859 entstandenen Zeichnung *Die Erzeugung des Dampfes* die Hin- und Herbewegung als Geschlechtsakt dargestellt.[10] Bei aller ungewollten Komik ist damit der Paradigmenwechsel drastisch auf den Punkt gebracht. Christof Asendorf bemerkt dazu: »Marx stieß bei der Analyse der Warenproduktion auf ein Phänomen, das er als den Fetischcharakter der Ware bezeichnete, und meinte damit die Substitution menschlicher Verhältnisse durch die Dinge. Nicht auf der Ebene der Analyse, sondern der der Anschauung wird die scheinbare Lebendigkeit der Dinge an der Physiognomie der Dampfmaschine sichtbar, die als Lokomotive zur Antriebskraft der Industrialisierung wurde. Von den drei Bewegungsformen der Lokomotive – der Auf- und Abbewegung der Kolben, der Kreisbewegung der Räder und der Fortbewegung im Raum – war es insbesondere die erste, die im Vor und Zurück den Gedanken an menschliche oder tierische Fortbewegung, das Hin und Her der Beine (und an den Geschlechtsverkehr), nahelegte. Die Maschine erschien als organisch belebtes Gebilde (…). In den Bezeichnungen wie Dampfroß oder Pferdestärke steckt ein deutlich sichtbarer Rest dieser Primärphantasie der natürlich-organischen Bewegung, die nicht verdrängt wurde, auch als später rein mechanische Bewegungsprinzipien entwickelt waren.«[11]

So ist nun mal der Mensch! Er projiziert den Geschöpfen seiner Erfindung archetypische Erfahrungen auf den Leib und verleiht ihnen damit ›Eigenleben‹, eine eigene Vitalität und eine eigene Seele. Die Dampfmaschine verhaftete sich der Phantasie als Prototyp eines Doppelwesens, als Tier und Gott oder Göttin zugleich – das ist ein durchaus sinnliches Erlebnis; Tier und Gottheit in einem, das ist ein archaisches Idol, eine weit hinter die Hochreligionen zurückreichende atavistische Form der Gottheit. Die Maschine wird damit zum Eigenwesen, dessen Hoheit sich der Beschaffenheit und Erschaffenheit aus Menschenhänden zu entziehen droht. Die Begegnung mit ihr ist von Lust wie zugleich von Angst getragen. Hier liegt der Ursprung aller Maschinenerotik ebenso wie aller Maschinenneurose. Damit beginnt auch die Maschinenmythologie der gegenwärtigen Epoche bis hin etwa zu Dada und zum Surrealismus, die sich in all ihrer Vieldeutigkeit an die Stelle des göttlichen Maschinenparadigmas geschoben hat. Watt und Boulton tauften ihre Maschinen auf Namen wie ›Behemoth‹ und ›Belial‹, Kosenamen aus der Unterwelt.

Die Dampflokomotive ist, schlicht gesprochen, eine in die Waagerechte gekippte Dampfmaschine auf Rädern. Richard Trevithick aus Cornwall, dem südenglischen Zinnminendistrikt, einer Genielandschaft, die der Welt im 19. Jahrhundert so viele Erfinder und Ingenieure geliefert hat, brachte das Kunststück als erster fertig. Seine Maschine, die auf der Penydarren-Kohlenbahn bei Merthyr Tydfil als erste Dampflokomotive auf Schienen fuhr, war ein kleiner energischer, qualmender und fauchender schwarzer Kobold. Der Kolben kam waagerecht mit leichter Auf- und Abwärtsbewegung vor- und zurückgeschossen. Trevithicks erste Grubenlokomotiven erhielten so liebevoll gewählte Namen wie ›Puffing Billy‹ und ›Black Billy‹. Eine Auswahl weiterer typischer Lokomotivennamen verrät manches an emotionaler Affektation: Rocket, Camel, Phoenix, Adler, Old Ironsides, Black Hawk, Hercules, Lancashire Witch, Pegasus und Catch-me-who-can. In seinem Roman *A Rebours* von 1884 huldigt Joris-Karl Huysmans der Erotik der Lokomotive: »Und sogar: auch wenn man dasjenige ihrer [der Natur] Werke betrachtet, das als das erlesenste gilt, diejenige ihrer Schöpfungen besieht, deren Schönheit einhellig als die eigenartigste und vollkommenste gepriesen wird: die Frau; hat da der Mann nicht seinerseits und ganz allein ein beseeltes Wesen geschaffen, das ihr an plastischer Schönheit in nichts nachsteht? Wo gibt es hienieden ein in der Freude des Fleisches gezeugtes und unter Schmerzen dem Mutterleib entsprungenes Wesen, dessen Modell, dessen Typus betörender und herrlicher wäre als jener der beiden Lokomotiven, die auf der Strecke der Nordeisenbahn verkehren? Die eine, die Crampton, ist eine anbetungswürdige, zarte, hochgewachsene Blondine mit schriller Stimme, eingezwängt in ein funkelndes Kupferkorsett und über eine biegsame, nervöse Gestrecktheit verfügend, eine schmucke, goldgelbe Blondine, deren außerordentliche Anmut Schrecken verbreitet, wenn sie, ihre Stahlmuskeln spannend, den Schweiß auf

Adolph von Menzel, *Die Berlin-Potsdamer Eisenbahn,* 1847. Öl/Lwd., 42 × 52 cm, Staatliche Museen zu Berlin – Preußischer Kulturbesitz, Nationalgalerie

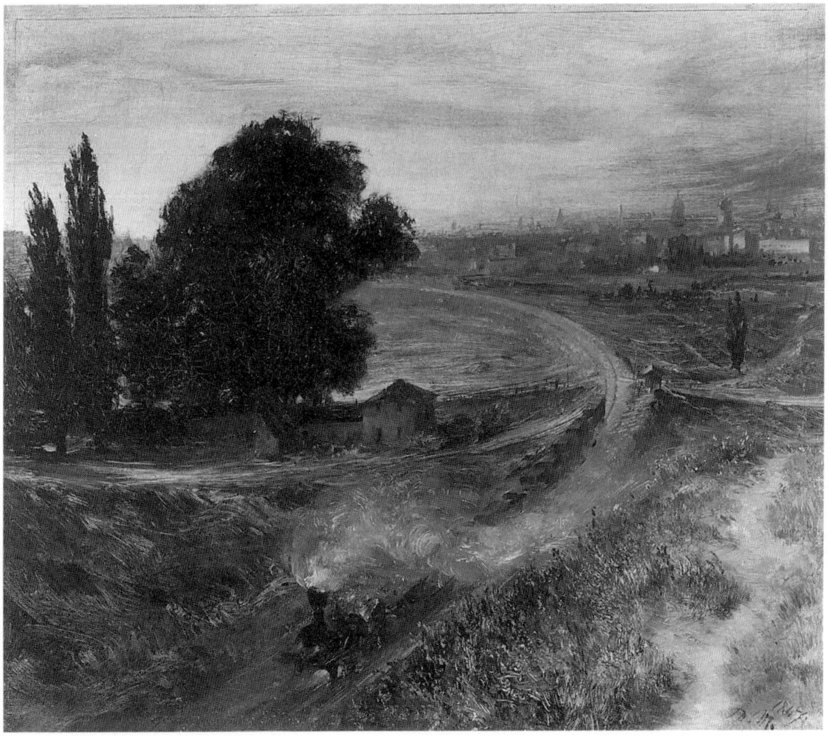

ihren warmen Flanken dampfen läßt, die riesige Rosette ihres fein ziselierten Rades in Gang setzt und an der Spitze der Schnellzüge und der Stürme voller Leben dahinschießt. Die andere ist die Engerth, eine gewaltige, düstere Brünette mit dumpfen rauhen Schreien und stämmigen, in einen gußeisernen Harnisch gepreßten Lenden, ein Ungetüm von einem Tier mit einer wilden Mähne aus schwarzem Rauch und sechs niedrigen, aneinandergekuppelten Rädern; welche verheerende Kraft, wenn sie, die Erde unter sich zum Erzittern bringend, plump und schleichend den schwarzen Schwanz ihrer Güter schleppt! Unter den zarten, blonden und majestätischen, brünetten Schönheiten gibt es gewiß keine einer derartig grazilen Schlankheit und furchterregenden Kraft. So also darf man sagen: der Mensch hat es auf seine Art ebenso gemacht wie Gott, an den er glaubt.«[12] Das sind im fortgeschrittenen 19. Jahrhundert die Nachfolgerinnen von E. T. A. Hoffmanns Olympia – zwei göttliche Kurtisanen, verlockend, furios und unbesiegbar. Das 19. Jahrhundert schöpft sich seine eigenen Mythen neu.

In der europäischen Malerei kommt das eindrucksvoll zur Geltung. Beispiele dafür sind Menzels *Berlin-Potsdamer Eisenbahn* von 1847, zu Turners Great-Western-Bild ein deutsches Gegenstück, in dem der Zug mit der feuer- und rauchspeienden Lokomotive an der Spitze, von hinten her um die Kurve kommend, gerade dabei ist, an uns vorbei am unteren Rand aus dem Bild hinauszuschnaufen, und es sind die Gemälde von Monets fabelhafter *Gare-Saint-Lazare*-Serie von 1877[13], wo die schweren schwarzen Lokomoti-

Claude Monet, *Der Bahnhof Saint-Lazare,* 1877. Öl/Lwd., 75,5 × 104 cm, Paris, Musée d'Orsay

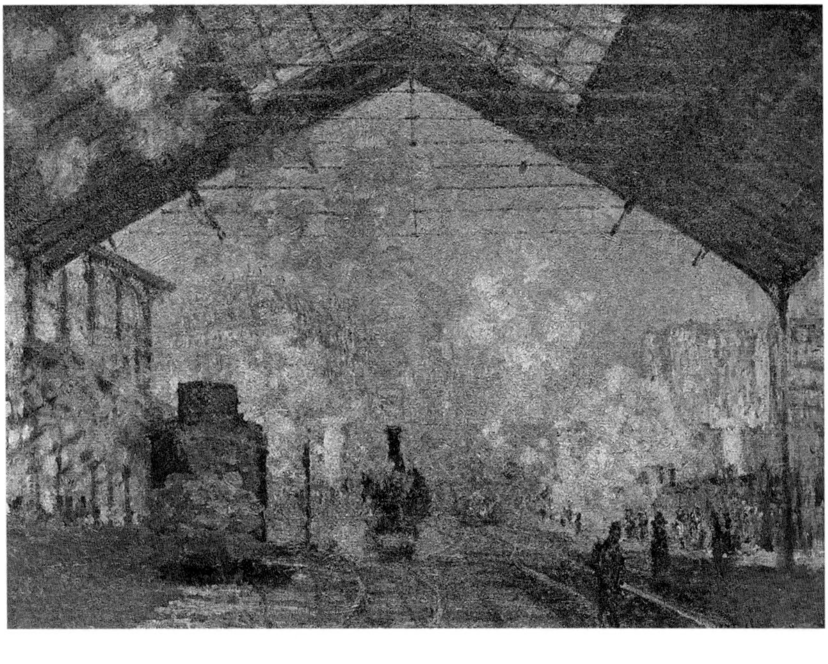

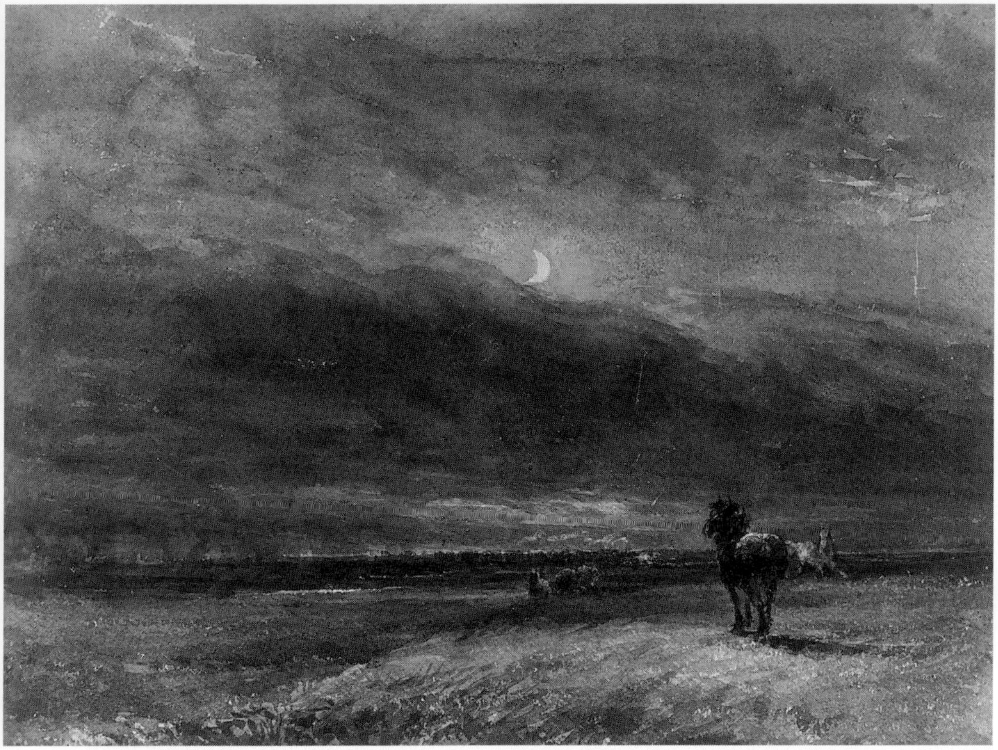

David Cox, *Der Nachtzug,* um 1849. Aquarell, 28 × 38 cm, Birmingham Museum and Art Gallery

ven unter der stählern-gläsernen Ingenieurkonstruktion des Bahnhofsdaches ihr Eigenwetter fabrizieren, indem sie in dichten weißen Wolken den Dampf ablassen.

In einem um 1849 entstandenen Aquarell des englischen Malers David Cox, *Der Nachtzug,* steht vorn auf der Anhöhe ein Pferd. Drei weitere kommen aufgeschreckt nach vorn gestürmt. Hinten durchschneidet in strenger Horizontale die dunkle Kolonne des Nachtzugs die Landschaft. Die Lokomotive an der Spitze ist am Feuerschein und am Rauch erkenntlich. Am Himmel über einer schweren Wolkenbank leuchtet der Halbmond. Eine seltsam gemischte Stimmung teilt sich dem Betrachter mit – nächtlicher Spuk in einsamer Weite. Man hört förmlich das ferne Rumpeln der Waggons und den schrillen Pfiff der Lokomotive über der Ebene. »Hör des Zuges Pfeifen! ging eine alte amerikanische Ballade. Über den Ursprung der Dampfpfeife, welche später in gleicher Weise unter Druckluft bei elektrischen Zügen arbeiten sollte, gibt es vielerlei Erklärungen. Die erste Dampfpfeife wurde von Adrian Stephens, einem Cornwall-Mann erfunden, der wie Trevithick nach Süd-Wales ging und, vielleicht schon 1826, solch eine Pfeife als Sicherheitsventil eines stationären Kessels anbrachte, das auch mit einem Schwimmer zur Kontrolle des Wasserstandes ausgerüstet war. Um 1833 war sie bereits in Gebrauch. Der Pfiff wurde durch Einwirken eines ringförmigen Dampfstrahles gegen eine freihängende Messingglocke oder eine Schale erzeugt. 1835 scheint man sich ihr als Warngerät für Lokomotiven zugewandt zu haben, unabhängig davon erhielt aber im gleichen Jahr eine englische Lokomotive der alten Leicester and Swannington Railway nach einem Unfall an der Straßenkreuzung eine Dampftrompete. Die Pfeife erwies sich ihr als überlegen, seitdem finden wir sie in den verschiedensten Formen und mit mancherlei Klängen, vom lustigen Pfiff in England und Mitteleuropa bis zum melancholischen huuh-huuh-Akkord Nordamerikas und Rußlands, von dem markerschütternden Gekreisch in Frankreich bis zum majestätisch tiefen Heulen – zustande gebracht durch ein Miniatur-Röhrenorgan –, an das sich noch viele Schotten erinnern. Derartige Spielarten gibt es in der ganzen Welt (...)«[14]

Der Pfiff – das Röhren des Tieres. Das melancholische ›Huuh-huuh‹ paßt zu den amerikanischen Lokomotiven, die mit ihren großen trichterförmigen Schornsteinen und den unförmigen Kuhfängern vor dem Bug die weiten, eintönigen Landstrecken durchmessen, der schrille, kurze, militärisch klingende Pfiff hingegen zu den Maschinen der preußischen Staatsbahnen mit ihren kurzen, geraden Schornsteinen und ihrem beamtenhaft-straffen Zuschnitt. Im Unterschied zu den dichtbesiedelten, industriell durchgegliederten europäischen Ländern hatten die Eisenbahnen sowohl in Nordamerika als auch in Rußland weite, öde, von Menschen bis dahin unberührte Landschaften zu bewältigen – Wüsten, Prärien und Tundren, die durch das Verkehrsmittel erst erschlossen wurden. Die Eisenbahn leistete als Vehikel für den Vorstoß in diese unbewohnten und unerschlossenen Gegenden Pionierdienste. Dementsprechend hatten amerikanische und russische Überlandlokomotiven zum Teil jenes elefantenhafte Ausmaß und die mitunter ungefüge Form gemein, wodurch sie sich von den europäischen unterschieden. Das jeweils besondere mentale Verhältnis zur Eisenbahn erklärt sich auch daraus, daß die weißen Siedler großenteils zur Entstehungszeit der Eisenbahn in die neue Welt gekommen waren, Immigranten und Landnehmer; sie bewegten sich mit dem neuen Landerschließungsvehikel alle in die gleiche Richtung – nach Westen; die Eisenbahn war für sie das Verkehrsmittel des Fortschritts. Die bäuerliche Bevölkerung in den dünnbesiedelten Weiten des russischen Reichs hingegen war – wie die Indianer Nordamerikas – schon da; sie ließ das neue Wunder der Technik über sich ergehen. Die Amerikaner entwickelten zur Eisenbahn von vornherein ein prosaischeres und weniger von mythischen Phantasien beladenes Verhältnis als die Europäer; ihr Eisenbahnepos ist das von der heroischen Leistung der Pioniere. Für sie war die Lokomotive kein feuerspuckender Drachen; die Eisenbahn leistete vielmehr einen wichtigen Beitrag zur Erschließung des irdischen Paradieses. In den Gemälden gibt sich der zivilisatorische Pionierstolz unverhohlen zu erkennen.

Der amerikanische Landschaftsmaler George Inness hat die Eisenbahn mehrfach in seinen Bildern dargestellt. Das Gemälde *Das Lackawanna-Tal* zeigt, von einer kleinen Anhöhe im Vordergrund aus gesehen, eine Ebene, die sich bis zu der weit zurückliegenden Hügelkette im Bildhintergrund er-

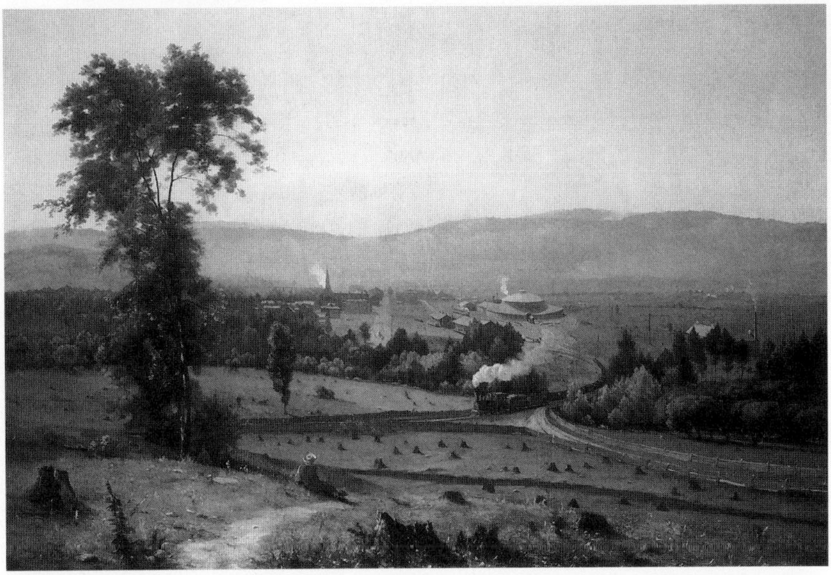

George Inness, *Das Lackawanna-Tal,* um 1856. Öl/Lwd., 86 × 127,5 cm, Washington, D.C., National Gallery of Art, Gift of Mrs. Huttleston Rogers

streckt. Die Zivilisation hat von der Ebene Besitz ergriffen; das wird mit Stolz vorgeführt. Vorn rechts qualmt aus einem hohen, dünnen Schornstein der Rauch einer Fabrik. Links hinten hat sich eine kleine Stadt ausgebreitet, aus der ein spitzer Kirchturm heraussticht. Den zentralen Akzent der Landschaft bildet das große Gebäude mit dem runden Dach im Mittelgrund, offensichtlich die neueste Errungenschaft der Ansiedlung, der Bahnhof. Ein Zug hat ihn soeben verlassen. Vorn kommt er um die Kurve gedampft. Im Unterschied zu Menzels *Berlin-Potsdamer Eisenbahn* rast er jedoch nicht schnaubend auf den Betrachter zu, sondern fährt in elegantem Bogen zwischen den Feldern hindurch. Ebenso wie dieses Bild von Inness zeugen auch seine anderen Gemälde von einem ungebrochenen Fortschrittsglauben, den als ›naiv‹ zu bezeichnen wohl eine perspektivische Fehldeutung wäre. Inness' Gemälde *Delaware Water Gap* von 1857 gibt den Blick in eine weite Hügellandschaft frei. Die Wälder sind gezähmt, der Boden urbar gemacht, das Getreide wird geerntet; eine durchgliederte Fortschrittsidylle. Ein Floß schwimmt auf dem breit dahinfließenden Strom. Eine Eisenbahnbrücke, eine sachlich-schlichte Ingenieurskonstruktion, zieht sich linealartig gerade von einem Ufer zum anderen. Der Zug hat sie soeben überquert und fährt, zierlich im Bildmittelgrund, neuen Zielen entgegen.

Auch in Jasper Francis Cropseys Gemälde *Starrucca-Viadukt, Pennsylvania* von 1865 wird der Viadukt, über den die Eisenbahn mit qualmender Lokomotive fern im Hintergrund hinwegrattert, als Pionierleistung des Ingenieurbaus stolz dem Betrachter vorgeführt. In all den Bildern der Amerikaner ist die Eisenbahn als Fortschrittssymbol vollkommen in die Landschaft inte-

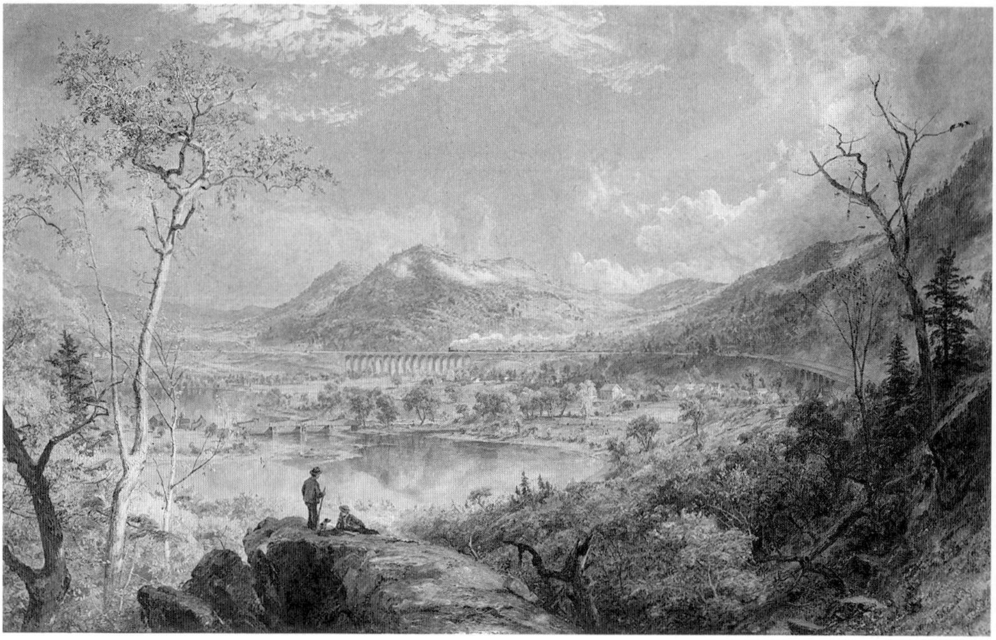

Jasper Francis Cropsey, *Starrucca-Viadukt, Pennsylvania,* 1865. Öl/Lwd., 56,8 × 92,4 cm, Toledo (Ohio), The Toledo Museum of Art, Purchased with funds from the Florence Scott Libbey Bequest in Memory of her Father, Maurice A. Scott (1947.58)

griert; sie rückt dem Betrachter nicht bedrohlich auf den Leib, sondern adrett, beinahe graziös, zieht sie in der Ferne ihres Weges.

Ganz anders die Russen. Sie gehen nicht auf Distanz, sondern bringen die Nahsicht. Die Eisenbahn selbst, das Ungetüm, tritt bei ihnen kaum ins Bild, statt dessen die Menschen, die sie als Wunder bestaunen oder die ihre Sklaven sind. Wassilij Grigorjewitsch Perow und Konstantin Apollonowitsch Sawizkij gehörten beide zur Vereinigung der russischen ›Wandermaler‹, der ›Peredwischniki‹, die sich die realistische Wiedergabe der weiten Landschaft Rußlands und des einfachen russischen Volkes, seiner Charaktertypen und seiner sozialen Probleme zur Aufgabe gestellt hatten. Perows Gemälde *An der Eisenbahn* von 1868 schildert die einfältige Neugier und das fassungslose Staunen einer Gruppe von Bäuerinnen und Bauern, die an einer Bahnschranke in winterlicher Gegend zum ersten Mal einen Zug mit Lokomotive sehen. Sawizkijs 1874 entstandenes Gemälde *Reparatur auf der Eisenbahnstrecke*[15] vermittelt mit der Kolonne von Arbeitern, die mühsam die lehmbeschwerten Schubkarren vor sich her schieben, die drückende Last, die der Eisenbahnbau für die rekrutierten Männer bedeutet. Der Kontrast zwischen der Mächtigkeit der neuen technischen Errungenschaft und der Primitivität der Mittel, mit der ihr der Weg gebahnt wird, tritt hier schlagend hervor.

Bei allem Aufsehen, das die Eisenbahn als weltveränderndes Verkehrsmittel auslöste, darf nicht vergessen werden, daß nicht ihr, sondern dem Dampfschiff

Wassilij Grigorjewitsch Perow, *An der Eisenbahn,* 1868. Öl/Lwd., 52 × 66 cm, Moskau, Staatliche Tretjakow-Galerie

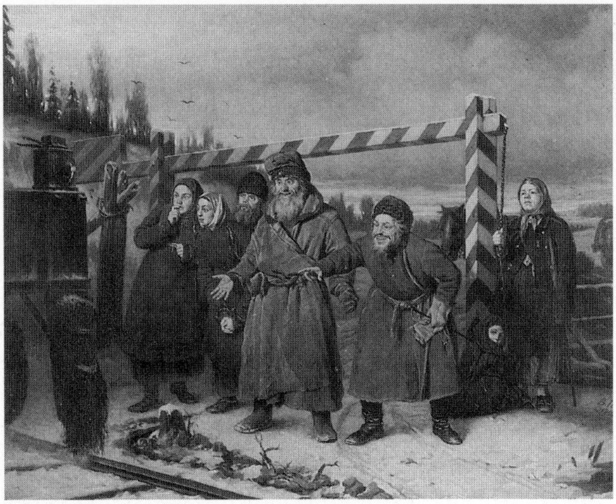

die Ehre gebührt, das erste brauchbare von einer Dampfmaschine angetriebene Verkehrsmittel gewesen zu sein. Seine Geschichte beginnt einige Jahrzehnte früher. Das Problem, das es zu überwinden galt, bestand darin, daß die Maschine leistungsfähig genug sein mußte, um das Schiff anzutreiben, daß sie andererseits aber leicht genug zu sein hatte, um vom Schiff getragen

Konstantin Apollonowitsch Sawizkij, *Reparatur auf der Eisenbahnstrecke* (Detail), 1874. Öl/Lwd., 100 × 175 cm, Moskau, Staatliche Tretjakow-Galerie

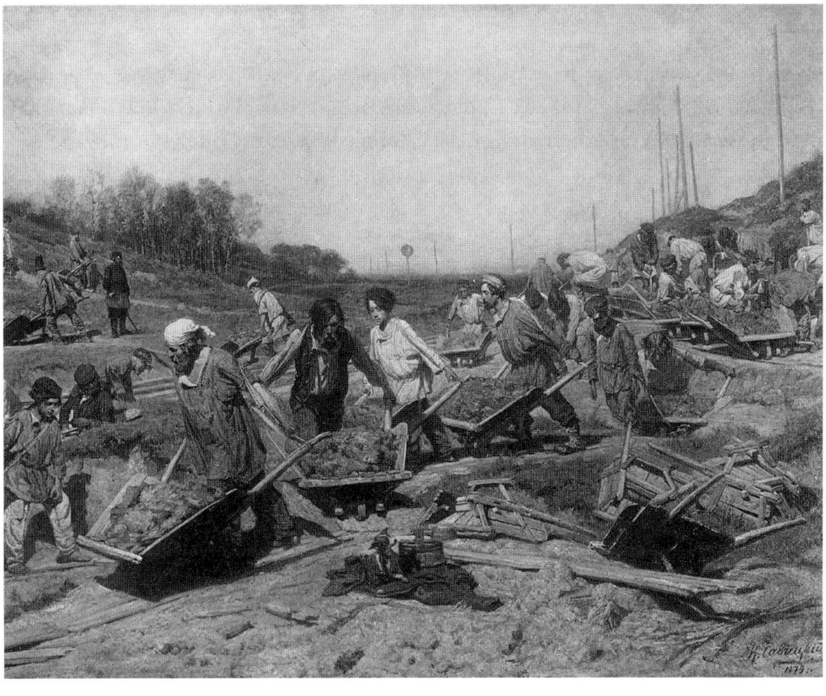

zu werden. Zwischen beidem, genügender Potenz und genügender Leichtigkeit, mußte also ein Ausgleich gefunden werden. Bereits 1773 experimentierte Christopher Colles in Philadelphia mit einem Dampfschiffentwurf. Am 22. Mai erhielt der Artillerieoffizier Graf Auxiron vom französischen König das Privileg, die Dampfschiffahrt 15 Jahre lang allein auf allen französischen Gewässern betreiben zu dürfen. Das nutzte ihm indes wenig, denn das Schiff, das er baute, überstand die Probefahrt nicht, sondern versank in der Seine. 1780 fuhr der Marquis Claude de Jouffroy d'Abbans mit einem selbstgebauten Dampfschiff auf der Saône bei Lyon eine Stunde lang gegen den Strom. 1786 erprobte der Armee-Ingenieur James Rumsey in Gegenwart von Präsident George Washington ein Dampfschiff auf dem Potomac. 1787 war die Gebrauchstüchtigkeit der Erfindung abgesichert. Mit seinem Dampfboot ›Perseverance‹ befuhr er den Delaware und erhielt am 28. 5. des Jahres das Dampfbootmonopol. »Bemerkenswert ist, daß er bereits einen aus einem großen Schlangenrohr bestehenden Wasserrohrkessel und einen Oberflächenkondensator verwendete.«[16]

Die älteste erhalten gebliebene Schiffsdampfmaschine ist jene zweizylindrige, die der Ingenieur William Symington auf Vorschlag von James Taylor in ein Schaufelradboot einbaute. Sie absolvierte ihre Jungfernfahrt auf der Themse am 14. Oktober 1788 und steht heute im South Kensington Museum, London. 1802 tat sich der amerikanische Maler Robert Fulton mit Livingston, dem amerikanischen Gesandten in Paris, zusammen, und auf beider Anregung hin wurde das amerikanische Gesetz zur Anwendung der Dampfkraft für Schiffsbewegungen erlassen. Fulton versuchte, Napoleon auf die strategisch bedeutsame Zukunft der Erfindung hinzuweisen, kam aber damit nicht zum Zuge.[17] 1807 unternahm Fulton die erste Dauerfahrt, auf dem Hudson von New York nach Albany, mit dem Dampfboot ›Clermont‹, in das eine Maschine von Boulton und Watt eingebaut war. 1812 wurde ein regelmäßiger Fährdienst zwischen Glasgow und Greenock mit John Robertsons Dampfboot ›Comet‹ eröffnet. Das war, 13 Jahre vor Eröffnung der Strecke Stockton–Darlington mit Stephensons Lokomotive und acht Jahre vor Eröffnung der Eisenbahnlinie Liverpool–Manchester, der Beginn der europäischen Dampfschiffahrt. Sie hat das Erscheinungsbild des Verkehrs auf dem Meer ebenso radikal verändert wie die Eisenbahn das des Verkehrs zu Lande. Von nun an tauchten die hohen, rußenden Schornsteine neben den Takelagen und den gesetzten weißen und braunen Segeln der Windjammer auf und machten ihnen das altüberlieferte Vorrecht ihrer ehrwürdigen Erscheinung so lange streitig, bis sie diese schließlich ganz verdrängt hatten.

Über lange Zeit wurden Segel und Schornstein auf den großen Überseeschiffen miteinander kombiniert. Die Dampfboote kamen zunächst vor allem in den Häfen und an den Küsten zum Einsatz. Sie hatten ihre Karriere, vor allem in Amerika, auf den großen Strömen begonnen, bevor sie sich auf das offene Meer hinauswagten. Fitz Hugh Lanes Gemälde *Der Bostoner Hafen* von 1856 spielt den Kontrast aus. Die atmosphärische Majestät des stolzen Masten- und Segelaufbaus der im Hafen liegenden Hochseeschiffe wird jäh

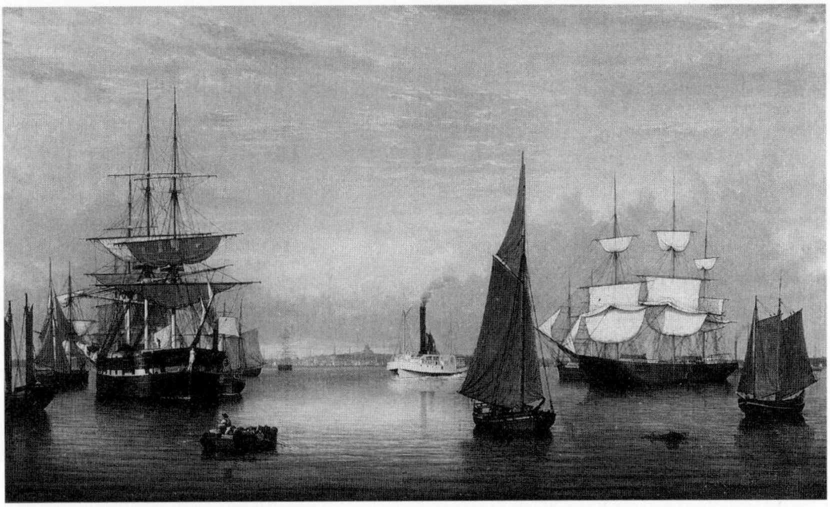

Fitz Huge Lane, *Der Bostoner Hafen,* 1856. Öl/Lwd., 64,8 × 107,3 cm, Fort Worth (Texas), Amon Carter Museum

hintertrieben von dem hohen, schwarz glänzenden Schornstein des Schaufelraddampfers, der parvenühaft-unverschämt von hinten herannaht. Nichtsdestoweniger ist dieses penibel gemalte Bild eine Situationsschilderung von realistischer Sachlichkeit.

Derjenige, der es verstanden hat, dem Erscheinen des Dampfschiffs in der Malerei einen mythischen Zug abzugewinnen, ist wiederum der Engländer William Turner. So wie er die Eisenbahn als Motiv in die Kunst einführte, war er auch der erste, der das Dampfschiff in die seit den Holländern des 17. und 18. Jahrhunderts gepflegte Marinemalerei aufnahm und damit jenen ehrwürdigen Zweig des landschaftlichen Genres dem 19. Jahrhundert dermaßen anverwandelte, daß etwas ganz anderes dabei herauskam. Das im Kapitel *Aufruhr der Elemente* besprochene Turner-Gemälde *Schneesturm: Dampfboot vor einer Hafeneinfahrt* von 1842 (S. 227), das die Fähre ›Ariel‹ gerade noch erkennbar, sowohl mit Masten wie mit Schornstein ausgerüstet, zeigt, ist das maritime Gegenstück zu dem Eisenbahnbild *Regen, Dampf und Geschwindigkeit.* 1832 zeigte Turner auf der Ausstellung der Royal Academy das düstere Gemälde *Staffa, die Fingalshöhle,* in dem der Rauch aus dem Schornstein des schattenhaft am Horizont auftauchenden Dampfers sich mit den brauenden Wolken vereint. »Turner hat das Dampfschiff auf diesem ungebärdigen und stürmischen Meer neben der gerade untergehenden Sonne dargestellt. Ein vollkommenerer Ausdruck romantischen Geistes ist schwer denkbar. Der sich bedrohlich ankündigende Sturm, die hochragenden Klippen, die aufgewühlten Wellen, die Sonne mit ihrem Hof: das alles vermittelt eine Stimmung ahnungsvoller Befürchtungen, das Empfinden einer bevorstehenden Tragödie.«[18] Dampf und Romantik – der Geist der Dampfmaschine und der Geist Ossians begegnen einander. Das Aufeinandertreffen der alten und der neuen

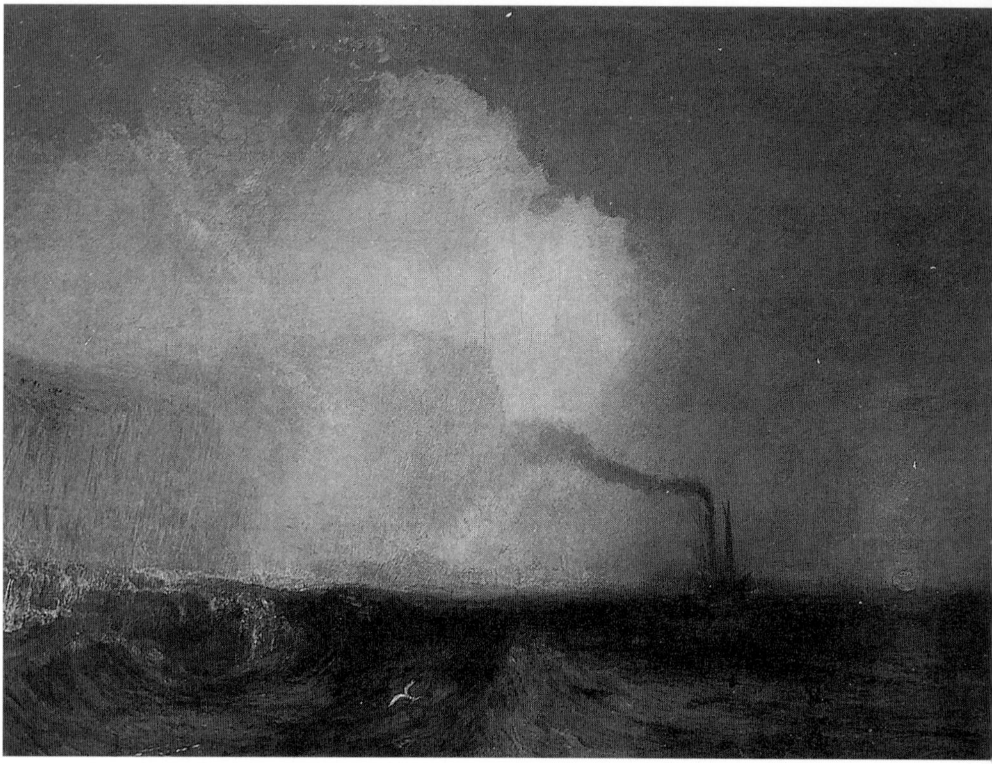

William Turner, *Staffa, die Fingalshöhle,* ausgestellt in der Royal Academy 1832. Öl/Lwd., 91,5 × 122 cm, Privatbesitz

Zeit in der christlichen Seefahrt, die Konfrontation des Seglers mit dem Dampfer hat den Künstler so beeindruckt, daß er das Thema zu einem Leitmotiv seiner Malerei gemacht hat, so auch in dem Aquarell *Zwischen Quillebœuf und Villequier*[19], um 1830, und in dem Gemälde *Friede – Begräbnis auf See* von 1842. Der Anlaß dazu war die Seebestattung des auf der Rückreise von Ägypten plötzlich verstorbenen Akademiekollegen Turners, Sir David Wilkie. Die Stimmung ist schwarz und silbern. Silbrig ist der von einem leichten Wolkenfilm bedeckte Himmel, silbrig-weiß schimmert hinten links der Felsen von Gibraltar kontrapunktisch zur tiefen Düsternis des Schiffes rechts mit seinen gesetzten schwarzen Segeln. In der Mitte zwischen den beiden Segelschiffen der Dampfer, der aussieht wie der amtlich bestellte Leichenbestatter. Schwarz glänzt sein Schaufelrad, schwarzer Rauch entquillt dem schwarzen Schornstein; an dessen Mündung ein roter Fleck; die Glut, die aus seinem Inneren dringt. Wiederum die Elemente: Feuer, Wasser, Luft und Rauch begegnen sich und vermählen einander – Funeralien. Der Dampfer wird in dieser Szene der Trauer und des Friedens zum Gleichnis der Überführung, der Transmutation, der Katharsis. Die Glut, die aus dem Schornstein dringt, ist ein irdisch-überirdisch-unterirdischer Reflex des Infernos.

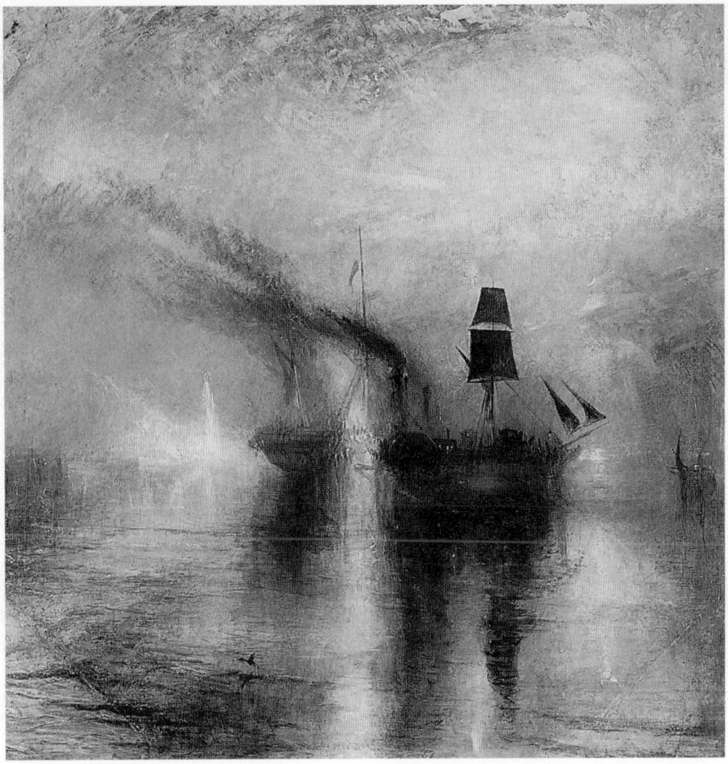

William Turner, *Friede – Begräbnis auf See,* ausgestellt in der Royal Academy 1842. Öl/Lwd., 87 × 86,5 cm, London, Tate Gallery

Schließlich das Gemälde *Die ›Fighting Téméraire‹ wird zum Abwracken an ihren letzten Ankerplatz geschleppt* von 1839, auch dies eine beziehungsreiche Sonnenuntergangsstimmung. Die ›Fighting Téméraire‹ war nach dem Schlachtschiff ›Victory‹ das zweite Schiff in der Schlachtordnung bei Trafalgar. Mit Ende der Schlacht hatte sie zwei französische Schiffe mit je 74 Geschützen erbeutet und das eine an ihrem Hauptmast, das andere an ihrem Anker festgemacht. So war die ›Fighting Téméraire‹ zum stolzen Symbol der Unbesiegbarkeit Britanniens auf dem Meer geworden. Stolz und unbesiegt, doch schon vom Glanz des Äthers überirdisch licht überhaucht, wird sie, ein großer Windengel, in Turners Gemälde von einem rauch- und feuerspuckenden, eifrigen kleinen schwarzen Dampfschiff in die ewigen Schiffsgründe geholt, ergreifend auch heute noch sogar für denjenigen, der von der nationalen Emotionsgeladenheit dieses Ereignisses nicht betroffen ist. Der Maler hat dem Schlepper nicht etwa unsympathische Züge gegeben, im Gegenteil. »Turner hat dem stolzen kleinen Dampfschiff Eleganz und Schönheit geliehen, wenn es wie ein schwarzer Schwan durch das ruhige Meer gleitet und den blassen Rumpf des Kriegsschiffes hinter sich herzieht.«[20] Paradigmenwechsel; in wohl keinem anderen Gemälde wird er mit einem

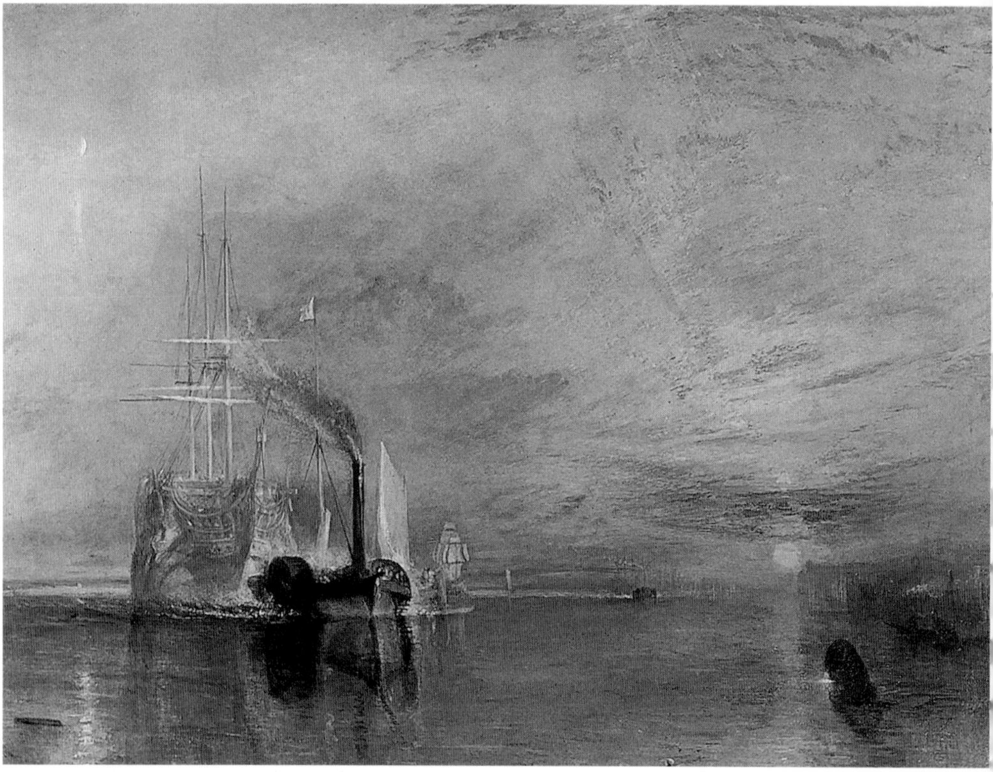

William Turner, *Die ›Fighting Téméraire‹ wird zum Abwracken an ihren letzten Ankerplatz geschleppt,* ausgestellt in der Royal Academy 1839. Öl/Lwd., 91 × 122 cm, London, National Gallery

Mal anschaulicher faßbar als in diesem. Ein neuer Mythos schleppt den alten ab, der Mythos vom Dampf den von der alleinigen Gewalt der ungezähmten Naturkräfte. Das ist das schlagende Beispiel dafür, daß das 19. Jahrhundert nicht nur dazu imstande war, alte Mythen für sich zu vereinnahmen und seinen Bedürfnissen entsprechend umzuprägen, sondern auch neue Mythen zu schaffen und sie den alten als ›Schlepper‹ vorzuspannen, so, wie das in Turners Gemälde tatsächlich geschieht. Die mythenverwandelnde und mythenneugestaltende Kraft des 19. Jahrhunderts wird uns noch weiter beschäftigen; sie ist ein fundamentales Charakteristikum zum Verständnis der Epoche, denn zwischen Mythos und Neurose besteht hier ein unmittelbarer Zusammenhang. Freud hat aus jenem Reservoir sein Spielmaterial bezogen.

Was das Dampfschiff der Eisenbahn voraushatte, war die Nachgiebigkeit seines tragenden Fortbewegungsmediums, des Wassers. Wir haben immer wieder das Ineinandergreifen der verschiedenen Aggregatzustände, des festen, des flüssigen und des gasförmigen, in ihrer jeweiligen Konstellation zu beachten. Beim Dampfschiff sind es Feuer, Dampf und Wasser, bei der Eisenbahn sind es Feuer, Dampf und der feste Erdboden. Er bietet Widerstand; die Erde ist holprig, nicht nachgiebig wie das Wasser. Bei den ersten Versuchen stellte sich heraus, daß die Dampfwagen auf den Landstraßen nicht einfach so daherfahren konnten, sie wurden von den Unebenheiten des Erdbodens in ihrer Richtung irritiert. Trevithick war der erste, der eine Lokomotive auf Schienen setzte. Das war die Grubenlokomotive der Penydarren-Kohlenbahn, genannt Hundebahn, in Süd-Wales, die am 21. Februar 1804 mit einer Ladung Roheisen losfuhr. Das Gleis bestand aus eisernen Randschienen, die auf Steinblöcken verlegt waren. Das war die damals übliche Bauweise für Hunde- und Pferdebahnen. Alsbald stellte sich heraus, daß die Schienen herkömmlicher Bauart dem Druck der Zugmaschinen nicht gewachsen waren, und nun begann in einer Folge ständiger Erprobungen und der daraus abgeleiteten Verbesserungen sowohl der Materialtüchtigkeit als auch der Profilform die Entwicklung der Eisenbahnschiene.

Die Schiene ist integraler Bestandteil der Eisenbahn. Erst in ihrem Zusammenspiel bilden die Bahn mit ihrer Zugmaschine und die Schiene einen funktionierenden Organismus. Mit der Erfindung der rollenden Dampfmaschine, auch Dampfwagen oder Lokomotive genannt, war die Art des Weges, den sie sich zu bahnen hatte, vorgeschrieben. Die Entwicklung der Schiene ist ein Drama für sich. In seinem vorzüglichen Buch über die Wahrnehmungsgeschichte der Eisenbahnreise weist Wolfgang Schivelbusch[21] darauf hin, daß der Erfindung der glatten Schiene zuerst eine mentale Sperre von seiten der Ingenieure entgegenstand, da sie sich nicht vorstellen konnten, daß die glatten Felgen der Lokomotivräder sich auf einer glatten Schiene fortbewegen könnten, ohne abzurutschen. Sie vermuteten einen zu geringen Reibungswiderstand und beharrten auf dem Zahnrad. Erst als die Erfahrung das Gegenteil bewies, setzte sich die glatte Schiene durch. Die Bemühungen darum, das brüchige Eisen so elastisch zu machen, daß die Schienen die Druckschwingungen der darüber hinwegrollenden Wagen abfedern konnten, führten zur Erfindung und ständigen Qualitätsverbesserung des mit Kohlenstoff versetzten Eisens, des im Bessemer-Verfahren, im Thomas-Verfahren oder im Siemens-Martin-Verfahren usw. gewonnenen Stahls. Es ist beeindruckend, wie eine Erfindung die andere herausforderte. Ohne die Erfindung der Lokomotive wäre die Erfindung der stählernen Schiene nicht nötig gewesen, und ohne die ständige Suche nach einer qualitativen Verbesserung der Schiene hätte wohl das Eisen- und Stahlverhüttungswesen nie solch rasanten Aufschwung genommen. Das aus dem Aufeinandereinwirken sich gegenseitig anspornender Faktoren hervorgehende Leistungspotenzierungsprinzip der industriellen Revolution wird darin wie unter der Lupe sichtbar.

Hinzu kommt eine andere Eigenschaft, die durch das Ineinandergreifen der Faktoren gefordert war und die letztlich ihre Resultante ist, die zunehmende Notwendigkeit der funktionellen Präzision. Das ist eine andere Art der Präzision als die der Guillotine. Mit der Präzision der Dampfmaschine wurde das 19. Jahrhundert eingeleitet, mit der Präzision der Guillotine das 18. Jahrhundert ausgeleitet. Die Präzision der Guillotine war geometrisch, die der Dampfmaschine ist energetisch. Die Funktion der Guillotine war ihrem Wesen nach symbolisch, die der Dampfmaschine ist konkret. Bei der New-

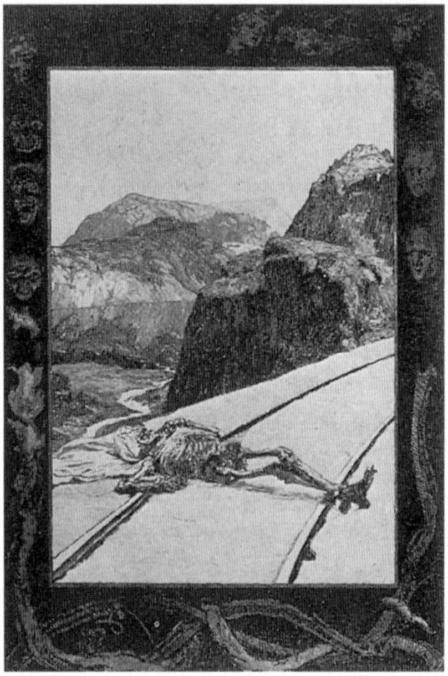

Max Klinger, Opus XI, *Vom Tode I*, 1889, Blatt 8: *Auf den Schienen* (1885). Radierung und Aquatinta, 16,3 × 11 cm (innere Darstellung), Staatliche Museen zu Berlin – Preußischer Kulturbesitz, Kupferstichkabinett

comenschen Dampfmaschine kam es auf ein paar Millimeter oder gar Zentimeter Spielraum nicht an, aber James Watt klagte, je weiter seine Erfindung in die Massenproduktion ging, um so mehr über die Unzulänglichkeit seiner Mechaniker, die für die millimetergenaue Präzision der Paßform zusammengehöriger Werkteile noch nicht den rechten Sinn entwickelt hatten. In William Murdock, einem Monteur aus Cornwall, fand er den kongenialen Werkmeister, dem es gelang, das Prinzip der absoluten Paßgenauigkeit für die Produktion durchzusetzen. Das hieß aber Konzentration auf diejenigen Werkstoffe, die den Anforderungen gewachsen waren. Zuerst verschwand das Holz. Daraus waren die Hebebäume der Murdockschen und auch der ersten Wattschen Dampfmaschinen noch gefertigt. Das Holz ist wetterabhängig, es ›arbeitet‹, seine organische Eigenwilligkeit beeinträchtigt seine Eignung für die Präzision. Dann wurde auch der Anteil der warmschimmernden Buntmetalle, des rötlichen Kupfers und des gelblichen Messings, geringer. Mit dem 19. Jahrhundert begann die Ära des Eisens – ein neues ehernes Zeitalter. Ist der Dampf die Grundkraft des Jahrhunderts, so ist das Eisen sein Grundstoff. In den Bezeichnungen, die die Bevölkerung den Verkehrsvehikeln instinktsicher verpaßte, kommt das zur Geltung: der Dampfwagen, das Dampfroß, das Dampfschiff, die Eisenbahn (›chemin de fer‹ im Französischen, ›ferrovia‹ im Italienischen; die Engländer legen mit ihren Begriffen ›railway‹ und ›railroad‹ die Betonung auf die Schiene).

Die Folgen der Verlegung des Güter- und Personentransports auf die Schiene sind sicherlich nicht vorauszusehen gewesen. Die Schiene ist ein Einschnitt in die Natur. Sie erforderte den denkbar radikalsten Eingriff in die Landschaft, binnen kurzem begann sich das Aussehen der Umwelt zu verändern. Charles Dickens hat das in seinem Roman *Geschäfte mit der Firma*

Dombey und Sohn von 1846/48[22] anschaulich geschildert. Die Schiene durchzog die Täler, durchschnitt die Hügel, wurde über Flüsse und Ströme geführt, Dämme wurden gelegt, Gräben gezogen, Anhöhen zweigeteilt, Berge durchbohrt; die Eisenbahntunnel entstanden, die Eisenbahnbrücken, die Bahnhöfe, Ingenieurbauten aus Stahl und Glas, die dem Gesicht der Umwelt völlig neue Charakterzüge aufprägten. Die Eisenbahn förderte den Eisenkonstruktionsbau, nicht gleich von Anfang an als Architektur begriffen. Zur Stadtseite hin zeigten die Bahnhöfe repräsentative Steinfassaden und sahen wie Börsen, Schlösser, Burgen, Amtsgerichte oder Gymnasien aus; hatte der Reisende aber die Schranke hinter sich, so hatte er die Stadt de facto wie auch symbolisch verlassen; er befand sich jetzt auf der anderen, der von der Stadt abgewandten Seite, der ›Abreiseseite‹ mit ihren Bahnsteigen, Geleisen und der darüber sich wölbenden Bahnhofshalle.[23] Hinzu kamen die kleinen Bahnhöfe, die Landstationen, die Eisenbahnsignale und die Eisenbahnschranken, die der Landbevölkerung mit einem Mal den seit alters gangbaren Weg versperrten. Hinzu kamen auch das Eisenbahnunglück und der Tod auf den Schienen. Die Totentanzmetaphorik erhielt eine neue Variante. Max Klinger hat sie mit seiner Radierung *Auf den Schienen* von 1885 in die Kunst eingeführt.

Schivelbusch unterscheidet das vorindustrielle, organische Reisen vom industriellen, mechanischen Reisen.[24] Zwar hatte schon die Postkutsche ihr eingespieltes System von Poststationen, doch daß sich das Reisen mit der Postkutsche einschließlich der damit verbundenen Fährnisse individueller gestaltete, bedarf keiner weiteren Erläuterung. Auch dafür, wie es auf den

Louis-Léopold Boilly, *Die Ankunft der Postkutsche,* 1803. Öl/Holz, 62 × 109 cm, Paris, Musée du Louvre

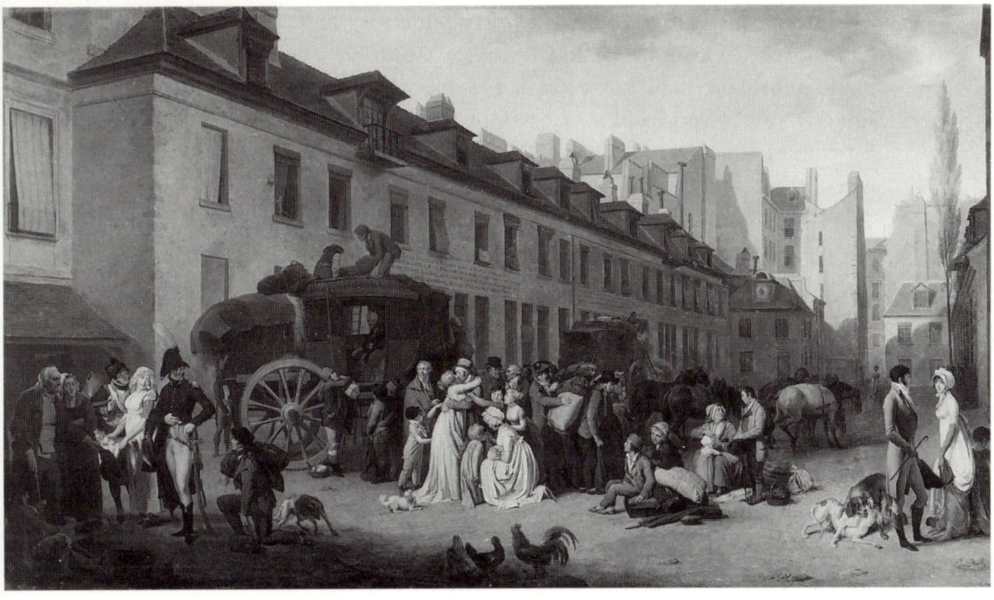

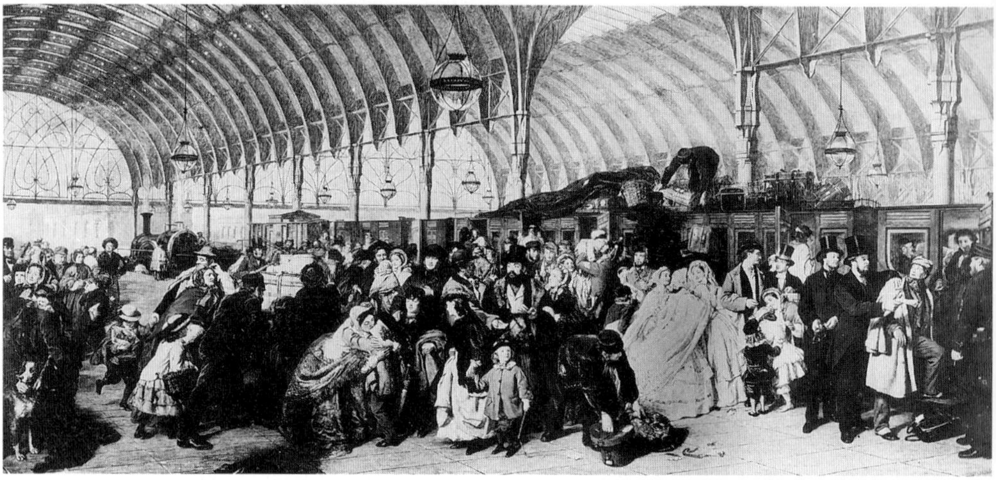

William Powell Frith, *Der Bahnhof,* 1860–62. Öl/Lwd., 116, 8 × 256,5 cm, Engelfield Green (Surrey), Halloway College

Reisen mit der Postkutsche zuging, sei Dickens als Zeuge aufgerufen. *Die Pickwickier*[25] haben davon ein Lied zu singen. Einen lebhaften Eindruck vom organischen Durcheinander bei Ankunft einer Postkutsche vermittelt beispielsweise ein 1803 entstandenes Gemälde von Louis-Léopold Boilly, des französischen Sittenschilderers und Robespierre-Porträtisten. Allerdings bestätigt das famose Bahnhofsbild, das der englische Gesellschaftsmaler William Powell Frith 1862 vollendete, daß es um die Jahrhundertmitte bei der Abfahrt der Eisenbahn noch genauso bunt und chaotisch zuging wie ein halbes Jahrhundert zuvor bei Ankunft der Postkutsche. Die Wagendächer sind mit Koffern und Körben haufenweise vollgepackt, und was sich auf dem Bahnsteig abspielt, ist ein so schauderhaftes Tohuwabohu, daß der Betrachter heilfroh ist, nicht mitfahren zu müssen. Die Disziplinierung der Massen durch die auf Schienen gezogene Technik hat wohl eine Weile gebraucht, bis es soweit war, daß diese den gegebenen Signalen und Befehlen aus Eigeninteresse pulkweise gehorchten.

Jahrhundertmitte: Die Bilder geben darüber Auskunft, daß sich in den Jahrzehnten zwischen 1850 und 1870 eine Veränderung der gesellschaftlichen Verhaltensweisen durchsetzt, in der sich eine Umformung des wahrnehmenden und reflektierenden Bewußtseins abzeichnet. Im Laufe der Betrachtung konnte das schon wiederholt beobachtet werden. Schivelbusch führt das u. a. darauf zurück, daß sich in jener Zeit eine Generationsablösung bemerkbar macht. An die Stelle der Anfangsgeneration, die die Entwicklung des Eisenbahnwesens und die damit einhergehende Veränderung der Reisegewohnheiten mit Furcht, Skepsis und Abneigung verfolgte, tritt jetzt eine nächste, die der Eisenbahn Lust abgewinnt, weil sie für sie nichts grundsätzlich Neues mehr ist. Das allein ist es aber nicht. Drei Gemälde aus jenen Jahrzehnten seien nebeneinandergestellt: August Leopold Eggs *Reisegefährtinnen* von 1862,

Honoré Daumiers *Im Eisenbahnwagen Dritter Klasse* von 1863/65 und Edouard Manets *Die Eisenbahn* von 1873 (Ft. 18).

Die drei Gemälde stimmen, so unterschiedlich sie sich auch sonst zueinander verhalten, in einer Hinsicht überein – die in ihnen vorkommenden Menschen kommunizieren nicht miteinander, sie haben sich alle auf sich selbst zurückgezogen, sind in sich gekehrt und befinden sich in einem rein äußerlichen Nebeneinander, ohne voneinander Notiz zu nehmen. Sie erweisen sich als Angehörige einer Gesellschaft mit allen Anzeichen der Dekomposition. Die drei Gemälde sind, jedes auf seine Weise, Signaturen der Entfremdung.

Manets Gemälde vom Gare Saint-Lazare ist zehn Jahre später gemalt als die Bilder von Egg und Daumier. Die Zeichen der Entfremdung, mit dem Charme des weltbürgerlichen Understatements vorgetragen, konnten bereits in anderen Gemälden Manets, dem *Balkon* und der *Bar in den Folies-Bergère* (S. 339, 384), beobachtet werden; so auch hier. Von Monet unterscheidet sich Manet, indem er nicht einen Blick aus weitem Abstand auf die Totale der Bahnhofshalle mit den dampfenden Lokomotiven gibt, sondern die Menschen aus der Nahsicht zeigt, wie hier eine wartende junge Frau und ein kleines Mädchen, wohl eine Mutter mit ihrem Töchterchen oder eine Nurse mit ihrem Schützling, auf einer steinernen Brüstung sitzend und allem Anschein nach geduldig auf jemanden wartend; worauf? Auf einen Besuch? Auf einen Gast oder Angehörigen, der mit dem nächsten Zug eintreffen wird? Die junge Frau – Victorine Meurent, die dem Künstler auch für einige andere Gemälde Modell gesessen hat – blickt ruhig mit indifferentem Gesichtsausdruck auf; sie ist mit ihren Gedanken ganz woanders. Das Buch, in dem sie gelesen hat, hält sie aufgeschlagen in den Händen. Ein Schoßhündchen liegt dösend auf ihrem Arm. Das kleine Mädchen im frischgestärkten weißen Sommerkleidchen mit blauer Schärpe dreht uns den Rücken zu und blickt in die entgegengesetzte Richtung. Es interessiert sich für die Vorgänge auf dem Bahnhofsvorplatz hinter dem großen Eisengitter und für die von der Lokomotive zurückgelassenen Rauchwolken. Das Gitter bestimmt die Wirkung; es erweckt die Assoziation sowohl mit einem Zoo wie mit einem Gefängnis.

Die Gemälde von Daumier und Egg, beide zu Beginn der 1860er Jahre entstanden, zeigen hingegen keine Außensituation, sondern jeweils den Blick in das Innere eines Eisenbahnabteils. Nebeneinander betrachtet, führen sie drastisch jenen nicht nur graduellen, sondern grundsätzlichen Unterschied vor Augen, der der entwickelten Industriegesellschaft um die Jahrhundertmitte seinen Stempel aufdrückt, der ihren inneren Widerspruch kennzeichnet und ihr Konfliktpotential enthält: den Klassenunterschied. Die Personenbeförderung mit der Eisenbahn gliederte sich damals, je nach Höhe des Beförderungstarifs, in vier Klassen. Das Wort ›Klasse‹, das die Sozialtheorie und -politik seit damals – 1867 erschien in London der erste Band von Karl Marx' *Kapital* – bis in die jüngste Zeit hinein untermauert, hat in der Klasseneinteilung der Eisenbahnabteile sein sinnfälliges Abbild gefunden. Das Eisenbahnabteil ist die verkörperte Allegorie der Klassengesellschaft. Der Unterschied

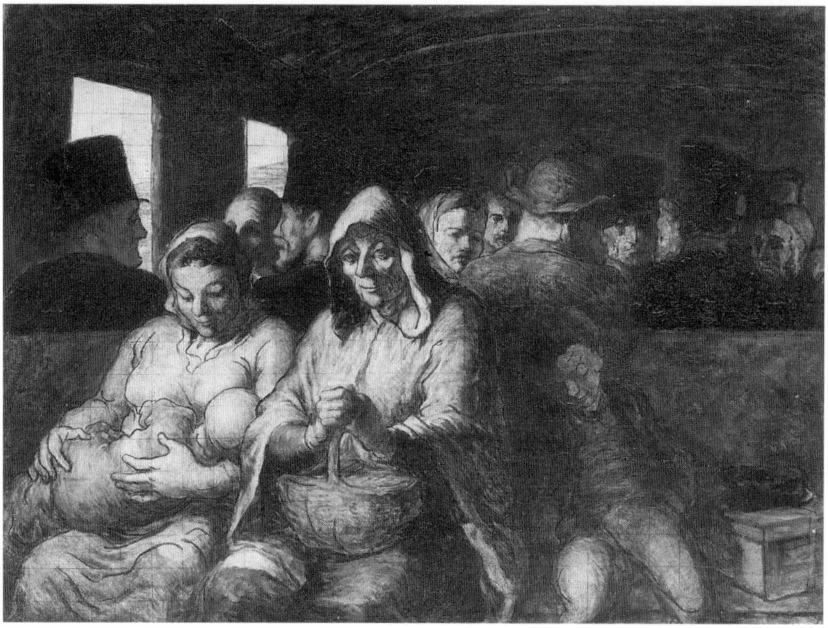

Honoré Daumier, *Im Eisenbahnwagen Dritter Klasse,* 1863/65. Öl/Lwd., 63,5 × 90 cm, New York, The Metropolitan Museum of Art, Bequest of Mrs. H. O. Havemeyer

zwischen der dritten und der ersten Klasse ist beim Vergleich der beiden Bilder mit Augen zu greifen. Das intime Coupé in Eggs Gemälde ist vornehm ausgestattet. Die Sitze sind gepolstert, das elegant geschwungene Fenstertriptychon, das in seiner Form noch die Herkunft von den Equipagenfenstern zu erkennen gibt, ist mit Vorhängen versehen. Mehr als vier Personen hätten hier nicht Platz. Dem ›odi profanum vulgus‹ ist Vorschub geleistet. Die Passagiere der dritten Klasse in Daumiers Bild hingegen sitzen auf hintereinander gereihten, harten Holzbänken. Es gibt keine voneinander getrennten Abteile; der Wagen ist ein einziger großer Raum. Im Wechsel der Bankfolgen wenden sich die Reisenden entweder das Gesicht oder den Rücken zu; jeder kann den anderen entweder sehen, hören oder riechen. Im gesellschaftlichen Miteinander wird hier auf private Empfindlichkeiten keine Rücksicht genommen.

Schivelbusch weist darauf hin, daß die Bahnfahrt von der einfachen Bevölkerung, den Bauern und Arbeitern, mit weit größerer Selbstverständlichkeit angenommen worden sei als von den wohlhabenden Bürgern, da schon das Kutschfahren vorher für die unbegüterte Menge ein kaum erschwingliches Privileg gewesen sei und die Eisenbahnreise für sie infolgedessen, bei aller Einschränkung des Komforts, einen gewaltigen Fortschritt bedeutet habe. Schivelbusch schließt daraus, daß die natürliche Kommunikation für die Passagiere der unteren Klassen deshalb weit einfacher vonstatten gegangen sei. Dabei beruft er sich auf Alphonse Daudet: »Ich werde nie meine Reise nach

Paris in einem Wagen dritter Klasse vergessen (...). Darin betrunkene grölende Matrosen, dicke Bauern, die mit offnem Mund schliefen und aussahen wie tote Fische, alte Hutzelweibchen mit ihren Körben, Kinder, Flöhe, Ammen, kurz das gesamte Zubehör des Wagens der Armen, mit seinem Geruch von billigem Tabak, Schnaps, Knoblauchwurst und verschimmeltem Stroh. Es ist mir, als wäre ich noch dort.«[26] Ich weiß nicht, ob das wirklich ein Beweis für ungezwungene Kommunikation ist. Das scheint es mir ebensowenig zu sein wie der Anblick, den Daumiers Gemälde bietet. Vorn in der Mitte sitzt, schweigend in sich versunken, eine alte Frau, rechts ein schlafender Junge, links ein Mädchen, das einen Säugling in den Armen wiegt. Jeder ist für sich allein. Alles ist in eine braune und graue Tonigkeit getaucht; man kann sich die aus den hinteren Bankreihen gelieferte Geräuschkulisse als sicherlich eher karg vorstellen.

Die Szene im Abteil, die Eggs Bild schildert, wirkt demgegenüber höchst gepflegt und auf den ersten Anschein harmonisch. Das Gemälde ist in jüngster Zeit zunehmend bekannter geworden, da es in Reiseprospekten abgedruckt wurde und auch in kulturgeschichtlichen Zusammenhängen immer wieder Erwähnung fand. Auf subversive Weise bahnt es sich seinen Weg in die Kunstgeschichte. August Leopold Egg war führendes Mitglied des Künstlerkreises ›The Clique‹, der in einem ersten rebellischen Anlauf gegen den

August Leopold Egg, *Die Reisegefährtinnen,* 1862. Öl/Lwd., 63,5 × 75 cm, Birmingham Museum and Art Gallery

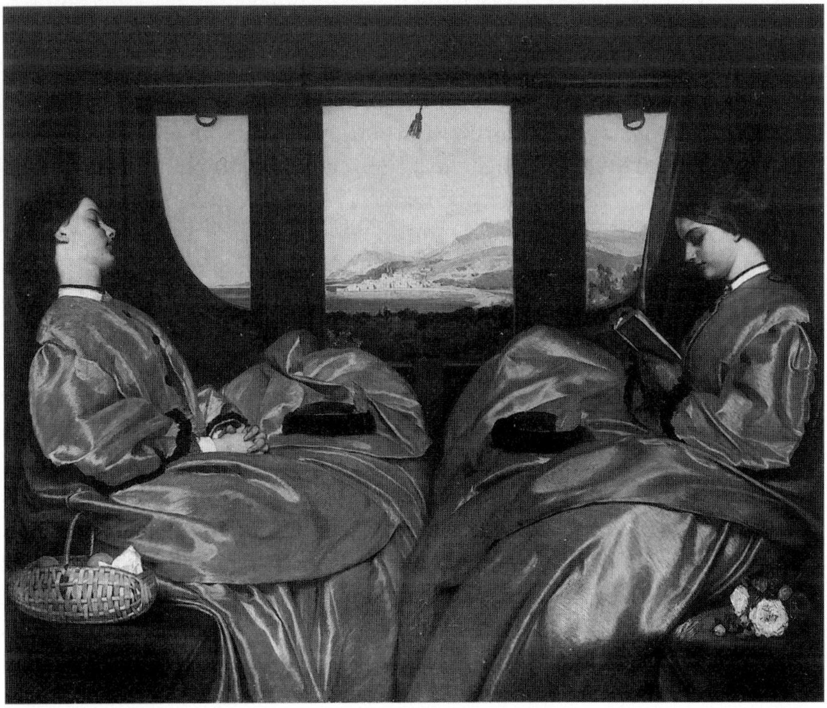

Konventionalismus der Royal Academy den Präraffaeliten den Weg gebahnt hat. Die Komposition seines Bildes ist streng axialsymmetrisch aufgebaut, ein heimliches Diptychon. Zwei wohlerzogene junge Damen sitzen einander gegenüber, höhere Töchter auf einer Ferienfahrt; das Reisen mit der Eisenbahn ist für sie offensichtlich nicht neu. Alles an ihnen ähnelt sich: Nicht nur tragen beide das gleiche elegante Kostüm aus silbergrau schimmernder Duchesse von haargenau demselben Zuschnitt, nicht nur liegt auf beider gebauschten Schößen das gleiche kreisrunde, kokette schwarze Hütchen mit jeweils einer roten Feder, nicht nur wird der Kostümkragen am Hals jeweils von einem blendendweißen Bündchen abgeschlossen, auch die Haarfrisur der beiden jungen Mädchen ist die gleiche, schließlich sind sie einander so aus dem Gesicht geschnitten, als seien sie eineiige Zwillinge. Allein die Accessoires unterscheiden sich voneinander – auf dem rechten Polster ein Blumensträußchen, auf dem linken ein Körbchen mit Apfelsinen. Draußen vor den Abteilfenstern zieht das schönste nur denkbare südliche Landschaftspanorama vorbei, doch das interessiert sie überhaupt nicht. Beide sind in sich gekehrt, beide haben die Augenlider gesenkt; die eine macht ein Nickerchen, die andere liest in einem Buch. Das Abteil erster Klasse ist mit seiner eleganten Equipagenausstattung und mit seinen Kutschfenstern ein technischer Atavismus. Auf dem Londoner Bahnhofs-Gemälde von Frith sind solche Waggons von außen zu sehen. Wohlgepolstert und von der Außenwelt und ihren Zumutungen abgeschirmt, wurden die Reisenden erster Klasse auf diese Weise in die schwebende Sphäre einer komfortablen Isolierzelle versetzt, die dazu herhalten sollte, die Angst vor der Gefährlichkeit des Eisenbahnreisens unter die Bewußtseinsschwelle zu drücken, wo sie aber untergründig wirksam blieb. Die Coupés der ersten Klasse waren in den europäischen Bahnen fast das ganze Jahrhundert hindurch nicht miteinander verbunden, sondern jedes Abteil hatte, von den anderen abgetrennt, einen eigenen Einstieg. Die Reisenden waren also während der Fahrt tatsächlich in ihr Abteil eingesperrt. Zur Mitte des 19. Jahrhunderts kam die Reiselektüre auf, und die Bahnhofsbuchhandlungen begannen zu prosperieren. Dazu Schivelbusch: »Verschwindet der fürs traditionelle Reisen so wesentliche räumliche Nahbereich des Vordergrunds mit der Eisenbahn, so tritt gleichzeitig an seine Stelle ein neuer Bereich, den es vorher noch nicht gab. Die Lektüre während der Reise wird zum Signum des Eisenbahnreisens. Die Verflüchtigung der Wirklichkeit und ihre Wiederauferstehung als Panorama erweisen sich als Voraussetzung dafür, daß der Blick sich vollends von der durchreisten Landschaft emanzipiert und in eine imaginäre Ersatzlandschaft, die Literatur, begibt. Um die Jahrhundertmitte ist die Reiselektüre kulturell fest etabliert. ›Die Lektüre ist nahezu zur allgemeinen Beschäftigung auf der Eisenbahn geworden‹, wird auf dem medizinischen Jahreskongreß 1866 in Frankreich festgestellt, ›und zwar so sehr, daß man kaum jemanden aus einer bestimmten Bevölkerungsschicht sieht, der sich nicht vor Antritt der Reise mit dem für diesen Zeitvertreib nötigen Lesestoff versorgt.‹«[27]

Die Schlußfolgerungen, die Schivelbusch daraus zieht, lesen sich wie ein Kommentar zu Eggs Bild: »Das Reisen in der Kutsche ist also nicht nur gekennzeichnet durch ein intensives Verhältnis der Reisenden zur Außenwelt, der durchreisten Landschaft, sondern ebenso durch eine lebhafte Kommunikation der Reisenden untereinander. Die Reisenden in der Kutsche bilden eine gesprächige Gesellschaft, Stoff für zahlreiche Romane des 18. und frühen 19. Jahrhunderts. Damit macht die Eisenbahn Schluß. ›Im Postwagen‹, erinnert sich ein französischer Text im Jahre 1857, ›entspinnt sich die Unterhaltung sehr schnell, nachdem man in den ersten Momenten seine Nachbarn gemustert hat, und häufig beklagt man, wenn man sich trennt, wie kurz die Reise gewesen ist; man hat fast neue Freunde gewonnen! Welch ein Unterschied in der Eisenbahn...‹ Das vis-à-vis-Verhältnis der Reisenden, in dem einmal ein bestehendes Bedürfnis nach Kommunikation institutionalisiert war, wird zunehmend unerträglich, weil es keine Basis mehr für solche Kommunikation gibt. Die Sitzanordnung im Abteil zwingt die Reisenden in ein Verhältnis, das für sie nicht mehr lebendiges Bedürfnis, sondern peinlicher Zwang ist.« Der Autor zitiert Georg Simmel: »›Vor der Ausbildung der Omnibusse, Eisenbahnen und Straßenbahnen im 19. Jahrhundert waren die Menschen überhaupt nicht in der Lage, sich minuten- bis stundenlang gegenseitig anblicken zu können oder zu müssen, ohne miteinander zu sprechen.‹ (...) Was Simmel als Gefühl der Verworrenheit, Ratlosigkeit und Beunruhigung beschreibt, läßt sich für die Situation des schweigenden Einander-Gegenübersitzens im Abteil besser mit dem Wort Peinlichkeit bezeichnen. Die Lektüre ist, wie wir gesehen haben, ein Versuch, die nicht mehr zustande kommende Unterhaltung zu ersetzen. Der Blick ins Buch oder in die Zeitung erweist sich als Ausweichmanöver, man will den Blick des Gegenübers vermeiden. Die – im doppelten Wortsinn – Peinlichkeit dieser schweigenden Situation bleibt weitgehend unbewußt. (...) Der bürgerliche Reisende der 1. Klasse findet sich bisweilen befreit von der ihm unangenehmen Gesellschaft von Mitreisenden. Er ist dann allein mit sich im Abteil. Diese Situation ist ambivalent. Das Alleinsein kann als Zustand der Befriedigung, der Geborgenheit, des Glücks erfahren werden. ›Allein im Abteil‹, heißt es in Taines ›Carnet de voyage‹, ›drei der angenehmsten Stunden, die ich seit langem erlebt habe.‹«

»Es bietet sich an, dieses lustvolle Gefühl von Ich-Vergessenheit – verursacht durch die Isolation des Ich im Abteil sowie die machtvolle mechanische Bewegung des Zuges – psychoanalytisch zu erklären. Freud und Karl Abraham haben auf den Zusammenhang von mechanischer Erschütterung und sexueller Erregung hingewiesen. Der Lust des Eisenbahnfahrens korrespondiert, sobald Verdrängung einsetzt, die von Freud so genannte ›Eisenbahnangst‹. (...) Die Angst, der Zug könne entgleisen, erweist sich genauer als Gefühl der Ohnmacht, in eine sich schnell bewegende Apparatur gebannt zu sein, ohne auf diese im geringsten einwirken zu können. Die Isolation des Abteils, in das der Reisende eingeschlossen ist, verstärkt das Gefühl hilfloser Passivität. Das Abteil wird im gleichen Maße zum traumatischen Ort, wie es lustvolle Erfahrung mechanischer Bewegung ermöglicht. Seine Abgeschlossenheit entzieht das, was in ihm vorgeht, dem Blick von außen. Der Reisende, der sich einmal darin niedergelassen hat, ist für die Dauer der Reise –

zumindest für die Dauer zwischen zwei Stationen – mit sich bzw. mit seinen Mitreisenden allein. Es gibt keine Kommunikation mit der Außenwelt.«[28] Von den beiden Personen in Eggs Bild wird sie gleich gar nicht erst versucht. Ebenso findet auch keine Kommunikation mit dem Gegenüber statt; die eine der jungen Frauen schläft oder tut wenigstens so, als ob sie schliefe, die andere liest oder tut wenigstens so, als ob sie lese. Beide sind mit sich selbst beschäftigt und davon abgelenkt, miteinander Kontakt aufnehmen zu müssen.[29]

Mit der Schrumpfung des Raums ging eine Schrumpfung der Zeit einher. Das war ebenso ein objektiver Tatbestand wie ein subjektives Erlebnis. Ihr gemeinsamer Nenner hieß Geschwindigkeit. Eine Folge des Eisenbahnreisens war ein neu entstehendes Empfinden für die Relation des Raum-Zeit-Zusammenhanges. Das ist eine Erfahrung, deren Qualität im Laufe der Jahrzehnte so weit verinnerlicht wurde, daß sie uns zur Gefühlsgewohnheit geworden ist. Die Präzision der Zeitmessung folgte aus der Präzision der Technik; die Armbanduhr ist die Enkelin der Bahnhofsuhr. Die Bahnhofsverwaltungen sahen sich gegen Ende des Jahrhunderts vor die Notwendigkeit gestellt, ihre Zeitangaben nicht mehr allein aus dem eigenen Standort zu berechnen, sondern aufeinander abzustimmen und zu standardisieren. 1880 wird die Eisenbahnzeit allgemeine Standardzeit in Großbritannien, 1883 tritt in den Vereinigten Staaten das System der vier Zeitzonen in Kraft, 1893 wird die offizielle Zonenzeit in Deutschland eingeführt. Ungefähr 100 Jahre nach der Standardisierung der Längen-, Flächen- und Raummaße erfolgte die Vereinheitlichung des Systems von Zeitmaßrelationen. Die Erkenntnis, daß Zeit keine für sich allein stehende absolute Kategorie ist, sondern eine Dimension im Koordinatenverhältnis des Raum-Zeit-Kontinuums, und die Tatsache, daß die Frage zustande gekommen ist, wie spät es sei, je nachdem, wo man sich gerade auf unserem Erdball (und schließlich auch außerhalb desselben) befindet, wird als sinnliche Wahrnehmung erfahrbar. Der Bahnhof gewinnt latent die Dimension eines mythischen Vollzugsortes, an dem sich die Raumkoordinaten zentrieren und sich gegenseitig aufheben. Wer hätte nicht schon einmal vom Bahnhof geträumt und von der dort verzauberten Zeit? Aber das ist ein Motiv, dessen die Kunst des 19. Jahrhunderts noch nicht gewahr wurde. Erst die Kunst unseres Jahrhunderts hat sich, inzwischen im Umgang mit den Rückspiegelungsbildern aus dem Unbewußten geschult, ihrer angenommen, dafür sind beispielsweise die Arbeiten des Belgiers Paul Delvaux eindrucksvolle Belege.

Anmerkungen

1 John Walker, Joseph Mallord William Turner, Köln (2. Aufl.) 1989, S. 132: »Die Lokomotive, die er [Turner] für sein Bild auswählte, war der damals modernste Typ, bekannt als ›Firefly Class‹; und die Brücke, die der Zug bei Maidenhead überquert, war ein Meisterwerk der Ingenieurskunst, ausgeführt vom bedeutendsten Brückenbauer der Zeit, Isambard Kingdom Brunel. Nachdem er ganz England und Schottland und halb Europa im Postwagen bereist hatte, war Turner einer der ersten, die diese schnellere und bequemere Reisemöglichkeit begrüßten. Besondere

Freude machte ihm die große West-Eisenbahn, deren Verlängerung von Bristol nach Exeter 1844 eröffnet wurde – in dem Jahr, als Turner ›Regen, Dampf und Geschwindigkeit‹ ausstellte.«

2 Ebenda. Walker fügt hinzu: »Ob dies, wie man verschiedentlich gemeint hat, ein Symbol für die Zerstörung der Natur durch die Technik ist oder ob es, wie ich anzunehmen geneigt bin, Turners Methode ist zu zeigen, wie langsam der Zug in Wirklichkeit fährt, sei dem Leser anheimgestellt.« Beides halte ich für Trugschlüsse aus heutiger Sicht. An eine Zerstörung der Natur durch die Eisenbahntechnik dachte zu jenem frühen Zeitpunkt wohl noch niemand, gleich gar nicht jemand, der sich selbst die neue Technik begeistert zunutze machte. Andererseits kann die relative Langsamkeit eines Fortbewegungsmittels im Verkehr allein an der relativ größeren Geschwindigkeit eines gleichartigen, schnelleren bemessen werden, und solche gab es damals noch nicht. Die Eisenbahnen wie die in Turners Gemälde waren für die Zeitgenossen bereits das Nonplusultra der Schnelligkeit. Das Wort ›speed‹ im Titel stößt den Betrachter ja geradezu mit der Nase darauf, daß es Turner auf die Vermittlung des Eindrucks von Geschwindigkeit angekommen ist.

3 Vgl. hierzu: Conrad Matschoss, Geschichte der Dampfmaschine, Berlin 1901, Reprint Hildesheim 1977 u. 1982, S. 43ff.; Walter Kiaulehn, Die eisernen Engel. Geburt, Geschichte und Macht der Maschinen von der Antike bis zur Gegenwart, Hamburg 1953, Berlin/Darmstadt 1954, S. 255f.

4 James Watt (1736–1819) war der vierte Sohn eines Zimmermanns und Schiffbauers aus Greenock am Clyde. Die Schicksalskonstellation um die Erfindung der Wattschen Dampfmaschine ist so spannend, daß das einen Roman oder Film wert wäre. Die Durchsetzung wäre wohl nicht gelungen, wenn nicht zwei Männer aufeinandergetroffen wären, die sich, typisch für solche Schicksalsgemeinschaften von Persönlichkeiten des Industriezeitalters, gerade aus ihrem Gegensatz ideal ergänzten: der geniale, aber introvertierte, menschenscheue, kränkliche und ständig unter Migräne leidende Techniker Watt, der mit seinem besonderen Sinn für maschinelle Funktionsweisen ausgestattet war, und das extravertierte, lebenslustige Energiebündel Matthew Boulton, seines Zeichens Metallwarenfabrikant, ein frühindustrieller Unternehmertyp reinsten Wassers, der eine glückliche Hand für das Geld hatte, dem alles gelang, was er anfaßte, und der im festen Vertrauen auf die Funktionstüchtigkeit von Watts Erfindung alles aufs Spiel setzte und nach vielen Fehlschlägen, die ihn an den Rand des Konkurses brachten, schließlich triumphal gewann.

5 Kiaulehn (zit. Anm. 3), S. 278.

6 Matschoss (zit. Anm. 3), S. 61.

7 Am 25. 4. 1769 wurde Watt das Patent erteilt. In der denkwürdigen Patentschrift hat er das Prinzip seiner Erfindung in wenigen klaren Worten beschrieben:

»1. Das Gefäß, in welchem der Dampf zum Antrieb der Maschine benutzt werden soll, das bei den gewöhnlichen Feuermaschinen Dampfzylinder heißt und das ich Dampfgefäß nenne, muß, solange die Maschine im Betrieb ist, so heiß erhalten werden wie der eintretende Dampf, und zwar erstens dadurch, daß man das Gefäß mit einem Mantel aus Holz oder einem anderen die Wärme schlecht leitenden Material umschließt, zweitens dadurch, daß man es mit Dampf oder anderen erhitzten Körpern umgibt, und schließlich drittens dadurch, daß man darauf achtet, daß weder Wasser noch ein anderer Körper kälter als der Dampf in das Gefäß eintritt oder dasselbe von außen berührt.

2. Der Dampf ist bei Maschinen, die ganz oder teilweise mit Kondensation arbeiten, in Gefäßen zu kondensieren, die von den Dampfgefäßen oder -zylindern getrennt sind und nur zeitweise mit ihnen in Verbindung treten. Diese Gefäße nenne ich Kondensatoren; sie sollen, solange die Maschine arbeitet, durch Wasser oder kalte Körper mindestens so kühl gehalten werden wie die umgebende Luft.

3. Luft und etwa durch den Kondensator noch nicht niedergeschlagener elastischer Dampf, der die Leistung der Maschine verringert, sind durch Pumpen, die von der Maschine selbst oder auf andere Weise betrieben werden können, aus den Dampfgefäßen zu entfernen.

4. Ich beabsichtige in vielen Fällen die Spannkraft des Dampfes zum Bewegen der Kolben, oder was an deren Stelle tritt, anzuwenden in derselben Weise, wie der Luftdruck bei den gewöhnlichen Feuermaschinen angewendet wird. Falls kaltes Wasser nicht in genügender Menge vorhanden ist, können die Maschinen durch diese Dampfkraft alleine betrieben werden, indem man den Dampf, nachdem er seine Arbeit geleistet hat, in die freie Luft austreten läßt.« Zit. nach Matschoss (zit. Anm. 3), S. 64/65.

8 Das Getriebe ist dazu da, die Auf- und Abbewegung des Schwinghebels in eine Drehbewegung zu verwandeln. Das Planetengetriebe besteht aus zwei ineinandergreifenden Zahnrädern, der ›Sonne‹ und dem in der Mitte des Schwungrads sitzenden ›Planeten‹ (die aus den Experimenten

mit den Planetarien gewonnenen Vorstellungen schlagen sich in dieser Metapher nieder). Während der Schwingarm den Hebelarm auf- und niederschwenkt, bewegt sich der ›Planet‹ um die ›Sonne‹ und dreht sich um deren Achse. Zuerst hatte Watt an eine Kurbelübersetzung gedacht, zögerte aber, weil er von der Funktionalität nicht ganz überzeugt war. Da ihm einer seiner Arbeiter mit dem Patent für das Kurbelgetriebe zuvorgekommen war, entschied er sich für die zweite sich anbietende Lösung, das Planetengetriebe.

9 Vgl. Ansgar Stöcklein, Leitbilder der Technik, Biblische Tradition und technischer Fortschritt, München 1969, S. 64.

10 Wilhelm Kaulbach, Die Erzeugung des Dampfes, um 1859, Zeichnung; abgebildet in: Christof Asendorf, Batterien der Lebenskraft. Zur Geschichte der Dinge und ihrer Wahrnehmung im 19. Jahrhundert, Berlin 1984, S. 77.

11 Asendorf, ebenda, S. 76.

12 Joris-Karl Huysmans, Gegen den Strich, aus dem Französischen v. Brigitta Restorf, hrsg. v. Ulla Momm, Bremen 1991, S. 34. Die französische Erstausgabe erschien 1884 unter dem Titel *A Rebours*.

13 Zu der Serie gehören: *La Gare Saint-Lazare. Le Train de Normandie,* 1877, Öl/Lwd., 60 × 81 cm, The Art Institute of Chicago, Mr. and Mrs. Martin A. Ryerson; *La Gare Saint-Lazare. Arrivée d'un Train,* 1877, Öl/Lwd., 82 × 101 cm, Cambridge/Ma., The Fogg Art Museum, Nachlaß Slg. Wertheim; *La Gare Saint-Lazare. Vue Extérieure,* 1877, Öl/Lwd., 64 × 81 cm, Privatsammlung; *La Gare Saint-Lazare à l'Extérieur, Le Signal,* 1877, Öl/Lwd., 65 × 81,5 cm, Hannover, Niedersächsisches Landesmuseum.

14 C. Hamilton Ellis, Die Welt der Eisenbahn, Herrsching 1991, S. 117.

15 »›Sawizkij hatte schon begonnen, ein Bild mit dem Titel ›Bauarbeiter‹ zu malen, als er auf das Motiv der Eisenbahnstrecke stieß und sich dafür begeisterte‹, berichtet [Iwan Nikolajewitsch] Kramskoj in einem Brief an [Ilja] Repin am 3. August 1873. Ein Jahr später erwarb Tretjakow das Bild.« Zit. nach Russischer Realismus 1850–1900, Kat. Kunsthalle Baden-Baden 1972, S. 160.

16 Franz Maria Feldhaus, Die Technik der Vorzeit, der Geschichtlichen Zeit und der Naturvölker, München 1965, S. 923.

17 Üblicherweise wird unterstellt, Napoleon habe die Bedeutung der Erfindung falsch eingeschätzt. Hingegen schreibt Feldhaus (zit. Anm. 16), S. 935: »Robert Fulton schlug 1804 dem Kaiser Napoleon I. vor, die Dampfkraft in die kaiserliche Marine einzuführen, besonders als neue Waffe gegen England zur Durchquerung des Kanals. Napoleon veranlaßte die Prüfung durch die Akademie der Wissenschaften. Am 21. Juli schrieb Napoleon an den Minister de Champagny: ›Sie haben mich viel zu spät darauf aufmerksam gemacht, daß dieses Projekt imstande ist, das Aussehen der Welt zu verändern (...). Eine großartige Wahrheit steht vor meinen Augen. Sache der betreffenden Herren (der Kommission) wird es sein, dieselbe zu sehen und zu erfassen. Sobald Bericht darüber erstattet ist und Ihnen zugegangen sein wird, ist er mir zu übersenden. Sorgen Sie dafür, daß die Sache in höchstens 8 Tagen erledigt ist; denn ich bin ungeduldig.‹ Es ist also nicht richtig, daß Napoleon ein Feind des Dampfschiffs war.«

18 Walker (zit. Anm. 1), S. 96.

19 William Turner, *Zwischen Quillebœuf und Villequier,* um 1830, Aquarell auf blauem Papier, 13,8 × 19 cm, London, The Trustees of the British Museum.

20 Walker (zit. Anm. 1), S. 122.

21 Wolfgang Schivelbusch, Geschichte der Eisenbahnreise. Zur Industrialisierung von Raum und Zeit im 19. Jahrhundert, Frankfurt/M. 1977/1981.

22 Charles Dickens, Dealings with the Firm of Dombey and Son, Wholesale, Retail and for Exportation. Monatliche Erscheinungsfolge, Oktober 1846 bis April 1848, London 1848. Deutsche Fassung: Geschäfte mit der Firma Dombey und Sohn Engros, Endétail und Export, übers. u. hrsg. v. M. Färber, in: Dickens-Gesamtausgabe, Bd. 8, Meersburg am Bodensee 1930, insbes. 6. Kapitel, S. 61f., 15. Kapitel, S. 198ff. (Neuere Übersetzung, deutsch v. Maria v. Schweinitz, München 1959).

23 Vgl. Schivelbusch (zit. Anm. 21), S. 152ff.

24 Schivelbusch (zit. Anm. 21), S. 15: »Die durch die Dampfkraft hergestellte mechanische Bewegung ist gekennzeichnet durch Gleichförmigkeit, Regelmäßigkeit, beliebige Dauer und Steigerung (Unermüdbarkeit). ›Keine tierische Kraft‹, heißt es bei Gray (Thomas Gray, Observations on a General Iron Way, London 1822, S. 39), ›vermag unserem geschäftlichen Verkehr eine so gleichmäßige und regelmäßige Beschleunigung zu bieten, wie sie mit der Eisenbahn zu erzielen ist.‹ Indem die Verkehrsbewegung durch die Dampfkraft aus ihrer organischen Bindung gelöst wird, verändert sich ihr Verhältnis zum Raum, den sie bewältigt, grundlegend. Vorindustrielle Verkehrs-

bewegung ist Mimesis an die äußere Natur. Schiffe treiben mit Wasser- und Windströmungen, Bewegung zu Lande folgt den natürlichen Unebenheiten der Landschaft und ist eingebunden in die physische Leistungskraft der Zugtiere.«

Ebenda, S. 21: »Diesen Zustand der Liberalität [der Unabhängigkeit von Verkehrsmittel und Verkehrsweg] beendet die Eisenbahn. Sie schließt Verkehrsmittel und Verkehrsweg engstens zusammen (...). Die ersten Definitionen der Eisenbahn bezeichnen sie übereinstimmend als eine Maschine, deren Elemente die Schiene und die in ihr laufenden Fahrzeuge sind. ›Man muß den Schienenweg und die Wagen unbedingt als eine Maschine oder als eine unteilbare Einheit betrachten‹ [!], heißt es in einem französischen Text von 1821.«

25 Charles Dickens, The Posthumous Papers of the Pickwick Club. Monatliche Erscheinungsfolge, April 1836 bis November 1837, London 1837. Deutsche Fassung: übers. v. Joseph Tanner, München 1956.

26 Alphonse Daudet, La petite chose, Paris 1866, zit. nach Schivelbusch (zit. Anm. 21), S. 73.

27 Schivelbusch (zit. Anm. 21), S. 62.

28 Ebenda, S. 70ff./74f. Zitate nach: Union médicale de la Gironde, Bordeaux 1857, S. 524–525; Georg Simmel, Soziologie, Leipzig 1908, S. 650/651; G. Muhl, Die westeuropäischen Eisenbahnen in ihrer Gegenwart und Zukunft, Karlsruhe 1838, S. 18.

Die amerikanischen Eisenbahnen kannten die voneinander isolierten Abteile mit jeweils eigenem Einstieg nicht. Die amerikanischen Wagen waren Großraumwagen, die in erster Linie durch die Innenräume der großen Flußdampfer inspiriert waren, da das Reisen auf dem Wasser dem Reisen über Land auf dem amerikanischen Kontinent vorausging, oder die Abteile waren durch einen Mittel- oder Seitengang miteinander verbunden. Es hätte auf der Hand gelegen, dieses einleuchtende Prinzip für die europäischen Eisenbahnen zu übernehmen, doch es sollte lange dauern, bis dies wirklich geschah, denn die Kutsche spukte den europäischen Eisenbahnbauern noch lange in den Köpfen herum, und die derart konditionierten Vorstellungsgewohnheiten bildeten eine kräftige mentale Sperre.

29 Ergänzend sei hingewiesen auf Adolph Menzels Blätter *Nach durchfahrener Nacht,* 1851, Aquarell/Deckfarben, 25 × 32 cm, Besitzer unbekannt; *Auf der Fahrt durch die schöne Natur,* 1892, Aquarell/Deckfarben, 28 × 38 cm, Hamburg, Privatbesitz; siehe dazu auch: Jens Christian Jensen, Adolph Menzel, Köln (2. Aufl.) 1988, S. 43f.

Fotonachweis

A.C.L., Brüssel Abb. S. 336 oben rechts, 341
Jörg P. Anders, Berlin Abb. S. 300/301
Archiv des Autors Abb. S. 123, 124, 139, 140, 166, 172, 225 (2), 233 unten, 277 oben, 299, 332, 333, 342, 343 oben, 353, 364, 365, 373, 375, 376, 403 (2), 410
Archiv DuMont Buchverlag Abb. S. 119, 120, 153, 155, 189, 248, 321 rechts, 344, 412, 415
Artothek, Peißenberg Farbtafel 11 (Ursula Edelmann)
Bayerische Staatsgemäldesammlungen, München Abb. S. 273, 293 oben, 303 oben, 328, 368, 371
Berlinische Galerie, Landesmuseum für Moderne Kunst, Photographie und Architektur Abb. S. 366
Bibliothèque Nationale, Paris Abb. S. 91, 92
Bildarchiv Foto Marburg Abb. S. 323, 398
Bildarchiv Preußischer Kulturbesitz, Berlin Farbtafel 9, 16; Abb. S. 167, 236, 322 oben, 370 unten; Jörg P. Anders: 302, 317, 318, 322 oben, 324, 334, 354, 392, 397; Klaus Göken: 369; Walter Steinkopf: 378
Birmingham Museum and Art Gallery Abb. S. 235 oben, 399, 414
British Museum, London Abb. S. 186
Amon Carter Museum, Fort Worth (Texas) Abb. S. 405
City Art Galleries, Manchester Abb. S. 308 unten
The Cleveland Museum of Art, Cleveland (Ohio) Abb. S. 265 unten
Courtauld Institute Galleries, London Abb. S. 384
Courtauld Institute of Art, Photographic survey of private collections, London Abb. S. 72
Derby Museum and Art Gallery Farbtafel 5
The Fine Arts Museums of San Francisco, Mildred Anna Williams Collection, 1970.9 Abb. S. 275
Fitzwilliam Museum, University of Cambridge Abb. S. 89, 372
Freies Deutsches Hochstift – Frankfurter Goethe-Museum, Frankfurt/Main Abb. S. 320
Glasgow Museums Art Gallery and Museum Abb. S. 294/295
Photographie Giraudon, Vanves Abb. S. 131, 132, 137
Fotoatelier Louis Held, Weimar Abb. S. 277 oben, 325, 350
Hessisches Landesmuseum, Darmstadt Abb. S. 214 (2)
IRPA-KIK, Brüssel Farbtafel 3; Abb. S. 142
Ralph Kleinhempel, Hamburg Farbtafel 14; Abb. S. 308 oben
Kunsthaus Zürich, Vereinigung Zürcher Kunstfreunde Abb. S. 218
Kunstsammlungen zu Weimar Abb. S. 343 unten
J. Lathion, Oslo Abb. S. 212 oben
Manchester Town Hall Abb. S. 102
Mauritshuis, Den Haag Abb. S. 105
The Metropolitan Museum of Art, New York Abb. S. 98, 340 oben, 379, 382
Musée des Beaux-Arts, Dijon Abb. S. 127
Musée des Beaux-Arts, Lille Abb. S. 69, 146
Musée des Beaux-Arts de Nantes, Nantes Abb. S. 117 (Cliché P.J.)
Museo del Prado, Madrid Abb. S. 293 unten
Museum Folkwang, Essen Abb. S. 263 oben, 277 unten, 321 links
National Gallery, London Farbtafel 4; Abb. S. 389, 408
National Gallery of Art, Washington, D.C. Farbtafel 18; Abb. S. 143, 401
National Gallery of Victoria, Melbourne Abb. S. 374
Collection of the New York Public Library, Astor, Lenox and Tilden Foundations Abb. S. 264
Öffentliche Kunstsammlung, Basel (Martin Bühler) Abb. S. 216, 266 oben
Aus: Stephan Oettermann, Das Panorama. Die Geschichte eines Massenmediums, Frankfurt/Main 1980 Abb. S. 290/291
Fotostudio Otto, Wien Abb. S. 104, 319 (2)

The Phillips Collection, Washington, D.C. Umschlagabbildung
RMN, Paris Farbtafel 2 (G. Blot/C. Jean), 15; Abb. S. 62, 68, 70, 71, 130, 149, 152, 339, 340 unten, 356, 380, 411
Museum Oskar Reinhart, Winterthur Farbtafel 17
Photographie Roumagnac, Montauban Farbtafel 7
Royal Academy of Arts, London Abb. S. 220
The Royal Collection Windsor Castle, © Her Majesty Queen Elizabeth II. Abb. S. 329
Sächsische Landesbibliothek, Deutsche Fotothek, Dresden (A. Rous) Abb. S. 188, 259; (Steuerlein) Abb. S. 147
The Science Museum/Science & Society Picture Library, London Abb. S. 393
Staatliche Graphische Sammlung, München Abb. S. 52
Staatliche Kunsthalle, Karlsruhe Abb. S. 315 links, 322 unten
Staatliche Kunstsammlungen Dresden, Kupferstichkabinett Abb. S. 266 unten (Ursula-Maria Hoffmann), 267 (Schurz)
Staatsgalerie Stuttgart Abb. S. 335
Staatliche Museen Kassel, Neue Galerie Abb. S. 233 oben
Städelsches Kunstinstitut, Frankfurt/Main Abb. S. 336 oben links und unten (Ursula Edelmann)
Städtische Galerie im Lenbachhaus, München Abb. S. 230
Statens Konstmuseer, Nationalmuseum, Stockholm Abb. S. 74
Stiftung Sammlung E.G. Bührle, Zürich Abb. S. 383
Stiftung Weimarer Klassik, Herzogin Anna Amalia Bibliothek, Fotothek Abb. S. 231, 296
Tate Gallery, London Farbtafel 6, 12, 13; Abb. S. 219, 227, 228, 232 oben (John Webb), 234, 235 unten, 263 unten, 276 (John Webb), 407
Fundación Colección Thyssen-Bornemisza, Madrid Abb. S. 265 oben
The Toledo Museum of Art, Toledo (Ohio) Abb. S. 303 unten, 402
The Board of the Trustees of the Victoria and Albert Museum, London Abb. S. 212 unten, 330
Elke Walford, Hamburg Farbtafel 1, 8, 10; Abb. S. 47, 51 (2), 108, 168, 260 (2), 285, 315 rechts
Westfälisches Landesmuseum für Kunst und Kulturgeschichte, Münster Abb. S. 370 oben
Yale Center for British Art, New Haven (Connecticut) Abb. S. 232 unten, 406

Register

Abildgaard, Nicolai Abraham 167, 213; Abb. S. 166
Abraham, Karl 417
Adler, Kathleen 341, 388
Alembert, Jean d' 53
Alewyn, Richard 96
Alexander der Große 156
Allemagne, Henry René de Abb. S. 351, 358
Amerling, Friedrich von 151, 154; Abb. S. 153
Andromache 67, 68
Angiviller, Charles-Claude de 59, 62, 76
Anstett, J. J. 268
Apel, Friedmar 222
Appiani, Andrea 161
Arasse, Daniel 55, 56
Argand, François Ami 351f., 386; Abb. S. 351
Arkwright, Richard 109
Arnim, Achim von 221
Arnolfini, Giovanni 141
Artois, Karl Graf von 101
Asendorf, Christof 396, 420
Auguste, Kurprinzessin von Hessen 386
Augustus, röm. Kaiser 136
Aumüller, Uli 289

Babinski, Joseph 107
Badt, Kurt 43, 161
Balze, Raymond 175
Banks, Joseph 181
Banvard, Johann(es) (John) 42, 307
Baour-Lormian, Louis Pierre Marie François 171
Barfield, Owen 387
Barker, Henry Aston 291, 292; Abb. S. 290, 291
Barker, Robert 290ff., 309, 310; Abb. S. 290
Barry, James 170
Bartmann, Dominik 310, 344
Bas, Laurent 112
Bassano, Jacopo 387
Bataille, Georges 388
Baudelaire, Charles 311
Baudry, Paul 116, 118; Abb. S. 117
Beaufort, Jacques-Antoine 72, 76
Beck, R. 111
Behler, E. 268
Belisar 76, 77; Abb. S. 69
Bellotto, Bernardo 293
Belting, Hans 129
Berlichingen, Götz von 352
Bernadotte, Gustaf Lennart 345
Bernstorff, Johann Hartwig Ernst 181
Berthélemy, Jean-Simon 68, 69; Abb. S. 70
Berthollet, Claude Louis 99
Berzelius, Jöns Jakob 110
Betthausen, Peter 282, 289
Billroth, Theodor 103, 107, 110, 111; Abb. S. 104
Blair, Hugh 162, 164, 169, 179, 183
Blake, William 52, 90, 96; Ft. 6, Abb. S. 89
Blechen, Carl 7, 240
Boccioni, Umberto 344; Abb. S. 344
Böck, Dorothea 345
Böcklin, Arnold 9, 214, 267; Abb. S. 214, 266
Böhme, Jakob 90, 254f., 256, 262, 269, 270, 271
Boilly, Louis-Léopold 101, 412; Abb. S. 411
Bölsche, Wilhelm 268
Bonington, Richard Parkes 229
Borda, Jean Charles de 109
Börsch-Supan, Helmut 42, 221, 222, 238, 239, 241, 270, 271, 288, 302, 310, 311, 345
Böttcher, Victor 111
Boucher, François 59, 63
Boulanger, Gustave C. R. 345
Boullée, Etienne-Louis 91ff., 96, 249, 250, 251, 298, 299, 357, 358; Abb. S. 91, 92
Boulton, Matthew 83, 396, 404, 419
Bracht, Eugen 213f., 222; Abb. S. 214
Braekeleer, Henri de 335, 345; Abb. S. 336
Brentano, Clemens von 221, 222
Brincken, Friedrich Ernst von den 311
Brincken, Friedrich Gotthard von 311
Broglie, Victor François de 358
Brouillet, Pierre-André 103, 106, 108, 109, 111; Abb. S. 106
Brown, Ford Madox 101, 102, 105, Abb. S. 102
Brutus, Lucius Iunius 66, 71, 72, 74, 76, Abb. S. 71, 72, 74
Bruyas, Alfred 311
Bryant, William Cullen 264
Buchberger, S. R. 110
Büchner, Ludwig 36
Buchon, Max 311
Burdett, Hannah 95
Burdett, Peter 84, 85, 95
Burke, Edmund 191, 209, 222
Burne-Jones, Edward 14

Bury, Friedrich 386
Busch, Werner 94, 95
Busch, Wilhelm 377
Bussemas, Heinz H. 110

Cachin, Françoise 388
Cambon, Henri-Joseph-Arman 77
Canal, Giovanni Antonio 293
Caravaggio 80, 123; Abb. S. 123
Carl Theodor, Herzog von Bayern 111
Carlyle, Alexander 169
Carstens, Asmus Jakob 167, 182, 263, 287
Carus, Carl Gustav 321, 323; Abb. S. 321, 322
Castenay, Mme de 171
Catel, Franz Louis (Ludwig) 317, 318, 344, 378, 379; Abb. S. 318
Cesarotti, Melchior 164
Cézanne, Paul 8
Champagny, Jean Baptiste Nompère de 420
Champfleury, Jules 304, 311
Championnet, Jean Etienne 174
Charcot, Jean-Martin 103, 106, 107, 108, 109, 111; Abb. S. 106
Chardin, Jean-Baptiste Siméon 11
Chase, William 94
Childerich I., fränk. König 158
Chodowiecki, Daniel 155, 156, 386; Abb. S. 156
Church, Frederick Edwin 265; Abb. S. 265, 275
Cicero, Marcus Tullius 76
Clair, Jean 96, 111
Clarétie, Jules 305
Claude Lorrain 187, 188, 189f., 216, 237, 241; Abb. S. 189
Claus, Fanny 338
Clausius, Rudolf 36
Cole, Thomas 264, 303; Abb. S. 303
Colles, Christopher 404
Condorcet, Marie Jean Antoine 109
Conrady, Karl Otto 269
Constable, John 7, 229, 240
Corday, Charlotte 112f., 116, 117, 118, 121, 124, 125; Abb. S. 117
Corneille, Pierre 59, 166, 215, 216
Cotman, John Sell 182, 186, 187, 189, 190; Abb. S. 186
Courbet, Gustave 7, 8, 9ff., 224, 303f., 311; Ft. 15
Couture, Thomas 17
Cox, David 399; Abb. S. 399
Cozens, Alexander 240
Cromwell, Oliver 168
Cronin, V. 158
Cropsey, Jasper Francis 401; Abb. S. 402
Cuénot, Urbain 311
Curtius, Johann 129

Daguerre, Louis Jacques Mandé 18, 19
Dahl, Johan Christian Clausen 212f., 240, 320, 323; Abb. S. 212, 321
Dahn, Felix 76
Dalton, John 101, 102, 103, 105, Abb. S. 102
Dampierre, Auguste Henri Marie Picot, Marquis de 174
Danby, Francis 213; Abb. S. 212
Danhauser, Josef 334; Abb. S. 334
Darwin, Erasmus 82, 83, 84, 95, 109
Daudet, Alphonse 414, 421
Daumier, Honoré 413, 414f.; Abb. S. 414
David, Jacques-Louis 7, 37, 45, 46, 56, 57-77, 98ff., 109, 110, 113, 114, 115, 116, 118, 119, 120, 121, 122, 123, 125, 126, 127f., 129, 130, 131, 133, 137, 139ff., 151, 156, 157, 159, 160, 174, 184; Ft. 2, 3, Abb. S. 62, 68, 69, 71, 74, 98, 124, 127, 130, 131, 132, 139, 140, 143, 146
Degas, Edgar 373, 379, 387, 388; Abb. S. 373, 379, 380
Delacroix, Eugène 7, 11
Delafontaine, Pierre Maximilien 75
Delambre, Jean Baptiste Joseph 109
Deleul, Louis Joseph 362
Della Porta, Giambattista 391
Demarsy, Jeanne 388
Denis gen. Sined 181
Desaix, Louis Charles Antoine 174
Descartes, René 243, 244, 395
Devosge, Anatole 127, 128; Abb. S. 127
Devosge, François 159
Dickens, Charles 410f., 412, 420, 421
Diderot, Denis 53, 59
Dittel jr., Leopold von 111
Dittmann, L. 44
Dix, Otto 42
Dorner, Jakob d. Ä. 161
Douglas-Home, Alec 182
Douglas, Alexander 144
Drouais, Germain-Jean 75
Dupont de Nemours, Familie 110
Durameau, Louis Jacques 76
Durand, Asher Brown 264, 266; Abb. S. 264
Duret, Théodore 287

Eberlein, Kurt Karl 269, 288
Eckermann, Johann Peter 15
Edison, Thomas Alva 357, 362
Egerton, Judy 94, 96, 109
Egg, August Leopold 14, 412, 413, 414, 415, 416, 418; Abb. S. 415

Eichendorff, Joseph von 309
Eichner, H. 268
Einem, Herbert von 270
Einstein, Albert 86
Eisselberg, Anton von 111
Elisabeth von Österreich, österreich. Kaiserin 111
Ellis, C. Hamilton 420
Elmore, Alfred 372; Abb. S. 372
Emerson, Ralph Waldo 266
Engelbrecht, Johann Andreas 181
Ensor, James 37
Evrard, Simonne 112, 113
Ewald, Johannes 181
Eyck, Hubert van 160
Eyck, Jan van 141, 160, 344

Faber, Johann Heinrich 262
Farmer, Moses G. 357
Feldhaus, Franz M. 109, 387, 420
Ferguson, Adam 164, 169
Ferguson, James 81, 95, 96
Ferrers, Washington Shirley Lord 84, 85
Feuerbach, Anselm 296, 335f.; Abb. S. 335
Feuerbach, Ludwig 9, 36, 37
Fichte, Johann Gottlieb 243f., 254, 255
Fiedler, Konrad 42
Fischer, Fritz 223
Flaubert, Gustave 226, 364, 387
Flaxman, John 148, 159
Flexner, Johannes Thomas 128
Fontaine, Pierre François Leonard 148, 160, 175
Fontane, Theodor 229
Forge, Andrew 240
Fortin, Jean 110
Foulon, Joseph François 358
Fouqué, Caroline de la Motte 327, 345
Fouqué, Friedrich Heinrich Karl de la Motte 327
Fouquier-Tinville, Antoine-Quentin 113
Fourcroy, Antoine-François de 99
Franz I., österreich. Kaiser 151, 154; Abb. S. 153
Franz Joseph, österreich. Kaiser 111
Franziskus (Hl.) 129
Fraser, David 95, 96
Fraunberger, Fritz Abb. S. 54
Fraunhofer 39
Freud, Sigmund 22ff., 42, 43, 107, 108, 248, 417
Friedlaender, Salomo 289
Friedrich III. von Preußen (Kronprinz Friedrich Wilhelm) 388
Friedrich III., Kurfürst von Brandenburg (Friedrich I., König in Preußen) 157
Friedrich Wilhelm II. von Preußen 155, 386; Abb. S. 156
Friedrich Wilhelm III. 221
Friedrich Wilhelm IV., König von Preußen 221
Friedrich Wilhelm, Graf von Brandenburg 386
Friedrich, Caroline 322, 345; Abb. S. 322
Friedrich, Caspar David 7, 45, 51, 184, 185, 196, 187, 188ff., 209, 210f., 212, 213, 221, 222, 236f., 238, 239, 240, 241, 243, 245, 249f., 251, 252, 253, 258, 259, 263, 265, 269, 270, 271, 276ff., 288, 294, 295, 296, 298, 300ff., 310, 311, 315f., 317, 318f., 320, 321f., 323, 345; Ft. 9, 14, Abb. S. 188, 236, 259, 263, 277, 317, 319, 322
Frith, William Powell 416; Abb. S. 412
Fulton, Robert 404, 420
Füßli, Johann Heinrich 14, 37, 45, 159, 217, 219, 221, 223; Abb. S. 218, 219, 220

Gaehtgens, Thomas W. 264, 271
Gaertner, Eduard 303; Abb. S. 300, 301
Gambetta, Léon 394
Garrick, David 217
Gärtner, Hannelore 316, 344, 345, 385
Gastineau, Benjamin 305
Gauguin, Paul 8
Gautier, Théophile 154
Genelli, Hans Christian 386
Georg, Hl. 221
Gérard, François 131, 147, 148, 158, 171, 172, 173, 175f., 177, 178, 179, 180, 182, 196; Ft. 8, Abb. S. 147
Géricault, Théodore 45, 159
Gerlach, Gunnar 158
Gérôme, Jean-Léon 108, 109, 111; Abb. S. 108
Ghisi, Giorgio 96
Giedion, Sigfried 133, 150, 158
Girodet-Trioson, Anne-Louis 159, 173f. 175, 182; Abb. S. 172
Gleim, Johann Wilhelm Ludwig 181
Goethe, Johann Wolfgang von 8, 15, 16, 165, 180, 181, 222, 240, 254, 255, 269, 274, 281f., 283, 284, 286, 287, 288, 289, 295, 296f., 302, 309, 310, 320, 347, 352, 386; Abb. S. 231, 296, 320
Gogh, Vincent van 8
Goldberg, Gustav 355, 356
Gonzales-Palacios, Alvar 74, 159
Gordon, Robert 240
Göres, Jörn 240
Gosebruch, Martin 44, 161
Gossen, Hans 95

Gottsched, Johann Christoph 216, 223
Goya, Francisco de 11, 45, 154, 156, 293, 339; Abb. S. 155, 293, 340
Gräfe, Albrecht von 110
Gray, Thomas 420
Greuze, Jean-Baptiste 160
Grimshaw, Atkinson 365; Abb. S. 364
Gropius, Gebr. 311
Gros, Antoine-Jean 137f., 159, 161; Abb. S. 137
Grosholtz, Marie (Mme. Tussaud) 129
Groß, Werner 161
Grosz, George 42
Guardi, Francesco 392f.; Abb. S. 392
Gubernais, Giovanni Battista de 345
Guericke, Otto von 81, 82, 87, 95, 269, 390, 394
Guibert, Jacques-Antoine-Hippolyte 76
Guillaumin, Antonin 338
Guiraud, Jean-Baptiste 114, 125
Gurlitt, Cornelius 331, 345

Hackert, Jacob Philipp 187, 233; Abb. S. 233
Haeckel, Ernst 36
Haffmanns, Ute 287
Hahlbrock, Peter 39, 223
Haidenthaler, Joseph 111
Hamilton, Gavin 72, 76; Abb. S. 72, 73
Hamilton, William 231
Hardenberg, Friedrich von s. Novalis
Harsch, Günther 110
Hartau, Johannes 55, 56
Hartley, David 94
Hartmann, Eduard von 37
Hasenclever, Johann Peter 345f., 368, 369; Abb. S. 369, 370
Hassenfratz, Jean Henri 101
Hébert, Jacques René 113
Hegel, Georg Wilhelm Friedrich 255
Hektor 67, 77, 68; Abb. S. 68
Helena 77
Hennings, August von 269
Herder, Johann Gottfried von 165, 179, 181, 217, 254, 255
Hetsch, Philipp Friedrich von 76
Heusinger von Waldegg, Joachim 111
Hildebrand, Adolf von 42
Hinske, Norbert 56
Hirschfeld, Christian Cajus Laurenz 181
Hirt, Alois 386
Hirth, Georg 332, 345
Hoche, Louis Lazare 174
Hoffmann von Fallersleben, August Heinrich 110
Hoffmann, E. T. A. 16, 185, 270, 398
Hofmann, August Wilhelm 110
Hofmann, Werner 21, 41, 42, 45, 55, 56, 96, 157, 240, 385
Hohl, Hanna 271
Holst, Christian von 288
Home, John 164, 159
Homer 162, 166, 170, 171, 179, 180
Honthorst, Gerrit van 80
Hoschedé, Alice 224
Huch, Ricarda 268
Hudson, Samuel 306
Humboldt, Alexander von 16
Hume, David 170
Hummel, Johann Erdmann 354f., 386; Abb. S. 354
Hunt, William Holman 333, 338, 372; Abb. S. 333
Huysmans, Joris-Karl 397, 420
Hyde, Ralph 309

Ingenheim, Gustav Adolf von 386
Ingres, Jean Auguste Dominique 7, 76, 141, 145, 147, 148, 151, 156, 159, 160, 161, 171, 172, 173, 175, 177, 178, 179, 180, 186; Ft. 7, Abb. S. 142, 149
Inness, George 400; Abb. S. 401
Isabey, Jean-Baptiste 75

Jähnig, Karl Wilhelm 221, 222, 241, 270, 288, 310, 311, 345
Jakob II., engl. König 168
Jaquet-Droz, Pierre 76
Jean Paul 94, 316
Jensen, Jens Christian 421
Johnson, Samuel 171
Jollain, Nicolas-René 76
Joseph II., Röm. Kaiser 135
Joséphine, Kaiserin der Franzosen 57, 131, 132, 137, 157, 160, 175, 183; Abb. S. 131, 132
Joubert, Barthélemy Catherine 126, 129, 174
Jouffroy d'Abbans, Claude de 404
Julius II., Papst 250
Julius, Frits H. 288
Justinian, byzantin. Kaiser 76

Kandler, Ludwig 355; Abb. S. 357
Kant, Immanuel 53, 56, 191ff., 210, 211, 217, 222, 244
Karl August, Großherzog von Sachsen-Weimar 347
Karl der Große 133, 158, 160
Karl IV., span. König 154; Abb. S. 155
Karl V., Röm. Kaiser 307, Abb. S. 308
Katharina v. Alexandrien 129
Kauffmann, Angelica 182
Kaulbach, Wilhelm 396, 420

Kempelen, Thomas von 76
Kersting, Georg Friedrich 315, 316, 317, 318, 323ff., 337, 344, 345, 347, 350f., 368, 385; Ft. 17, Abb. S. 315, 317, 323, 324, 325, 350, 368
Kestner, Johann Christian 269
Khnopff, Fernand 14
Kiaulehn, Walter 419
Kierkegaard, Sören 37
Killy, Hertha Elisabeth 39
Kléber, Jean-Baptiste 174
Kleist, Heinrich von 184f., 190, 221, 222, 243
Klinger, Max 267, 337f., 411; Abb. S. 266, 267, 337, 338, 410
Klinkowström, Friedrich August von 282
Klopstock, Friedrich Gottlieb 181
Kneller, Godfrey 96
Knox, John 294f.; Abb. S. 294, 295
Koch, Joseph Anton 167, 182, 215, 272ff., 287, 288; Ft. 11, Abb. S. 167, 216, 273
Koch, Robert 97
Koestler, Arthur 88, 96
Konopacki, Adam 96
Koopmann, Helmut 269
Kosegarten, Ludwig Gotthard 270
Kraemer, Hans 387
Krafft, Fritz 95
Kramskoj, Iwan 420
Kügelgen, Gerhard von 315, 316, 345
Kügelgen, Wilhelm von 316, 344

La Mettrie, Julien Offray de 65, 76, 88
La Touche, Gaston 388
La Tour, Georges de 80
Lagrange, Joseph Louis de 109
Laing, Malcolm 181
Lally-Tollendal, Thomas Arthur 76
Lane, Fitz Hugh 404; Abb. S. 405
Langenbeck, Bernhard von 110
Laplace, Pierre Simon de 109
Laska, Bernd A. 76
Laurent, Méry 388
Laurie, George 169
Lavater, Johann Kaspar 254, 269
Lavoisier, Antoine-Laurent de 32, 98ff., 110, 103, 126, 386; Abb. S. 98
Le Sueur, Jean-François 171
Lebarbier, Jean-Jacques-François 50; Abb. S. 51
Ledoux, Claude-Nicolas 96
Lefebrve, Jules 355, 356, 357, 358; Abb. S. 356
Lefevre, Robert 160
Lemoine, Jacques-Antoine-Marie 339; Abb. S. 340
Lenin, Wladimir Iljitsch 115
Lenoir, Alexandre 144
Lenoir, Etienne 110
Leo III., Papst 158
Leonardo da Vinci 26
Lepeletier de Saint-Fargeau, Michel 113, 114, 115, 125, 127, 128, 129; Abb. S. 127
Lepenies, Wolf 109
Lequeu, Jean-Jacques 96
Leroy, Jacques 50; Abb. S. 51
Lessing, Gotthold Ephraim 15, 216f., 223, 254, 255
Lewald, Fanny 15
Liszt, Franz von 334; Abb. S. 334
Livingston, Robert R. 404
Livius, Titus 69
Locke, John 94
Louis de Bourbon, Herzog von Enghien 158
Loutherbourg, Philippe-Jacques de 235f., 393; Abb. S. 235, 393
Ludwig XIV., frz. König 151ff., 154, 329, 385; Abb. S. 152
Ludwig XVI., frz. König 57, 58, 59, 113, 118, 359
Ludwig XVIII., frz. König 58
Lukrezia 76
Luther, Martin 253
Luz, W. 311

Mach, Ernst 191
Macpherson, James 162, 164, 168ff., 173, 179, 180, 181, 182
MacQueen, John 181
Macquer, Pierre Joseph 352
Maercker, Carl Anton von 387
Magritte, René 341; Abb. S. 341
Makart, Hans 17, 37, 307; Abb. S. 308
Manet, Edouard 7, 8, 9ff., 286, 338, 339, 363, 383, 388, 413; Ft. 18, Abb. S. 339, 384
Manlius Torquatus 68, 69; Abb. 70, 71
Marat, Jean Paul 74, 118, 120, 121, 122f., 124, 125, 126, 128, 135, 156; Ft. 3
Marceau, François Séverin-Desgraviers 174
Marées, Hans von 42
Marie Louise, frz. Kaiserin 136
Markov, Walter 135, 158, 159
Marmontel, Jean-François 76
Mars 77
Martin, John 303, 311
Marx, Erich 387
Marx, Karl 135, 386, 396, 413
Matschoss, Conrad 419
Matthison, Friedrich von 309
Maurach, Gregor 95

Maure, Nicolas 113
Maximilian III. Joseph, Kurfürst von Bayern 161
Mayer, Julius Robert 36
Mayne, Jonathan 380
Méchain, Pierre François André 109
Meister, Henri 56
Mendelssohn, Moses 255
Mengs, Anton Raphael 7
Menzel, Adolph von 7, 312, 370ff., 376, 378, 379, 398, 401, 421; Ft. 16, Abb. S. 370, 371, 378, 397
Menzel, Emilie 387; Abb. S. 371
Merian, Matthäus d. Ä. 292
Mesnil-Durand 76; Abb. S. 67
Meurent, Victorine 413
Meyers, Johann Heinrich 288
Meynier, Charles 159
Michael, Hl. 221
Michelangelo 26, 96, 123, 129
Michelet, Jules 128
Micheli du Crest, Jacques-Barthelemy 297, 310
Michon Lafondée, Antoine-Clair 113
Minerva 77
Möller, Ingeborg 240
Momm, Ulla 420
Monet, Claude 7, 224ff., 236, 237, 398, 413; Abb. S. 225, 398
Monge, Gaspard 109
Montané, Jacques-Bernard-Marie 113
Montesquieu, Charles de 53
Montgolfier, Jacques de 386, 394
Montgolfier, Michel Joseph 386, 394
Moreau, Gustave 37
Morisot, Berthe 338
Morris, Lewis 170
Mozart, Wolfgang Amadeus 33
Muhl, G. 421
Munch, Edvard 37, 342f., Abb. S. 342, 343
Murat, Joachim 159
Murdock, William 410

Napoleon I. 32f., 57, 58, 74, 130ff., 136ff., 150f. 156, 157, 158, 159, 160, 161, 171, 172, 173, 174, 175, 182, 404, 420; Abb. S. 130, 131, 132, 137, 140, 142, 143, 146, 147, 149, 172, 235
Nerdinger, Winfried 44, 161
Neu, Till 289
Newcomen, Thomas 391f., 409f.
Newton, Isaac 84, 85, 86, 87, 88, 90ff., 96, 249, 274, 281, 288, 390, 394; Abb. S. 91, 92
Novalis 231, 246, 248, 249, 252, 254, 255, 256, 257f., 259, 261, 268, 270

Oettermann, Stephan 15, 42, 292, 295f., 297, 299, 309, 310
Ohff, Heinz 229, 240
Orchardson, William Quiller 373f.; Abb. S. 374
Osborn, Max 222
Ossian 162 ff., 166, 171, 174, 175, 176, 177, 179f., 181, 182, 222; Ft. 7, 8, Abb. S. 166, 172
Ostade, Adriaen van 229
Ostländer, Elke 386
Ostwald, Wilhelm 39
Ott, Gerhard 289

Papin, Denis 391
Paracelsus, Philippus Theophrastus 256
Paris 77
Pascal, Blaise 88, 94
Pastoret, Mme de 126, 129
Percier, Charles 148, 160, 175
Perow, Wassili 402; Abb. S. 403
Perthes, Friedrich 342, 346
Perthes, Luise 342f., 346; Abb. S. 343
Peuckert, Will-Erich 269
Peyron, Jean-François-Pierre 76
Phryne 108; Abb. S. 108
Pichler, Cathrin 96, 111
Pierrette, Marie-Anne 99
Piloty, Karl Theodor von 119 Abb. S. 119
Pircher, Wolfgang 96, 111
Pirodon, Eugène Louis 106
Pittoni, Giovanni Battista 96
Pius VI., Papst 59
Pius VII., Papst 130, 132, 175
Poggendorff, Johann Christian 110
Pojaud, Paul 387
Pope, Alexander 215
Poussin, Nicolas 187
Praxiteles 108
Priestley, Joseph 83
Proskauer, Heinrich O. 289
Proudhon, Pierre Joseph 311
Prud'hon, Pierre-Paul 159, 161

Racine, Jean 166, 215, 216
Raffael 250f., 252, 387; Abb. S. 248
Ramdohr, Friedrich Wilhelm Basilius von 259, 270f.
Rautmann, Peter 222
Regnault, Jean-Baptiste 46, 48, 51, 56, 75, 77; Ft. 1
Reinhardt, E. A. 387
Reinhardt, Franz Volkmar 323, 345; Abb. S. 324
Reinhart, Johann Christian 187, 303; Abb. S. 303

Rembrandt, Harmensz. van Rijn 103, 229; Abb. S. 105
Renan, Ernest 36
Renoir, Auguste 7
Repin, Ilja 7, 420
Restorf, Brigitta 420
Reynolds, Joshua 120, 182, 291, 292
Rigaud, Hyacinthe 151ff., 329; Abb. S. 152
Rilke, Rainer Maria 173, 341
Robert, Hubert 293; Abb. S. 293
Robertson, John 404
Robespierre, Maximilien de 48, 50, 56, 58, 75, 99, 101, 114, 129, 133
Rosenblum, Robert 160
Rosthorn, Alfons von 111
Rottmann, Carl 240
Rouget, Georges 131
Rousseau, Jean-Jacques 50, 54
Rubens, Peter Paul 276
Rumsey, James 404
Runciman, Alexander 182
Runge, Daniel 252, 269, 283
Runge, Friedlieb Ferdinand 102, 110
Runge, Philipp Otto 167, 252, 253, 258, 260ff., 263, 269, 271, 282ff., 289, 346; Ft. 10, Abb. S. 168, 260, 285, 343
Ruskin, John 241
Ruysdael, Salomon van 229

Sailer, Anton 355
Saltzmann, Carl 365, Abb. S. 365
Salzer, Fritz A. 111
Sälzle, Karl 96
Saussure, Horace Bénédict de 386
Sauvigny, Louis Berthier de 358
Savery, Thomas 391
Sawizkij, Konstantin 402, 420; Abb. S. 403
Schad, Christian 42
Schedel, Hartmann 292
Schelling, Friedrich von 244, 245, 246, 247, 254, 255, 256, 258, 267f., 289
Scherer, H. 345
Schick, Gottlieb 278
Schimank, Hans 95
Schinkel, Karl Friedrich 303, 311, 317, 318, 319; Abb. S. 302, 318
Schivelbusch, Wolfgang 305, 306, 311, 359, 364, 378, 386, 387, 409, 411, 414, 416, 420
Schlegel, August Wilhelm von 16, 185, 186, 187, 210, 211, 217, 222, 254, 255, 268
Schlegel, Friedrich 16, 217, 246, 249, 250, 254, 255, 256, 268
Schleiermacher, Friedrich 254
Schlichter, Rudolf 42
Schmoll gen. Eisenwerth, J. A. 41f., 43, 44, 155, 156, 161, 169, 313, 314, 341, 344
Schnapper, Antoine 74, 110, 157, 160
Schober, Rita 388
Schoch, Rainer 56, 154, 158, 160, 345
Scholderer, Otto 337; Abb. S. 336
Schopenhauer, Arthur 37
Schubert, Dietrich 44, 161
Schubert, Gotthilf Heinrich von 185, 222
Schuh, Franz 110
Schuster, Peter-Klaus 42, 240
Schwind, Moritz von 328; Abb. S. 328
Seckendorf, Leo von 222
Seidel, Helmut 269
Seidler, Louise 325f., 345, 347, 385; Abb. S. 325
Seligmann, Adalbert F. 103, 104, 111; Abb. S. 104
Seligmann, Franz Romeo 111
Selous, Henry S. Abb. S. 330
Seneca 77
Seni, Giovanni Battista 119; Abb. S. 119
Sergel, Agnes 345
Sergent, A.-F. 56
Seurat, Georges 382; Abb. S. 382, 383
Seyfarth, Ludwig 96
Shakespeare, William 215f., 217, 220
Simmel, Georg 417, 421
Sokrates 77
Sorg, Bernhard 268
Spinoza, Baruch de 254, 255f., 269
Stafford, Fiona J. 173, 181
Stahl, Georg Ernst 99
Stahl, Johann Ludwig Abb. S. 52
Staiger, Emil 385
Stanhope, John Roddam Spencer 334
Steffens, Henrik 231, 240, 256, 289
Steiner, Rudolf 280, 288
Stenzel, Gerhard 269
Stephan, Heinrich von 388, Abb. S. 376
Stephens, Adrian 399
Stephenson, George 404
Stern, Jakob 269
Sternberger, Dolf 41, 43, 292, 304, 309, 331, 345
Stieler, Lotte 345
Stöcker, Adolf 388
Stöcklein, Ansgar 81, 95, 269, 420
Stolberg, Friedrich Leopold von 165, 167, 181, 182
Stolpe, Elmar 65, 66, 74
Strauß, David Friedrich 36
Ströker, Elisabeth 109
Sutton, Dennys 380, 387
Syberberg, Hans Jürgen 17
Symington, William 404

Tanner, Joseph 421
Tarquinius Superbus 76
Taylor, James 404
Terbrugghen, Hendrick 80
Ternois, Daniel 180
Thaw, Eugène V. 77
Thiébault-Sisson, François 226
Thoma, Hans 335, 345; Abb. S. 336
Thompson, Sir Benjamin 110
Thomson, James 276
Thoreau, Henry David 266
Thun-Hohenstein, Franz Anton von 270
Thun-Hohenstein, Theresia Maria 270
Tieck, Ludwig 16, 217, 254, 256, 258, 262, 270, 283
Tischbein, Johann Heinrich Wilhelm 7, 76, 320; Abb. S. 320
Tizian 387
Tomory, Peter 219, 223
Traeger, Jörg 56, 74, 114, 115, 121, 122, 128, 261, 269, 289, 346
Tretjakow, Pawel Michajlowitsch 420
Trevithick, Richard 396f.
Trudaine, Louise 126, 129
Trumbull, John 159
Tschudi, Hugo von 184, 326
Tulp, Nicolaes 103; Abb. S. 105
Turgot, Anne Robert Jacques 164f.
Turner, William 7, 11, 226ff., 231f., 234f., 236, 237, 238, 239, 240, 241, 263, 276, 286f., 288, 389f., 398, 405ff., 418, 419, 420; Ft. 12, 13, Abb. S. 227, 228, 232, 235, 263, 276, 389, 406, 407, 408

Uhde, Hermann 385
Ury, Lesser 367; Abb. S. 366

Valeriani, D. u. G. 96
Vaucanson, Jacques de 76
Velde, Willem van de 229
Vernet, Horace 138, 159
Vesalius, Andreas 111
Victoria, Königin von Großbritannien 329; Abb. S. 329
Vincent, François-André 76
Virchow, Rudolf 97
Voltaire 76, 171
Voss, Amalie Elisabeth von 386
Vuillard, Edouard 345

Wackenroder, Wilhelm Heinrich 16
Wagner, Alexander 307; Abb. S. 308
Wagner, Richard 170, 173, 180, 280
Walker, John 240, 288, 418, 419
Wallenstein, Albrecht Wenzel Eusebius von 119; Abb. S. 119
Wallis, George Augustus 185
Walpole, Horace 169
Warner, Ferdinando 170
Warnke, Martin 42
Washington, George 404
Waterhouse, William 14, 40
Watt, James 33, 83, 386, 390, 391, 394, 396, 404, 410, 419, 420
Wedgwood, Josiah 83
Wehr, Gerhard 269, 270, 271
Welsbach, Auer von 361
Wenders, Wim 17
Werner, Abraham Gottlob 231
Werner, Anton von 310, 375, 388; Abb. S. 376
West, Benjamin 120, 121, 159; Abb. S. 120
Westphal, Hilda 388
Weyden, Rogier van der 344
Whistler, James McNeill 37
Whitehurst, John 83, 84, 86, 95, 96, 109
Whitman, Walt 266
Wilhelmine, Königin der Niederlande 386
Wilke, Johann Carl Abb. S. 54
Wilkie, David 406
Winckelmann, Johann Joachim 16, 59, 122, 192, 274
Winter, Josef von 111
Winterhalter, Franz Xaver 328f.; Abb. S. 329
Winzer (Winsor), Friedrich Albert 361
Wittenberg, Albrecht 181
Wöhler, Friedrich 102, 110
Wolfe, James 120, 159; Abb. S. 120
Wölfflin, Heinrich 42
Wright, Joseph (genannt Wright of Derby) 14, 78 ff., 83, 84, 85, 94, 95, 96, 105, 109, 177, 233, 234, 241, 352, 384; Ft. 4, 5, Abb. S. 233, 234
Wülfing, Markus 387
Wundt, Wilhelm 191
Wyld, James 299; Abb. S. 299

Young, Edward 178, 184, 185

Zeuch, Ulrike 268
Zola, Emile 7, 8, 11, 12, 287, 289, 363, 380f., 387, 388

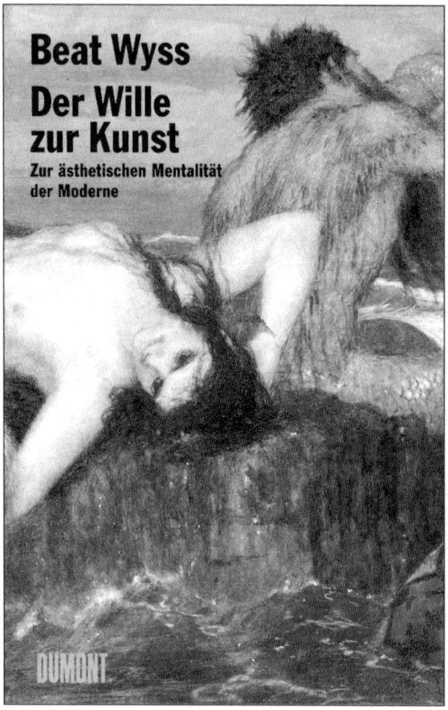

BEAT WYSS: DER WILLE ZUR KUNST

Zur ästhetischen Mentalität der Moderne

272 Seiten mit 93 einfarbigen Abbildungen, kartoniert,

ISBN 3-7701-3769-8

Künstlerische Revolution, Bruch mit den Traditionen – diese Schlagwörter markieren das Verständnis der Moderne in der Kunstgeschichtsschreibung. Beat Wyss hingegen zeigt, wie stark die Klassische Moderne im 19. Jahrhundert verankert ist. Im Zentrum stehen die Werke von Künstlern und Schriftstellern, die die Moderne im Zeitraum von 1870 bis 1950 philosophisch, kunsttheoretisch und praktisch geprägt haben. Als intellektuelle Klammer zwischen Mondrian und Heidegger, Kandinsky und Wölfflin, Le Corbusier, Nietzsche und Malewitsch macht Wyss die Rezeption des Werkes von Arthur Schopenhauer aus, dessen überwältigender Einfluß auf den Begriff des ›Schaffens‹ – ein Schlüsselwort der Jahrhundertwende – von der Kunstgeschichte bisher vernachlässigt wurde. Ein brillant formulierter, provokanter Essay zur Ästhetik der Moderne.

»Geistreich, mit philosophischem Begriffsapparat, doch nie um funkelnde Sprachpointen verlegen, unterzieht der Autor sich der ›Traumarbeit‹, eine ›Mentalität‹ der Klassischen Moderne zu ergründen.« *Spiegel Special*